# TRAITÉ
# D'HYGIÈNE NAVALE

PAR

## J.-B. FONSSAGRIVES

Médecin en chef de la Marine, en retraite
Professeur à la Faculté de médecine de Montpellier
Membre correspondant de l'Académie de médecine et des Académies
et Sociétés savantes de Turin, Madrid, Stockholm, Lisbonne, la Havane, etc.
Chevalier des ordres de Sainte-Anne de Russie, de la Rose du Brésil
De Notre-Dame de la Conception de Villaviciosa, de Saint-Stanislas de Russie
Officier de la Légion d'honneur, etc.

---

## DEUXIÈME ÉDITION

COMPLÉTEMENT REMANIÉE ET MISE SOIGNEUSEMENT AU COURANT DES PROGRÈS
DE L'ART NAUTIQUE ET DE L'HYGIÈNE GÉNÉRALE

**AVEC 145 FIGURES INTERCALÉES DANS LE TEXTE**

*Primogenitus idem et dilectissimus liber.*

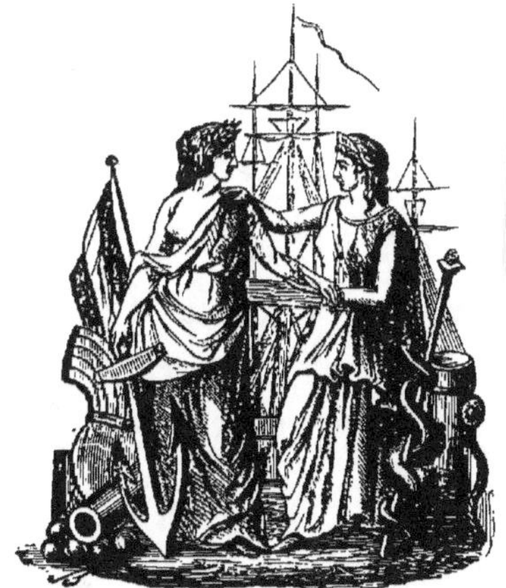

# PARIS

## LIBRAIRIE J.-B. BAILLIÈRE ET FILS

Rue Hautefeuille, 19, près du boulevard Saint-Germain

| **LONDRES** | **MADRID** |
| --- | --- |
| Baillière, Tindall and Cox, King-Williams Street | C. Bailly-Baillière, plaza del principe Alfonso. |

M DCCC LXXVII

A

MES CHERS AMIS

## JULES ROCHARD & A. LE ROY DE MÉRICOURT

Ce livre est vôtre par une adoption déjà ancienne ; il vous revient transformé, ne le désavouez pas. Il y a d'ailleurs en lui quelque chose qui, dans
cette longue période de vingt ans, n'a pas plus changé que la vieille amitié
qui nous unit : c'est le sentiment d'un dévouement entier à ce corps des
médecins de la marine dont vous servez les intérêts à des titres divers et avec
un égal éclat, et auquel, dans une retraite laborieuse, je demeure, moi aussi,
profondément attaché.

**J.-B. FONSSAGRIVES.**

# PRÉFACE DE LA PREMIÈRE ÉDITION

De toutes les hygiènes professionnelles, il n'en est certainement pas de plus importante que celle du marin, puisqu'elle entoure de sa sollicitude plus d'un million d'hommes qui, sortis des diverses contrées de l'Europe, affrontent tous les jours les périls de la noble et rude carrière de la navigation ; il n'en est pas non plus de plus spéciale.

En vain essaierait-on d'appliquer aux conditions physiques tout exceptionnelles dans lesquelles vit l'homme de mer les données de l'hygiène générale, on n'arriverait qu'à formuler des préceptes sans précision et sans utilité pratique.

La vie du marin ne ressemble, en effet, qu'à elle-même ; elle enlève l'homme à toutes les conditions matérielles ou morales pour lesquelles il a été créé, et le condamne à une lutte incessante contre des périls de toute nature. Resserrer un grand nombre d'hommes dans un espace restreint, mesurer en quelque sorte à chacun d'eux la place, l'air et la lumière, suivant les exigences d'une rigoureuse nécessité ; les arracher à leurs affections, à leur pays, quelquefois même, suivant les conditions de notre recrutement maritime, à leur profession habituelle ; les faire passer brusquement sous des influences climatériques qu'ils sont destinés à échanger contre d'autres, avant même d'être complétement acclimatés aux premières ; les exposer tour à tour aux inclémences des chaleurs torrides et aux rigueurs des froids polaires ; les nourrir d'une manière qui, malgré les efforts d'une généreuse philanthropie, ne peut être que monotone et uniforme : telles sont les conditions que l'hygiène navale a mission de rendre aussi peu nuisibles que possible, puisqu'il ne lui est pas donné de les neutraliser complétement.

Nous sommes heureux de le reconnaître, l'hygiène navale a, depuis vingt-cinq ans, sous la libérale initiative des ministères qui se sont succédé, réalisé des progrès immenses ; bien des améliorations qu'on eût considérées comme impossibles sont maintenant choses accomplies, et il n'est pas un médecin de la marine qui ne mesure avec une douce satisfaction toute la distance qui sépare l'hygiène nautique du siècle passé de celle de notre époque. Les statistiques comparatives de mortalité montrent, du reste, d'une manière consolante que tant d'efforts ne sont pas demeurés stériles, et la dysenterie, le scorbut, le typhus, ces trois fléaux des anciennes navigations, domptés par des ressources plus grandes et par une entente plus sagace des lois de l'hygiène, ne reparaissent plus qu'à de rares intervalles sur ce théâtre favori de leurs anciens ravages, et encore sous une forme singulièrement atténuée.

Il y a donc amélioration, et amélioration immense ; mais, quelque satisfaisant que soit relativement, aujourd'hui, l'état de l'hygiène à bord des navires, s'ensuit-il qu'elle ait atteint la dernière limite du progrès et qu'il n'y ait plus désormais rien à faire sous ce rapport ? Nous ne le pensons pas, et c'est précisément cette conviction qui nous a décidé à entreprendre l'ouvrage que nous publions aujourd'hui. Les grandes divisions du cadre de l'hygiène navale sont évidemment remplies ; mais, quand on descend aux détails, on reconnaît bientôt qu'il y a place pour de nouvelles améliorations et que plus d'un progrès est encore à réaliser.

Il existe sans doute un certain nombre d'ouvrages sur l'hygiène navale ; personne ne fait plus de cas que nous de quelques-uns d'entre eux, et les Rouppe, les Lind, les Poissonnier-Desperrières, les Delivet, les Kéraudren, etc., ont apporté à cette partie si essentielle de l'art nautique le tribut de leur zèle et de leurs lumières ; mais tous ces ouvrages, sans excepter même celui, si remarquable par ailleurs, de M. Forget, ont déjà vieilli, et ils ne sont pas plus en rapport avec les progrès récents de la marine qu'avec ceux de l'hygiène générale. Beaucoup de vœux émis par ces auteurs sont actuellement exaucés ; le système de navigation à vapeur, bouleversant en quelque sorte l'ancienne marine, a changé les aménagements intérieurs des navires, a introduit dans leur hygiène des éléments nouveaux, a fait enfin surgir et des professions maritimes nouvelles et des conditions hygiéniques qui leur appartiennent en propre ; la généralisation de l'emploi des appareils distillatoires a ouvert à l'hygiène navale des ressources inespérées ; des procédés ingénieux de conservation des substances alimentaires ont vu le jour ; tant d'améliorations, en un mot, ont été réalisées dans ces dernières années, que les anciens ouvrages sur l'hygiène navale ne peuvent plus guère servir qu'à l'histoire de ses progrès. Plein de respect pour ces hommes éminents, nous nous sommes souvent inspiré de leurs idées et de leurs travaux ; mais nous avons surtout aimé à puiser à une source qui deviendrait féconde si elle ne s'obstinait à demeurer cachée, et les rapports des médecins de la marine, leurs thèses inaugurales, les conversations que nous avions avec nos confrères, et que nous opposions contradictoirement les unes aux autres, pour arriver à une conclusion précise, auront peut-être donné à notre ouvrage un mérite d'originalité qui leur appartient tout entier.

Notre plan a été bien simple. Nous avons divisé notre ouvrage en six livres. Après avoir étudié, dans le livre premier, le *navire* dans ses matériaux de construction, ses approvisionnements, ses chargements et sa topographie, nous nous sommes occupé, dans le deuxième livre, du second terme du rapport, de l'*homme de mer*, et nous l'avons envisagé dans ses conditions de recrutement, de profession, de travaux, de mœurs, d'hygiène personnelle, etc. Nous nous sommes occupé, dans le troisième livre, des *influences qui dérivent de l'habitation nautique*, et nous avons examiné, dans autant de chapitres distincts, les mouvements du bâtiment, l'atmosphère nautique, l'encombrement, les moyens d'assainissement du navire, et enfin l'hygiène comparative des diverses sortes de bâtiments. Dans le quatrième livre, nous avons traité des *influences extérieures au navire*, c'est-à-dire des influences pélagiennes, climatériques et sidérales, et nous avons donné de longs développements à l'hygiène des climats excessifs. Le livre cinquième tout entier a été consacré à l'étude de la *bromatologie nautique ;* enfin, sous l'influence de cette pensée que l'hygiène de l'âme est inséparable de l'hygiène du corps, nous avons consacré dans un sixième livre, aux *influences morales*, c'est-à-dire au régime moral, disciplinaire et religieux de l'homme de mer, des développements qui nous ont paru indispensables.

L'hygiène n'est réellement utile qu'à la condition d'être comprise facilement par toutes les personnes, quelles qu'elles soient, auxquelles s'adressent ses conseils ; nous n'avons eu garde de l'oublier, et nous nous sommes efforcé d'être clair, précis et intelligible pour ceux-là même qui n'ont pas fait des sciences médicales l'objet de leurs études. Des dessins ont été ajoutés dans ce but toutes les fois qu'ils ont paru nécessaires à l'élucidation du texte. Les officiers de marine, isolés quelquefois, dans leurs missions, de toute assistance médicale, et surtout les capitaines au long cours, trouveront, nous l'espérons, dans ce livre, un guide qui leur sera de quelque utilité ; les médecins de la marine eux-mêmes lui demanderont peut-être avec fruit, au début de leur navigation, des conseils dont nous avons autrefois, pour notre compte, senti péniblement la privation. C'est dans cette pensée que nous nous sommes mis à l'œuvre. Nous l'avons fait avec la douce satisfaction qu'inspire un travail de goût et auquel on attache une idée d'utilité.

Là, cependant, ne s'est pas bornée notre ambition : il nous a semblé que l'hygiène générale pourrait bénéficier de certaines données de l'hygiène nautique, qui n'a constitué jusqu'ici qu'un de ses chapitres les plus insignifiants, et qui lui apportera un riche tribut d'observations et de lumières, lorsque le rétablissement de l'ancienne chaire d'hygiène navale dans nos écoles (rétablissement que nous appelons de tous nos vœux) aura inspiré aux médecins de la marine le goût d'une étude aujourd'hui trop oubliée.

Enfin, pourquoi ne l'avouerions-nous pas, nous avons ressenti un certain orgueil à montrer aux autres marines européennes à quel degré de perfection notre hygiène nautique en est arrivée, à leur inspirer peut-être la pensée de s'en rapprocher et d'adopter des améliorations qui sont déjà depuis longtemps accomplies chez nous.

Toute la pensée de notre livre se résume dans la vignette allégorique qui en orne le titre. L'hygiène navale et l'art nautique se doivent, sur le domaine étroit où leurs intérêts réciproques se pressent, un mutuel échange de tolérance et de conciliation : l'une a quelquefois trop demandé, l'autre ne s'est peut-être pas imposé toujours tous les sacrifices qu'il eût pu faire, l'accord de ces deux intérêts a été notre préoccupation continuelle ; et bien décidé à demander toute amélioration praticable, nous ne l'étions pas moins à ne pas aller au delà.

Nous suivons la pente toute naturelle de nos sympathies en dédiant ce livre aux officiers de santé de la marine. Puisse ce corps, dans lequel respirent des traditions anciennes de dévouement et de travail que notre génération ne laissera pas se perdre, accorder à notre ouvrage le suffrage d'une approbation qui serait sa récompense la plus précieuse !


Brest, le 20 mars 1856.

# PRÉFACE DE LA DEUXIÈME ÉDITION

Dans la préface de la première édition de cet ouvrage, j'accusais les *Traités d'hygiène navale* qui avaient devancé le mien d'avoir vieilli et de ne plus être au courant de l'état de l'art nautique, non plus que de l'hygiène générale. Il m'a été donné aussi de voir vieillir mon livre et bien plus rapidement encore que ne l'avaient fait ses devanciers. Écrit à une époque de transition ou, pour parler plus exactement, à la veille de la révolution d'où devait sortir l'architecture nautique qui s'essaye sous nos yeux en types dispendieux et parfois fantaisistes qu'on adopte aujourd'hui pour les changer demain, ce livre a marqué assez exactement (on a paru le croire du moins) l'état de l'hygiène navale à l'époque où il a été publié. Je n'ai négligé aucun effort ni aucun soin pour que cette réimpression, ou plutôt ce nouveau livre, marquât sans trop de lacunes l'état de l'hygiène navale à l'époque actuelle.

Plus heureux que mes prédécesseurs dans la carrière, il m'a été permis de refaire mon livre sous la double lumière de la maturité et du progrès considérable qui s'est accompli dans les choses dont il traite. J'ai éprouvé, en me livrant à cette tâche, à vingt ans de distance de ma première édition, ce double sentiment d'un rajeunissement de la pensée revenant avec amour à ce qui l'a captivée jadis et de l'émotion dont on ne peut se défendre quand on donne à un livre simplement ébauché jusque-là, une forme définitive et à laquelle on ne peut guère espérer de pouvoir rien changer désormais.

Faire un livre m'a paru toujours une médiocre difficulté comparée à celle de le refaire : l'idée est jeune, elle a l'impatience de se produire, elle s'en va, insoucieuse de la forme et de la critique, affirmant avec résolution, guerroyant avec entrain ; puis, viennent plus tard les enseignements de la critique et de la réflexion, les perspectives nouvelles sous lesquelles l'âge place les choses, les aspects différents qu'elles empruntent au mouvement général des idées et au propre mouvement des idées de l'écrivain. Se copier ou se contredire est l'alternative trop habituelle des ouvrages qui se réimpriment au bout d'un certain nombre d'années ; il n'y a à échapper au premier écueil que les livres qui se continuent dans la tête de l'auteur, alors que le public les a lus ou peut-être oubliés depuis longtemps. Cette seconde gestation, plus laborieuse, mais aussi plus féconde que la première, n'a pas manqué à ce livre sur lequel se sont concentrées les habituelles et légitimes prédilections d'une première œuvre. Quant à se contredire là où il y a de bonnes raisons pour le faire, je n'y vois qu'un avantage réel pour le lecteur et un médiocre inconvénient pour l'auteur, et je n'ai, on pourra s'en convaincre, jamais cherché à l'éluder.

En résumé, la première édition de ce livre était une épreuve qui attendait le *bon à tirer* de la critique et du progrès accompli ; elle l'a et elle se présente au public sous une forme rajeunie, pleine d'imperfections certainement, mais pouvant réclamer toutes les immunités promises à la bonne volonté.

Je me propose, dans cet ouvrage, d'étudier les conditions principales du milieu dans lequel se passe la vie de l'homme de mer, et j'aurai atteint mon but si j'ai démontré que son hygiène est spéciale entre toutes les hygiènes professionnelles, et qu'il n'en est aucune, comme l'a dit Ramazzini, qui soit plus digne d'intéresser les gouvernants et qui importe autant à la prospérité d'un pays : « *Si ars ulla est quæ ad publicam felicitatem et mutuum commercium servandum multum conducat, ea maxime navigatoria est.* (B. Ramazzini, *De morbis artificum diatriba.* Venetiis MDCCXLIII, cap. x, p. 182.) Au « pâturage et au labourage », dont parlait Sully, il faut ajouter une troisième mamelle que la France peut présenter à ses enfants et qui deviendra, quand elle le voudra bien, presque aussi féconde que les deux autres, c'est la navigation. Il y a de ce côté un accroissement de puissance commerciale et militaire à conquérir, et la nature nous en ouvre merveilleusement les ressources. Si notre expansion continentale est gênée, la mer est devant nous et peut donner au peuple qui a inauguré les grandes navigations et qui a colonisé la Louisiane et le Canada des compensations suffisantes. D'ailleurs l'expérience de la dernière guerre a montré que la marine était, elle aussi, fût-elle obligée d'abandonner « ses murailles de bois » et de combattre sur un terrain qui n'est pas le sien, une force avec laquelle il faut compter, et le pays a vu avec consolation et avec orgueil ce que peut produire de vertus militaires cette rude école de discipline, de stoïcisme, d'abnégation à laquelle la marine forme ses matelots. Notre pays doit donc porter une partie de sa vitalité et de sa fortune vers la marine et ne pas se contenter du second rang quand il peut prétendre plus haut. Des navires nombreux et bien construits, des matelots exercés et une bonne hygiène sont les trois éléments d'une grande puissance maritime : la richesse publique et la science de nos ingénieurs nous donneront le premier ; des lois sagement protectrices des intérêts commerciaux nous donneront le second ; quant au troisième, préparé par les progrès considérables qui ont été réalisés depuis cinquante ans, il est garanti à l'avenir par le zèle studieux des médecins de la marine et par l'autorité que leur donne aujourd'hui, en cette matière, la notion de plus en plus répandue de l'importance de l'hygiène navale dans l'esprit des hommes qui dirigent le département de la marine et qui commandent les navires.

Ce livre a été principalement écrit pour notre marine, mais il a embrassé aussi celle des autres pays dans sa sollicitude. Il le devait à l'accueil fait à sa première édition par les autres nations maritimes dont plusieurs en ont ordonné la traduction, il le devait aussi au caractère humanitaire des intérêts qu'il défend. J'espère que les médecins étrangers n'auront pas de peine à appliquer à leurs navires les principes d'hygiène navale que j'ai développés dans ce livre.

L'hygiène générale a marché depuis vingt ans et non moins qu'elle l'hygiène navale. Une louable émulation s'est éveillée de toute part sur les questions qui s'y rapportent, et les médecins navigants, trouvant d'ailleurs les esprits mieux préparés pour comprendre l'importance des intérêts qu'ils ont mission de défendre, ont obtenu une foule d'améliorations que je demandais et que j'ai eu la joie, grâce à eux, de voir se réaliser successivement. De même aussi les lacunes que je signalais presque à chaque ligne, et sans avoir la possibilité de les remplir, ont été pour eux l'occasion d'une émulation de travail dont je recueille aujourd'hui les fruits en disposant pour cette seconde édition de matériaux qui me faisaient complétement défaut pour la première.

Je dois cet avantage au zèle studieux de ce corps si dévoué, si instruit (j'en puis, hélas ! parler maintenant dans ces termes puisque je ne lui appartiens plus que par le souvenir et l'affection), de ce corps de médecins placé si haut, et à si juste titre, dans l'estime de la marine et qui conquiert une place non moins distinguée dans la science. Je le dois aussi, et il m'est doux de le reconnaître, à l'existence des *Archives de médecine navale* qui, sous la savante et zélée direction de M. Le Roy de Méricourt, ont mis en valeur des richesses, un peu improductives jusque-là, et ont conquis déjà dans la science, et grâce à ses efforts, un rang si honorable, bien que leur carrière ne date que de quelques années.

Dans ce recueil sont venus depuis converger tous les travaux importants des médecins navigants sur une foule de questions d'hygiène navale dont je signalais à la fois l'importance et les lacunes, et j'en ai largement profité. Indépendamment de ces ressources, j'ai dû à l'initiative obligeante de bon nombre de médecins de la marine qui s'occupent de ces questions d'hygiène nautique des renseignements et des communications orales ou écrites d'un grand prix. Ne pouvant les citer tous, je signalerai plus particulièrement M. Bourel-Roncière, avec lequel j'ai pu visiter en détail en 1875 les nouveaux types de cuirassés faisant partie de l'escadre de la Méditerranée et dont la vocation d'hygiéniste s'est affirmée par des travaux d'une réelle valeur.

Que tous ceux qui, adoptant en quelque sorte mon livre, m'ont fourni avec tant de zèle, et spontanément, les moyens de combler des lacunes ou de redresser des inexactitudes, reçoivent ici l'expression publique de toute ma gratitude.

Montpellier, 22 mai 1877.

# TRAITÉ
# D'HYGIÈNE NAVALE

## LIVRE PREMIER

### LE NAVIRE

## SECTION PREMIÈRE

MATÉRIAUX DE CONSTRUCTION ET D'ENTRETIEN, APPROVISIONNEMENTS
ET CHARGEMENTS

Si, au point de vue de l'industrie et de l'intelligence humaines, un navire est la réalisation la plus grandiose, peut-être, de ce que peut l'homme aux prises par son génie avec les forces vives de la nature, au point de vue plus humble et plus restreint de l'hygiène, le seul où nous devions nous placer, ce n'est qu'une *habitation* particulière réunissant un grand nombre d'individus sur un espace restreint, modifiant considérablement, par sa nature, les conditions habituelles de leur vie, et exerçant sur elle des influences spéciales dont l'étude présente un haut degré d'intérêt.

Dans les murailles de cette cité en raccourci se pressent et trouvent leur place toutes les questions relatives à l'hygiène privée et publique. Un bâtiment, comme une ville, est en effet habité par une population composée d'éléments divers sous le rapport des âges, des professions, du degré de culture de l'esprit, du bien-être, des aptitudes morbides; comme elle, il a son mode de construction, son atmosphère, sa salubrité et son alimentation propres; leurs besoins d'air, d'eau et de lumière sont les mêmes, quoique des conditions dissemblables les satisfassent; un système analogue d'assainissement, de nettoyage et d'égouts leur est indispensable ; sur l'une comme sur l'autre, enfin, s'abat de temps en temps le fléau des épidémies qui tantôt déjouent les plus sévères observances de l'hygiène, tantôt rappellent par un avertissement rigoureux à l'exercice de ses prescriptions essentielles (1). La comparaison entre ces deux milieux pourrait certainement être poussée plus loin sans rien perdre de sa justesse.

Dans un navire plus encore que dans une ville, l'hygiène privée et publique sont étroitement solidaires l'une de l'autre ; mais si, dans cette dernière, la nature des habitations modifie puissamment, pour ceux qu'elle abrite, les influences générales auxquelles ils sont soumis, le rapprochement forcé des individus harmonise au contraire, à bord d'un navire, les conditions de salubrité. En effet, quoique des cloisons élevées par le besoin des distinctions hiérarchiques fassent à un petit nombre d'individus une part qui leur est propre dans l'atmosphère commune, cette condition ne neutralise que fictivement une inévitable promiscuité d'influences. A peu de choses près, l'air des logements favorisés dans un navire est celui du logement commun ; l'eau et les aliments essentiels sont les mêmes ; la lumière et l'espace sont répartis à tous suivant les exigences d'une parcimonieuse nécessité ; enfin les mouvements du navire, les conditions climatériques, les exhalaisons qui s'échappent des matériaux de construction, des substances qui constituent les approvisionnements variés, ou du chargement, sont autant d'influences communes à tous, et qui font disparaître, en grande partie, ces nuances que la variabilité des conditions introduit au contraire dans l'hygiène de l'habitant des villes. « Peut-être, a dit un éminent hygiéniste, n'a-t-on pas assez réfléchi sur la solidarité vivante qu'établit entre les membres d'une même famille la cohabitation sous le même toit et parfois dans le même espace clos (2). » Quelles sont les conditions de l'entassement dans une habitation privée qui présentent au même degré que le séjour sur un bâtiment cette solidarité et ce commerce miasmatique ? Que toutes les différences d'idiosyncrasies et de résistance morbide viennent à s'effacer, en partie, au bout d'un certain temps de cette vie en commun, de cet échange prolongé d'influences réciproques, c'est là assurément une présomption légitime et que la pratique des maladies des gens de mer n'est pas de nature à infirmer. Nulle habitation, on peut le dire, n'exerce sur la santé et sur la vie une action aussi puissante, aussi permanente et aussi spéciale, et n'offre, par suite à l'étude un plus grand intérêt.

---

(1) Fonssagrives, *Hygiène et assainissement des villes*, in-8°. Paris, 1874.
(2) **M. Lévy**, *Traité d'hygiène privée et publique*, 3ᵉ édit. Paris, 1857, t. I, p. 620.

# CHAPITRE PREMIER

## MATÉRIAUX DE CONSTRUCTION ET D'ENTRETIEN

---

### ARTICLE PREMIER

#### MATÉRIAUX DE CONSTRUCTION

De même que les anatomistes, avant de procéder à la description des organes qui constituent l'économie humaine, étudient dans une vue d'ensemble leurs éléments générateurs, de même aussi, quand on s'occupe d'hygiène navale, convient-il d'envisager les matériaux de construction du navire avant de traiter de la salubrité de chacune de ses parties. C'est faire en quelque sorte l'anatomie générale du navire avant d'en faire l'anatomie topographique ou descriptive.

### § 1. — Matériaux ligneux.

Le bois était jadis la seule matière qui constituât la trame des navires, et même à notre époque, où les progrès de l'art nautique tendent, par une révolution progressive, à substituer le fer au bois dans la construction des navires, la majorité des bâtiments de commerce empruntent encore au bois leurs matériaux de construction, et les considérations relatives aux matériaux ligneux offrent encore, et offriront sans doute longtemps, à l'hygiène navale un certain intérêt pratique.

Un bâtiment ordinaire est une habitation formée à peu près exclusivement de matières végétales, c'est-à-dire fermentescibles ; les navires même dont la coque est en fer contiennent encore des proportions considérables de bois, que celui-ci soit employé au revêtement intérieur, à la confection des ponts ou aux cloisons d'aménagement. On a calculé que 6,000 mètres cubes de bois environ entraient dans la construction d'un ancien vaisseau de premier rang (1). M. Coutance a évalué à 4,424 stères la quantité de bois de chêne entrant dans la construction d'un trois-ponts, ce qui représentait une dépense de 600,000 francs; pour un brig de 20 canons employant 900 stères de bois la dépense atteignait 40,000 francs (2).

Le rôle nautique du bois, quelque diminué qu'il soit aujourd'hui, est,

(1) Bonnefoux et Paris, *Dict. de marine à voile et à vapeur*, p. 108.
(2) A. Coutance, *Hist. du chêne dans l'antiquité et dans la nature*. Paris, 1873, p. 333.

je le répète, très-important encore, et il me paraît justifier les développements dans lesquels je vais entrer.

I. Principales essences nautiques. — Le chêne, le hêtre, le pin, le
frêne, le sapin sont les principaux bois de construction usités dans
notre marine ; ce sont ceux aussi que l'architecture navale des anciens
employait de préférence. M. Jal nous apprend que les Égyptiens se
servaient, pour construire leurs navires, du bois de l'*acacia* ou *épine noire*,
arbre auquel Pline attribuait l'avantage de n'être point sujet à la carie
et de convenir parfaitement pour la confection des membrures. Les
Égyptiens n'employaient pas, du reste, exclusivement ce bois : le chêne,
le cèdre et le pin leur fournissaient également des matériaux (1).
Le même écrivain, qui a apporté dans l'étude de l'archéologie navale
une ardeur d'antiquaire érudit et une véritable patience de bénédictin,
s'est efforcé, dans son *Virgilius nauticus* (2), de déterminer, à l'aide de
textes empruntés à l'auteur de l'*Énéide*, la nature des bois qui servaient
à la construction des nefs antiques, et les mots *pinus*, *abies*, *robur*, qui
reviennent de temps en temps sous la plume du poëte, lui paraissent
intentionnels et destinés à représenter la diversité des matériaux des
navires de son temps. Cette interprétation nous semble un peu forcée,
et nous serions porté à ne considérer l'alternance de ces mots que
comme une de ces ressources de synonymie auxquelles la poésie fait de
si fréquents appels ; aussi, dans les vers que cite M. Jal (3), voyons-nous
plutôt un artifice de prosodie qu'un scrupule d'exactitude descriptive.

La longue durée du chêne, sa dureté, son altérabilité lente, lui ont
assuré dans les constructions navales une supériorité réelle sur les
autres essences ; aussi s'en sert-on exclusivement pour les membrures
et le bordé des œuvres vives, tandis que, pour les parties émergées,
au contraire, on utilise de préférence les bois plus légers, le sapin ou le
hêtre, par exemple.

Le chêne est souvent un bois *fondrier*, c'est-à-dire dont la pesanteur
spécifique excède celle de l'eau. Celle-ci étant représentée par 1, le bois
de cœur de chêne pèse 1,75 ; celui de sapin varie, suivant les espèces, de
0,55 à 0,49 ; celui de hêtre pèse 0,85 et celui de frêne 0,84 (le chêne
d'Afrique pèse 1,033 kilogrammes au mètre cube). Le bois le plus lourd
est celui du *balota* de Cayenne dont le poids est de 1,070 kilogrammes (4).

---

(1) Jal, *Archéologie navale*, t. I, Mém. I, p. 87.
(2) *Id.*, *Virgilius nauticus.*
(3)              . . . . . . . *Sed pondere pinus*
        *Tarda tenet.* . . . . . . . . .              (*Énéide*, liv. V, v. 153.)
(4) Je ne parle que des bois de construction nautiques ; l'ébène noir ou de Maurice
pèse 1,187 kilog. au mètre cube. La densité du liége est de 240 kilog., c'est-à-dire 7 fois
plus faible que celle du cœur de chêne. Cette comparaison n'est pas sans intérêt, puisqu'on songe à utiliser le liége pour les cuirassés afin de compenser le poids toujours
croissant du blindage.

La pesanteur spécifique d'un bois dépendant de la prédominance de son ligneux sur la cellulose et sur les matières extractives azotées, on conçoit que sa dureté, sa difficile fermentation et sa résistance aux animaux qui le corrodent, soient, dans de certaines limites, proportionnelles à cette même pesanteur. Le bois de chêne renferme de plus en lui-même sa substance préservatrice, car son tannin retarde sa corruption, comme le font pour d'autres bois : pin, sapin, gaïac, cèdre, etc., les résines qui imprègnent leur ligneux.

Le teck ou teak (*Tectona grandiflora* de la famille des Verbénacées, tribu des Viticées) est un bois de l'Inde qui se place certainement avant le chêne pour les avantages de résistance, de légèreté, de dessiccation facile, d'incorruptibilité qu'il offre à l'architecture nautique. Le meilleur teck vient, par Bombay, de la chaîne des Ghattes du Malabar. Le teck offre en outre de précieux avantages pour le bordé placé au-dessous du blindage, en ce sens qu'il résiste à l'eau de mer et maintient les rivés beaucoup mieux que ne le fait le chêne. On lui reconnaît aussi l'avantage de ne pas se fendiller au soleil, aussi le teck est-il employé pour les bordages des ponts de navires des Messageries affectés au service de l'Inde. L'usure de ces ponts en teck est de $0^m,001$ par an, celle des ponts en sapin est de $0^m,01$ ou dix fois plus forte. Les cuirassés ont, interposé entre la coque de bois ou de fer et le blindage, un fort matelas de teck. M. de Lapparent indique 620 kilogrammes comme le poids du teck au mètre cube (1), il est donc inférieur à celui du chêne. Cet ingénieur considère l'*angélique*, l'une des variétés du bois de Cayenne. comme pouvant remplacer avec grand avantage le teck pour le bordé sous blindage des cuirassés (2).

L'acacia est aussi l'un des bois les plus estimés à raison de sa dureté, de sa croissance rapide, et de sa résistance à la pourriture (3).

L'*épine noire* est un prunellier (*Prunus spinosa*) qui atteint dans le Nord une assez grande hauteur et dont le bois dur et incorruptible est quelquefois employé pour les constructions navales. Pline, je l'ai dit, paraît l'avoir indiqué, mais il serait possible cependant que son texte se rapportât à un acacia.

II. Choix des bois de construction. — Les qualités nautiques des bois (nous dirions presque les *qualités hygiéniques* tant elles sont intimement confondues) diffèrent suivant une foule de circonstances : choix de la variété; conditions de l'abatage; modes de conservation; mise en œuvre, etc.

(1) D'autres auteurs fixent cette densité à 860 kilog. M. Deschard attribue au teck l'avantage, qu'il doit aux substances résineuses dont il est imprégné, de ne pas altérer les chevilles métalliques qui le traversent.

(2) Lapparent, *Du dépérissement des coques de navires en bois et autres charpentes ou bois d'industrie et des moyens de les préserver.* Paris, 1862, p. 20. — Voy. aussi A. Coutance, *op. cit.*, p. 174.

(3) Malaguti, *Leçons de chimie*, 4e édition, 1868, p. 428, t. III.

Le choix de la variété importe beaucoup : ainsi le chêne *cerris* (*Quercus cerris*) croissant dans des terrains bas et marécageux et ayant une évolution très-prompte fournit un bois dont le grain est lâche et grossier : c'est du *chêne gras* (1), comme on dit dans le langage forestier, et sa prompte altérabilité compromettrait en même temps la conservation du navire et l'hygiène de ses habitants. Le chêne blanc, ou chêne pédonculé (*Q. pedunculata*) et le chêne rouge d'Amérique sont des bois de peu de durée. Le chêne rouvre (*Q. robur*) des contrées méridionales de l'Europe, le chêne vert d'Amérique (*Q. sempervirens*) et le chêne du Nord ou de Dantzig constituent les essences les plus estimées.

Le chêne destiné aux constructions nautiques doit provenir d'arbres ayant un âge moyen ; s'ils étaient trop jeunes, ils fourniraient un bois d'un grain peu serré, abreuvé de séve, prompt par suite à s'altérer ; de plus, leurs couches ligneuses n'auraient pas une épaisseur suffisante. Si on les choisissait trop âgés, au contraire, on trouverait leur bois altéré et les couches centrales seraient comme pourries, sans cohésion, surtout dans un point rapproché des racines. « On reconnaît un bon chêne, dit M. John Knowles (2) dans un excellent mémoire auquel nous empruntons la plupart de ces détails, à la vue et au poids ; le cœur de l'arbre doit être d'un jaune pâle, devenant insensiblement plus brun à mesure qu'il se rapproche de l'aubier ; ses pores sont petits et ses fibres serrées. Le chêne d'excellente qualité, lorsqu'il est bien sec, est sous le rapport de son poids, comparativement au chêne d'une mauvaise nature, comme 7 est à 5, et sa force est à peu près dans la même proportion. »

Une question qui a vivement préoccupé les constructeurs de navires et à laquelle l'hygiène ne saurait non plus rester indifférente, est celle qui se rapporte au choix de la saison où les chênes destinés aux constructions navales doivent être abattus. Pendant bien longtemps, l'usage a prévalu de ne couper ces chênes que l'hiver. M. Knowles, qui a longuement traité cette question, la décide dans les termes suivants : « Le bois abattu en hiver est plus pesant, plus fort et moins sujet à se tordre et à se fendre ; mais tout bois de bonne qualité est durable, dans quelque saison qu'on l'ait coupé, s'il a été bien choisi et desséché convenablement avant d'être mis en œuvre (3). » Il semble toutefois que la petite quantité de séve contenue dans le bois pendant l'hiver rende l'a-

---

(1) L'expression *chêne gras* est entendue souvent dans un sens plus général et s'applique non pas au bois fourni par une variété particulière, mais à cette condition du chêne, d'où qu'il provienne, qui offre pour chaque couche nouvelle, peu d'épaisseur de la partie dure ; on admet que la même variété du chêne peut donner du bois *gras* ou du bois *maigre* suivant le sol, l'exposition, etc.

(2) John Knowles, *Rech. sur les moyens employés dans la marine anglaise pour la conservation du bois des vaisseaux depuis les temps les plus reculés jusqu'à ce jour.* imprimerie royale, 1825, p. 20.

(3) *Id., Mém. cit.*, p. 20.

batage opéré dans cette saison plus favorable à la longue durée et à l'hygiène des constructions maritimes (1).

Quant à l'écorçage des bois sur pied, écorçage qui a pour résultat l'arrêt de l'accroissement de l'arbre et le durcissement de l'aubier, lequel acquiert quelquefois la dureté et l'inaltérabilité des couches ligneuses, cette pratique, dont l'idée doit être rapportée à Duhamel et à Buffon, après avoir joui d'un certain crédit en Angleterre, semble aujourd'hui définitivement abandonnée.

III. ALTÉRATIONS DES BOIS. — Les éléments essentiels du bois sont : le ligneux, composé de la cellulose, dont la composition est la même que celle de l'amidon, de la dextrine, de la glycose ($C^{12}H^{10}O^{10}$), quoiqu'elle diffère de ces substances par quelques propriétés chimiques et de la substance incrustante ; de matières azotées ; de sels. Certaines essences, à ces principes fondamentaux en réunissent d'autres : ainsi le pin, le cèdre, le sapin, le gaïac ont leur matière incrustante des cellules mélangée de substances résineuses qu'ils cèdent à un traitement approprié par l'alcool et qui leur donnent des qualités particulières de conservation ; le chêne contient du tannin et de l'acide gallique ; d'autres bois renferment des matières tinctoriales ou des principes odorants, etc. La composition élémentaire du bois varie d'essence à essence ; l'âge, le terrain, l'exposition la modifient également ; il faut en dire autant des différentes parties de l'arbre.

Plus le bois est âgé, plus les couches incrustantes de ses canaux ont pris d'épaisseur, et ont exclu la séve, laquelle contient les éléments azotés qui doivent plus tard, dans la décomposition végétale, jouer le rôle de ferments.

On conçoit dès lors que l'âge avancé des couches ligneuses est une condition de durée et de salubrité à la fois, et l'hygiène bénéficie des convenances architecturales. qui, pour la construction des navires, ne font guère intervenir que des bois de troncs d'un certain âge, et excluent d'une manière à peu près complète le bois de branchage. D'un autre côté, l'aubier, se corrompant plus vite que le vrai bois et plus vite encore que l'aubier, le liber et les couches corticales, il importe extrêmement à la longue durée et à l'hygiène du bâtiment que les pièces de bois employées à sa construction aient été minutieusement débarrassées de leur aubier. On ne doit pas oublier non plus que le séjour de bois revêtu de son écorce dans les parties basses et humides du navire constitue une cause véritable d'insalubrité. Nous tenons de M. Mairet, ancien chirurgien-major de la frégate *la Jeanne-d'Arc*, que l'odeur infecte des eaux de la sentine de ce bâtiment et l'explosion d'une épidémie assez grave parurent se ratta-

(1) « Que si l'on coupe l'arbre pendant que la séve féconde ses branches, bientôt il devient la misérable proie des vers qui le rongent en mille endroits et lui font perdre sa igueur. (Bernardino Baldi, *La Nautica*. Trad. Galiani, Paris, 1860, livre I, p. 70.)

cher vraisemblablement à la putréfaction des matières végétales de la cale, et notamment de nombreux cercles de barriques que leur écorce mettait dans des conditions de décomposition plus rapide. Cette présomption n'a rien que de très-plausible.

Deux causes menacent la conservation des bois : la fermentation putride ; la pullulation d'organismes vivants, végétaux ou animaux, qui vivent aux dépens de sa substance, la désagrégent et en changent la composition chimique. Le contact de l'air et de l'humidité sont les conditions indispensables de cette double altération, qui, du reste, marche plus vite, quand à ces influences vient se joindre celle d'une température plus élevée. La fermentation et la pullulation parasitaire marchent du reste parallèlement et conspirent à cette destruction progressive du bois qui le conduisent à sa transformation en humus ou terreau. La destruction des navires en bois marche avec une rapidité très-différente, suivant la nature de leurs matériaux, la façon dont ils ont été mis en œuvre et aussi suivant les parties du bâtiment. On a remarqué que le bois se détruit surtout très-vite, dans la zone comprise entre la flottaison lége et la flottaison en charge, c'est-à-dire, celle qui est soumise, suivant les lignes d'eau, à des immersions et à des émersions successives, et que la partie qui se conserve le mieux est, au contraire, celle voisine de la quille.

L'humidité est la cause la plus active de la destruction du bois, aussi a-t-on observé que les navires construits avec des bois imparfaitement secs, ou pendant l'hiver d'une année pluvieuse, conservent souvent pendant toute leur vie maritime le germe d'une humidité insalubre que ni l'emploi réitéré des feux de carène, ni les ressources de la ventilation ne parviendront à faire disparaître. L'adoption du système des cales couvertes pour la construction des bâtiments a paru longtemps favorable à leur conservation et à leur salubrité, en éloignant une cause d'humidité. On commença à s'en servir en France sous le règne de Louis XIV; cette innovation ne pénétra pas de suite en Angleterre ; ce n'est qu'en 1814 que les arsenaux maritimes de la Grande-Bretagne adoptèrent les cales couvertes. Nos ports s'en sont servis jusqu'à une époque très-récente, mais l'on tend aujourd'hui à remplacer les cales couvertes fixes par des toitures mobiles. On reproche aux premières, en effet, d'être dispendieuses, d'opposer par leurs montants des obstacles à la manœuvre des couples lors du montage, et de produire une obscurité gênante pour les travaux dès que la construction du navire est un peu avancée.

John Knowles (1) veut que, pour assurer davantage la sécheresse du bâtiment sur les chantiers, on permette aussi longtemps que possible, par des ouvertures nombreuses, l'accès facile et la libre circulation de

_______________

(1) John Knowles. *Mém. cit.*, p. 78 et suiv.

l'air; que les bordages ne soient appliqués qu'après un temps assez long, pour que les membrures aient pu se sécher complétement; qu'on perce par avance tous les trous des chevilles et qu'on ne chasse que celles nécessaires pour maintenir les bordages en place; que vis-à-vis des mailles situées au-dessus de la virure des baux du faux pont, on enlève une virure pour mieux aérer cette partie du bâtiment; enfin, qu'on ne calfate les coutures que peu de temps avant le lancement. Il exige aussi que le parage à l'herminette des membrures soit séparé par un mois au moins d'intervalle de l'application des bordages, afin que la nouvelle surface mise à nu par l'instrument ait eu le temps de se dessécher.

On peut dire que l'humidité de deux bâtiments construits avec le même bois sera en raison inverse du temps qu'ils auront passé sur le chantier; il y aurait donc tout avantage, et d'hygiène et d'économie, à construire les navires avec une très-grande lenteur.

Nous ne saurions entrer ici dans le détail des précautions minutieuses de dessiccation par les feux mobiles et de ventilation dont les bâtiments nouvellement lancés et ceux désarmés dans les ports, après leur retour de campagne, doivent être l'objet; qu'il nous suffise de dire que l'épuisement répété des eaux de la cale, le bon état des toits et des capots, la libre circulation des dalots et des gouttières, l'ouverture quotidienne des sabords pleins ou leur remplacement par des panneaux à treillis, l'établissement des manches à vent en permanence, constituent un ensemble de mesures très-efficaces pour corriger l'humidité régnant à bord d'un bâtiment ou pour la prévenir.

Il est une considération bien importante pour l'hygiène et qui ne saurait sans préjudice être méconnue, c'est celle relative au danger que présentent pour la santé des équipages les navires armés aussitôt après leur mise à l'eau. Lind a signalé ce fait qui mérite qu'on en tienne compte.

Disons enfin que les navires à mailles pleines, c'est-à-dire ceux dont les couples voisins se touchent, sont plus salubres et moins humides que les autres; les mailles, en effet, constituent des réservoirs d'air et d'humidité très-propres à activer la fermentation putride du bois (1).

Malgré l'observance rigoureuse de toutes ces précautions, le bâtiment le plus sain est cependant le siége d'un travail incessant de décomposition végétale, activé par la chaleur d'une atmosphère confinée et par le contact d'une eau déjà chargée de matières putrescibles. Sous son influence, le bois s'altère, brunit, perd sa cohésion et passe à l'état de bois dit *charbonneux*, sorte de détritus insoluble dans les alcalis, qu'un degré de désagrégation chimique plus avancé transformera en terreau

---

(1) Nous verrons plus tard que ces mailles servent dans certains systèmes de ventilation nautique, celui d'Edmund, par exemple, à loger des tuyaux d'évacuation pour l'air méphitique contenu dans les parties basses du navire.

ou acide humique, lequel, au contraire, saturera très-bien la dissolution de potasse. Ce terreau est formé de carbone, d'hydrogène et d'oxygène; M. Malaguti pense que l'azote que l'analyse y révèle est simplement interposé aux molécules et provient du carbonate d'ammoniaque absorbé. Le passage du bois à l'état d'humus ne s'opère pas sans que des gaz variés prennent naissance : le phosphore et le soufre qui entrent dans la composition des matières protéiques du bois interviennent dans la production des gaz, et il se forme, et des phosphures d'hydrogène qui déterminent la phosphorescence du bois pourri, et de l'hydrogène sulfuré qui donne aux produits de la putréfaction végétale une odeur si repoussante. Les matières organiques renfermées dans l'eau de mer dont sont imprégnées les parois du navire, et celles qui proviennent de parasites végétaux ou animaux qui s'y sont développés, fournissent aussi leur contingent aux exhalaisons méphitiques qui se dégagent de la cale de certains bâtiments.

La transformation du bois en terreau, c'est-à-dire sa désagrégation complète, ne s'accomplit jamais que partiellement à bord des navires : on la trouve bien achevée dans quelques points isolés des membrures ou du vaigrage, mais le plus habituellement la désorganisation du bois s'arrête à l'altération désignée par les constructeurs sous le nom de *pourriture* ou *carie sèche*.

Les champignons sont des productions parasitiques qui se développent de préférence sur les matières organiques en voie de décomposition, parce que là seulement elles trouvent en abondance l'azote nécessaire à leur constitution chimique; aussi, dès qu'un arbre meurt sur pied, ou qu'il se putréfie après l'abatage, se couvre-t-il de végétations cryptogamiques. Le bois des navires devient également leur proie aussitôt que l'humidité prolongée a fait naître en lui un travail intestin de fermentation, et leurs sporules s'étendent de proche en proche à l'aide des eaux de la cale mobilisées par les mouvements du navire, assurent la prompte diffusion de ces parasites. Ces champignons absorbent les sucs du bois sur lequel ils se sont fixés; celui-ci devient friable, comme vermoulu, et son aspect justifie le nom de carie sèche (1), donné à cette altération. On peut juger de la rapidité avec laquelle la *pourriture sèche* détruit le bois, en lisant les détails que John Knowles nous a transmis relativement au vaisseau anglais *la Reine-Charlotte*, qui, en moins de deux ans, éprouva des ravages tels qu'il dut subir une refonte presque complète : la mauvaise qualité du bois employé à sa construction (chêne du Canada), la saison pluvieuse dans laquelle avait été appliqué le bordé et fait le calfatage, ont semblé à M. Knowles les causes principales de cette rapide détérioration. —

(1) La carie sèche porte aussi les noms de *bois-cannelle*, *tabac d'Espagne* à raison de la couleur qu'elle communique au bois devenu pulvérulent. — Voir pour plus de détails Coutance, *op. cit.*, p. 435.

Les principaux champignons trouvés sur le bois de ce vaisseau étaient : les *Boletus hybridus*, *Boletus medullæ panis*, *Xylostroma giganteum*, *Auricularia pulverulenta* et *Boletus lacrymans* (1). L'humidité était extrême à bord de ce navire, puisque dans une expérience on trouva que l'hygromètre (dont le 100ᵉ degré indiquait la saturation complète) marquait 82°,6 dans la cale, près de l'archipompe, et 46°,4 seulement à l'air extérieur. Le parage à l'herminette des pièces sur lesquelles s'étaient développés les champignons, leur charbonnage, l'établissement d'une ventilation puissante et l'usage prolongé de poêles fortement chauffés, arrêtèrent définitivement les progrès du mal. On conçoit quelles déplorables conditions de salubrité un navire semblable eût offert à son équipage, s'il avait été armé dans un pareil état.

S'il est vrai, contrairement à certaines assertions qui ont voulu faire de la putréfaction d'espèces végétales déterminées (*Calamus rizophora*, *Anthoxanthum odoratum*, *Manglier*, etc.), la condition génératrice exclusive des miasmes paludéens ; s'il est vrai, disons-nous, que toute substance végétale, quelle qu'elle soit, est apte à produire l'infection palustre par sa décomposition (et nous le croyons fermement), la cale d'un navire humide pourra être considérée comme un marais en permanence auquel ne manquent ni les matières fermentescibles végétales ou animales, ni l'alternance de leur mise à nu et de leur inondation, soit par le fait des oscillations du navire, soit par le fait du jeu périodique des pompes, ni même le mélange, si nuisible, de l'eau douce et de l'eau de mer, et il n'y aura plus lieu de s'étonner dès lors de la prédilection des épidémies pour certains bâtiments, non plus que de l'apparition fréquente de fièvres de marais à bord de navires éloignés des côtes depuis longtemps. Nous nous réservons, du reste, de développer ailleurs cette question importante de la création de foyers palustres au sein des navires, mais nous devons dire par avance que peu de médecins de la marine répugnent actuellement à en admettre la possibilité (2).

Ce ne sont pas seulement des parasites végétaux qui menacent la conservation du bois des navires, de nombreux animaux xylophages conspirent aussi au même résultat. Je citerai entre autres le lymexylon (λύμη, ruine, ξύλον, bois) ou ruine-bois, coléoptère de la famille des Serricornes, et particulièrement le *lymexylon naval* (*L. flavipes*) qui ravage et détruit les approvisionnements de bois de Toulon et s'attaque aux carènes des navires dans lesquelles il creuse d'innombrables galeries ; la *Limnoria terebrans*, crustacé de l'ordre des Isopodes, qui exerce surtout de grands ravages dans les ports de l'Angleterre ; la *Limnoria xylophaga*, décrite par M. Hesse (de Brest) et qui creuse des galeries à

(1) John Knowles, *op. cit.*, p. 103 et suiv.
(2) Nous reviendrons sur cette question en nous occupant des causes de l'infection nautique.

l'aide de mandibules terminées par des scies (1). Mais ce sont surtout les mollusques tubicoles : térédines, pholadaires, tarets, dont les ravages sont à redouter. Le taret naval (*Taredo navalis*) est le fléau des constructions. Ce taret a été surtout bien étudié par Laurent (de Toulon), qui a ramené aux espèces suivantes les tarets observés dans nos quatre ports militaires et au Havre : *taret naval;* taret dit d'*Adanson; taret bipalmulé* de la Méditerranée; *Taredo marina* de Sellius. Cet observateur a avancé que la majeure partie des tarets étaient ovovivipares et hermaphrodites, se suffisant à eux-mêmes, que l'eau douce pure en abondance suffit pour tuer les œufs, les spermatozoïdes, les larves ou jeunes tarets et les tarets adultes (2). M. Quatrefages a essayé l'action des divers poisons sur les œufs du taret naval, et il a reconnu leur impressionnabilité à une foule de substances (3); mais la pullulation de ce taret est telle, qu'il est indestructible. Les navires infestés par lui ne sont pas seulement voués à une destruction rapide, ils sont de plus insalubres et par les matières organiques que fournissent les tarets et qui se putréfient au contact de l'humidité, et par le terreau putrescible dans lequel ils réduisent le bois, mais aussi par la porosité qu'ils lui donnent en le traversant de galeries innombrables. Ce n'est pas seulement une cause physique de destruction plus rapide du bois; on sait en effet le rôle que joue la porosité en chimie pour multiplier le contact des substances qui doivent réagir les unes sur les autres et pour exalter en quelque sorte leurs affinités chimiques; tel est le rôle de la mousse de platine enflammant l'hydrogène (4).

IV. Conservation des bois. — La nécessité de prévoir, pour nos arsenaux maritimes, des éventualités d'accroissement de besoins que la guerre peut inopinément faire surgir impose à la Marine l'obligation de réunir par avance des approvisionnements considérables de bois de construction, et l'hygiène y gagne en ce sens que le bois est d'autant plus sec, et par suite plus propre à construire un bâtiment salubre, qu'il provient d'arbres abattus depuis plus longtemps. Les bâtiments faits de bois verts ne sont pas de longue durée : les tarets, la carie et les champignons en font promptement justice, et leurs qualités nautiques y perdent. C'est ainsi que César se plaignait avec amertume de ce que la flotte improvisée qu'il conduisait contre celle des Massiliens (Marseillais) était faite d'un bois qui était encore sur pied quelques semaines aupa-

---

(1) Coutance, *op. cit.*, p. 430.

(2) Laurent, *Rech. et résult. d'observ, des mœurs des animaux nuisibles aux grands approvisionnements de bois de la marine (Comptes rendus Acad. des sciences*, t. **XXXI**, 1850, p. 74).

(3) *Comptes rendus Acad. des sciences*, t. **XXX**, 1850, p. 813.

(4) Il me paraît probable que ce qu'on appelle en chimie *catalyse, phénomène de présence*, n'est qu'un fait de multiplication des surfaces par la porosité.

ravant (1). De même a-t-on remarqué que dans les dernières guerres maritimes, les vaisseaux construits avec précipitation, et pour lesquels on avait employé des bois qui n'avaient pas un temps suffisant d'abatage, étaient d'une durée bien au-dessous de la moyenne; ils eussent sans doute été trouvés aussi défectueux sous le rapport de l'hygiène, si l'on avait eu le loisir de les étudier à ce point de vue (2).

Il faut donc conserver les bois pour être prêt à toute éventualité, et pour avoir d'ailleurs des matériaux dans de bonnes conditions de siccité. Cette double nécessité a mis au jour une foule de procédés qui intéressent d'assez près la salubrité du navire pour que nous nous croyions obligé de les passer rapidement en revue. On peut les ramener aux suivants :

1° *Dessiccation.* — La dessiccation des bois de construction s'opère par des procédés variés : tantôt les arbres, conservés avec leur écorce, sont empilés les uns sur les autres sur des sortes de cales inclinées, abritées par des hangars, tantôt au contraire les pièces de bois sont équarries; ce mode de dessèchement permettant à l'air d'agir directement sur les sucs des bois fournit des matériaux bien plus salubres que les précédents.

La dessiccation par la chaleur, autrefois proposée et pratiquée, était abandonnée complétement; on avait reconnu en effet que le bois traité de cette façon, était susceptible de se fendre, qu'il devenait plus hygrométrique, et que sa ténacité diminuait. Elle a été remise en vue par des procédés nouveaux tels que l'insufflation d'air chaud dans une étuve où les bois sont placés, l'exposition des bois aux fumées humides produites par la distillation de la sciure de bois ou du goudron suivant la méthode de Guibert, de Cherbourg, etc. Ce procédé avait été communiqué déjà en 1848 à l'Académie de sciences par M. de Gavini qui proposait de faire le vide au moyen d'une pompe pneumatique dans un cylindre de fer où était placée la pièce de bois, puis à y injecter du goudron au moyen d'une forte pression. Comme l'a très-bien fait remarquer le rapporteur, ce n'était autre chose que le procédé Bréant perfectionné par Payne et

(1) « *Nostri tum etiam gravitate et tarditate navium impediebantur; factæ enim subito ex humida materia, non eumdem usum celeritatis habebant.* » J. Cæsar, *De bello civili.* Amstelodami, ex officina Elzeviriana, anno 1661, lib. I, p. 253.

(2) Nous tenons de M. le capitaine de vaisseau Delalun les deux faits suivants qui démontrent l'influence du mode de construction des navires sur leur salubrité. A Navarin, les équipages de nos bâtiments étaient convenablement nourris, le scorbut les épargnait; seul, le vaisseau de l'amiral de Rigny, bien qu'il eût deux fois plus souvent de viande fraîche que les autres, était décimé par cette affection : il avait constamment près de 80 hommes sur les cadres. On se rendait compte de ce fait par l'humidité du bois qui avait servi pour ce vaisseau et par la rapidité de sa construction. L'escadre improvisée d'Anvers (1812-13) avait été construite avec des bois abattus en séve; au bout de huit ans tous ces navires étaient hors de service, et il n'y eut pas pour eux de radoub possible. Le vaisseau *l'Hector*, entre autres, était tellement pourri au bout de ce temps, qu'on ne pût même pas en faire un ponton. Il eut constamment des scorbutiques.

utilisé en Angleterre (1). Je signalerai enfin le procédé Legé et Fleury Piconnet qui soumet le bois à l'action de la vapeur, laquelle en dilate les pores, et au vide produit par la condensation de cette vapeur et le jeu d'une pompe. M. de Lapparent a proposé de remplacer la vapeur par une atmosphère d'acide sulfureux. Cet ingénieur a essayé à la mare de Tourlaville, près Cherbourg, une modification du procédé Guibert. Elle consiste à soumettre le bois dans une étuve à l'action d'une fumée de sciure de bois, de tan, ou de houille mélangée de vapeur d'eau et à une température de 50° à 110°. La dessiccation avait amené en huit jours une perte de poids d'un quart, mais le bois se fendillait (2).

2° *Immersion.* — Depuis un certain nombre d'années l'usage d'immerger les bois pour les conserver a prévalu tant en France qu'en Angleterre et en Hollande. C'est ainsi que l'immense approvisionnement de bois conservé à Brest pour les besoins des constructions navales est immergé en partie dans la Penfeld, en partie dans l'anse de Kérinou. A Rochefort les enclavations où sont immergés et envasés les bois sont pleines d'eau douce de la Charente. Les ports de Lorient et de Cherbourg pratiquent aussi l'envasement. On a remarqué que les bois ainsi conservés ne se fendillent pas comme ils le font quand ils sont exposés aux vicissitudes de la température extérieure, que les tarets les respectent et que leur conservation, dans ces conditions, est en quelque sorte indéfinie. Il est presque inutile d'ajouter que ces bois ne sauraient sans préjudice être mis en œuvre au sortir de l'enclavation et qu'un temps assez long de dessiccation à l'air libre leur est nécessaire. Et cependant encore, par une particularité bien curieuse et qu'explique l'obstacle opposé à la pénétration de l'eau par la couche de limon qui enrobe le bois, il est d'observation que celui qui a été immergé sèche beaucoup mieux que celui resté à l'air libre après l'abatage. C'est ainsi que, suivant la remarque de M. de Lapparent, les bois de chauffage qui ont été flottés brûlent mieux que les autres. Il attribue cette particularité, aussi bien que la conservation plus facile des bois submergés, à la substitution, par mécanisme d'endosmose, de l'eau à la séve, laquelle est plus corruptible et d'une évaporation plus difficile. Cet ingénieur établit que les bois nautiques doivent séjourner un an dans les enclavations d'eau douce courante comme le sont celles de Rochefort (les meilleures de nos ports de guerre); de deux ans dans une eau douce fréquemment renouvelée et de trois ans dans une eau saumâtre renouvelée constamment (3).

3° *Momification végétale.* — Les procédés d'embaumement ou de momification végétale appliqués à la conservation des bois sont extrêmement nombreux et ils ne doivent pas plus être passés sous silence dans un ouvrage sur l'hygiène navale que dans un traité d'architecture nau-

_________

(1) *Comptes rendus Acad. des sciences,* 1848.
(2) Coutance, *op. cit.,* p. 453.
(3) Lapparent, *Mém. cit.,* p. 22.

tique. On peut d'après John Knowles (1) les classer ainsi suivant l'ordre chronologique de leur apparition :

A. *Procédé de Reed* (1740). — Il consistait dans l'immersion peu prolongée du bois dans l'acide du goudron (acide pyroligneux impur). Ce procédé repris en 1820 par Lauderson ne paraît pas avoir fourni de bons résultats.

B. *Procédé de Jackson.* — On faisait dissoudre dans de l'eau de mer, jusqu'à saturation, du sel marin mêlé à de la chaux, de la couperose (*verte* ou *bleue ?*), de l'alun, du sel d'Epsom, des cendres perlées, et l'on y trempait le bois, avec ou sans intermède de la chaleur. De 1768 à 1772, ce procédé fut essayé en Angleterre, mais le bois ainsi préparé pourrissait plus rapidement que le bois ordinaire, résultat qui n'a certainement rien de surprenant quand on songe à la déliquescence des sels imprégnateurs.

C. *Procédé de Pallas* (1779). — Le bois était trempé dans une dissolution de vitriol vert ou sulfate de fer jusqu'à ce qu'il en fût pénétré ; on devait ensuite le placer dans l'eau de chaux pour précipiter le vitriol. Payne a restauré récemment l'idée de Pallas, mais il agissait par injection de sulfate de fer au lieu de l'immersion dans un bain de cette substance.

D. *Procédé de White* (1798). — Le bois était desséché dans de la chaux. Cet essai tenté en Angleterre sur la frégate *l'Améthyste*, en 1798, fut assez malheureux.

E. *Carbonisation.* — La carbonisation des couples et de la surface interne des bordages a été essayée en 1808 en Angleterre sur le *Dauntless*, mais sans grand succès. Il paraît qu'un autre vaisseau anglais *le Royal-Williams* traité par la carbonisation parut au contraire devoir sa longue conservation à ce procédé. Il avait probablement été appliqué d'une manière différente, mais également défectueuse. John Knowles a fait remarquer avec raison que ce procédé ne deviendrait efficace qu'à la condition de pousser la carbonisation très-loin et d'affaiblir la force des pièces. « Cette pratique, disais-je, en 1857, est assurément très-rationnelle, car la carbonisation incomplète de la surface du bois, en même temps qu'elle détruit les matières organiques fermentescibles, dépose dans les mailles du tissu ligneux les substances préservatrices : acide pyroligneux, goudron, créosote, etc., qui se forment dans la distillation sèche des bois. La carbonisation est d'ailleurs fructueusement utilisée déjà pour la préservation des pieux fichés en terre et des douvelles de pièces à eau (2). » Cette idée a été reprise, il y a peu d'années, par M. de Lapparent, ingénieur des constructions navales, qui l'a perfectionnée et rendue pratique en employant le gaz de l'éclairage à la carbonisation superficielle du bois. Si le procédé de flambage au gaz des bois

---

(1) John Knowles, *loc. cit.*, p. 38 et suiv.
(2) Fonssagrives, *Traité d'hyg. nav.* Paris, 1857, 1re édit., p. 10.

nautiques a été inauguré en 1863, il faut reconnaître que M. de Lapparent s'est approprié complétement cette idée par la solution pratique qu'il lui a donnée. Il a reconnu que, pour carboniser un mètre carré, il fallait brûler 200 litres de gaz de l'éclairage avec une dépense de gaz et de main-d'œuvre de 0 fr. 15 par mètre carré, et une vitesse de travail de 15 mètres carrés par ouvrier et par heure (un manœuvre étant employé à la soufflerie). Le bois est badigeonné au préalable, mais très-légèrement, avec du goudron. Le charbonnage ne s'étendant pas au delà d'un quart ou d'un tiers de millimètre ne saurait en rien affaiblir la force des bois, le flambage qui obstrue les pores du bois noircit celui-ci et l'imprègne de charbon et de produits empyreumatiques qui non-seulement le désinfectent, mais encore l'abritent contre l'atteinte des animaux xylophages.

F. *Corps gras.* — Les huiles animales et végétales ont servi également à imprégner le bois, et chez les Romains l'huile de lin était employée à cet effet; en se résinifiant, cette huile siccative recouvrait le bois d'un enduit qui s'opposait à l'introduction de l'air et par suite à la putréfaction. En Angleterre on a essayé jadis d'imbiber d'huile de baleine l'extrémité des baux et le vaisseau anglais *le Fane* fut choisi pour cet essai. « On constata, dit à ce propos M. Coutance, que le bois de chêne était resté sain, mais seulement dans les points où l'huile avait pénétré (1). » Plus récemment M. de Lapparent a proposé, pour préserver les bois en œuvre, un mélange de fleur de soufre, d'huile de lin et d'huile cuite manganésée. Il se compose de 200 grammes de fleur de soufre; 135 grammes d'huile de lin ordinaire et 30 grammes d'huile cuite manganésée (2). Cette sorte de peinture appliquée sur les faces du droit des membres ou le dessous du vaigrage déterminerait par oxydation de ses éléments un dégagement d'acide sulfureux favorable à la conservation des bois. Les préoccupations de cet ingénieur se sont rapportées ici trop exclusivement au navire et les causes d'infection sulfhydrique sont assez nombreuses à bord des navires pour qu'on n'en augmente pas ainsi la source. Le flambage à sec, par le procédé du même auteur, est autrement salubre.

G. *Arsenic.* — L'arsenic a été employé comme moyen préservatif. « Dans les arsenaux anglais, dit M. Coutance, on a essayé un compost qui avait pour base un minerai d'étain arsenical. On pensait que l'arsenic tuerait ainsi les végétations mycodermiques du bois. Application en fut faite à la *Reine-Charlotte*, mais les ouvriers chargés de ce travail furent tous malades et deux moururent empoisonnés. L'essai ne fut pas recommencé, la conservation du chêne important moins que celle des hommes. » L'hygiène peut se dispenser de formuler son jugement sur une idée pareille; il se pressent aisément.

H. *Deuto-chlorure de mercure et chlorure de zinc.* — J'en dirai autant du

(1) Coutance, *op. cit.* p. 454.
(2) Lapparent, *Mém. cit.*, p. 44.

procédé de la *kyanisation* (du nom de Kyan, son inventeur), procédé basé sur l'imprégnation du bois par le sublimé et qui, fût-il efficace, serait loin d'être inoffensif.

Le procédé de Barnett qui emploie le chlorure de zinc est dans le même cas.

I. *Goudron.* — L'imprégnation par le goudron et l'emploi de la tourbe dans le même but ont aussi été recommandés; il n'est pas nécessaire de faire ressortir ce que le second de ces moyens a de défectueux et d'insalubre (1).

J. *Chaux.* — Les navires sur les chantiers sont badigeonnés quelquefois à la chaux, mais il n'est pas démontré que ce procédé, qui est d'une grande simplicité, soit efficace pour la conservation des bois (2).

K. Le procédé Boucherie pour l'injection des bois est venu, il y a quarante ans environ, ranimer des espérances auxquelles on avait presque renoncé (3). Malheureusement les essais faits à Cherbourg n'ont pas paru encourageants et la difficulté de faire pénétrer uniformément le liquide préservateur dans les bois compactes, opposera à la généralisation de ce procédé dans la marine des obstacles qui sont probablement insurmontables. M. de Lapparent a objecté en effet que les bois très-pénétrables (charme, orme, peuplier, hêtre) ne s'injectent même pas d'une manière complète. Au reste cette question qui embrasse à la fois l'injection des bois d'approvisionnement et celle des bois mis en œuvre ne peut pas être résolue de la même façon dans les deux cas, et je maintiens la proposition que j'ai faite jadis d'appliquer superficiellement sur les bois séparés de leur aubier, et à plusieurs reprises, un liquide préservateur : acide pyroligneux ou pyrolignite de fer. Ces substances pénétrant par imbibition dans le bois, jusqu'à une certaine profondeur, suffiraient pour rendre inaltérables les pièces les plus exposées à l'humidité. Quant à cette autre proposition que j'avais formulée (4), d'enduire d'une couche de peinture au vert de Schweinfurt l'intérieur de la cale pour obstruer les pores du bois et s'opposer à la pullulation destructive des tarets et des champignons, je ne la maintiens pas, le maniement de cette substance étant dangereux et les poussières qui résulteraient de la désagrégation de cette peinture quand elle est sèche et quand elle s'écaille pouvant avoir sur

(1) En Amérique on a essayé récemment, pour conserver les bois, de les enduire, quand ils ont pris la forme qu'ils doivent conserver, d'un mélange d'huile de lin et de poussier de charbon de bois, bouillis ensemble. Cet enduit paraît donner de bons résultats (*Revue marit. et coloniale*, juillet 1874, extrait du *Scientific american*).

(2) M. Young a recommandé récemment le badigeonnage à la chaux pour neutraliser l'acidité des eaux de la cale sur les navires en fer et prévenir la corrosion de la tôle (*Rev. marit. et col.*, décembre 1873).

(3) Dumas, *Rapp. au nom d'une commission composée de MM. Mirbel, Arago, Poncelet, Audouin, Gambey, Boussingault, Dumas sur un Mémoire de M. le docteur Boucherie, relatif à la conservation des bois* (*Comptes rendus Acad. des sciences*, 1841, t. XI, p. 894).

(4) Fonssagrives, *Traité d'Hyg. nav.*, 1re édit., *op. cit.*, p. 13.

la santé une influence défavorable. Je reviendrai du reste sur cette question en m'occupant des enduits et des peintures à bord des navires.

## § 2. — Matériaux métalliques.

Les matériaux métalliques qui servent à la construction des navires n'intéressent que fort indirectement l'hygiène navale quand ils ne servent qu'à relier les bois entre eux en opérant la fermeture exacte des joints et en s'opposant ainsi à une filtration incessante qui deviendrait une cause d'humidité. Il n'en est pas de même sur certains navires, dont nous aurons plus loin à étudier l'hygiène spéciale, où le fer se substitue à peu près complétement au bois. Ici des conditions toutes nouvelles de salubrité apparaissent et qui dépendent directement de la nature des matériaux. Le fer, le cuivre et le plomb entrent, pour des proportions diverses, dans la construction des navires.

I. FER. — Le fer vient, dans l'ordre d'importance maritime, immédiatement après le bois ; c'est à ce métal que le navire ordinaire emprunte et les moyens de liaison et de consolidation des diverses parties de sa coque ou de sa mâture, et son attirail de défense guerrière, et le lest qui assure sa stabilité et les masses monumentales de sa machine à vapeur ; c'est lui enfin qui, par une révolution nautique qui s'accomplit sous nos yeux, substituera presque universellement le fer au bois dans la construction des navires. Nous verrons ce que l'hygiène perd ou gagne à cette substitution progressive.

Au point de vue technique les avantages et les inconvénients relatifs du fer et du bois sont diversement appréciés. M. de Lapparent attribue aux navires en fer les avantages d'une rigidité plus grande et par conséquent une moindre tendance à faire l'arc ; d'une liaison plus étroite des diverses parties de l'ensemble ; d'une durée plus grande des coques. Ce sont des qualités précieuses auxquelles il faut joindre l'avantage de dispenser de la nécessité de ces approvisionnements en bois qui, si l'on ne veut pas être pris au dépourvu, doivent être considérables et qui immobilisent un capital important. On peut toutefois reprocher aux navires en tôle la vulnérabilité de leur coque par les boulets qui les éventrent au lieu d'y faire simplement un trou comme dans les coques en bois, la fragilité des rivets, l'altération et le dépoli de la carène, conditions peu favorables à une marche rapide (1).

Quoi qu'il en soit, la pratique a jugé cette question et le fer prend dans les constructions navales un rôle de plus en plus prédominant. Les cuirassés sont en fer, mais quelques-uns, tels que le *Colbert*, sont de construction mixte : leurs hauts sont en tôle, mais la partie blindée est en bois ; nos transports de guerre sont presque tous en fer, nos avisos sont au

(1) Lapparent, *Mém. cit.*, p. 9 et suiv.

contraire généralement en bois. Le fer n'est pas seulement utilisé pour les coques de navire; les Anglais, suivant du reste un exemple que nous leur avons donné, emploient aujourd'hui assez souvent le fer pour la confection de leurs bas mâts, de leurs vergues, d'une partie de leur gréement. Les bas mâts en fer ont l'immense avantage de servir de tuyaux d'évent et par conséquent d'organes de ventilation. Peu de nos navires de guerre présentent encore cette disposition; elle existe cependant sur le *Bourayne*. Par contre, les bâtiments des Messageries ont leurs bas mâts et leurs basses vergues en tôle. Quant au gréement, il est en fer pour les manœuvres dormantes sur tous les grands navires et sur quelques petits.

Comme contre-poids de ces qualités si précieuses de ténacité, de ductilité, de dureté qui font du fer l'un des leviers les plus puissants et les plus indispensables de l'industrie moderne, ce métal est d'une altérabilité dont on n'a pu jusqu'ici qu'atténuer les inconvénients en faisant intervenir des revêtements divers ; mais l'hygiène n'a pas à s'en émouvoir et, bien que la pensée conçoive que les grandes quantités d'électricité dégagée par l'oxydation incessante des masses énormes de fer que recèlent les navires, par le frottement des diverses pièces métalliques des machines à vapeur les unes sur les autres, par le contact électro-moteur de différents métaux, doivent exercer quelque action sur l'économie vivante : je ne puis, sous peine d'aborder une hygiène d'une subtilité un peu mystique, que faire, à ce propos, des réserves pour l'avenir.

Je renvoie le lecteur pour plus de détails à la partie de ce livre où j'étudierai comparativement la salubrité des navires en bois et celle des navires en fer.

II. Cuivre. — Le cuivre, dont les usages en marine sont bien moins généraux que ceux du fer, n'est guère employé à bord des bâtiments que comme moyen d'ornementation et pour le doublage de la carène. En ce qui concerne le premier de ces deux emplois, l'hygiène ne peut que regretter la profusion avec laquelle les ponts de nos bâtiments sont couverts d'objets de cuivre dont la surface brillante réfléchit d'une manière importune les rayons du soleil, et dont la fastueuse prodigalité est aussi préjudiciable à l'économie des deniers de l'État qu'à la conservation de la vue des gens de mer. Les bâtiments anglais sont plus sobres que les nôtres d'ornements de ce genre, et nous ne voyons pas que l'élégance et la sévérité militaires de leur pont y perdent quelque chose. S'il était prouvé que la substitution du fer au cuivre pour les grillages de claires-voies, pommes de chandeliers, couvercles des cabestans, etc., n'exerçât aucune influence directrice sur l'aiguille aimantée (et le voisinage inoffensif des pièces d'artillerie conduit à le supposer) (1), le

_______

(1) On s'accorde généralement aujourd'hui à considérer comme suffisante l'exclusion du fer dans un rayon de 1 ou 2 mètres autour des habitacles.

double intérêt de l'hygiène et de l'économie la réclamerait encore impérieusement. Je dois dire, au reste, que l'emploi du cuivre à bord de nos navires s'est aujourd'hui singulièrement restreint ; à part quelques usages comme ornement, il ne sert plus guère en effet qu'au doublage.

C'est à la fin du siècle dernier que le doublage en cuivre devint d'une application générale dans les marines militaires. L'Angleterre eut l'honneur de cette initiative, et la frégate *l'Alarm*, de trente-deux canons, fut le premier bâtiment de guerre doublé de cuivre (1761) (1).

Le plomb avait d'abord été essayé, et cette pratique paraît fort ancienne, puisque la galère de Trajan, retrouvée après plus de 1,300 ans de séjour (1485) sous l'eau, était doublée de feuilles de plomb. Les essais plus modernes faits avec ce métal ne furent point heureux ; la nécessité de se servir de clous de cuivre pour fixer les feuilles de plomb mettait en contact, en présence de l'eau de mer, deux métaux formant un couple électro-moteur, et il se produisait des actions galvaniques destructives pour le doublage comme pour les moyens de liaison de la carène.

Le zinc, proposé en 1816 et encore utilisé pour quelques bâtiments de commerce, ne présente que des avantages fictifs d'économie et des inconvénients très-réels relativement à la marche du bâtiment.

La tôle galvanisée, le cuivre étamé, des alliages variables de cuivre et de zinc, l'emploi de protecteurs métalliques oxydables, sont autant de modifications successivement proposées, mais qui n'ont guère survécu à leur apparition.

Quant au procédé de doublage connu sous le nom de *mailletage*, et qui consistait dans la juxtaposition de clous à large tête, il a eu le même sort, et l'on n'emploie plus aujourd'hui, pour doubler les navires, que des feuilles rectangulaires de cuivre rouge. Cette question de choix de la matière intéresse essentiellement l'art naval et très-peu l'hygiène ; aussi ne faisons-nous que l'indiquer.

Quoi qu'il en soit, le doublage métallique des navires a certainement réalisé, pour leur salubrité, un progrès considérable ; il recouvre, en effet, d'un surtout cohérent toute l'étendue de la carène, en forme en quelque sorte un véritable *monoxyle*, et la met dans les conditions d'impénétrabilité de ces frêles embarcations que les peuples encore primitifs se creusent dans l'écorce d'un seul arbre. Je dois dire cependant que cette impénétrabilité n'est que relative, et ce qui le prouve, c'est qu'au-dessous du doublage des vieux navires on trouve à la surface du doublé des cristallisations de cuivre qui n'ont pu se former que par pénétration de l'eau de mer à travers le recouvrement des feuilles, lequel n'est jamais complétement jointif. Le feutre que l'on interposait jadis entre la carène et le doublage offrait, au contraire, d'excellentes conditions d'imperméabilité, mais on y a renoncé à cause du prix et puis

_______________

(1) John Knowles, *loc. cit.*, p. 122.

aussi parce qu'il y avait des difficultés pour l'application du doublage. Aujourd'hui les cuirassés sont recouverts d'une feuille de 0<sup>m</sup>,06 environ de bois placée sur les plaques de fer, et c'est sur cette feuille de bois que s'applique le doublage de cuivre. C'est, en somme, un moyen puissant pour lutter contre l'humidité, cette incessante et redoutable ennemie de la conservation des navires et de celle de leurs équipages, et qui s'introduit non-seulement par les coutures des bâtiments, mais encore par les porosités du bois sur lequel l'eau déplacée par le sillage exerce une pression considérable.

III. **Plomb.** — Dans la première édition de ce livre, réagissant avec exagération contre une opinion qui me semblait exagérée et qui attribuait au plomb entrant dans la construction et les approvisionnements du navire une influence des plus dangereuses au point de vue de la salubrité, je faisais remarquer que l'humilité du rôle du plomb à bord des navires aurait dû le prémunir contre ces inculpations, et je repoussais en particulier la théorie de l'étiologie saturnine de la colique sèche des pays chauds. Mes opinions sur ce point s'étant complétement modifiées et cette question d'hygiène navale étant d'une importance capitale, je crois devoir entrer ici dans quelques explications.

On m'a reproché, et on me reprochera sans doute encore une sorte de versatilité à ce propos. Je ne crois pas avoir à m'en défendre. Je m'étais trompé à une époque où le défaut de documents rendait cette méprise excusable ; j'étais dans l'erreur de bonne foi ; je l'ai reconnu de bonne foi, et je ne crois pas qu'il y ait jamais de mal ni de faiblesse « à se laisser vaincre par la vérité, » comme parle Bourdaloue. L'erreur même contribue souvent pour sa part à l'enfantement du vrai. Si je n'avais pas soutenu avec autant d'ardeur la théorie de la non-identité de la colique sèche avec la colique de plomb (1), les travaux contradictoires et très-victorieux (je le reconnais sans peine) de feu mon vénéré maître Amédée Lefèvre n'auraient peut-être pas surgi, et les progrès dont ils ont été le point de départ en hygiène navale seraient encore à réaliser. Le rôle que je revendique ici est humble sans doute et messied un peu à l'amour-propre, mais que vaut ce mauvais petit sentiment quand il s'agit de vérité scientifique et d'humanité ?

Je disais donc à cette époque qu'il y avait peu de plomb à bord des navires. Am. Lefèvre, dans une inexorable argumentation qui n'a rien

______

(1) Fonssagrives, *Mémoire pour servir à l'histoire de la colique nerveuse endémique des pays chauds [colique sèche, colique végétale, barbiers, névralgie du grand sympathique (Arch. gén. de méd.*, 1852, 4<sup>e</sup> série, t. XXIX, p. 125 et 299, t. XXX, p. 160)]. — *De la nature et du traitement de la colique nerveuse des pays chauds (Gaz. hebd. de méd.*, 1857, t. IV, p. 548, 573 et 605). — *Observation curieuse de colique nerveuse endémique des pays chauds enrayée par le sulfate de quinine à haute dose; analogie de nature entre cette affection et les autres fièvres larvées ou névralgies paludéennes (Union médicale*, 12 décembre 1857, p. 605).

oublié, m'a répondu qu'un vaisseau de 90 canons contenait 13,226 kilogr. de plomb sous forme de tuyaux, de récipients, de lames servant au revêtement de certaines soutes, des cuisines, de la gatte, des écubiers, des dalots, des itagues de sabord, des hublots, représentant pour un vaisseau de ce type une surface de 80 mètres carrés pouvant fournir des émanations ou des poussières plombiques ; qu'à ce plomb *architectural* il faut joindre le plomb de préservation ou d'ornementation qui, sous forme de peinture au minium ou à la céruse, recouvre les bois ou le fer de la machine ; le plomb qui sert aux joints et qui, pour un moteur de 600 chevaux, consomme 860 kilogr. de ce métal sous forme de minium, de litharge, de céruse ; le plomb qui est contenu dans les vases et ustensiles d'étain plombifère, dans les étamages à l'étain impur (1), etc.

Se fondant d'une part sur la ressemblance clinique de la colique sèche des pays chauds et de la colique saturnine, d'une autre part sur des faits dans lesquels le corps du délit, le plomb, avait pu être saisi, et concluant, par une induction légitime, à sa présence occulte où il n'avait pu être constaté, Am. Lefèvre n'hésita pas à provoquer des mesures administratives tendant à réduire au minimum les quantités de plomb de construction et d'ornement qui entrent dans la structure ou dans l'entretien du navire et à exclure avec autant de rigueur que possible celui qui peut s'introduire dans les boissons et les aliments.

J'ai accueilli ces réformes avec joie, d'abord parce que, très-convaincu d'une manière générale de la nocuité et de la subtilité toxique du plomb (si je contestais alors sa participation dans l'étiologie de la colique sèche), j'y voyais des garanties pour la santé des équipages et puis aussi parce que le résultat de cette expérience, si elle aboutissait à une diminution de la fréquence de la colique sèche dans les pays chauds devait être la solution démonstrative de cette question qui divisait les médecins de la marine en deux camps également ardents et également convaincus. J'ai accepté l'expérience, elle a prouvé fort heureusement contre moi et j'aurais plus que mauvaise grâce à ne pas me rendre à l'évidence.

Les rapports émanant des nombreux médecins français faisant le service soit à bord, soit à terre à la côte occidentale d'Afrique, c'est-à-dire au Sénégal et plus particulièrement au Gabon, pays signalé également comme étant le théâtre le plus habituel du développement de la colique sèche, prouvent aussi que le nombre des cas de cette maladie s'est singulièrement restreint depuis qu'on fait application des mesures

---

(1) Am. Lefèvre, *Recherches sur les causes de la colique sèche observée sur les navires de guerre français, particulièrement dans les régions équatoriales, et sur les moyens d'en prévenir le développement*. Paris, 1859. — Voy. aussi du même auteur : *Nouveaux documents concernant l'étiologie saturnine de la colique sèche* (*Arch. de méd. nav.*, 1864, t. II, p. 302 et 385).

prophylactiques prises contre l'intoxication saturnine. Ainsi, sur le navire hôpital *la Caravane*, la colique sèche, qui passait autrefois pour très-commune au Gabon, n'y a pas été observée pendant l'année 1863 ; et durant les trois premiers mois de l'année 1864, aucun cas de cette maladie ne s'y est rencontré. A bord de ce même bâtiment, sur un total de 576 malades traités pendant le même temps, 3 seulement ont été inscrits comme atteints de colique sèche. « Grâce aux laborieuses et patientes recherches de l'ancien directeur du service de santé du port de Brest qui a donné au corps qu'il a honoré par ses services un bel exemple de sagacité et de persévérance scientifiques ; grâce aux mesures adoptées par l'administration et à la vigilance des médecins de la marine, instruits d'un danger dont leur attention s'était un moment détournée, les équipages de nos bâtiments seront désormais de moins en moins exposés aux terribles conséquences de l'intoxication saturnine. Quelle que soit l'opinion que l'on adopte sur l'existence d'une autre affection cliniquement semblable, mais de nature purement miasmatique ou climatique, la marine ne peut qu'applaudir à cet important résultat et vouer une reconnaissance profonde au savant, à l'homme de bien qui en a été le promoteur (1). » Je m'associe complétement à ce jugement porté par M. Le Roy de Méricourt sur le talent et le caractère de celui qui est devenu un instant mon adversaire scientifique sans cesser d'être mon maître vénéré et mon ami, et je reconnais avec bonheur l'immensité des services que ses travaux ont rendus à l'hygiène navale. Je reviendrai en maints endroits de ce livre sur cette question si grave, mais je ne pouvais nulle part mieux qu'ici signaler la solution que les travaux d'Amédée Lefèvre et les faits lui ont donnée depuis que la première édition de ce traité a paru. J'avais hâte d'ailleurs, et dès les premières pages de ce livre, de signaler l'évolution qui s'est faite dans mon esprit à propos de cette question si grave d'hygiène nautique.

## § 3. — Matériaux textiles.

Le bois n'est pas le seul élément fermentescible qu'utilise la construction du navire : la matière végétale dont se compose la trame des voiles, ou les filaments des cordages pourrait tout aussi bien, et même mieux que le bois lui-même, fournir des exhalaisons méphitiques, si elle était mise dans des conditions de confinement ou d'humidité propres à favoriser sa décomposition. Les fibres textiles du chanvre ou du lin, seules utilisées par la marine, ne sont autre chose que de la cellulose à peu près pure, que l'opération insalubre du rouissage a séparée des parties ligneuses. Les toiles à voiles exigent, pour être de bonne qualité,

---

(1) A. Le Roy de Méricourt, *Rapport sur les progrès de l'hygiène navale.* Paris, 1867, in *Recueil des rapports sur les progrès des lettres et des sciences en France,* p. 62.

un blanchiment autre que celui par le chlore, lequel détermine une sorte de combustion de la matière textile, et l'absence de toute fibre végétale étrangère au lin. La science est munie de moyens chimiques assurés de reconnaître le mode de blanchiment des toiles, et quant aux mélanges du lin et d'autres fibres textiles, le *phormium tenax*, par exemple, les procédés ingénieux d'expertise imaginés par M. Vincent, ancien membre du Conseil supérieur de santé de la Marine, décèlent aisément cette sophistication.

Quand les toiles à voiles sont parfaitement sèches, leur influence sur la salubrité est tout à fait nulle ; mais, pour peu qu'elles soient arrimées dans les soutes étant encore humides, que l'air ne se renouvelle pas dans celles-ci et que la température intérieure du bâtiment soit élevée, une sorte d'*érémacausie* ou combustion lente s'empare de la cellulose de ces tissus végétaux, ils s'échauffent, la toile s'aigrit, dégage une odeur repoussante en même temps qu'elle perd sa cohésion ; elle se couvre de moisissures, et quelquefois même les animaux xylophages, comme nous l'apprend Deslandes, y creusent des galeries analogues à celles qu'ils s'ouvrent au travers du bois. Le remède à ce mal consiste dans l'emploi d'une bonne ventilation, et surtout dans l'observance rigoureuse de l'article 241 du décret du 15 août 1851, qui prescrit de temps en temps l'aération en plein pont des objets d'armement.

Les toiles à voiles blanchies à la rosée ou par le rorage ne sont, pour l'usage nautique, protégées par aucun enduit préservateur ; elles conservent la couleur propre à leur tissu, et c'est à peine si les pêcheurs de nos côtes, maintenus par une immobilité séculaire dans leurs usages d'il y a dix-huit cents ans, teignent quelquefois leurs voiles par une décoction de tan qui en assure la durée. Dans l'antiquité, les voiles des galères recevaient des bariolages d'ornementation ; elles étaient ou peintes, de pourpre uniforme, ou couvertes de figures symboliques ; cet usage existait encore au moyen âge chez les Normands. La couleur noire dont on les revêtait quelquefois était tantôt un signe de deuil, tantôt un stratagème de guerre (1). Disons enfin que les voiles des bâtiments gaulois étaient souvent faites de peaux d'animaux, comme nous l'apprend César dans ce passage où il se livre à plusieurs conjectures sur l'utilité de ces voiles : « *Pelles pro velis, alutæque tenuiter confectæ, sive propter lini inopiam, atque ejus usus inscitiam, sive, quod est magis verisimile, quod tantas tempestates Oceani, tantosque ventorum impetus sustineri, ac tanta onera navium regi velis, non satis commode arbitrabantur* (2). »

Nous adopterions plutôt la première interprétation.

Le chanvre des cordages, quoique roui d'une manière complète, serait cependant susceptible de fermenter, si ceux-ci n'étaient maintenus

---

(1) Jal, *Archéologie nav.*, t. I, Mém. I, p. 150.
(2) Cæsar, *De bello gallico.*

dans un endroit sec, fréquemment exposés à l'air et au soleil, et privés de toute humidité avant d'être rentrés dans l'intérieur du navire ; le goudronnage des fils de caret qui les composent, assure d'ailleurs leur longue conservation.

On ne doit pas hésiter à reconnaître que la substitution des chaînes de fer aux câbles de chanvre pour la manœuvre des ancres a réalisé dans l'hygiène navale un progrès des plus sensibles ; les câbles, en effet, devaient être rentrés à chaque appareillage encore dégouttants d'eau, imprégnés souvent de limon et recouverts de plantes marines, et, quelque soin qu'on apportât à leur nettoyage, ils n'en constituaient pas moins dans les parties basses des navires un marais en permanence, une sorte de routoir infect et préjudiciable à la salubrité générale. Cette innovation est considérée comme d'origine toute contemporaine (1), aussi n'avons-nous pas été peu surpris, quand ce passage des *Commentaires de César* est venu nous apprendre que nos ancêtres les Gaulois avaient déjà conçu et réalisé ce progrès dans leur marine. Le général romain, au nombre des avantages que la flotte gauloise avait sur la sienne, n'oublie point en effet de citer celui-ci : « *Anchoræ, pro funibus, ferreis catenis revinctæ.* » Nulle nation ne pourra sans doute contester à la nôtre la priorité d'une innovation que ce témoignage si grave et d'une ancienneté si respectable nous attribue. On ne saurait contester que les chaînes offrent sur les anciens câbles de précieux avantages de salubrité, mais encore faut-il les maintenir dans un état minutieux de propreté et les débarrasser de la vase qui imprègne leurs chaînons quand elles ont reposé sur certains fonds. M. Bourel-Roncière a insisté sur la nécessité de cette précaution dans certaines rades, en particulier dans celles de Rio et de Bahia (2).

On le voit, pour les matériaux textiles comme pour les matériaux ligneux d'un navire, toute l'hygiène se résume en un mot : exposer le plus possible ces substances fermentescibles à l'influence de l'air renouvelé et de la lumière, et les préserver de l'action combinée, de l'humidité et de la chaleur. Ajoutons que la ventilation qui répond, il est vrai, à l'ensemble des grands intérêts de l'hygiène des équipages et de la conservation des navires, peut seule donner pleine satisfaction à celui-ci.

### § 4. — Enduits.

I. Enduits goudronneux. — La nécessité de prémunir les cordages contre l'action destructive de l'humidité, d'empêcher l'ébarouissage, c'est-à-dire la disjonction des bordages et l'élargissement des coutures,

---

(1) Le capitaine anglais Samuel Brown proposa le premier en 1808 la substitution des chaînes-câbles aux câbles ordinaires (*Quelques remarques sur les chaînes-câbles*, in *Ann. marit.*, 1826, 2ᵉ partie, p. 242). Ce n'était, comme on le voit, que du vieux neuf. N'oublions pas toutefois qu'il y a un mérite réel et très-près de l'invention, à faire passer une amélioration du domaine des idées dans celui des faits.

(2) Bourel-Roncière, *Arch. de méd. nav.*, 1872, t. XVII, p. 38.

de préserver enfin et d'orner certaines parties des navires, a introduit en marine l'usage de divers enduits dont quelques-uns intéressent par leur nature la salubrité générale du bâtiment.

L'un d'eux, appartenant exclusivement aux habitations maritimes, est le goudron, dont les fortes senteurs imprègnent toutes les parties du navire, et qui constitue l'un de ses matériaux les plus indispensables ; c'est lui qui donne aux fils de caret dont se composent les câbles une incorruptibilité relative et leur assure sur les cordages blancs, ou non goudronnés, une supériorité incontestable de durée. C'est à l'aide du goudron dont on enduit les diverses parties du gréement ou la carène des bâtiments qui ne reçoivent pas de doublage métallique, qu'on s'oppose à la pénétration de l'humidité dans le chanvre et le bois, et qu'on retarde ainsi leur destruction. C'est enfin en le versant comme remplissage dans les joints que laissent entre elles les diverses parties du navire qu'on ferme hermétiquement toute entrée à l'eau, qui, sans cette précaution, s'introduirait par les coutures des ponts ou par celles de la carène.

Les produits goudronneux qu'utilise la marine sont de diverses natures : c'est tantôt le goudron végétal, qui s'obtient par la distillation sèche des divers bois, notamment du pin, du sapin, du mélèze ; tantôt le goudron minéral ou coaltar (*coal-tar* des Anglais), qui se produit dans la distillation de la houille ; tantôt les brais, secs ou gras, résidus de la distillation du goudron, et qui ne diffèrent entre eux que parce que l'un est visqueux et solide, tandis que l'autre, mélangé de matières grasses, conserve l'état liquide ; tantôt enfin la colle ou glu marine, qui n'est autre chose qu'une dissolution de caoutchouc et de gomme laque dans l'huile de goudron. Comme on le voit, le goudron et les produits qui en dérivent rendent à l'art nautique des services signalés. Il nous reste à chercher s'ils ne les font pas payer par un certain degré d'insalubrité attaché à leur emploi.

Certainement la respiration d'abondantes vapeurs de goudron dans une atmosphère confinée, ne serait pas complétement inoffensive, et l'inhalation de cette substance produirait (l'analogie permet de le supposer) des effets assez analogues à ceux de la térébenthine ; mais l'inodoréité de ces produits, quand ils se sont solidifiés par la dessiccation ou le refroidissement, leur emploi principal à ciel ouvert, et par-dessus tout, l'assuétude, neutralisent parfaitement des inconvénients, du reste assez contestables ; d'ailleurs les propriétés insecticides du goudron (1) s'ajoutent à sa salubrité et cet enduit doit être envisagé d'un bon œil par l'hygiène navale.

II. Peintures et badigeons. — La peinture employée dans les différentes parties du navire offre à l'hygiène un sujet de considérations plus sé-

_______

(1) *Comptes rendus Académie des sciences*, 1849, t. XXIX, p. 421.

rieuses. Destinée principalement à sauvegarder le double intérêt de la préservation du bois et de l'ornementation extérieure, elle doit cependant déférer à certaines exigences hygiéniques dont nous nous constituerons l'interprète.

Dans les temps antiques, la couleur noire n'était que peu ou point employée pour l'extérieur des navires. M. Jal, après avoir constaté qu'Homère, Hérodote et Pline indiquent le rouge comme la couleur habituelle des navires, a fait cette remarque que la plupart des galères des quinzième et seizième siècles, figurées dans les manuscrits de la Bibliothèque royale, étaient représentées peintes au minium.

Il est à supposer que les constructeurs grecs et latins, non plus que ceux du moyen âge, se sont plutôt laissé guider par leur goût dans le choix de cette couleur que par l'appréciation de son utilité dans les pays chauds pour la conservation du bois des navires.

Jusqu'à une époque rapprochée les règlements avaient introduit une uniformité nécessaire dans la peinture extérieure des bâtiments, la couleur noire était la seule adoptée, et le goût individuel des commandants ne pouvait s'exercer que dans les limites de changements restreints, tels que suppression de la ligne blanche de batteries de certains navires, coloriage de fantaisie de l'encadrement des bouteilles ou des ornements du tableau. Il appartient à l'architecture navale de faire ressortir l'avantage ou l'inconvénient de tel ou tel mode de peinture adapté à l'extérieur des bâtiments, l'hygiène n'a point à s'en préoccuper si ce n'est quand il s'agit d'une navigation dans des pays très-chauds : le soleil, frappant sur les murailles du navire, élève, en effet, leur température avec une intensité qui varie suivant leur couleur, et cette chaleur, se transmettant de proche en proche, se concentre dans l'intérieur du navire et augmente le malaise de ceux qui l'habitent. Le docteur James Stark, d'Édimbourg, a institué sur l'absorption du calorique par les substances diversement colorées des expériences pleines d'intérêt, et dont les résultats jettent un très-grand jour sur la question qui nous occupe (1).

On peut en tirer cette conclusion que la peinture noire, appliquée à l'extérieur des bâtiments, échauffe beaucoup plus rapidement le bois que la peinture blanche, mais qu'elle est favorable au refroidissement rapide des surfaces qu'elle recouvre. Mais comme la rapidité de l'absorption du calorique pour une même substance, noire ou blanche, est dans le rapport de 2 à 1, et la vitesse de refroidissement dans celui de 9 à 7, il n'y a pas compensation, et du bois recouvert de peinture noire s'échauffera beaucoup plus dans un temps donné que celui peint à la céruse ou au blanc de zinc. D'ailleurs qu'est-il besoin de faire intervenir des

_______________

(1) James Stark, *Influence de la couleur sur le calorique et les odeurs* (*Ann. d'hyg.*, 1834, t. XII, p. 54).

données scientifiques pour établir un fait que l'expérience la plus vulgaire démontre tous les jours? il suffit en effet d'avoir quelquefois appliqué comparativement la main sur le plat-bord noirci et sur l'intérieur des murailles peintes en blanc pour avoir une idée exacte de la manière différente dont les rayons du soleil les échauffent. La convenance plus grande de la peinture blanche pour l'extérieur des navires, est du reste assez généralement appréciée, puisqu'une disposition réglementaire prescrit de peindre en gris clair les bâtiments désarmés ou nouvellement construits, qui sont tenus en réserve dans nos arsenaux.

Si l'on peut oublier, en faveur des avantages d'une allure plus réellement guerrière, et d'un entretien plus facile, la supériorité de la peinture blanche sur la peinture noire, quand il s'agit des navires ordinaires, on ne saurait, pour les bâtiments de tôle, se montrer aussi conciliant, en raison de la différence énorme de la propriété conductrice du fer et du bois. On sait que les métaux sont, de tous les corps, ceux qui conduisent le plus facilement le calorique, et quoique le fer ne se place pas au premier rang sous ce rapport, sa conductibilité est cependant très-considérable. Celle de l'or étant exprimée par le chiffre 100, celle du fer l'est par 374, celle du bois l'est par 10 au plus. Despretz dit, à ce sujet, qu'il a pu brûler un cylindre de bois à l'une de ses extrémités, sans l'échauffer à quelques pouces de distance ; une barre de fer de même diamètre s'échauffait au contraire très-rapidement dans toute son étendue (1).

La conductibilité de la tôle étant au moins trente fois plus considérable que celle du bois, on s'imagine aisément ce que serait la température intérieure d'un vapeur de fer peint en noir, quand il remonte certains fleuves, tels que le Saint-Louis (Sénégal), dans lequel la chaleur extérieure dépasse quelquefois 40 degrés centigrades. Aujourd'hui, du reste, la peinture blanche est adoptée pour les cuirassés et pour beaucoup de navires en tôle. Les bouteilles saillantes et placées en abord sur le pont pour les grands transports de Cochinchine sont en tôle et peintes en blanc ; malgré cette précaution, l'échauffement de la tôle par le soleil entretient dans l'intérieur de ces bouteilles une température très-élevée. Je dirai plus loin comment on peut éluder cet inconvénient.

Le médecin américain Wilson a également signalé les inconvénients de la peinture noire pour la carène des navires en tôle (2).

Les bâtiments de commerce n'étant point enchaînés aux exigences d'une uniformité nécessaire, se peignent comme ils l'entendent, et rien ne les excuserait de sacrifier à une question de goût un intérêt d'hygiène qui sauvegarde en même temps la conservation matérielle du navire et l'intégrité des marchandises qu'il transporte. L'usage de peindre en blanc les bâtiments de commerce destinés au trafic des côtes occi-

(1) Despretz, *Traité élémentaire de physique*, 1827, p. 215.
(2) Wilson, *Nav. hyg.*, p. 19.

dentales d'Afrique semble du reste s'établir, et il serait bien à désirer que les armateurs l'étendissent davantage.

Le vert adopté pour quelques bâtiments de petites dimensions, et le galipot en honneur surtout parmi les navires du Nord, sont sans doute d'un goût assez équivoque, mais valent encore mieux que le noir pour la navigation dans les pays chauds.

Si nous nous sommes montré partisan de la peinture blanche pour l'extérieur des navires, sans vouloir toutefois imposer à l'esthétique militaire des sacrifices dont nous reconnaissons la fréquente impossibilité, nous l'exclurons, au contraire, de l'ornementation du pont et des gaillards. Cette exigence est du reste d'autant plus légitime, que la fantaisie des capitaines est toute-puissante pour déterminer, comme elle l'entend, le mode de peinture intérieure du navire : le blanc relevé par des ornements variables, le chamois et le vert, sont les teintes choisies habituellement ; nous donnerons sans hésitation, au nom de l'hygiène, la préférence à la dernière de ces couleurs qu'on emploie trop rarement aujourd'hui ; elle éteint, en effet, une partie des rayons lumineux qui imprègnent si abondamment les chaudes atmosphères des tropiques, elle a quelque chose de gai qui récrée l'esprit, et, au lieu d'être agressive pour la rétine, elle lui vient plutôt en aide en ne la privant pas d'une manière absolue de la perception de cette couleur à laquelle le séjour de la terre l'avait habituée et dont la nature a complétement déshérité les solitudes océaniennes (1).

Quant aux aménagements intérieurs du navire, aux cloisons et chambres, la peinture en blanc est certainement celle qui leur convient le mieux, car ici il s'agit non plus d'atténuer une lumière éclatante, offensive pour la vue, mais au contraire d'accroître, par des surfaces bien disposées pour la réflexion, l'intensité d'une lumière diffuse presque toujours insuffisante, et de ménager ainsi la transition continuelle de la demi-obscurité des parties intérieures du navire à la clarté éblouissante du pont. Hâtons-nous de dire que la plupart des navires ont, au bout de quelques mois de campagne, remplacé la peinture dont on avait, à l'armement, badigeonné leurs batteries et leur faux pont, par une couche de chaux qui réunit au plus haut point toutes les qualités qu'on peut exiger des enduits appliqués à l'intérieur d'un navire : réflexion facile de la lumière, renouvellement aussi prompt que peu dispendieux, dessiccation presque instantanée, et surtout assainissement notable.

Les peintures métalliques versent en effet dans l'atmosphère des pro-

_______________

(1) Je partage l'avis du médecin américain Wilson, qui considère le bois naturel, après grattage et astiquage à l'huile de lin, comme valant mieux que n'importe quelle peinture, pour l'intérieur des bastingages, pour les bittes, les iloires des panneaux, etc. Tous ceux qui naviguent savent l'incroyable et incommode abus que l'on fait de la peinture à l'huile à bord des navires de guerre.

duits vénéneux : huiles essentielles et émanations saturnines, et absorbent l'oxygène au profit de la résinification des huiles grasses qu'elles emploient ; le badigeon à la chaux purifie, au contraire, l'air intérieur en absorbant son acide carbonique, et ne lui rend en échange que des quantités assez insignifiantes de vapeur d'eau. A tous les titres, l'usage du lait de chaux comme enduit est donc plus convenable et ne saurait être remplacé par rien. Nous avions émis la pensée que l'addition d'une petite quantité de chlorure de chaux ou d'hypochlorite de soude à la bouillie préparée par le badigeon, aurait, surtout en temps d'épidémie, l'avantage d'offrir au chlore une immense surface d'évaporation (1). Beaucoup de médecins de la marine ont adopté cette pratique (2).

La marine devait s'empresser de bénéficier de la substitution du blanc de zinc au plomb dans la confection de la peinture. Cette réforme si importante, dont l'idée a été formulée dès 1872 par Guyton de Morveau, qui a été indiquée en 1821 par Lassaigne, n'a été véritablement réalisée que par les efforts persévérants de Leclaire (3). C'est là un immense bienfait pour l'hygiène générale et pour l'hygiène nautique, et il est incompréhensible que l'on puisse voir encore à bord des navires des cas de saturnisme provoqués par l'usage, dans les chambres, de peinture au blanc de plomb. L'exemple le plus récent qui en a été signalé est celui du paquebot anglais *l'Ambriz* qui, allant prendre part à l'expédition contre les Aschantis, eut un certain nombre de ses officiers atteints de colique sèche, pour avoir couché dans des cabines fraîchement peintes à la céruse (4). M. Villette dit avoir soigné en 1862 un capitaine du commerce qui fut pris de colique sèche pour avoir fait peindre à la céruse la marquise de sa dunette, pendant une traversée de France au Sénégal (5). Les travaux de peinture intérieure en cours de navigation sont très-dangereux, alors même qu'on se servirait d'une peinture au blanc de zinc, si l'on a à gratter une couche ancienne d'une peinture dont on ne connaît pas la composition. J'ai signalé ce danger qui se rapproche de celui auquel exposent certaines industries, celle par exemple des ouvriers émailleurs de crochets de fer pour supporter des fils télégraphiques (6). Les empoisonnements qui surviennent chez les

(1) *Hyg. nav.*, 1re édit., p. 29.

(2) M. Barthélemy a signalé, à bord des navires qui maintiennent leurs batteries dans un état de scrupuleuse blancheur en les badigeonnant à la chaux, le développement d'ophthalmies, quelquefois graves, avec chémosis, taches de la cornée, et il attribue ces accidents à la pénétration dans l'œil de quelques gouttes du badigeon quand les matelots lèvent la tête pour peindre le plafond des batteries. On éviterait cet inconvénient en obligeant les hommes qui se livrent à ce travail à se munir de mistraliennes.

(3) Voy. *Comptes rendus Acad. des sciences*, 1848, t. XXVI, p. 179 et 359.

(4) Rochefort, *Études médic. sur l'expédition anglaise contre les Aschantis* (*Arch. de méd. nav.*, t. XXI, 1874, p. 328).

(5) Villette, *Arch. de méd. nav.*, 1866, t. V, p. 94.

(6) E. Duchesne, *De la colique de plomb des ouvriers émailleurs en fer* (*Ann. d'hyg.*, 1861, t. XVI, p. 298).

ouvriers employés à la fabrication du verre mousseline sont de la même nature (1).

Le plomb écarté de la peinture, il faut aussi songer à deux autres de ses éléments : l'essence de térébenthine et l'huile de lin. Les travaux d'Adelon, Gendrin, Mialhe (2), Bouchardat (3), ont démontré d'une part la toxicité des vapeurs de térébenthine, d'une autre part la probabilité d'une diffusion plus active des émanations plombiques par l'action de ce produit volatil. Il n'y a pas certainement de doute que dans beaucoup de cas on a vaguement attribué au plomb des accidents de peintures imputables à l'essence. On voit donc qu'il ne faut pas s'endormir dans la trompeuse sécurité qu'inspire la peinture au blanc de zinc et n'habiter à bord des navires les chambres nouvellement peintes qu'après dessiccation complète et disparition de l'odeur de térébenthine. Nous irons même plus loin, et nous dirons qu'en cours de campagne nulle boiserie des batteries et du faux pont ne doit être repeinte ; le blanchiment des cloisons ou de l'intérieur des logements avec un lait de chaux rendu plus fixe par l'addition de gélatine suffit à toutes les exigences de l'assainissement et de la propreté. Lorsque l'extérieur du navire ou ses murailles intérieures doivent recevoir le renouvellement de peinture au pinceau, il importe de choisir, pour cette opération, une journée chaude et sèche, d'y employer un nombre d'hommes suffisant pour qu'elle soit menée à son terme le même jour, et bien se garder surtout, jusqu'à desséchement complet, d'établir au-dessus du pont une tente ou un taud dont l'effet inévitable serait de rabattre vers l'intérieur du navire les vapeurs térébenthinées ; l'usage des manches à vent et surtout des brazières est en même temps très-utile, parce que ces moyens déterminent l'ascension et l'issue par les écoutilles des exhalaisons qui, malgré cette précaution, se sont déjà introduites dans les parties basses du bâtiment. Ce que nous avons dit tout à l'heure de l'influence qu'exerce la résinification des huiles siccatives et les vapeurs de térébenthine sur la composition de l'air, montre que la peinture au noir de fumée, dont le nettoyage quotidien abuse si largement, ne saurait sans inconvénient être prodiguée dans les parties du navire où l'air ne circule pas librement, car elle vicie l'air au même degré que la peinture blanche au blanc de zinc.

Je ne dois pas omettre, dans cette étude des enduits nautiques, de parler des tentatives qui ont été faites pour rendre incombustibles les matériaux de construction des navires, mais la solution de ce problème, je dois le dire, n'a pas été poursuivie avec l'ardeur que commandait son importance. Serait-il possible de rendre le bois inerte au feu ? J'ai dit que l'imprégnation du bois par le sulfate de cuivre atteindrait ce

<hr>

(1) Gallard, *De la fabrication du verre mousseline* (*Ann. d'hyg.*, 2ᵉ série, 1876, t. XXV, p. 37).
(2) Mialhe, *Traité de l'Art de formuler*, p. 140 et suiv.
(3) A. Bouchardat, *Annuaire de thérapeutique pour* 1846, p. 66.

résultat en même temps qu'il le garantirait contre la putréfaction ; mais si les constructions navales n'ont pu encore s'approprier d'une manière fructueuse le procédé Boucherie, je crois du moins qu'on pourrait, dès à présent, appliquer au pinceau sur les pièces de bois, au moment où on les met en place, une solution alcaline de borax, de sulfate d'ammoniaque, de silicate de soude, etc., susceptible, sous l'influence de la chaleur, de recouvrir le bois d'un enduit vitrifié qui l'isolerait de l'oxygène de l'air. La peinture mélangée d'un de ces sels n'atteindrait-elle pas ce résultat et ne produirait-elle pas le même effet d'isolement ?

Quant aux voiles et aux cordages, on pourrait aisément les rendre, inertes au feu. MM. Versmann et Oppenheim ont lu en 1859 devant la *Société britannique pour l'avancement des sciences* un travail intéressant duquel il résulte que parmi les substances très-nombreuses (sels de soude, urée, chlorure de baryum, alun, vitriols, etc.), qui peuvent servir à rendre les tissus incombustibles, on doit donner la préférence au sulfate d'ammoniaque qui est le moins cher et qui préserve très-bien les tissus les plus inflammables quand ils ont été immergés dans une solution de ce sel au 7 p. 100 (1).

Il y a évidemment à tenter quelque chose dans cette voie. On paraît du reste s'en préoccuper en Angleterre et M. F. Ransome a publié dans le journal l'*Engineering* la formule d'une peinture à l'épreuve du feu. Ce procédé consiste à étendre sur le bois un mélange de silex pur et de silice soluble et à recouvrir cette couche de chlorite de calcium (2). Il faut évidemment poursuivre ces recherches.

---

# CHAPITRE II

### APPROVISIONNEMENTS.

Après avoir examiné d'une manière rapide comment les matériaux de construction et d'entretien d'un bâtiment peuvent modifier son hygiène, il convient d'étudier maintenant au même point de vue l'influence de ses approvisionnements. La destination de ceux-ci les partage naturellement en deux catégories :

1° Approvisionnements nautiques ou servant à l'entretien ou à la marche du navire ;

---

(1) Versmann et Oppenheim, *Sur la valeur conservatrice de certains sels pour rendre les substances fibreuses non inflammables*, publié et annoté par A. Chevalier (*Ann. hyg. publ.*, 1861, t. XVI, p. 50).

(2) *Revue marit. et colon.*, n° de décembre 1873.

2° Approvisionnements alimentaires affectés à son ravitaillement. Les premiers vont d'abord nous occuper.

## ARTICLE 1er.

### APPROVISIONNEMENTS NAUTIQUES.

I. Lest. — On donne le nom de *lest* à un ou plusieurs plans de corps pesants déposés au fond de la cale et destinés à assurer la stabilité du navire. Le lest est distingué en *lest fixe* qui est inamovible, et en *lest mobile*, qui, transporté au besoin d'un point à l'autre, met le bâtiment dans les lignes d'eau les plus favorables au développement de ses qualités nautiques.

Le lest des bâtiments de guerre est aujourd'hui constitué exclusivement par des gueuses ou parallélipipèdes de fer, dont l'arrimage est des plus faciles en même temps qu'elles offrent un avantage non équivoque de salubrité ; ce n'est que dans le cas où certains navires de l'État sont affectés à des transports d'approvisionnements ou de charbons, qu'ils embarquent au point de départ un lest mobile constitué habituellement par des pierres dont ils se débarrassent au port de chargement.

Il n'est pas indifférent pour l'hygiène que les navires prennent arbitrairement les pierres destinées à leur servir de lest : les galets plats, bien séchés et soigneusement débarrassés par le balayage des débris de fucus ou d'algues qui y sont adhérents, doivent être choisis de préférence ; les pierres calcaires, hérissées d'aspérités qui retiennent les matières organiques, et les blocs ferrugineux, dont la surface irrégulière est creusée de galeries au fond desquelles l'eau de mer a apporté des dépôts fermentescibles, doivent, à moins d'impossibilités absolues, être rejetés de la formation d'un lest volant. Delivet a fait remarquer avec raison combien leur porosité les rendait propres à fournir des miasmes délétères. On ne saurait trop signaler ce danger aux navires de commerce qui prennent souvent leur lest sur les bords des rivières limoneuses de la côte ouest d'Afrique, et qui, par incurie, établissent ainsi en permanence dans leur cale un foyer palustre non moins délétère que les marais terrestres au milieu desquels ils viennent de séjourner (1).

Lorsque les circonstances de la navigation ou les exigences des spéculations commerciales obligent les navires de commerce à prendre pour lest des matières susceptibles de se décomposer par l'humidité et de fournir des émanations putrides, il importera, du moins, dans l'opération du lestage, que ces substances soient séparées de la carlingue

(1) Autrefois certains bâtiments de commerce qui descendaient la Charente prenaient pour lest de la terre limoneuse recueillie sur le bord de ce fleuve. Il n'est pas besoin de signaler les dangers attachés à cette pratique.

par un plancher volant, pour qu'elles ne plongent pas dans l'eau fétide des parties basses, et pour que le jeu des pompes d'épuisement ne soit pas compromis par l'engorgement de leur pied.

La brièveté du séjour des matelots du commerce sur les navires qui rapportent en France les produits coloniaux rend sans doute moins délétère pour eux que pour les équipages qui habitent pendant plusieurs années le même bâtiment de guerre l'influence d'un lest mal choisi et mal disposé; mais il importe de ne point oublier qu'un bâtiment, une fois mis dans des conditions d'insalubrité, y persiste souvent pour le reste de sa durée, malgré tous les efforts d'assainissement; qu'il s'imprègne de miasmes avec une facilité extrême, et que son hygiène présente ne saurait être compromise sans que son hygiène à venir le soit du même coup. Les équipages qui se remplacent sur un même navire se transmettent la fatale hérédité des maux qu'a engendrés leur incurie successive.

II. Cordages. Voiles. — Les cordages et les voiles d'approvisionnement ne sollicitent d'autre prescription hygiénique que celle qui aurait trait à la nécessité de les exposer fréquemment à l'air et à la lumière, sur le pont, et, les règlements y ayant pourvu, la salubrité en bénéficie indirectement.

III. Matières grasses. —Quant aux corps gras solides et liquides, ils entrent pour une masse si considérable dans l'approvisionnement des navires à vapeur, que l'hygiène doit s'en préoccuper : les uns sont solides comme le saindoux, les suifs; les autres sont liquides, tels que les différentes huiles siccatives ou non siccatives. Leur usage est très-général : tantôt on s'en sert pour lubrifier deux surfaces en rapport de frottement, pour favoriser le glissement des manœuvres, prévenir l'oxydation du fer poli exposé à l'humidité, tantôt comme luminaire, etc.... La consommation des matières grasses est surtout considérable dans les machines qui utilisent le suif pour la lubrification des pistons, et les huiles pour celles des jointures.

Il est indispensable que le suif d'approvisionnement soit épuré : s'il contenait encore des débris de cellules adipeuses ou du sang, c'est-à-dire des matières protéiques, celles-ci joueraient le rôle de ferment, activeraient la décomposition de la substance grasse, et des produits gazeux nuisibles prendraient naissance. Les huiles doivent aussi être de qualité supérieure, convenablement épurées, et celles qui sont siccatives, l'huile de lin par exemple, demandent à être placées dans des récipients bien fermés, autant pour prévenir les chances d'incendies que l'altération de l'air qui résulterait de leur résinification. Il est indubitable que, dans une machine à vapeur qui fonctionne depuis quelques jours, l'élévation de la température, le frottement, la diffusion des corps gras sur de larges surfaces, sont autant de conditions favorables à leur oxydation, et l'odeur âcre et repoussante qui s'en dégage semblerait indiquer la formation de certains produits volatils, notamment d'acroléine; mais il n'est nullement prouvé que cette odeur, très-offensive pour l'odorat, le soit également pour la santé. Ces corps gras vicient l'atmosphère des machines d'une autre manière, en lui enlevant de l'oxygène et lui donnant de l'acide carbonique; aussi nulle autre partie du bâtiment, et pour ce motif et à cause de sa température élevée, n'exige-t-elle plus impérieusement une bonne ventilation.

Dans son excellente thèse sur la campagne de l'*Archimède*, notre ami, M. Le Roy de Méricourt, alors chirurgien de première classe de la marine, a fortement insisté sur l'insalubrité qui résulte, à bord des bâtiments à vapeur, du mélange des matières grasses de la machine avec les eaux de la cale. Ces matières grasses mal épurées renferment des substances animales sulfureuses susceptibles de produire par leur décomposition du gaz acide sulfhydrique. Il n'hésite pas à attribuer à cette cause l'insalubrité très-réelle qui a pesé sur son bâtiment pendant toute sa campagne, et il émet le vœu, actuellement rempli, que des plateaux de réception pour les matières grasses soient placés au-dessous des pièces à lubrifier. Sans admettre, avec ce médecin, que cette cause ait déterminé seule le noircissement des peintures blanches et de l'argenterie, un jour où les capots avaient dû être mis en place à cause d'un grain, car ce phénomène se produit très-souvent sur des bâtiments à voiles, et sans discuter la part qu'elle a eue dans la production d'une épidémie de colique végétale, il est certain que, quand l'eau de la cale, recouverte d'une couche d'huile, était à peu près épuisée, cette matière organique, se mélangeant aux cendres et aux débris d'escarbilles, formait un limon d'une extrême fétidité au bout de plusieurs heures de chauffe. Quoi qu'il en soit, l'économie, non moins que la salubrité, exige que la consommation des matières grasses dans les machines soit soigneusement surveillée, et que, dans l'alimentation des godets ou des lubrifieurs, on s'efforce de ne point répandre d'huile qui coulerait de la cale de la machine dans la grande cale, et arriverait ainsi jusqu'à la sentine. Disons enfin que les exemples si fréquents d'incendies dus à la combustion spontanée de chiffons gras ou d'étoupes imprégnées d'huile imposent sur ce point une surveillance des plus assidues, et que les objets qui ont servi au nettoyage des pièces grasses de la machine doivent soigneusement être jetés à la mer ou employés au chauffage même, M. Dumas a cité le fait d'un peintre qui, lançant une boule de coton imprégnée d'huile de lin, la vit prendre feu spontanément; l'incendie d'un théâtre a pu raisonnablement être rapporté à un phénomène semblable. Enfin, en 1846, M. Thénard annonçait à l'Académie des sciences qu'il venait de voir, dans sa maison, des mouchures de lampe réunies dans une boîte prendre feu d'elles-mêmes. Ces faits, dont nous avons donné plus haut l'explication, commandent au moins la prudence.

IV. Houille. — Toutes les questions d'hygiène relatives à la navigation à vapeur sont encore à étudier, et notre rôle ne peut se borner qu'à indiquer celles d'entre elles qui appellent plus particulièrement l'attention et les recherches. Celle qui a trait à l'influence que doivent exercer sur la salubrité d'un navire les masses énormes de houille qu'il porte dans ses flancs est certainement une des plus intéressantes et des plus inexplorées.

Dès 1852, j'appelai l'attention sur cette question, mais en avouant que je n'avais aucun moyen de la résoudre (1). Je me demandais si les émanations dégagées de la houille, par une sorte de distillation lente et sous l'influence de la chaleur concentrée dans l'intérieur du navire, ne pouvait pas exercer sur la santé des équipages une influence défavorable, et je me croyais fondé à y voir une cause possible de la colique sèche, laquelle ressemble par quelques-uns de ses traits à la maladie des mineurs décrite sous le nom d'*anémie d'Anzin* (2). Les considérations que j'ai exposées plus haut, en ralliant mon esprit à la doctrine de l'étiologie saturnine de la colique sèche des pays chauds, m'ont fait abandonner ces idées; mais tout semble indiquer au moins que ces émanations de charbon, si elles ne peuvent produire de maladie déterminée, ne restent pas cependant sans influence sur la santé des équipages.

Et cette présomption est d'autant plus légitime que les houilles françaises employées sur nos navires n'y sont introduites aujourd'hui que sous forme de briquettes ou d'agglomérés. Je signalerai plus loin l'influence que ces agglomérés peuvent exercer sur la santé des matelots employés aux travaux d'embarquement du charbon (3).

Une précaution qui importe plus que celle du choix de la houille est relative à son état d'humidité ou de sécheresse quand on la met en soute, et au temps qui a séparé son extraction de son emmagasinement. La houille embarquée par un temps de pluie est compromettante pour la sûreté du navire, car il est reconnu que c'est dans des conditions semblables que le feu prend de préférence dans les soutes; elle ne l'est pas moins pour l'hygiène, et par ce double fait que le charbon apporte avec lui une cause d'humidité persistante, et que la présence de l'eau doit favoriser sa décomposition et le dégagement de divers

(1) Fonssagrives, *Hist. méd. de la frégate à vapeur* l'Eldorado ; *station des côtes occidentales d'Afrique*, 1850-1851. — Thèse de Paris, 1852.

(2) L. Tanquerel des Planches (*Note sur l'anémie d'Anzin* in *Journal de méd.* de Fouquier, Trousseau et Beau, 1843, p. 109).

(3) Voy. à ce propos : *Influence que peuvent avoir sur la santé publique les agglomérés de houille préparés au moyen de goudron minéral* (*Ann. d'hyg. publ.*, 1859, t. XII).

gaz. La précaution de n'embarquer que du charbon en blocs, sans mélange de poussier, est salutaire, car l'air, circulant dans les soutes, ne permet pas à la température de s'élever jusqu'au point de produire la combustion, et les gaz, dont la production doit être proportionnée à la chaleur des soutes, se dégagent en moindre abondance. Lorsqu'on fait agir la chaleur sur la houille, comme quand on la distille pour obtenir le gaz de l'éclairage, il se dégage des produits très-variés : acide carbonique, azote, oxygène, hydrogène bicarboné, gaz des marais, et ces gaz sont imprégnés de vapeurs ammoniacales, sulfureuses, goudronnées, dont un traitement convenable finit par les débarrasser. Or, ce que fait la chaleur des cornues distillatoires dans les usines à gaz, la chaleur concentrée des soutes doit le réaliser en partie, et des produits analogues, mais en moindre quantité, se dégagent du charbon entassé à bord d'un navire. Ce qui le prouve surabondamment, c'est ce fait, parfaitement constaté par les mécaniciens, que le charbon exposé, dans les pays chauds, à l'humidité et au soleil, dégage incessamment des gaz combustibles, et peut arriver à perdre jusqu'à un tiers et plus de sa puissance calorifique. Il y a donc là une cause notoire d'insalubrité, et nous ne parlons ici que des produits apparents de la décomposition de la houille : de celle-ci, comme de la fange limoneuse des marais, des eaux infectes du rouissage et de la surface des tourbières, doivent s'exhaler, sans aucun doute, de ces miasmes organiques complexes, réfractaires à l'analyse chimique, et dont la vie, ce réactif si merveilleusement sensible, est apte seule à déceler la présence. Cela est probable, mais cela est encore à démontrer.

V. Substances diverses. — S'il était bien démontré que l'entassement d'une masse considérable de houille dans les flancs d'un navire préjudicie à sa salubrité, l'hygiène souscrirait aux projets qui, à diverses époques, ont menacé l'omnipotence motrice de la vapeur et lui ont cherché des substitutions. L'accroissement incessant de la consommation du charbon ; la prévision que les gisements de ce combustible, loin d'être inépuisables, arriveront à disparaître dans un temps presque calculable, sont deux raisons qui doivent stimuler l'esprit de recherches. Jusqu'à présent il n'a abouti qu'à l'économie de combustible pour obtenir un effet moteur déterminé ; mais la houille n'a pas de rivaux sérieux. Le chloroforme (1) et l'éther ont bien élevé la préten-

---

(1) On sait qu'il y a vingt ans environ, M. Lafond, lieutenant de vaisseau, a construit une machine à chloroforme adaptée à un navire à vapeur *le Galilée.* Cet appareil fonctionnait à la fois par la vapeur d'eau et la vapeur de chloroforme. Ce navire a fait sur la Seine des essais qui ont paru assez satisfaisants; l'imparfaite fermeture des joints produisait une perte de chloroforme évaluée à 1 litre par vingt-quatre heures de chauffe. Il n'y a pas eu d'accidents de signalés, mais on comprend qu'une atmosphère de cette nature ne puisse être considérée comme absolument inoffensive. Il n'a pas été, que je sache, donné suite à cette idée. Quant à l'éther, il a été essayé sur le

tion de remplacer la vapeur, mais elle n'a pas été justifiée par l'expérience, et nous attendons toujours un moteur moins dispendieux que la vapeur d'eau. Il est vraisemblable que l'électricité nous le donnera : mais il est vraisemblable aussi qu'elle nous le fera attendre longtemps. Dans l'état actuel des choses, et en attendant mieux, on cherche dans le perfectionnement des machines, le moyen d'économiser la dépense de combustible pour arriver à la même puissance. L'encombrement produit par le charbon à bord des navires est un inconvénient pour la salubrité, et l'hygiène ne peut que suivre avec intérêt les essais qui tendraient à le réduire.

Le bois dont on s'approvisionne pour le chauffage du four à boulangerie, et quelquefois aussi pour la machine, exige également quelques précautions ; il doit, autant que possible, n'être embarqué que tout à fait sec, débarrassé de son écorce, et si l'eau de la mer venait à se faire jour jusqu'à lui, il conviendrait de l'aérer sur le pont et de le laisser exposé au soleil. Le bois pris dans les approvisionnements de nos ports maritimes réunit généralement toutes les conditions de salubrité, mais il n'en est pas de même de celui dont on se munit en cours de campagne, et qu'on emprunte à des végétaux encore sur pied. M. Raoul voulait qu'à bord des bâtiments de commerce, qui s'approvisionnent de bois vert ou pris de bois dans des marigots, il fût conservé sur le pont, dans la chaloupe (1). C'est une prescription très-sage et de laquelle on ne s'écarterait pas impunément (2).


## ARTICLE II.

### APPROVISIONNEMENTS ALIMENTAIRES.

Les approvisionnements alimentaires d'un navire peuvent, quand ils sont altérés, devenir pour son équipage une source d'émanations infectieuses : ainsi, les salaisons renfermées dans des quarts mal fermés, d'où s'est écoulée la saumure ; des conserves d'Appert, de Fastier ou autres, dont le couvercle bombé peut donner issue, par une déchirure, aux gaz fétides qui les soulèvent ; des légumes secs, soit ordinaires, soit pressés ; ou du biscuit, lorsqu'une humidité insolite pénètre

---

*Du Tremblay*, bateau mixte employé aux voyages de Cette à Alger, et muni d'une machine de 70 chevaux. Il ne semble pas que cet essai ait été bien encourageant. J'ai entendu dire que la vapeur d'éther s'étant frayé un passage par les joints du générateur, tous les mécaniciens de service durent évacuer en toute hâte la machine. Un danger plus réel encore est celui de l'incendie.

(1) E. Raoul, *Guide hygiénique et médical pour les bâtiments du commerce qui fréquentent la côte ouest de l'Afrique* (*Bull. off. de la marine*, 1851, n° 92, p. 8).

(2) Les approvisionnements de charbon, mais surtout le bois de chauffage pour la machine, introduisent souvent à bord des parasites dangereux, tels que des scolopendres et des scorpions dont la morsure est venimeuse, et il y a des précautions à prendre contre ce danger dans les pays chauds.

dans les soutes qui les renferment, sont autant de causes éventuelles d'insalubrité qu'il importe de faire cesser aussitôt qu'on a constaté leur existence.

L'article 24 du décret du 15 août 1851 impose, du reste, aux commandants l'obligation de faire visiter les objets avariés par une commission qui en prononce le rejet à la mer, lorsqu'elle le juge nécessaire pour l'hygiène du bâtiment; le chirurgien major fait partie de cette commission, mais seulement quand il s'agit de vivres ou de rafraîchissements de malades : nous voudrions que cette disposition fût étendue à tous les cas où l'objet avarié, quel qu'il soit, paraît susceptible, par sa détérioration, d'exercer une influence fâcheuse quelconque sur l'état sanitaire du navire.

La cambuse est, au point de vue qui nous occupe ici, l'endroit le plus suspect du bâtiment et celui qui exige la surveillance la plus assidue parce qu'il est habité. Au reste, la ventilation de la cambuse, comme celle des soutes, est une condition de conservation des aliments qu'elles renferment.

Ce ne sont pas seulement les substances alimentaires dont l'altération doit être soigneusement recherchée, l'eau de la mer elle-même, quand elle se putréfie, peut dégager des miasmes morbifères très-nuisibles. Duhamel du Monceau cite (1) un fait très-curieux et relatif à ce sujet. Un matelot tomba mort en débondonnant une futaille d'eau de mer, au désarmement de la flûte du roi, *le Chameau*, dans le port de Rochefort; six de ses camarades, qui étaient à quelque distance de lui, furent renversés, agités de convulsions violentes, et perdirent connaissance; le chirurgien major du bâtiment, qui était accouru pour les secourir, éprouva les mêmes accidents. Le cadavre rendait du sang par la bouche, le nez et les oreilles; il se corrompit si promptement, qu'on ne put en faire l'ouverture (2). La mort, dans ce cas, fut probablement déterminée par un gaz délétère, analogue à celui qui s'échappe des fosses d'aisances en vidange, et qui, pour le dire en passant, nous semble par son action se rattacher plutôt à la nature des agents cyaniques qu'à l'hydrogène sulfuré, dont on a certainement exagéré l'action toxique. Quoi qu'il en soit, il ressort, du fait cité plus haut, cette conséquence, que quand des caisses à eau douce seront remplies d'eau de mer pour assurer la stabilité du navire, il faudra les visiter avec précaution, et changer de temps en temps leur contenu.

(1) *Hist. de l'Acad. royale des sciences*, 1745.
(2) Ce fait a été communiqué à *l'Acad. des sciences* par Duhamel du Monceau au nom de M. Dupuy père, premier médecin du port de Rochefort (Am. Lefèvre, *op. cit.*).

# CHAPITRE III

## CHARGEMENTS

Occupons-nous maintenant de l'influence exercée sur l'hygiène des navires par la nature de leurs chargements.

Les bâtiments de guerre ne servent qu'occasionnellement au transport des marchandises, et la plupart ne renferment que leur matériel d'entretien, de défense ou de manœuvre ; quelques-uns d'entre eux cependant, à destination spéciale, sont exclusivement affectés au service de transport, et rentrent, sous le point de vue hygiénique, dans la catégorie des navires de commerce. Nous avons à examiner ici les passagers, le transport d'animaux vivants et le transport des cadavres.

### ARTICLE I.

#### PASSAGERS.

Nous ne dirons rien ici du transport de passagers militaires qui soumet les bâtiments de l'État à une hygiène de nécessité, heureusement temporaire, et accroît les dangers déjà si nombreux d'un inévitable encombrement; nous trouverons plus tard l'occasion de traiter cette question d'une manière plus détaillée et plus opportune.

### ARTICLE II.

#### ANIMAUX VIVANTS.

Le transport des animaux vivants, destinés, soit au ravitaillement, soit aux armements militaires (et ce ne sont jamais que des bœufs, des mulets ou des chevaux), exige, quand ces chargements sont considérables, des bâtiments spéciaux; on les désigne sous le nom de *gabares-écuries*. Ils n'ont pas d'entre-pont, et au-dessus du lest une plate-forme sert de plancher aux animaux que ces navires transportent d'un point à l'autre. Le chiffre restreint de l'équipage des bâtiments-écuries atténue l'influence fâcheuse de l'encombrement qui existe là avec tous ses dangers; l'air est, en effet, vicié au plus haut point par les déjections des animaux accumulés en grand nombre sur ces navires; le nettoyage du pont volant sur lequel ils sont placés est des plus difficiles, et les excréments liquides qui pénètrent par ses joints portent, dans les parties les plus basses du navire, des éléments de fermentation putride qui ne sauraient longtemps rester inactifs (1). Il est à peine besoin

(1) Ces navires-écuries ont, entre tous, besoin d'une ventilation régulière. Je dirai

d'indiquer les mesures hygiéniques propres à rendre moins insalubres ces navires condamnés par leur destination à renfermer dans leur sein, pendant toute la traversée, une atmosphère méphitique : blanchiment réitéré à l'eau de chaux, additionnée de chlorure d'oxyde de calcium ; nettoyage incessant, renouvellement fréquent des litières ; ventilation par les brasières et les manches à vent, etc. Il est une pratique vicieuse dont il faut bien se garder, c'est de clouer, sous les pieds des animaux qui séjournent à bord d'un navire, ces *baderness* ou tresses de vieux fil de caret qui servent à amortir les ruades et à garantir le pont ; leur tissu s'imprègne, en effet, de la matière des déjections solides et liquides, il se décompose, exhale une odeur fétide, n'est pas susceptible d'un nettoyage complet, et ces objets ne sauraient, sans grands inconvénients, être conservés à bord pour un second emploi. Il convient, en outre, d'exercer une surveillance rigoureuse sur l'état sanitaire du chargement, et il ne faut pas hésiter à faire à la salubrité du bâtiment tous les sacrifices qui deviendraient nécessaires.

Le transport accidentel des animaux de boucherie destinés à ravitailler l'équipage ou les tables privilégiées du navire ne devant durer que quelques jours, n'a guère d'influence sur l'hygiène, d'autant plus que ces animaux, en dépit de l'installation d'un parc dans les batteries des grands navires, sont presque toujours séquestrés dans des postes à canon de l'avant du pont. On a peine à concevoir véritablement que la pensée anti-hygiénique d'accumuler des animaux au milieu d'un équipage n'ait pas plus tôt répugné au bon sens. « On éviterait assurément une grande source de la corruption de l'air, dit Duhamel du Monceau, si l'on pouvait placer les bestiaux ailleurs que dans l'entre-pont (1). » — Le parc, tel qu'il était installé à bord des frégates et des vaisseaux, serait, en effet, une horrible cause d'insalubrité, si l'on n'avait pas généralement pris le parti de ne point s'en servir et de placer ces animaux sur le pont dans des postes à canon. Les hygiénistes qui se sont occupés des conditions au milieu desquelles vivent les paysans (2) ont signalé la nécessité d'éloigner de leur demeure les étables, chenils, porcheries, pigeonniers ; combien plus impérieuse encore est cette nécessité quand il s'agit d'un bâtiment où l'exiguïté de l'espace réduit l'homme et les animaux qui l'habitent aux dangers et aux dégoûts d'une atmosphère commune (3). On conçoit combien l'équipage d'un navire

plus loin que le système de ventilation imaginé par **M.** Bertin, ingénieur des constructions navales, avait spécialement en vue cette catégorie de navires.

(1) Duhamel du Monceau, *Santé des gens de mer*, p. 74. Ce n'est pas d'hier que l'attention a été appelée sur cette cause de méphitisme nautique, puisque dès 1691, comme nous l'apprend Am. Lefèvre dans son *Histoire du service de santé de la marine*, une dépêche ministérielle appelait la vigilance des capitaines sur ce point et leur recommandait de surveiller les inconvénients inhérents à cette pratique.

(2) A. Combes et H. Combes, *Les paysans français considérés sous le rapport historique, économique, agricole, médical et administratif.* Paris, 1853, in-8°, p. 111.

(3) « Faire, comme nos paysans pauvres, son habitation dans une écurie où se trou-

est dans des conditions plus défavorables encore ; ainsi nous n'hésitons pas à le dire, mieux vaudrait pour lui qu'il fût privé d'une manière absolue de viande fraîche, que de payer cette alimentation au prix d'un voisinage aussi dégoûtant que délétère (1). Mais, heureusement, on peut l'éluder et faire profiter sans danger les matelots des avantages attachés à la consommation de la viande fraîche.

## ARTICLE III.

### CHARGEMENTS INSALUBRES OU SPONTANÉMENT INFLAMMABLES.

### § 1. — Chargements insalubres.

L'insalubrité des chargements des navires doit être considérée sous le double rapport : 1° de leur aptitude à recéler des miasmes puisés dans leurs lieux de provenance; 2° de leur influence propre sur l'état sanitaire du bâtiment.

Les règlements quarantenaires ont classé en catégories fondées sur leur puissance transmissive supposée les diverses cargaisons des bâtiments de commerce, et la laine, le coton, les fourrures, etc., ont, sans des motifs bien plausibles, été considérés comme suspects au premier chef, et ont justifié des rigueurs dont beaucoup d'autres chargements étaient exempts. C'est là, du reste, une question qui intéresse essentiellement l'hygiène publique et que nous ne devons qu'effleurer ici.

Beaucoup de cargaisons sont dangereuses pour la salubrité des navires, non plus par les germes infectieux ou contagieux dont elles sont le véhicule, mais par leur nature propre. C'est ainsi que le mercure métallique, comme le montre le fait partout cité du vaisseau *le Triumphant* (2), le guano, qu'une foule de navires nous apportent chaque année des îles de l'océan Pacifique, les peaux de bestiaux, les cuirs verts (3), les graisses animales, etc., constituent des chargements émi-

---

vent des chevaux, des bœufs, des poules et du fumier, c'est, à coup sûr, ne pas se conformer aux préceptes de l'hygiène et du bon sens. » (Piorry, *Des habitations*, 1838, p. 116.) Au reste Callisen a cité un fait qui démontre l'inconvénient qu'il y a à parquer des animaux vivants dans la batterie d'un navire; il a vu les matelots qui couchaient dans le voisinage d'un parc de cinquante moutons logés dans la batterie, tomber malades les premiers (Rey, *loc. cit.*, p. 295).

(1) M. Boursin, chirurgien de la marine, a rapporté un fait analogue en 1816 : la frégate anglaise *la Surveillante*, sur laquelle il était envoyé en Angleterre, captura une goëlette chargée de mercure coulant qu'on transporta dans la cale. Dix jours après un ptyalisme épidémique se déclara et affecta de préférence ceux qui couchaient autour du panneau de la cale (*Du scorbut*, thèse de Montpellier, 1814, t. LXIII, p. 12). M. Lefèvre nous a cité un fait d'intoxication mercurielle qu'il a observé à Rochefort sur des malades placés dans une salle un mois après qu'on y avait pratiqué des fumigations de mercure métallique.

(2) M. Jaccoud, passager sur le paquebot *la Gironde*, revenant de la Plata, a pu attribuer à la présence de cuirs verts à bord une petite épidémie de typhus qui se déclara pendant la traversée de ce navire (Voy. *Bull. Acad. de méd.* 1875).

nemment insalubres, que l'hygiène ne saurait, bien entendu, proscrire, puisque de puissants intérêts commerciaux y sont engagés, mais dont elle doit s'efforcer de neutraliser l'influence. Nous voudrions que les navires affectés à ces transports dangereux fussent assujettis à des précautions hygiéniques spéciales que l'autorité maritime imposerait à leurs armateurs : arrosages répétés avec des chlorures d'oxydes, arrimage fait avec le plus grand soin, libre circulation des eaux de la cale, clôture hermétique des cloisons qui séparent celle-ci des cabines, nourriture réconfortante, usage du café, etc. Il faut considérer ces bâtiments comme des établissements insalubres, et armer, en ce qui les concerne, l'autorité de pouvoirs suffisants pour que sa surveillance soit efficace.

Si le danger des chargements constitués par des matières organiques n'est pas aussi évident pour tous qu'il devrait l'être, il faut se l'expliquer bien moins par cette innocuité que les conclusions évidemment paradoxales de Parent-Duchâtelet ont voulu attribuer à l'action des miasmes putrides auxquels certaines professions exposent les ouvriers (équarrisseurs, égouttiers, vidangeurs, boyaudiers), que par l'insouciance des équipages des navires de commerce pour leur santé, et l'absence à bord de ces navires de médecins qui puissent recueillir les preuves de l'insalubrité de ces chargements. M. Maher nous apprend que la fièvre jaune se déclara en 1828, à la Martinique, à bord d'un navire de commerce qui avait apporté de la poudrette de France ; qu'elle éclata aussi sur un bâtiment chargé de mulets (1). Combien de faits analogues ont dû être passés sous silence !

Ce ne sont pas seulement les matières animales qui peuvent rendre malsain le chargement d'un navire ; les bois de construction ou de chauffage embarqués encore humides peuvent devenir une source d'infection. Notre regrettable collègue, feu le professeur Raoul, qu'une mort prématurée a enlevé à la marine, a recommandé, non sans raison, de laver et de sécher avec soin les bois qui sortent des rivières ou des marais avant de les accumuler dans la cale ; il raconte qu'un brig anglais a dû évidemment une épidémie meurtrière à l'introduction dans son chargement de bois de charpente précédemment immergés dans les eaux de Sierra-Leone. « Les chargements faits pendant la mauvaise saison et composés d'objets humides, récemment mouillés par la pluie, développent à bord, dit ce médecin, une cause d'infection équivalente et quelquefois supérieure à celle d'un marécage (2). » Un chargement d'arachides (*Arachis hypogœa*) entretient, comme j'ai pu m'en assurer, dans toutes les parties du navire une chaleur excessivement élevée et une odeur rance repoussante, qui indique, à ne pas s'y tromper, des émanations insalubres ; le blé lui-même, s'il reste longtemps à bord d'un

_______________

(1) Maher, *Relation médicale de deux épidémies de fièvre jaune à bord de la frégate* l'Herminie, 1837-38, *à la Havane et a la Vera-Cruz.* Paris, 1839, p. 69.
(2) Raoul, *op. cit.*, p. 9.

navire, et s'il croupit dans l'humidité, se décompose et exhale des miasmes fétides (1). Citer enfin les chargements de vieux chiffons, de poudrette (2), de tourbes, de fumiers, d'os, etc., c'est dénoncer leur horrible insalubrité. Mais ce danger n'est pas le seul à redouter et la combustion spontanée des chargements peut menacer de la manière la plus dramatique la sécurité des navires.

## § 2. — Chargements spontanément inflammables.

L'hygiène qui a pour mission de veiller à la défense de la santé et de la vie contre toutes les causes agressives qui les menacent, peut étendre, sans rapprochement choquant, les nobles attributions de son ministère, et l'incendie, comme la submersion, comme la sidération, rentrent naturellement dans le plan d'une hygiène navale. Nous n'innovons rien, du reste, et nos devanciers n'ont fait que nous tracer une route que nous suivons.

L'incendie d'un navire en pleine mer est la plus sinistre des catastrophes qui puissent l'assaillir : si la police intérieure, appuyée sur des règlements pleins de sollicitude, a prévu et éloigné heureusement la plupart des causes accidentelles d'incendie, il en est une dont l'hygiène doit spécialement s'occuper ; nous entendons parler des incendies spontanés des chargements ou de certains approvisionnements. Les annales de la navigation ont recueilli et enregistré isolément des faits d'incendie de navires qui n'avaient pu être attribués qu'à la combustion spontanée de leurs chargements. M. Chevallier les a rassemblés, et, les rapprochant de faits analogues observés à terre, il en a fait l'objet d'un important mémoire dont nous croyons devoir présenter une analyse restreinte. Les chargements qui paraissent susceptibles de s'enflammer d'eux-mêmes, et en l'absence de toute cause occasionnelle d'incendie, sont les suivants :

1° Des récoltes, et notamment des avoines embarquées sans être entièrement sèches, peuvent s'échauffer jusqu'au point de prendre feu.

2° La chaux vive est dans le même cas, si elle se trouve dans la cale au contact d'une quantité d'eau suffisante pour qu'elle s'hydrate en masse. Ce résultat n'a pas lieu de surprendre, quand on songe que 20 parties de chaux vive et 16 parties d'eau développent, d'après Cadet

---

(1) Le prince L.-Lucien Bonaparte, frappé de l'odeur qui se dégageait du blé qu'on déchargeait de la sentine d'un navire, à Marseille, odeur qui se rapprochait de celle de l'acide butyrique, distilla ce blé avarié avec de l'eau chargée de carbonate de soude, et obtint de l'acide valérianique et de l'acide butyrique en décomposant par l'acide nitrique les valérianate et butyrate de soude qui s'étaient formés (*Acad. des sciences*, séance du 10 novembre 1846).

(2) Parent-Duchâtelet, *Recherches sur les causes et la nature d'accidents très-graves développés à bord d'un bâtiment chargé de poudrette* (*Ann. d'hyg. publ.*, 1ʳᵉ série, t. II, p. 257).

de Gassicourt, une température de 100 degrés centigrades. Au reste cette appréhension n'est pas simplement théorique. Le 3 juillet 1834, le chasse-marée *l'Aimable-Rosalie*, de Nantes, qui était chargé de quatre-vingts barriques de chaux vive, prit feu et coula.

3° La soude, la potasse, les copeaux de fer humide, le cobalt ou mort-aux-mouches (quand il est pulvérulent), sont également susceptibles, dit-on, de prendre feu.

4° Le même accident a été attribué quelquefois à du charbon de bois mouillé, et à du noir de fumée. M. Chevallier cite, à ce sujet (1), le fait suivant :

« La *Catherine-Log* se trouvant, le 3 février 1820, entre 10° 27' lat. N. et 86° 55' de long. E., à une heure après midi, quelques-uns des hommes qui étaient sur le pont sentirent une forte odeur de brûlé, et virent de la fumée qui semblait sortir de la cale-avant ; on fit aussitôt connaître ce fait à l'officier de garde qui fit découvrir les écoutilles de l'avant, d'où s'échappèrent des tourbillons de fumée, avec odeur suffocante ; on reconnut bientôt que ces colonnes épaisses de vapeur sortaient d'un tonneau de noir de fumée qui avait pris feu....... On finit par s'en emparer et le jeter à la mer ; on crut par prudence devoir agir de même à l'égard de soixante et un autres tonneaux : depuis le départ d'Angleterre, on n'était pas descendu une fois dans la cale avec de la lumière. »

5° Les chiffons entassés, le fumier, le lin, ont déterminé quelquefois des incendies spontanés à bord des navires. C'est ainsi que fut détruit, en 1827, le bâtiment anglais *la Fanny*, dont le chargement de lin avait été embarqué humide. M. Chevallier a cité un fait de combustion spontanée de pommes de terre entassées dans un magasin de distillerie ; les toiles humides sont exposées au même accident ; la poudrette acquiert souvent une température de 80, 90, 95 degrés centigrades, et peut même prendre feu (2).

6° Toutes les matières organiques imprégnées de substances grasses sont particulièrement suspectes sous ce rapport : c'est ainsi qu'un mélange d'huile de chènevis et de noir de fumée, préparé pour peindre une frégate russe, prit feu dans le port de Cronstadt, en 1781 ; que du coton ou du chanvre imprégnés d'huile siccative, et surtout d'huile de lin, s'enflamment très-souvent d'eux-mêmes. M. Chevallier cite, à ce sujet, plusieurs expériences de MM. Golding et Humphries, et desquelles il résulte qu'un morceau de toile humecté d'huile de lin et renfermé dans une boîte, commence ordinairement à fumer trois heures après ; dès qu'on l'ouvre et qu'on donne accès à l'air, la combustion et l'incinéra-

---

(1) A. Chevallier, *Mémoires sur les incendies et inflammations spontanés* (*Ann. d'hyg.*, 1re série, t. XXV, p. 309, t. XXVII, p. 211, et t. XXIX, p. 99).

(2) Pendant l'hiver de 1854-55, une goëlette du commerce prit feu à Kamiesch au milieu de la nuit. L'incendie ne put être attribué qu'à l'entassement de sacs humides qui avaient contenu de l'avoine.

tion sont en quelque sorte instantanées. Les débourrages de laines grasses sont également susceptibles d'incendies ; les serges grasses et entassées sont dans le même cas. En décembre 1859 entra à Dieppe un navire venant de Séville avec un chargement de laine suint, de cuivre et de plomb. Ce navire, le *Briscou*, était à destination de Rouen, mais il s'était vu forcé de relâcher à Dieppe à cause de la fermentation qui s'était manifestée dans les laines (1). En le déchargeant, on s'aperçut que le feu était dans la cale au pied du mât de misaine ; mais il fallut fermer les écoutilles ; les pompes maîtrisèrent l'incendie, on put ensuite achever le déchargement. Nous avons pu constater nous-même, pendant une traversée faite en 1849 sur le *Mazagran*, bâtiment de commerce chargé d'arachides, que ces graines oléagineuses développaient une chaleur d'au moins 50 degrés, qui s'appréciait lorsqu'on y plongeait la main, et qui échauffait très-sensiblement le plancher des cabines. — La chimie explique d'une manière très-satisfaisante cette combustion des matières grasses, qui, divisées par des tissus (toiles, coton, lin, etc.), ou par la matière végétale elle-même (semences ou fruits oléagineux), sont dans des conditions favorables pour une prompte et facile oxydation.

La combustibilité des toiles à prélarts est un fait analogue et passible de la même explication. M. Chevallier en cite un exemple des plus remarquables. « Le 18 juillet 1857, on imprima, à Brest, des toiles de 10 à 13 mètres de longueur, pour en faire trois fourreaux de voiles; elles furent ensuite exposées au soleil, et comme il était très-ardent, la dessiccation fut des plus promptes. Le 20, sur les trois ou quatre heures du soir, on les serra précipitamment parce qu'on appréhendait un orage ; ces toiles fortement chauffées par le soleil furent placées peinture contre peinture ; on fit ensuite de chacune d'elles un ballot particulier, qu'on lia fortement pour le réduire au plus petit volume possible ; on plaça ensuite ces ballots dans l'atelier de la voilerie qu'on fermait tous les soirs ; ils reposaient sur un grillage clair, fait de tringles de bois, élevé de $0^m,33$ environ au-dessus du plancher. Un voilier ayant été se coucher sur ces ballots, le 22 juillet, à quatre heures de l'après-midi, s'aperçut que ces toiles étaient brûlantes ; voulant mettre la main dans les plis, la chaleur qu'il ressentit l'obligea de la retirer promptement. Le maître voilier ayant été averti, il reconnut que le feu était dans ces ballots. Il les

---

(1) *Moniteur* du 2 janvier 1859. Il y a peu de temps à l'occasion d'un fait de combustion spontanée de pièces de bois, MM. Chevreul et Dumas ont entretenu l'Académie des sciences de faits analogues de combustion spontanée. Le dernier de ces savants a fait ressortir la combustibilité spontanée du bois poreux et vermoulu. Ne pourrait-on pas s'expliquer de cette façon quelques incendies spontanés qui se sont produits à bord de navires? M. Dumas a rapporté, à ce propos, que des colis venant de Chine et contenant des substances végétales fraîches et des matières sèches ont pris feu sous ses yeux lorsqu'on les a ouverts (*).

(*) J'ai constaté moi-même que des figues de Barbarie emballées dans du son pouvaient, par fermentation, élever la température de celui-ci au point de la rendre à peine supportable à la main.

fit porter dehors ; en les ouvrant, il en sortit une fumée très-épaisse : le feu avait pris au centre de chacun d'eux. L'extérieur n'était point endommagé ; les endroits les plus brûlés étaient les plis, et principalement ceux serrés par la corde.

On a attribué l'incendie qui se déclara à Rochefort, en 1756, incendie qui prit naissance dans la voilerie, à l'inflammation spontanée de prélarts nouvellement peints, qu'on avait placés dans cet endroit, quelque temps avant que le feu s'y déclarât (1).

Ces deux faits intéressants ne doivent pas être perdus pour la prudence, et exigent que, quand on enduit des prélarts à bord des navires, on ne les rentre pas avant qu'ils soient parfaitement secs. Le son grillé, le bois pourri sec, le blé mis en tas étant humide, les farines imprégnées d'eau, les vieux cordages entassés, les tourteaux de lin, etc., complètent la liste des matières susceptibles, quand elles sont accumulées en grande masse dans les flancs des navires, de produire des incendies spontanés.

Nous n'aurons garde, bien entendu, d'oublier le charbon de terre, qui sous l'influence de l'humidité, de l'entassement et peut-être aussi de la chaleur qui lui est communiquée par les feux de la machine, prend si souvent feu dans les soutes. Plusieurs théories ont été proposées pour expliquer ces phénomènes (2), que les uns attribuent au dégagement d'un gaz spontanément inflammable, le phosphore d'hydrogène, les autres à la chaleur développée par la sulfatisation des pyrites qui imprègnent habituellement la houille. Quoi qu'il en soit, les précautions les plus efficaces pour prévenir tout accident consistent à n'introduire à bord que du charbon sec ; à repousser des achats celui qui est trop ténu, car le poussier s'enflamme plus aisément que les blocs ; à aérer les soutes pour les refroidir, et à remplacer, toutes les fois que les circonstances de la navigation le permettent, les couvercles pleins des trous d'hommes par des treillis de fonte ou de cuivre (3).

(1) L'acide sulfurique (huile de vitriol) est aussi susceptible de produire des incendies à bord. Le 6 août 1817, le brig *la Jeune-Sophie* fut détruit par un accident de ce genre. Pendant quatre jours, ce navire, portant un incendie dans ses flancs, lutta contre des vents contraires pour se rapprocher d'une terre, et put enfin débarquer son équipage à la Trinité : il était temps ; les bordages, qui avaient quatre pouces d'épaisseur, étaient réduits à trois lignes.

M. Kéraudren rappela peu après la nécessité d'emballer soigneusement l'acide sulfurique embarqué pour les fumigations désinfectantes (*Ann. marit. et col.*, 1818, 2e partie, p. 1 ; *ibid.*, p. 108).

(2) M. Beaumanoir a insisté avec juste raison, dans sa thèse, sur l'efficacité qu'aurait une ventilation méthodique pour prévenir la combustion spontanée de la houille dans les soutes. Avec MM. Ledieu, Ortolan, il attribue cet accident à des causes diverses, mais dont la plus habituelle paraît être la température élevée résultant de l'oxydation des pyrites ou sulfures de fer, que contiennent les charbons. Le dégagement d'hydrogène protocarboné ne peut devenir une cause d'incendie qu'au contact d'une flamme (Beaumanoir, *Essai sur la ventilation des transports*, thèse de Montpellier, 1875, n° 7, p. 49).

(3) L'art. 248 de l'ordonnance du 15 août 1851, prescrit aux capitaines de faire examiner fréquemment l'état du combustible dans les soutes pour s'assurer qu'il ne s'é-

On le voit, les navires du commerce se chargent souvent de marchandises comprommettantes pour leur sécurité, les détails qui précèdent leur sont plus spécialement applicables qu'aux bâtiments de l'État ; mais les dangers des incendies ordinaires, c'est-à-dire, de ceux déterminés par l'imprudence, leur sont communs (1) et la même précaution nous paraît de nature à y obvier. Nous avons toujours été effrayé, dans le cours de notre navigation, en voyant effectuer à la lueur d'un fanal ordinaire certains travaux de cale, notamment le transvasement de matières inflammables, alcools, essences, huiles, etc., et nous nous sommes demandé si ce serait un luxe de prudence que d'employer dans ces cas une lampe analogue à celle de Davy. On sait que cet appareil, qui a mis les mineurs à l'abri des atteintes du soufflard ou gaz explosible, consiste essentiellement en un appareil d'éclairage enveloppé d'une toile métallique très-serrée ayant 144 mailles par centimètre carré ; cette lampe plongée dans une atmosphère de gaz combustibles, éclaire sans faire courir les moindres risques d'incendie. M. Boussingault, dans une lettre adressée à M. Arago, et communiquée par celui-ci à l'Académie des sciences, annonçait que des jets de vapeur combustibles (naphte, éther, alcool, essence de térébenthine) projetés sur la lampe de Davy, étaient, dans plusieurs de ses expériences, parvenus à l'éteindre, mais n'avaient pris dans aucune ; il proposait en même temps d'essayer l'intégrité de ces lampes au moyen d'une boîte de tôle, dans laquelle on ferait pénétrer des vapeurs inflammables avant d'y introduire la lampe allumée (2). Nous n'hésitons pas à proposer l'adoption de la lampe de Davy ou mieux celle de Combes (3) pour les travaux de soutes à charbon et de cale au

chauffe pas. M. de Méricourt nous a suggéré la pensée (qui nous semble très-réalisable) qu'un système de tiges métalliques traversant horizontalement les soutes à charbon et venant faire saillie au dehors, pourrait indiquer leur température intérieure et avertir ainsi de l'imminence d'une combustion spontanée. Cette idée a été reprise dernièrement et M. de Parville, à propos de l'incendie récent et si dramatique du *Cozpatrick*, examinant les moyens propres à prévenir le retour de pareilles calamités, a proposé de mettre les soutes en communication par un petit câble métallique avec deux thermomètres qui indiqueraient l'élévation de la température intérieure, et d'y établir des tubes qui apporteraient au dehors les gaz et les vapeurs provenant d'un commencement de combustion. Tel serait le moyen de ne pas être surpris par le feu ; le moyen de l'éteindre serait de fermer les écoutilles après avoir allumé préalablement du soufre qui remplirait l'intérieur du navire de gaz acide sulfureux, c'est ingénieux sans doute, mais d'une application peu facile. La question de procédé écartée, reste le principe qui est d'une justesse incontestable. Il est certain qu'on ne fait pas tout ce qu'exige la prudence pour prévenir ce redoutable accident d'un incendie en mer (Voy. *Journ. off.*, 10 janvier 1875, p. 229).

(1) Le calamiteux et dramatique incendie, qui a entraîné dernièrement la perte du cuirassé le *Magenta* et a coûté la vie à cinq hommes de son équipage, montre, bien que l'enquête n'ait pu déterminer la cause du sinistre, combien il est prudent de ne pas se départir d'une surveillance assidue, dût-on en exagérer les précautions jusqu'à la minutie.

(2) *Comptes rendus Acad. des sciences*, 1845, t. XXI, p. 515.

(3) On sait que la lampe de Davy consistait en un réservoir à bec latéral pour l'introduction de l'huile, avec un cylindre de tôle métallique et un moucheur passant à frottement dur à travers le réservoir. Cette lampe avait l'inconvénient de donner une

vin ; les perfectionnements qu'on lui a fait subir dans ces dernières années
·lui donnent un pouvoir éclairant très-suffisant, nulle objection ne saurait
donc s'élever contre la généralisation de son emploi à bord des navires.
Pourquoi la navigation ne participerait-elle pas aux bienfaits d'une découverte qui a affranchi le travail des mines d'un de ses dangers les plus
menaçants (1), qui eût seule suffi pour immortaliser le nom de Davy, et
qui l'a placé, dans la reconnaissance publique, à côté de ceux des Jenner
et des Parmentier (2) ?

## ARTICLE IV.

### TRANSPORT DES CORPS.

L'ordre des matières, qui ne se concilie pas toujours avec la convenance morale des rapprochements, nous amène à parler ici du transport des cadavres sur les navires, soit de l'État, soit du commerce, et à
entrer dans les considérations hygiéniques importantes qui s'y rattachent.

Quelquefois, à bord des bâtiments, le désir pieux de donner aux corps
des marins décédés une sépulture autre que celle de la mer, porte à les
conserver deux jours, trois jours, ou même quelquefois plus. Cette mesure exceptionnelle qui n'est guère prise que pour le commandant ou
les officiers, ne peut être justifiée que par des chances infiniment pro-
chaines d'arrivée dans un port, et le médecin du bâtiment est seul juge
compétent de cette question et seul il peut émettre à ce propos un avis
autorisé. Il doit prendre les précautions les plus minutieuses, employer
tous les moyens de conservation dont il dispose, et suivre d'heure en
heure les progrès de la décomposition cadavérique pour indiquer à
l'autorité le moment où la sécurité de l'équipage ne saurait plus se
concilier avec une plus longue conservation du cadavre. Les mesures à
adopter en pareil cas sont les suivantes :

Le cadavre doit être placé dans un entourage aéré ; on l'arrose fréquemment ainsi que le linceul qui le recouvre, d'un liquide désinfectant,
de liqueur de Labarraque, par exemple (3) ; les ouvertures organiques
sont obturées par des tampons de coton trempés dans une solution

lumière faible. **M.** Combes l'a perfectionnée en pratiquant des trous d'air au-dessus du
réservoir, en entourant la flamme d'un verre de cristal et en adaptant à celui-ci un
cylindre de toile métallique qui traverse une cheminée en cuivre. Cette lampe de Davy
perfectionnée est celle qu'il conviendrait d'adopter pour les travaux de soutes.

(1) Des catastrophes comme celle toute récente du puits Jabin à Saint-Étienne qui
a coûté la vie à près de 200 mineurs montrent combien la lampe de Davy répond à
un impérieux besoin du travail dans les mines.

(2) Nous verrons, à propos de l'éclairage des navires, qu'une lampe à extinction automatique a été préconisée récemment dans la marine anglaise. Je n'en maintiens
pas moins ma proposition d'appliquer la lampe de Davy aux travaux de soute des
navires.

(3) L'acide phénique serait encore plus utile.

arsenicale, et des aspersions fréquentes de la cabine où il se trouve le maintiennent dans une température peu élevée.

Aussitôt que le délai légal est expiré les cavités sont ouvertes, on en extrait les viscères et on les renferme dans des bocaux contenant de l'alcool mélangé de deutochlorure de mercure, dans le cas où l'on tient à en opérer la conservation.

L'embaumement par injection permettrait d'éviter la nécropsie avec ses inconvénients réels d'infection miasmatique et de mutilation. Les liquides qui peuvent servir à ces injections sont très-variés : vinaigre de bois (Berzelius); solution alcoolique d'acide arsénieux (Tranchina), mélange à parties égales de sulfate d'alumine et de chlorure d'aluminium, marquant 30 degrés à l'aréomètre Baumé (Gannal); solution de chlorure de zinc, marquant 40 degrés à l'aréomètre (Sucquet); sulfite de soude du même auteur, etc. Malheureusement le chirurgien de la marine est, à moins d'une relâche le plus souvent impossible, démuni de toutes ces ressources, et il faut que son ingéniosité supplée à tout ce qui lui manque. Nous croyons qu'en pareil cas une injection par la carotide de trois ou quatre litres d'eau-de-vie ordinaire, soit simple, soit additionnée de chlorure mercurique, ou d'acide arsénieux, permettrait certainement d'obtenir un ralentissement assez marqué dans la marche de la putréfaction, pour que le cadavre pût être impunément conservé plusieurs jours. Si l'autopsie avait été jugée nécessaire, il faudrait, bien entendu, injecter isolément les sous-clavières et les crurales, et verser dans les cavités splanchniques une assez grande quantité du liquide préservateur. L'immersion complète des corps dans des pièces pleines d'eau-de-vie ou de rhum a été quelquefois pratiquée : on n'ignore pas que c'est de cette manière qu'ont été rapportés dans leur patrie les restes mortels de Nelson et du général Leclerc ; mais ce mode de conservation, n'étant pas essentiellement temporaire comme celui que nous venons d'indiquer tout à l'heure, se rattache plutôt aux précautions à prendre pour le transport des cadavres de nos colonies dans la métropole.

L'emploi du charbon de bois peut être également très-utile pour ralentir le travail de décomposition putride des corps transportés à bord des navires. Les expériences de Stenhouse et celles plus récentes de Hornemann ne laissent pas de doute sur l'efficacité temporaire de ce moyen. Ce dernier observateur ayant recouvert le cadavre d'un enfant nouveau-né d'une couche de quatre centimètres de charbon de bois, a constaté qu'au bout de onze mois le corps s'était en quelque sorte momifié sans avoir exhalé aucune odeur putride. Aussi a-t-il recommandé de placer dans la bière une certaine quantité de charbon. On peut toujours trouver cette substance au point de départ d'un navire, et il faut ajouter cette précaution aux autres (1).

(1) Voy. Virchow et Hirsch, *Jahresb.*, 1868, p. 453.

En 1831, l'Académie de médecine fut saisie de cette grave question d'hygiène publique : elle nomma pour l'examiner une commission composée de MM. Keraudren, (1) Marc, Pariset, Dalmas et Soubeiran. Ce dernier en fut le rapporteur. Peu après l'honorable M. Keraudren, inspecteur général du service de santé de la marine, dont les travaux d'hygiène font tant d'honneur au corps qu'il a longtemps administré, rédigea une instruction qui a inspiré en grande partie la circulaire du ministre de la marine et des colonies, en date du 1er décembre 1855, d'accord avec l'instruction du 25 janvier 1856 du ministre de l'agriculture et du commerce. Ces deux documents officiels réglant la conduite qu'ont à suivre les médecins de la marine dans le cas de transport des cadavres, je crois devoir les reproduire ici *in extenso :*

INSTRUCTION DU MINISTRE DE LA MARINE ET DES COLONIES SUR LE TRANSPORT EN FRANCE DES RESTES DES PERSONNES DÉCÉDÉES DANS LES COLONIES, EN PAYS ÉTRANGER, OU A BORD DES BATIMENTS DE LA MARINE IMPÉRIALE ET DU COMMERCE (1er DÉCEMBRE 1855).

Art. 1er. Les familles qui demanderont la translation en France du corps d'un parent mort dans les colonies s'obligeront à se soumettre aux dispositions établies par le présent règlement et aux dépenses qu'elles pourront nécessiter.

Art. 2. A toute demande de cette nature, adressée au ministre de la marine et des colonies, devra être joint un permis d'inhumation délivré par l'autorité municipale de la commune dans le territoire de laquelle seront déposés les restes mortels provenant des colonies.

Art. 3. Le gouverneur colonial qui aura reçu du ministre l'ordre de faire transporter en France le corps d'une personne décédée dans les dépendances de son gouvernement fera remettre copie des présentes instructions à l'autorité municipale, pour qu'elles soient communiquées aux médecins, chirurgiens et pharmaciens chargés d'en exécuter les dispositions.

Art. 4. Les officiers de santé des colonies chargés des précautions à prendre pour l'exhumation des corps destinés à être transportés en France seront accompagnés au lieu de la sépulture par un magistrat qui, avant tout, constatera dans les formes voulues l'identité de l'individu.

Art. 5. Les corps exhumés seront placés dans un cercueil en plomb, renfermé lui-même dans une bière en bois (2); ils seront mis en contact

---

(1) Keraudren, *Instruction sur les précautions pour transporter en France les corps des personnes décédées dans les colonies. (Ann. d'hyg. publique, 1re série, 1832, t. VIII, p. 217.)*

(2) Les cercueils en ciment imaginés récemment par M. Gratry, et au sujet desquels M. Devergie vient d'adresser au Conseil central de salubrité un rapport intéressant, donneraient encore plus de garanties. (Devergie. *Rapport sur un mode nouveau de sépulture. Ann. d'hyg.,* 2e série, 1876.)

avec des matières désinfectantes ou conservatrices, ainsi qu'il sera dit à l'article 6, de manière à prévenir ou arrêter la putréfaction et à éviter le dégagement des gaz infects à l'extérieur.

Le cercueil en plomb sera confectionné avec des lames de ce métal de 3 millimètres, au moins, d'épaisseur, parfaitement soudées entre elles.

Le cercueil extérieur sera en chêne ou en tout autre bois présentant une égale solidité; les parois auront 4 millimètres, au moins, d'épaisseur; elles seront fixées avec des clous à vis et maintenues par trois freins en fer, serrés à écrou.

Art. 6. Lorsqu'on procédera à l'exhumation, si le cercueil se trouve entier et en bon état de conservation, il suffira de l'ouvrir et d'y introduire un mélange fait, en parties égales, de sciure de bois bien desséchée et de sulfate de zinc (couperose blanche), dont on recouvrira tout le corps de manière à combler la bière, qui, refermée, sera placée dans le cercueil en plomb sur une couche de 2 ou 3 centimètres du même mélange désinfectant.

Si, au moment de l'exhumation, la châsse était ouverte et détériorée, il faudrait, après en avoir retiré le corps ou ses débris, les placer dans le cercueil en plomb, sur une couche épaisse du mélange ci-dessus spécifié, et les en recouvrir, comme il a été dit plus haut, de manière à éviter tout ballottement dans le transport. Il serait ensuite procédé à la soudure du cercueil en plomb.

Dans le cas où l'on ne pourrait se procurer du sulfate de zinc, il suffirait de le remplacer par le sulfate de fer (couperose verte), employé de la même manière et dans les mêmes proportions.

Le cercueil principal sera scellé du sceau de l'autorité.

Art. 7. Les parents du défunt ou leur représentant s'entendront ensuite avec le capitaine d'un navire pour l'embarquement du cercueil et son transport en France.

Le capitaine du navire sur lequel le cercueil aura été déposé sera tenu de se rendre dans un port muni de lazaret.

Art. 8. Il sera dressé, dans la colonie, un procès-verbal de l'état dans lequel le corps aura été trouvé, et des précautions qui auront été mises en pratique pour son exhumation et son transport. Ce procès-verbal devra mentionner, en outre, d'après l'attestation des médecins qui auront soigné le malade, ou, en l'absence de médecin, d'après des témoignages dignes de foi, à quelle maladie le défunt a succombé. Si le corps a été embaumé, il devra indiquer avec quelle substance l'embaumement a été effectué. Ce document sera remis au gouverneur, qui en fera donner une copie, certifiée par lui conforme à l'original, au capitaine du navire sur lequel le corps sera déposé pour être transporté en France.

Art. 9. A son arrivée en France, le capitaine remettra le procès-verbal ci-dessus mentionné à l'autorité sanitaire, qui autorisera, s'il y a lieu, l'admission à la libre pratique, sous les conditions déterminées par le ministre de l'agriculture, du commerce et des travaux publics.

Art. 10. Le corps d'un officier général ou supérieur tué dans un combat ou mort de maladie sur son vaisseau, le corps d'un fonctionnaire public mort de maladie pendant la traversée sur un bâtiment de l'État, pourra être conservé à bord, sur la décision de l'état-major réuni en conseil, en le plongeant dans une liqueur alcoolique (eau-de-vie, rhum ou tafia).

Le tonneau employé à cet effet serait placé dans une soute dont la clef resterait entre les mains de l'officier chargé du détail.

Art. 11. L'état-major, dans sa délibération, aura égard à l'état de la température et à la durée du temps que le navire pourra encore passer à la mer.

Si le retour en France ne devait pas avoir lieu immédiatement, le corps serait débarqué et enterré, en attendant une autre occasion pour sa translation en France.

Dans la supposition que le corps sera provisoirement enterré, on pourra en retirer le cœur, que l'on renfermera, avec le mélange désinfectant indiqué à l'article 6 ci-dessus, dans une boîte en plomb, qui serait elle-même enchâssée dans une autre enveloppe en bois.

Art. 12. A l'arrivée en France, le corps sera déposé au lazaret pour qu'il soit procédé conformément aux instructions données par le ministre de l'agriculture, du commerce et des travaux publics, et par le ministre de l'intérieur, concernant l'admission, le transport et la réinhumation des restes des personnes mortes en pays étranger.

Signé : HAMELIN.

INSTRUCTION DU MINISTRE DE L'AGRICULTURE ET DU COMMERCE SUR L'ADMISSION DANS LES LAZARETS, LE TRANSPORT ET LA RÉINHUMATION DANS L'INTÉRIEUR DE LA FRANCE, DES PERSONNES MORTES HORS DU TERRITOIRE CONTINENTAL DE L'EMPIRE (25 JANVIER 1856).

Art. 1er. A l'arrivée en France d'un navire à bord duquel se trouveront les restes d'une personne morte hors du territoire continental de l'empire, le capitaine de ce navire devra justifier au directeur de la santé que la translation a été régulièrement autorisée. Il lui remettra, de plus, un acte constatant, dans les formes voulues, l'identité de l'individu.

Ce procès-verbal devra constater, en outre, l'état dans lequel le corps a été trouvé, et les précautions qui auront été mises en pratique pour son exhumation et son transport. Si le corps a été embaumé, il devra indiquer avec quelle substance l'embaumement a été effectué.

Art. 2. Le cercueil sera examiné à bord ou déposé au lazaret. Le directeur de la santé vérifiera l'état du cercueil. Il s'assurera si le cachet apposé au départ n'a pas été brisé pendant le voyage ; si le cercueil se trouve dans de bonnes conditions de construction et de fermeture, et s'il ne s'en échappe aucune exhalaison putride ; s'il ne peut, en un mot, présenter aucun danger sous le rapport de la salubrité.

Le directeur de la santé apposera son sceau sur le cercueil et en autorisera l'admission. Toutefois, il retiendra le cercueil dans l'intérieur du lazaret jusqu'à ce que le préfet du département où l'inhumation devra être opérée lui ait fait connaître que le cercueil peut être transporté. A cet effet, le directeur de la santé avertira immédiatement cet administrateur de sa décision, en même temps que le préfet du département du port d'arrivée.

Dans tous les cas, le navire sera admis à la libre pratique, à moins que, pour d'autres motifs, il n'y ait lieu de le tenir en état de réserve ou de quarantaine.

Art. 3. Si le cercueil ne se trouvait pas dans les conditions indiquées par l'article précédent, le directeur de la santé devrait, suivant les circonstances, et sous la réserve de mesures à prendre à l'égard des capitaines de navire qui ne se seraient pas conformés aux règles prescrites par les autorités compétentes, soit le faire ouvrir et faire procéder à l'ensevelissement du corps dans un nouveau cercueil, avec les précautions qui seront ci-après déterminées, soit le faire inhumer provisoirement dans le cimetière du lazaret, en attendant que la famille du défunt ou l'autorité supérieure aient pourvu aux dispositions nécessaires pour que l'exhumation puisse avoir lieu et que le transport puisse être opéré.

Si un cercueil arrivait au lazaret dans des conditions tout à fait exceptionnelles ou imprévues, le directeur de la santé devrait en informer sans retard le ministre de l'agriculture, du commerce et des travaux publics, lui soumettre des propositions, adopter des mesures provisoires et attendre des instructions.

Art. 4. Le cercueil dans lequel, le cas échéant, un cadavre ou des débris de cadavre devront être transférés, par les soins de l'autorité sanitaire, sera confectionné avec des lames de plomb de 3 millimètres, au moins, d'épaisseur, et parfaitement soudées entre elles.

Le cercueil en plomb sera renfermé lui-même dans une bière en chêne, ou en tout autre bois présentant une égale solidité. Les parois auront au moins 4 centimètres d'épaisseur ; elles seront fixées avec des clous à vis, et maintenues par trois freins en fer, serrés à écrou,

On introduira dans le cercueil en plomb un mélange désinfectant fait, à parties égales, de sciure de bois bien desséchée et de sulfate de zinc (couperose blanche), dont on recouvrira tout le corps sur une épaisseur moyenne de 4 à 5 millimètres. Ce cercueil sera placé dans le cercueil extérieur, sur une couche de 2 ou 3 centimètres du même mélange.

Il sera ensuite procédé comme il est dit au second paragraphe de l'article 2.

Art. 5. Le cercueil ne pourra sortir du lazaret ou du navire sans une permission de la douane. Il ne sera remis au représentant de la famille du défunt que lorsqu'il aura été pourvu au payement des frais que le placement des restes du corps dans un nouveau cercueil pourrait nécessiter, et sur un engagement écrit de transporter immédiatement ce cercueil au lieu de sa dernière destination, et de se conformer aux dispositions qui pourraient être prescrites par les autorités compétentes, pour le transport et la réinhumation dudit cercueil.

Art. 6. Le sceau apposé par l'autorité sanitaire ne pourra être rompu même après l'arrivée du cercueil dans la localité où l'inhumation doit avoir lieu, sauf le cas de force majeure. Il ne pourra être procédé, sous aucun prétexte, à l'ouverture du cercueil, sans une autorisation préalablement concertée entre le ministre de l'intérieur et celui de l'agriculture, du commerce et des travaux publics.

*Signé :* E. ROUHER.

La Commission nommée par l'Académie en 1831 pour étudier cette question avait exprimé son appréhension de voir la présence d'un cercueil à bord soulever une répulsion superstitieuse, et influencer fâcheusement le moral des matelots ; aussi exprimait-elle le vœu que l'équipage fût consulté sur ce point, et consentît à l'introduction du corps. Cette mesure, qui choquerait du reste les traditions disciplinaires des navires de l'État, ne nous paraît pas justifiée par l'impressionnabilité habituellement assez émoussée des gens de mer ; leur stoïque profession leur fait voir trop souvent la mort de près pour que ce spectacle ait rien qui les émeuve : et d'ailleurs, il est de règle de prudence, à moins que le rang du défunt ne lui concède les honneurs d'une chapelle ardente, que le cercueil soit soustrait aux regards par un entourage de toile qu'on place dans un endroit peu habité du navire, et qui voile très-suffisamment ce qu'un pareil spectacle a de douloureux.

# SECTION DEUXIÈME

## TOPOGRAPHIE GÉNÉRALE DU NAVIRE

Après avoir étudié les matériaux de construction du navire envisagés dans leurs rapports avec l'hygiène et avoir, si je puis ainsi dire, fait *l'anatomie générale* de l'habitation nautique, nous allons aborder son *anatomie descriptive*, c'est-à-dire en étudier la topographie.

La topographie hygiénique du navire embrasse l'ensemble des considérations qui ont trait à ses divisions intérieures, ses aménagements, ses installations ; c'est, à proprement parler, l'étude des logements appliquée à l'habitation spéciale de l'homme de mer. Or si, d'une manière générale, la nature d'une habitation, déterminant les qualités de l'air qu'on y respire, crée à l'hommme une atmosphère et un climat particuliers au sein de l'atmosphère et du climat communs, et exerce une influence décisive qui fait fleurir la santé ou qui abrége la vie, combien cette influence est plus décisive encore pour l'habitation nautique ! L'homme de mer y est, en effet, étroitement attaché ; les exigences du bien-être et de la santé, qui commandent d'ordinaire les dispositions des autres habitations, sont obligées ici, quand elles ne s'effacent pas devant elles, de composer avec les nécessités impérieuses de l'art et de la stratégie nautiques. Un bâtiment est donc la plus spéciale de toutes les habitations humaines, et son étude topographique est, en quelque sorte, le pivot de l'hygiène navale.

Quand j'écrivais la première édition de ce livre en 1857, nous étions à la veille de cette révolution architecturale qui se continue et s'essaye encore sous nos yeux et dont la frégate cuirassée *la Gloire*, armée en 1859, a été, en quelque sorte, le premier programme, et je pouvais écrire à ce propos : « Les exigences toutes particulières de la navigation se reproduisant d'une manière invariable pour les diverses espèces de navires, tous sont construits d'après un plan à peu près uniforme ; aussi la topographie nautique n'admet-elle pas de types aussi variés de descriptions que celle des édifices civils ; toute la différence réside ici dans le nombre des compartiments intérieurs et dans leurs diversités de proportions absolues et relatives. Quelques-uns se retrouvant à bord de tous les navires, de quelque rang qu'ils soient, peuvent être considérés, en quelque sorte, comme fondamentaux ; ce sont la cale et le faux pont avec leurs compartiments secondaires ; les autres se surajoutent au fur et à mesure que grandissent les proportions du navire ; ce sont les batteries diverses qui, variant en nombre de une à trois, conduisent par un perfectionnement progressif depuis les bâtiments à batterie barbette jusqu'au vaisseau de ligne de premier rang, cette grandiose et formidable machine de guerre dont la science nautique moderne peut, à bon droit, s'enorgueillir. C'est ce vaisseau qui me servira de type de description, bien que, à vrai dire, une révolution déjà faite dans les idées, si elle n'est encore qu'ébauchée dans l'application, tende à remplacer ces lourdes et fastueuses forteresses par des vaisseaux d'une moindre grandeur, mais auxquelles la puissance auxiliaire de l'hélice donnera des qualités stratégiques que n'ont pas les trois-ponts. Le vaisseau mixte, comme l'a démontré l'expédition récente de la Baltique, est appelé, sans aucun doute, à devenir le pivot des guerres maritimes futures (1). Aussi l'étudierons-nous avec soin au point de vue de son hygiène spéciale quand nous comparerons les conditions de salubrité qu'offrent les diverses catégories de navires ; mais, en attendant, nous considérons le vaisseau à trois-ponts comme un type auquel les autres sortes de bâtiment peuvent être rapportées (2). »

Les choses ont marché depuis : le vaisseau à trois-ponts a disparu ; le vaisseau, de second rang, considéré comme une machine de guerre sans efficacité, *telum imbelle sine ictu*, est redescendu au rang, aussi utile mais plus humble, de navire de transport ; la frégate elle-même, ce type si agile et si guerrier de notre ancienne marine, devenue mixte, s'est vue dépouiller de ses canons, et ne remplit plus que des missions pacifiques ; la corvette, le brick et la goëlette s'en sont allés et ont été remplacés par des avisos à vapeurs de divers rangs ; la vapeur a remplacé la voile ; le fer s'est substitué dans une large mesure au bois ; la cuirasse, la tourelle et l'éperon nous ramenant, non par les proportions, mais par l'idée, aux types archéologiques des marines militaires des anciens temps (3), ont, dans leurs combinaisons, déjà nombreuses, de dispositions et de grandeurs, inauguré une nouvelle marine de combat ; enfin les anciens et immenses vaisseaux comme la *Bretagne*, hérissés d'une artillerie nombreuse et portant d'énormes équipages, n'appartiennent déjà plus qu'à l'histoire de l'art nautique, et sont remplacés par des frégates cuirassées à artillerie réduite en nombre mais d'une puissance colossale et qui n'est pas encore limitée et n'ayant plus que des

(1) J'écrivais ces lignes au moment où l'on armait le *Tourville* et le *Duquesne* et où l'on construisait le *Napoléon*.

(2) Fonssagrives, *Traité d'hyg. nav.*, Paris, 1857, p. 55.

(3) Les éperons des navires ne sont qu'une restauration du passé. Les anciens ne connaissaient guère que ces navires de combat qu'ils appelaient *naves rostratæ*. L'éperon de leurs galères était d'airain comme le montre ce vers :

> *Quot prius æratæ steterant ad littora proræ.*
>
> (Virg., *Æneid.*, IX.)

équipages relativement restreints (1). La marine cherche toujours des types ; elle les entasse les uns sur les autres et traduit ses essais par des navires dont aucun sans doute ne restera, sans en excepter les plus récents et ceux qui paraissent les plus parfaits comme machines de guerre : le *Richelieu*, le *Colbert*, le *Redoutable*, le *Tourville* par exemple ; l'art des constructions navales, engagé avec l'artillerie dans un steeple-chase dont personne ne prévoit la fin, est obligé de la suivre ; il va de tâtonnements en tâtonnements et n'est pas sur le point de s'arrêter dans cette voie dispendieuse.

C'est dire que les types de navires ont été se multipliant à tel point que, toute uniformité architecturale étant rompue, chaque navire que l'on lance constitue en quelque sorte un type distinct. L'hygiène navale qui ne peut demeurer spectatrice indifférente de ces changements dans lesquels elle est au contraire intéressée au premier chef, a vu sa tâche se compliquer singulièrement, et l'étude de la topographie hygiénique des navires a perdu un peu de son caractère de généralité pour s'émietter dans des détails différentiels, en quelque sorte infinis et se rapportant à chaque type particulier.

Malgré tout, les changements qui se sont accomplis dans les constructions navales, et qui se continuent encore, ne vont pas jusqu'à m'obliger, si j'en remanie les détails, à changer le plan de cette étude de la topographie générale du navire. D'ailleurs, au milieu de cette mobilité, les divisions essentielles de l'habitation nautique persistent et persisteront toujours, et je n'ai qu'à indiquer ici les modifications que chacune d'elles a éprouvées par le fait de cette révolution contemporaine de l'art nautique.

Je prie le lecteur, du reste, de ne pas oublier que l'hygiène navale doit embrasser dans sa sollicitude la marine de commerce autant que la marine de guerre, et que la première, très-incomplétement transformée, en est encore, en grande partie, au point où je l'ai laissée en 1857 ; elle représentera longtemps, si ce n'est toujours, les types à voiles de moyen et de petit échantillon qui ont disparu de la marine de combat, et il ne paraîtra pas sans utilité d'en étudier la topographie.

Et puis l'art nautique sait-il où il va ?... Est-il assuré de ne pas revenir en arrière, et affirmerait-il aujourd'hui qu'il ne reprendra jamais possession de quelques-uns de ces types anciens cherchant leur force dans la vitesse plus que dans le choc de leur éperon, la grosseur de leurs pièces d'artillerie ou l'épaisseur de leur blindage (2) ? L'hygiène navale,

---

(1) L'équipage de la *Bretagne* armée de 132 canons était de 1,200 hommes ; celui de l'*Océan* qui détruirait toute une escadre de trois-ponts est de 750 hommes qui se réduiraient à 700, en dehors de la présence d'un amiral.

(2) Au moment où j'écris ces lignes, un navire de ce genre, *le Tourville*, non blindé, muni d'un éperon et disposant d'une machine d'une force colossale, fait ses essais et pourrait bien être le prélude d'une autre révolution nautique. Ce croiseur est armé de huit pièces de fort calibre, dont six en tourelle, une sur l'arrière et l'autre en

à notre époque, doit à mon avis avoir un œil sur l'avenir et l'autre sur le passé, et mon sort rigoureux aura été d'écrire deux fois sur ce sujet à des périodes de transition où l'on voit bien ce qui se fait aujourd'hui, mais où l'on ignore ce qui se fera demain.

L'étude de la topographie nautique doit aller des parties fondamentales du navire aux parties surajoutées. Nous allons donc étudier dans cet ordre : 1° la cale ; 2° le faux pont ; 3° les batteries ; 4° le pont ; en rapportant à chacune de ces divisions du navire leurs dépendances spéciales.

# CHAPITRE PREMIER

## Cale et ses dépendances.

### ARTICLE PREMIER.

#### CALE

§ 1. — *Influence de la cale sur la salubrité.*

Les parties tout à fait inférieures du navire, celles placées au-dessous des logements habitables dont elles sont séparées par un pont ou cloison horizontale percée de différentes ouvertures et allant d'un bout à l'autre, constituent un emplacement plus ou moins vaste que l'on désigne sous le nom de *cale* (1). Elle représente pour le bâtiment ces parties souterraines de nos maisons appelées caves, caveaux, celliers, et sert à loger les approvisionnements destinés à l'alimentation de l'équipage, à l'entretien, à la manœuvre et à la défense du navire. L'analogie, eu égard à la position et à la destination, est donc des plus complètes ; elle ne l'est pas moins au point de vue de la salubrité. J'ai pu dire pour exprimer ce rapprochement : « telle cale, tel navire ; telle cave, telle maison » (2). Je maintiens cette proposition dans ce qu'elle a d'absolu. Si en effet dans une maison les caves peuvent devenir un foyer d'insalubrité par leur humidité, le croupissement ou l'infiltration d'eaux pluviales ou ménagères par des fuites de tuyaux conducteurs de gaz ou de fosses d'aisances voisines, ou enfin par le dégagement de gaz méphi-

chasse. Sa machine est de 1,700 chevaux nominaux pouvant développer une force de 7,000. Il doit atteindre une vitesse de 18 nœuds cinq sixièmes.

(1) Ce mot vient de l'italien *cala*.

(2) Fonssagrives, *La Maison, Étude d'hygiène et de bien-être domestiques.* Paris, 1870, p.

tiques provenant des approvisionnements qu'elles renferment, à bord d'un navire également, l'hygiène relève très-directement de l'état de sa cale. Est-elle aménagée et arrimée d'une manière convenable ; l'air y circule-t-il librement ; l'eau d'infiltration qui lui arrive par les porosités du navire ou celle qui lui vient verticalement par les procédés de nettoyage ou les coups de mer, ne rencontrent-elles pas d'obstacles qui les fassent stagner et les soustrayent à l'action évacuatrice des pompes ; a-t-on soin par le jeu alternatif des pompes et des robinets de cale, si l'étanchéité du navire n'est pas complète, ou mieux par un système d'asséchement de la cale assidûment pratiqué, de prévenir les miasmes qui se dégagent de la sentine des cales mal tenues, il est impossible que l'hygiène ne recueille pas le fruit de conditions aussi heureuses et que son équipage n'y trouve pas un moyen de résister aux influences, souvent agressives, des climats sous lesquels la navigation la conduit.

### § 2. — *Conditions d'une cale salubre.*

Des conditions nombreuses sont donc indispensables pour la salubrité d'une cale ; on peut les ramener aux suivantes :

Il faut que son arrimage soit assez méthodiquement combiné pour que tout se trouve en quelque sorte sous la main, et que les remaniements soient partiels et aussi peu étendus que possible ; que l'air y circule librement sous l'influence d'une ventilation naturelle ou artificielle ménagée méthodiquement à travers des coursives et des panneaux suffisants et convenablement disposés ; que l'eau d'infiltration n'y stagne pas et ne puisse se cloisonner dans certains points ; que son renouvellement soit facile si l'étanchéité, cet idéal de l'hygiène d'une cale, ne peut être obtenue ; que les approvisionnements et le chargement logés dans la cale soient placés dans de bonnes conditions de conservation ; que la cale du navire ne soit pas plate.

I. *Arrimage.* — L'arrimage des navires influe d'une façon décisive sur la salubrité d'un bâtiment. Suivant en effet qu'il est bien ou mal entendu, les parties basses du navire *respirent* largement ou sont vouées à une *asphyxie* permanente et les matériaux de construction du bâtiment, comme ses approvisionnements, comme son chargement, se conservent dans un état d'intégrité ou se putréfient au grand détriment de la santé des équipages qui respirent un air altéré et consomment des aliments avariés.

Cette question de l'arrimage doit être étudiée : 1° à bord des navires de guerre ; 2° à bord des navires de commerce.

1° *Arrimage des navires de guerre.* — L'ancien système d'arrimage était, il faut bien l'avouer, essentiellement défectueux au point de vue de la salubrité. Un cloisonnement transversal, allant d'un bord à l'autre du navire, formait depuis l'avant un compartiment constitué par le magasin général et la soute aux poudres de l'avant, et circonscrivait une masse d'air confiné dont le renouvellement devenait impossible ; une deuxième cloison transversale, allant d'une soute à charbon à l'autre, limitait la cambuse et ses annexes latérales, et formait un second obstacle à la circulation de l'air ; l'archipompe et les soutes à obus constituaient une troisième cloison transversale ; enfin la cale au vin était également séparée par une cloison pleine de la soute aux poudres de l'arrière et des soutes à biscuit. Il est manifeste qu'avec une disposition semblable, il n'y avait plus pour l'air de circulation possible entre les divers compartiments de la cale qui restaient aussi isolés les uns des autres, sous le rapport de l'aération, que le sont les auges d'une pile à la Cruishank. L'arrimage ancien constituait, on le voit, une sorte de pêle-mêle dont l'inconvénient capital pour l'hygiène était le défaut d'air, l'échauffement des approvisionnements alimentaires et la nécessité, presque journalière, de ces remaniements qui mêlaient l'atmosphère fétide de la cale à celle du faux pont et des batteries.

En 1845, M. Lugeol, alors capitaine de vaisseau, a proposé un mode d'arrimage qui a inauguré, bien qu'il soit abandonné aujourd'hui comme système, un progrès très-réel sur l'ancien état de choses, et qui satisfaisait assez bien aux conditions multiples du programme que je viens de formuler. Les préoccupations de l'auteur de ce système se rapportaient certainement à l'arrimage méthodique de la cale pour en rendre l'accès et le maniement plus faciles ; à la conservation des approvisionnements de toute nature qu'on y renferme, à l'établissement de lignes d'eau favorables à la marche du navire, elles étaient à coup sûr nautiques plutôt qu'hygiéniques, mais la salubrité en a singulièrement profité. Ici nous pouvons faire remarquer l'heureuse et fréquente alliance des perfectionnements de l'art nautique et du progrès de l'hygiène navale. L'arrimage Lugeol, en établissant des coursives non interrompues, les unes longitudinales, les autres transversales, a fait *respirer* la cale. Sans aucun doute, les détails de cet arrimage n'ont pas été conservés ; ils ne pouvaient s'adapter aux types si variés que l'architecture nautique a réalisés depuis trente ans, mais l'idée en a été féconde en résultats heureux pour la salubrité des navires, et je considère, pour mon compte, la brochure de l'amiral Lugeol (1), comme ayant été le signal de l'amélioration la plus considérable qu'ait réalisée l'hygiène navale depuis l'adoption des hublots des faux ponts.

Voilà en quoi consistait cet arrimage : le magasin général, disposé en fer à cheval, se prolongeait sur les côtés de la soute aux poudres de l'avant et communiquait par là, au moyen de portes à barreaux, avec les coursives latérales de la cambuse. Ces coursives se reliaient à celles

(1) Lugeol, capitaine de vaisseau, *Nouveau système d'arrimage des bâtiments de guerre français*. Paris, imprimerie royale, 1847.

qui circonscrivaient la soute aux voiles d'un côté, et les armoires pour le gros et le petit filin de l'autre, et venaient aboutir à la grande écoutille. Entre les barriques à salaisons d'une part, l'archipompe, les puits aux chaînes pour ancres de bossoir et de veille, et les soutes à obus de l'autre, régnaient les coursives qui joignaient la grande écoutille à l'écoutille de la cale au vin. Les barils de farine constituaient un cloisonnement transversal, divisé en trois séries par deux couloirs intervallaires, et étaient séparés de la soute à obus par un couloir transversal. Les soutes à biscuit, dont les unes faisaient suite, dans l'axe du bâtiment, aux soutes aux poudres de l'arrière, dont les autres remplissaient latéralement les formes arrière du bâtiment, étaient isolées par une série de coursives. Un couloir étroit, mais non interrompu, suivait de plus les parties latérales de la cale et communiquait : 1° sur l'arrière avec la coursive transversale qui régnait entre les barils de farine et la soute à obus; 2° sur l'avant avec le couloir qui passait entre la cloison arrière des prisons et des étagères de gros filin. Grâce à cette disposition ingénieuse, les barils de farine, les salaisons, les soutes à légumes, les étagères à filin, c'est-à-dire les substances les plus aptes à s'échauffer et à fermenter, étaient entourés de canaux aérifères très-propres à retarder leur altération. Les plans que nous reproduisons ici donnent, d'ailleurs, mieux que toute description, une idée exacte de l'arrimage des cales des anciens navires de combat, d'après le système Lugeol. La figure 1 représente la cale d'un ancien vaisseau à voile de premier rang, et la figure 2 celle du vaisseau mixte *la Bretagne* (1).

Tel était ce système aératoire, qui rappelle assez bien celui des stigmates et des trachées, par lequel l'air pénètre dans le corps des insectes et s'y distribue pour les besoins de la respiration. Par malheur, les trachées respiratoires de la cale étaient vides, et elles le sont encore, et l'aération restera fictive tant qu'une ventilation bien établie n'y aura pas pourvu. Quand on songe aux facilités inappréciables que donnent les coursives actuelles, pour porter dans les plus petits recoins de la cale les torrents d'air qu'y chasserait un ventilateur bien établi, on se prend à s'étonner qu'une question d'hygiène et d'intérêt maritime aussi capital n'ait point encore trouvé sa solution.

Sans vouloir donc entrer dans l'énumération des avantages nautiques que l'amiral Lugeol attribuait à son système, avantages du reste assez reconnus, pour que son application se soit promptement généralisée, et tout en réservant une question qu'il ne nous appartient en rien d'apprécier, nous dirons seulement que ce nouvel arrimage a réalisé à plusieurs titres un véritable progrès pour l'hygiène :

(1) J'emprunte ces plans à l'Appendice dont M. J. Rochard, actuellement inspecteur général du service de santé de la marine, a enrichi le *Traité de chirurgie navale* de M. Saurel (p. 7 et 19, fig. 1 et 6).

1° Parce que les diverses parties de la cale ont été mises en communication les unes avec les autres par des couloirs aériens (1);

2° Parce que l'équipage s'est trouvé affranchi d'une partie de ces travaux

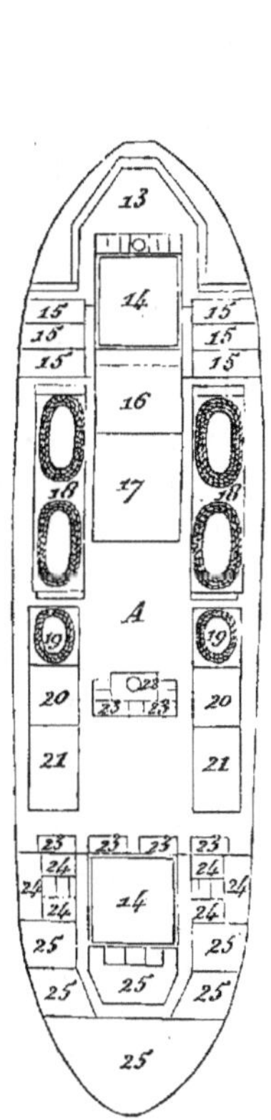

Fig. 1. — *Plate-forme de la cale d'un trois-ponts à voile* (*).

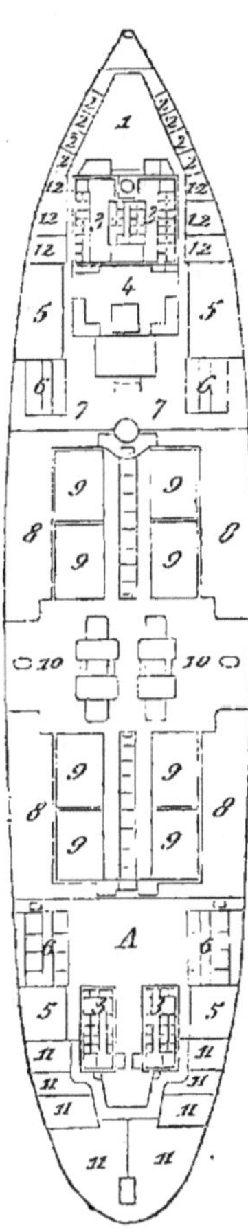

Fig. 2. — *Plate-forme de la cale de la Bretagne* (**).

considérables de cale qui sont insalubres, et par leur nature, et par les fatigues qu'ils occasionnent.

(1) Lugeol, *Nouveau système d'arrimage des bâtiments de guerre français.* Imprimerie royale, 1847.

(*) 13. Magasin général. — 14. Soutes aux poudres. — 15. Soutes diverses. — 16. Cambuse. — 17. Soutes aux voiles. — 18. Étagères à filin. — 19. Câbles en chanvre. — 20. Quarts de salaison. — 21. Quarts de farine. — 22. Archipompe. — 23. Caissons à obus. — 24. Soutes à légumes. — 25. Soutes à biscuits. — A. Poste des chirurgiens.

(**) 1. Magasin général. — 2. Armoires. — 3. Soutes aux poudres. — 4. Cambuse. — 5. Étagères à filin avec quarts de farine au-dessous. — 6. Soutes à obus. — 7. Emplacement libre pour les blessés. — 8. Soutes à charbon. — 9. Chaudières. — 10. Parquet de la machine. — 11. Soutes à biscuit. — 12. Soutes diverses. — A. Espace libre de la cale arrière.

Nous aurons plus tard l'occasion, quand nous nous occuperons des moyens d'assainissement et d'aération du navire, de montrer que l'hygiène n'a pas encore tiré tout le parti possible des ressources que lui offrent les principes de l'arrimage Lugeol.

Aujourd'hui, je le répète, il n'y a pas, si on l'envisage dans ses détails, d'arrimage uniforme. Les types des navires, en se multipliant, ont multiplié les plans d'arrimage, et pour chacun d'eux l'arrimage est arrêté, avec ou sans modifications, par le Conseil des travaux de la marine, sur les plans de l'ingénieur qui a construit le navire. « Les dispositions les plus communes, m'écrit M. Nielly, sont les suivantes : un deuxième faux pont représente, sur les cuirassés, l'ancienne plate-forme de la cale perfectionnée. Une grande coursive médiane va d'un bord à l'autre du bâtiment. Sur l'arrière elle permet de circuler le long de la ligne d'arbre, à fond de cale ; elle donne accès, tribord et babord, dans le deuxième faux pont à diverses soutes pour les vivres, poudres, projectiles ; en avant elle conduit sur la machine. Sur l'avant elle prolonge la chambre de chauffe à fond de cale jusqu'au magasin général ; en ce point elle communique avec l'atmosphère du pont par une manche à vent en tôle, qui a le plus souvent de très-bons effets : dans le deuxième faux pont, elle permet aux chauffeurs de fuir rapidement en cas d'explosion, et donne accès aux diverses soutes avant, aux prisons, à la cambuse. Cette dernière, située au milieu du navire, interrompt la coursive médiane ; en ce point la circulation de l'air se fait par deux coursives qui sont latérales à la cambuse ; elles confinent en arrière à la coursive médiane et se terminent sur l'avant au magasin général par deux portes à claire-voie. Les caisses à eau, les pièces à vin et les chaînes sont à fond de cale sur l'avant et l'arrière. Certains navires ont deux cales à eau, d'autres n'en ont qu'une. La machine et la chambre des chauffeurs interrompent, bien entendu, la coursive médiane. On pourrait dire que les cales actuelles sont partagées en deux étages : 1° la cave ou fond de cale ; 2° le rez-de-chaussée ou deuxième faux pont ou ancienne plate-forme de la cale (1). »

M. Bourel-Roncière, dans une étude magistrale qu'il a publiée sur l'hygiène des cuirassés et à laquelle nous aurons à faire de fréquents emprunts, a insisté sur le cloisonnement très-grand des cales actuelles de ces bâtiments, cloisonnement qui ira sans doute se multipliant de plus en plus, pour les besoins de la sécurité de ces navires menacés par l'éperon de leurs adversaires ; c'est ainsi que le type le plus récent, le type *Richelieu*, a neuf cloisons étanches. Ce médecin distingué a fait ressortir les inconvénients de ce cloisonnement en cellules, que j'ai comparé plus haut aux auges d'une pile galvanique : l'obstacle que l'air trouve à se renouveler dans ces cales ; les occasions

(1) Voir pages 65 et 66 les figures 3, 4 et 5, représentant les cales du *Redoutable* et du *Lagalissonnière*.

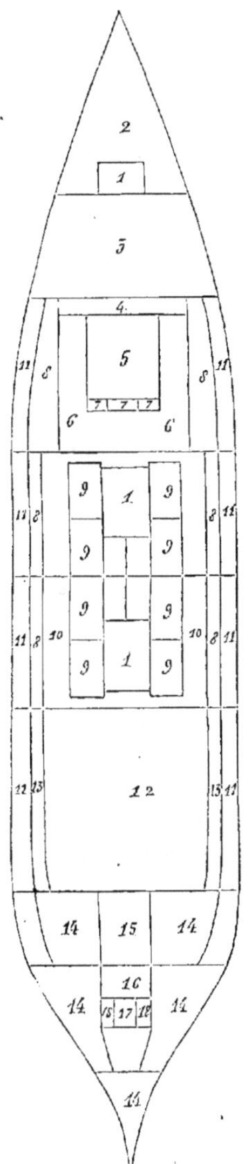

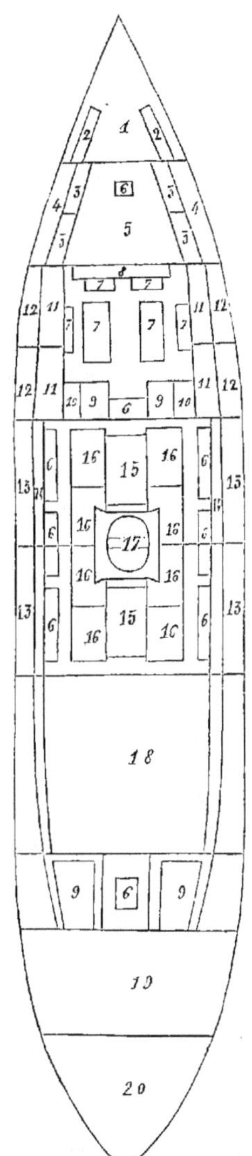

Fig. 3. — *Cale du Redoutable.*
Cuirassé de 1ᵉʳ rang. Échelle de 0,0015 (*).

Fig. 4. — *Plate-forme du Redoutable.*
Cuirassé de 1ᵉʳ rang. Échelle de 0,0015 (**).

(*) 1. Soutes aux poudres. — 2. Compartiment vide. — 3. Cale à vin, farine, biscuit et salaisons. — 4. Caissons à obus. — 5. Cale à eau. — 6. Poste des chauffeurs. — 7. Baignoires. — 8. Soutes à charbon. — 9. Chaudières. — 10. Chambre de chauffe. — 11. Compartiments étanches recevant de l'eau pour lest. — 12. Emplacement de la machine. — 13. Soutes à charbon supplémentaires. — 14. Compartiments étanches destinés à rester vides. — 15. Pompe. — 16. Soute aux poudres. — 17. Soute à obus. — 18. Soutes du maître canonnier.

(**) 1. Compartiment vide. — 2. Caissons à obus. — 3. Puits aux chaînes. — 4. Coursives pour manœuvrer les chaînes. — 5. Cambuse. — 6. Panneau. — 7. Étagères à filin. — 8. Magasin général. — 9. Soutes aux voiles. — 10. Prisons. — 11. Coursives pour l'eau servant de lest. — 12. Coursives. — 13. Coursives pouvant recevoir du charbon en sacs. — 14. Soutes à charbon. — 15. Soutes à obus. — 16. Chaudières. — 17. Cheminée. — 18. Emplacement de la machine. — 19. Emplacement disponible pour chambres de combat. — 20. Chambre de la barre du gouvernail.

qu'elles offrent à l'eau pour y stagner et s'y putréfier, et il se demande enfin si ces immenses auges en fer ne pourront pas, par une action chimique, désoxyder l'air et engendrer des atmosphères confinées à action toxique, comme il s'en trouve quelquefois dans les caisses à eau (1). L'auteur de ce travail suggère l'idée de zinguer par la galvanoplastie la tôle qui, sur les types nouveaux comme le *Richelieu*, constitue les parois des chambres du deuxième faux-pont, l'enduit au minium sur des surfaces aussi rapprochées de la machine lui paraissant susceptible d'avoir des inconvénients.

Sur les corvettes cuirassées l'aération des cales coupées par la machine, cloisonnées en plusieurs points, ne se fait pas mieux que sur les frégates, et il y a là dans l'hygiène de ces navires une lacune regrettable. Une bonne ventilation, qui répondrait à tant d'intérêts à la fois, est donc réclamée plus impérieusement encore par les cuirassés que par les anciens types de navire. J'insisterai bientôt sur ce point capital.

2° *Arrimage des navires de commerce.* — Quant à l'arrimage des navires de commerce, aucune règle n'y préside et le seul but que se proposent les capitaines et les armateurs est d'accumuler dans les flancs de leur navire la plus grande masse possible de marchandises, sans se préoccuper des inconvénients que présente pour la salubrité du bâtiment un chargement surabondant et que l'air ne pourra pénétrer. Cette spéculation, inspirée par le lucre, manque même souvent son but, puisque le défaut d'aération de la cale, le contact de certaines marchandises fermentescibles avec l'humidité, si ce n'est avec l'eau de la cale, sont des causes d'avarie et amènent ainsi une perte quelquefois considérable.

M. Leroy de Méricourt a beaucoup insisté pour qu'on ménageât au-dessous du chargement une chambre à air permettant de purifier les fonds du navire (2). Nul doute que cette

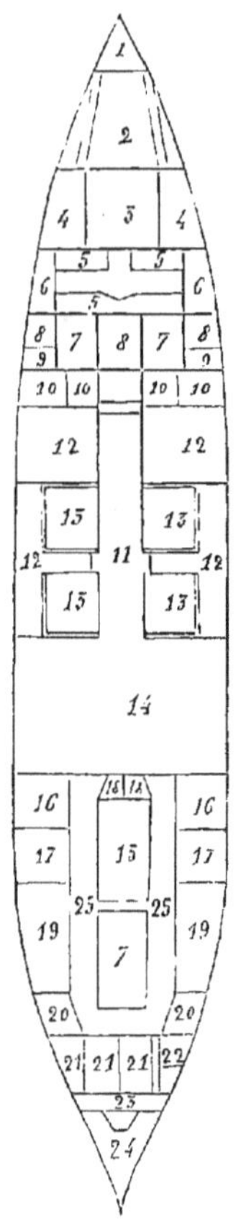

Fig. 5. — *Plate-forme et cale du Lagalissonnière.* Cuirassé de 2ᵉ rang. Échelle de 0,0015 (*).

(1) Bourel-Roncière, *Contrib. à l'hyg. des cuirassés* (*Arch. de méd. nav.*, 1875, t. XXIII, p. 110).

(2) Le Roy de Méricourt, *De l'influence des transformations des constructions navales*

(*) 1. Soute du maître calfat. — 2. Magasin général. — 3. Cambuse. — 4. Soutes à légumes. — 5. Étagères à filin. — 6. Prisons. — 7. Soutes aux poudres. — 8. Soutes à obus. — 9. Guérites et armoires du maître canonnier. — 10. Puits aux chaînes. — 11. Chambre de chauffe. — 12. Soutes à charbon. — 13. Chaudières. — 14. Emplacement de la machine. — 15. Cale à eau. — 16. Soutes du maître mécanicien. — 17. Soutes à farine. — 18. Soute du maître canonnier à bâbord et du maître de manœuvre à tribord. — 19. Soutes à obus. — 20. Soute du maître charpentier à bâbord et du chef de timonerie à tribord. — 21. Soutes à biscuits. — 22. Soutes à légumes. — 23. Coursive. — 24. Coqueron. — 25. Coursives des arbres des hélices.

disposition ne fût excellente, et il serait à désirer qu'elle devînt générale. Cette chambre à air existe en réalité sur les cuirassés, mais elle n'en occupe pas toute l'étendue : l'avant en est privé.

II. *Égouts.* — Il ne suffit pas qu'une cale soit bien disposée, bien arrimée et bien percée, il faut aussi que l'air n'y stagne pas ; en vain ventilerait-on les compartiments habités d'un navire, si sa cale n'est pas largement mise en communication avec l'air extérieur, c'en est fait de la salubrité du bâtiment. La ventilation de la cale est donc une question de santé pour l'équipage, une question de bonne conservation des approvisionnements nautiques et alimentaires, et enfin une condition de conservation pour le navire dont le bois ou la tôle ne peuvent trouver dans un air confiné, chaud et humide que des conditions de destruction rapide.

On a essayé, pour préserver les fonds des navires en bois et les empêcher de se détruire au contact de l'eau de mer, de les recouvrir d'une couche de ciment hydraulique. Cette pratique à laquelle l'hygiène navale ne saurait demeurer indifférente a été très-diversement jugée. C'est ainsi que M. Béranger-Féraud, médecin du yacht la *Reine-Hortense*, ne lui a trouvé, comme moyen de prévenir l'infection de la cale, qu'une efficacité médiocre (1). Au contraire M. Debout, médecin du *Forfait*, se loua beaucoup du cimentage de la cale de son navire ; tant qu'il fut intact l'eau de la cale eut peu d'odeur ; mais quand il se fendilla, l'eau passa au-dessous et l'on fut obligé de désinfecter la cale au sulfate de fer (2).

Sur les bâtiments cuirassés de l'escadre de la Méditerranée, que j'ai visités récemment, on n'a pas cimenté les cales ; elles sont recouvertes d'un badigeon à la chaux, que l'on renouvelle toutes les fois qu'on a chauffé, et réglementairement chaque semaine. Les cales de ces beaux navires sont, du reste, accessibles dans toute leur étendue, sauf la cale au vin, laquelle ne peut être nettoyée qu'après un désarrimage préalable. Les Anglais paraissent continuer à se servir du cimentage. Les cales des navires hôpitaux employés à l'expédition anglaise d'Abyssinie étaient recouvertes de ciment romain et on se loua beaucoup de cette disposition (3).

« Sur quelques-uns des anciens cuirassés, dit M. Bourel-Roncière, on avait espéré échapper à l'imprégnation des bois et à leur altération

<hr>

sur la santé des équipages. Note lue à l'Académie de médecine. Séance du 16 octobre 1866.

(1) Béranger-Féraud, *De l'action comparative de divers agents de désinfection au point de vue de l'assainissement des cales des navires* (*Archiv. de méd. nav.*, t. II, p. 19).

(2) Debout, *Essai sur les fièvres intermitt. simples et pernicieuses observées sur les côtes du Mexique pendant une campagne de 14 mois à bord du* Forfait. *Thèse de Montpellier*, 1867.

(3) Dhoste, *Thèse de Montpellier*, 1870.

par l'eau et les corps gras en recouvrant les fonds d'un doublage en cuivre semblable au doublage extérieur. J'ai entendu dire que cette mesure avait rendu de bons services sur quelques navires ; elle en rendrait encore, mais c'est à cette condition que les feuilles de cuivre fussent exactement soudées entre elles, et non clouées simplement sur la carlingue et sur les parties avoisinantes. Sur l'*Océan* un doublage avait aussi été appliqué dans une zone embrassant la partie la plus déclive de la cale et une certaine étendue de la coursive de l'arbre de l'hélice ; mais les feuilles clouées et non soudées, n'ont pas tardé à laisser entre elles des interstices par lesquels ont pénétré l'eau et les corps gras ; elles ont été bientôt corrodées et détruites en partie ; il a fallu les enlever par lambeaux, le bois sous-jacent commençant à se désagréger et à répandre de fâcheuses odeurs ; de plus, leurs bords retroussés et tranchants étaient un danger permanent et plusieurs lésions du pied et de la jambe en avaient été la conséquence (1). »

Peut-être y aurait-il avantage, comme je l'ai déjà dit, à badigeonner les fonds du navire avec l'acide pyroligneux impur qui agirait à la fois comme moyen de désinfection et comme moyen de conservation du bois.

Une des conditions qui influent le plus sur la salubrité de la cale d'un navire est, après la libre circulation de l'air dans ses divers compartiments, la libre circulation des eaux qui s'amassent dans les parties basses des navires, et qui se putréfient inévitablement si elles ne parviennent jusqu'au pied des pompes qui sont chargées de les rejeter au dehors. Il ne serait pas difficile de citer des cas où l'eau de la cale, ayant séjourné longtemps dans un de ses compartiments par suite de l'obstruction du canal chargé de la conduire à la sentine, est devenue la source d'émanations infectieuses. M. Collas, dans son excellente thèse sur la Dysenterie, rapporte un fait on ne peut plus démonstratif à cet égard. La corvette *la Triomphante* était au mouillage de Nouka-Hyva, dans un point où il n'existait pas de marécages ; il n'y avait pas à terre un seul cas de dysenterie. Peu après, cette maladie commença à sévir à bord ; l'agitation du navire, d'abord par un coup de vent, puis par un ras de marée, fit bientôt surgir de nouveaux cas. On visita la cale et l'on trouva sous la cambuse une mare d'eau infecte qui ne pouvait se rendre dans la sentine, le bâtiment étant sur nez par suite d'un transport d'ancres sur l'avant ; on nettoya avec soin ce cloaque, et l'épidémie disparut (2). Ce fait, pris entre mille autres, montre que l'établissement d'un conduit d'eau d'un diamètre suffisant, non susceptible d'obstruction, est aussi indispensable pour l'assainissement d'une cale qu'un système de coursives aériennes, convenablement disposé,

---

(1) Bourel-Roncière, *Mém. cité* (*Arch. de méd. nav.*, XXIII, 165).
(2) Collas, *Thèse de Paris*, p. 10 et 11.

l'est pour sa ventilation. Le système des anguilliers, adopté jusque dans ces derniers temps, ne remplissait qu'incomplétement ce but; ce canal s'obstruait souvent par les sédiments qu'y déposait une eau limoneuse, par le détritus pulvérulent que la carie du bois y accumulait, ou enfin par la précipitation d'une bouillie épaisse de matière ferrugineuse oxydée. A toutes ces causes d'arrêt dans la circulation de l'aqueduc de la cale il fallait joindre enfin les corps variés : morceaux de bois ou de fer, étoupes, cadavres de rats, débris d'aliments altérés qui s'accumulent dans les cales les mieux tenues, et obstruent souvent en divers points le canal des anguilliers. Les importantes modifications apportées par M. Lugeol au système d'arrimage ancien eussent été incomplètes, s'il ne se fût efforcé d'assurer en même temps la circulation des eaux de la cale et de les conduire sans obstacle à leur égout, la sentine (1).

Il nous paraît avoir heureusement résolu ce problème : attribuant, non sans quelque vraisemblance, la prompte oxydation du fer des gueuses formant le lest et des feuilles de cuivre du doublage à une action voltaïque naissant au contact du lest de fer avec les chevilles de cuivre de la carène, il avait pensé qu'en éloignant les gueuses du vaigrage par une pièce de bois pleine ayant 0$^m$,11 d'épaisseur et 0$^m$,10 de hauteur,

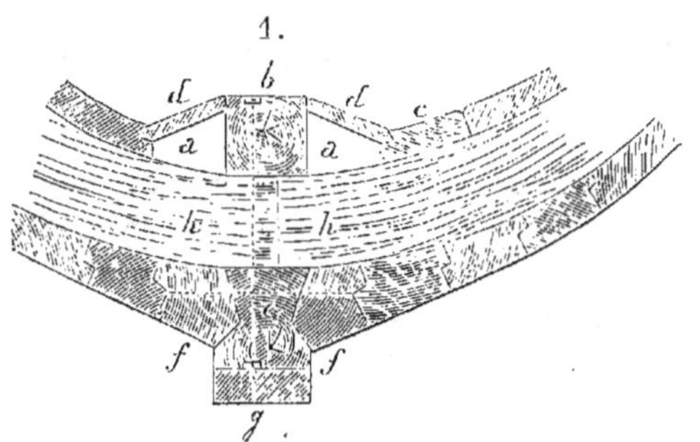


Fig. 6. — *Coupe transversale de la quille et des pièces du fond* (*).

on éviterait sûrement la formation de ce limon ferrugineux qui bouche assez ordinairement la lumière des anguilliers (2).

Cette pièce de bois intercepte entre elle et la carlingue un canal de 0$^m$,11 de diamètre, et elle est percée de trous éloignés de 0$^m$,60, destinés à transmettre dans cet acqueduc ou paraclose les eaux d'infiltration. M. Lugeol faisait remarquer que ces trous sont généralement trop petits et s'obstruent aisément; il proposait, ainsi que cela a été fait

(1) Lugeol, *loc. op. cit.*, p. 26.
(2) Il n'y a pas d'anguilliers sur les navires cuirassés.

(*) *a.* Anguilliers. — *b.* Carlingue. — *c.* Vaigre de fond. — *d.* Bordage d'anguilliers. — *e.* Quille. — *f.* Gabord. — *g.* Fausse quille. — *h.* Demi-varangue.

depuis à bord de l'*Andromède* et de la *Belle-Poule*, de leur donner une forme carrée de 0$^m$,10 de côté, c'est-à-dire des dimensions égales à celles de la paraclose elle-même. Nous croyons qu'une modification non moins avantageuse consisterait à laisser à demeure dans la cavité des paracloses une chaîne de fer galvanisée dont les maillons auraient 0$^m$,04 de diamètre ; les chaînes des paracloses de l'avant pénétreraient dans leurs canaux au niveau de la soute aux poudres de l'avant et sortiraient dans l'archipompe ; celles des paracloses de l'arrière partiraient des soutes à poudre arrière et iraient également aboutir à l'archipompe. En laissant à ces chaînes (*limbes-ropes*) une longueur assez grande, on pourrait leur imprimer de temps en temps un mouvement de va-et-vient, et cette sorte de ramonage des anguilliers les maintiendrait constamment libres (1). On pourrait, bien entendu, les maintenir dans les dimensions de 0$^m$,11 de capacité intérieure que lui assigne M. Lugeol, en ajoutant à cette dimension les 0$^m$,04 de diamètre de la chaîne. Quant aux trous carrés verticaux dont sont percés les cabrions, il y aurait sans doute avantage à les garnir de métal, afin que le poli de leur pourtour fût un obstacle à l'arrêt des matières qui tendent toujours à les obstruer, et l'introduction fréquente de tiges de fer servirait à les maintenir constamment libres.

III. *Robinet de cales.* — De même que dans nos villes tout système d'égouts dans lequel le parcours d'une eau abondante et animée d'une certaine force de propulsion n'est pas assuré, est vicieux, parce que des matières putrides y stagnent forcément ; de même aussi, à bord des navires qui ne sont pas complétement étanches, l'introduction de l'eau de mer, pour opérer le lavage des paracloses et de la sentine, a-t-elle été considérée longtemps comme le complément indispensable de l'assainissement de la cale (2).

L'usage de robinets destinés à laisser pénétrer l'eau de la mer pour les besoins du lavage intérieur de la cale est une pratique hardie à laquelle l'exclamation admirative du poète latin : « *Æs triplex circa pectus !* » peut justement s'appliquer. Elle a été du reste promptement suivie d'applications analogues, et les robinets des différenciomètres, ceux des soutes à poudre, sont des hardiesses du même genre.

Nos voisins les Anglais, qui ont longtemps été nos maîtres en matière de progrès maritime, semblent avoir adopté avant nous l'usage des robinets de cale, comme le prouve ce passage de l'ouvrage de Duhamel

(1) M. Barreiros, traducteur portugais de la première édition de cet ouvrage, nous apprend que cette pratique que nous indiquions est usuelle dans la marine de son pays (Fonssagrives, *Tratado de hygiene naval vertido em portuguez por Jaô Francisco Barreiros*, Lisboa, 1862, p. 42).

(2) Le médecin américain Wilson fait remarquer avec raison que l'idéal est moins d'user de cet artifice, que de disposer les choses de façon à ce qu'il soit inutile ; certainement oui, mais l'idéal peut ne pas être atteint et il faut savoir y suppléer.

du Monceau : « Il faut introduire de l'eau dans la sentine et la pomper jusqu'à ce qu'elle sorte sans odeur ; la pompe qu'on pratique quelquefois à l'avant des vaisseaux servirait utilement à y faire entrer l'eau de mer ; mais il serait encore bien plus commode d'établir, comme font les Anglais, un robinet de cuivre sur un membre dans la cale, à 4 ou 5 pieds sous l'eau, vers le milieu du vaisseau. Il est singulier qu'une invention aussi simple et aussi utile n'ait point été adoptée sur les vaisseaux français. On croit qu'il est toujours dangereux de percer un membre ; mais ne le perce-t-on pas pour placer un gournable, et le trou que l'on ferait ne serait-il pas aussi exactement fermé par un robinet de cuivre que par un clou ou une cheville ? Un cadenas mis au robinet préviendrait tous les accidents que l'on pourrait craindre de cette pratique (1). »

Le vœu de Duhamel du Monceau ne tarda guère à être exaucé, car l'article 1045 de l'ordonnance du 25 mars 1765, rendue par le ministre Choiseul (2), parle d'un robinet de cale et de la nécessité de l'ouvrir. « Toutes fois et quantes il sera nécessaire, de laver et nettoyer la cale. » Depuis cette époque, tous les navires de guerre sont munis d'un double robinet percé par le travers de la grande écoutille, et renfermé dans des armoires surveillées avec soin. Nous verrons plus tard, quand nous nous occuperons de l'assainissement du navire, comment ces robinets doivent être manœuvrés pour arriver à un nettoyage efficace de la cale.

IV. *Pompes.* — La sentine, confluent des divers égouts de la cale, est le point de rendez-vous des eaux qu'ils charrient ; c'est là que les pompes d'épuisement les aspirent pour les rejeter au dehors par l'extrémité de manches de cuir. Ces pompes, dites *pompes de cale*, sont renfermées dans la caisse rectangulaire que constitue l'archipompe, et leur fonctionnement régulier importe non-seulement à la sécurité, mais encore à la salubrité du navire. Elles sont de bois sur la plupart des bâtiments de commerce, et de cuivre à bord des bâtiments de guerre. Les pompes *le Testu* qui peuvent fonctionner sans s'engager dans des eaux très-boueuses, seraient hygiéniquement préférables aux pompes

(1) Duhamel du Monceau, *loc. cit.*, p. 78. — Suivant M. Lefèvre, il faudrait partager entre Bigot de Morogues, et Duhamel du Monceau, le mérite du système du lavage de la cale au moyen d'un robinet, si mérite il y a. Il ne paraît pas, du reste, qu'on ait maintenu cette pratique, puisque d'après l'auteur que je viens de citer, l'ingénieur Sané refusa d'autoriser ce mode d'assainissement, en vendémiaire, an II, pour des navires qui présentaient une épidémie sur la rade de Brest (Lefèvre, *Hist. du serv. de santé de la marine (Arch. méd. nav.*, t. V, p. 325).

(2) Cette ordonnance de 1765 a marqué dans l'hygiène navale par une série d'améliorations notables, en particulier : l'obligation imposée aux matelots d'avoir un équipement déterminé ; l'installation d'un vaisseau-hôpital à la suite des escadres de dix vaisseaux ; la fixation du personnel médical sur les navires ; la détermination des attributions et des prérogatives de ce personnel (Am. Lefèvre, *Hist. du service de santé de la marine*, chap. viii).

ordinaires, si la possibilité de délayer les boues de la sentine par l'introduction d'eau de mer ne permettait facilement de se passer de cet avantage.

On a recommandé pour les bâtiments très-longs d'avoir, indépendamment de la maîtresse-pompe, deux pompes secondaires, l'une à l'avant, l'autre à l'arrière servant à épuiser l'eau qui se localise dans ces points, suivant que le navire est sur l'arrière ou sur nez. Les cuirassés étant toujours sur le derrière n'ont pas de pompes d'asséchement à l'avant. De petites pompes à main, indépendamment des pompes fixes, permettent sur ces navires d'assécher complétement la cale. Tous les navires devraient être munis de ces pompes à main.

A bord des navires à vapeur il existe des pompes de cale ou d'épuisement qui sont, à la fois aspirantes et foulantes, et qui sont mises en action par le jeu de la machine, toutes les fois qu'il y a nécessité de les faire fonctionner ; le tuyau de refoulement de ces pompes perce indirectement les murailles du navire et verse au dehors l'eau élevée par le tuyau d'aspiration. C'est là une force d'épuisement accessoire que l'hygiène peut utiliser avec d'autant plus de fruit pour un nettoyage plus complet et plus fréquent de la cale des navires, qu'il ne cause aucune. fatigue à l'équipage. Les pompes rotatives commencent à prévaloir sur les autres.

Pour que des pompes de cale soient avantageuses à l'hygiène des navires, il faut qu'elles réunissent les qualités suivantes:

1° Fonctionner sans un déploiement considérable de force, ou mieux sous l'action de la machine ;

2° N'être point susceptibles d'engorgement ;

3° Avoir leur pied recouvert d'une toile métallique à mailles assez larges pour que l'eau, boueuse jusqu'à un certain degré, puisse s'y introduire, car autrement on laisserait dans la sentine, un limon délétère. Sur les navires américains le pied de la pompe est garni d'un tissu à mailles larges pour éviter le passage des corps solides qui arriveraient à l'obstruer.

4° Descendre très-près du fonds de la sentine pour que l'épuisement soit aussi parfait que possible. Les installations de nos bâtiments de guerre réunissent assez complétement ces avantages.

Il ne faudrait pas croire, du reste, que l'idée de pomper les eaux de la cale fût d'origine moderne ; elle a dû naître avec la navigation, et M. Deslandes nous apprend que les anciens avaient, comme nous, dans leurs navires, des appareils pour vider les eaux croupies que contient toujours cette partie de la cale qu'ils nommaient aussi *sentine* (1).

Il est au moins présumable que cette installation chez eux était toute relative à la sécurité du navire, et que l'hygiène navale n'a dû l'utiliser qu'à une époque très-rapprochée de nous.

(1) Deslandes, *Essai sur la marine des anciens, particulièrement sur leurs vaisseaux de guerre.* Paris, 1768, p. 68.

Le nettoyage des cales partage les hygiénistes en deux camps; les uns sont partisans du lavage de la cale par les robinets, les autres considèrent comme une absurdité d'introduire de l'eau dans un navire et d'y créer ainsi un foyer d'humidité permanent. Voilà, à mon sens, comment cette question pratique peut être jugée. L'*étanchéité* d'une cale est un idéal qu'il faut poursuivre. On l'atteint sur les navires cuirassés, et j'ai pu m'assurer en visitant la cale de l'*Océan*, que la description que fait M. Bourel-Roncière de son exquise propreté, de sa siccité, de son aspect réjouissant pour l'œil, de son absence d'odeur, n'a rien d'exagéré. Ce serait un contre-sens que d'introduire de l'eau dans une cale semblable. Mais quand un navire fait de l'eau, quand celle-ci y entre en quantité suffisante pour amener dans ses bas-fonds un travail de fermentation putride, comme les pompes ne peuvent l'extraire complétement, j'estime qu'il faut délayer ces eaux putrides, de telle façon que leur reliquat qui échappe à l'action épuisante des pompes, soit aussi peu concentré que possible.

V. Il faut enfin que la cale du navire ne soit pas plate, c'est-à-dire que les formes du navire aient une certaine finesse. M. Wilson insiste sur les inconvénients de ce mode de construction qui donne à certains navires dont on veut élargir les flancs outre mesure une forme telle que chaque couple y figure une sorte de parenthèse horizontale ; sur ces bâtiments l'eau stagnant dans les parties évasées, ne peut se réunir, forme des stagnations latérales, et devient inaccessible aux pompes. Il fait remarquer, du reste, et l'hygiène navale s'en félicite, que ces navires plats ont de si mauvaises qualités nautiques qu'il n'est guère à craindre qu'ils se multiplient beaucoup (1).

## ARTICLE II

### COMPARTIMENTS DE LA CALE.

Maintenant que nous avons envisagé d'une manière générale les conditions hygiéniques de la cale, étudions au même point de vue ses compartiments principaux et surtout ceux qui sont ordinairement habités.

### § 1. — *Machine et dépendances.*

Sur les navires à vapeur la machine et ses annexes occupent une grande partie de la cale, et il en résulte un cloisonnement qui serait défavorable à l'aération si, par le fait de la chauffe, une ventilation assez énergique ne s'établissait dans certains points. M. Bourel-Roncière a signalé à ce propos la ventilation naturelle qui existe dans la coursive

(1) Wilson, *Nav. hyg.*, p. 16.

de l'arbre de couche. Les navires cuirassés offrent à leur machine des proportions spacieuses et des moyens relativement actifs d'éclairage naturel et de ventilation (1).

Les machines intéressent l'hygiène du navire : 1° par l'obstacle qu'elles offrent à une aération de bout au bout ; 2° par la chaleur qu'elles rayonnent dans les diverses parties du navire ; 3° par l'humidité que les eaux des chaudières répandent dans la cale et par les matières grasses qu'elles y envoient. Nous nous occuperons en leur lieu des considérations relatives à ces divers sujets (2).

### § 2. — *Cambuse et paneterie.*

1° La *cambuse* (3) est, par sa position sur la plate-forme de la cale, aussi bien que par sa destination, vouée à une insalubrité en quelque sorte inévitable. Tous les auteurs qui ont écrit sur l'hygiène navale, et particulièrement Delivet (4), ont à l'envi fortement insisté sur ce point ; une foule de conditions défavorables sont, en effet, accumulées dans cette partie du navire. Sorte de parallélipipède creux auquel manque seulement sa paroi supérieure, la cambuse n'est que très-imparfaitement aérée ; les vivres qu'on y emmagasine pour les distributions quotidiennes y subissent souvent un commencement d'altération qui se traduit par une odeur repoussante ; des vapeurs vineuses et alcooliques s'y répandent ; les gamelles et bidons, quelque bien récurés qu'ils soient, apportent leur tribut à ces émanations malsaines ; enfin les perspirations diverses des agents qui séjournent, le corps demi-nu, dans cet espace resserré, la lumière artificielle qu'il faut nécessairement y entretenir, même pendant le jour, sont les principales causes d'un méphitisme fort appréciable à l'odorat, et que la vigilance la plus minutieuse ne réussit presque jamais à écarter.

La cambuse est l'un des compartiments du navire les plus insuffisamment aérés. A bord des bâtiments sans batteries, l'air extérieur pénétrant directement dans la cambuse, et apportant avec lui une lueur solaire, diffuse sans doute, mais qui vaut cependant mieux que l'obscurité, les conditions hygiéniques sont moins défavorables ; elles le deviennent

(1) M. Bourel-Roncière indique pour l'*Océan* les chiffres suivants : emplacement de la machine 1,980$^{m3}$ dont 1,200 pour la chambre de chauffe ; carré d'aération 37$^{m2}$,50 réduit par les obstacles à 21$^{m2}$,875. Sur les corvettes du type *Thétis*, l'emplacement de la machine est de 1,000$^{m3}$ et le carré d'aération de 28$^{m2}$,30.

(2) Voir plus loin le chapitre relatif à la salubrité comparative de différents groupes et types de navires.

(3) Le mot *cambuse* dérive, suivant quelques auteurs, du hollandais *kabuys*, et correspond en portugais au mot *paiol*. Si nous voulions entrer ici dans une discussion étymologique il nous serait facile de démontrer que le mot *paiol* employé jadis dans les bagnes pour désigner les forçats chargés d'un détail de comptabilité vient directement du portugais.

(4) Delivet, *Principes d'hygiène navale*. Gênes, 1808, p. 46.

surtout à bord des vaisseaux. Ainsi la cambuse des trois-ponts manquait presque complétement d'air et de lumière ; son panneau ouvert dans le faux pont n'était pas directement au-dessous de celui de la première batterie, et de cette disposition, qui n'existait point à bord des vaisseaux à deux ponts, résultait nécessairement un obstacle à la libre pénétration de l'air extérieur. La cambuse des cuirassés du type *Océan* est placée entre le magasin général et les soutes à poudre de l'avant, elle est beaucoup moins insalubre que celle des anciens grands navires (1). Il en est de même de celle des corvettes, mais encore cette partie de la cale laisse-t-elle beaucoup à désirer sur ces navires au point de vue de l'aération. Les manches à vent de la cambuse, quelque disposition qu'on leur donne sur les grands navires, alors même que s'abouchant à l'un des écubiers de la deuxième batterie, elles traversent le pont de la première pour aller se déverser dans le panneau de la cambuse, ne neutralisent que très-imparfaitement la température toujours élevée de cette partie du navire et ne lui fournissent qu'un air insuffisamment renouvelé, d'autant plus que les manches en toile s'étranglent souvent sur les iloires et que les manches en tôle ne peuvent y arriver qu'en encombrant les compartiments qu'elles traversent. Il faut, de toute nécessité, qu'une ventilation efficace assure le renouvellement incessant de l'air de la cambuse. Comme pour le reste de la cale, les couloirs que doit traverser cet air sont disposés convenablement et l'attendent. Les coursives latérales de la cambuse communiquent par des portes munies de barreaux à leur partie supérieure, en avant avec le magasin général, en arrière avec la coursive de la grande cale ; ces coursives affectées généralement à bord des vaisseaux, l'une à la panneterie et à la fromagère, l'autre aux approvisionnements de sucre, café, légumes secs, rafraîchissements de malades, etc., pourraient être traversées incessamment par un air obéissant à des tuyaux d'appel, lesquels communiqueraient avec la cheminée du four ou de la cuisine, ou avec les fourneaux des machines à vapeur (2). Si l'on répugnait, par une cause quelconque, à cette installation, l'usage d'un ventilateur à effet double d'aspiration et de refoulement remplirait efficacement le même but.

M. Bourel-Roncière ne laisse pas d'illusion sur l'efficacité du jeu des manches pour renouveler l'air des cales des cuirassés, ceux de tous les

---

(1) M. Bourel-Roncière assigne à la cambuse de l'*Océan* un cubage brut de 100$^{m3}$; elle est éclairée et aérée par un panneau de 8$^{m2}$,70 à caillebotis en fer. Elle est ventilée par une trompe spéciale, et on peut, en temps ordinaire, s'y passer de lampes. La corvette cuirassée l'*Armide* a une cambuse dont l'une des parois communique avec le magasin général et l'autre s'ouvre à l'avant de la chaufferie, de sorte que le magasin et la cambuse sont aérés en même temps par cette disposition (Bourel-Roncière, *loc. cit.*, p. 113).

La corvette la *Thétis* a une cambuse de 45$^{m3}$,084, de 2,289 de carré d'aération net et de 28$^{m2}$,528 de carré superficiel.

(2) Dans le chapitre relatif à la ventilation, j'indiquerai un moyen de ventiler par aspiration les dépendances de la cale.

navires dont les cales ont le plus besoin qu'on les ventile. Les trompes fixes ne sauraient remplir cet office et on est obligé de recourir aux manches en toile. Les corvettes cuirassées sont moins mal partagées à raison du trajet moindre que l'air a à parcourir par les manches pour arriver à la cale : sur quelques navires on a essayé de ventiler la cambuse à l'aide d'une manche se bifurquant et allant s'abouchant aux écubiers. Cette idée mériterait peut-être d'être reprise.

C'est surtout pour la cambuse que les feux d'asséchement doivent être d'une application journalière. Il ne faut pas oublier que nulle partie du navire n'est plus humide, et parce que des liquides y sont continuellement transvasés, et parce que des hommes y séjournent, et parce que les ustensiles de table, qu'on y rapporte après chaque repas, sont dans un état habituel d'humectation. Le briquage à sec (*dry stoning* des Anglais) doit, pour la cambuse, être substitué d'une manière constante au lavage, procédé insalubre contre lequel l'expérience de la navigation ne cesse de protester (1).

Le panneau à treillis qui fait communiquer la cambuse avec le faux pont vaut infiniment mieux que le panneau plein ; mais il serait à désirer qu'il fût large, et qu'au lieu de le faire en bois on le confectionnât en fer, ce qui permettrait de lui donner, à solidité égale, des mailles beaucoup plus larges. Il importe de se rappeler ici que comprimer une émanation délétère dans les parties basses d'un navire, en la renfermant et l'isolant en quelque sorte, c'est accroître sa puissance nuisible ; que les recoins les plus fétides d'un navire ne sauraient devenir inoffensifs, qu'à la condition d'être exposés aussi largement que possible à l'air et à la lumière. Les capitaines jaloux de conserver la santé de leurs équipages doivent donc veiller minutieusement au maintien de la propreté de la cambuse et des agents qui l'habitent (2).

L'asséchement quotidien des parois au faubert sec ; l'exposition préalable des gamelles à l'air avant qu'on les descende dans la cambuse ; le soin de n'y introduire que du pain refroidi ; une fermeture exacte des foudres ; une inspection journalière des boîtes de conserves pour l'équipage et les convalescents ; le rejet immédiat de celles qui, par leur bombement, accusent une détérioration avancée ; des désinfections réitérées par le chlore, etc., constituent un ensemble de ces petits détails, qui, réunis en faisceau, réalisent les grands résultats. Nous avons à peine besoin d'ajouter que le médecin de la marine, tuteur naturel des intérêts hygiéniques de l'homme de mer, ne doit jamais abdiquer ses prérogatives pré-

---

(1) Le lavage de la cale à l'eau douce entre cependant comme procédé exceptionnel dans ce que M. Bourel-Roncière a appelé *méthode d'assainissement des cales des cuirassés*. On emploie pour laver la cale l'eau des chaudières refroidies, on épuise les dernières eaux par les pompes d'asséchement, on procède à un grattage minutieux, on enlève les plaques de parquet et quand la cale est séchée, on badigeonne à la chaux.

(2) Les anciens nommaient *diætarii* sur leurs trirèmes les agents de la cambuse. (Pitiscus, *Lexic. antiq. roman.* Leovardiæ, cɪɔɪɔccxɪɪɪ, t. 1, p. 661.)

servatrices, et que, secondant par sa surveillance éclairée les efforts de la police générale du navire, il doit veiller attentivement à ce que les prescriptions d'hygiène relatives à la cambuse soient assidûment exécutées, et que les fumigations désinfectantes y soient en particulier faites d'une manière régulière.

Une mesure dont il importe beaucoup aussi de maintenir l'exécution, consiste à empêcher les agents de la cambuse d'y séjourner hors le temps où ils y sont appelés par leur service ; c'est là une précaution doublement salutaire, d'abord parce qu'elle force ces agents à sortir d'une atmosphère confinée et sombre qui les étiole, et, en second lieu, parce qu'elle obvie à l'une des causes nombreuses qui altèrent la pureté de l'air de cette partie du navire.

2° La *paneterie* doit également être surveillée. Sur les cuirassés du type *Gauloise* elle est placée dans la cale avant et s'ouvre sur une des coursives qui bordent la cambuse. M. Deschiens a signalé l'odeur qui se dégage des pains chauds qu'on y enferme. J'ai constaté à bord des cuirassés des types nouveaux, l'*Océan* en particulier, combien l'odeur de la paneterie était désagréable.

Il ne faut pas songer seulement à ce qu'exhale le pain, mais à ce qu'il peut absorber en se refroidissant. Il est donc de prudence de ne jamais l'enfermer chaud dans la paneterie.


### § 3. — *Magasin général.*


Le *magasin général*, situé sur l'avant de la cambuse, est consacré au logement d'approvisionnements variés qui ne sauraient, à raison de leur nature, être placés dans les divisions générales de la cale (manœuvres d'un usage journalier, approvisionnements spéciaux des divers maîtres, ustensiles, linges et objets de couchage de l'hôpital, etc.); il est confié aux soins d'un agent spécial qui se complaît d'ordinaire dans sa demeure sous-marine, et l'orne avec un art et une coquetterie qui en font l'un des points du navire qu'on présente de préférence à la curiosité des visiteurs (1). Par malheur sa salubrité n'est nullement en rapport avec son élégance, et son aération, comme celle de la cambuse, est véritablement insuffisante. Le système d'arrimage Lugeol n'a qu'imparfaitement remédié à cet inconvénient; le magasin général ne reçoit d'air, en effet, que par les coursives latérales de la cambuse, avec lesquelles il communique

(1) Sur les cuirassés il existe deux magasins généraux superposés tous les deux audessous de la ligne de flottaison ; l'inférieur ne reçoit d'air que par le panneau qui le fait communiquer avec le supérieur. L'atmosphère du premier est méphitique. On m'a affirmé à bord de la *Reine-Blanche* qu'une bougie y brûlait parfois difficilement. M. Bourel-Roncière qualifie d'une façon pittoresque ce magasin inférieur en disant que c'est une véritable *grotte du chien*. Le plus élevé de ces deux magasins qui a une capacité de $52^{m3},141$ dispose d'une ouverture aératoire de $2^m,728$ (prenant l'air dans le faux-pont); mais on est obligé d'y entretenir constamment de la lumière.

par deux portes à barreaux, et par le panneau exigu au moyen duquel il
s'ouvre dans le faux pont. Aussi les manœuvres diverses, les caisses à
peinture, les caisses contenant le suif, les objets de literie, etc., y répan-
dent-ils une odeur insalubre. Ajoutons qu'une lampe est incessamment
maintenue allumée dans le magasin général et devient pour lui une
cause de méphitisme de plus, et qu'il est permis de regretter, aussi bien
au nom de l'hygiène qu'au nom des convenances, que l'usage de faire
du magasin général un lieu d'arrêts pour les élèves et grades assimilés,
se soit conservé dans la marine.

### § 4. — *Cales particulières et soutes.*

La disposition des cales partielles, importe beaucoup à la salubrité du
navire. Telles sont la cale à eau, la cale au vin, les diverses soutes.

1° *Les cales à eau* n'intéressent l'hygiène que par l'humidité qu'elles
dégagent. Nous dirons plus loin que cet inconvénient est bien plus réel
aujourd'hui qu'il ne l'était avant la généralisation de l'emploi des appareils distillatoires. L'eau, avec certains de ces appareils, arrive à une température très-élevée dans les caisses et remplit de ses vapeurs la cale
qui les loge. Cette portion de la cale doit être tenue dans un grand état
de propreté. Il ne faut pas oublier en effet que l'eau au contact d'une
atmosphère se laisse pénétrer par les gaz et les vapeurs qu'elle contient
et peut, si cette atmosphère est insalubre, contracter des qualités fâcheuses. La cale à eau est actuellement à l'arrière sur tous les bâtiments à
vapeur. L'*Océan* a quatre cales à eau, deux devant et deux derrière.

2° Quant à la *cale au vin* tout le monde connaît l'odeur désagréable
qu'elle exhale. Pendant une campagne de quatre ans sur le brig l'*A-
beille*, j'ai pu me convaincre, par une pénible expérience personnelle, des
inconvénients de ce voisinage. Aujourd'hui sur tous les bâtiments à vapeur la cale au vin est sur l'avant.

3° *Soutes.* — Les *soutes* diverses : *à biscuits, à légumes, à voiles, à charbon,* etc., étant habituellement closes, ne peuvent compromettre l'hygiène
du navire qu'autant que le défaut d'une fermeture hermétique ou l'absence d'une aération rafraîchissante, permettent aux approvisionnements
qu'elles renferment de s'imprégner d'eau ou de s'échauffer, et par suite
de subir un degré variable d'altération (1). Les soutes à légumes doivent
surtout être surveillées sous ce double rapport : on sait quelle odeur fétide dégagent les pois ou les haricots, quand ils fermentent en grandes
masses; le déchet qui en résulte n'est certainement pas le seul inconvénient de cette altération. L'influence favorable d'une atmosphère fraî-

_______________

(1) On embarque encore aujourd'hui beaucoup trop de biscuit sur les navires, ce qui
a le double inconvénient d'absorber un espace qu'on pourrait mieux employer et de produire de nombreux déchets de cette denrée. J'insisterai plus loin sur ce point.

che et renouvelée autour de ces soutes, pour la conservation des approvisionnements qu'elles renferment, ne saurait être mise en doute. Ainsi, à bord du *Valmy*, la température des quatre soutes à légumes de l'avant était telle, par suite du défaut d'aération, que leur contenu s'échauffait, et répandait une odeur fétide ; la chaleur produite par cette fermentation devenait même assez forte pour que l'étoupe sortît des coutures. Les soutes à légumes de l'arrière, aérées, au contraire, par une manche à vent maintenue constamment en place, ne présentaient rien de semblable.

<h3 align="center">§ 5. — Prisons.</h3>

De tous les compartiments de la cale, aucun n'appelle au même degré que les *prisons* (1) la surveillance de l'hygiène.

L'emprisonnement est une des peines disciplinaires en vigueur à bord des navires ; mais l'endroit où elle est subie la rendrait exceptionnellement rigoureuse, si les prescriptions du Code pénal maritime n'en fixaient à un temps très-court la durée *maximum*. La navigation a ses inévitables nécessités, contre lesquelles toute philanthropie vient briser ses efforts, et nous comprenons très-bien que les prisons des bâtiments ne puissent jamais ni être très-hygiéniquement situées, ni recevoir des proportions très-spacieuses. Voyons toutefois si, sans compromettre les nécessaires rigueurs de l'emprisonnement à bord des navires, on ne pourrait pas modifier avec avantage quelques-unes des conditions défavorables dans lesquelles il est subi.

Suivant l'estimation de Tregold, une prison civile, pour être salubre, doit fournir à chacun des détenus 17 mètres cubes. Dans les établissements pénitentiaires français où le système cellulaire est en vigueur, les cellules ont de 28 mètres cubes de capacité intérieure à 33 mètres cubes environ. On ne saurait bien évidemment exiger que les prisons nautiques offrissent des conditions aussi avantageuses, ni sous le rapport de l'étendue, ni sous le rapport de l'aération. Il est vrai que l'emprisonnement à bord des navires est une peine relativement rare et dont la durée est courte. Les dimensions des prisons des navires sont insuffisantes, même sur les cuirassés qui présentent sous le rapport de leurs prisons des conditions meilleures que celles de l'ancienne marine. M. Deschiens, médecin-major de la frégate *la Gauloise*, assigne aux prisons de ce navire les dimensions suivantes : hauteur 1$^m$,75 ; longueur 2$^m$,55 ; largeur moyenne 1$^m$,37. Le prisonnier y trouve donc un

_______

(1) Les Américains appellent les prisons de leurs navires de guerre du nom expressif de *sweat-boxes* (boîtes à sueur). « A bord de nos navires, dit un médecin de la marine américaine les prisons sont disposées de telle sorte que nos matelots ne sauraient y séjourner sans y courir des dangers sérieux, et il vaut mieux qu'il en soit ainsi parce que ces périls dramatiques sont moins dangereux que les sévices lents et peu expressifs qui résulteraient du séjour dans des prisons moins malsaines. » (J. Wilson, *Nav. hyg.*, *With an appendix moving wounded men on Shipboard*. Washington, 1870, p. 13.)

emplacement cubique de 6$^{m3}$,11. Le carré d'aération de la prison est de 0$^m$,75 (il est vrai qu'il est pris sur une porte grillée recevant l'air de la cale). M. Deschiens dit que, même après que cette prison avait été occupée (par un seul individu) plusieurs jours de suite, la température intérieure ne variait pas entre 10 et 15$^{oc}$ (1).

Dans l'ancienne marine à voiles les prisons avaient des dimensions déterminées suivant le type des navires. Les bâtiments à batterie barbette étaient démunis de prisons comme ils le sont encore aujourd'hui, c'était dans la cale même, et non dans un compartiment spécial, que la peine de l'emprisonnement y était subie. Le nombre et les dimensions des prisons variaient, du reste, suivant le rang et la force des navires. Il en existait deux à bord des vaisseaux et des frégates. Les frégates de troisième rang et les corvettes n'en avaient généralement qu'une et c'était à bâbord qu'elle était placée. Le *Valmy,* vaisseau de premier rang, avait deux prisons de 2$^m$,20 de longueur, 2$^m$,10 de largeur et 1$^m$,70 de hauteur). Le *Tage,* vaisseau de deuxième rang, de 100 canons, avait des prisons plus spacieuses (3$^m$,50 de longueur, 1$^m$,50 de largeur, 1$^m$,75 de hauteur). Les prisons du *Saint-Louis,* vaisseau de troisième rang, de 90 canons avaient chacune 8$^m$,874 de vide; celles de la *Persévérante,* frégate de 50, 5$^m$,746; celles de la *Psyché,* frégate de troisième rang, 2$^m$,97 ; la prison unique de l'*Aventure,* corvette de premier rang, était mieux partagée ; elle avait une capacité de 4$^m$,60 ; enfin l'*Alher* pris pour type des anciens bâtiments de transport avait une prison qui cubait 3$^m$,40.

Lorsqu'il existait deux prisons, elles étaient symétriquement placées dans le nouveau plan d'arrimage, sur l'arrière des annexes de la cambuse; l'une de leurs parois formait la cloison externe de la coursive de la cambuse, l'autre était constituée par la muraille du navire, la troisième paroi regardait l'arrière et présentait la porte de communication. Celle-ci était percée, soit d'un losange creux, croisé par deux baguettes de fer diagonales, soit de trous d'un assez grand diamètre. Ces ouvertures constituaient le seul moyen d'aération de la cellule. On ne saurait évidemment exiger que les prisons des navires fussent plus spacieuses, mais on pourrait certainement compenser leur exiguïté en leur donnant plus d'air. On y parviendrait soit en perçant de trous obliques la cloison qui donne dans la coursive de la cambuse, disposition qui fournirait un peu d'air, sans compromettre une séquestration indispensable, soit en faisant communiquer la prison avec la coursive de la grande cale, par un long tuyau de 0$^m$,08 de diamètre, qui se terminerait à l'extérieur par une extrémité évasée en forme d'entonnoir, et qui, en appor-

---

(1) Deschiens, *La frégate cuirassée* la Gauloise (*Arch. de méd. nav.,* t. XIII. p. 362). On ne doit pas oublier que la *Gauloise* faisait partie de l'escadre cuirassée du Nord sous le commandement de l'amiral Dompierre d'Hornoy et que ces températures de l'intérieur des cachots doivent être rapportées à des températures extérieures ou fraîches ou froides. M. Bourel-Roncière fait ressortir l'insuffisance des dimensions et de l'aération des prisons des cuirassés (*loc. cit.,* p. 114).

tant de l'air frais, établirait en même temps une sorte de tirage (1).

La prison doit, du reste, être l'objet de soins minutieux de propreté ; dès qu'elle cesse d'être occupée, ses murailles doivent être essuyées au faubert sec, son plancher gratté avec soin, les portes en doivent être maintenues ouvertes ; des blanchiments réitérés à l'eau de chaux additionnée d'hypochlorite désinfectant, le soin de n'y laisser qu'une baille d'aisances parfaitement inodore, d'en faire opérer la vidange tous les jours : telles sont les précautions les plus propres à assurer la bonne hygiène de cette partie du navire.

Nous disions tout à l'heure que les prisons du navire ne répondant qu'à un besoin fortuit, secondaire en quelque sorte de la vie maritime, il n'était guère permis de demander pour elles l'accroissement d'un espace que mille nécessités se disputent à la fois à bord d'un bâtiment ; mais il nous semble toutefois qu'on pourrait avec avantage, sur les navires, ne conserver qu'une seule prison, en l'agrandissant de l'espace occupé par une des annexes de la cambuse qui, de l'autre côté, étendrait ses dépendances jusqu'aux murailles mêmes du navire. Une prison suffit habituellement aux besoins de la discipline ; mieux vaudrait certainement en avoir une seule spacieuse que deux très-exiguës et mal aérées. Ici, du reste, comme dans toutes les questions où l'hygiène navale n'est point admise à faire valoir ses seuls intérêts, nous ne faisons qu'émettre un vœu ; aux hommes compétents à juger si sa réalisation pratique est possible. Nous ferons seulement remarquer qu'au point de vue de l'humanité, non moins qu'à celui de l'observance exacte des prescriptions juridiques, la peine de l'emprisonnement ne doit jamais excéder la durée *maximum* que la loi lui attribue et qu'elle ne peut être subie que dans le local réglementairement affecté à cette destination. Un abus d'autorité, suivi parfois de déplorables conséquences, et passible d'ailleurs d'une légitime répression, a parfois transformé en prison des soutes méphitiques. L'humanité et l'hygiène protestent contre ces faits, au reste exceptionnels. Si le législateur avait pu exiger que les prisons des navires fussent plus vastes et mieux placées, il eût certainement voulu, comme partout, qu'à une sévérité nécessaire s'alliât cette atténuation du châtiment corporel que l'esprit public moderne a introduite dans les pénalités. Il ne l'a pas fait, parce que cela était impossible. Mais il importe de ne point oublier que l'emprisonnement à bord d'un navire a des rigueurs que le système cellulaire le plus rigide ignore complétement ; que le local où cette peine est subie est privé d'air, de lumière, d'espace, de tout ce qui fait vivre en un mot ; que sa capacité moyenne, de laquelle il faut encore déduire le cubage approximatif du corps du prisonnier, c'est-à-dire 64 décimètres cubes (d'après l'évalua-

___

(1) Un médecin anglais, qui s'occupe avec beaucoup de zèle des questions d'hygiène navale, M. Rattray, a trouvé en analysant l'air de la prison, de la frégate *Bristol,* 33 vol. d'acide carbonique sur 10,000 vol. (*The Lancet,* 1873).

tion de Lassaigne), est de $5^m,9$ en moyenne, et l'on comprendra la nécessité de surveiller soigneusement les prisons des navires, et d'apporter dans leur régime toutes les améliorations conciliables avec les imprescriptibles nécessités de la discipline. Le chirurgien-major du bâtiment, juge éclairé et impartial à la fois de la limite où les droits de la justice doivent céder devant ceux de l'humanité, doit, au reste, visiter chaque jour les prisons quand elles sont occupées, et, tout en se gardant d'une faiblesse qui serait condamnable, peser dans sa conscience et faire valoir avec une fermeté respectueuse auprès de l'autorité les réclamations qui lui sembleraient légitimes (1).

# CHAPITRE II

## Faux-pont et ses dépendances.

### ARTICLE PREMIER

#### FAUX-PONT DES NAVIRES DE GUERRE.

§ 1er. — *Faux-pont en général.*

Le faux-pont est, à proprement parler, le rez-de-chaussée de l'habitation maritime, et cette assimilation, parfaitement légitime, sous le rapport de l'analogie de position, ne l'est pas moins sous celui de la salubrité. Tous les hygiénistes s'accordent à regarder les rez-de-chaussée de nos maisons comme beaucoup moins salubres que les étages supérieurs, à cause du voisinage du sol et du peu de pureté des couches inférieures de l'atmosphère; aussi dans les pays marécageux, est-il d'habitude d'élever les rez-de-chaussée au-dessus du sol, pour les rendre moins humides et moins malsains. Le faux-pont des navires présente, lui aussi, des conditions défavorables. En partie immergé, il emprunte à la porosité capillaire de ses murailles une inévitable humidité qui

(1) Nous tenons de M. Couffon, chirurgien de la marine, un fait qui montre bien que la visite journalière de la prison est un des plus impérieux devoirs du médecin d'un bâtiment. Un matelot de la *Proserpine* fut emprisonné pour un délit de discipline; au bout de quelques jours, et quoique le navire se trouvât dans les parages glacés du cap Horn, la température de la prison devint si élevée, que des symptômes de congestion cérébrale grave se manifestèrent chez le délinquant et durent être combattus par une saignée. On sait qu'un homme, à bord d'un vaisseau, fut trouvé mort dans sa prison. Ces faits sont graves, mais ils incriminent bien plus l'insuffisance et la mauvaise disposition du compartiment de la cale dans lequel est subie la peine de l'emprisonnement que les rigueurs d'une sévérité d'ailleurs nécessaire.

s'accroit encore de celle que les eaux de lavage, la pluie ou les coups
de mer, introduisent journellement dans les profondeurs déclives du
faux-pont ; sa position directe au-dessus de la cale l'expose de plus aux
émanations qui s'en dégagent ; il en devient, en quelque sorte, une
annexe à chaque remaniement partiel ou général de l'arrimage ; l'air,
enfin, aussi bien que la lumière n'y pénètrent souvent que de haut en
bas, à travers mille obstacles intermédiaires, de manière à rendre très-
difficile le renouvellement de son atmosphère intérieure ; ajoutons enfin

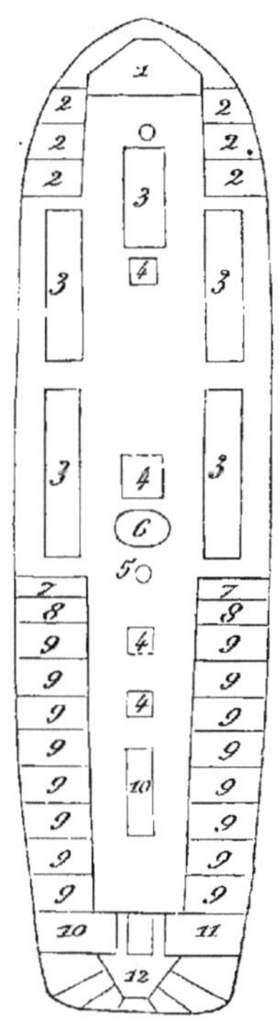

Fig. 7 — *Faux-pont d'un ancien
trois-ponts à voiles* (*).

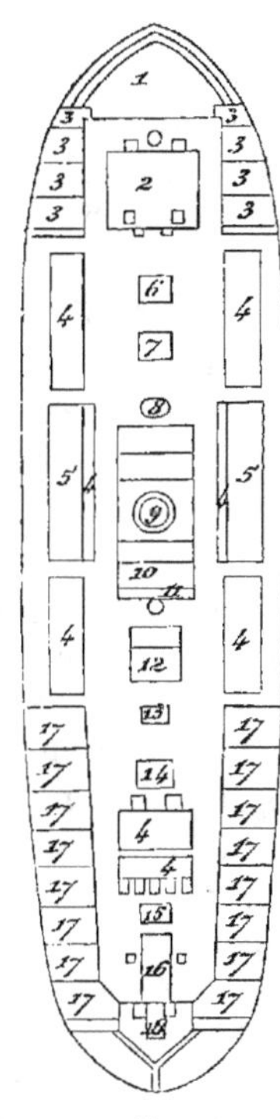

Fig. 8. — *Faux-pont du
vaisseau mixte le Jean-Bart* (**).

que la cambuse y verse ses exhalaisons, que les sacs, parfois humides,
y sont entassés, qu'il sert souvent de déversoir au trop plein du charge-

(*) 1. Poste des maîtres. — 2. Chambres des maîtres. — 3. Casiers de l'équipage. — 4. Panneaux. —
5. Grand mât. — 6. Four. — 7. Office des aspirants à tribord, pétrin à babord. — 8. Cabinet de
toilette des aspirants à tribord, pharmacie à babord. — 9. Chambres d'officiers. — 10. Chambre du
commandant. — 11. Chambre du commandant en second. — 12. Sainte-barbe.
(**) 1. Poste des maîtres. — 2. Soutes aux voiles. — 3. Chambres des maîtres. — 4. Casiers pour
l'équipage. — 5. Soutes à charbon. — 6. Panneau de la cambuse. — 7. Panneau de la cale à eau. —
8. Four. — 9. Cheminée. — 10. Claire-voie de la chambre de chauffe. — 11. Établis des mécaniciens.
— 12. Claire-voie des machines. — 13. Échelle de la chambre des machines. — 14. Panneau de la
cale au vin. — 15. Panneau du coqueron. — 16. Casiers pour les élèves. — 17. Chambres d'officiers.
— 18. Sainte-barbe.

ment de la cale, et nous aurons une idée des causes multiples qui produisent et maintiennent l'insalubrité du faux-pont.

Un fait qu'il ne faut pas perdre de vue, c'est que cette insalubrité augmente à mesure que s'accroît le rang du navire. Le faux-pont d'un bâtiment à batterie barbette est à peu de chose près, en effet, dans les conditions hygiéniques de la batterie haute d'un vaisseau : des torrents d'air et de lumière y affluent par les panneaux, et toute la différence de salubrité gît uniquement dans la supériorité d'aération que donnent à cette batterie les ouvertures latérales de ses sabords. Pour des raisons identiques, le faux-pont des grandes corvettes et des frégates est plus habitable que celui des vaisseaux à deux batteries, et celui-ci, plus que le faux-pont des vaisseaux de premier rang.

Sur les bâtiments à voiles le faux-pont est continu et s'étend d'un bout à l'autre du navire ; à bord des bâtiments à vapeur, sa continuité est nécessairement interrompue par la chambre de la machine, et deux compartiments tout à fait isolés l'un de l'autre, le constituent. Les vaisseaux mixtes sont à peu près dans le même cas, car le tuyau des fourneaux et les soutes latérales de charbon ne laissent de communication, du faux-pont avant au faux-pont arrière, que par deux passerelles étroites, insuffisantes pour établir l'échange et l'équilibre de ces deux atmosphères confinées. Ces particularités modifient les conditions générales d'hygiène ; nous y reviendrons quand nous comparerons la salubrité relative des divers types de navires. Le faux-pont des cuirassés offre des dispositions particulières. Sur les corvettes le faux-pont est coupé en deux parties par la machine et elles ne communiquent entre elles que par les coursives qui séparent en abord les chaudières des soutes à charbon ; le faux-pont avant est encombré, mal aéré, mal éclairé ; c'est le plus mauvais poste de couchage du navire ; le faux-pont arrière est aussi encombré ; mais il a plus d'air et de lumière. M. Bourel-Roncière assigne au faux pont de la *Thétis* : 30², 305 de carré d'aération (réduit à 18², 615 par les obstacles), et à chacun des 112 hommes qui y couchent un carré superficiel de 0², 164. Sur les grands cuirassés des types *Océan, Marengo, Richelieu*, il y a, à proprement parler, deux faux-ponts : 1° l'un *supérieur* à peine émergé, muni de hublots, d'une hauteur de 2^m, 20, subdivisé par le réduit en trois compartiments : l'un médian, c'est le réduit éclairé par 12 hublots, encombré par le tuyau, les caissons, le four, à parquet en fer ; le deuxième, sur l'arrière logeant 112 hommes et contenant des chambres d'officiers et le poste des élèves ; le troisième, sur l'avant, logeant une partie de l'équipage et contenant les chambres et le poste des maîtres ; ce faux-pont supérieur est aéré par 64 hublots et 7 panneaux ; il a une surface aératoire de 51², 523 réduite à 28², 629, et il cube 2115³, 20 ; 2° le second *inférieur*, immergé, interrompu par des cloisons étanches, logeant à l'avant et à l'arrière 91 hommes qui disposent d'un espace cubique et superficiel assez convenable, mais auxquels manque la lumière ; dans ce faux-pont

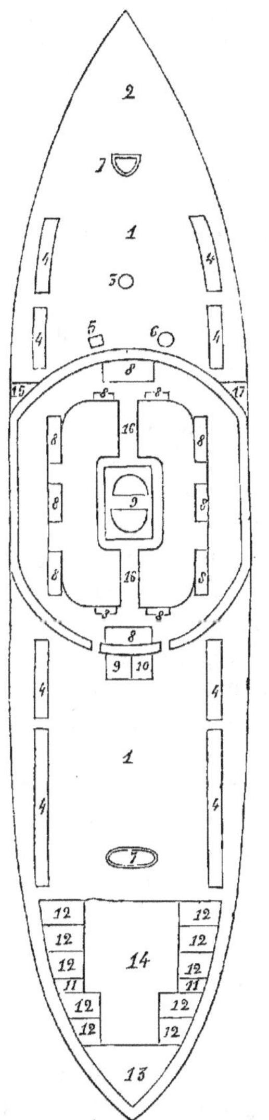

Fig. 9. — *Faux-pont du Redoutable.*
(Cuirassé de 1er rang, échelle de 0,005) (*).

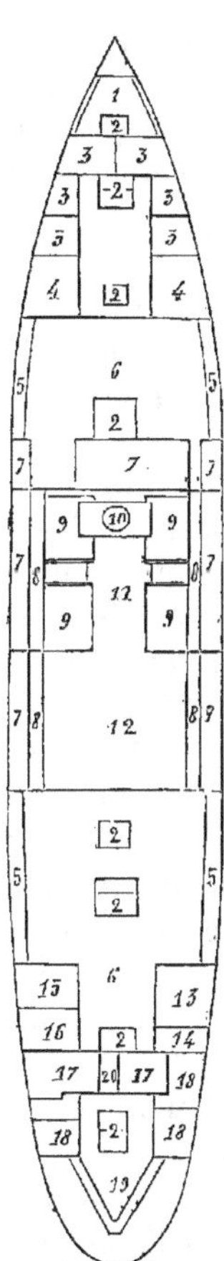

Fig. 10. — *Faux-pont de Lagalissonnière.*
(Cuirassé de 2e rang, échelle de 0,005) (**).

(*) 1. Postes de couchage. — 2. Écubiers. — 3. Cabestan. — 4. Casiers pour l'équipage. — 5. Cuisine de l'équipage. — 6. Four. — 7. Panneaux cuirassés. — 8. Panneaux. — 9. Cuisine des officiers. — 10. Cuisine du commandant. — 11. Bouteilles. — 12. Chambres d'officiers. — 13. Poste des élèves. — 14. Avant carré. — 15. Soute à charbon de la cuisine. — 16. Coursive. — 17. Soute à charbon du four.

(**) 1. Magasin général. — 2. Panneaux. — 3. Chambres de maîtres. — 4. Soutes aux voiles. — 5. Casiers d'équipage. — 6. Postes de couchage. — 7. Soutes à charbon. — 8. Coursives pour le passage des munitions. — 9. Chaudières. — 10. Cheminée. — 11. Chambre de chauffe. — 12. Emplacement de la machine. — 13. Postes des élèves. — 14. Pharmacie. — 15. Poste des seconds maîtres mécaniciens. — 16. Chambre du maître mécanicien. — 17. Chambres d'officiers. — 18. Chambres disponibles. — 19. Chambre de la barre du gouvernail. — 20. Coursive.

inférieur sur lequel empiètent les soutes à charbon, se trouvent la chambre des stoppeurs, le poste des blessés (1). Les types plus nouveaux, *Richelieu*, *Colbert*, *Redoutable*, doivent à leurs cloisons étanches d'avoir des faux-ponts encore plus défectueux.

### § 2. — *Logements particuliers.*

Le faux-pont, à bord des bâtiments à batterie barbette, est, bien entendu, le seul compartiment habitable : sa partie moyenne est affectée au couchage des matelots; son extrémité arrière, au logement du commandant, des officiers et des élèves; son extrémité avant à celui des maîtres (2).

I. *Logement du commandant.* — L'appartement du capitaine est, comme de raison et de droit, le plus spacieux et le plus confortable de tous, et quoique de simples cloisons le séparent des chambres des officiers, son étendue et l'élégance de son ameublement y sauvegardent assez bien le prestige de l'autorité. L'hygiène n'a point, du reste, à s'occuper de cette partie du navire, qui, par son aération facile, sa propreté habituelle, son isolement des autres logements habités, offre des conditions presque aussi favorables que celles de nos maisons. C'est tout au plus si elle peut signaler comme nuisibles ces compartiments accessoires que, par imitation des dépendances d'un logement ordinaire, on multiplie dans un espace parfois si restreint, et qui sont autant d'obstacles à la libre circulation de l'air. Les commandants qui se condamnent à habiter une chambre exiguë placée en abord, afin de laisser à leur chambre de réception ou *galerie* tout son développement et toute sa régularité, se mettent volontairement dans les conditions hygiéniques des logements moins favorisés. Sur les navires à dunette le logement du capitaine est sur le pont, condition avantageuse sous le rapport de l'aération et de la lumière mais qui a l'inconvénient d'un bruit très-incommode.

II. *Carré et chambres.* — Deux séries de cellules placées symétriquement de chaque côté du navire et interceptant entre elles un espace vide désigné sous le nom de *carré*, servent au logement des officiers,

_______

(1) Voy. Bourel-Roncière, *Contributions a l'hygiène des cuirassés.* Arch. méd. nav., 1875, t. XXIII, p. 81 et suiv. Ce médecin distingué a ajouté aux éléments que j'avais déjà indiqués pour apprécier la salubrité d'un compartiment habitable le carré superficiel par individu (C). Cet élément, il faut le reconnaître, a plus de rapports avec le bien-être qu'avec l'hygiène.

(2) Je rattache l'étude des logements particuliers à la description du faux-pont parce que celui-ci les contient tous sur le navire à batterie barbette que j'ai pris pour type de description. J'indiquerai chemin faisant les particularités des logements sur les autres sortes de navires ; cette étude sera d'ailleurs complétée dans le chapitre relatif à la topographie spéciale des différents types.

qui se les partagent suivant l'ordre hiérarchique du grade et de l'ancienneté, mais non pas suivant l'ordre de l'assimilation.

Si chacune de ces cabines appartient en propre à l'officier qui l'habite, s'il peut s'y créer les douceurs d'un chez soi restreint, le carré,
au contraire, est une sorte de terrain neutre, de propriété commune
qui sert à la fois et de réfectoire et de salon. Cet espace, que des cloisons circonscrivent et isolent complétement du reste du faux-pont sur
les navires ordinaires, bricks, corvettes, frégates, est ouvert, au contraire, sur les vaisseaux, et la *grande chambre* de la deuxième batterie
remplace avantageusement le carré sous le double rapport de la commodité et de l'aération.

Le *carré* est dans des conditions hygiéniques très-satisfaisantes, et
il ne reste réellement qu'à en tirer parti par une surveillance assidue
et par une vigilante propreté. L'habitude de recouvrir le plancher
d'une toile vernie est excellente, et l'on ne peut que regretter de ne
pas voir cet usage étendu à toutes les catégories de navires. Les lavages
du pont sont ainsi rendus inutiles, et la surface lisse de cette toile
permet d'opérer à l'aide d'une éponge un nettoyage plus complet. Il
importe que les panneaux des cloisons du carré soient à treillis; que
les portes d'entrée et de sortie soient disposées de manière à produire,
l'une par rapport à l'autre, un tirage purificateur; que la claire-voie
qui s'ouvre soit sur le pont, soit sur la batterie, ne demeure fermée que
quand les conditions atmosphériques l'exigent absolument; que des
manches à vent y soient établies en permanence, principalement la
nuit; que des désinfections répétées ou le dégagement lent d'assiettes
de chlorure de chaux y purifient continuellement l'air, etc.

Les *chambres des officiers*, à raison de leur exiguité extrême, et surtout aussi des variétés d'installation que le caprice individuel peut y
introduire, sont plus directement justiciables des prescriptions inquisi-
toriales de l'hygiène.

Leurs murailles, peintes au blanc de zinc au départ, subissent
bientôt, au contact des émanations animales et des vapeurs fuligi-
neuses des lampes ou bougies, un changement de teinte qui oblige à
leur chercher un nouvel enduit. Nous nous sommes déjà expliqué sur
les dangers que présente en cours de campagne le renouvellement de
la peinture des chambres, alors même qu'elles peuvent rester momentanément inhabitées. Le badigeon à la chaux additionnée de colle est
au contraire très-salubre et peut être renouvelé aussi souvent qu'on le
désire. Nous le préférons décidément aux tapisseries de papiers peints
dont quelques officiers, dans le désir de se faire illusion, ornent les
cloisons de leurs chambres; outre que, par cette pratique, le nettoyage des parois est à jamais rendu impossible, la colle qui a fixé
le papier appelle les cancrelats, et l'intégrité de la vision, déjà tant
de fois compromise par les conditions de la vie nautique, trouve

dans ce bariolage de couleurs une circonstance offensive de plus.

Une autre précaution, et pour celle-ci nous ne saurions nous montrer conciliant, consiste à éviter, autant que faire se peut, l'encombrement des cabines. Les officiers tiennent souvent, surtout au début de leur carrière maritime, à meubler leur chambre de bord aussi complétement qu'un logement ordinaire, et ils sacrifient ainsi les nécessités vitales de l'aération aux exigences factices d'un confort élégant. Nous-même avons commis d'abord cette infraction aux règles de l'hygiène; mais l'expérience de la navigation est venue nous démontrer que ces mollesses athéniennes se payaient cher, et que le besoin de respirer primait tous les autres. Nous n'exigeons certainement pas des autres la réforme radicale que nous avions introduite nous-même dans l'ameublement de nos chambres, mais nous croyons qu'il y aurait grand avantage : 1° à voir remplacer dans tous les cas la couchette de bois par un lit de fer qui n'emprisonne pas l'air au-dessous de lui; 2° à lui substituer même, si on le peut, un cadre suspendu qui, replié le jour, laisse à l'aération toutes facilités désirables et qui d'ailleurs peut être fréquemment exposé à l'air; 3° à préférer à ces meubles, faits pour les chambres spacieuses de nos maisons et non pas pour les cellules étroites des navires, de simples armoires dont les panneaux à treillage de fil de fer permettraient à l'air de circuler du dedans au dehors. Qu'on retranche du vide intérieur d'une chambre d'officier le cubage de la couchette, de la commode, du secrétaire, parfois même de la bibliothèque; qu'on se rappelle l'odeur infecte de moisissure qu'exhale l'armoire à panneaux pleins sous-jacente au lit quand on vient à l'ouvrir, et l'on verra si les exigences de ce radicalisme de Spartiate ne sont pas légitimes. Comme pour le carré, nous voudrions que le plancher des chambres fût toujours recouvert d'une toile vernie, que les cloisons donnant sur le carré ne fussent jamais à vitres, mais à treillis, et que la frise qui les surmonte, ainsi que cela se voit à bord de beaucoup de navires à vapeur, offrît toujours par ses découpures un accès facile à l'air (1). Une petite planchette fenêtrée et à coulisse dont

(1) Je dois signaler ici, pour en montrer toute l'incommodité et tout le péril, une disposition qui existait à bord de l'aviso à vapeur *le Forfait* pendant la campagne de ce bâtiment au Mexique de 1858 à 1860. M. Debout, médecin de cet aviso, nous apprend que des conduits partant de la cale et passant entre les couples, allaient aboutir, par des plaques de cuivre à crible, au-dessous des couchettes des officiers et au-dessus de celles-ci par des ouvertures ménagées à cet effet. Cette idée de faire communiquer ainsi l'atmosphère de la cale avec celle des chambres était anti-hygiénique et M. Debout a pû se demander si la localisation d'une épidémie de fièvre jaune à l'arrière de son navire ne pouvait pas s'expliquer par cette disposition. Elle produisait, du reste, une telle incommodité qu'on dut la faire disparaître en cours de campagne (F. Debout, *Essai sur les fièvres intermittentes et pernicieuses observées sur les côtes du golfe du Mexique à bord de la corvette à vapeur* le Forfait, *Thèse de Montpellier,* 1865). M. Bourel-Roncière a vu également sur la *Circé* une odeur infecte envahir les chambres des officiers, et il a rapporté à cette cause certains malaises éprouvés par eux, en particulier des embarras gastriques (*Communication orale*).

les trous correspondent à volonté avec ceux de la paroi au-dessus de la porte remplit très-bien cet office.

Si l'on songe que la chambre d'un officier est le seul endroit du navire où il échappe aux exigences permanentes du joug disciplinaire, où il dort, où il travaille, où il passe, en un mot, toutes les heures de libre possession de lui-même que le service lui laisse, on comprendra que nous nous soyons un peu appesanti sur les moyens d'en améliorer l'hygiène.

Le logement du capitaine et celui des officiers ont pour annexes, le premier des *bouteilles* (closets) dont nous aurons plus tard à étudier l'installation, tous les deux des *offices* ou chambres affectées aux approvisionnements de leurs tables. Il est à peine besoin de faire remarquer que le voisinage de ces dépendances, l'incurie et la malpropreté traditionnelles des gens de service qui les habitent, la nature éminemment altérable des objets qu'on y enferme, sont autant de raisons qui rendent insalubres ces annexes, d'ailleurs fort mal aérées d'ordinaire. Ce sont, en quelque sorte, des *cambuses supplémentaires*, et qui, non moins que la véritable cambuse, exigent une surveillance assidue et une minutieuse propreté.

Assez habituellement toutes les chambres des officiers ne sont pas contenues dans l'enceinte du carré. Celles placées sur l'arrière sont fort recherchées à cause de l'isolement que leur position leur assure et de l'air qui leur afflue par le panneau qui fait communiquer la batterie avec le carré. Il n'en est pas de même des chambres de l'avant-carré, qui, sur les petits navires, les avisos à vapeur par exemple, longent le fétide panneau de la cale aux vins, ont souvent une exiguïté qui ne permet d'y séjourner qu'assis, reçoivent directement le méphitisme et le bruit assourdissant du faux-pont, et sont provisoirement le partage invariable de la même catégorie d'officiers, sans acception des droits créés par l'assimilation et par l'ancienneté.

III. *Poste des aspirants.* — Sur l'avant du carré et du côté opposé à ces chambres supplémentaires, est placé le poste des aspirants (1). L'insouciance juvénile de ceux qui l'habitent, leur gaieté qui leur tient lieu de tout, leur résignation facile aux privations d'une existence dont l'étrangeté les séduit, compensent un peu les misères de ce logement en commun, où chacun a pour domaine l'espace que limite son hamac, et doit mesurer ses bagages aux proportions exiguës de l'armoire que le devis lui confère. C'est là que l'élève dort, chante, fait son point, fronde l'autorité, passe, en un mot, gaiement toutes les heures que les fatigues du quart ou les rigueurs disciplinaires du magasin général ne

(1) Je crois devoir rappeler ici que j'écris la topographie générale *du* navire. Je reviendrai à propos des divers types sur les particularités qui signalent les divisions intérieures de chacun d'eux.

lui prennent point. Dans le poste des aspirants, plus peut-être qu'en aucun autre endroit du navire, se trouvent condensées les conditions les plus délétères de l'encombrement : exiguïté extrême de l'espace ; aération insuffisante ; viciation de l'atmosphère par des émanations animales, par des approvisionnements putrescibles, par une lumière artificielle qui y est presque constamment entretenue ; rapprochement forcé des hamacs pendant la nuit ; évaporation de l'humidité des vêtements, etc. ; que de causes d'insalubrité à la fois, et combien semblent-elles plus menaçantes encore, si l'on songe que les jeunes gens qui les subissent sont à cet âge où l'entassement dans une atmosphère confinée, nne mauvaise hygiène et le changement complet de genre de vie, semblent faire éclore avec le plus de facilité le germe des affections typhoïdes ! Aussi le poste des aspirants demande-t-il à être surveillé avec soin : rechercher si la propreté d'apparat des jours d'inspection ne sert pas de voile au désordre byronien des caissons et des armoires ; ne point hésiter à attribuer à une partie des aspirants des postes de couchage dans le faux-pont ; assainir fréquemment leur logement par des désinfections chlorurées ; exiger que nul vêtement humide n'y séjourne ; assurer le renouvellement de l'air par l'ouverture prolongée des hublots, par le tirage des brasières ou le jeu d'un ventilateur, sont autant de précautions dont l'observance est rigoureusement nécessaire (1).

Sur toutes les frégates cuirassées, le poste des aspirants placé dans le faux-pont arrière à bâbord est si mal éclairé qu'une lampe y demeure en permanence toute la journée. Sur les frégates du type *Gauloise* le poste a à peu près les dimensions de deux chambres réunies. Sur les corvettes (*Reine-Blanche*, *Thétis*, *Alma*), le poste est dans la batterie arrière, ouvrant sur la salle d'armes, et il est éclairé par une fenêtre et un hublot.

J'ai visité récemment l'*Océan*, j'ai constaté que le poste y est mal aéré, mais éclairé suffisamment par les hublots. Ce poste est divisé en deux parties, l'une affectée au couchage, l'autre servant de réfectoire.

Il ne faut pas oublier, je le répète, que le poste des aspirants est occupé par une population jeune, à besoins respiratoires énergiques, et prompte par suite à ressentir la pernicieuse influence de l'encombrement. M. Chastang a vu survenir sur les aspirants de la frégate *la Pandore*, dont le poste était éclairé par un seul hublot et isolé du grand panneau par un magasin provisoire, des accidents à forme typhique qui ne disparurent qu'après l'évacuation du poste (2). Disons que la nature de la

(1) Des dispositions réglementaires ont depuis affecté la sainte-barbe des vaisseaux pour poste aux élèves aspirants. Cette modification qui plaçait à des étages hiérarchiquement superposés les trois catégories d'officiers du navire était très-convenable ; elle était aussi très-hygiénique, parce que ce poste pouvait être facilement aéré par les sabords de l'arrière.

(2) A. Chastang, *Étude médic. sur l'Islande*. Campagne de la frégate mixte *la Pandore*. *Thèse de Montpellier*, 1866.

campagne de cette frégate (elle était affectée à la station d'Islande) aggravait par le confinement les périls de ce séjour.

IV. *Poste des chirurgiens en sous-ordre.* — A l'opposite du poste des aspirants avait réglementairement été placé jusqu'ici celui du chirurgien ou des chirurgiens en sous-ordre, si ce n'est sur les navires où un poste en commun, sorte de chambre noire placée au centre du faux-pont, réunissait anormalement les Dupuytren en germe et les amiraux en herbe. Par malheur, ce qui n'était que l'exception, il y a quelques années, tend, dans les modifications récentes de l'architecture nautique, à devenir une règle invariable pour les grands navires, et les chirurgiens en sous-ordre, violemment séparés de leurs médicaments, qui leur assuraient au moins un logement sans lequel tout travail leur est impossible, se voient relégués de nouveau dans le poste des aspirants. Nous savons, pour avoir navigué dans ces conditions, qu'il n'est pas d'habitudes studieuses qui leur résistent ; mais comme nous ne voulons faire intervenir ici que des raisons d'hygiène, nous nous demandons seulement si l'encombrement du poste des aspirants n'était pas assez réel sans qu'on l'augmentât encore par cette disposition regrettable (1).

V. *Chambres et poste des maîtres.* — L'ordre hiérarchique des logements nous conduit à celui des *maîtres*, ou du petit état-major du navire. Quelques chambres latérales, et un espace clos intermédiaire qui sert de dortoir aux sous-officiers privés de cabines, et de réfectoire à tous, constituent d'ordinaire ce logement.

Les *chambres* sont généralement moins spacieuses que celles des officiers, et elles n'ont d'autres moyens d'aération que leur hublot ; les considérations hygiéniques dans lesquelles nous sommes entré relativement aux premières, leur sont, au reste, entièrement applicables. Disons seulement que le voisinage habituel du four et de la cuisine est, dans les pays chauds, une source d'incommodité et de malaise.

Le *poste* des maîtres pèche, comme beaucoup d'endroits du faux-pont, par défaut d'air (2). Quelques hublots latéraux et un panneau étroit à claire-voie, qui, pour les bricks et les petites corvettes, donne sur le pont, pour les frégates s'ouvre dans l'hôpital, et pour les vaisseaux dans la première batterie, sont les seuls moyens d'aération de ce poste presque toujours humide, obscur, et dont une propreté minutieuse

(1) Sur les vaisseaux cuirassés du type *Océan*, le médecin en sous-ordre est logé dans la pharmacie. Il y a des cuirassés sur lesquels il est logé dans une annexe de l'hôpital placée dans la batterie arrière : *la Reine-Blanche* offre cette particularité.

(2) Sur les frégates cuirassées, le logement des maîtres est très-défectueux. A bord de *la Gauloise*, le poste des sous-officiers a $2^m,30$ de longueur, 2 mètres de largeur, $2^m,12$ de hauteur moyenne et son cubage brut est de $29^{m3},868$, ce qui donne à chacun des 12 maîtres, $2^{m3},48$. De plus la claire voie de ce poste ne s'ouvre pas au-dessous du panneau-avant du pont, mais bien dans la batterie, et ce poste ne reçoit ni jour, ni air (Deschiens.

peut seule mitiger les conditions défavorables. L'emploi exclusif du briquage à sec, le blanchiment répété à la chaux, l'usage des ventilateurs, des manches à vent et des fumigations de chlore, sont de rigoureuse nécessité pour cette partie du navire que le défaut de soin personnel de ceux qui l'habitent tend encore à rendre plus insalubre. Une manche horizontale, appliquée par une ouverture à l'un des écubiers des frégates, et pénétrant par le panneau du poste, contribuerait beaucoup sans doute à l'assainir.

VI. *Postes de couchage de l'équipage.* — L'espace qui s'étend entre les logements de l'état-major et ceux des maîtres est réservé pour l'équipage logé tout entier dans le faux-pont des petits navires, en partie dans celui des frégates, mais qui n'habitait qu'accidentellement celui des anciens vaisseaux. C'est dans cet intervalle, dont les diverses cuisines, le four et la machine distillatoire amoindrissent encore le cube d'air, que les matelots alignent leurs hamacs et logent, dans des sacs symétriquement étagés, les effets d'habillement qui leur appartiennent. Nous nous occuperons plus tard du couchage des matelots; disons seulement que les caissons à parois pleines ou les compartiments en parallélipipèdes dont chacun reçoit un sac, au lieu d'être de bois et d'emprisonner forcément une masse d'air énorme, seraient remplacés avec avantage par des tringles de fer, les unes horizontales, les autres verticales, qui intercepteraient en se coupant des espaces prismatiques propres à loger les sacs (1); l'air circulerait entre ceux-ci, qui se maintiendraient plus secs, et ne croupirait plus, comme il le fait aujourd'hui, entre les sacs et les loges pleines qui les reçoivent.

Ce qui fait l'insalubrité relative des entre-ponts des grands navires, ce n'est pas seulement leur superposition immédiate à la cale, leur éloignement du pont par les batteries intermédiaires, et par suite, la difficulté du renouvellement de leur atmosphère intérieure, la pénurie de lumière, mais aussi leur défaut de *dégagement* pour nous servir d'un terme emprunté au vocabulaire maritime : le volume énorme des caissons d'équipage, les cuisines, le four, les cloisons des logements de l'avant et de l'arrière, sont autant d'obstacles au libre écoulement de l'air vicié et à son remplacement par de l'air pur. Ces inconvénients existaient dans l'ancienne marine à voiles ; les vapeurs les exagéraient ; ils sont au maximum sur les cuirassés.

Les *hublots* latéraux dont l'adoption assez récente pour les faux-ponts des vaisseaux à voiles avait si heureusement modifié leur hygiène, ne sont qu'un insuffisant palliatif à ce mal ; l'action purificatrice des

(1) Le musée maritime de Brest possède un modèle de caisson de ce genre, nous ignorons quel en est l'inventeur. Le système de caisson que je proposais, il y a vingt ans, est tout à fait analogue à celui des casiers à bouteilles utilisés pour nos caves. Je ne sache pas que cette idée ait été mise en pratique.

sabords d'arcasse est limitée à la seule sainte-barbe par la cloison qui circonscrit celle-ci sur l'avant ; et l'on ne tire pas encore un parti suffisant, pour l'aération du faux-pont, des coursives latérales qui traversent les logements des officiers et servent à la circulation pendant les branle-bas de combat.

Voici comment pourrait, à notre sens, être assaini le faux-pont des navires à voiles. Deux ouvertures ou panneaux seraient ménagés sur l'avant, et, comme les *sabords de charge* des navires de commerce, leur fermeture serait assez hermétique pour ne compromettre en rien la sûreté du bâtiment. Ces ouvertures seraient à l'avant de l'entre-pont ce que les sabords d'arcasse sont à l'arrière ; il faudrait interdire d'une manière formelle l'établissement au milieu du faux-pont de ces chambres noires qui s'opposent à son aération de bout en bout (1).

Les cloisons transversales du poste des maîtres, la paroi avant du carré et celle de la sainte-barbe, devraient être à panneaux coulissés susceptibles de se retirer à un moment donné pour établir la continuité du mouvement aérien qui s'établirait des deux sabords de l'avant à ceux de l'arrière. Ce système aératoire serait enfin complété par les coursives des chambres. Certes, nous comprenons très-bien que, si ces moyens d'aération devaient être journellement employés, le remède pût avec quelque raison, par suite des incommodités qui y seraient inhérentes, être considéré comme aussi fâcheux que le mal, mais en le réservant pour le séjour des rades, pour les beaux temps et pour les époques où les rigueurs des épidémies font mieux sentir le prix de l'hygiène, on en retirerait, nous n'en doutons pas, des avantages précieux.


## ARTICLE II

### FAUX-PONT DES NAVIRES DE COMMERCE.


L'entre-pont des navires de commerce est coupé au milieu par la cale, comme celui de nos bâtiments à vapeur l'est par la chambre de la machine ; l'avant et l'arrière, qui n'ont de communication que par le pont, y sont exclusivement affectés au logement du capitaine et de l'équipage.

La chambre du capitaine et des officiers, ou plutôt la *chambre*, comme on la désigne d'ordinaire, placée au-dessous d'un rouffe ou d'une dunette, est large, spacieuse, sur les navires bien installés, et se trouve dans des conditions d'hygiène généralement avantageuses, lorsqu'une partie du chargement n'y fait pas irruption. Les *chambres* affectées aux

(1) M. Le Helloco demandait dans sa thèse que ces chambres fussent supprimées. Que dirait-il aujourd'hui s'il voyait les faux-ponts séparés en compartiments multiples communiquant à peine les uns avec les autres par des couloirs étroits ? (Le Helloco, *Consid. sur quelques points d'hygiène et de méd. navale.* Montpellier, 1822.)

officiers et aux passagers sont habituellement mieux éclairées et plus aérées que celles des navires de guerre, à raison de leur voisinage du pont; mais il n'en est pas de même de ces cabines à couchettes superposées dont l'odeur fétide trahit d'ordinaire une insalubrité regrettable, et pour lesquelles l'étroitesse de l'espace s'aggrave encore des inconvénients d'une promiscuité de logement des plus délétères. L'hygiène de cette partie des bâtiments de commerce est, du reste, étroitement dépendante du degré de propreté personnelle des gens qui l'habitent.

Combien sont plus fâcheuses encore les conditions du logement que l'équipage occupe sur l'avant du navire ! L'avidité du lucre, qui juge mal d'ordinaire ses propres intérêts, restreint tellement au profit du chargement, l'espace attribué au couchage des matelots, que ceux-ci sont accumulés les uns sur les autres dans un poste étroit que leur malpropreté, affranchie de toute surveillance disciplinaire, remplit d'émanations non moins fétides que celles du chargement lui-même. « Les chirurgiens de la marine, appelés très-souvent à bord des navires de commerce pour donner des soins à leurs malades, ont toujours, dit M. Foll, l'occasion pénible de constater l'omission complète des précautions hygiéniques les plus vulgaires. L'exiguité du logement est encore aggravée par la malpropreté, l'incurie, le défaut de blanchiment à la chaux, etc. (1). »

« Le poste de l'équipage sur nos navires de commerce, dit aussi un médecin américain, est véritablement dans un état regrettable. On est suffoqué quand on pénètre dans un de ces réduits. Si on ne peut donner plus de place aux matelots, qu'on améliore au moins les conditions de leur couchage et qu'on remplace leurs grabats fétides par des hamacs, qu'on leur donne un emplacement pour mettre leurs effets et se nettoyer; qu'on entretienne dans cette partie du navire une propreté d'autant plus nécessaire qu'elle est exposée aux émanations du chargement. *Nous entendons souvent déplorer la rareté toujours croissante des matelots; autant vaudrait s'étonner de ce que les aspirants aux places de pénitenciers ne sont pas plus nombreux* (2). »

Nous avons été souvent à même d'exprimer les mêmes regrets. Si les intérêts de l'humanité n'étaient pas plus que suffisants pour avertir les armateurs et les capitaines de la nécessité de mieux loger leurs matelots, nous leur rappellerions que leurs bénéfices de spéculation, si gravement compromis parfois par les maladies tropicales, qui, dans bien des cas, arrêtent le chargement de leurs navires, exigeraient seuls impérieusement une amélioration dans le logement des matelots du commerce. L'autorité administrative, qui surveille les conditions de sécurité matérielle de la navigation marchande, ne devrait-elle pas aussi

_______

(1) A. Foll, *Rapport sur la campagne de la Malouine, côte occidentale d'Afrique*, 1842 (collection de Brest).

(2) Wilson, *Naval Hygiene*, p. 14.

joindre à ses prérogatives celle de fixer les dimensions du poste de l'avant au prorata du nombre des hommes qui doivent l'habiter. Il est à peine nécessaire d'ajouter que l'aération doit y être également assurée par un panneau de grandeur suffisante, et que la cloison qui sépare le logement de l'équipage de la cale doit être hermétiquement calfatée, pour que l'odeur, parfois si fétide, de certains chargements (guano, sucre, cuirs verts, morue, arachides, etc.) ne puisse y pénétrer (1).

Nous devons dire cependant que les conditions du logement sur les navires de commerce se sont sensiblement améliorées dans ces dernières années, principalement à bord des paquebots à passagers. Les installations de ceux qui servent à la navigation entre l'Europe et les États-Unis offrent sous ce rapport des modèles dont les autres doivent tendre à se rapprocher le plus possible. M. A. Foucault nous a donné une idée de ce genre de navire en décrivant les aménagements du beau paquebot *la Ville-de-Paris* qui faisait le service entre le Havre et New-York. Son pont était occupé par un spardeck dont l'avant tenait toute la largeur du navire et servait à loger l'équipage, et dont l'arrière était affecté au logement du capitaine et du second, ainsi qu'à la timonerie et à la barre. Les matelots étaient aussi logés dans un local aéré où la lumière abondait; leurs hamacs étaient rangés en abord, et le long des murailles étaient des vitrines à claire-voie destinées à recevoir les vêtements mouillés dont l'eau était recueillie par une rigole en pente qui la conduisait au dehors. Le poste des maîtres était immédiatement à l'arrière de celui de l'équipage et il n'en différait que par l'existence de couchettes superposées, avantage équivoque au point de vue de l'hygiène et contre lequel M. Foucault s'élève à bon droit. Des water-closets à irrigation continue et des robinets d'eau pourvoyaient aux besoins de la propreté. Des tuyaux de vapeur chauffaient le poste de l'équipage et ses efforts manuels étaient suppléés par le jeu de machines ingénieuses et par l'application de la vapeur à des travaux qui se faisaient jadis à grand renfort de bras (2). Si Rouppe et Lind pouvaient voir des installations de cette nature, quel ravissement n'en éprouveraient-ils pas !

Les nouveaux transports-hôpitaux de Cochinchine à Toulon (*Corrèze, Sarthe, Aveyron*, etc.) réalisent, nous le verrons, une partie de ces avantages.

---

(1) Nous émettons le vœu que, dans chaque port important, une inspection sérieuse des conditions de salubrité des navires en partance soit faite par un médecin de la marine affecté spécialement à ce service sous le contrôle du chef du service de la marine dans ce port. La visite du *coffre* de médicaments à laquelle se réduit aujourd'hui cette inspection, est une garantie dérisoire. Il faudrait que cet *inspecteur de la salubrité des navires de commerce* eût un âge et un grade susceptibles de lui donner une autorité nécessaire pour l'utile accomplissement de ses fonctions.

(2) A. Foucaul, *La navigation transatlantique de nos jours dans ses rapports avec l'hyg. nav.* in *Arch. de méd. nav.*, 1867, t. VII, p. 180.

# CHAPITRE III

## Batteries et hôpital.

---

### ARTICLE I

#### BATTERIES ET LEURS DÉPENDANCES.

Revenons au navire de guerre et occupons-nous de l'hygiène de ses batteries.

A mesure que des parties inférieures du bâtiment on remonte vers le pont, on abandonne les régions du méphitisme et de l'obscurité pour entrer dans celles de l'aération et de la lumière, la poitrine se dilate et l'œil se réjouit.

De même que nous avons pu comparer l'entre-pont des bâtiments au rez-de-chaussée de nos maisons, de même aussi, nous pouvons comparer les différentes batteries aux étages qui se superposent les uns aux autres. Les anciens vaisseaux de premier rang en avaient trois ; les vaisseaux ordinaires deux ; les frégates et grandes corvettes une seule. L'unique batterie de ces navires ne pouvait, au point de vue de l'hygiène, représenter que la partie haute des vaisseaux, car elle se trouve dans les mêmes conditions d'air et de lumière que celle-ci, et, de plus, comme elle, elle présente sur l'arrière certains logements, et sur l'avant l'espace clos où les malades sont isolés du reste de l'équipage ; l'analogie est donc des plus complètes. L'aération latérale des batteries par des sabords assurait à la batterie basse, la moins favorisée (celle des anciens trois-ponts), une incontestable prééminence d'avantages hygiéniques sur l'entre-pont le mieux disposé. Mais ces avantages se trouvent surtout réunis dans la batterie haute : l'air y afflue par des ouvertures larges, nombreuses et directes ; le soleil y fait pénétrer des rayons dont nul compartiment intermédiaire n'affaiblit ni l'éclat, ni la chaleur ; le nettoyage à grande eau y est praticable (sous la condition de n'y recourir qu'avec une certaine réserve), parce que l'asséchage y est prompt et facile ; tout ce qui peut, en un mot, assainir une habitation se trouve réuni dans cette partie du bâtiment.

Aussi l'hygiène navale ne saurait assurément voir d'un mauvais œil la transformation qui s'opère sous nos yeux et qui réduit les grands navires de guerre à une seule batterie : le vaisseau disparaît et est remplacé par la frégate. L'amélioration qui en résulte peut être mesurée par la distance qui séparait l'hygiène des trois-ponts de celle des frégates à voiles. La batterie ou les deux batteries inférieures n'étaient, en

effet, comme aération et comme lumière, que des faux-ponts à peine
plus avantagés que le faux-pont réel.

Mais, si je compare la batterie haute des anciens vaisseaux ou l'unique
batterie des frégates à voiles à celle des cuirassés actuels, j'y trouve la
constatation de cette loi invariable en hygiène navale : que tout avantage
se paye. M. Bourel-Roncière a fait justement ressortir que la batterie
des cuirassés, plus haute que celle des anciens vaisseaux (1) est, en
somme, moins bien partagée sous le rapport de la libre aération de
bout en bout. Sur les cuirassés, la batterie est coupée en cinq parties
par la cloison transversale de l'hôpital, les deux parois transversales du
réduit et les logements de l'arrière. Comme le dit très-bien M. Bourel-
Roncière, il n'y a plus de batterie, dans le sens propre du mot, mais
bien des compartiments ayant leurs dimensions, leur aération, leur
éclairage propres. Nul doute que cette disposition ne soit bien moins favorable que celle des anciennes batteries de bout en bout, et ne soit
une raison de plus à ajouter à celles qui démontrent l'absolue nécessité
d'une ventilation méthodique.

Les dépendances de la batterie sur les navires sont, en allant de
l'arrière à l'avant : 1° les chambres des capitaines et certaines chambres
d'officiers; 2° le réduit; 3° le poste avant de l'équipage; 4° les cuisines.

Des logements particuliers, nous n'avons rien à dire, si ce n'est de
faire ressortir la supériorité, pour la salubrité et le bien-être, des logements de batterie sur les logements de faux-pont, mais il est malheureusement impossible de renoncer à ceux-ci vu l'insuffisance de la batterie à fournir toutes les chambres nécessaires. Les considérations dans
lesquelles nous sommes entré relativement aux chambres de faux-
pont sont d'ailleurs applicables à celles de l'étage supérieur.

Le *réduit* (2) et la batterie-avant constituent des compartiments qui,
sur les grands cuirassés, sont habités la nuit par environ le tiers de l'é-
quipage. Le logement-avant, qui s'étend entre le réduit et l'hôpital, est
considéré comme offrant les meilleurs postes de couchage. Le réduit
très-encombré, complétement en fer, aéré par deux panneaux étroits
s'ouvrant sous la passerelle et par les quatre portes de communication
avec la batterie-avant et avec la salle d'armes, offre des conditions médiocres de température et d'aération. Quant au poste-avant de l'équipage, il constitue, au dire des médecins de la marine qui ont écrit sur
l'hygiène des divers types de cuirassés, un logement excellent par son
étendue, son aération et la lumière abondante qu'il reçoit; son seul inconvénient est le voisinage de l'hôpital, mais cet inconvénient n'est réel
qu'en temps d'épidémie, et à ce moment on peut adopter, soit pour

(1) Elle atteint sous bordé 2$^m$,55 sur le type *Océan* et 2$^m$,95 sur quelques cuirassés
de deuxième rang.

(2) Le *réduit* appartenant exclusivement aux cuirassés je me réserve de décrire ce
compartiment en m'occupant de la topographie spéciale de ce type.



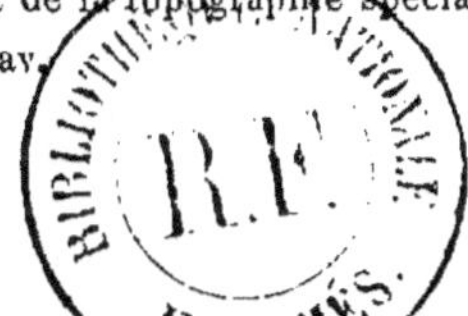

l'emplacement de l'hôpital, soit pour la répartition des postes de couchage, des mesures provisoires qui les atténuent ou les font disparaître.

Je rattacherai à l'étude topographique de la batterie deux sujets qui n'y sont pas liés d'une façon invariable, mais qui ont avec elle cependant des afférences plus étroites qu'avec toute autre partie du navire : je veux parler de la question des cuisines et de celle du four. Leur importance en hygiène est relative sans doute, mais l'une et l'autre offrent cependant au médecin un intérêt véritable.

### § 1. — *Cuisines.*

La découverte de la distillation de l'eau de mer a complétement changé, pour un temps, l'installation des cuisines sur les navires. Lind avait le premier conçu l'idée de réunir dans un même appareil l'alambic distillatoire et les chaudières à cuire les aliments de l'équipage ; mais cette idée n'a été réalisée pratiquement que par les ingénieuses machines de MM. Peyre et Rocher. Cette réunion des cuisines et des appareils distillatoires a constitué un progrès dont bénéficient encore un grand nombre de bâtiments de commerce à voiles ; mais cette installation, si économique qu'elle soit, présente cependant plusieurs inconvénients, au nombre desquels nous citerons : 1° l'impossibilité absolue de fournir aux matelots d'autres aliments que des aliments bouillis ; 2° le chômage forcé de la cuisine quand l'alambic distillatoire doit être démonté pour l'étamage périodique, pour remédier à l'imperfection des joints, pour réparer une fuite accidentelle. Sans doute à la machine distillatoire sont adaptés des fours à viandes, mais leur capacité ne permet de les mettre à profit que pour les diverses tables du navire, et ils ne servent en rien aux matelots.

La cuisine des différentes tables se prépare dans des *fourneaux à roulis* qui obligent à consommer en pleine batterie un charbon de bois dont les émanations ne sont pas sans danger, ou dans un appareil spécial introduit depuis vingt ans environ dans la marine, la cuisine Oyos, et qui offre le double avantage d'être d'une extrême commodité, et de s'alimenter par le charbon de terre. Les fourneaux à roulis devraient être décidément abandonnés.

La position des cuisines a singulièrement varié ; on peut affirmer qu'il n'y a pas un endroit du navire où elles n'aient successivement figuré. Jadis les cuisines étaient dans la cale. Le vaisseau *la Couronne*, armé en 1638, avait à fond de cale, au dire de M. Jal, trois cuisines : une pour le capitaine du vaisseau, une pour le capitaine d'infanterie, la troisième pour l'équipage. On comprend les inconvénients, si ce n'est les dangers de cette disposition. Les derniers ont été atténués, il est vrai, par la présence dans le fond du navire des feux de la machine, et je me demandais à ce propos, en 1857, si on ne songera pas un jour à rapprocher les cuisines de la machine, qui a déjà comme annexes les appareils distillatoires.

La position des cuisines dans le faux-pont était une source d'incommodités et, on peut le dire, d'insalubrité. Les cuisines des faux-ponts font payer cher l'air qu'elles attirent par l'odeur, la fumée et l'humidité qu'elles répandent ; l'office de ventilation qu'on leur attribue est, en tout cas, bien peu méthodique. Le faux-pont des navires à batterie barbette est sans doute dans de meilleures conditions que celui des navires à batterie pour recevoir la cuisine ; mais encore cet emplacement ne saurait-il être considéré comme irréprochable.

Restent donc le pont et la batterie haute. Levicaire avait, dès 1827, demandé que, sur les petits navires, la cuisine fût placée sur le pont; telle était sa position sur le brick *l'Abeille*, sur lequel nous fîmes sur les côtes ouest d'Afrique, de 1845 à 1848, une campagne de trois ans. M. Girard nous apprend dans sa thèse qu'à bord du *d'Assas*, employé à la station des mers du Sud, le four et la cuisine furent placés sur le pont jusqu'au moment du retour en France où on les reporta dans la batterie (1). On se trouva très-bien de cette installation qu'il serait utile d'appliquer à tous les petits navires.

Les corvettes cuirassées *l'Alma*, *le Montcalm*, *la Reine-Blanche*, etc., avaient leur cuisine sur le pont, et cette installation fut reconnue aussi salubre que dénuée des inconvénients théoriques qu'on lui avait attribués. M. Bourel-Roncière estime qu'il faut réunir sur le pont toutes les cuisines particulières qui, sur les cuirassés de deuxième rang, sont placées dans l'avant-carré, adossées à la paroi arrière du réduit (2), mais il croit que la cuisine de l'équipage peut sans inconvénient être conservée dans l'espace qu'elle occupe sur les grands cuirassés, c'est-à-dire à proximité du logement-avant de l'équipage dans la batterie, entre l'hôpital et la paroi avant du réduit, l'arrimage du grand panneau dissipant les émanations et les odeurs qui s'en dégagent.

Je crois que cette question ne peut être jugée d'une manière absolue et sans tenir compte de la campagne du navire. Dans les pays tempérés ou froids, les cuisines peuvent sans doute, sur les cuirassés, être dans la batterie-avant; mais, dans les pays chauds, il faut la mettre sur le pont, dût-on borner cette disposition à la durée du séjour dans les latitudes

(1) Girard, *Relation médicale de la campagne de la frégate à vapeur le d'Assas. Thèse de Montpellier*, mars 1868.

(2) « Les cuisiniers, dit-il, se plaignent fréquemment des fatigues ajoutées à leur service par le choix de cet emplacement, et les chirurgiens-majors ont toujours signalé ce voisinage comme incommode au premier chef. Si l'aspiration que leur tirage détermine, peut jusqu'à un certain point contribuer à l'asséchement de l'avant-carré elles font payer cher cet avantage assez douteux, par les odeurs et la fumée dont elles le remplissent. L'hôpital lui-même, placé tout à côté (dans quelques corvettes cuirassées) n'en retire que fort peu de bénéfices pendant l'hiver et un surcroît de température pendant l'été. » Bourel-Roncière, *Mém.. cit.*, (*Arch. de méd. nav.*, février 1875, p. 100.)

chaudes et replacer pour le retour les cuisines dans la batterie. C'est là qu'est leur place, la meilleure sans contredit, et il faut faire à cet intérêt d'hygiène tous les sacrifices qui ne sont pas absolument impossibles (1).

Je n'entre dans aucune considération sur le fonctionnement des cuisines et sur les soins qu'elles réclament ; ces détails seront mieux à leur place, quand je m'occuperai de la préparation des aliments de l'équipage et de ceux des malades.

### § 2. — *Four.*

Puisque nous en sommes sur ce sujet, disons quelques mots de l'emplacement du four à bord des navires. Sur les bâtiments à batterie barbette, il est placé, bien entendu, dans le faux-pont, dans un point rapproché des cuisines, et puisque à la mer il n'y a pas moyen de le mettre ailleurs, il serait superflu de discuter la convenance hygiénique de sa position. Les bâtiments de commerce ont souvent leur four sur le pont, disposition commode et salubre que l'on retrouve encore sur le plus grand nombre des vapeurs à aubes, ce type architectural transitoire qui doit avant peu d'années disparaître. Sur les vaisseaux et les frégates, le four était placé dans le faux-pont-avant. Des avis diamétralement opposés ont été émis sur les avantages ou les inconvénients de cette position : les uns ont considéré le tirage purificateur du four comme de nature à renouveler d'une manière opportune l'air croupi des faux-ponts, et à le rendre moins humide ; d'autres, ne se préoccupant que de la chaleur qu'il rayonne autour de lui, auraient voulu le voir reporter dans l'une des batteries. Levicaire a défendu la première opinion. Delivet s'est constitué le partisan de la seconde (2) : suivant lui, le four est une source d'incommodités pour les hommes qui couchent dans son voisinage, d'abord, parce que leur repos est troublé de bonne heure, puis parce que la chaleur et la fumée du bois humide font autour d'eux une atmosphère suffocante. Il est d'avis que le four devrait, à l'exemple de ce qui se fait chez les Anglais, être placé dans la deuxième batterie, sur l'avant de la cuisine. Si l'on ne peut dire, avec cet auteur, que les avantages alimentaires du four sont bien compensés par les inconvénients qu'il lui reproche, il est positif que, sur les petits bâtiments et sur les vaisseaux mixtes, qui ont leur four dans le fer-à-cheval qu'interceptent les logements des maîtres, la température de cette atmosphère confinée en éprouve un accroissement important ; mais il n'est pas moins positif aussi qu'il assèche et purifie l'air. Qu'on donne aux faux-ponts la ventilation que nous ne cesserons de

_______

(1) Je dois dire que M. Bourel-Roncière considère les cuirassés du type *Océan* comme ne pouvant, faute d'espace, recevoir la cuisine de l'équipage sur le pont. Les types nouveaux seront-ils dans le même cas ?

(2) Delivet, *Principes d'hygiène navale.* Gênes, 1808, p. 386.

demander pour eux, et nous serons alors tout à fait d'avis de placer le four dans une des batteries ; jusque-là nous ne voyons aucun avantage à modifier son emplacement le plus habituel. Sur certains navires cuirassés le four est logé dans le réduit qui est déjà bien encombré. Cette position laisse à désirer ; mais où le placer ?

## ARTICLE II

### HÔPITAL ET POSTE DES BLESSÉS.

#### § 1. — *Hôpital et dépendances.*

I. *Historique.* — A une époque où la rudesse impitoyable des mœurs ne voyait dans les hommes malades que des êtres inutiles, où le *væ ægrotantibus* semblait aussi naturel que le *væ victis* du droit antique, on ne se préoccupait du logement à donner aux malades à bord des navires que pour les isoler du reste de l'équipage et prévenir les dangers d'une transmission contagieuse. Ce n'était pas de la pitié, c'était de l'ordre (1).

L'avant du navire paraît avoir été de tout temps le lieu affecté au logement des malades. M. Jal, citant Jean Matheille, de Bergerac, nous apprend que, sur les galères françaises, à la fin du XVIIe siècle, la chambre de proue servait à loger les cordages et le coffre du chirurgien, et que, pendant le voyage, on y plaçait les malades et les blessés. De même aussi, sur les galères du moyen âge, l'hôpital désigné habituellement sous le nom de *tollar* (de *tolerare*, souffrir, suivant M. Jal) (?) était placé sur l'avant.

Lorsque l'architecture nautique se perfectionna, lorsque les bâtiments qu'elle construisit prirent des proportions considérables et furent divisés intérieurement à peu près comme ils le sont aujourd'hui, il sembla que l'état de maladie d'une partie de l'équipage ne dût point entrer dans les prévisions de la vie maritime, et nul emplacement ne fut encore destiné à servir d'hôpital ; seulement, la tradition de placer les malades sur l'avant du faux-pont, dans un endroit ouvert ou cloisonné, se conserva et tint lieu de règlement (1). L'article 1068 de l'ordonnance du 25 mars 1765, sans sauvegarder complétement le bienêtre des malades, se montrait plus miséricordieux à leur égard et il

---

(1) Les avisos et même les corvettes à vapeur du type : *Primauguet, Phlègeton, Laplace,* n'ont pas d'hôpital. M. Cheval, médecin-major du *Primauguet,* en station dans les mers de Chine, a insisté sur l'impossibilité de soigner les malades dans le poste ménagé dans le faux-pont avant, et qui n'était séparé que par une toile du reste de l'équipage (Cheval, *Relat. médic. d'une campagne au Japon, en Chine et en Corée. Thèse de Montpellier,* 1868). Sur le *Latouche-Tréville,* M. A. Pujo avait obtenu que les malades de ce navire, quand on était à la voile, fussent placés dans la chambre de la machine. Cette ressource, qui lui a été très-précieuse, peut, en effet, dans ces conditions, rendre des services réels. Le type *Infernet* est dans le même cas : le *Sané* et le *Seignelay* que j'ai visités récemment à Toulon n'ont pas non plus d'hôpital. On ne peut que signaler les inconvénients de cette disposition véritablement rétrograde.

prescrivait de les séparer, autant que possible, du reste de l'équipage, de les tenir dans une grande propreté, de fournir à chacun d'eux un cadre ou un hamac, et enfin de les veiller et de les secourir constamment dans leurs besoins. A partir de cette époque jusqu'en 1810, le faux-pont-avant demeura le poste habituel des malades. Ce n'est pas que, pendant cette période, les récriminations contre cet emplacement n'aient été vives et multipliées; mais la routine, la crainte de gêner la manœuvre du navire et l'absence d'un projet réalisable perpétuèrent un état de choses cependant fort regrettable.

Nous jouissons actuellement, nous autres médecins de la marine de cette génération, des résultats qu'ont obtenus le zèle persévérant et les efforts assidus de nos devanciers, et nous ne pouvons, si ce n'est dans les temps d'épidémie, nous faire une idée des conditions déplorables au milieu desquelles ils exerçaient leur ministère à bord des navires. Dans un travail manuscrit que nous avons eu sous les yeux, et qui est relatif à une épidémie survenue à bord du vaisseau du roi *l'Expériment*, un chirurgien distingué du port de Brest, M. Maugé, a décrit avec une lugubre et naïve énergie les misères de l'encombrement d'un faux-pont par les malades. « Nos malades, rangés dans l'entre-pont, d'où l'on avait fait déloger l'équipage, n'avaient qu'une mauvaise natte de jonc qui leur tenait lieu de matelas. Qu'on se les figure entassés au nombre de deux cents au moins, sous les chaleurs brûlantes de la ligne équinoxiale, dans un espace dix fois moindre que celui de l'hôpital le plus encombré. Dans les visites, tant de jour que de nuit, que je faisais à ces malheureux, j'étais obligé de me glisser entre les cadres, presque à plat ventre, et à chaque instant les souillures, soit des vomissements, soit des déjections involontaires, venaient m'atteindre; il me fallait respirer l'haleine infecte et corrompue de la bouche des malades ou les miasmes qui s'exhalaient de la surface de leur corps, et chercher à les reconnaître dans l'obscurité la plus profonde à l'aide d'une lampe sépulcrale qui défigurait plutôt les traits des malades qu'elle n'en montrait les véritables caractères (1). »

Quand on rapproche ces misères, que l'exercice de la profession médicale dans d'autres conditions n'a jamais rencontrées au même degré, des dégoûts dont des règlements injustes abreuvaient alors ces hommes voués à l'accomplissement de ce rude ministère, on se sent pris d'admiration pour ces stoïques et mâles natures que nulle iniquité ne faisait dévier de leur devoir.

II. *Situation*. — En 1810, Sper (de Granville), alors chirurgien de première classe de la marine, a publié une thèse (2), qui marquera dans l'histoire de l'hygiène navale, non pas qu'elle se fasse remarquer

(1) Rapports de la collection de Brest.
(2) Sper, *Essai sur le service de santé nautique*, *Thèse de Paris*, 1810, n. 31.

précisément par le choix et la distribution des matériaux, mais parce qu'elle a proposé et fait accepter une installation d'hôpital bien supérieure à celle qui existait jusque-là. Nos recherches ne nous ont fait retrouver dans aucun écrit antérieur à la thèse de Sper, l'idée de transporter l'hôpital des vaisseaux et des frégates du faux-pont dans la batterie-avant.

Sper, après avoir fait ressortir tous les inconvénients d'un hôpital relégué dans le faux-pont (odeur désagréable, défaut d'isolement et d'aération, obscurité, difficulté du service par le fait de l'encombrement des coursives et de l'impossibilité de pénétrer la nuit jusqu'aux malades, etc.), expliquait ainsi son projet : « Il existe, à partir des cuisines jusqu'aux sabords de chasse, un espace de 9$^m$,50 de largeur et de 7 mètres de longueur (1), qui peut contenir vingt-cinq cadres et autant de hamacs ; qu'on le suppose hermétiquement fermé à l'aide de châssis volants semblables à ceux de la grande chambre ; qu'on y pratique du côté de babord une porte gardée par une sentinelle, et l'on aura l'endroit le plus propre à faire un hôpital. »

Il lui attribuait des avantages nombreux : 1° libre circulation de l'air ; 2° lumière suffisante ; 3° nettoyage facile ; 4° rejet aisé des matières excrémentitielles ; 5° possibilité de soustraire l'immersion des cadavres aux regards de l'équipage ; 6° service des aliments facilité par le voisinage des cuisines ; 7° isolement efficace des malades, etc.

Il combattait ensuite, très-victorieusement, à notre sens, les reproches suivants adressés au système qu'il proposait :

Neutralisation de deux pièces de canon ; danger de laisser de la lumière dans l'hôpital pendant la nuit ; incommodité de la fumée des cuisines ; odeur et malpropreté de la poulaine ; dangers du froid, de l'humidité et des coups de mer ; perte du coup d'œil de la batterie. A la dernière de ces objections Sper fait cette sévère mais juste réponse : « Quoi ! mettre en parallèle le coup d'œil d'une batterie avec la santé et même l'existence des hommes !... L'officier qui me fit cette objection me donna à l'instant la mesure de l'intérêt qu'il était susceptible de prendre à un équipage (2). »

Les idées de Sper ont été reprises et développées avec talent, en 1822, par un autre médecin de la marine, Le Helloco, qui a donné plus de force à quelques arguments présentés par son devancier, en a fourni d'autres très-plausibles, et a beaucoup contribué à faire adopter le projet d'installation de l'hôpital dans la batterie. Cette thèse dans laquelle la matière est épuisée à fond, mérite, à tous les titres, d'être lue attentivement (3).

<hr>

(1) Sper prenait pour type de description le vaisseau de 74.

(2) Sper, *op. cit.*, p. 22.

(3) J.-M. Le Helloco, *Considérations générales sur quelques points d'hygiène et de médecine navales, Thèses de Montpellier,* 1822, n° 47.

Aujourd'hui la partie est définitivement gagnée, et les réclamations unanimes des médecins de la marine ont prévalu contre l'insalubre habitude que l'on avait prise d'entasser les malades dans le faux-pont (1), comme si l'on avait eu plus à cœur de les cacher aux regards que de les mettre dans des conditions où ils puissent se rétablir. Tous les bâtiments à batterie ont donc un hôpital qui, placé sur l'avant de celle-ci, est en réalité aussi convenable et aussi commode que peut l'être l'hô·pital d'un navire (*sick·bay* des Anglais). Les petits bâtiments en sont dépourvus, mais le règlement assigne comme poste aux malades la partie de l'entre-pont qui avoisine le grand panneau, et cette prévoyance fait disparaître une partie des inconvénients qui résultent de l'absence d'un poste spécial ; d'ailleurs l'humanité des capitaines sait, toutes les fois que la nature de leur bâtiment le leur permet, suppléer au manque d'hôpital par des installations particulières : c'est ainsi que le commandant de la corvette à vapeur l'*Archimède*, en station dans l'Indo-Chine, après que les premiers mois de campagne eurent démontré les fâcheux inconvénients de la séquestration des malades dans l'avant faux-pont, assigna aux plus gravement atteints une chambre de deux lits placée dans l'avant-carré, en face de la pharmacie. M. Leroy de Méricourt se loue beaucoup des services que cette disposition lui a rendus, et il émettait dans sa thèse le vœu de voir tous les bâtiments à vapeur sans batterie créer cette ressource à leurs malades (2). De même aussi, à bord de la corvette à vapeur *le Caïman*, une cabine placée sur le pont, entre le grand mât et le tuyau, pouvait contenir quatre lits et servait d'abri aux hommes les plus malades, etc. Malheureusement les petits bâtiments à voiles n'ont pas de ressources de cette nature, et c'est au plus si un simple entourage de toile peut simuler un poste de malades et opérer une sorte d'isolement fictif. Les intérêts de l'hygiène ne sauraient, bien entendu, prévaloir contre l'impossible, et l'on ne peut que regretter cet état de choses.

L'article 84 de l'ordonnance du 12 février 1825, qui a assigné invariablement, pour emplacement à l'hôpital, la partie avant de la batterie sous le gaillard, a été accueillie avec une vive joie par les médecins de la marine, auxquels il a donné, en temps ordinaire, le moyen de traiter plus convenablement leurs malades. A tous les titres, cet en-

---

(1) Un certain nombre de bâtiments américains ont conservé leur hôpital dans le faux-pont et il y occupe l'emplacement réservé aujourd'hui chez nous au *poste des blessés*, c'est-à-dire le deuxième faux-pont au-dessus de la cale au vin de l'avant. Malgré les éloges donnés par les officiers de cette marine à cette disposition qui, en cas de branle-bas rapide, trouve les malades là où ils doivent être pendant l'action et dispense de l'obligation d'une évacuation précipitée d'un hôpital de batterie, j'estime avec M. M. Nielly que c'est sacrifier des avantages permanents à une simplification dont l'utilité est éventuelle et peut même ne se montrer jamais et qu'un hôpital pareil doit être fort insalubre et fort incommode.

(2) Leroy de Méricourt, *Thèse citée*, p. 22.

droit vaut infiniment mieux que le faux-pont, et nous concevons difficilement que Laurencin ait cru devoir proposer, en 1830, de reporter l'hôpital dans l'entre-pont, à bord des navires à une seule batterie, se fondant sur les inconvénients qui résultent pour les malades du passage et du maniement des câbles, et du voisinage de la fumée des cuisines. Dans ce projet, le poste des malades placé sur l'avant du grand panneau, éclairé par la batterie et ventilé au moyen de manches à vent, aurait contenu une douzaine de lits environ ; en temps d'épidémie, l'hôpital aurait été reporté dans la batterie (1). Nous avons trop insisté sur les avantages du système Sper pour que nous nous croyions obligé de faire ressortir les inconvénients de celui-ci, qui ne semble pas d'ailleurs avoir rencontré beaucoup de partisans.

Au reste, depuis 1825, cette question si intéressante a été laborieusement agitée, et des projets nombreux d'installation nouvelle des hôpitaux de navires ont vu le jour.

Ils se rangent tous sous deux catégories distinctes : les uns partent d'une préoccupation exclusivement nautique, les autres d'une préoccupation exclusivement hygiénique ; les uns et les autres étaient par cela même irréalisables. Un hôpital, en quelque endroit qu'on le place, sera toujours une gêne véritable pour la manœuvre ou la défense d'un navire ; il faut bien que l'art nautique en prenne son parti, mais il faut aussi que l'hygiène ne fasse pas preuve d'intolérance et qu'elle ne demande pas à la navigation des sacrifices que celle-ci ne peut lui faire.

Reprenant une idée attribuée par Le Helloco (2) à l'amiral Bergeret, j'avais, dans la première édition de cet ouvrage, proposé d'affecter l'arrière du grand panneau au service des malades à bord des grandes frégates et des vaisseaux : « Cet hôpital, disais-je, placé au centre du navire, aurait trois de ses parois vitrées pour recevoir la lumière : sur l'avant, du grand panneau ; latéralement, des sabords, et une claire-voie spéciale ouverte sur le pont suffirait pour lui fournir de l'air. Les bâtiments à batterie couverte, non armés en guerre, pouvant sacrifier sans inconvénient un sabord de l'arrière de chaque côté, auraient pour hôpital deux cabines assez spacieuses pour contenir chacune trois ou quatre lits. Les inconvénients réels que l'hôpital de la batterie-avant présente au milieu de ses avantages seraient heureusement éludés par ce système : les malades seraient plus isolés de l'équipage ; ils auraient moins de bruit, moins d'humidité, des secousses moins fortes, et ils se trouveraient affranchis de la gêne que leur causent le maniement des chaînes et la fermeture forcée des sabords de l'avant toutes les fois que la mer est un peu forte. N'y aurait-il pas d'ailleurs quelque chose de

______

(1) Laurencin, *Rapport sur la campagne de* la Vénus *à Alger,* 1830 (Collection de Brest).

(2) Le Helloco, *Rapport sur la campagne du vaisseau* le Duquesne (Collection de Brest).

consolant pour les malades à se voir rapprochés des logements les plus favorisés du navire, et à sentir de plus près la sympathique sollicitude du capitaine et des officiers pour leurs misères? » Ce projet a été réalisé sur quelques cuirassés de deuxième classe.

Dans l'ancienne marine à voiles, on avait proposé aussi de placer l'hôpital dans la dernière batterie des vaisseaux, la sainte-Barbe des frégates et grandes corvettes, dans l'endroit occupé par le parc à bestiaux dans la batterie haute.

Sur les navires cuirassés, l'hôpital a occupé et occupe encore des emplacements assez variés. Sur les premiers types de cuirassés, l'hôpital était sur le pont; sur les types actuels, *Océan*, *Richelieu*, il occupe l'avant de la batterie. « L'hôpital, dit M. Bourel-Roncière, était possible sur le pont large et dégagé des anciennes frégates blindées, et les médecins de la marine avaient applaudi à cette innovation imaginée sur la *Gloire*, et conservée sur la plupart des types dérivés de ce premier modèle ; mais dans le cas présent, la forme pointue de l'avant, la forte rentrée des œuvres mortes à cette extrémité, l'étroitesse consécutive du gaillard, l'encombrement du pont, qui en est la conséquence, et l'exiguité de l'espace disponible, entraînaient nécessairement l'abandon de cet emplacement. Revenu dans la batterie haute, l'hôpital est réellement à sa place, et nul autre point de l'avant ne s'accorderait mieux à cette destination (1). »

Les premiers grands cuirassés avaient donc leur hôpital sur l'avant-pont. La *Gloire*, le *Solferino* (2) et la *Provence* étaient dans ce cas (seule la *Couronne* avait son hôpital dans la batterie). Cette condition était rendue possible sur ces bâtiments par la suppression du beaupré. M. Quémar attribue aux hôpitaux de pont l'avantage d'être vastes, aérés, élevés au-dessus de la mer, éloignés du bruit (?), facilement accessibles, principalement pour les blessures qui se contractent presque toutes sur le pont. « La marine française, dit-il, est la première qui ait placé les hôpitaux sur le pont, c'est en même temps une innovation et une bonne action (3). » Cette amélioration justement louée par M. Quémar n'a été que temporaire; les formes élancées de l'avant des nouveaux types : *Océan*, *Richelieu*, *Colbert*, ne permettent pas, je l'ai dit, de conserver l'hôpital sur le pont, et il a été reporté dans la batterie haute, à l'avant où, comme le dit M. Bourel-Roncière, il est véritablement à sa place (4). Sur les corvettes cuirassées cependant l'hôpital peut être placé avec avantage sous la *tengue*, c'est-à-dire sur l'avant du pont. C'est

---

(1) Bourel-Roncière, *Arch. de méd. nav.*, avril 1875, p. 263.

(2) C. Quémar, *Étude sur les conditions hyg. des bâtiments cuirassés* (*Arch. de méd. nav.*, 1866, t. V, p. 449).

(3) *Le Solférino* est, comme l'était *le Magenta*, un *vaisseau* blindé à deux batteries ; les autres grands cuirassés ne sont, par le fait, que des frégates.

(4) Bourel-Roncière, *Arch. de méd. nav.*, juin 1875, p. 263, t. V, p. 462.

le cas de l'hôpital de la *Thétis* (1). M. Bourel-Roncière qui a longuement comparé les avantages qu'offrent pour les corvettes les hôpitaux de batteries et ceux de tengue, donne la supériorité à ces derniers, tout en reconnaissant que si les malades ont un air plus pur, plus abondant, s'ils y trouvent plus de lumière, ils sont moins isolés du bruit, ressentent davantage les mouvements du navire, sont moins abrités l'hiver contre le froid extérieur, et sont privés par l'exiguité de l'espace des avantages d'une bouteille d'hôpital et d'une salle de bains. Mais l'hygiène ne peut espérer d'éluder tout inconvénient, en quelque endroit qu'elle établisse l'hôpital, et elle doit profiter des avantages de cette situation sur le pont, sans plus songer aux quelques incommodités qui y sont attachées. L'idéal (et il a été réalisé temporairement, au moins sur quelques navires) serait d'avoir un hôpital à deux étages, disposant à la fois de la batterie avant et de la tengue, et d'un hôpital latéral avec bouteille, dans l'avant-carré; la tengue serait destinée au service ordinaire, et l'hôpital d'avant-carré, installé comme celui de la *Jeanne d'Arc* ou de l'*Armide*, recevrait les malades alités (2).

Pour notre compte, rapprochant ces hôpitaux aériens de l'avant-pont de ces hôpitaux sous-tentes, dont la guerre de la sécession a démontré la salubrité, et qui ont été imités depuis avec succès dans les dépendances des hôpitaux ordinaires, nous n'hésitons pas à conseiller aux capitaines de donner à cette partie du navire cette destination, toutes les fois que ce sera possible (3). En temps d'épidémie, pas d'hé-

---

(1) M. Bourel-Roncière décrit avec le soin scrupuleux qui distingue son travail les éléments de la topographie de cet hôpital de la *Thétis:* forme triangulaire; cube brut de $57^{m3},856$ réduit par l'ameublement à $47^{m3},983$; 4 lits, disposant chacun d'un cube spécifique de $12^{m3}$; un carré d'aération absolu de $4^{2},716$ et un carré spécifique de $1^{2},179$; une superficie de $18^{2},88$ (Bourel-Roncière, *loc. cit.*, p. 273). D'un autre côté, M. Deschiens a parlé, avec un enthousiasme qui se conçoit, des magnifiques conditions dans lesquelles se trouve l'hôpital du type *Gauloise:* un cubage brut de $181^{m3},12$ réduit par l'encombrement matériel à $167^{m3},81$, c'est-à-dire pour la population moyenne habituelle de cette partie du navire un cube spécifique de $16^{m3},78$; un carré absolu d'éclairage de $4^{m2},02$, donnant à chaque homme un carré d'éclairage de $0^{m},4$; l'absence d'humidité, la facilité du transport pour les blessés, etc., sont des avantages précieux. Ce n'est pas que tout soit irréprochable; c'est ainsi que M. Deschiens signale le voisinage incommode des poulaines, la manœuvre de la pièce de l'avant, le bruit, etc., mais où est la perfection? (Deschiens, La frégate cuirassée *la Gauloise. Étude d'hyg. navale*, Arch. de méd. nav., 1870, t. XIII, p. 346.)

(2) M. Bourel-Roncière faisant ressortir l'insuffisance des cinq lits de son hôpital de batterie à bord de l'*Océan* signale les services que lui a rendus la tengue transformée en hôpital, et devenue une annexe de l'hôpital de batterie. M. Bourel-Roncière exprime le regret que cette annexe ait été détournée depuis de sa destination (*loc. cit.*, p. 264).

(3) M. Le Roy de Méricourt a salué, comme nous, cette apparition de l'hôpital sur le pont des navires comme un progrès considérable (Le Roy de Méricourt, *Rapport sur les progrès de l'hyg. nav.* Paris, 1867, p. 23). Je reconnais que sa réalisation n'est possible que sur un petit nombre de navires, mais il mesure, au point de vue humanitaire, le chemin glorieux que nous avons fait depuis l'époque où le malade, considéré comme un impédiment et comme une gêne, était logé n'importe où et dissimulé plutôt qu'abrité. Si Tourville passait aujourd'hui l'inspection d'une escadre de cuirassés, que dirait-il d'un pareil changement!

sitation, il faut éviter de renfermer le loup *dans la bergerie*, et une bonne partie du pont doit être transformée en hôpital sous-tentes. Je reviendrai sur cette considération quand je m'occuperai des mesures à adopter en temps d'épidémies.

III. *Dimensions.* — Les dimensions assignées au poste des malades sont généralement suffisantes en temps ordinaire, et faire entrer dans les prévisions les exigences d'une épidémie était véritablement impossible. Ces dimensions sont variables suivant le rang des navires et suivant les navires eux-mêmes, mais ces différences de cubage ne suivent pas les variations de l'effectif embarqué; de sorte que certains bâtiments sans passagers sont, sous ce rapport, plus favorisés que d'autres.

Le cubage de l'hôpital d'un navire doit s'entendre de deux façons : cubage absolu, cubage spécifique. Le cubage absolu lui-même tient ou ne tient pas compte de l'encombrement matériel qui le restreint d'autant. Dans la première édition de ce livre, je donnais les dimensions cubiques des hôpitaux des anciens types de navires à voiles ou à vapeur; M. Bourel-Roncière y a ajouté les données relatives aux cuirassés, et je puis, grâce à lui, compléter ces indications et les mettre au courant de l'état actuel de l'architecture nautique. J'indique dans le tableau suivant le cube absolu (fictif) des divers hôpitaux de bâtiments, et leur cube spécifique ou par lit.

| TYPES. | EFFECTIF. | CUBE ABSOLU ET BRUT. | CUBE SPÉCIFIQUE *. | NOMBRE DE LITS. |
|---|---|---|---|---|
| Vaisseau à trois ponts... | 1087 hom. | 179 $^{m3}$,740 | 17 $^{m3}$,974 | 10 |
| Vaisseau de 2ᵉ rang..... | 915 — | 175 ,400 | 21 ,922 | 8 |
| Vaisseau de 3ᵉ rang..... | 810 — | 100 ,124 | 12 ,241 | 8 |
| Frégate de 1ᵉʳ rang...... | 513 — | 90 ,830 | 15 ,138 | 6 |
| Frégate de 2ᵉ rang...... | 440 — | 102 ,563 | 13 ,760 | 6 |
| Frégate de 3ᵉ rang...... | 326 — | 73 ,35 | 18 ,438 | 4 |
| Corvette de 1ᵉʳ rang..... | » | 48 ,200 | 12 ,050 | 4 |
| Corvette de 2ᵉ rang..... | » | 69 ,624 | » | » |
| Type *Napoléon*.......... | » | 160 ,00 | » | » |
| Type *Duquesne*.......... | » | 170 ,00 | » | » |
| Type *Darien*............ | » | 57 ,00 | » | » |
| Cuirassés anciens....... (Moyenne.) | 612 — | 143 ,966 | 12 ,689 | 9 |
| Cuirassés de 1ᵉʳ rang.... (Océan, *Marengo*.) | | 79 ,604 | 10 ,041 | 6 |
| Types (*Richelieu*........ *Friedland*.) | 750 — | 113 ,250 | 10 ,273 | 12 |
| Cuirassés de 2ᵉ rang..... (Types *Thétis*, *Alma*.) | 340 — | 66 ,776 | 11 ,363 | 4-6 |

La comparaison des différents types de navires, au point de vue de la

* Le mot *spécifique* exprime ici l'espace cubique dont dispose chaque lit.

grandeur absolue de leurs hôpitaux, les classerait donc ainsi : ancien trois-ponts ; — vaisseau de deuxième rang en bois ; — vaisseau mixte, du type *Duquesne;* — cuirassés anciens ; — cuirassés du type *Richelieu ;* — frégates en bois de deuxième rang ; — frégates en bois de premier rang ; — cuirassés actuels de premier rang ; — frégates en bois de troisième rang ; — corvettes de deuxième rang ; — cuirassés actuels de deuxième rang ; — frégates à vapeur à aubes ; — corvettes anciennes à batterie couverte.

La même comparaison faite, au point de vue de l'espace par lit, donne d'une manière générale l'avantage aux anciens types de navires en bois, à voiles ou à vapeur. Ainsi les cuirassés anciens ou nouveaux donnant en moyenne $7^{m3},6$ d'espace par lit, les anciens navires donnaient $15^{m3},31$. Mais, par contre, la proportion des lits d'hôpital, relativement à l'effectif, est plus considérable sur les cuirassés qu'elle ne l'était sur les anciens types.

IV. *Espace superficiel.* — M. Bourel-Roncière a calculé l'espace superficiel absolu et spécifique qu'offrent les hôpitaux des anciens types à voiles, et les a comparés sous ce rapport aux cuirassés. On peut opposer à ce point de vue les chiffres suivants :

| TYPES | SURFACE ABSOLUE | SURFACE SPÉCIFIQUE |
|---|---|---|
| Vaisseau en bois (en moyenne)............... | $84^{m2},43$ | $8^{m2},95$ |
| Frégates à voiles........................ | 84,  13 | 9  ,25 |
| Corvettes de 1er rang................... | 31,  35 | 7  ,83 |
| Cuirassés actuels de 1er rang............... | 33,  25 | 3  ,05 |
| Cuirassés nouveaux de 1er rang............ | 51,  37 | 4  ,28 |
| Cuirassés de 2e rang.................... | 26,  36 | 3  ,92 |

On voit que l'encombrement superficiel de l'hôpital était beaucoup moins considérable sur les navires de l'ancienne marine que sur les cuirassés; la différence entre les frégates à voiles et les cuirassés du premier rang du type *Richelieu* est de moitié. La gracilité des formes de l'avant sur ces navires explique cet exiguité.

V. *Forme.* — La forme des hôpitaux est subordonnée, dans une mesure étroite, à l'emplacement qu'ils affectent. Quand ils sont à l'avant de la batterie ou du pont, ils ont une forme triangulaire à sommet en avant ; ceux qui sont dans des parties larges du navire sont généralement carrés; enfin, les hôpitaux en abord, comme le sont ceux des cuirassés anglais, affectent une forme rectangulaire. La forme en triangle est la plus défectueuse, parce qu'elle laisse inutile une angle très-aigu; il est

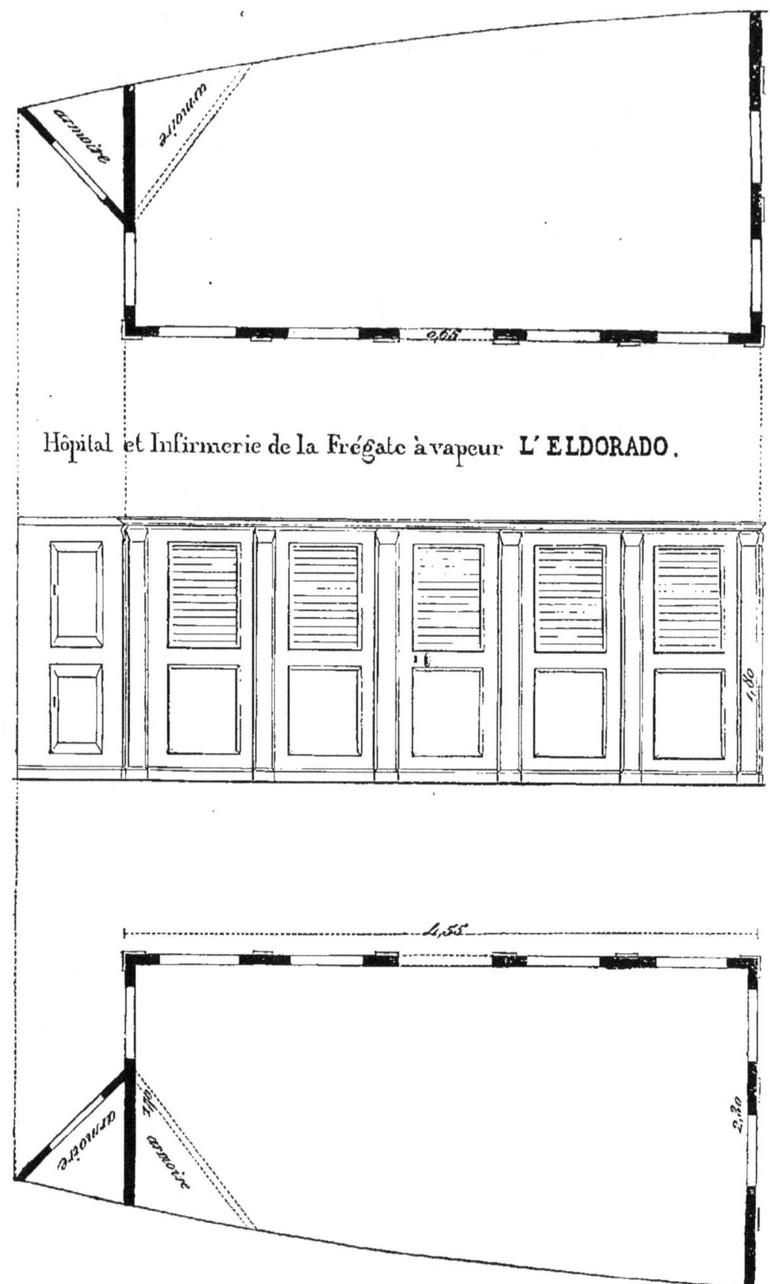



Fig. 11. — Hôpital et infirmerie de la frégate à vapeur l'*Eldorado*.

vrai qu'on peut l'utiliser pour l'établissement de bouteilles. Je vois aux
hôpitaux placés en abord l'avantage d'une forme plus régulière, et le
reproche qu'on peut adresser aux hôpitaux de bout de batterie d'intercepter l'aération de cette partie du navire disparaît par cela même.

A bord de certains navires armés en transport et de quelques steamers
on pourrait adopter une disposition qui nous a rendu à bord de l'*Eldorado* de réels services. Voilà comment était installé l'hôpital de ce bâtiment. La cloison transversale avait été enlevée et avait servi à construire, en abord, deux cabines de $4^m,55$ de longueur, éclairées par un
sabord et contenant chacune trois lits. Les convalescents et les malades
légèrement atteints avaient leurs hamacs pendus sur l'avant et dans
l'intervalle de ces deux chambres, et les courants d'air fournis par les
deux sabords de l'extrême avant et par les écubiers balayaient la batterie
dans toute son étendue. Nous ne saurions trop louer les avantages de
cette disposition qui nous a constamment permis de séparer les malades
graves, d'isoler les affections contagieuses, d'éluder une partie des inconvénients attachés au maniement des chaînes, de maintenir l'aération
de la batterie, et de soustraire à la vue des autres malades le spectacle
douloureux des obsèques de leurs camarades. Les Anglais, parait-il, ont
adopté pour quelques-uns de leurs navires cette idée d'un hôpital bila-
téral avec séparation intermédiaire, servant de poste aux malades non
alités. La frégate cuirassée le *Lord Warden* a un hôpital installé de cette
façon. Quelques frégates cuirassées de notre marine, la *Reine-Blanche*,
la *Thétis* et l'*Atalante*, ont un hôpital double en abord; mais, au lieu
d'être dans la batterie-avant, il est situé dans l'avant-carré ou salle
d'armes entre le réduit et le logement des officiers, précisément dans
l'endroit qu'il y a vingt ans je signalais, après Le Helloco, comme pouvant être utilement affecté à cette destination.

VI. *Éclairage.* — 1° *Éclairage naturel.* — C'est surtout sous le rapport de l'éclairage naturel que la question des hôpitaux nautiques a
réalisé les améliorations les plus importantes et les plus difficiles à obtenir. On arrivera, en effet, quand on le voudra bien, à apporter de l'air
suffisamment pur et en quantités convenables à un hôpital en quelque
endroit qu'il soit placé, mais la lumière est un fluide autrement subtil
qui ne s'emmagasine pas et ne se laisse pas diriger, et l'éclairage de
l'hôpital dépend étroitement de sa situation.

Ce qu'étaient les hôpitaux de faux-ponts sur les navires à plusieurs
batteries, je l'ai dit tout à l'heure : des réduits où le méphitisme et l'obscurité régnaient en maîtres ; la navigation à vapeur en accroissant les
dimensions des navires et en dispensant l'espace avec moins de parcimonie a permis d'établir des hôpitaux plus grands et mieux éclairés
et je me rappelle l'admiration que me faisait éprouver la vue des hôpitaux des premières frégates à vapeur de 450 chevaux telles que le *Gomer*

et l'*Asmodée* (1). Les cuirassés réalisent aujourd'hui des conditions autrement favorables et telles que les médecins de la marine d'il y a trente ans n'auraient osé les rêver. L'hôpital de l'*Océan* a quatre fenêtres représentant un carré d'éclairage de 2<sup>m2</sup>,024. Or le cube brut de cet hôpital est de 67<sup>m3</sup>,068, ce qui donne environ une fenêtre de un mètre carré pour 33 mètres cubes, condition d'éclairage qui pourrait être considérée comme favorable partout. M. Bourel-Roncière fait remarquer que le type *Marengo* dont l'hôpital cube 5 mètres de plus que celui de l'*Océan* n'aura guère que 1<sup>m2</sup> de surface d'éclairage, circonstance aggravée par la position des fenêtres qui seront plus en arrière (2); mais encore faut-il considérer cet hôpital comme suffisamment doté sous le rapport de la lumière. Le *Richelieu*, le *Colbert*, seront les plus favorisés de tous, leur hôpital aura un carré d'éclairage de 3 mètres de côté, mais il est vrai que leur hôpital cubera près de moitié plus que celui de l'*Océan*.

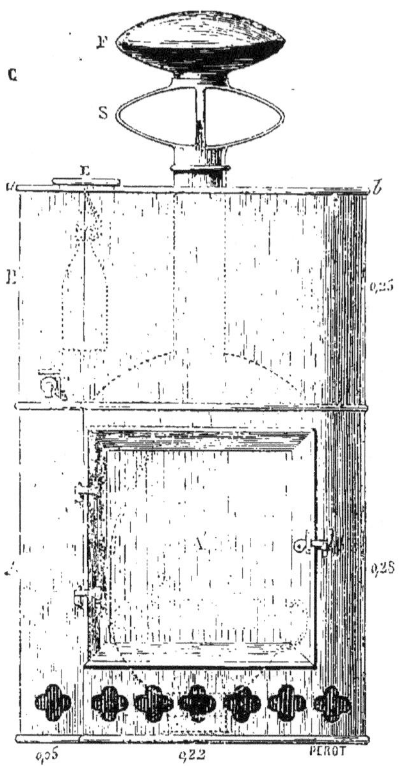

Fig. 12. — Fanal pour les hôpitaux des navires.

2° *Éclairage artificiel.* — L'éclairage artificiel de l'hôpital pendant la nuit doit s'inspirer de la nécessité d'avoir une lumière douce et uniforme et de disposer l'appareil d'éclairage de façon à ne vicier que le moins possible l'air de cette partie du navire. M. Barthélemy, professeur à l'école de Toulon, a formulé et réalisé une troisième condition pour la lampe de l'hôpital des navires, c'est de fournir de l'eau chaude dont le besoin se fait si fréquemment sentir pendant la nuit, c'est-à-dire à un moment où tous les feux sont éteints. M. Barthélemy a imaginé dans ce but un fanal-veilleuse qui fournit de l'eau tiède et peut à la rigueur servir

(1) C'est sur ce navire que j'ai fait, en 1842, ma première campagne, dans la Méditerranée et au Sénégal. Il constituait avec le *Gomer*, autre frégate à vapeur de 450 chevaux, le premier essai de steamers spacieux et à moteurs relativement puissants. Les choses ont marché depuis.

(2) Bourel-Roncière, *loc. cit.*, p. 205.

comme appareil de sudation. Nous reproduisons ici la figure et la description de ce fanal qui a réalisé un progrès pour le bien-être et le traitement des malades à bord des navires.

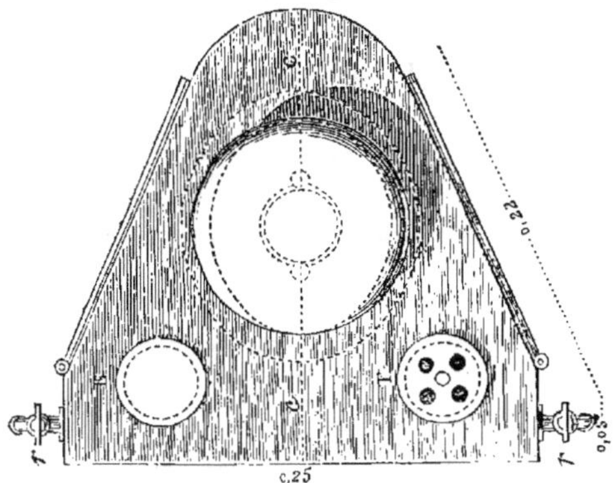
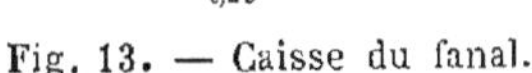

Fig. 13. — Caisse du fanal.

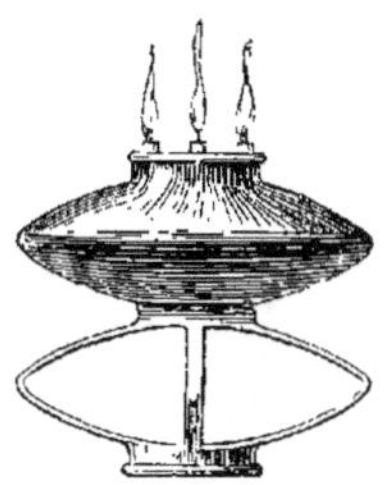

Fig. 14. — Fumivore.

Ce fanal-veilleuse se compose d'une lanterne en cuivre, laiton ou
fer battu, ayant deux faces vitrées ; l'une d'elles est munie d'une porte
pour l'introduction d'une lampe ; une guirlande de trous à la partie
inférieure laisse passer l'air qui alimente la combustion et s'échappe par
un tuyau surmonté d'un fumivore. Ce tuyau traverse une caisse à robinets pleine d'eau, en fer-blanc, et se continue avec la cage du fanal
par un espace évasé en dôme pour accroître la surface de contact de
l'eau avec le métal échauffé. Cette caisse est divisée intérieurement en
deux compartiments, et sa paroi supérieure porte deux ouvertures à
couvercles : l'un destiné à introduire et à tenir immergée dans l'eau
chaude une fiole à médecine; l'autre percé de trous et pouvant au besoin s'adapter au fumivore renversé et transformé en lampe à alcool pour
servir de moyen de sudation. La caisse contient dix litres d'eau. On
peut ne mettre que de l'eau dans l'un des compartiments et réserver
l'autre pour des boissons variées, médicamenteuses ou alimentaires ;
mais l'usage le plus utile de ce fanal est de fournir un bain-marie permanent. Les figures ci-jointes indiquent la disposition du fanal-veilleuse
dans son ensemble et dans ses parties essentielles. Cet appareil est commode, il atteint bien son but, et les médecins de la marine qui l'ont
expérimenté m'en ont fait l'éloge. Le règlement annexé au décret du
15 août 1871 prescrivant l'extinction des feux au branle-bas du soir, les
bâtiments à voile, en tout temps, et les steamers au mouillage sont
privés d'eau chaude pendant une période de près de dix heures, ce qui
est un grave préjudice sur les inconvénients duquel j'ai pu méditer durant la partie active de ma vie de médecin de la marine. Un malade
obligé d'attendre dix heures une tisane chaude ou un cataplasme, c'était

plus qu'un inconvénient, le fanal-veilleuse de M. Barthélemy y a heureusement remédié. Il n'y a pas de petites choses en fait de soins (1).

VII. *Aération.* — J'avais proposé de déterminer l'aération des divers hôpitaux par les dimensions du carré qui représente l'ensemble de leurs ouvertures aératoires. MM. Quémar et Bourel-Roncière adoptant cette idée ont calculé le carré d'aération absolu de l'hôpital des différents types de cuirassés et leur carré d'aération spécifique obtenu en divisant le carré absolu par le nombre de lits. Si je rapproche ces chiffres de ceux que j'ai fournis moi-même pour l'ancienne marine, je trouve les résultats suivants :

| TYPES DE NAVIRES. | CARRÉ ABSOLU D'AÉRATION. | CARRÉ SPÉCIFIQUE. |
|---|---|---|
| Anciens vaisseaux à voiles............ | 6$^{m2}$, 94 | 1$^{m2}$, 19 |
| Anciennes frégates à voiles............ | 8    41 | 1    60 |
| Corvettes à batteries couvertes............ | 4    45 | 1    11 |
| Cuirassés anciens............ | 5    76 | 0    51 |
| Cuirassés actuels, 1$^{er}$ rang..... ............ | 4    50 | 0    76 |
| Types nouveaux, 1$^{er}$ rang (*Friedland, Richelieu*). | 7    54 | 0    62 |
| Corvettes cuirassées............ | 3    63 | 0    85 |

M. Bourel-Roncière a introduit dans cette étude un élément nouveau $\frac{C^2}{C^3}$ représentant le rapport du carré d'aération au volume pour 100 mètres cubes. Ce rapport est de 8$^{m2}$,51 pour les anciens vaisseaux; de 4$^{m2}$,191 pour les anciennes frégates; de 10$^{m2}$, pour les corvettes à voiles à batterie couverte; de 6$^{m2}$,1 pour les anciens cuirassés, de 7$^{m2}$, pour les grands cuirassés actuels, de 5$^{m2}$,26 pour le type *Friedland*, de 6$^{m2}$,15 pour les corvettes cuirassées.

Ainsi donc, et d'une manière générale, les anciens vaisseaux à voiles, les anciennes frégates, les anciennes corvettes à batterie couverte offraient à chacun des lits plus d'air que n'en offrent aujourd'hui les cuirassés, et de là découle la nécessité, plus grande pour ces navires que pour les autres, des ressources d'une ventilation artificielle. Mais il ne faut pas oublier cependant que la valeur respiratoire d'un carré d'aération dépend moins encore de sa grandeur que de son efficacité, c'est à dire de la façon plus ou moins directe dont il alimente d'air pur, venant du dehors, le compartiment dans lequel on l'examine. A ce titre, un hôpital de batterie peut avoir un moindre carré d'aération qu'un hôpital de faux-pont et être mieux aéré que lui. C'est ce qui arrive en réalité pour les hôpitaux de cuirassés.

(1) Barthélemy, *Descript. et usages d'un fanal pour les hôpitaux des navires* (*Arch. de méd. nav.*, 1868, t. IX, p. 63).

VIII. *Aménagement*. — Les détails qui se rangent sous cette désignation générale comprennent : 1° Le revêtement du pont ; 2° les bouteilles ; 3° le matériel d'hôpital ; 4° la pharmacie.

1° *Revêtement*. — On n'est pas encore fixé sur le revêtement qui convient le mieux au pont de l'hôpital. Quelques navires ont employé une toile cirée analogue à celle qui recouvre le carré et les chambres et dont le nettoiement s'opère aisément à l'aide d'une éponge mouillée ; cette disposition est propre et agréable à l'œil, mais à la longue il se forme sous cette toile des vides ou boursouflures dans lesquelles stagne l'humidité. On a proposé également de cirer le pont de l'hôpital, mais on le rend ainsi trop glissant. Le mieux est de le laisser tel quel, de le briquer à sec de temps en temps et de profiter, à très-rares intervalles, d'un beau temps et de la vacuité de l'hôpital pour en laver le pont à l'eau chaude savonneuse et à l'éponge.

2° *Bouteilles et bailles d'aisances*. — Les *bailles d'aisances* dont l'inodoréité est bien loin d'être parfaite, sont insuffisantes en nombre même dans les circonstances ordinaires (1) et il semble que le chiffre réglementaire en ait été déterminé plutôt par la répugnance à multiplier les foyers d'infection à bord des navires que par une appréciation des besoins du service des malades.

Aussi, dès qu'une épidémie, même légère, si surtout sa nature est de solliciter des évacuations alvines plus nombreuses, vient à éclater à bord, se voit-on obligé de remplacer les bailles d'aisances par des baquets mal fermés, exhalant une odeur repoussante, quelque activité que l'on imprime au service de leur nettoyage. Serait-ce, en vue d'éventualités semblables, encombrer l'hôpital que d'y placer un nombre de bailles d'aisances double de celui qui existe aujourd'hui. Parfaitement inoffensives au point de vue des émanations puisque, en temps ordinaire, on n'en ferait pas usage, elles deviendraient d'une utilité bien précieuse dans les cas où de nombreux dysentériques encombrent les batteries. Il est indispensable que les bailles d'aisances soient à double fond, qu'une soupape mobile réalise pour le bassin supérieur les avantages de la cuvette des bouteilles et que le réceptacle, ou la fosse, contienne toujours des substances susceptibles de désinfecter les matières fécales au fur et à mesure qu'elles y affluent (2). En 1863, à bord de la frégate hôpital l'*Armide*, on mit en expérience une chaise inodore de tôle galvanisée, d'une forme cylindrique et à deux compartiments séparés l'un de l'autre par une soupape. Le malade en s'asseyant sur le siége, faisait, par son propre

---

(1) M. Beaumanoir, chirurgien-major du *Rhin* a fait ressortir l'insuffisance pour le service du nombre de bailles d'aisances concédé par les règlements sur les navires dont l'hôpital n'est pas muni de bouteilles (Beaumanoir, *Rapp. sur la campagne de la corvette* le Rhin. — Collect. de Brest).

(2) Les cendres pyriteuses provenant de la houille constituent pour les matières fécales un moyen de désinfection que l'on peut utiliser à bord des navires. Le sulfate de fer, embarqué à cet effet, conviendrait encore mieux.

poids, ouvrir la soupape, qui, une fois libre, se refermait d'elle-même et interceptait assez bien toute communication de mauvaise odeur au-dehors. Ce jeu de soupape automatique aurait évidemment des avantages.

Les bassins de commodité dont l'usage, d'ailleurs tout à fait restreint, ne s'adresse guère qu'à des agonisants trop faibles pour qu'on puisse les déplacer, ou à des hommes conchés sur un lit à fractures, n'exigent d'autre amélioration qu'un émaillage intérieur et une forme qui permette à un couvercle à charnière de s'y adapter exactement, afin qu'aucune émanation ne s'en dégage dans le transport de l'hôpital à la poulaine. C'est principalement pour les urinaux que leur forme rend difficile à nettoyer exactement, que le doublage en émail serait d'une utilité d'autant plus réelle qu'il ne compromettrait en rien leur solidité.

« Serait-il possible, disais-je en 1856, d'établir dans la gatte une ou deux bouteilles, affectées au service des malades alités? Tout en abandonnant la solution de cette intéressante question d'hygiène aux hommes spéciaux, nous pensons cependant que l'existence des dalots, qui traversent la guirlande du pont, enlève un peu de son étrangeté à l'idée de faire passer par l'un d'eux une manche de plomb (1). Certains bâtiments avaient jadis la bouteille de l'état-major dans la batterie-avant. Ainsi sur la *Melpomène* (campagne de Portugal, 1831-32) la bouteille de l'état-major était placée dans l'hôpital. M. Chevé, chirurgien-major de ce navire, se plaignait en ces termes de cette disposition. « Le moindre inconvénient de cette bouteille est d'occuper la place d'un cadre dans un lieu qui ne peut en contenir que trois ; pour peu que la mer soit grosse, l'eau qui y pénètre et celle du réservoir sont une cause permanente d'humidité. C'est une allée et venue continuelle, plus que gênante pour les malades ; enfin n'est-ce pas être en opposition avec toutes les lois de l'hygiène que de mettre un foyer d'infection dans un local destiné au traitement des hommes, quand on sait que la pureté de l'air est la première condition non-seulement de leur rétablissement, mais encore de la conservation de leur santé? (2). » Nous ajouterons que l'humanité et le respect dus à l'homme souffrant protestent avec énergie contre l'inconvenance d'une disposition pareille. Les bâtiments hôpitaux ont depuis longtemps sur l'avant deux bouteilles affectées au service des malades. Dès 1856, le vaisseau mixte le *Charlemagne* avait dans l'hôpital une bouteille destinée aux malades. M. Gaigneron, qui a navigué sur ce navire en qualité de chirurgien-major, se loue beaucoup de cette installation et ne lui attribue que des avantages. Il n'est pas, au reste, un seul vaisseau anglais qui ne présente actuellement une bouteille dans son hôpital : il y a plus, quelques-uns d'entre eux ont, dans

(1) Fonssagrives, *Traité d'hyg. nav.* Paris, 1856, p. 288.
(2) Chevé, *Rapport de fin de campagne* (Collect. de Brest).

le faux-pont, des water-closets uniquement affectés aux chauffeurs, et qui sont maintenus dans un état irréprochable de propreté. Aujourd'hui quelques-uns de nos navires ont réalisé cette amélioration. C'est ainsi qu'à bord de la frégate la *Thémis*, M. Béguin, chirurgien-major de ce navire, se loue de cette condition de bien-être pour les malades (1). Les hôpitaux de batterie-avant des grands cuirassés ont actuellement des bouteilles et la pratique a démontré l'inanité des craintes qu'avait suggérées cette innovation.

Tous les navires devraient avoir cette installation si commode et si dénuée d'inconvénients. Le siége de cette bouteille serait élevé de $0^m,60$ environ au-dessus du pont, aurait un obturateur clos par un cadenas, et la cuvette serait munie d'une soupape qui, se fermant de bas en haut, serait relevée lors de l'immersion de l'avant du navire, et préviendrait ainsi l'introduction de l'eau. En observant pour la construction et la désinfection de cette bouteille les précautions les plus minutieuses, et en en interdisant d'une manière absolue la fréquentation aux malades en état de se rendre à la poulaine, on s'affranchirait des inconvénients que les bailles d'aisances les mieux faites présenteront toujours, et l'hygiène des bâtiments, de laquelle celle de l'hôpital est étroitement solidaire, gagnerait infiniment à cette disposition nouvelle. A l'époque encore peu reculée de nous où la batterie haute communiquait par deux portes avec la poulaine, le rejet des matières excrémentitielles était facile, mais actuellement il n'en est pas ainsi, et l'on ne peut songer sans dégoût à ce que le transport des bailles d'aisances fétides à travers une partie de la batterie, quelquefois même au moment où l'équipage prend ses repas, a d'antihygiénique et de rebutant. Encore un point sur lequel nous appelons l'attention. »

Nous serions heureux de penser que le passage de notre livre que nous venons de rappeler a contribué à réaliser cette amélioration dont les hôpitaux de quelques grands navires apprécient aujourd'hui tout le bienfait.

L'introduction d'une ou de deux bouteilles dans l'hôpital des navires est donc une amélioration à laquelle on ne saurait trop applaudir (2). Les bailles d'aisances ne les suppléent pas, en effet, et quelque soin qu'on y apporte, leur inodoréité est un mythe. Sur les cuirassés, les hôpitaux de tengue sont privés de cette annexe indispensable, les hommes demi-valides vont à la poulaine, et les alités se servent de bassins ou de bailles

(1) Béguin, *Hist. méd. de la campagne de la frégate* la Thétis, 1868-1870 (*Arch. de méd. nav.*, t. XIII, 1870, p. 241).

(2) M. Doué, médecin-major du vaisseau *la Loire* employé au transport de passagers et de condamnés à la Nouvelle-Calédonie, ne se loue pas, dans son Rapport, de la présence de bouteilles dans l'hôpital, mais son navire était dans des conditions si anormales d'encombrement, que cette opinion, un peu isolée d'ailleurs, ne saurait incriminer la valeur de cette innovation qui a été réclamée et qui a été acceptée par le plus grand nombre des médecins navigants.

d'aisances. Le *Marengo* et l'*Océan* n'ont que des fausses bouteilles, mais les types nouveaux de cuirassés de première classe, tels que le *Richelieu*, auront une véritable bouteille dans leur hôpital ; les hôpitaux d'avant-carré sur les corvettes cuirassées (*Alma*, *Reine-Blanche*, *Atalante*, *Montcalm*) ont, les uns des bouteilles, les autres des tinettes placées au-dessous d'un bâtis en bois. M. Bourel-Roncière croit que ces fausses bouteilles valent à peu près les bouteilles vraies. Cela est possible pour les hôpitaux de batterie-avant et pour ceux qui sont sous tengue, mais les hôpitaux d'avant-carré exigent impérieusement, à mon avis, l'établissement d'une bouteille fixe, dans le double intérêt de la salubrité de l'hôpital et de la santé des hommes et des officiers qui couchent sur l'arrière du réduit. Il faut songer aussi à la possibilité d'épidémies dysentériques pour bien comprendre l'absolue nécessité des bouteilles, même pour les hôpitaux placés sur l'arrière.

Une baignoire de traitement est indispensable également dans un hôpital de navire. Sur les anciens types, elle était placée dans la gatte ; on lui cherche un emplacement convenable dans les hôpitaux des cuirassés ; les nouveaux types (*Richelieu*, *Friedland*) auront une salle de bains, ce qui constituera une amélioration très-sensible.

3° *Matériel.* — Des armoires permettant de loger certains objets de literie et de pansement, le matériel de table, les médicaments d'urgence complètent enfin cette installation de l'hôpital. Je parlerai longuement plus tard des conditions du couchage des malades, mais je dois entrer ici dans quelques considérations relativement au mobilier d'hôpital. Je le classerai ainsi : mobilier de repos ; vêtements et linge ; mobilier de table ; mobilier de traitement ou de pharmacie.

*a.* Le *mobilier de repos* comprend, en dehors du lit, des pliants-siéges que l'on peut aisément loger quand ils ne servent pas et un ou deux bancs, bordant une table à manger étroite et à dossiers mobiles servant ainsi à deux fins pour les repas et pour permettre aux malades de s'asseoir ; cette installation imitée de celle qui existe dans le salon des paquebots des Messageries serait très-utile. Serait-ce aussi un luxe de bien-être que de donner à l'hôpital d'un grand navire un de ces fauteuils pliants à siége en X et à courroies de cuir, comme on en improvise si aisément à bord ?

*b.* Les *vêtements et le linge* affectés au service de l'hôpital sont insuffisants, tous les médecins le savent, et une révision de la feuille d'armement, en ce qui concerne le matériel pour le service des malades, est considérée comme prochaine et indispensable.

*c.* Les *ustensiles de table* laissent aussi beaucoup à désirer et les malades sont portés à en improviser souvent avec des boîtes de conserves, quelquefois étamées à l'étain impur et susceptibles, comme Amédée Lefèvre l'a démontré (1), de céder du plomb aux liquides sucrés, acides ou

_______________

(1) A. Lefèvre, *Rech. sur les causes de la colique sèche observée sur les navires de*

salés qu'on y renferme. Les hôpitaux ordinaires ont réalisé, dans ces dernières années, un grand progrès dans les installations de table qu'ils offrent à leurs malades ; il faut que l'hôpital nautique les suive d'aussi près que possible dans ces améliorations.

*d*. Le *mobilier de traitement*, comme celui de pharmacie, est aussi très-défectueux. M. Beaumanoir a insisté avec raison sur la nécessité que je signalais tout à l'heure, de réviser à ce sujet la feuille d'armement; la ressource des demandes supplémentaires, dont la concession est d'ailleurs facultative, ne compensant pas suffisamment cette parcimonie des règlements. Il indique avec raison comme pouvant servir de base au nouveau règlement les éléments suivants : effectif de l'équipage normal — nombre de passagers — présence de passagères et d'enfants — nature et durée de la mission — climats dans lesquels le bâtiment doit séjourner et prévision des maladies qu'il peut subir — longueur présumée des traversées avec ou sans relâches (1). Il n'est aucun médecin de la marine qui conteste la justesse de cette exigence.

4° *Pharmacie*. — Tout hôpital de navire doit contenir dans des armoires spéciales et fermées avec soin, un dépôt de médicaments pouvant suffire pour le service ordinaire, mais il est indispensable qu'un local spécial soit disposé pour loger et préparer les médicaments. On a attribué à la pharmacie sur les navires des emplacements si variés que cette annexe de l'hôpital échappe à toute description. Être placé dans le voisinage de l'hôpital ; avoir une lumière suffisante pour que le service de la préparation et du dosage des médicaments s'y fasse sans trop de difficulté, un espace suffisant, et des installations en rapport avec son but, telles sont les conditions que doit réaliser la pharmacie. Les navires-hôpitaux lui donnent, bien entendu, une importance très-grande, et elle doit se rapprocher alors des pharmacies des petits hôpitaux ordinaires. Mais il ne faut pas oublier qu'un navire encombré de passagers, rentre dans les conditions d'un navire-hôpital et exige des installations qui se rapprochent beaucoup de celles des bâtiments affectés spécialement au transport des malades. Un minimum de cent malades, à bord de certains navires, ainsi que cela s'est vu sur des transports, implique des installations tout autres que celles qui conviennent à un navire réduit à son effectif normal.

*guerre français*. Paris, 1869. M. Z. Roussin a constaté que les proportions du plomb contenu dans les vases d'étain livrés par le commerce varient de 10 à 4 p. 100 (*Étude sur la composition des vases en étain*. in *Rec. des mém. de méd. et de chir. militaires*, 1865). L'administration de la guerre a interdit, à la suite de ces recherches, l'usage dans les hôpitaux et infirmeries militaires, de vases et ustensiles d'étain contenant plus de un pour cent de plomb. Ce n'est pas assez, il faudrait chercher un moyen de remplacer les objets d'étain.

(1) Beaumanoir, *loc. cit.*

## § 2. — *Poste des blessés.*

Le poste des blessés en temps de combat est en quelque sorte une annexe de l'hôpital, aussi devons-nous en dire quelques mots ici, pour ne pas laisser de lacune importante dans ce sujet, mais sans avoir la prétention de l'épuiser en rien. Il ressortit, en effet, bien plus à la chirurgie qu'à l'hygiène, et M. J. Rochard lui a consacré, en 1861, un travail magistral qui n'est du reste qu'un résumé des leçons qu'il a professées à Brest sur le service chirurgical de la flotte (1). M. Maréchal s'est occupé également avec fruit de cette question importante du passage des blessés, et M. Bourel-Roncière lui a réservé à la fin du travail que j'ai cité des développements importants. Sur les anciens vaisseaux et frégates le poste des blessés était dans la cale sur l'avant du grand panneau. Les bateaux à vapeur étant en quelque sorte divisés par leur machine en deux parties sans communication directe, il fallut, sur ces navires, un poste avant et un poste arrière. Les navires cuirassés ont dû modifier également l'emplacement du poste des blessés. Sur la *Jeanne-d'Arc* et sur l'*Armide*, le poste est dans l'extrême avant du faux-pont. Sur ce dernier navire il a une forme triangulaire et présente 7$^m$,50 de longueur et 4$^m$,80 de base. On a songé également sur ces corvettes à la partie arrière du faux-pont (*Thétis*), à la cale-arrière au-dessus des caisses à eau de tribord (*Reine-Blanche*) (2). J'ai visité récemment le poste des blessés du cuirassé *l'Océan*, accompagné de M. Bourel-Roncière qui a bien voulu me montrer dans tous ses détails ce beau type dont il a étudié l'hygiène avec tant de soin et de sagacité ; il est placé dans le faux-pont inférieur avant, au-dessous des panneaux du gaillard d'avant : il cube 145$^{m3}$ et a une superficie de 95$^{m2}$ ; il est bordé de caissons latéraux de 1$^m$,15 qui peuvent recevoir des blessés, et les deux magasins généraux suceptibles au besoin de lui servir d'annexes augmentent son cube de 89$^{m3}$,69. Il offre, comme dimensions et comme éclairage, des conditions aussi bonnes que possible. Au reste le poste des blessés n'est qu'un refuge temporaire, et toute son hygiène consiste à donner place à un nombre de matelas suffisants pour recevoir les blessés, à leur donner accès par des passages bien disposés et soustraits autant que possible au feu de l'ennemi, à être muni d'un bon appareil d'éclairage. Demander plus serait puéril. Le combat fini, le navire devient un immense hôpital d'urgence ; et tout intérêt, autre que celui de sa sécurité, s'efface

(1) Voir ce travail plein d'idées et de mouvement à la suite de l'ouvrage de M. L. Saurel qu'il complète sous forme d'appendice (L. Saurel, *Traité de chirurgie navale.* Paris, 1861. Appendice).

(2) Bourel-Roncière, *Contrib. à l'hyg. des cuirassés. Postes et passages des blessés pendant le combat dans les deux types* (*Arch. de méd. nav.*, t. XXIV, 1876, p. 171 et 278).

devant celui-ci. Je ne saurais qu'indiquer ici cette étude et je renvoie aux travaux de MM. Rochard (1), Bourel-Roncière et Maréchal, pour plus de détails sur le poste et le passage des blessés pendant le combat (2).

# CHAPITRE IV

## Pont et ses dépendances.

### ARTICLE PREMIER.

#### § 1. — *Pont*.

Le pont d'un navire est à l'habitation maritime ce que sont aux maisons des pays chauds ces terrasses ou *solaria* qui les recouvrent : un lieu où l'on va chercher le matin les influences bénignes du soleil, et le soir ces fraîcheurs vespérales, dont l'attrait est si puissant sous les tropiques. C'est aussi le seul endroit public du navire, le rendez-vous de toutes les activités, le forum de la ville maritime, le théâtre en un mot sur lequel se déroulent toutes les péripéties de la vie de mer. Ici l'espace n'est plus clos ; l'atmosphère n'est plus confinée ; le matelot en montant le dernier degré de l'échelle du grand panneau sort du domaine des influences hygiéniques spéciales et rentre dans les conditions de la vie commune. Aussi n'aurons-nous que peu de chose à dire de cette dernière partie du bâtiment chargée de l'alimenter d'air et de lumière, comme son compartiment le plus inférieur, la cale, est chargé de lui fournir ses approvisionnements de nourriture, de défense et de manœuvres.

Le pont percé d'ouvertures dont nous aurons plus tard l'occasion d'étudier la disposition et l'étendue, communique par elles avec l'intérieur du navire. Son extrémité arrière est habituellement affectée à des logements spéciaux qui, réunis sous la dunette, sont de tous les plus favorisés ; l'air et la lumière y affluent à profusion ; son extrémité avant, domaine propre de l'équipage, est d'ordinaire surmontée d'un revêtement analogue à celui qui constitue la dunette et servant d'abri aux

(1) Rochard, *loc. cit.*
(2) J. Maréchal, *Note complémentaire sur le transport des blessés à bord pendant le combat*. Brest, 1876. Je regrette de ne pouvoir décrire ici les appareils ingénieux, ou gouttières métalliques imaginées par M. Maréchal pour descendre les blessés du pont ou de la batterie dans le poste. On a bien voulu les faire fonctionner devant moi à bord de l'*Océan* et elles m'ont semblé remplir très-bien leur but.

matelots, pendant les longs quarts des nuits pluvieuses. Beaucoup de navires n'ont ni dunette, ni gaillard sur l'avant ; rien n'est moins hygiénique que cette disposition, qui expose sans défense officiers et matelots aux intempéries les plus dures. Sans regretter ces immenses *châteaux*, qui surmontaient la poupe et la proue des navires du moyen âge, et occupaient la plus grande partie du pont, on peut dire toutefois que la réforme a été trop radicale, et que l'avant du navire pourrait être plus recouvert qu'il ne l'est. La navigation dans les climats pluvieux y trouverait un avantage hygiénique incontestable. L'équipage appelé, en effet, à passer sur le pont, pour les besoins de la manœuvre, la plus grande partie de sa vie, doit y trouver un abri contre les rigueurs d'un soleil ardent, aussi bien que contre les pluies, parfois torrentielles, de l'hivernage.

La révolution architecturale d'où sont sortis les types actuels des navires de combat a profondément modifié la disposition du pont. M. Bourel-Roncière a décrit dans les termes suivants l'aspect du pont des cuirassés de premier rang et en particulier de l'*Océan*. « En mettant le pied sur le pont de ce navire, on est, dit-il, tout à la fois frappé de ses dimensions et de son extrême encombrement. Une disposition caractéristique du pont des navires à tourelles est la séparation presque complète de l'avant et de l'arrière par l'écran transversal qu'elles représentent sur le milieu de sa longueur. Chaque tourelle, en effet, empiète des 9/10 environ de son diamètre ; elles ne laissent à l'avant et à l'arrière qu'un passage étranglé de 3<sup>m</sup>,90 ; la cheminée au milieu, sur l'arrière le pied du grand mât et ses bittes complètent presque entièrement l'écran et isolent les deux moitiés du pont. Il s'ensuit des résultats faciles à prévoir. Au mouillage le navire étant évité dans le lit du vent, le gaillard d'avant est balayé par la brise et fortement ventilé, mais le vent arrêté dans sa course par de nombreux obstacles se réfléchit en majeure partie et s'écoule sur les côtés sans parcourir le gaillard d'arrière. En été, sous les tentes, l'avant reste frais, mais l'arrière est dépourvu de ventilation, et la différence de température devient très-sensible entre l'avant et l'arrière et atteint quelquefois 2 à 3 degrés (1). »

Il y a donc plus d'encombrement transversal sur les ponts des cuirassés et moins d'encombrement longitudinal (si ce n'est au milieu) que sur les anciens navires. Les corvettes sont dans le même cas que les frégates, avec plus d'inconvénients peut-être pour la ventilation parce que leurs bastingages sont plus élevés.

De même que les cuirassés ont deux faux-ponts, on peut admettre aussi qu'ils ont deux ponts : l'un supérieur constitué par la plateforme qui réunit les tourelles et le recouvrement de la tengue de l'avant, l'autre inférieur qui est le pont réel. Ces abris ont incontestablement leur

(1) Bourel-Roncière, *Arch. méd. nav.*, n° de février 1875, p. 91.

utilité, mais en hygiène navale un avantage a toujours son inconvénient corrélatif : ici l'avantage est de fournir un abri aux hommes dans le mauvais temps ; l'inconvénient est d'intercepter en partie l'air et la lumière dont l'accès dans l'intérieur du navire doit être ménagé avec tant de soin.

Cette question me conduit à celle des abris temporaires, à l'aide desquels on transforme le pont d'un navire en une sorte de compartiment qui n'est ouvert que par les parties latérales.

Les taudes ou tauds, les tentes et les cagnards n'ont pas d'autre but ; c'est une sorte de toiture amovible, placée au-dessus du pont supérieur, et sans laquelle l'hygiène nautique des pays chauds serait véritablement bien désarmée : elle transforme le pont supérieur en une batterie supplémentaire où le matelot bénéficie des influences atmosphériques favorables et brave impunément celles qui sont nuisibles. Nous aurons bientôt l'occasion de revenir sur ce sujet.

Les taudes, les tentes et les cagnards sont destinés à abriter les équipages, contre l'action de la pluie, de la rosée et contre celle d'un soleil brûlant : ce sont des toiles diversement disposées et qui, étendues au-dessus du pont supérieur, le changent en un espace à peu près clos qui protège les équipages contre les intempéries. Cette toiture amovible se compose de la grande tente tendue entre le mât de misaine et le grand mât, de la tente de dunette et du marsouin. C'est l'une des conditions les plus indispensables de l'hygiène de la navigation dans les pays chauds : voyons comment il faut en tirer parti.

Pour qu'une tente de navire soit bien disposée, sa toile doit avoir une épaisseur assez grande pour ne pas laisser filtrer la lumière, et il est nécessaire qu'elle soit élevée de 3 mètres au moins afin que l'air circule librement ; des chandeliers de tente et des filières rendent facile cette installation. On ajoute généralement des rideaux de tente du côté exposé au soleil. Les tentes ne doivent être établies que quand la majeure partie de l'eau employée au nettoyage du matin s'est évaporée ; la portion qui en reste tient lieu d'arrosage et entretient sous la tente une fraîcheur salutaire. Si le vent vient du côté du soleil, il vaut mieux ne pas mettre en place les rideaux de tente, afin de faire bénéficier le navire de la réfrigération qu'il apporte avec lui. Dès que le soleil vient à se voiler, il importe d'enlever les tentes qui sont un obstacle fâcheux à l'aération des parties basses du navire. Une averse imprévue oblige-t-elle à transformer les tentes en taudes, il faut, dès qu'elle est passée, rétablir immédiatement les tentes s'il y a du soleil, ou les enlever si le temps est sombre, afin de faciliter l'évaporation de l'humidité (1).

_________

(1) Dans les pays chauds, on peut procurer au pont des navires une fraîcheur salutaire en établissant une taude très-élevée, mais peu inclinée et au-dessous d'elle la tente. Une couche d'air circule entre les deux et empêche la transmission calorifique par un mécanisme analogue à celui des fenêtres à double châssis vitré.

Au reste, ce sont là des pratiques qui, du domaine de l'hygiène, sont passées dans celui des prescriptions réglementaires, et les capitaines sont responsables de leur stricte observance. On peut dire, sans exagération, que la moitié de l'hygiène des pays chauds réside dans la sagace utilisation des ressources qu'offrent, à titre d'abri, les tentes et les taudes : aussi importe-t-il de se rappeler que, sous l'influence d'une température élevée, la toile aigrit et s'use promptement ; que les variations de la chaleur du jour et de la nuit, l'humidité qui l'imprègne souvent pendant plusieurs jours, lui font perdre toute cohésion ; que sa maille se relâche, laisse filtrer l'eau et le soleil, et se rompt ensuite aisément sous les tractions auxquelles elle est soumise ; d'où découle la nécessité d'assurer, par l'embarquement d'un double jeu de tentes, cette précaution préservatrice de l'hygiène tropicale.

La taude n'est qu'une tente repliée en forme de toiture et offrant à la pluie deux plans inclinés sur lesquels elle glisse. Nous ne saurions trop appeler l'attention des commandants de navires sur la nécessité de veiller à ce que tous les soirs, au mouillage, et aussi souvent qu'on le pourra à la mer, les taudes soient établies au moins sur l'avant ; cette précaution protégeant, en effet, les hommes de quart et ceux que l'atmosphère étouffante des batteries invite à dormir sur le pont contre le danger du sommeil en plein air sous une rosée profuse. Le reproche que nous avons souvent entendu adresser aux taudes de rabattre dans l'intérieur du navire les miasmes qu'y produit l'encombrement, et de s'opposer au renouvellement de l'air des parties extérieures, peut être facilement écarté par le jeu des manches à vent, ou par l'établissement d'une ventilation convenable (1).

Nous n'avons rien de particulier à dire ici des tentes des canots et des embarcations, si ce n'est que semblables, à la différence près des dimensions, aux tentes des navires, elles remplissent le même office hygiénique, et que c'est le seul moyen qui permette, dans les pays chauds, de braver impunément les effets quelquefois si graves de la radiation solaire. Il est donc bien important que sur les rades des régions tropicales aucune embarcation ne circule entre le lever et le coucher du soleil sans être munie de sa tente, qui au besoin, peut en cas de pluie, remplir accidentellement l'office d'une taude. Cette précaution est fidèlement observée par les capitaines jaloux de conserver la santé de leurs équipages.

### § 2. — *Dépendances du pont.*

Les dépendances du pont sont : 1° les abris permanents, les dunettes et les passerelles, la tengue ; 2° les bouteilles et la poulaine. Je ne parle

______

(1) M. Bourel-Roncière dit s'être bien trouvé à Rio, pendant la saison chaude et pluvieuse, de l'usage simultané des tentes et des taudes (*Arch. de méd. nav.*, t. XVII, 1872, p. 32).

pas de l'hôpital, des cuisines, du four, etc., qui peuvent accidentellement être placés d'une manière fixe ou temporaire sur le pont, comme je l'ai indiqué dans le cours de cette description topographique du navire en général.

I. *Abris permanents.* — La dunette, la tengue et la passerelle constituent en quelque sorte un pont supérieur, interrompu de distance en distance, mais offrant en dessous des abris contre le vent et la pluie. La dunette, là où elle existe est occupée par le logement du capitaine et ne peut servir d'abri. Il serait sans doute à désirer que les navires eussent tous à l'avant et à l'arrière un abri couvert, accessible aux hommes de l'équipage et aux officiers et qui permettant aux uns et aux autres pour les temps de pluie, de prendre l'air sur le pont, laisseraient les compartiments intérieurs dans un état de vacuité favorable à leur propreté et à leur assainissement.

II. *Bouteilles et poulaines.* — 1° *Bouteilles.* — Si les résidus excrémentitiels de la respiration et de la transpiration s'écoulent difficilement à bord des navires par le fait de leur encombrement, et vicient l'atmosphère de leurs parties intérieures, ce désavantage qu'ont les bâtiments sur les habitations civiles est compensé par la facilité avec laquelle les premiers se débarrassent des matières fécales, des débris putrescibles et des eaux ménagères.

Les fosses d'aisances, même les plus hygiéniquement disposées, sont, en effet, pour nos maisons une source d'émanations délétères, et, malgré les procédés perfectionnés de vidange réputés inodores, l'odorat et la santé souffrent également des opérations de curage qu'elles exigent de temps en temps. Rien de semblable à bord des navires ; les matières fécales traversent un tuyau de peu de longueur où leur passage est instantané et qui les déverse dans la mer dont la mobilité perpétuelle les entraîne au loin. Quelque heureux que soit cet avantage inhérent aux conditions de la vie de mer, il n'en suit pas pour cela que les cabinets d'aisances ou bouteilles des bâtiments puissent s'affranchir, sans devenir insalubres, de conditions particulières de construction et d'une incessante surveillance de propreté.

La nécessité imprescriptible des distinctions hiérarchiques, non moins que les ménagements dus à une délicatesse originelle d'habitudes, ont multiplié le nombre des bouteilles à bord des navires, et sur ceux dont les proportions ne sont pas trop restreintes, le commandant, les officiers, les élèves et les maîtres ont chacun la leur. Celle qui est commune à tous les gens de l'équipage porte le nom de *poulaine*, à raison de sa position sur l'extrême avant du navire.

*a. Bouteilles du commandant et des officiers.* — Le commandant, sur les grands navires, a généralement deux bouteilles, une de chaque côté de son logement, et communiquant avec lui par une porte pleine ou vitrée. Cette disposition est en réalité plus commode qu'hygiénique, mais la possibilité d'entretenir dans un état de rigoureuse propreté une bouteille fréquentée par une seule personne, efface en partie l'insalubrité de ce voisinage. Sur les vaisseaux, les bouteilles des officiers étaient placées dans la grande chambre ; sur les frégates, un des cabinets, généralement celui du babord, leur était affecté, tandis que celui de tribord étaient réservé au commandant en second et aux autres officiers supérieurs. La bouteille des maîtres et celle des élèves étaient placées chacune en abord sur la partie avant du navire. Ces dispositions étaient assez ordinairement modifiées à bord des vapeurs à aubes qui avaient leurs bouteilles sur l'avant et sur l'arrière des tambours, et les latrines de leur équipage dans le jardin de l'avant. Cette dernière installation était avantageuse en ce sens que les hommes étaient soustraits à la vue par le bâtis des tambours, et que le plancher à treillis en fer des jardins permettait un nettoyage plus facile et plus efficace.

A part l'étroitesse forcée de l'emplacement qui est attribué aux bouteilles sur les navires, étroitesse assez bien compensée d'ailleurs par la facilité de leur aération, elles sont actuellement dans d'assez bonnes conditions de salubrité. Leur siége est recouvert d'une planchette mobile de noyer ; un bois plus dur comme le cœur de chêne (il y a entre ces deux bois une différence de pesanteur de 0,67 à 1,17) conviendrait mieux, car il serait d'une imprégnation moins facile (1). Il est rigoureusement indispensable que cette planche soit fréquemment nettoyée, non-seulement pour l'entretien dans un état de propreté convenable, mais pour éloigner les chances de contagion ou de communication de parasites qu'une semblable promiscuité peut offrir. L'aération fréquente, l'exposition au soleil, l'arrosage avec quelques gouttes de liqueur de Labarraque sont encore des précautions qu'il convient de prendre de temps en temps. La cuvette est quelquefois garnie de plomb, et le cône tronqué à base supérieure qu'elle constitue, est fermé par une soupape mobile, se relevant d'elle-même de bas en haut, quand le poids qui l'a abaissée cesse d'agir sur elle. Un robinet à poignée placé sur la caisse du siége fournit, quand on l'ouvre, un filet gyratoire d'eau de mer qui, mû par une pression assez forte nettoie circulairement les parois de la cuvette et sort par son ouverture inférieure. Cette disposition ne laisserait certainement rien à désirer si le plomb de la cuvette était toujours remplacé par de la porcelaine ou par un émail ; le plomb s'altère en effet assez facilement, les matières sulfurées qui le traversent, le noircissent, une couche blanche d'urates et de carbonate de plomb, hérisse bientôt sa surface, et cette couche constitue une masse poreuse

_______

(1) J'ai proposé dans un autre ouvrage d'employer pour la confection du siége des water-closets des bois imprégnés par le procédé Boucherie. Cette précaution pourrait aussi être prise pour les bouteilles des navires (La Maison, *Étude d'hygiène et de bien-être domestique*. Paris, 1870, p. 181).

très-apte à s'imprégner de liquides organiques et à fournir des exhala-
tions fétides. Le poli de la surface interne de la cuvette est la condition essentielle de sa propreté ; l'émail réalise cet avantage au plus
haut point, il est tout à fait inaltérable et sa couleur est de nature a
déceler la moindre négligence apportée dans son nettoiement ; peut-
être pourrait-on utiliser pour les cuvettes des bouteilles les propriétés
désinfectantes du charbon que l'on a proposé assez récemment pour la
confection des bassins des anglaises de nos maisons. Enfin la disposition
inclinée du plancher des bouteilles, son revêtement de plomb, la précaution de le recouvrir d'une caillebottis mobile facilitent et le lavage
et l'écoulement des eaux.

L'aération, toutes les fois qu'elle est possible, est de rigueur absolue,
et en la combinant avec les fumigations de chlore et l'emploi, de temps
en temps, d'une solution concentrée de sulfate de fer pour désinfecter
complétement la cuvette et le tuyau d'éjection, on éloignera sûrement
toute cause d'odeur et d'insalubrité.

*b. Bouteilles des maîtres.* — Les bouteilles de l'avant exigent surtout
une surveillance assidue. Généralement moins spacieuses, moins bien
aérées, installées moins confortablement que celles de l'arrière, elles
sont fréquentées par un plus grand nombre de personnes, et il n'est pas
rare de les voir, même sur des bâtiments assez bien tenus, exhaler une
odeur désagréable.

2° *Poulaine.* — Quant à la poulaine de l'équipage, son entretien fait
partie de l'entretien général du bâtiment, et elle est soumise à la propreté quotidienne du matin. C'est pour elle surtout que la confection
d'un siége fait d'un bois dur peu perméable aux liquides, le chêne, par
exemple, soit naturel, soit imprégné de sulfate de fer par le procédé
Boucherie, et la substitution de bassins de porcelaine aux bassins de
plomb sont particulièrement désirables ; la position intérieure de la cuvette annihile les reproches de brisement facile qu'on serait tout d'abord
tenté de lui adresser. Comme les bouteilles, et plus qu'elles, la poulaine exige des désinfections répétées, et les lavages au sulfate de fer y
trouvent, plus encore que les fumigations de chlore, leur utilité véritable.

Quand je m'occuperai de l'hygiène des navires-transports, je décrirai
l'installation des poulaines latérales et en saillie qui existent sur quelques navires, notamment sur les transports de Cochinchine.


Nous venons de parcourir rapidement les divers compartiments, nous
dirions presque les différents organes de cette machine merveilleuse
où le génie inventif de l'homme s'est vu forcé à chaque instant de
concilier les exigences exceptionnelles de la navigation avec les nécessités de la vie humaine. Occupons-nous maintenant de l'autre terme
du rapport, de l'homme de mer, et voyons dans quelles conditions il subit les influences de son habitation spéciale.

# LIVRE DEUXIÈME

## L'HOMME DE MER

### SECTION PREMIÈRE

#### RECRUTEMENT, MŒURS, PROFESSIONS, TRAVAUX MARITIMES

Nous venons d'étudier la demeure nautique du marin, sous le rapport tout spécial des conditions d'hygiène qu'elle lui offre, voyons maintenant quelles influences de recrutement, d'origine, de professions, de travaux, de vêtements, d'habitudes, etc., viennent se joindre à celles du navire lui-même, pour faire à l'homme de mer une existence tout à part, qui n'a rien d'analogue dans les autres professions, et qui, entourée de dangers qui lui sont propres, a besoin par cela même d'une hygiène toute spéciale. Occupons-nous en premier lieu du recrutement des équipages.

### CHAPITRE PREMIER

#### Recrutement.

Le service militaire, n'exigeant que de l'esprit de subordination, du dévouement et du courage, peut se recruter partout. Lorsqu'à ces qualités, qui germent naturellement sur le sol guerrier de notre France, se joint cette initiative héroïque et intelligente qui est l'un des traits de notre caractère national, le recrutement peut prendre ses soldats au hasard dans les écoles comme dans les ateliers, dans les champs comme dans les villes ; il improvise avec eux une armée que le feu mûrit vite, qui commande bientôt, comme la nôtre l'a fait si longtemps, l'admiration de toute l'Europe, et qui, si elle fléchit sous le nombre, montre même dans ses désastres ce qu'elle vaut et ce qu'elle pourra plus tard.

Le service de la flotte se recrute moins aisément. Trois mois d'exercices et la vue de l'ennemi suffisent pour faire un soldat, a dit le plus grand capitaine des temps modernes ; pour faire un matelot, au contraire, il faut une longue initiation aux privations et aux dangers de la mer, et une instruction professionnelle qui ne s'acquiert pas en un jour : aussi la majorité d'un équipage ne peut-elle être formée que de marins de profession. Par malheur, leur nombre avait été jusqu'ici en disproportion réelle avec les besoins de nos armements maritimes, et le recrutement ordinaire était, comme nous allons le voir tout à l'heure, appelé à pallier cette pénurie (1). La réduction croissante des effectifs des équipages par la transformation des constructions et de l'artillerie navales, conduira-t-elle plus tard la marine de l'État à se passer de ce dernier élément? Ce n'est pas improbable.

Le service maritime ne se recrute pas d'une manière homogène; il emprunte son personnel : 1° aux matelots de l'inscription maritime; 2° aux conscrits ; 3° aux engagés volontaires; 4° à des surnuméraires ou agents sans afférence directe avec les services maritimes, mais dont l'office est indispensable pour des emplois auxiliaires.

## ARTICLE PREMIER

### PROVENANCE.

### § 1. — *Inscrits.*

Jusqu'au milieu du dix-septième siècle, ou plus exactement jusqu'à 1665, les populations de notre littoral étaient soumises au régime odieux de la *presse.* Cette brutale et inique violation de la liberté individuelle qui n'a jamais existé chez nous qu'à l'état d'abus isolé, entrée dans les mœurs de la libre Angleterre, sanctionnée par un *Act* du Parlement de 1775, n'est pas légalement effacée de ses institutions, mais elle n'existe heureusement plus que de nom chez elle (2). Le génie de Colbert trouva entre l'iniquité du recrutement forcé et l'impossibilité du recrutement volontaire un moyen terme ingénieux et l'inscription maritime fut créée par l'ordonnance mémorable du 17 septembre 1665. Le contrat par lequel le matelot aliène au profit de l'État sa liberté depuis l'âge de 18 jusqu'à celui de 50 ans révolus (avant la loi du 13 brumaire an IV la limite était de soixante ans) et en obtient en retour le monopole exclu-

---

(1) Nous sommes encore la puissance maritime la plus favorisée sous le rapport du nombre des matelots sans même en excepter l'Angleterre. Nous avons, en effet, 20,000 marins en service actif et 80,000 de réserve ; l'Angleterre ne compte que 18,000 matelots au service et 52,000 en réserve ou dans les ports (*Revue scientif.*, 1er avril 1876).

(2) On ne *presse* sans doute plus les matelots, mais on les *raccole* encore, et cet engagement réputé volontaire qui donne d'assez médiocres résultats, ne laisse pas que de susciter de temps en temps des récriminations de la part des hommes qui ont à cœur les intérêts de la marine. Aussi, les Anglais, qui ont déjà cinq écoles de mousses, cherchent-ils à en accroître le nombre, mais le recrutement en est difficile, et beaucoup de ces jeunes gens laissent la marine au bout de leur engagement de dix ans, après avoir imposé des dépenses à l'État pour leur éducation nautique et au moment où ils pourraient rendre des services. Plus d'une nation maritime nous envie notre institution des *classes* qui est excellente dans ses bases et qu'il s'agit simplement d'améliorer.

sif de l'exploitation des professions de la mer, est onéreux sans doute pour les intéressés, mais il n'a pas de caractère oppressif puisqu'il est volontaire ; tout au plus peut-on lui reprocher de ne pas indemniser le marin d'une manière suffisante, mais c'est chose réparable et nous nous en rapportons à un avenir prochain pour voir l'inscription maritime diminuer les charges qu'elle fait peser sur les matelots des classes et augmenter au contraire les dédommagements qu'elle leur assure. L'accroissement proportionnel de l'élément appelé par le recrutement ordinaire dans l'effectif des équipages, accroissement rendu possible et utile par la transformation profonde qu'a subie notre matériel maritime, doit alléger de plus en plus, du reste, les charges que le service de la marine de l'État fait peser sur les populations si intéressantes qui sont soumises au régime exceptionnel des *classes*. »

« L'inscription maritime, dit un économiste distingué, dans les premières années où elle fut établie ne s'éleva pas au-dessus du chiffre de 36,000 hommes, soit à cause des difficultés d'un premier recrutement soit qu'on n'y eût point encore compris les capitaines et les officiers mariniers ; mais, dès l'année 1683, ce chiffre avait subi une progression rapide et comprenait 77,803 marins. En parcourant le tableau représentant l'effectif annuel des inscrits nous trouvons des chiffres analogues dans le cours du dix-huitième siècle et quand il s'abaisse, c'est à raison de quelques conditions particulières. Tantôt un arrondissement maritime manque tout entier ; tantôt on a omis de comprendre dans le total les novices et les mousses ; mais dans l'ensemble la proportion se soutient : en 1704, 70,535 inscrits ; en 1710, 72,056 ; en 1786, 72,136, en 1789, 79,748. D'ailleurs à mesure que le système prend de la durée, il prend également de la régularité et peu d'inscriptions échappent à la surveillance vigilante des employés de la marine. Par suite de cette rigueur plus grande, les inscriptions s'élèvent, en 1791 à 88,805 hommes ; en 1793 à 95,706, et ainsi jusqu'au moment où la loi du 3 brumaire an IV abaisse de dix années la durée du service (c'est-à-dire de la réquisition possible) jusqu'à l'âge de 50 ans révolus au lieu de 60 ans. Alors les listes déclinent. Elles ne portent plus en 1818 que 74,436 marins ; en 1823, 70,284 ; en 1826, 76,257 ; en 1830, 74,917 ; en 1835, 77,595, avec diverses variations intermédiaires résultant de radiations nombreuses faites dans le renouvellement des matricules et de la suppression des *quartiers* de l'intérieur. Enfin en 1840 un dernier élan est imprimé à l'inscription ; il se fait alors, sous l'empire des difficultés survenues en Orient, un armement extraordinaire qui porte les chiffres au plus haut point où ils soient parvenus depuis l'origine de l'institution : en 1840 à 98,706 hommes ; en 1841 à 102,705 ; en 1842 à 106,214 ; en 1843 à 107,672 ; en 1844 à 109,410 ; en 1845 à 112,462 ; en 1846 à 112,853 ; en 1847 à 118,413. On se ferait toutefois une illusion bien grande si l'on présumait que ces chiffres représentent un effectif sérieux

et que tout marin inscrit est susceptible de faire un bon service. Sur
ces listes figurent une foule d'hommes que leur âge, leurs blessures, les
vices de leur constitution doivent reléguer parmi les non-valeurs et qui
ne sauraient être requis en aucun cas. C'est un rabais à faire ; et en y
mettant une certaine marge, à peine trouverait-on sur les 120,000 noms
de l'inscription maritime, 50 à 60,000 matelots qui pussent être utilement embarqués. Le reste ne représente qu'une sorte de *caput mor-
tuum*, destiné à grossir les chiffres et à tromper des yeux peu exercés (1). »

Comme le fait remarquer l'économiste que nous venons de citer, le
chiffre des inscrits maritimes offre un double intérêt : comme mesure
de l'un des deux éléments de la défense du pays, et aussi comme thermomètre de l'activité de notre commerce maritime.

Il serait inutile de faire ressortir les aptitudes maritimes supérieures
des inscrits ; ils ont conquis de longue main une assuétude professionnelle
à laquelle ils avaient été préparés par la double influence de l'hérédité et
d'une éducation qui s'est faite dans le milieu maritime. Enfant, le matelot des classes a couru sur les grèves, grandi en présence de la mer ;
dès ses premières années, il a joué son rôle dans un bateau de pêche ; il
n'a jamais entendu parler que de marine et n'a jamais eu la pensée qu'il
pût être autre chose que matelot ; la mer est son élément et quand il
met le pied sur un bâtiment de l'État, il y apporte l'assuétude nautique
et n'a plus qu'à conquérir l'assuétude disciplinaire. Cet homme-là est le
matelot type avec sa rudesse et sa loyauté proverbiales, son insensibilité
aux intempéries et aux privations, sa patience, sa résignation, son courage stoïque, son entraînement vers les excès poussé jusqu'à la forfanterie, son orgueil professionnel, son mépris systématique du *terrien*, son
héroïsme naïf et dont il n'a pas même la conscience. Quant à ses qualités comme matelot, deux mots empruntés au vocabulaire expressif de
la marine les expriment : « Il est propre à tout et il *se débrouille*. » Le
premier peint son esprit inventif et encyclopédique ; le second, son art de
tirer parti de conditions, d'ailleurs assez mauvaises, pour se créer un
bien-être relatif. C'est là, à moins qu'il n'approche de cet âge de 50 ans
qui est la limite certainement trop reculée du droit de réquisition que
l'État s'est réservé sur lui, c'est là, à âge égal, si on le compare aux
apprentis marins et aux engagés volontaires, la partie experte et valide de l'équipage, celle qui lutte avec le plus de succès contre les
influences nautiques et, dans une certaine mesure, contre les influences
morbifiques des climats.

La France assise sur trois mers, dans les conditions les plus favorables
pour son développement maritime, a son littoral subdivisé en cinq
arrondissements dont les chefs-lieux : Cherbourg, Brest, Lorient, Ro-

(1) Louis Reybaud, *Dict. de l'Économie politique*, 1853. Art. NAVIGATION, t. II, p. 266.

chefort-sur-mer et Toulon, centralisent le service de l'inscription maritime de chaque arrondissement subdivisé en quartiers et sous-quartiers ayant à leur tête des administrateurs qui sont chargés de tenir les regis-tres de l'inscription maritime, d'y opérer des inscriptions ou des radia-tions suivant les cas déterminés par la loi, et de veiller en même temps aux intérêts du recrutement maritime et à la stricte exécution des rè-glements relatifs à la pêche maritime. Un contrôle est exercé sur les opé-rations de ces fonctionnaires qu'anime d'ailleurs le meilleur esprit.

Leurs décisions en ce qui concerne les questions de santé ne peuvent, bien entendu, s'appuyer que sur l'opinion compétente des médecins. Ceux-ci sont ou des médecins de la marine d'un grade élevé qui font annuellement des tournées dans les quartiers maritimes avec une délé-gation du Conseil de santé du chef-lieu d'arrondissement et prononcent sur les cas de dispense temporaire ou de radiation définitive, ou bien des médecins civils, choisis à cet effet par l'autorité maritime et exer-çant les mêmes fonctions mais avec moins d'étendue. Il est bien regret-table, à mon avis, que la marine n'entretienne pas dans chaque quartier un médecin de la marine qui y résiderait à côté du commissaire des classes, aurait une connaissance complète de la population maritime de son quartier et exercerait ces fonctions délicates dans des conditions d'exactitude et de sûreté que ne donne pas le régime actuel ; les mate-lots des classes trouveraient dans cette institution qui procurerait à des médecins de la marine fatigués de la navigation une position plus tran-quille, des garanties d'assistance médicale en même temps que de bonne justice distributive. Je recommande cette idée à l'Administration maritime qui s'est montrée toujours, et à bon droit, si soucieuse des intérêts des matelots des classes.

On sait que l'inscription maritime se recrute sur tout le littoral des trois mers qui baignent nos côtes, de Dunkerque à Bayonne et de Port-Vendres à Nice, parmi les hommes qui se livrent à une profession ma-ritime (long cours, cabotage, grande et petite pêche) ou qui naviguent dans des bateaux de rivière en deçà de la limite de la salure des eaux à la haute mer pour les fleuves à marées, et pour les autres, du point où peuvent atteindre les bateaux de mer. Cette bande de littoral a ses divisions administratives, je viens de le dire, mais ses divisions ethni-ques ou de race, offrent à l'hygiène plus d'intérêt, car la provenance régionale des matelots leur donne un cachet spécial en même temps que des aptitudes maritimes et hygiéniques toutes particulières.

Or, notre littoral maritime est habité par trois races principales : les Normands, les Bretons, les Provençaux, et par trois races secondaires : les Saintongeois, les Gascons et les Basques.

Les *Normands* ont hérité de leurs pères cet instinct de migration ma-ritime qui servit si bien d'abord leur esprit de rapine et de violence, plus tard leur esprit de conquête, plus tard enfin, leur esprit de découverles géographiques et qui leur fit explorer des parties de l'ancien continent, inconnues jusqu'à eux.

Le matelot du littoral de la Manche est d'une constitution vigoureuse, d'une taille élevée ; il est industrieux et intelligent, il a pris dans la navigation des mers du Nord, dans le cabotage de la Manche, dans la pratique des grandes pêches, l'habitude de ne compter ni avec les dangers, ni avec les fatigues, ni avec les difficultés de sa profession. Plus soucieux de son hygiène personnelle que ne le sont, en général, les marins, il est propre, actif, travailleur, et, moitié par esprit de conduite, moitié par économie, il tombe plus rarement dans ces excès crapuleux où les matelots bretons se complaisent d'ordinaire. Ce sont, en un mot, des matelots excellents auxquels on peut, tout au plus, reprocher une certaine impatience du joug disciplinaire et un défaut de solidité en face des épreuves de la navigation, lorsque celles-ci se prolongent trop. Nous avons fait une station de trois ans, au Sénégal, sur un brick de 20 canons (1), dont l'équipage, presque tout entier, avait été recruté sur les côtes de Normandie ; il supporta admirablement les misères de cette longue et pénible campagne ; nous eûmes très-peu de malades, nous ne perdîmes que trois hommes. Les matelots normands sont surtout propres aux voyages du Nord. M. Gallerand, qui a, en qualité de chirurgien-major de la frégate la *Cléopâtre*, accompli deux croisières successives dans la mer Blanche, insiste avec raison sur la nécessité d'embarquer pour cette campagne des hommes pris sur le littoral de la Manche, habitués aux froids de Terre-Neuve et d'Islande. Le brick le *Beaumanoir*, qui avait un équipage normand, résista au scorbut qui sévit cruellement sur la *Cléopâtre*, dont l'armement exclusivement breton laissait, au contraire, beaucoup à désirer (2).

Les matelots *bretons*, à côté de défauts qui les mettent, sous quelques rapports, au-dessous des Normands, ont aussi des qualités de solidité que ceux-ci ne possèdent pas au même point. Les riverains de la Manche ne perdent guère leurs côtes de vue sans apercevoir celles de l'Angleterre ; quand le pêcheur de l'Armorique s'élève au large, il sait qu'il n'a pas d'autre terre à voir que celle de son port, et chacune de ses sorties a une apparence de grande navigation qui le familiarise avec l'idée d'excursions lointaines. La vie âpre et rude qu'il mène chez lui, lui laisse ignorer ce que c'est que le bien-être et il se soumet aux privations comme à une nécessité familière ; nul n'est plus patient que lui pour supporter les intempéries de la mer, les rigueurs d'un éloignement prolongé, les

_________

(1) Le brick l'*Abeille* armé à Cherbourg en 1845 et faisant partie de la croisière chargée de réprimer la traite sur les côtes occidentales d'Afrique.

(2) Gallerand, chirurgien de 1re classe, *Rapport sur la croisière de la* Cléopâtre *dans la mer Blanche*, 1855 (collection de Brest.) Je ferai remarquer ici que tant d'autres causes ont pu contribuer à ce résultat, qu'il m'est difficile de l'attribuer à la seule provenance originelle des équipages, d'autant plus qu'il s'agit ici de matelots normands et de matelots bretons dont l'aptitude à résister au froid ne saurait être très-différente.

ennuis des traversées interminables ; nul ne se plie avec plus de docilité aux exigences de la subordination et de la discipline. Doué de moins d'initiative que le matelot normand, moins ardent et moins brillant que le provençal, il prend sur tous les deux, lorsque le mauvais temps se prolonge, une supériorité de résistance qui ne se dément pas. Si à ces qualités nautiques on joint cette patience stoïque, cette résignation douce qui est le fond du caractère national, ce respect pour l'autorité, on sera tenté de dire avec M. l'amiral Grivel : « Je ne sais si je m'abuse, mais il me semble que rien n'est au-dessus de cette race opiniâtre et courageuse qui borde les côtes de la vieille Armorique : s'il exista jamais des hommes particulièrement organisés pour tous les événements de tempête ou de combat, pour lutter avec avantage contre les privations et les fatigues de toute espèce que la mer impose, ces hommes, à coup sûr, se trouvent parmi les Bretons (1). »

Pourquoi faut-il que, comme ombre à ce tableau, nous ayons à signaler dans les matelots bretons cette incurie corporelle, cette malpropreté proverbiale et ces habitudes d'ivrognerie contre lesquelles l'hygiène et la religion protestent jusqu'ici sans succès.

Si jamais hommes ont porté fortement l'empreinte de leur race, ce sont certainement les matelots *provençaux ;* leur caractère, leurs mœurs, leurs aptitudes nautiques, contrastent de la manière la plus frappante avec ceux des Bretons, et, quoique cet antagonisme national soit exagéré par l'esprit de localité, il est néanmoins accusé d'une manière formelle. A la taciturnité des matelots bretons, à leur indifférence pour tout ce qui n'est pas leur pays ou leurs usages, à leurs habitudes disciplinées, à leur solidité à la mer, à leur malpropreté, à leur intempérance, il faut opposer la pétulance bruyante des Provençaux, leur imagination vive et exaltée, leur impatience de la discipline, leurs qualités brillantes dans les navigations faciles, où ils retrouvent le ciel de leur pays, leur tendance au découragement, leur propreté extrême, leur sobriété. Ce sont en effet deux races d'hommes différentes : le même héroïsme et le même courage au moment d'un combat apprennent seuls qu'ils appartiennent à une nationalité commune.

Les matelots *saintongeois* sont bien inférieurs aux Bretons et aux Gascons, entre lesquels leur position géographique les place ; ils ont de l'intelligence, mais peu d'activité ; la marine est un métier pour eux, ce n'est pas une vocation ; leur sobriété et leurs habitudes régulières ne compensent point enfin l'exiguïté de leur taille et la faiblesse de leur constitution, qui porte presque toujours l'empreinte des miasmes marécageux au milieu desquels ils vivent.

(1) Grivel, *Considérations navales en réponse à la brochure de M. de Pradt.* Paris, imprimerie royale, 1832, p. 19. Il faut avoir vu dans le golfe de Gascogne, l'hiver, pendant huit ou dix jours de cape, des matelots bretons, les bras croisés, faire gros dos à une pluie glaciale et ne jamais se plaindre pour comprendre la force de résistance qu'il y a dans ces natures rudes, mais singulièrement énergiques.

Le Bordelais est le Provençal de l'Ouest : sobre, actif, industrieux, doué au plus haut point de cette initiative intelligente qui caractérise les fins matelots, il a la verve, la gaieté des marins du Midi et les qualités nautiques éminentes de ceux du Nord. On ne peut lui reprocher qu'un esprit d'indépendance qui va quelquefois jusqu'à l'insubordination ; mais un capitaine qui sait prendre un équipage bordelais, et qui le mène plutôt par l'émulation et par l'amour-propre que par la rigueur, peut faire des merveilles avec lui.

Quant aux Basques, cette race vigoureuse de montagnards est admirablement propre au métier de la mer ; la petitesse de leur taille est rachetée par une vigueur remarquable qu'ils doivent à des habitudes nationales de gymnastique ; leur santé est bonne, leur énergie indomptable. Ils ont un remarquable esprit (de migration, et nul ne l'emporte sur eux pour l'audace, la résolution et l'intelligence. Il est presque sans exemple qu'un matelot basque dans un équipage se résigne au terre-à-terre des travaux du pont, et ne conquière pas sa place dans une hune.

Nous n'avons rien à dire des matelots étrangers, qui joignent aux reliefs généraux de leur caractère national certaines qualités ou certains défauts nautiques que n'ont pas les nôtres. L'hétérogénéité des équipages américains, composés d'hommes d'États divers, souvent antagonistes, et de gens sans aveu appartenant aux nationalités les plus variées, leur indiscipline notoire ; la beauté naturelle de cette race anglo-saxonne, qui, par ses mœurs maritimes, son esprit commercial et aventureux, a longtemps tenu seule le sceptre de la mer, que nous partageons aujourd'hui avec elle ; l'audace et la fougue des Génois, qui soutiennent avec éclat leurs titres de noblesse maritime et qu'un sentiment d'indignation généreuse a rendus un instant nos alliés ; les mœurs fatalistes etstationnaires des Turcs ; la précision automatique des équipages russes, qui n'abandonnent jamais sur le pont d'un navire l'esprit d'ensemble et de régularité des soldats, et ne sont en rien doués de cet élan d'initiative qui est le génie du matelot ; autant de sujets d'une étude hygiénique et morale dont il n'est pas nécessaire de faire ressortir l'intérêt, mais que récuse notre incompétence.

Ce n'est pas seulement à un point de vue abstrait et général que l'on doit comparer la valeur de ces différents inscrits ; cette comparaison peut porter aussi sur des points très-concrets et très-pratiques et d'un grand intérêt pour l'hygiène.

On a fait ressortir à ce propos l'avantage que présente un équipage formé par un mélange éclectique de matelots de diverses zones, dont les qualités ou les défauts trouvent ainsi des occasions de relief ou de compensation. C'est ainsi que M. Girard se loue, dans sa *Relation médicale de la campagne* du d'Assas *dans les mers du Sud*, d'avoir eu un équipage composite. Cette opinion me paraît acceptable au point de vue nautique, mais très-contestable au point de vue de l'hygiène. Mieux vaut, à mon avis, un équipage homogène, de même provenance et adapté à la nature de la campagne : des Normands et des Bretons pour les pays froids ; des Basques, des Bordelais et des Provençaux pour les pays chauds. Je sais bien que des chiffres ont été produits pour infirmer cette immunité relative des méridionaux dans les campagnes sous les tropiques et j'ai moi-même cité des relevés de M. Souty, indiquant les mortalités de 1 sur 3,5, de 1 sur 3 et de 1 sur 3,5 comme se rapportant à des soldats du nord, du centre et du sud de la France envoyés dans nos colonies chaudes ; mais il y aurait à soumettre ce fait à l'épreuve nouvelle de la statistique. Il va de soi, en effet, que l'assuétude à la chaleur qui est un des éléments de l'acclimatement, doit être d'autant plus facile qu'il y a moins d'écart entre la température du pays d'origine et celle du pays sous lequel on est transplanté. C'est quand il s'agit des navigations sous des climats excessifs que cette question de la provenance des équipages prend surtout de l'importance. Les navigations arctiques ne doivent recruter leurs matelots que dans le Nord (1).

Un second aspect de cette question est celui relatif à l'impressionnabilité plus ou moins grande des matelots à l'impaludation tropicale suivant qu'ils proviennent ou non d'une zone marécageuse. On avait avancé que les matelots de la Saintonge et de l'Aunis, par exemple, habitués à l'air des marais, seraient plus réfractaires, à Madagascar et au Sénégal, à l'action des miasmes palustres. Mais cette prétendue immunité est une conception théorique et que démentent les faits. C'est ainsi que la *Constitution* armée à Rochefort dans ces conditions, a payé aux fièvres du Brésil un tribut plus lourd que les autres navires. M. Bourel-Roncière a constaté, à bord de la *Circé*, que les fièvres contractées au Brésil par des matelots qui avaient déjà été impaludés en France étaient plus rebelles. Je crois, avec lui et avec M. Le Roy de Méricourt, que l'impaludation préalable et *récente* d'un navire et de son équipage est une mauvaise préparation à la résistance palustre dans les colonies, mais encore faudrait-il établir, pour vérifier ce fait, une distinction entre les matelots qui, au port d'embarquement, ont eu des accès de fièvre intermittente (ceux-là ne valent rien pour les navigations coloniales) et ceux qui, dans ce foyer palustre ont su conserver leur santé intacte ; qu'il y ait là un fait de *mithridatisme* palustre par l'accoutumance ou une résistance originelle aux miasmes de marais, ce fait peut créer des immunités sous les tropiques. C'est ainsi que ces questions ne peuvent être jugées d'un bloc et sans acception des aspects multiples qu'elles présentent.

(1) On sait la rapidité avec laquelle la cavalerie napolitaine envoyée pendant la retraite de Russie, de Wilna, au-devant de la grande armée, disparut à Smorgoni et à Oclimiana dévorée par les inclémences d'un climat si différent de son pays d'origine (A. Thiers, *Hist. du Consulat et de l'Empire.* Paris, 1856, t. XIV, livre XLV, p. 654).

### § 2. — *Apprentis marins.*

Les matelots provenant du recrutement, admis par la loi du 9 juin 1826 à contribuer au recrutement du personnel maritime, ne constituent qu'une très-faible partie de l'effectif maritime. C'est ainsi que la classe de 1874 n'a compris que 8,800 hommes appelés pour l'armée de mer. Or, sur ce chiffre, réduit à 7,040 par le fait de 1,760 engagements volontaires, le plus grand nombre (6,215) est destiné à l'infanterie et à l'artillerie de marine ; 135 entrent dans les compagnies de mécaniciens et il ne reste que 655 apprentis marins.

Les apprentis marins sont désignés pour la marine par leur numéro de tirage ou sur leur demande. Ne vaudrait-il pas mieux affecter à la marine, les jeunes conscrits provenant des départements maritimes et qui, n'exerçant pas des professions de mer, ont par ce fait échappé à la servitude de l'inscription? De cette façon on aurait des hommes mieux disposés à s'acclimater au métier de la mer. « Les conscrits, dit l'auteur anonyme d'une brochure qui eut, en 1837, un grand retentissement, enlevés aux campagnes et aux villes de l'intérieur, se font moins facilement que les inscrits à la vie du bord et soupirent habituellement après le terme de leur service ; toutefois ils servent bien et quoiqu'ils ne puissent devenir, en général, dé fins matelots, ils sont très-propres aux gros ouvrages des bâtiments ; ainsi ils prennent les ris, serrent les voiles, servent les canons et nagent dans les embarcations d'une manière satisfaisante ; ils sont, de plus, d'une bonne conduite et il n'est pas rare de les voir, quand ils sont congédiés, s'en aller avec quelques économies qu'ils ont faites durant leur campagne (1). »

### § 3. — *Engagés volontaires.*

Les engagés volontaires qui proviennent du littoral valent mieux souvent que les apprentis marins qui proviennent de l'intérieur et l'on peut supposer chez beaucoup d'entre eux une vocation qui est une condition d'assuétude, mais il en est, et c'est Paris surtout et les grandes villes qui nous les envoient, qui sont des déclassés des professions industrielles ou libérales, dirigés vers la marine plutôt par leur imagination que par des aptitudes réelles et qui traînent à bord des navires une existence sans grand profit pour le service et sans sécurité pour eux.

A l'époque où le remplacement militaire était admis, on ne se plaignait pas trop des résultats qu'il fournissait pour le recrutement qui trouvait là des gens qui se portaient vers la marine par une sorte de

----

(1) *De la Marine militaire dans ses rapports avec le commerce et la défense du pays.* Anonyme. Imprimerie royale, mai 1837. Cette brochure est attribuée au prince de Joinville.

choix, mais il n'y a certainement pas lieu de regretter un état de choses qui était dégradant et qui avilissait le métier de matelot. Les primes de réengagement constituaient à ce double point de vue un progrès moral et assuraient un meilleur recrutement ; la nouvelle loi militaire du 27 juillet 1872 en déclarant le service personnel et en supprimant le remplacement et les primes de réengagement a fait disparaître, pour la marine, comme pour l'armée, les provenances de cette catégorie et bon nombre d'hommes spéciaux dans les deux armées appréhendent que la valeur du recrutement n'en souffre un préjudice.

### § 4. — *Ouvriers maritimes.*

Les *ouvriers maritimes* sont aux matelots ordinaires ce que les ouvriers militaires des *compagnies hors rang* sont aux autres soldats. Ce sont, ou des ouvriers de nos arsenaux attachés aux métiers nautiques proprement dits : calfatage, voilerie, charpentage ; ou des hommes de levée provenant de l'inscription maritime et rompus par conséquent aux exigences de la vie du bord ; ou enfin des conscrits. La classe de 1874 n'a fourni que 35 ouvriers de cette catégorie ; l'hygiène n'a, en réalité, aucune distinction à établir entre ce groupe de marins et les inscrits ou apprentis marins ordinaires.

Quant aux mécaniciens qui sont, eux aussi, des ouvriers maritimes, leur nombre est minime, (il n'y en a eu que 135 en 1874) et les particularités de leur hygiène seront indiquées avec soin dans une autre partie de cet ouvrage.

### § 5. — *Surnuméraires.*

Je signalerai enfin les *surnuméraires :* domestiques, cuisiniers, boulangers, agents de la cambuse, qui presque toujours neufs au métier de la mer, montrent une proclivité plus grande à en subir les influences et figurent toujours pour une part considérable sur les tableaux de maladie et les relevés nécrologiques ; nous en trouverons aisément le motif quand nous nous occuperons de l'hygiène de ces professions. La nature des travaux de ces agents est sans doute la principale des causes de la mortalité qui pèse sur eux, mais leur inassuétude absolue à la vie du bord est aussi un élément d'aggravation qu'on ne saurait non plus oublier.

## ARTICLE II

#### APTITUDES PHYSIQUES.

Je n'ai à m'occuper que des seules aptitudes corporelles, les aptitudes techniques ou professionnelles n'étant pas du domaine de cette étude, mais je ferai remarquer qu'elles sont cependant une condition de vie heureuse à bord et par suite de santé. Ce point de vue indiqué, je n'envisage plus que le côté hygiénique de ce problème.

L'âge, la taille, le périmètre thoracique, l'essai spirométrique, le poids, la force musculaire et l'essai visuel sont les éléments complexes des aptitudes physiques des matelots et de l'appréciation de la force ou de la faiblesse d'un équipage.

### § 1. — *Age.*

L'âge pour les *inscrits* est fixé par la loi : il s'étend de 18 ans à 50 ans révolus. Pendant cette période de 32 ans les matelots de l'inscription maritime sont passibles de la levée par groupes d'âges épuisés successivement, et à partir de l'âge minimum, suivant les besoins du service de l'État. J'ai dit que la durée des effets de l'inscription maritime était, dans le principe, limitée par l'âge de soixante ans, et qu'en l'an IV, on la réduisit à cinquante ans : je trouve encore cette limite trop reculée ; qui ne sait qu'à cinquante ans, un matelot présente tous les signes d'une sénilité accentuée (1); pourquoi ne pas abaisser cette limite à quarante ans? Cette mesure aurait l'avantage de ramener le recrutement maritime aux conditions générales de la loi militaire. On pourrait ainsi exiger des inscrits un service de vingt ans réparti comme celui des soldats en : 1° service actif de cinq ans; 2° première réserve pendant quatre ans; 3° deuxième réserve pendant cinq ans; 4° troisième réserve pendant six ans. On ne pourrait lever les inscrits que dans l'ordre de ces groupes et après épuisement, ou par insuffisance des plus jeunes. On aurait ainsi des hommes plus valides, et affranchis avant la vieillesse de la servitude étroite que l'inscription maritime fait peser sur eux. La diminution des effectifs des navires de guerre, déterminée par les changements nautiques et stratégiques intronisés dans la marine nouvelle permettrait cette amélioration qui serait sans doute reçue avec une grande faveur par les populations maritimes et par les chambres de commerce.

Les *apprentis-marins* sont soumis aux conditions d'âge des conscrits. Quant aux *engagés volontaires* ils ne doivent pas avoir, au moment de leur entrée au service, plus de vingt-quatre ans, à moins qu'ils n'aient déjà servi l'État. Cette mesure a pour objet de ne pas avoir, à une période un peu avancée de leur carrière, des hommes d'une validité douteuse et dont on ne peut se débarrasser jusqu'à ce qu'ils aient atteint les vingt-cinq ans de service exigés par la loi pour être admis au règlement de leur pension de retraite.

Les *ouvriers maritimes* du recrutement et les *mécaniciens* sont dans le même cas.

(1) Ramazzini a dit des matelots : « *Nautæ raro solent senescere.* » (B. Ramazzini, *De morbis artificum diatriba.* Venetriis, MDCCXLIII. cap. x, p. 182.) On pourrait compléter ce mot par celui-ci : « *Nautæ cito solent insenescere.* »

Il n'y a pas d'âge fixé pour l'admission des *surnuméraires*; c'est une lacune; il faudrait établir des limites assez larges pour ne pas embarrasser le choix, mais prévenir cet inconvénient, qui se constate sur beaucoup de navires, de voir des surnuméraires ajouter à leur débilité trop habituelle, celle qui résulte de l'âge.

Quant aux *mousses*, cette excellente pépinière de matelots, ils sont divisés en deux catégories : les mousses de l'École dont l'âge inférieur d'admission est fixé à treize ans, et les mousses auxiliaires qui sont reçus à douze ans. Il n'y a rien à dire à cette fixation, il faut évidemment que les mousses abordent assez jeunes leur éducation technique, et d'ailleurs, leur recrutement se faisant principalement parmi les fils de marins, il y a profit pour ces enfants et allégement pour leurs familles à ce qu'ils commencent de bonne heure leur apprentissage maritime.

Des *officiers*, je n'aurais rien à dire, si je n'avais à signaler pour les officiers de vaisseau combien leur admission au Vaisseau-école est prématurée. Un enfant peut, à la rigueur, y entrer à 14 ans (les limites d'âge pour l'admission sont de 14 à 17 ans). Est-ce raisonnable? Est-ce utile? Quel péril pour des cerveaux de 14 ans à se charger du bagage contenu dans le fastueux programme d'admission à l'École navale, et quel préjudice pour l'intelligence à être sevrée avant l'heure de ces études d'humanités qui sont les vraies nourricières de l'esprit et que rien ne remplace! Et puis aussi, est-on sûr à 14 ans de sa vocation et n'y a-t-il pas pour l'éducation et pour les mœurs de toute la vie un grave préjudice à être détaché prématurément de la famille? J'ai insisté dans un autre ouvrage sur ces dangers et j'ai demandé que les limites actuelles pour l'admission à l'École navale devinssent 16 ans minimum et 18 ans maximum (1). Je ne puis que reproduire ce vœu. Il ne peut s'agir ici que des officiers de vaisseau, les autres officiers : médecins, administrateurs, ingénieurs, ne pouvant, par le fait des conditions de leur carrière, débuter dans la marine qu'à un âge suffisamment avancé.

Les recherches de Quételet ayant démontré que la force musculaire est dans une relation étroite avec l'âge; que la force rénale par exemple, double de 11 à 15 ans, devient triple de 15 à 40 ans pour décroître ensuite et que la force manuelle suit une progression et une décroissance à peu près analogues, il y a grand intérêt à ce que l'équipage d'un navire ne soit composé ni d'hommes trop jeunes, ni d'hommes trop âgés. Sans parler de l'inexpérience nautique des matelots trop jeunes, n'y a-t-il pas de danger à soumettre des hommes dont le développement corporel n'est pas achevé aux conditions fâcheuses de fatigue et d'énervement qui sont inhérentes à la navigation? « Pourquoi, disais-je, dans la première édition de ce livre, ne calculerait-on pas, à l'armement

(1) Fonssagrives, *Éducation physique des garçons*. Paris, 1870. Cinquième Entretien. *Le problème scolaire*, p. 120.

d'un navire, la moyenne d'âge de son équipage et ne la ferait-on pas
cadrer par des remplacements avec celle qui a été reconnue indispensable pour la manœuvre convenable d'un navire? (1) » Quelques médecins
de la marine s'inspirant de cette idée, ont calculé à l'armement l'âge
moyen de leur équipage. C'est ainsi que M. Barthe, cité par M. Lauvergne, a calculé que l'âge moyen de l'équipage de la frégate la *Sybille*
était de 26 $^{ans}$,5 (les mousses défalqués) et de 25 $^{ans}$,08 en y comprenant
toutes les catégories d'âge (2). On pourrait pousser plus loin ces recherches et déterminer l'âge moyen suivant les catégories professionnelles;
les résultats auxquels on serait ainsi conduit ne seraient certainement
pas complétement théoriques.

### § 2. — *Taille.*

La *taille*, comme l'a très-bien démontré Boudin, est expression de
race bien plutôt que de vigueur, mais encore faut-il considérer, pour la
même race, et d'une manière générale, une taille élevée comme un
privilége physique et comme une présomption plausible de vigueur et
de force. La taille élevée n'intervient comme élément d'aptitude nautique que pour les grands navires où certains exercices : l'action de serrer
les voiles, par exemple, exigent une longueur de bras proportionnelle au
diamètre de la vergue qu'ils doivent étreindre; mais comme, sauf
exceptions, la taille et la force sont corrélatives, les hommes de petite
stature sont moins recherchés que les hommes de grande taille.

La taille minimum exigée des apprentis marins est aujourd'hui de
1$^m$,540; elle a suivi les diversités d'exigences du recrutement du soldat.
Cette taille minimum s'est abaissée pour l'infanterie française depuis
1691 jusqu'à 1872, c'est-à-dire en 181 ans, de 1$^m$,705 à 1$^m$,540 ou de
0$^m$,165; l'armée française est, de toutes les armées de l'Europe, celle qui
a adopté le plus petit minimum de taille; l'armée prussienne celle qui a
le plus haut (1$^m$,621). Mais, le nombre des inaptitudes militaires dans
un pays n'étant pas en rapport avec l'exiguïté moyenne de la taille, il n'y
a pas lieu, comme le fait remarquer judicieusement M. Morache, de
voir dans cet abaissement progressif de la taille minimum, une preuve
de dégénérescence. D'ailleurs les conditions nouvelles de l'armement,
de la manœuvre et de la stratégie, enlèvent à la taille du matelot une
partie de son importance.

Si l'on partage notre littoral en quatre zones : bretonne, normande,
bordelaise, provençale, on trouve, d'après Boudin, que les conscrits
de ces groupes de départements maritimes ont les tailles moyennes qui
suivent :

(1) Fonssagrives, *Traité d'hyg. navale*, 1$^{re}$ édition, p. 104.
(2) E. Lauvergne, *Le Matelot. Esquisse d'hyg. nautique.* Thèse de Montpellier, 1862,
n° 31, p. 19.

Zone bretonne........................ 1^m,643.
Zone normande....................... 1^m,661.
Zone bordelaise (Saintonge et Gironde).... 1^m,656.
Zone provençale..................... 1^m,648.

On peut donc classer ainsi nos matelots : les plus grands sont les Normands, les plus petits sont les Bretons ; entre eux se placent les Bordelais et les Provençaux (1). La taille moyenne des conscrits de notre littoral serait de 1^m,652, chiffre inférieur à celui de 1^m,657, indiqué par Lélut comme exprimant la taille moyenne des Français de 30 à 50 ans (2).

Rien ne serait plus facile et plus intéressant en même temps que d'établir la taille moyenne d'un équipage en additionnant les toisages consignés sur les livrets et en en divisant la somme par l'effectif. On donnerait plus de valeur à ce résultat en recherchant la taille moyenne de chaque groupe d'âge et de chaque catégorie professionnelle. Un équipage dont la taille moyenne serait notablement inférieure à la taille qui correspond à sa provenance régionale pourrait ainsi être ramené utilement à cette moyenne en changeant quelques-uns de ses éléments avant de partir pour faire campagne.

La taille des *mousses* exigeait, bien entendu, la fixation d'une limite mobile suivant l'âge. Les articles 104 et 109 du décret du 5 juin 1856 avaient été modifiés, en 1865, par un nouveau décret qui élevait de 0^m,05 la taille des enfants admis à l'École des mousses ; mais on a compris que l'on éliminerait ainsi bon nombre d'enfants de marins du littoral de la Bretagne où la taille est exiguë, aussi la décision présidentielle du 14 avril 1874 a-t-elle abaissé ces exigences et supprimé du même coup, l'échelle des tailles proportionnelles calculées de mois en mois. Aujourd'hui les tailles exigées pour l'admission de l'École des mousses sont :

1° *Pour les mousses titulaires* : à treize ans, 1^m,33 ; — à quatorze ans, 1^m,38 ; — à quinze ans, 1^m,44.

2° *Pour les mousses auxiliaires :* à douze ans, 1^m,30 ; — à treize ans, 1^m,35 ; — à quatorze ans, 1^m,38 ; — à quinze ans, 1^m,44 ; — à quinze ans 1/2, 1^m,50.

Disons enfin, quoiqu'il s'agisse de troupes, que la taille exigée pour l'infanterie de marine est de 1^m,540 ; de 1^m,670 pour l'artillerie de marine ; de 1^m,640 pour les compagnies des ouvriers d'artillerie.

### § 3. — *Périmètre thoracique.*

Les études intéressantes qui ont été faites en hygiène militaire sur le périmètre thoracique doivent être transportées par les médecins de la marine sur le domaine spécial de leur observation.

<hr>

(1) Boudin, *Études sur le recrutement (Ann. d'hyg.*, 1849, t. XI, p. 268 et suiv.).
(2) Lélut, *Essai d'une détermination ethnologique de la taille moyenne de l'homme en France (Ann. d'hyg.*, 1844, t. XXXI, p. 297).

Si l'on mesure la circonférence de la poitrine avec un ruban gradué passant au niveau des mamelons, le sujet ayant les bras levés, les mains réunies sur la tête, les talons joints et comptant lentement, et à voix haute, de 1 à 10, on constate que le périmètre de sa poitrine excède sa demi-taille d'un nombre de centimètres dont l'appréciation est une mesure de sa validité. Seeland a tiré de 4,930 mensurations pratiquées sur des soldats cette conclusion que le périmètre thoracique, dans ce nombre considérable d'observations, a dépassé, en moyenne, la demi-taille de 0ᵐ,058. Des recherches analogues sur des groupes d'hommes de même taille, mais les uns faibles, les autres forts, lui ont montré, au profit de ceux-ci, une différence de 0ᵐ,055 dans le périmètre de la poitrine ; enfin faisant porter cette comparaison sur des phthisiques et des gens de même taille, mais robustes, il a trouvé le périmètre thoracique des premiers inférieur, en moyenne, de 0ᵐ,061 à celui des seconds.

Seeland a établi par ses recherches que, à vigueur égale, la différence du périmètre thoracique avec la demi-taille est d'autant plus forte que le sujet est moins grand. Il considère comme impropres au service militaire les sujets d'une taille de 1ᵐ,60, ou au-dessus, dont le périmètre thoracique n'a pas au moins 0ᵐ,83, et ceux d'une taille au-dessous de 1ᵐ,60 qui n'ont pas un périmètre d'au moins 0ᵐ,82. La loi française du recrutement est moins exigeante et n'exclut que les conscrits qui ont moins de 0ᵐ,784 de périmètre thoracique ; soit un excès de 14ᵐᵐ. sur la demi-taille minimum (0ᵐ,770) (1).

Il y aurait un très-grand intérêt pour les médecins de la marine à faire dans leurs équipages, aussi bien en cours de campagne qu'à l'armement, ces recherches de périmétrie thoracique et de les faire porter sur l'ensemble de l'effectif aussi bien que sur certaines catégories professionnelles, les canotiers par exemple, soumis à des travaux qui peuvent exercer sur l'élargissement de la poitrine une certaine influence.

### § 4. — *Essai spirométrique.*

La spirométrie est un procédé d'exploration qui se propose de mesurer la *capacité respiratoire* c'est-à-dire le volume d'air qui peut être chassé de la poitrine par l'expiration la plus énergique succédant à l'inspiration la plus complète. Si on a un peu exagéré l'importance de ce criterium de la vigueur en en faisant l'expression de la *capacité vitale*, il faut reconnaître cependant que l'étendue du champ respiratoire mesurée par ce moyen est un indice de constitution heureuse. Hutchinson a démontré que la capacité respiratoire augmente de 15 à 35 ans et qu'elle diminue ensuite (2).

(1) Voir Morache, *Traité d'hygiène militaire.* Paris, 1874.
(2) Walshe, *Traité clinique des maladies de la poitrine*, traduct. Fonssagrives. Paris, MDCCCLXX, p. 62. — Voir aussi les *Med. Chir. Transactions*, 1846, vol. XXIX, p. 235.

Un médecin distingué de la marine, M. Maréchal, a eu le mérite d'appliquer le premier les procédés de la spirométrie à la constatation de la valeur physique des matelots (1). M. Maréchal s'était servi d'abord

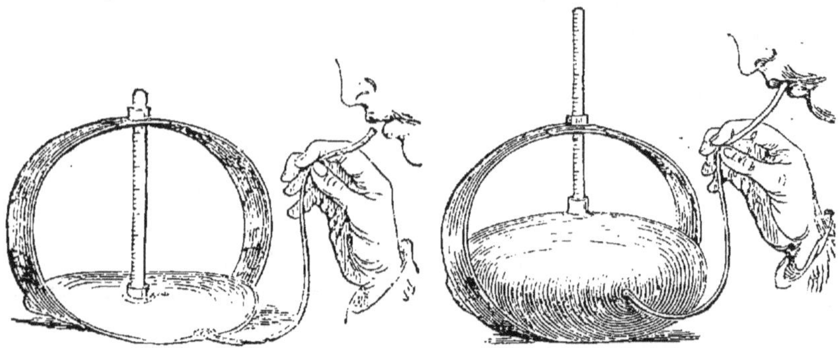

Fig. 15 et 16. — Spiromètre de M. le Dr Boudin (modèle Galante).

du spiromètre de Boudin (fig. 15 et 16) qui consiste en un sac de caoutchouc, lequel, distendu par l'air expiré, s'élève d'une hauteur mesurée par une tige métallique graduée, mais n'étant pas satisfait des résultats que lui fournissait cet appareil, il imagina son *pnéomètre* (fig. 17, 18 et 19). Chaque degré parcouru par l'aiguille in-

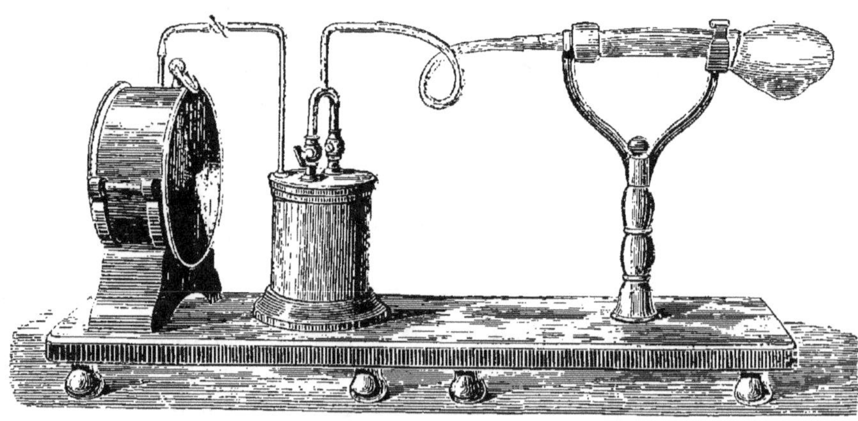

Fig. 17. — Pnéomètre de Maréchal. Vue d'ensemble.

dicatrice correspond, dans cet appareil, au poids de 1 centimètre cube de mercure; il mesure à la fois, la capacité *inspiratoire* et la capacité *expiratoire* et des aiguilles à maxima, fonctionnant automatiquement, permettent de faire les observations avec plus d'exactitude et plus de facilité. La capacité respiratoire moyenne trouvée par M. Maré-

(1) J. Maréchal, *Consid. méd. sur les apprentis canonniers du Vaisseau-École* le Louis XIV (*Arch. de méd. nav.*, 1868, t. IX, p. 453).

chal sur les apprentis marins du *Louis XIV* a été, avec le spiromètre de Boudin, de 360 centilitres, et avec son pnéomètre de 110. Les sujets sur lesquels il a expérimenté avaient un âge moyen de 21 ans 1/2 et une taille moyenne de 1ᵐ,67. Cet observateur croit qu'une moyenne qui s'abaisse au-dessous de 300 centimètres cubes indique une poitrine suspecte.

M. H. Rey, empruntant aux divers auteurs qui se sont occupés de la

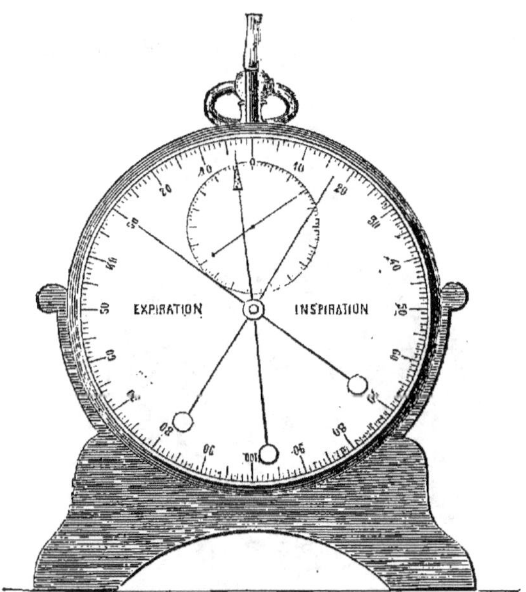


Fig. 18. — Cadran du pnéomètre de Maréchal.

spirométrie, les résultats qu'ils ont obtenus, notamment à J. Maréchal, Hetch, Hutchinson, Schnecvogt, a dressé le tableau suivant qui exprime les rapports de l'âge et de la taille avec la capacité respiratoire :

| AGE DES SUJETS. | TAILLE. | CAPACITÉ RESPIRATOIRE MOYENNE. (Volume d'air expiratoire après une inspiration maximum.) |
| --- | --- | --- |
| De 13 à 14 ans. | 1ᵐ,39 à 1ᵐ,40 | 137 centil. |
| 13 à 14 — | 1 40 à 1 45 | 171 — |
| 14 à 15 — | 1 45 à 1 50 | 193 — |
| 15 à 16 — | 1 55 à 1 60 | 300 — |
| 16 à 17 — | 1 60 à 1 65 | 335 — |
| 17 à 18 — | 1 65 à 1 70 | 355 — |
| 18 à 19 — | 1 70 à 1 75 | 377 — |
| 19 à 20 — | 1 75 à 1 80 | 404 — |
| 20 à 25 — | 1 80 à 1 85 | 448 — |
| 20 à 25 — | 1 58 à 1 90 | |
| 14 à 15 — | 1 50 à 1 55 | 273 — |

M. Rey fait remarquer que les nombres qui expriment la capacité vitale dans ce tableau ne sont que des moyennes pour une taille donnée (1).

Hutchinson a admis que la capacité respiratoire croît proportionnellement avec la taille, et il a même fixé entre 1ᵐ,52 et 1ᵐ,82, l'augmentation à 8 pouces cubiques pour chaque pouce anglais (0ᵐ,025) de stature. Cette loi de Hutchinson a été contestée par Pepper, Fabius, Walshe (2); le tableau précédent montre cependant un accroissement de la capacité respiratoire proportionnel à l'accroissement de la taille.

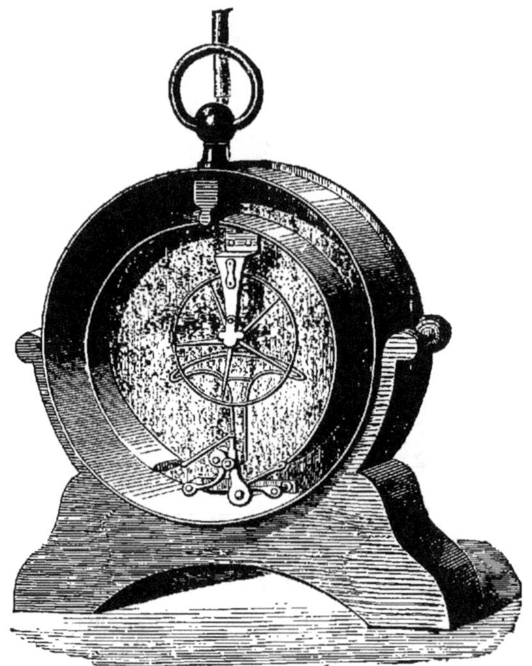

Fig. 19. — Vue de l'intérieur du pnéomètre de Maréchal.

A taille égale, l'embonpoint paraît diminuer la capacité respiratoire, mais seulement quand il est très-marqué. Hutchinson explique ce fait par la moindre mobilité de la poitrine chez les gens très-gras.

Le même observateur avait admis paradoxalement que l'étendue du périmètre thoracique ne modifiait pas la capacité respiratoire et il invoquait à ce sujet l'exemple de groupes de sujets ayant une circonférence thoracique moyenne de 0ᵐ,930 à 0ᵐ,945 et une capacité pulmonaire de 239 pouces cubiques tandis que, dans un autre groupe, à une circonfé-

(1) H. Rey, *De la dynamométrie et de la spirométrie appliquées au recrutement des équipages* (*Revue marit. et coloniale*, janvier 1875).
(2) Walshe, *op. cit.*, p. 66.

rence de 40 pouces et demi correspondait une capacité de 217 pouces cubiques.

L'auteur, il est nécessaire de ne pas l'oublier, indique la mobilité de la poitrine comme un élément dont il faut tenir compte. Il est bien probable qu'à mobilité égale, les poitrines qui ont le plus grand périmètre sont aussi celles dont la capacité respiratoire est la plus considérable.

En somme, et quoique la spirométrie par ses défectuosités et par l'étude insuffisante à laquelle elle a été soumise, laisse encore prise à des objections, les médecins navigants feront bien de soumettre leurs équipages à des recherches attentives sous ce rapport. Ils ne sauraient mieux employer les loisirs des longues traversées, d'autant plus qu'ils ont sous la main et constamment leurs sujets d'expériences.

### § 5. — *Poids.*

La détermination du poids offre un intérêt réel pour le recrutement maritime comme pour le recrutement militaire. M. Morache, s'appuyant sur les données fournies par Aitken, Hamond, Parkes, Seeland, établit ce fait que chez les individus sains, la taille, le poids et le périmètre thoracique augmentent ou diminuent parallèlement, et que cette donnée doit désormais intervenir dans l'appréciation des aptitudes physiques des recrues (1).

J'estime au moins que des pesées générales et successives de l'équipage d'un navire (les vêtements des hommes étant les mêmes quand on procède à cette opération) pourraient, avec un point de départ fixe pris à l'armement, fournir en cours de campagne, des renseignements utiles sur l'accroissement ou la diminution de la prospérité physique d'un équipage et sur la nécessité de se ravitailler, de relâcher, d'abréger la durée de certaines stations. Le rapprochement de ces pesées d'ensemble, si faciles d'ailleurs à réaliser, pourrait donner les résultats les plus curieux et les plus utiles. On comprend que les causes d'erreur qui s'introduiraient dans ces pesées disparaîtraient à la faveur des grands chiffres. La moyenne du poids d'un adulte bien portant étant de 65 kilogrammes environ, un équipage de 500 hommes donne un poids d'ensemble de 33 tonnes et demi (33,500 kilogrammes). Quelle importance aurait une erreur de 100 kilogrammes sur un chiffre pareil ? Elle n'altérerait certainement en rien la signification des résultats fournis par ces pesées. Je recommande cette idée aux médecins des navires et aux capitaines. Le Dr Alexander Rattray a procédé à des pesées partielles dans le but d'apprécier l'influence du climat et du régime des salaisons sur la santé des matelots ; cela est utile sans doute

(1) Morache, *Dict. encyclop. des sc. méd.*, art. HYGIÈNE MILITAIRE.

mais n'enlève rien à l'intérêt qui s'attacherait à ces pesées d'ensemble (1).

### § 6. — *Essai dynamométrique.*

Quant à la détermination de la force musculaire de chaque matelot au moment où il est recruté, et à celle de l'ensemble d'un équipage, un instrument spécial, le dynamomètre, est là pour fournir cette donnée intéressante. Dans l'édition de 1857 de mon *Traité d'hygiène navale* (2), je proposais de recourir à cet essai et je mettais cette idée, qui me semblait de nature à soulever des objections, si ce n'est des railleries, sous le patronage d'une autorité qui commande l'examen, celle de l'honorable et savant Kéraudren, qui a fait ressortir avec tout le soin désirable le parti que l'on pourrait retirer des essais dynamométriques pour la répartition des hommes à bord suivant leurs aptitudes corporelles. « Toutes choses égales d'ailleurs, écrivait-il en 1814, nous considérons les matelots doués d'une grande *force manuelle* comme les plus propres à servir dans les hunes ; on sait de quelle force de préhension les gabiers ont besoin pour pincer ou serrer une voile agitée ou tendue par le vent ; les hommes, au contraire, qui jouissent d'une *force rénale* considérable seraient affectés à l'artillerie et particulièrement à la manœuvre des gros canons tels que ceux de 36 livres de balles qui composent la première batterie d'un vaisseau de ligne (3). » Sans doute les conditions de la navigation, comme celles de la guerre, ont changé depuis cette époque et ont fait perdre de son importance à la force musculaire dans l'appréciation des aptitudes complexes qui font un bon matelot et il est probable que la vapeur ira se chargeant de plus en plus des efforts qu'on demande encore à ses muscles, mais encore ceux-ci auront-ils toujours à entrer en jeu et la force sera-t-elle recherchée comme indice de la santé et comme instrument de travail. Ces essais dynamométriques n'ont donc rien perdu de leur intérêt, d'ailleurs ils constituent un moyen d'apprécier aussi la validité d'un équipage en cours de campagne.

Freycinet, Péron, Kéraudren et plus récemment Quételet, avaient institué leurs essais avec le dynamomètre Régnier. Le statisticien belge s'est livré à des expériences nombreuses desquelles on peut tirer les conclusions suivantes :

1° La force musculaire croît jusqu'à quarante ans ;

---

(1) A. Rattray, *De quelques modifications physiologiques importantes produites dans l'économie humaine par les changements de climats.* Trad. Foucaut (*Arch. de méd. nav.* 1872, t. XVII, p. 427).

(2) Fonssagrives, *Hyg. navale*, p. 102.

(3) Kéraudren, *Dict. des sc. méd.*, 1814, t. X, art. DYNAMOMÈTRE, p. 203. Les canons de *trente six livres de balles* sont bien loin de nous, mais en dehors de cette application, l'idée de faire intervenir la force dynamométrique pour l'affectation des matelots aux divers travaux est certainement rationnelle.

2° La force rénale diminue plutôt avec l'âge que la force manuelle ;

3° La force rénale d'un matelot de cinquante ans est, en moyenne, égale à celle d'un novice de seize ans ;

4° Des âges peu avancés ou des âges très-avancés peuvent s'équivaloir pour le développement de la force musculaire ;

5° De onze à seize ans la force rénale est en moyenne de $60^{kil},7$ ; de seize à vingt-cinq ans, elle est représentée par $120^{kil},5$ ; elle décroît à partir de quarante ans ; à soixante ans elle n'est plus que $90^{kil},3$ ;

6° La force manuelle avec deux mains a son summum à trente ans (elle est de 89 kilogrammes) ; à soixante ans elle n'est plus guère que de 56 kilogrammes, c'est-à-dire sensiblement égale à ce qu'elle est à quinze ans ;

7° La force manuelle moyenne avec les deux mains réunies étant de $66^{kil},6$, celle obtenue avec les deux mains isolément est de $60^{kil},5$ ;

8° Enfin la force manuelle moyenne de la main droite étant de $31^{kil},8$, celle de la main gauche est de $28^{kil},7$ (1).

M. Maréchal, médecin-major du vaisseau-école le *Louis XIV*, entrant dans les vues que j'ai indiquées plus haut, a institué sur son bâtiment des recherches dynamométriques pleines d'intérêt pour apprécier la force musculaire des élèves canonniers. Il a employé comparativement le grand dynamomètre de Régnier et le petit dynamomètre de Mathieu (fig. 20)

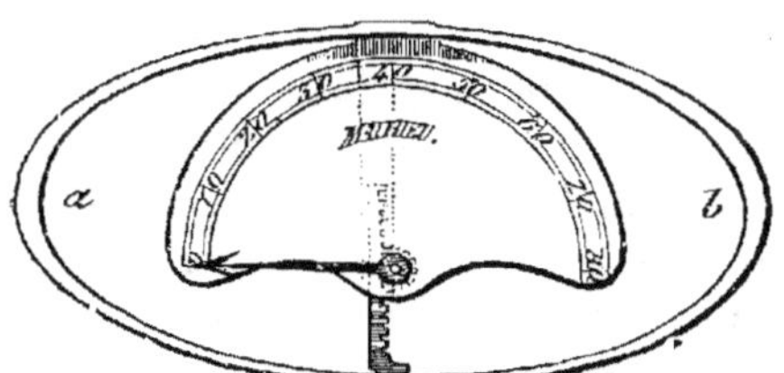


Fig. 20. — Dynamomètre de Mathieu.

en faisant remarquer que ces deux instruments ne concordent pas dans les expériences de traction et qu'il y a entre eux, quand on approche de 100 kilogrammes, une différence de 7 à 8 kilogrammes au profit du petit dynamomètre. De plus de 500 observations il a conclu que la moyenne de traction horizontale à exiger d'un apprenti canonnier est de 100 kilogrammes au dynamomètre de Régnier et de 105 au dynamomètre de Mathieu. « L'épreuve dynamométrique, ajoute ce médecin, a donc une incontestable utilité ; elle fournit un point de départ, un criterium certain dans l'appréciation de la quantité d'efforts nécessaire pour exécuter une manœuvre et celle que l'on peut rationnellement demander à un homme ou à un groupe d'hommes désignés pour son exé-

(1) Quételet, *Expériences sur la force musculaire de l'homme aux différents âges.*

cution. Ainsi 28 kilogrammes sont le maximum d'efforts qu'un servant doit produire dans l'exercice du canon, et 21 kilogrammes la moyenne. Or, on peut en conclure qu'en deux heures d'exercices un apprenti canonnier dépense, en défalquant le déploiement de son propre poids, en compensant le repos par la plus grande rapidité de certains mouvements et en supposant une vitesse moyenne de $0^m,004$ par seconde (ce qui reste, je crois, au-dessous de la vérité) dépense, dis-je, une force utile variant entre 27,713 et 8,648 kilogrammètres (demandant de 444 à 136 calories d'après le professeur Hirn). On peut admettre que six canonniers travaillant d'après ces données font le travail utile d'un cheval-vapeur de 75 kilogrammètres (1). » M. Maréchal propose, avec raison, de n'adopter pour le service des hôpitaux et pour celui des navires que des dynamomètres gradués d'après un même type afin d'avoir des observations comparables.

M. H. Rey a proposé, pour obtenir la force de traction, de se servir d'une balance à cadran en usage dans le commerce ; l'instrument étant fixé à un point solide, on passe une corde dans un anneau et la traction se communiquant à un ressort fait marcher une aiguille indicatrice. Il a formulé ainsi les règles pratiques des épreuves dynamométriques de pression ou de traction :

« Pour les épreuves de *pression*, le sujet sera debout, les talons joints, les épaules et les poignets libres ; il sera en manches de chemise ; il faudra s'assurer que la paume des mains et le voisinage des articulations des doigts et des poignets ne présentent ni plaie, ni gonflement, ni verrues, rien en un mot qui soit de nature à altérer la valeur du résultat, en empêchant l'homme de développer toute la force dont il est capable. Le dynamomètre sera alors saisi à deux mains (si l'on se sert du grand modèle, ce qui est toujours à préférer) la face dorsale en haut, les deux index se rapprochant parallèlement ; on engagera le sujet à bien empoigner l'arc métallique. L'équilibre établi et les mains saisissant l'instrument, comme il vient d'être dit, les membres supérieurs forment un système unique relié par les épaules et par l'instrument. Alors les membres supérieurs sont étendus naturellement, puis élevés à l'horizontale, et, *après une forte inspiration*, l'effort de pression est produit en un seul temps, rapidement mais sans secousse. Si c'est du petit dynamomètre que l'on fait usage, aucune aide ne sera nécessaire pas même celle de l'autre main ; l'instrument doit être bien assujetti avant tout effort. Pour cela la face palmaire de cette main étant tournée en haut et largement ouverte, l'instrument y sera posé, le cadran vers la paume de la main de façon à ce que les doigts, en se contractant, ne fassent pas marcher l'aiguille. Une fois l'instrument bien empoigné (la main, l'avant-bras

(1) J. Maréchal, *Consid. médic. sur les apprentis canonniers du vaisseau-école* le Louis XIV, 1865-1867 (*Arch. de méd. nav.*, 1868, t. IX, p. 466).

et le bras tournés en demi-pronation et le membre écarté de tout point fixe) l'effort est produit comme il vient d'être dit.

« Pour les épreuves de *traction horizontale* prenez un point fixe situé à hauteur de ceinture, un croc de brague par exemple. Une ∽ métallique s'accroche par une de ses courbures à ce point fixe et par l'autre à un des segments de l'ellipse que représente le dynamomètre. Sur l'autre extrémité de cette ellipse sera fixé un bout de corde d'une longueur suffisante et d'un diamètre qui rappelle celui des cordes sur lesquelles le marin a le plus souvent l'occasion, pendant la manœuvre, d'exercer des tractions, soit horizontales, soit verticales. Le sujet de l'expérience saisit cette corde avec les deux mains en ayant soin de ne pas la tourner autour de la main; les bras sont étendus sans effort, les genoux légèrement fléchis; un pied est porté en avant, l'autre en retraite et prêt à se lever pendant l'effort pour laisser tomber tout le poids du corps sur les mains. On aura soin de tourner l'instrument, la graduation en haut; les pieds doivent être déchaussés pour éviter le glissement, mais il n'est besoin pour eux d'aucun appui tel que buttoir, traverse, etc.

« Les choses ainsi disposées, le sujet fait une grande inspiration en tendant vigoureusement l'appareil pour lui imprimer un effort brusque de traction partant des bras et des épaules et s'étendant instantanément aux lombes et aux membres inférieurs, le tout vivement et sans soutenir un effort inutile. L'expérience est à refaire s'il s'est produit un choc, une glissade, enfin tout mouvement imprévu et de nature à distraire de l'effort une partie de la force du sujet.

« Pour l'épreuve de *traction verticale* le même appareil peut servir, mais il doit être disposé de façon à ce que les forces musculaires dont le point d'appui est aux lombes, aient leur maximum de puissance, c'est-à-dire que le compas dont les parties supérieure et inférieure du corps formant les deux branches devra être fermé au degré le plus favorable pour que les masses musculaires soient mises en jeu dans le *moment utile*, comme dit M. Maréchal. Pour arriver à ce résultat, l'appareil sera placé verticalement, la graduation en avant. L'∽ métallique est accrochée sur une traverse de bois dur ou en fer sur laquelle le sujet prend appui par le milieu de la plante des pieds ; les membres inférieurs sont rapprochés; les genoux et les chevilles presque en contact. On saisit des deux mains la corde terminale et sans effort, on tient l'appareil tendu. Alors, pliant la colonne lombaire en avant, les jointures des coudes et des genoux un peu fléchies, le sujet exécute, tant par l'effet de l'extension des membres inférieurs rapprochés que par celui du tronc et de la flexion des avant-bras, un effort de traction vertical, gradué, mais vif et de courte durée et toujours sans secousses (1). »

(1) H. Rey, *De la dynamométrie et de la spirométrie appliquées au recrutement des équipages*, in *Revue marit. et coloniale*, janvier 1875.

M. Rey indique aussi la possibilité d'obtenir le poids du corps à la faveur d'une très-légère modification de cet appareil, qui consiste, l'$\varpi$ étant suspendue à un croc de hamac, de fixer à l'autre sommet de l'ellipse une corde en étrier dans laquelle le sujet met le pied et, saisissant à deux mains la corde, se soulève de façon à faire porter le poids du corps qui se lit sur la graduation.

### § 7. — *Essai visuel.*

L'essai visuel offre un bien plus grand intérêt pour le recrutement des matelots qu'on ne le supposait jadis. C'est, en effet, une question qui intéresse directement la sécurité des hommes et celle du navire. Cet essai comprend quatre questions : 1° l'acuité visuelle; 2° la myopie ; 3° l'héméralopie ; 4° l'existence ou l'absence du daltonisme.

1° Le marin a comme l'Indien, et plus encore que lui car il vit entouré d'ennemis plus nombreux, besoin de sens délicats et exercés. C'est pour lui une condition de sagacité professionnelle et quelquefois une condition de sécurité pour lui et pour son navire. L'*acuité visuelle* peut d'ailleurs servir à classer les matelots de façon à interdire à ceux chez lesquels la vue est obtuse, des services tels que ceux de vigie auxquels ils sont inaptes. Je ferai remarquer ici, comme je l'ai développé ailleurs (1), que le sens de la vue est de tous le plus susceptible d'éducation : « Nos sens ne nous donnent pas aujourd'hui ce que nous aurions le droit d'en attendre, ce sont des serviteurs un peu dégénérés : l'éducation peut et doit les améliorer. » Cela est vrai surtout de la vue et plus vrai encore de la vue du matelot que de celle de tout autre homme. On sait l'acuité visuelle à laquelle arrivent les vieux marins reconnaissant à l'horizon les linéaments d'une voile ou d'une côte qui échappent à des yeux moins exercés ; il y a là une sorte de presbytie professionnelle qui devance l'âge et qu'on peut conquérir par l'habitude. Un degré minime de myopie peut trouver dans ces conditions d'horizons éloignés où l'on est placé en naviguant, un moyen efficace de redressement.

2° Les dangers de la *myopie* à bord des navires n'ont pas besoin d'être démontrés et les règlements maritimes se montrent pour l'admission des élèves du vaisseau-école justement rigoureux en cette matière. On comprend ce qu'une manœuvre commandée par un officier présentant cette imperfection visuelle, par exemple le brasseyage d'une vergue sur laquelle quelques hommes resteraient encore, pourrait avoir d'horriblement dangereux. Je n'ai pas à insister sur ce point ; je ferai seulement remarquer que les myopes sont beaucoup plus nombreux qu'on ne le suppose, que la myopie avancée se révèle seule d'elle-même et qu'il y a une myopie acquise dont il faut aussi tenir compte pour le recrutement des services à bord.

(1) Fonssagrives. *Éduc. phys. des garçons.* Paris, 1870, p. 229.

3° L'*héméralopie*, nous le verrons, n'est pas exclusive aux pays chauds, mais elle s'y rencontre plus souvent que sous les climats tempérés et la vie du marin y prédispose particulièrement; de plus, si elle est souvent passagère, elle peut durer presque indéfiniment à un degré médiocre et il faut que les médecins examinent sous ce rapport ceux de leurs matelots qui ont fait des campagnes aux colonies.

4° Enfin l'imperfection visuelle la plus grave, celle sur laquelle il faut avoir l'attention dirigée, est la *dyschromatopsie* ou le *daltonisme* qui consiste dans l'inaptitude à percevoir certaines couleurs du spectre ou à distinguer d'autres couleurs, certaines couleurs élémentaires. Quand le bleu n'est pas perçu c'est l'*acyanopsie* (1) (de κυανός bleu); quand c'est le rouge c'est l'*anerythropsie* (2) (ἀνα sans, ἐρυθρός rouge); quand c'est le vert, on peut appeler cette forme du daltonisme l'*achloropsie* (de ἀ privatif et χλωρός vert). Le daltonisme est beaucoup plus fréquent qu'on ne le supposait dans le principe. Suivant Wilson, d'Edimbourg, cité par Deval (3), une personne sur vingt en Angleterre serait daltonienne à un degré quelconque. M. Favre, de Lyon, a, dans ces dernières années, étudié de très-près le daltonisme et il a montré le danger que cette imperfection sensorielle peut, quand elle est méconnue (ce qui arrive habituellement), faire courir dans le service des chemins de fer et à plus forte raison, à bord des navires. Examinant 1,050 individus de 18 à 30 ans, il a trouvé sur ce nombre quatre-vingt-dix-huit daltoniens ou 1 sur 10,7, proportion réellement très-considérable. Ces daltoniens auxquels manquait toujours la perception de plusieurs couleurs, ont commis des erreurs 78 fois par rapport au violet ; 50 fois par rapport au bleu ; 54 fois par rapport au vert ; 14 fois par rapport au jaune ; 10 fois par rapport au rouge. Eloignant les cas de simple hésitation sur la nature d'une ou de plusieurs couleurs, M. Favre évalue à 1 sur 17 environ, la proportion des vues entachées de daltonisme. De là donc la nécessité de faire entrer la recherche de la dyschromatopsie dans l'examen des aptitudes nautiques. La perception nette du rouge, du vert et du blanc, couleurs employées pour les feux de position et pour les phares, est indispensable aux marins. On s'est demandé si beaucoup de sinistres inexpliqués n'ont pas été dus à des abordages provoqués par des faits de daltonisme, et M. Favre n'est pas éloigné d'attribuer le sinistre assez récent de la *Ville-du-Havre* à une cause de cette nature. Les conclusions de son travail sont les suivantes : Tous les marins destinés à faire usage de signaux coloriés doivent subir la visite des couleurs. — La notion exacte du *rouge* et du *vert* est indispensable et des exercices sur les couleurs doivent être institués à bord de tous les

(1) Les mots *acyunoblepsie, akyanoblepsie* ont été proposés, mais celui d'*acyanopsie* est moins long et me paraît préférable.
(2) Le mot *anerythroblepsie* est passible des mêmes reproches.
(3) Deval, *Traité théorique et pratique des maladies des yeux*. Paris, 1862, p. 607.

navires — les marins atteints de contusions, de plaies des yeux ou de la tête, doivent subir cet examen. — Il est de rigueur après toute maladie grave. — L'usage abusif de l'alcool et du tabac rend nécessaire la répétition fréquente de l'examen. — La nécessité de reconnaître le *rouge* et le *vert* ne constitue pour les marins qu'un minimum qui sera sans doute trouvé insuffisant plus tard (1).

Il est inutile d'insister sur le soin avec lequel les médecins de la marine doivent examiner de temps en temps, à ce point de vue, l'état visuel des hommes de l'équipage.

On le voit, il n'est plus permis aujourd'hui de se contenter de ces impressions de surface qui font juger d'une manière très-faillible de la force ou de la faiblesse d'un équipage. La taille moyenne, le poids moyen, la force moyenne, la capacité spirométrique moyenne, etc., sont des éléments dont l'appréciation rigoureuse doit désormais être invoquée et dans quatre conditions : 1° au moment du recrutement ; 2° au moment de la formation d'un équipage ; 3° en cours de campagne ; 4° au retour. Quel champ d'expériences pleines d'intérêt pendant la durée des différentes campagnes, à leurs diverses périodes et au débarquement en comparant par exemple le poids et la force dynamométrique d'un équipage revenant d'une station de deux ou trois ans à ce qu'ils étaient quand ils ont été consignés sur le livret, au moment du départ !.. Je ne saurais trop engager les médecins de la marine à entrer dans cette voie de précision qui sera féconde pour eux en résultats intéressants et inattendus.

.(1) Favre. *Marseille médical*, 1876. — M. Féris, médecin de première classe de la marine, vient de pubier dans les *Archives de médecine navale* (t. XXV, 1876, p. 270), sous ce titre : *Du daltonisme dans ses rapports avec la navigation*, un intéressant travail sur la dyschromatopsie nautique. Faisant remarquer avec raison que cette imperfection visuelle doit jouer un rôle considérable, s'il n'est que soupçonné, dans les collisions des navires, et que la fausse appréciation des couleurs des phares par les vigies atteintes de daltonisme a dû provoquer maints naufrages, M. Féris a examiné à ce point de vue spécial 501 matelots pris au hasard ; il a trouvé sur ce nombre : 11 daltoniens confondant le vert avec le rouge, le bleu avec le violet ; 11 autres daltoniens à un moindre degré, ne distinguant passablement que les couleurs pures, et 23 hésitant avant de se prononcer sur la nature d'une couleur ; en somme, 9,4 sur 100 lui ont paru entachés à des degrés divers de cette imperfection visuelle. M. Féris conclut à la nécessité de la rechercher chez les candidats au Vaisseau-école et chez les marins. Il croit d'ailleurs cette névrose curable, et il recommande d'employer la méthode d'exercice et d'éducation chromatiques imaginée par M. Favre et employée par lui avec succès.

# CHAPITRE II

## Caractère, mœurs et excès

### ARTICLE PREMIER

#### CARACTÈRE ET MŒURS

Que n'a-t-on pas dit du caractère du matelot? La poésie, le roman, le théâtre, se sont réunis pour le peindre, ou plutôt pour le défigurer; ceux-là seuls qui ont vécu avec lui connaissent les qualités et les défauts, les misères et la grandeur de ces natures exceptionnelles. Nous laissons aux hommes d'imagination le côté purement moral et pittoresque de ce portrait, pour ne considérer le caractère de l'homme de mer que sous celle de ses deux faces qui intéresse directement l'hygiène.

« S'il est, dit Boursin, un homme que sa profession rende l'objet des passions les plus variées et les plus véhémentes, c'est bien l'homme de mer; il passe souvent de la monotonie la plus insipide à la diversité la plus amusante, de la joie à la tristesse, de la satisfaction au mécontentement, du calme à l'agitation, de l'inertie à un travail pénible, de la sécurité à l'effroi, de l'espérance au désespoir; pour lui, l'abondance suit la disette, l'abus succède aux privations; ces émotions épuisent sa sensibilité par leur multiplicité et leur activité, aussi voit-on des matelots être pour ainsi dire négatifs aux sensations et rester impassibles quand tout autre homme serait ému et troublé (1). »

Ce tableau est vrai; tout est contraste dans la nature comme dans l'existence de l'homme de mer : l'instinct des migrations joint à un solide attachement pour le pays natal; le désir de voir dissimulé sous une lassitude affectée de ce qu'il voit; un masque de dureté qu'une occasion de dévouement fait tomber pour laisser voir derrière lui une richesse de cœur inattendue (2); de la fanfaronnade d'impiété couvrant un profond et inaltérable sentiment religieux; une soumission facile aux privations

---

(1) Boursin, *Du Scorbut*, Montp., 1814.

(2) En veut-on un exemple entre mille ? A bord d'une gabare, *la Gironde*, et par une bourrasque affreuse, ordre est donné de serrer un hunier qui bat d'une manière compromettante. Les matelots s'allongent sur la vergue, et l'un deux se dirige vers l'empointure, le poste le plus périlleux; un camarade le repousse avec une injure : « Veux-tu bien t'ôter de là, tu es père de famille ! » accomplit sa besogne, et redescend ensuite sans se douter qu'il a atteint la dernière limite de la grandeur morale. La vie du matelot est pleine de traits semblables. Nous voudrions qu'il nous fût permis d'insister sur les côtés généreux et élevés de ces natures dont la droiture, la noblesse et la grandeur sont en quelque sorte devenues proverbiales? Si le matelot est l'homme de tous les excès, il est aussi celui de tous les dévouements : un sauvetage, un combat, un naufrage, un incendie, une tempête, font saillir inopinément les reliefs de ce caractère qui touche sans effort à la sublimité. Vivre avec les matelots sans les aimer est chose presque impossible, nous l'avons éprouvé par nous-même.

et un incroyable entraînement vers le plaisir ; une nature éminemment sympathique au bien mais s'ignorant elle-même dans la naïveté de ses impulsions généreuses : tel est le matelot, mélange de bien et de mal, de naïveté et d'affectation, de cynisme et d'élévation morale, d'enfantillage et d'héroïsme ; nature dont on aime les qualités, dont on excuse les défauts, qui a la mobilité de l'élément sur lequel son activité se déploie, et qui revêt aux moments solennels des accidents de la navigation une grandeur native qui commande l'admiration et le respect.

Nous n'avons pas ici à nous occuper des aptitudes morbides créées à l'homme de mer par les conditions d'isolement, de séquestration, de rapprochement forcé, qui sont inhérentes à la navigation ; nous ajournons à dessein cette étude à un autre endroit de notre livre, mais le moment est venu d'examiner dans quel sens les tendances affectives, morales ou sensuelles de l'homme de mer modifient son hygiène.

La vie de mer est trop souvent dissolutrice des liens de la famille ; nos affections précaires et fragiles, comme tout ce qui touche à l'humanité, ont besoin, sous peine de s'amoindrir, d'être réchauffées par la présence incessante des êtres qui les inspirent ; la similitude des goûts, gage d'une intimité conjugale solide, fait souvent place à la disparate d'habitudes contractées isolément ; la suprême magistrature de la famille n'est plus, en ce qui concerne ses deux devoirs essentiels : l'éducation des enfants et le soin de leur patrimoine, placée dans ses mains légitimes ; la vie de mer est, en un mot, le bouleversement le plus absolu du système harmonique de la famille. Les natures impressionnables et aimantes trouvent dans ce froissement de leurs instincts une source de tristesse, d'inquiétudes et de découragement qui s'alimente des lettres elles-mêmes, ponts fragiles jetés par-dessus les mers entre le foyer domestique et le navire ; l'hygiéniste ne saurait manquer d'en tenir compte. Quant à ces natures mieux ou plus mal organisées (comme on voudra l'entendre) chez lesquelles l'assuétude nautique n'a pas à triompher d'une sensibilité vive, on les trouve dans les diverses catégories sociales du navire ; à entendre le langage insouciant des matelots, le ton peu révérent avec lequel ils parlent des choses les plus sacrées, la facilité en quelque sorte fortuite avec laquelle ils contractent, souvent à la veille d'un départ, des unions dont ils ne comprennent la gravité que par les charges matérielles qu'elles font peser sur eux, à voir, disons-nous, leurs allures frondeuses et leur verve de gaieté, on les croirait plus insouciants, plus étrangers à la tristesse de l'absence et aux regrets de la famille ; mais le médecin sagace sait voir l'homme sous ce vêtement d'emprunt, et il n'ignore pas que la nostalgie va souvent choisir de préférence ceux qui s'en affublent.

De même que dans l'ordre matériel, la sensibilité physique s'exalte par les conditions qui la mettent fréquemment en jeu et reçoit le contre-coup des habitudes sociales, du genre de vie, des professions, etc., de même aussi la sensibilité morale subit-elle des causes analogues de variations ; on ne saurait dès lors s'attendre à la trouver développée au même point chez le matelot inculte dont la sphère d'idées est peu large, que le souvenir du passé ou la prévision de l'avenir ne préoccupent guère, et chez ces hommes dont la vie est agitée par des émotions, des travaux, des désirs incessants. Développer ce point de vue serait insister sur un fait incontesté.

Ici trouverait naturellement sa place l'inévitable parallèle du matelot et du soldat. D'un côté, élan individuel, esprit d'initiative, impatience de la discipline ; de l'autre, génie de l'ensemble, régularité, subordination ; des deux côtés, même patriotisme, même courage, mêmes qualités guerrières. L'antagonisme professionnel des matelots et des soldats, qui se traduisait jadis par d'innocents lazzis et par des rixes moins innocentes, s'efface complétement aujourd'hui que les uns et les autres se connaissent mieux par l'intimité des longues traversées, aujourd'hui surtout qu'ils ont complété la connaissance du pont par celle du champ de bataille, et qu'ils ont mêlé leur sang comme ils avaient mêlé leur quart de vin. Il y a lutte d'héroïsme, et puis c'est tout. La désastreuse campagne de 1870 a cimenté à jamais cette confraternité d'armes, elle a montré au pays ce que valent ces hommes dévoués qui sont toujours à leur place là où il y a un danger à courir et qui ne craignent pas plus une redoute que la ligne des feux d'un vaisseau ennemi.


## ARTICLE II

### EXCÈS.


Le matelot est un être excessif qui ne sait user de rien et qui abuse de tout ; un sens lui manque complétement, c'est celui de sa conservation. Follement prodigue de sa vie, il la dépense dans la débauche quand il ne la met pas au service du dévouement ; comme si ce n'était pas assez de sa rude carrière pour abréger son existence, il en précipite le terme par des excès inimaginables. Ceux-ci pivotent tous autour de deux appétits sensuels : l'appétit *bachique* et l'appétit *génital*.


I. L'*ivrognerie*, passion ignominieuse, la plus ignominieuse de toutes, parce qu'elle asservit l'âme au corps, tue l'intelligence, éteint la volonté et pousse vers la décrépitude, l'ivrognerie est la lèpre des matelots ; c'est l'égout sordide dans lequel, entraînés par l'eau-de-vie, viennent s'enfouir leur santé, leur vigueur et le bien-être de leurs familles.

Les diverses marines ne sont pas également adonnées à ce vice, et si des statistiques comparatives sur le tribut qu'elles payent à l'alcoolisme font encore défaut, on peut cependant les classer sous ce rapport, et sans grande chance d'erreur, dans l'ordre où les place la consommation individuelle, et par an, de l'alcool dans les nations d'où elles relèvent. La prédominance de l'ivrognerie dans les marines du Nord ne saurait être mise en doute. Comment veut-on par exemple que les matelots suédois appartenant à un pays dont la population masculine boit de 80 à 100 litres d'eau-de-vie par an, ne soient pas plus adonnés à l'ivrognerie que les matelots français et surtout que les matelots italiens et espagnols dont la tempérance est notoire? La fréquence de l'alcoolisme suit d'ailleurs, par rapport à la consommation individuelle du vin dans les différents pays, une loi de relation inverse qui pourrait servir à classer les différentes marines sous ce rapport. La France consommant 125 litres de vin par an et par individu, les autres nations maritimes se classent après elle dans l'ordre suivant : Italie 120 litres, Portugal 80, Espagne 30, Hollande 4, Prusse 2$^1$,30, Royaume-Uni 2$^1$,20, Danemark 0$^1$,96, Norwége 0$^1$,66, Suède 0$^1$,36, Russie 0$^1$,33. Or, les marines du Nord : Suède, Hollande, Prusse, Russie, Angleterre, sont celles dont la propension à l'alcoolisme est le plus accentuée (1). Les chiffres le prouvent et ils sont en accord avec une impression que laisse l'expérience de la navigation.

Cette opposition que je viens de signaler entre les marines du nord et celles du midi de l'Europe se maintient, pour la France, entre les matelots de son littoral septentrional et ceux de son littoral méditerranéen. Ici encore la consommation individuelle d'alcool dans les divers départements côtiers est une mesure acceptable de la tendance qu'ont vers l'alcoolisme les marins qui en proviennent. J'ai réuni en trois groupes les départements maritimes de la Normandie, de la Bretagne et des côtes sud-ouest et sud de la France, et j'ai trouvé que la consommation de l'alcool en Normandie étant représentée, pour 1873, par 5$^1$,98, elle l'a été pour la Bretagne par 2$^1$,73 et pour le littoral sud par 1$^1$,38 (2). La moyenne générale de cette consommation est de 3$^1$,36 pour les départements côtiers, tandis que pour l'ensemble des départements elle est de 2$^1$,84 seulement. Il faut donc en conclure que le goût pour l'eau-de-vie est, dans une certaine mesure, surexcité par la vie nautique, et ce qui tend à le prouver, c'est que dans la même zone, nous voyons à côté du Var qui a consommé 2$^1$,22 d'alcool, les Bouches-du-Rhône ne consommer que 1$^1$,15 ; de même aussi la Charente-Inférieure dépasse-t-elle sous ce rapport les départements circonvoisins.

Les matelots normands et bretons sont donc plus enclins à l'alcoolisme que les méridionaux, dont la sobriété est compensée par un entraîne-

(1) L. Lunier, *De la production et de la consommation des boissons alcooliques en France (Bullet. de la Société française de temp'rance*, 1875, t. III, p. 26).

(2) Il n'y a qu'une contradiction apparente entre la signification de ces chiffres et ce que j'ai dit plus haut de la moindre proclivité des matelots normands à l'ivrognerie, comparés aux matelots bretons. Le cidre, plus commun et plus capiteux en Normandie qu'en Bretagne, peut créer aux premiers, par l'assuétude alcoolique une tolérance que n'ont pas les seconds, et les conduire moins rapidement à l'ébriété.

ment plus vif vers les excès génésiques. Les premiers poussent l'intempérance jusqu'aux limites les plus affligeantes, et les cabarets impurs où ils vont échanger leur santé et leur argent contre de l'eau-de-vie fourmillent dans les rues et sur les quais de nos ports de mer du Nord. Le sens moral qui attache une réprobation à l'ivrognerie publique est remplacé chez les matelots de cette zone par une sorte de forfanterie vicieuse, et le portrait énergique que Rouppe a tracé des habitudes crapuleuses du matelot hollandais leur est malheureusement applicable jusqu'à un certain point (1). Nous verrons, à propos des boissons alcooliques, quels sont les inconvénients hygiéniques attribués à chacune d'elles en particulier; occupons-nous maintenant des effets généraux de l'ivrognerie.

Ses dangers sont de trois sortes : 1° physiques ; 2° moraux ; 3° disciplinaires.

Les excès alcooliques sont dangereux, d'une part à cause des troubles graves qu'ils excitent à la longue dans les diverses fonctions de l'économie, d'une autre part à cause des aptitudes morbides toutes spéciales qu'ils créent pour le matelot intempérant; enfin il faut aussi tenir compte des accidents dont ils sont directement la cause.

1° Une sorte d'irritation chronique de l'estomac, de la diarrhée, la fétidité de l'haleine, la perte de l'appétit, une soif dipsomaniaque incessante, de la maigreur, un teint jaune terreux, de l'hébétude, un regard sans vie, une vieillesse prématurée, des troubles divers de la sensibilité, des mouvements choréiques, l'affaissement graduel des facultés nobles, etc., sont les attributs de l'ivrogne de profession ; alors même que le tableau n'est pas complet, quelques-uns de ses traits accusent encore un état d'ébriété habituelle. Chose remarquable, le vin paraît impropre , alors même qu'on en abuse, à produire cette décrépitude alcoolique qu'entraîne l'usage incessant de l'eau-de-vie, qui est d'autant plus meurtrière qu'on l'emploie plus souvent dans l'état de vacuité de l'estomac, et une ébriété incomplète, mais quotidienne, imprime plus profondément son cachet dans l'économie que ces ivresses accidentelles, quelque profondes qu'elles soient, si elles sont séparées par des intervalles suffisamment longs.

Si l'ivrognerie est préjudiciable à la santé des matelots dans nos climats, elle est mortelle pour eux dans les pays chauds. Sous son influence s'établit une dyspepsie qui compromet rapidement la nutrition, un accès paludéen simple devient un accès pernicieux délirant, la

---

(1) Amant consimiliter spiritum frumenti vinique et ipsum vinum, nam quamdiu ad manus habent ea, tamdiu ebrii reperiuntur, hinc dolium quod ad iter erat in patriâ destinatum, in ea sufficere nequit, nisi præfecti diligenter invigilent. Exhausto dolio divendunt vestimenta sua, strata nautica, aliaque quibus carere se posse putant atqen emunt ebriamen (Rouppe, *De morb. navig.* Lugd. Batavorum., 1764, préface, p. 9 et 10.)

glande hépatique se congestionne et suppure, des flux diarrhéiques ou dysentériques s'établissent, etc.

Le cadre des affections que détermine l'ivrognerie sous la zone torride est restreint, celui des affections auxquelles elle prédispose n'a pas de limites. Les endémies prélèvent un désastreux tribut sur les intempérants, les épidémies ne leur font pas grâce. Il est d'observation que dans les épidémies de fièvre jaune les matelots du Nord, moins sobres que les méridionaux, fournissent aussi un contingent plus considérable à la mortalité (1). Ce fait a été observé fréquemment aux Antilles ; M. Leroy de Méricourt l'a constaté à Rio-Janeiro ; il n'a été nulle part plus évident qu'à Cayenne lors de l'épidémie de fièvre jaune qui, en 1850 et 1851, désola cette colonie, et qui, entre autres victimes, nous enleva notre infortuné et distingué confrère Eugène Lecomte (2). Les matelots du Midi moururent à Rio dans la proportion de 1 sur 4, ceux du Nord dans celle de 2,2 sur 3 (3). Les pertes énormes que subissent les équipages anglais quand sévit la fièvre jaune dépendent certainement en partie du brownisme instinctif de leurs matelots, qui n'abandonnent pas alors leur goût pour l'alcool. Tous les médecins qui ont écrit sur l'hygiène des pays torrides, Lind, Thévenot (4), Raoul, Celle, Dutrouleau, Collas, Reynald-Martin, etc., n'ont qu'une voix pour accuser ce breuvage meurtrier, auquel, par antiphrase sans doute, on a décerné le nom dérisoire d'eau-de-vie. Par malheur, le matelot voit tomber autour de lui les intempérants sans songer à profiter de ce lugubre enseignement ; mais si quelque ivrogne résiste, il en conclut bien vite, au profit de ses goûts, ou bien que cette habitude n'est pas pernicieuse, ou même qu'elle fournit une sorte d'immunité. A ceux-là il faudrait incessamment répéter ce mot, dont la forme incisive est de nature à agir fortement sur leur esprit : « L'ivrogne qui échappe à une épidémie en continuant ses excès, c'est un homme qui tombe d'un quatrième étage sans se tuer. Allez donc compter sur cette chance (5). » Les recherches entreprises par les sociétés de tempérance de l'Amérique et de l'Angleterre ont démontré surabondamment cette influence des excès alcooliques sur la production des maladies ; les diverses apparitions du choléra à Paris en ont donné la preuve en permettant de constater que les saturnales du lundi augmentaient sensiblement l'afflux dans les hôpitaux ; c'est un argument que les instructions hygiéniques populaires et les cours d'hy-

(1) Il faut peut-être faire intervenir ici, et pour leur part, les immunités relatives que la provenance des matelots du Midi peut leur donner.

(2) Eugène Lecomte, dont le talent s'était affirmé déjà par d'excellents travaux, a grossi le martyrologe des victimes de la fièvre jaune. Il a succombé à Cayenne, en janvier 1851, aux atteintes du typhus amaril.

(3) Leroy de Méricourt, *Histoire médicale de la corvette à vapeur* l'Archimède, station de l'Océan indien en 1850-52. Thèse de Paris, 1853.

(4) J.-P-.F. Thévenot, *Traité des maladies des Européens dans les pays chauds et spécialement au Sénégal.* Paris, 1840, p. 323.

(5) Max Simon, *Hygiène du corps et de l'âme*, Paris, 1853, p. 65.

giène et de tempérance institués, il y a vingt-cinq ans, dans quelques-uns de nos ports par la libéralité de M. Nadaud n'ont pas manqué d'opposer au flot toujours croissant de l'ivrognerie. Malheureusement l'intimidation du danger et les répressions disciplinaires sont contre lui des digues insuffisantes ; il faut à un mal aussi grand un remède qui lui soit proportionné, et, comme nous le dirons plus tard, la religion et la morale, qui ne doivent jamais être séparées l'une de l'autre, peuvent seules entreprendre avec chances de succès cette croisade contre l'ivresse. Un prêtre breton, M. l'abbé Charil, a essayé jadis cette tâche ardue ; l'État qui voit l'avenir de ses populations maritimes menacé par ce fléau ne peut qu'applaudir à de semblables efforts.

2° Les résultats *moraux* de l'ivrognerie sont plus désastreux encore que les résultats physiques, parce qu'ils s'adressent à la meilleure partie de l'homme, à son intelligence, à son cœur, à sa volonté. L'intelligence s'éteint dans l'abrutissement, le cœur dans un égoïsme brutal, et la volonté dans une impuissance absolue à vouloir autre chose que les stupides satisfactions de l'ivresse. Quand le matelot est isolé, son ivrognerie est rebutante ; quand il est marié (et c'est le cas du plus grand nombre), ses conséquences sont encore plus désastreuses ; le scandale ignominieux de l'exemple prépare les enfants aux désordres de leur père, et la misère prend au foyer domestique la place qu'il déserte pour le cabaret (1). C'est là le vrai, l'immense fléau des populations maritimes de la Bretagne ; si elles consommaient moins d'eau-de-vie, elles auraient plus de pain, et, au lieu de demeurer stationnaires, elles prendraient cet accroissement ascensionnel qui suit partout celui des ressources alimentaires.

L'influence de l'ivrognerie des matelots sur la discipline est d'observation journalière : transgression des permissions de séjour à terre, vente d'effets, rixes, insubordination, etc. ; tout dérive de ce désordre qui s'autorisait naguère de l'indulgence de l'opinion et de la tolérance des règlements, et n'avait d'autres freins temporaires que le défaut d'argent ou la séquestration à bord. Une autre considération qui intéresse particulièrement l'hygiène, c'est que la plupart des délits étant le fait de l'ivresse, elle entraînait à sa suite un cortége nécessaire de punitions qui ne pouvaient évidemment réprimer un excès déjà nuisible que par des interdictions de liberté, d'air ou d'aliments qui sont aussi préjudiciables à la santé.

Tel était l'état des choses dans la marine, lorsque j'écrivais en 1857 mon *Traité d'hygiène navale;* l'élévation progressive du sens moral (résultat que je maintiens en dépit des contempteurs obstinés de notre époque et des arguments spécieux qu'ils apportent à l'appui de leur thèse chagrine) a fait juger l'alcoolisme plus sévèrement qu'on ne le faisait au-

---

(1) Il faut plus d'argent pour nourrir un vice que pour élever trois enfants (Franklin).

trefois ; de *défaut aimable* l'ivrognerie est devenue une dégradation impunie, et de dégradation impunie un attentat à la moralité et à la
sécurité d'autrui, constituant un délit qualifiable et auquel des peines
peuvent légitimement s'appliquer. La loi récente du 4 février 1873 qui
marquera un progrès réel dans nos mœurs, donne la mesure de l'état
actuel de la question ; elle flétrit l'ivresse publique et la réprime sans
aller dans sa sévérité au delà de ce que commande la nécessité de ménager une transition.

Pendant longtemps l'ivresse était donc impunie dans la marine ; on se
contentait d'envoyer le matelot ébrieux cuver son vin aux fers, et c'est à
peine si une punition disciplinaire très-minime venait ébranler dans son
esprit la croyance de son droit à l'alcoolisme. M. Leroy de Méricourt a
résumé récemment les mesures prises par la marine, de 1856 à 1870,
pour s'affranchir d'un fléau qui pèse encore plus lourdement sur elle
que sur la guerre et qui lui fait courir des dangers bien autrement sérieux (1). Une série de mesures prises à ce propos, en 1856 et en 1870, sont
venues aboutir au décret du 2 juin 1872 qui édicte contre l'état d'ivresse
constaté à bord ou à terre, en service ou en permission, la suppression
temporaire des suppléments attachés à des brevets et à des fonctions, le
retrait des brevets et des suppléments, la radiation du cadre de mais-
trance, la prison, l'envoi aux compagnies de discipline. La loi du 23 janvier 1873 sur la répression de l'ivrognerie, a d'ailleurs été rendue applicable à l'armée de mer par une décision ministérielle du 15 mars de
la même année, et l'on ne peut qu'applaudir à une sévérité qui, justifiée déjà suffisamment par l'intérêt des mœurs, devient encore à bord
des navires une condition de sécurité personnelle et collective (2).

Les accidents provoqués par l'ivresse sont en effet de tous les jours.
M. A. Fournier a eu l'excellente idée de relever les sévices imputables
à l'alcool pendant la durée de la campagne de son bâtiment, la frégate
la *Flore*, et il n'hésite pas à dire que, directement ou indirectement,
l'ivrognerie a été plus fatale à son navire que la maladie elle-même. Et,
pour ne parler que des accidents, ici c'est un brigadier de chaloupe
qui, étant ivre, tombe à la mer et se noie ; là c'est un novice, trouvé

(1) (A. Leroy de Méricourt, *Mesures prophylactiques et répressives prises par le département de la Marine à l'égard de l'ivrognerie*; in *Arch. de méd. nav.*, 1873, t. XIX,
p. 453.) L'article 350 du décret du 3 décembre 1852 sur le service dans les divisions
des équipages de la flotte et l'article 1463 du règlement du 25 juin 1870 sur le service à
bord en définissant les peines qu'entraîne l'ivresse ont préparé l'article 269 du décret
du 2 juin 1872 qui se montre encore plus sévère pour ce délit. La loi de 1873 appliquée à la marine aura été certainement un progrès pour les mœurs, pour la dignité
et pour l'hygiène.

(2) On a essayé dans l'armée anglaise du système des amendes comme moyen ré-
pressif de l'ivrognerie. Le délinquant subit une retenue dont le produit est distribué
à la fin du service à ceux de ses camarades qui se sont montrés tempérants ; M. Jan-
nel a proposé d'introduire cette pénalité dans notre armée et M. Bergeron a signalé
avec raison tout l'intérêt qu'offrirait cet essai (J. Bergeron, *Rapport sur la répression de
l'alcoolisme. Bullet. de l'Acad. de médecine*, 1871, t. XXXVI).

mort dans son hamac, ayant à côté de lui une bouteille vide qui avait contenu de l'eau-de-vie de Pisco ; une autre fois, c'est une fracture mortelle du crâne due à une chute en état d'ivresse, un cas de pneumonie sous la même influence et par le fait d'une immersion, etc. (1).

Tant de dangers justifiaient certainement les sévérités de la discipline, et l'on ne peut qu'applaudir à ces mesures dont l'avenir recueillera les fruits ; mais les punitions n'excluent pas les moyens purement moraux et ces deux freins ne sont pas de trop. Aussi ne puis-je qu'applaudir aux mesures préconisées par le Conseil supérieur de santé de la marine qui recommandait, en 1872, de développer l'instruction parmi les matelots, de leur faire des conférences sur les dangers de l'ivresse, de leur en signaler les dangers dans une instruction sommaire annexée à leur livret. La répression du mal implique l'incitation au bien et les peines disciplinaires doivent avoir pour parallèles des récompenses accordées aux matelots qui vivent dans la tempérance ; elles seraient un encouragement utile et rehausseraient aux yeux des marins une vertu singulièrement discréditée par l'impunité si ce n'est par la complaisance qu'ont si longtemps rencontrée les transgressions de ce genre.

II. *Excès génésiques.* — Le matelot s'y livre avec toute la fougue d'une longue abstention forcée, avec l'immodération de sa nature et son imprévoyance des dangers qu'ils peuvent avoir pour sa santé et pour sa vie. Sans tenir compte, pour un instant, de la contamination syphilitique, les excès vénériens constituent une dépense organique qui a ses dangers, tandis que ceux d'une continence absolue, exagérés à plaisir, sont au contraire fort contestables. C'est dans les pays chauds surtout où le marin est conduit par le plus grand nombre de ses campagnes que ces excès constituent un danger véritable. Là, en effet, le sens génital, stimulé outre mesure, acquiert une activité factice et l'économie déjà épuisée par une chaleur accablante qui ralentit l'énergie des fonctions nutritives, répare lentement la double déperdition humorale et nerveuse qui lui est imposée. C'est là un fait que l'hygiène ne doit pas perdre de vue. M. Celle l'a peut-être exagéré en affirmant que, sous la zone torride les plaisirs sexuels ont tué bien certainement plus d'hommes que l'ivrognerie ; mais en pareille matière il est toujours avantageux de forcer un peu la vérité. On peut appliquer aux pays chauds ce que les anciens ont dit de l'été : « *Venus neque æstate, neque autumno utilis est, æstate in totum, si fieri possit, abstinendum.* »

A côté de ce danger éventuel, il en est un autre plus menaçant encore, je veux parler de la contamination vénérienne ; le matelot l'affronte avec une insouciance sans égale et une sorte de forfanterie et se dispense de tout secours et de tout soin, à moins qu'on ne l'y contraigne

_________

(1) A. Fournier, *Rapport sur la campagne de la frégate* la Flore (Collect. de Brest).

par une surveillance assidue. D'où une diffusion croissante du poison vénérien dans nos ports de mer, d'où aussi un accès ouvert dans les familles aux ravages de ce protée virulent dont le cachet multiforme s'imprime sur la constitution des enfants.

Les chiffres suivants permettent de juger de l'intensité de la syphilis parmi les matelots. M. J. Rochard a établi que sur 23,047 malades traités à l'hôpital de Brest, de 1850 à 1854, il y a eu 4,921 vénériens. Sur une seule année, en 1852, les vénériens ont fourni 38,543 journées d'hôpital sur 138,444 journées ; en 1853, le chiffre de journées d'hôpital pour les vénériens a été de 43,086 sur 142,901. « Ces chiffres quelque élevés qu'ils soient, ne représentent guère, dit M. Rochard, que la moitié des maladies vénériennes contractées par les hommes des départements de la marine et de la guerre (l'hôpital de Brest est militaire en même temps que maritime). On ne reçoit à l'hôpital que celles qui présentent une certaine gravité ; les autres sont traitées aux ambulances des différents corps et dans les infirmeries régimentaires. Le nombre s'en est élevé à 859 en 1852 et à 1,334 en 1853. Pour arriver à un chiffre exact, il faudrait encore y comprendre les matelots traités à bord des navires mouillés en rade, et sur le compte desquels il est impossible d'obtenir des renseignements précis en raison de l'extrême mobilité de cette partie du personnel. En résumé, plus du quart des marins et des soldats est infecté tous les ans ; les vénériens entrent pour un cinquième dans le nombre des malades admis à l'hôpital, et figurent pour près d'un tiers dans celui des journées (1). »

La marine anglaise n'est pas mieux traitée que la nôtre par la syphilis. En 1865, sur un effectif de 51,210 individus elle compta 4,413 cas de syphilis, ou un matelot contaminé sur 12. A Plymouth, la proportion était de un syphilitique sur 8,9. La perte journalière que cette maladie imposa au service a été de 468 hommes, et le nombre de jours d'invalidité s'éleva à 39,6 jours pour chaque cas (2).

Il est des stations qui exposent singulièrement les matelots à la syphilis, le Japon en particulier, où la prostitution est non-seulement affranchie de toute entrave, mais encore honorée et favorisée. A Sainte-Hélène les chances sont telles que les capitaines de navires de guerre en relâche dans cette île ont ordre d'empêcher leurs matelots de descendre à terre. Beaucoup de colonies espagnoles justifieraient les mêmes mesures de précaution. D'autres stations sont plus favorisées, telle est, par exemple, la Trinité où, au dire de Parkes, la garnison n'aurait présenté, de 1860 à 1864, qu'une moyenne de 61,4 vénériens sur 1,000. Suivant le même auteur, les maladies vénériennes seraient moins com-

(1) J. Rochard, *De la prostitution à Brest* ; in Parent-Duchâtelet, *Traité de la prostitution*, 8ᵉ édition, t. II, p. 334.

(2) Mackay, *Rapport statistique sur l'état sanitaire de la marine anglaise*, extrait et traduit de l'*Edinburgh med. jour.*, november 1869, t. II, p. 153.

munes à Gibraltar qu'en Angleterre. A la Jamaïque, la garnison ne fournirait à la contagion qu'un contingent de 70 à 80 par 1,000, aux Bermudes de 55 à 80. Le cap de Bonne-Espérance se signale aussi par la fréquence de la syphilis : de 1859 à 1856 on compta 248 syphilitiques sur 1,000, et 438 en 1867. A Cape-Town, il y a eu, en 1868, 728 syphilitiques sur 1,000. Maurice présente environ de 110 à 130 vénériens sur le même effectif (1).

Les matelots du commerce, jouissant de plus de liberté que ceux de l'État, doivent fournir à l'infection syphilitique un tribut encore plus lourd et il est aggravé par l'absence de soins méthodiques. M. Jeannel a insisté avec raison sur l'efficacité fâcheuse avec laquelle les marins du commerce répandent la syphilis dans les ports, et il voit là une des causes principales de la propagation de la syphilis. Calculant que les 28,395 navires qui fréquentent annuellement nos ports y amènent 316,600 matelots (ramenés au chiffre rond de 210,000 à cause de la rentrée successive du même matelot plusieurs fois dans la même année), il estime que si ces 210,000 matelots présentent la même proportion de vénériens que la marine anglaise en 1865, c'est-à-dire 85 par 1,000, il s'en suit que 17,855 vénériens hantent chaque année nos ports de mer où ils prennent et où ils donnent la syphilis (2). Si l'on joint ce chiffre à celui représentant l'effectif des divisions des équipages de ligne et celui des bâtiments sur rade, on arrive à une armée de 250,000 marins environ, disséminés sur notre littoral et s'y faisant les victimes et les propagateurs du poison syphilitique.

A coup sûr le mal est grand et l'on comprend que les hommes qui se sont appliqués à lui trouver un remède aient tourné leurs efforts de ce côté. C'est là un des exemples nombreux des afférences étroites qui lient l'hygiène nautique à l'hygiène générale et de la solidarité de leurs intérêts.

Une surveillance assidue exercée sur les prostituées dans les ports de mer ; des visites régulières des matelots se rendant pour cela, à tour de rôle et à heure fixe, à l'hôpital du navire, des peines disciplinaires infligées aux matelots qui ne déclarent pas leur maladie dès le début, et à ceux qui, par des récidives d'infection, imposent volontairement à l'État une privation réitérée de leurs services et un accroissement de dépenses, sont des moyens restrictifs dont nous ne voulons certainement pas qu'on se prive en l'absence de meilleurs ; mais tout cela ne sera jamais qu'un palliatif insuffisant : une volonté étrangère ne fait qu'exciter les appétits sensuels du matelot quand elle les comprime ; sa volonté

(1) Voy. E. Parkes, *A manual of practical hygiene*, third edition. London, MDCCCLXIX, *passim*. Au moment où j'écris ces lignes les journaux anglais annoncent la mort de cet éminent hygiéniste qui occupait, à ce titre, le premier rang dans son pays.

(2) J. Jeannel, *De la prostitution dans les grandes villes au* XIXe *siècle, et de l'extinction des mal. vén.* Paris, 1874, p. 620.

propre, fortifiée par le sentiment religieux, peut seule les réprimer et les maintenir dans la limite du devoir. Nous ne connaissons qu'un frein vraiment efficace à l'ivrognerie et à la débauche, c'est celui-là ; mais il n'exclut en rien les mesures préventives et j'estime qu'il faut y recourir dans la mesure du possible. M. Berchon a développé au Congrès médical international tenu à Paris, en 1867, l'ensemble des mesures de prophylaxie disciplinaire en usage dans la marine de guerre et elles ont été généralement considérées comme s'opposant, dans les limites du possible, à la propagation de la syphilis dans les ports où stationnent et où abordent les navires de l'État (1). Mais la marine du commerce n'est pas dans le même cas, et c'est là surtout qu'est le danger, c'est là surtout que doit se porter la sollicitude. M. Jeannel l'a signalé avec insistance, et bien qu'il ait, à mon avis, un peu trop chargé nos matelots qui n'ont que leur part contributive dans la diffusion de la syphilis, je trouve cependant qu'il est urgent de faire quelque chose et de soumettre les marins du commerce à une surveillance qui est, du reste, dans leurs intérêts. M. Rey l'a pensé et il a soumis au même Congrès, et sous forme de projet d'ordonnance, un ensemble de mesures qui me semblent sagement entendu et susceptible de conduire à un bon résultat, si elles étaient appliquées partout(2). M. Adam Owre (de Christinia) a, dans le

(1) Berchon, *Mesures prises dans la marine de l'État pour restreindre la propagat. des maladies vénériennes. Congrès médic. intern.* de Paris, 1868, p. 433.

(2) H. Rey, *Congrès méd. intern.* Paris, 1868, p. 407. Je reproduis ici, à titre de renseignement, la partie de ce projet qui concerne les navires de commerce français et étrangers.

Art. 18. Dans chacun des ports de France, de l'Algérie et des colonies, un médecin désigné par le Ministre de la marine, et plusieurs au besoin, sera chargé de la visite des marins formant l'équipage des navires de commerce français et cela, au départ et à l'arrivée :

Art. 19. Lorsque l'un des navires susdits devra prendre la mer, l'autorité maritime n avisera le médecin chargé du service. Ce dernier passera la visite de l'équipage dans les cinq jours qui précéderont le jour du départ.

Art. 20. Le capitaine et les officiers interrogés par le médecin, seront crus sur parole.

Art. 21. Il sera fait mention de cette visite avant le départ et de son résultat sur le journal du bord.

Art. 22. Pour chaque navire ainsi visité avant le départ (et à l'arrivée), le médecin de service adressera à l'autorité maritime un rapport spécial par lequel il l'informera du résultat de sa visite.

Art. 23. S'il est reconnu par le médecin de service que les nommés (nom, prénoms et grade) de tel navire sont atteints de maladie vénérienne, l'autorité maritime ne devra pas permettre le départ du navire avant que les malades désignés aient été débarqués et envoyés aux hôpitaux.

Art. 24. A l'arrivée d'un navire de commerce sur rade française, l'équipage sera visité par le médecin de la marine. Mention de cette visite sera faite sur le journal du bord, dans la forme indiquée à l'article 21. Il sera procédé à l'égard du capitaine et des officiers, comme il a été dit à l'article 20.

Art. 25. Un double de cette note, remis par le médecin de service au capitaine du navire, sera présenté par ce dernier à l'office sanitaire en même temps que sa patente de santé. Le navire ne pourra être admis en libre pratique, lorsqu'il y aura lieu, qu'autant que les malades vénériens, s'il s'en trouve à bord, auront été envoyés aux hôpitaux.

même Congrès, préconisé le système des visites par les navires en partance, lesquels ne pourraient être expédiés en douanes qu'après un certificat constatant qu'ils n'ont pas de syphilitiques (1), et M. Mireau s'est constitué également, dans un ouvrage récent, le défenseur de cette mesure (2). On ne saurait contester l'opportunité de prendre des mesures énergiques pour limiter les ravages du fléau. En Angleterre, l'application de l'*Act* sur les maladies contagieuses a donné des résultats très-évidents dans les ports où elle a déjà été faite, et la nécessité d'une entente entre les nations maritimes devient de plus en plus manifeste. Un congrès maritime international aurait bien des choses à régler, celle-ci ne serait ni la moins urgente, ni la moins utile.

Les excès génésiques dont nous venons de parler ne sont que la satisfaction, dangereuse mais naturelle, d'un appétit physique : c'est du désordre moral, mais c'est là tout. Il en est d'une autre sorte qui violent les lois de la nature, méconnaissent la dualité sexuelle de l'espèce et, par un attentat monstrueux, changent en voluptés infâmes et improductives pour la procréation l'attrait que la nature a attaché comme garantie de perpétuité à l'accomplissement de la fonction génésique. Nous ne dirons rien de cette perversion bestiale des désirs sexuels qui peut surgir dans toutes les agglomérations d'hommes contraints par la séquestration à une continence forcée, qui n'aurait jamais dû sortir de l'enceinte ignominieuse des bagnes et qui ne se présente, du reste, qu'à titre de honteuse exception ; mais il est un autre excès que la morale et l'hygiène réprouvent également et dont nous devons dire quelques mots, c'est l'*onanisme.*

Art. 26. S'il n'existe pas d'hôpitaux dans les localités ou que, par suite de causes majeures, les malades susdits doivent être maintenus à bord, il sera procédé à leur égard comme il a été dit à l'article 14. La guérison d'un malade compris dans ce cas particulier devra être justifiée par un certificat d'un médecin.

Art. 27. Les visites médicales, au départ et à l'arrivée, sont absolument gratuites.

Art. 28. Les marins des navires de commerce reconnus malades de maladie vénérienne et envoyés aux hôpitaux y seront soignés aux frais du département de la marine (caisse des Invalides).

Art. 29. Lorsqu'un navire de commerce français sera pourvu d'un docteur en médecine ou d'un officier de santé ayant commission de médecin sanitaire, les visites de l'équipage, au départ et à l'arrivée, seront passées par le médecin du navire. Ce dernier devra, en conséquence, après chaque visite, remettre au capitaine un rapport qui sera transmis à l'autorité maritime.

Art. 32. Le navire de commerce étranger, arrivant sur rade française, ne sera admis à la libre pratique (s'il y a lieu) qu'autant que son capitaine aura déclaré que les hommes de son équipage, visités par lui, sont libres ou non de toute maladie vénérienne.

Art. 33. Dans ce dernier cas, le directeur de l'office sanitaire accordera la libre pratique, mais il devra en même temps aviser le consul de la nation et demander que les hommes désignés par le capitaine comme atteints de maladie vénérienne soient visités par le médecin de la marine, et si le rapport de ce dernier est affirmatif, envoyés aux hôpitaux ou consignés à bord jusqu'à guérison complète.

(1) Adam Owre, *Congrès médic. internat.* Cinquième séance, p. 417.

(2) A. H. Mireur, *La syphilis et la prostitution dans leurs rapports avec l'hygiène, la morale et la loi.* Paris, 1875, p. 94.

Les mousses et les novices, à cet âge de la vie où l'évolution des organes génitaux se complète, et où la vie de l'espèce domine un instant la vie de l'individu, sont surtout enclins aux habitudes secrètes. Des signes irrévocables dénoncent promptement à la vigilance du médecin les honteuses victimes de l'onanisme.

Un amaigrissement rapide et que rien n'explique ; un cercle de bistre autour des yeux, une dilatation habituelle des pupilles, une pâleur transparente de la peau qui peut acquérir la teinte de la cire ; de la lenteur et de l'embarras dans les mouvements, des tremblements musculaires, du bégaiement, quelquefois un strabisme fugace ; l'incurvation de la colonne vertébrale ; la chute ou l'affaiblissement de la mémoire ; une taciturnité sombre succédant à l'épanouissement expansif de la jeunesse ; l'obtusion de tous les sens, une cécité amaurotique, une impressionnabilité nerveuse qui détermine des tressaillements au moindre choc, au plus petit bruit ; tous les attributs d'une anémie profonde : décoloration des tissus, souffle carotidien, névralgies diverses, etc. : telle est la livrée misérable de l'enfant adonné à la frénésie de l'onanisme (1).

Isoler le mousse vicieux de l'excitation des paroles ou de l'exemple de ses camarades ; exercer sur lui, en le faisant coucher dans le voisinage d'un factionnaire, une surveillance rigoureuse et assidue ; en venir même aux moyens coercitifs, si cela est nécessaire ; ne pas le laisser inoccupé un seul instant de la journée, le fatiguer pour que le sommeil le prenne au moment où il entre dans son hamac (2) ; le soumettre, pour éteindre son éréthisme génésique, à l'usage des ablutions froides ou des antiaphrodisiaques (camphre, lupulin), mais par-dessus tout, agir sur lui par l'intimidation d'un danger exagéré à dessein, ou par l'insinuation d'une morale persuasive : tel est l'ensemble des moyens qu'il faut opposer à cette pernicieuse et coupable habitude.

(1) Hufeland, *Macrobiotique ou l'Art de prolonger la vie*, traduction Jourdan. Paris, MDCCCXXIV, p. 208 et Nouv. édit. Paris, 1870. — Voyez aussi Deslandes, *De l'onanisme et des autres abus vénériens, considérés dans leurs rapports avec la santé*. Paris, 1835. — H. Fournier, *De l'onanisme*, Paris, 1875.

(2) « Il faut apporter au lit des jambes harassées. » (*Prov. allemand.*)

# SECTION DEUXIÈME

## PROFESSIONS, SERVICES ET TRAVAUX NAUTIQUES

---

## CHAPITRE PREMIER

### Caractérisations professionnelles.

La profession maritime, en tant que pratique de la navigation, est une, mais les spécialités qu'elle embrasse sont fort diverses et l'hygiène de chacune d'elles a des particularités qui lui sont propres.

Établissons tout d'abord, et pour n'y plus revenir, une distinction entre les professions libérales exercées à bord des navires et les professions manuelles, entre les officiers et l'équipage.

Les officiers constituent la classe aristocratique de la population du navire, classe qui a ses priviléges de bien-être, de considération et d'autorité, mais qui a surtout ses charges de responsabilité et de devoirs (*officium*). Nous éviterons avec le plus grand soin le reproche qu'on a adressé, à tort ou à raison, à quelques travaux d'hygiène navale, par ailleurs fort estimables, d'établir, sous forme de digression, entre les diverses catégories d'officiers du bâtiment, un parallèle qui dissimule sous un prétexte d'hygiène un but réel de récriminations. Le ton général de notre livre, aussi bien que nos habitudes, répugnent à toute insinuation acerbe ou agressive. S'il était vrai que les officiers des différents corps ne fussent pas encore placés aujourd'hui à bord des navires, malgré les progrès qui ont été réalisés, sur un même niveau de priviléges, qu'importe à l'hygiéniste, il n'a pas à défendre des intérêts de cette nature : l'équité et le temps sont leurs deux tuteurs naturels ; ils ont déjà redressé un certain nombre d'inégalités choquantes ; à eux seuls doit être remis le soin de faire le reste.

Nous ne ferons donc la physiologie (dans le sens psychologique du mot), ni du commandant, ni de l'officier de marine, ni de l'officier d'administration, ni de l'aumônier ; le roman maritime peut chercher dans ces types des rapprochements piquants ou des contrastes animés, l'hygiène navale doit confondre en un seul tous ces groupes professionnels ; les hommes qui les composent ont entre eux une similitude de goûts, d'éducation, de délicatesse originelle, d'impressionnabilité, qui leur crée des conditions hygiéniques et des aptitudes morbides tout à fait analogues : les étudier séparément serait une subtilité véritable. Mais ne nous sera-t-il pas permis de nous départir de cette réserve en ce qui concerne le médecin de la marine, de cet homme à qui l'État confie le salut de cette colonie flottante, de cette patrie mobile détachée de la mère-patrie et qu'on appelle un navire. Appelé par son isolement à une mission dont la grandeur n'est égalée par celle d'aucun autre médecin, le médecin de la marine a droit, dans un livre d'hygiène navale, à quelques lignes qui le relèvent à ses propres yeux et le fortifient dans l'accomplissement de son devoir.

Ce devoir est rude : du moment où son navire lève l'ancre, il a seul et sans partage aucun, la terrible responsabilité des existences que l'État lui confie ; au milieu de ces anxiétés, de ces inquiétudes de conscience qu'un cas inopiné fait surgir, il est privé de l'assistance précieuse d'un avis qui le soutienne ; il n'a pour tout secours que des livres dont l'insuffisance se fait sentir cruellement dans ces moments critiques. L'hygiène, la médecine, la chirurgie, la toxicologie, la médecine légale, se créent parmi les praticiens de nos villes des spécialités distinctes ; le médecin d'un bâtiment doit, sous peine d'être au-dessous de sa tâche, résumer toutes ces connaissances à la fois, pourvoir à la prophylaxie individuelle et collective, diriger la curation des maladies internes, être prêt aux grandes opérations chirurgicales, éclairer au besoin l'autorité sur les cas les plus ardus de la médecine juridique (1). Il doit être enfin *médecin* dans l'acception immense que l'antiquité attachait à ce mot ; et ce n'est pas assez, pour répondre aux exigences exceptionnelles de cette position, que les épreuves réitérées par lesquelles le médecin de la marine a parcouru les divers degrés de la hiérarchie ; un travail opiniâtre, incessant, peut seul le maintenir au degré de savoir qu'il a péniblement acquis, et sa vie se passe ainsi entre les agitations des concours, les fatigues de la mer et ce labeur sans relâche dont sa conscience lui fait un devoir.

Sa tâche est difficile dans les circonstances ordinaires de la navigation : l'exiguïté de l'espace, l'instabilité du navire, la pénurie, quoi qu'on fasse, des ressources alimentaires, l'obscurité, le bruit, l'humidité, sont des ennemis contre lesquels il est en lutte constante. Mais qu'une de ces épidémies, qu'il faut bien faire entrer dans les prévisions de toute campagne, vienne à surgir, et ces difficultés s'accroissent dans

---

(1) Les médecins de la marine doivent aussi, dans les limites de leurs forces, devenir des *circumnavigateurs de la science*, ainsi que l'a dit de Humboldt, et utiliser au profit des sciences physiques et naturelles les richesses que les voyages mettent à leur disposition. On sait s'ils ont manqué à cette mission malgré les difficultés qu'ils trouvaient à la remplir. Les noms des Lesson, des Quoy, des Gaymard, des Souleyet, etc., sont là pour affirmer leurs aptitudes et leur zèle scientifiques. M. Ollivier (de Toulon) rappelait naguère en très-bons termes les services que la science avait reçus des médecins de la marine. On les rendrait bien plus fructueux encore si on envoyait, tous les ans, et à la suite d'un concours, quelques-uns de ceux qui accusent des dispositions exceptionnelles, suivre pendant un an ou dix-huit mois les enseignements du Muséum de Paris. Que de richesses scientifiques n'ai-je pas laissé passer dans mes voyages faute d'avoir appris à en connaître la valeur ! Voy. Ollivier, *Le médecin de la marine dans les voyages de découvertes autour du monde* (*Arch. méd. nav.*, t. II, p. 489).

une proportion qui n'a d'égal que l'accroissement de son courage et de son énergie. C'est là son champ de bataille, où le danger se présente à lui sans l'ivresse qui le dissimule, sans la gloire qui le compense. D'autres que nous ont le droit de dire si jamais médecin de la marine a reculé devant la peur, et si notre corps ne peut pas, après chaque fléau, compter avec l'orgueil d'un devoir bien rempli les pertes cruelles qu'il lui a coûtées (1). Ajoutons que le médecin de la marine trouve une compensation et un allégement aux difficultés de son ministère, dans les sentiments de haute estime et de considération personnelle dont il est l'objet, et dans l'empressement que mettent les commandants et les officiers à seconder ses efforts pour sauvegarder l'hygiène des navires, ou pour limiter les ravages d'une épidémie.

Les officiers au milieu desquels vit le médecin de la marine sont, par rapport aux matelots, dans cette dissemblance de conditions hygiéniques qui sépare dans nos villes les professions manuelles et les professions libérales : tout n'est pas profit pour la santé dans les priviléges de l'intelligence et du bien-être, et les immunités hygiéniques que procure la position d'officier ne sont pas sans avoir leur contre-poids. Si le logement et l'air leur sont mesurés avec moins de parcimonie; si leur nourriture est plus variée et plus réparatrice; si les relâches, au lieu de leur apporter un surcroît de travail, diversifient agréablement pour eux la monotonie du séjour à la mer; si leur intelligence cultivée leur ouvre des ressources contre l'ennui, cet inévitable compagnon de voyage de l'homme de mer; si, en un mot, les conditions de leur vie sont meilleures que celles du matelot, ils ont de plus que lui une aptitude malheureuse à ressentir les misères morales inhérentes à la navigation, et de là sur leur santé un retentissement dont il ne faut pas oublier la portée hygiénique. Les regrets douloureux de la famille; la rupture forcée de ces mille liens d'affection, d'habitude, d'intelligence qui vous attachent au sol natal; les froissements qui sont l'inévitable résultat du rapprochement d'hommes n'ayant souvent ni les mêmes goûts ni les mêmes idées; l'austérité d'une séquestration monacale sans l'esprit de sacrifice qui la fait supporter; l'action d'une discipline permanente; les préoccupations de la responsabilité et les soucis dévorants de l'ambition, autant de causes qui ramènent les aptitudes morbides de l'officier du navire au même niveau que celles du matelot et qui font prédominer chez lui certaines affections que l'équipage ignore presque

_______

(1) Les dangers que courent les médecins de la marine se traduisent par une mortalité annuelle assez élevée. Un article de la *Gazette hebdomadaire* (n° du 6 juin 1873), l'évaluait à 82 sur 1,000. Ce chiffre était évidemment exagéré, il a été rectifié dans une note des *Archives de médecine navale*, et ramené à 13 par 1,000, et les mises en disponibilité (elles ont presque toutes un motif de santé) sont portées dans cette statistique à 84 par 1,000. C'est assez pour inspirer le sentiment d'un légitime orgueil, ce n'est pas suffisant pour éloigner d'une profession honorable et honorée (*Arch. de méd. nav.*, t. XX, 1873, p. 74).

complétement, telles que les névroses de l'estomac, l'hypochondrie, la monomanie ambitieuse, la panophobie, etc.

Nous diviserons, au point de vue de l'hygiène, toutes les professions et les services à bord des navires en trois catégories :

1° Professions et services qui s'exercent principalement sur le pont ;

2° Professions et services qui s'exercent principalement dans l'intérieur du navire ;

3° Professions et services qui exposent d'une manière habituelle à l'action des feux.

# CHAPITRE II

## Professions et services.

### ARTICLE PREMIER

#### PROFESSIONS ET SERVICES DU PONT.

§ 1. — *Professions du pont.*

Les professions qui s'exercent en plein air sont celles de gabier, de matelot de manœuvres, de canotier, de timonier, de mousse.

D'une manière générale, on peut dire que ce sont de toutes les plus salubres ; si elles exposent à des intempéries de nature à produire des maladies aiguës variées, du moins assurent-elles l'afflux dans les poumons d'un air vierge et excitant, et entretiennent-elles, par le mouvement incessant auquel elles obligent, cette énergie physique qui est la condition la plus essentielle du maintien de la santé. Au delà de ces deux faits incontestables, il n'y a plus de généralisation possible, et il faut examiner en particulier chacune de ces professions.

I. *Gabier.* — Le gabier est le type du matelot : généralement grand, alerte, bien découplé, portant sur la figure et le cou le double hâle du soleil et de la mer, et sur les mains ces traces de goudron et de peinture qui accusent sa spécialité professionnelle, il emprunte à sa vie aérienne dans la mâture, à l'initiative intelligente que lui laissent ses travaux ordinaires, un cachet de résolution, de franchise et d'activité que n'a pas au même point le matelot du pont. Il y a entre eux la même opposition qu'entre les lourds habitants des plaines et les montagnards alpestres. C'est là l'élite de l'équipage, et l'ambition de tout ce qui se sent matelot à bord est de conquérir sa place dans une hune. Le gabier connaît sa valeur et a de l'émulation : soigneux de sa personne et de son costume, il a des instincts de propreté et d'élégance, sait donner à la coupe réglementaire des pantalons un tour plus gracieux, tient à ses boucles d'oreilles féminines comme à un ornement traditionnel, et renchérit sur les Nouveaux-Zélandais pour la passion du tatouage (1). Sa santé est habituellement vigoureuse, non pas seulement, ainsi que le fait remarquer judicieusement Rouillard (2), à cause de son genre de travaux, mais surtout parce que c'est un homme de choix et que nul n'est plus acclimaté que lui aux fatigues de la mer ; aussi ne le voit-on que rarement à l'hôpital, et, quand il s'y présente, on n'a guère à supposer un prétexte de paresse ou à se défier d'une simulation de maladies.

Les épidémies n'atteignent presque jamais fortement cette catégorie professionnelle : l'activité d'esprit et de corps des gabiers, leur vie en plein air, sont probablement les motifs de cette immunité relative.

Dans l'épidémie de fièvre jaune observée par M. Maher à la Havane, à bord de l'*Herminie*, les gabiers fournirent une proportion de 25 p. 100 de malades, tandis que la moyenne générale, pour toutes les autres professions fut de 28 p. 100, et, que quelques-unes d'entre elles, celles des caliers, surnuméraires, etc., atteignit 66 p. 100 (3). La fréquence des hypertrophies du cœur, déterminées par des ascensions rapides et répétées dans la mâture, une sorte particulière de psoriasis des mains dû à ce mélange de goudron, d'urine et d'eau de mer qui sert à enduire le gréement, les hernies, et certaines excoriations, quelquefois difficiles à guérir, dues au frottement des enfléchures sur la partie antérieure des jambes, sont les affections qui leur sont particulières.

(1) Nous devons à M. E. Berchon une étude très-intéressante sur le tatouage. C'est sans doute la seule monographie complète qui existe sur cette matière. Elle montre ce qu'à force de sagacité et de recherches on peut tirer d'un sujet en apparence bien restreint. Des interdictions ministérielles relatives à la pratique du tatouage, interdictions basées sur des exemples d'accidents graves survenus sous cette influence, ont d'ailleurs porté à cette habitude un coup dont elle ne se relèvera probablement pas. M. Berchon cite en effet dans son mémoire, d'après Parent-Duchâtelet, un cas de mort à la suite de lotions urineuses pratiquées sur un tatouage frais ; d'une inoculation syphilitique par de la salive infectée à l'aide de laquelle on avait délayé du vermillon ; des plaies rebelles, des érysipèles, des angeioleucites, des gangrènes ont été des conséquences de cette pratique (Berchon, *Hist. méd. du tatouage. Arch. de méd. nav.*, t. XI et XII, 1869). C'est assez certainement pour justifier l'interdiction dont cette pratique dangereuse et rétrograde doit être frappée. Il y avait là, au point de vue pittoresque, une épigraphie humaine fort intéressante à étudier : des objurgations contre la fortune qui n'en peut mais ; des emblèmes professionnels et affectifs, des ancres, des navires, des cœurs transpercés de flèches plus que légères ; des noms féminins répondant à des sentiments beaucoup moins indélébiles que le tatouage lui-même et s'obstinant d'une façon gênante à demeurer sur la peau quand ils étaient sortis depuis longtemps de la pensée, etc. Les épigraphistes du tatouage feront bien de se presser car il s'en va et la nouvelle marine n'en aura bientôt plus que le souvenir.

(2) R. Rouillard, *Dissertation physique et médicale sur l'humidité en général, et en particulier à bord des vaisseaux, dans les régions équatoriales.* Thèse de Montpellier, 1807, p. 38.

(3) Maher, *op. cit.*, p. 67. Cette statistique en appelle d'autres ; elle embrasse en effet des chiffres trop restreints pour être bien démonstrative ; mais il me paraît néanmoins probable que cette catégorie professionnelle doit avoir en partage une force spéciale de résistance.

La nature spéciale des travaux auxquels se livrent les gabiers et les matelots du pont les soumettent, en ce qui concerne les maladies internes, à celles qui procèdent de l'exposition à l'air froid ou au vent, aux vicissitudes brusques de température, à l'humidité des vêtements. En ce qui concerne les lésions traumatiques, ils sont sujets aux lésions des extrémités : piqûres, durillons, abcès, phlegmons de cette région, écrasement ou arrachement des doigts, panaris. Une statistique dont les éléments ont été recueillis à bord de l'*Alceste* par M. Quémar, indique que pendant la campagne de ce navire les lésions traumatiques de la main ont été à celles du pied dans le rapport de 950 à 282 ou 4,5 à 1 (1).

II. *Matelots de manœuvres.* — Le triage qui sépare les gabiers ne laisse sur le pont que des hommes qui leur sont bien inférieurs, tant sous le rapport de l'habileté nautique que sous celui de la résistance vitale. Leur hygiène se confond avec celle de l'ensemble de l'équipage : d'ailleurs les canotiers (2) se recrutent en grande partie parmi eux, et ce que nous allons en dire leur est applicable. Ce sont, par le fait, des manœuvres auxquels on ne demande que le développement et l'utilisation de la force mécanique nécessaire pour les ouvrages intérieurs et dont la tâche est aujourd'hui heureusement abrégée par l'aide que leur apporte la vapeur pour certains travaux que l'on confiait jadis à leurs muscles : manœuvres des ancres, chargement et déchargement, etc. Il est à remarquer que leurs travaux habituels : action de brasser les vergues, de hisser les canots, de virer au cabestan, d'établir les voiles, mettent presque exclusivement en jeu la force rénale ou de traction, et laissent inactive la force manuelle qui intervient au contraire dans l'action de serrer les voiles, de prendre des ris ou de manier les avirons.

III. *Canotiers.* — L'hygiène a trois choses à considérer dans le service spécial des canotiers : d'abord, l'influence de la nage ; en second lieu, les dangers auxquels leurs communications incessantes avec la terre les exposent ; enfin, les fatigues spéciales aux armements de chacune des embarcations.

Établissons d'abord ce fait, que les canotiers fournissent à bord d'un navire une proportion plus considérable de malades que les autres professions exercées à l'air libre. Dans les premiers tableaux dressés par M. Maher (3) nous trouvons indiquées les proportions relatives suivantes : canotiers 29, 14 p. 100, gabiers 25 p. 100.

(1) A. J. C. Barthélemy, *Études sur la nature et les causes des lésions traumatiques à bord des bâtiments de guerre suivant les professions* (*Arch. méd. nav.*, 1865, t. III, p. 5 et 97). M. Barthélemy a signalé la fréquence d'une excoriation de la face interne des jambes chez les gabiers ; elle s'explique par le frottement de cette partie contre les cordes dans le procédé de descente qui consiste à les embrasser avec les mains et les membres inférieurs et à se laisser glisser.

(2) Les chaloupiers des navires sont généralement pris parmi les matelots chauffeurs, les canotiers de service parmi les soutiers.

(3) Maher, *loc. cit.* Je ferai ici les mêmes réserves que précédemment.

Dans l'épidémie de dyssenterie de la *Didon*, à Carthagène, Constantin a observé également que les canotiers fournissaient une proportion plus élevée de malades, en raison de leurs fatigues et de la faculté qu'ils ont de faire des excès (1). Girardeau a fait la même remarque à bord de la corvette *la Naïade* (2).

Le maniement des avirons a-t-il par lui-même quelques inconvénients ? Benoiston de Châteauneuf voulant contrôler l'opinion assez répandue qui attribue aux professions entraînant un mouvement continuel des bras une influence sur la fréquence de la phthisie (maréchaux, serruriers, tailleurs de pierres, scieurs de long, carriers, etc.), a trouvé un décès par phthisie sur 126, chiffre certainement bien inférieur à la moyenne générale. Cet entraînement de tout le système musculaire de la partie supérieure du corps au détriment des membres inférieurs contrarie sans aucun doute l'harmonie du développement et des formes: mais si quelque influence sur la poitrine pouvait en résulter, nous pensons qu'elle serait plutôt favorable (3). D'ailleurs il ne faut pas oublier que les canotiers n'ont pas, comme les ouvriers précités, une continuité soutenue du mouvement des bras, ils passent quelques heures seulement dans leur canot, le reste de la journée, ils participent aux travaux communs.

Une influence hygiénique bien plus réelle consiste dans le danger que courent les canotiers de subir à chaque instant des refroidissements fâcheux, ou de demeurer exposés à l'ardeur du soleil : la mer est-elle mauvaise, les embruns les inondent ; après une nage vigoureuse qui les a couverts de sueur, établit-on les voiles, ils restent sous les ralingues, exposés à un vent froid ; le canot échoue-t-il, il leur faut se plonger dans l'eau jusqu'aux genoux pour le remettre à flot. A bord, on se prémunit contre le mauvais temps ; dans un canot, on subit l'ardeur du soleil aussi bien que le froid et la pluie (4).

Le service des canots est, par le fait, un des plus fatigants et des plus

(1) Constantin, *Campagne de la* Didon *aux Antilles*, 1836 (Collect. de Brest).

(2) E. Girardeau, *Dysent. endémique.* Thèse de Montpellier, 1850, p. 19.

(3) *Annales d'hygiène.* Paris, 1831, p. 5. Ce qui le prouve c'est que l'exercice de la nage, le *rowing*, comme l'appellent les Anglais, a été souvent employé avec succès comme moyen de développer la poitrine chez des individus que leur hérédité et leur conformation paraissaient vouer à la phthisie. Je dois dire toutefois, qu'autre chose est, pour le résultat, le *rowing* méthodique exercé dans des conditions d'entrain, de beau temps et de bien-être et le *rowing* de service qui dépasse souvent la mesure et expose aux intempéries. On n'a du reste qu'à analyser physiologiquement cet exercice pour se rendre compte de sa valeur dans des cas déterminés ; c'est ce que j'ai fait ailleurs (Voy. *Dictionnaire de la santé ou Répertoire d'hygiène pratique à l'usage des familles et des écoles.* Paris, 1875, art. Canot (*Exercice du*) p. 207).

(4) L'introduction des chaloupes à vapeur a été un allégement véritable pour le service des équipages. M. le capitaine de frégate, Lejeune, a imaginé pour les embarcations à hélice un mécanisme de rotation par des roues d'engrenage qui, manœuvré à la main, utilise mieux la force, donne une vitesse plus grande et expose moins les canotiers à être mouillés par la mer. Je crois qu'il y aurait lieu d'adopter ce système pour les embarcations légères: yoles, youyous, etc.

insalubres auxquels puissent être employés les hommes ; l'adoption du gilet de flanelle et d'une vareuse goudronnée, et des distributions opportunes de cordiaux sont, comme nous le verrons plus loin, les moyens de préservation les plus propres à atténuer ces inconvénients.

La facilité des communications des canotiers avec la terre est pour eux une source de dangers et d'excès (1). Alors même qu'une sévérité salutaire empêche les hommes de laisser leurs canots et leur enlève tout moyen de s'enivrer, les longs séjours qu'ils font le soir près de plages limoneuses, sur le bord des rivières ou dans les marigots, les exposent à des chances presque certaines de contamination palustre. Et nous ne parlons ici que du batelage ordinaire des embarcations ; combien sont plus grands encore les périls auxquels sont exposés les canotiers dans ces services spéciaux de croisières d'embarcations qui restent isolées quelquefois pendant plusieurs jours de leur navire. Nous avons pu nous assurer par nous-même, sur la côte ouest d'Afrique, que si les pertes des Anglais étaient plus considérables que les nôtres, cela tenait principalement à leur habitude de faire explorer quelques rivières ou certaines parties de la côte par leurs canots armés en guerre ; les intempéries et les miasmes paludéens s'abattaient sur cette proie.

Les armements des divers canots d'un navire ne sont pas dans des conditions hygiéniques semblables. La chaloupe, et certaines embarcations d'élite : yoles, baleinières, sont montées par des hommes forts, vigoureux, leurs courses à terre ne se font guère que par des temps maniables ; tandis que les canots de service et le canot-major, astreints à des communications régulières, vont à peu près par tous les temps, et les hommes qui les arment ne se font pas faute de ces excès que leur genre de service favorise.

IV. *Timoniers*. — Les timoniers, appelés à l'honneur de vivre sur l'arrière du navire, d'y partager, dans une certaine mesure, les travaux d'observations des officiers, et d'entretenir avec eux des relations incessantes de service, se distinguent du reste de l'équipage par leur éducation relative et leur aptitude spéciale à traverser les divers degrés de la hiérarchie maritime pour arriver à l'épaulette. On comprend que ce groupe professionnel restreint ne présente à signaler, sous le rapport de l'hygiène, que la condition favorable d'une vie passée presque complétement en plein air, et d'une séquestration à bord qui l'isole des dangers de la terre et de la tentation des excès. Le service des timoniers est, d'un autre côté, l'un des plus doux du bord, aussi ne fournissent-ils presque toujours qu'un nombre minime de malades.

(1) M. Bourel-Roncière a demandé judicieusement que les fournisseurs des navires fussent astreints, dans les lieux de relâche, à faire apporter leurs marchandises jusqu'au quai. De cette façon les canotiers seraient affranchis de l'obligation de ces longues courses à pied qui les invitent à des relâches dans tous les cabarets du parcours.

**V.** *Canonniers.* — « Il y a dans les exercices du canon, a dit M. C. Barthélemy, une sorte d'entraînement qui, dans les premiers temps, épuise rapidement les forces, fait fondre l'embonpoint et jette quelquefois l'apprenti-canonnier surmené par la fréquence d'un exercice violent de chaque jour dans un état qui influe sur le caractère des maladies et interdit les émissions sanguines. Que de fois n'avons-nous pas vu la moindre saignée dans les cas, si fréquents à bord de ces vaisseaux, de pleurésie, de pneumonie, de rhumatisme articulaire, suite de répercussions sudorales, être suivie d'ataxie, de délire! En général cependant le corps perd bientôt ses formes arrondies, les saillies musculaires s'accentuent, les muscles se développent, la poitrine prend plus d'ampleur et les compagnies de canonniers, après ce temps d'épreuves, débarrassées des gens faibles, mal constitués, ne fournissent aux escadres, que des hommes robustes, vigoureux, aptes à toutes les fatigues (1). »

Le même auteur a fait ressortir l'imminence pour le canonnier, soit pendant le nettoyage de sa pièce, soit pendant sa manœuvre à blanc ou à feu, d'accidents quelquefois terribles, appelés sans doute à devenir de plus en plus rares. Il ressort des chiffres qu'il emprunte à la statistique des blessures survenues en 1858 à bord du vaisseau canonnier *le Suffren,* qu'elles ont été de 48 pour 100 pour les canonniers de ce navire et de 24 pour 100 pour les matelots non canonniers (2).

**VI.** *Mousses.* — Les mousses sont, en raison de leur âge, dans des conditions toutes particulières. Les uns, rompus à leur métier par les exercices et les travaux de leur vaisseau-école, arrivent à bord avec une connaissance complète du genre de vie qu'ils vont y mener; les autres, et c'est ainsi que les navires de commerce recrutent encore leurs mousses, ramassés sur le pavé de nos ports de mer, au fur et à mesure des besoins des armements maritimes, abordent le métier pénible de la mer avec des illusions dont quelques jours font justice, ou avec un dégoût qui ne pourra que s'accroître; il y a entre ces deux catégories de mousses la différence du matelot des classes à l'apprenti marin, différence sur laquelle nous avons suffisamment insisté plus haut.

Sur les bâtiments de commerce, les mousses ont de dix à seize ans; sur les bâtiments de l'État, la première de ces deux limites d'âge est élevée à treize ans; sur les uns et les autres, le nombre des mousses embarqués est déterminé par l'effectif de l'équipage ou par la nature du navire.

C'est une condition triste que celle du mousse du commerce : isolé de la famille à un âge où son influence est si nécessaire, il est condamné à des travaux pénibles, en butte à de mauvais traitements,

(1) Barthélemy, *Des lésions traum. à bord des bâtiments de guerre.* (*Arch. de méd. nav.*, 1865, t. III, p. 420.)
(2) Barthélemy, *ibid.*, p. 216.

livré à un abandon moral déplorable; il devient vicieux, s'il ne l'était déjà, et il n'aspire qu'à laisser une profession qu'il ne connaît que par les châtiments et les privations de son noviciat. Les malheureux enfants des manufactures trouveraient douce la vie qu'ils mènent auprès de celle des mousses de certains navires de commerce : les premiers, au moins, sont protégés par des lois qui les défendent contre un travail excessif ou contre les brutalités de leurs patrons; les seconds sont à la merci de la violence et de la tyrannie de tous. On a sans doute exagéré les misères du mousse à bord d'un navire marchand, mais nous avons pu nous assurer par nous-même qu'elles étaient bien réelles et bien profondes; le corps et l'âme souffrent également chez ces pauvres créatures. Nous avons souvent formé le vœu de voir remplacer le mousse des bâtiments marchands par un matelot ou par un novice. Ce serait, alléguera-t-on, une perte pour le recrutement de nos flottes; mais nous ne croyons pas, d'après ce que nous avons vu, que beaucoup de mousses du commerce aient une vocation qui résiste à une première campagne.

Sur le bâtiment de guerre il en est tout autrement, et l'on ne saurait trop rendre hommage au zèle avec lequel l'État s'est attaché à améliorer la condition physique et morale des mousses embarqués sur ses navires; la création d'écoles d'instruction primaire, l'isolement du poste de couchage des mousses, l'influence moralisatrice que l'aumônier peut exercer sur eux, l'affranchissement de tout service de nuit, témoignent de sa paternelle sollicitude pour les mousses. Elle s'est affirmée surtout par le soin qui préside actuellement à leur recrutement et qui, préparant de bons matelots, ouvre aux enfants des familles de marins un débouché professionnel.

Rien de spécial pour leur hygiène ou pour leurs aptitudes morbides. Attachés au service de la timonerie, messagers infatigables sur lesquels chacun exerce un droit de réquisition, ils sont constamment en mouvement et trouvent dans cette gymnastique incessante une circonstance favorable à leur développement. Le service d'une embarcation spéciale et les exercices de la mâture sont leurs travaux les plus habituels. Nous n'oublierons pas à ce sujet de signaler aux capitaines des navires-écoles et aux médecins navigants le danger de ces ascensions rapides et répétées dans la mâture qu'on impose d'ordinaire à un mousse comme première épreuve de son noviciat. Nous avons pu souvent constater que cette gymnastique forcée détermine des emphysèmes pulmonaires ou des palpitations de cœur qui sont trop souvent le prélude d'hypertrophies avec ou sans altération des orifices. Il importe de graduer ces exercices et de ne les pousser jamais sans nécessité jusqu'à la production de fatigue.

### § 2. — *Services du pont.*

Je donne ce nom à l'affectation temporaire des marins des diverses catégories professionnelles que je viens d'énumérer à des services qui les maintiennent sur le pont pendant un temps variable.

I. *Service du quart.* — La journée maritime commence à quatre heures du matin, et elle finit à huit heures du soir; elle est de seize heures tandis que la nuit n'embrasse que huit heures. Cette période de vingt-quatre heures est divisée en six quarts de quatre heures chaque, dont la succession est annoncée par le tintement de la cloche du pied du mât de misaine *piquant les heures*, suivant l'expression technique, avec la régularité que met le muezzin à annoncer la prière dans les villes turques.

Le service du quart présente à étudier : 1° sa répartition et sa durée; 2° les conditions d'hygiène dans lesquelles il s'accomplit.

En dehors des circonstances dans lesquelles les exigences de la navigation obligent à la grande *bordée*, c'est-à-dire au maintien de la moitié de l'équipage sur le pont, le matelot qui a pris le quart à huit heures du soir le laisse à minuit et se lève au branle-bas de six heures; celui qui s'est couché à huit heures a le quart du matin qui commence à quatre heures et a huit heures pour dormir. En général, le matelot ne dort pas assez, et il y supplée par un sommeil interdit, quand il est de quart ou de faction, et d'où des inconvénients pour la santé et des transgressions qui multiplient les punitions au delà de la mesure. Les capitaines doivent, autant qu'ils le peuvent, réduire au strict nécessaire le chiffre des hommes employés au service de nuit; le service y gagnera et non moins que lui la santé des équipages. C'est surtout au mouillage que l'on peut opérer des réductions sur le nombre des hommes qui composent le quart de nuit.

Quant aux conditions d'hygiène dans lesquelles se fait le quart, elles soulèvent deux questions : celle de la distribution éventuelle d'un cordial, du café par exemple au milieu de la nuit quand l'équipage endure, par le gros temps et la pluie, des fatigues exceptionnelles, et celle du sommeil sur le pont. J'en parlerai dans un autre endroit de ce livre.

II. *Service du gouvernail.* — Ce service expose aux intempéries comme celui du quart; de plus il oblige à une immobilité qui est, il est vrai, compensée en partie par l'exercice actif des bras auquel le timonier est astreint. M. Barthélemy a signalé certains accidents, parfois très-graves, que peuvent subir les hommes de barre, dans le gros temps, la rotation brusque de la roue pouvant produire des contusions, des fractures ou même, comme il l'a vu une fois à bord de la *Belle-Poule*, pouvant précipiter le timonier à la mer. La précaution de suivre la roue et de ne pas lui résister, celle de se défier de vêtements flottants sous lesquels les rayons de la roue peuvent s'engager lui semblent de nature à conjurer ces accidents d'ailleurs assez rares. Il cite le fait très-curieux d'une blessure de la main avec lésion artérielle par le fragment d'un rayon de roue de gouvernail brisé sous l'action de la mer (1).

III. *Manœuvres de cabestan, d'amarres et de chaînes.* — La rupture des manœuvres, l'entraînement de tout ou partie du corps par les chaînes au moment du mouillage sont des accidents que l'on peut toujours conjurer à force de prudence. Quant aux blessures si graves par le dévirement subit du cabestan, cet accident est prévenu aujourd'hui d'une manière à peu près certaine par l'emploi exclusif du cabestan Barbotin, et d'ailleurs le travail de relèvement de l'ancre est confié à la machine sur les navires à vapeurs, et cette innovation a éloigné des dangers que l'ancienne marine enregistrait trop souvent. Cependant un fait tout récent survenu sur une frégate amiral montre que dans certaines manœuvres ces accidents, devenus très-rares, ne sont cependant pas impossibles.

IV. *Vigies.* — Le service de vigies, en dehors des conditions communes d'exposition aux intempéries, soumet aussi la vue des matelots qui les remplissent à des influences agressives. J'ai dit que le daltonisme était fréquent chez les matelots, M. Taylor de Liverpool, et après lui M. Doumic, ont indiqué chez les matelots placés en vigie un état particulier de faiblesse oculaire avec amblyopie, photophobie, douleurs circumorbitaires, perte de l'accommodation, accidents qui se dissipent sous l'influence du repos de l'œil (2), ces troubles sont analogues à ceux qui ont été signalés chez les employés à la transmission télégraphique par M. Ernous et guérissent sous l'influence de la cessation du quart de nuit.

ARTICLE II.

PROFESSIONS ET SERVICES DE L'INTÉRIEUR DU NAVIRE.

§ 1. — *Professions de l'intérieur du navire.*

Aux professions qui s'exercent à l'air libre, sur le pont des navires, il faut opposer, sous le rapport de l'hygiène, celles qui obligent à la séquestration dans l'intérieur du navire. Les fourriers adonnés à des occupations de comptabilité et de bureaucratie ; les maîtres, et surtout ceux de professions, que la nature de leurs fonctions n'appelle que rarement en haut ; les surnuméraires, cuisiniers, domestiques, qui ont in-

---

(1) Barthélemy, *Arch. de méd.*, 1865, t. III, p. 113. En escadre les hommes de barre ont une ceinture qui empêche leurs vêtements de flotter. C'est une bonne précaution. Les chauffeurs et mécaniciens qui tournent sans cesse dans la machine autour d'organes en mouvements devraient être astreints à cette précaution. Un règlement récent a fait entrer la ceinture dans le costume du matelot, mais il est à craindre que cette addition ne serve qu'à la tenue destinée à l'extérieur. J'aurai d'ailleurs à m'expliquer bientôt sur la valeur de cette innovation.

(2) Doumic, *Ann. hyg.* 1861, t. XVI, p. 221, et *Union médicale*, 1858.

térêt à fuir le grand jour pour cacher la sordidité de leur personne et de leurs vêtements ; le calier qui aime les profondeurs sous-marines du navire parce qu'il y jouit d'une liberté relative et s'y crée une sorte de *home ;* les cambusiers, le magasinier, qu'il faut violenter pour les faire monter sur le pont, appartiennent à cette catégorie.

On pourrait, à la rigueur, la subdiviser en deux groupes, comprenant, l'un les individus qui séjournent dans les lieux habitables (batteries, faux pont), l'autre ceux qui vivent dans la cale ou ses compartiments (caliers, cambusiers, magasiniers). La différence des conditions de salubrité du faux pont et de la cale indique assez que ces derniers courent, par le fait de la séquestration, des dangers encore plus sérieux que les autres. La privation d'air, la pénurie de lumière et les miasmes infectieux des parties basses du navire sont les trois périls de cette vie sous-marine. L'anémie, avec tout son cortége ordinaire, en est la conséquence inévitable ; alors même qu'elle n'atteint pas un degré qui compromette directement la vie, elle use les ressorts organiques, affaiblit la force de résistance vitale, et donne aux maladies un cachet de léthalité insolite. Les épidémies atteignent de préférence ces professions.

Ainsi il est digne de remarque que dans les tableaux des cas de fièvre jaune qui se sont manifestés sur l'*Herminie*, les professions séquestrées ont été de toutes les plus maltraitées, ainsi qu'on peut en juger par les chiffres suivants :

| | | |
|---|---|---|
| Cuisiniers, coqs, aides de cuisine.... | 66,66 | pour 100 |
| Boulangers et cambusiers.......... | 64,58 | — |
| Caliers........................... | 54,59 | — |
| Officiers......................... | 50,00 | — |
| Premiers maîtres.................. | 45,49 | — |
| Mousses.......................... | 44,40 | — (Maher). |

Il suffit d'opposer ces chiffres à ceux qui représentent le nombre des cas de fièvre jaune dans les professions de la deuxième catégorie (de 33,30 p. 100 à 20 p. 100), pour se faire une idée de l'influence délétère de la séquestration. Le danger réside-t-il exclusivement dans la privation d'air pur et de lumière ? Nous n'en croyons rien ; il faut aussi tenir compte de cet empoisonnement lent par les miasmes sulfhydriques ou autres qui se dégagent dans les parties profondes du navire et aussi, pour quelques catégories, de l'état d'usure ou de débilité des individus qui les composent.

I. Le *calier* se reconnaît aisément, dans les inspections, à la pâleur de son teint, à la bouffissure œdémateuse de ses joues, à cette apparence d'étiolement et de débilité générale que quelques mois de séjour dans la cale suffisent pour lui faire revêtir. Cette profession entre pour une part considérable dans les relevés de maladies (1). M. Maher a trouvé que les caliers de l'*Herminie* avaient donné 54,59 pour 100 de malades, tandis que la moyenne générale avait été de 28 pour 100 seulement (2).

Trois moyens se présentent pour combattre les dangers très-sérieux de cette séquestration, qui est un peu le fait de la nature des travaux, mais aussi celui de l'habitude :

1° Ne pas faire de la cale un poste permanent; faire rouler, si l'on veut, ce service, à raison des aptitudes spéciales qu'il réclame, sur une catégorie restreinte de matelots, mais exiger qu'ils alternent, et qu'après huit jours passés dans le méphitisme de la cale ils aillent se retremper à l'air libre.

2° Soumettre les caliers en fonctions à l'usage d'une petite quantité de vin de quinquina, si surtout le navire est vieux et a une cale fétide.

3° Veiller à ce que les hommes appartenant à l'une des professions désignées séjournent sur le pont à une heure et pendant un temps déterminés. Nulle spécialité de la profession maritime n'est plus insalubre que celle-ci; il faut donc s'attacher à en neutraliser les périls par des moyens appropriés.

II. *Cambusiers et magasiniers*. — Les *cambusiers* étaient, jusqu'à une époque rapprochée de nous, des surnuméraires, recrutés un peu au hasard, souvent débiles, usés, sans aptitudes ni accoutumance nautiques, enclins par suite à subir les influences insalubres du milieu dans lequel ils vivaient, comme ils subissaient les railleries frondeuses de l'équipage qui se plaisait à se venger sur eux des défectuosités de la ration. Cet état de choses s'est amélioré, mais le cambusier n'en est pas moins exposé aux dangers d'étiolement et de méphitisme qui résultent de son séjour habituel.

Les *magasiniers* sont dans le même cas, car les améliorations introduites par les progrès de l'art nautique dans les conditions de l'hygiène des nouveaux types de navires n'ont pas plus profité au magasin général qu'à la cambuse, comme j'ai pu m'en assurer récemment à bord du cuirassé *l'Océan*, où le magasin-général inférieur comme je l'ai dit plus haut, est si méphitique que la combustion d'une bougie n'y peut continuer.

§ 2. — *Services de l'intérieur du navire.*

Les services habituels se confondant avec les professions, nous n'avons rien à en dire ici, mais il y a des services intérieurs qui sont

(1) Rouppe avait signalé l'insalubrité des fonctions de calier et la vocation bizarre que prennent pour ce métier ceux qui l'exercent. Il faut en chercher la cause dans l'attrait instinctif (et si peu satisfait à bord des navires), que l'on éprouve à avoir un *chez soi*, fût-il un coin de la cale, et dans le désir de se soustraire aux exigences de la tenue et de trouver, dans les profondeurs du bâtiment, une indépendance et une liberté relatives.

(2) Maher, *op. cit.*, p. 46 suiv.

entièrement accidentels et auxquels un certain nombre d'hommes appartenant à des catégories professionnelles très-diverses peuvent être employés. Ceux qui se font dans les batteries et le faux pont sont inoffensifs, il en est autrement des services accidentels de la cale : travaux d'arrimage, de désarrimage et travaux de peinture.

I. *Désarrimeurs.* — Le désarrimage partiel ou total d'un navire, pratiqué pour aveugler une voie d'eau, exécuter des réparations majeures ou nettoyer la cale en temps d'épidémie, est une opération aussi insalubre, si le bâtiment est armé depuis plusieurs années, que le curage d'un égout ou le défrichement d'un sol marécageux.

Nous verrons plus tard, à propos de l'infection, que cette mise à découvert du marais nautique n'est jamais inoffensive, et que les hommes employés à cette besogne courent des dangers on ne peut plus sérieux. On ne saurait donc trop s'attacher à amoindrir ceux-ci par une bonne hygiène, une alimentation choisie, l'alternance réitérée du repos et du travail, et l'administration quotidienne du vin de quinquina ou de sulfate de quinine à doses prophylactiques.

II. *Peintres et badigeonneurs.* — J'ai déjà parlé des accidents que peut provoquer le renouvellement de la peinture en cours de navigation. M. Villette a cité le fait d'un matelot du vapeur *le Grand-Bassam* qui, employé à peindre le navire avec une peinture blanche que l'on croyait à base de zinc, fut pris de coliques de plomb. L'analyse démontra que c'était une peinture à la céruse.

Quant aux badigeonneurs, rien à signaler si ce n'est des ophthalmies dues à la projection accidentelle de chaux dans les yeux. J'ai relaté plus haut la possibilité de cet accident, assez peu grave du reste, et indiqué le moyen de le prévenir.

## ARTICLE III.

### PROFESSIONS A TEMPÉRATURE ÉLEVÉE.

Le troisième groupe que nous avons établi entre les professions comprend celles qui exposent habituellement à l'action d'une chaleur artificielle élevée. Le coq, les cuisiniers, les boulangers, les chauffeurs, les soutiers, les mécaniciens y rentrent naturellement.

La généralisation de l'emploi de la vapeur comme moteur maritime a introduit à bord des professions toutes nouvelles dont l'hygiène présente un très-haut degré d'intérêt, et qui, par leur nature, se placent réellement en dehors de toutes les autres. Nous allons nous en occuper avec tout le soin que comporte cet intéressant sujet d'hygiène.

Disons auparavant quelques mots des professions maritimes qui exposent, comme celle de chauffeur, à l'action prolongée des feux.

### § 1. — *Professions diverses.*

1° *Coq.* — Le coq (de *coquere*, cuire) est le cuisinier de l'équipage, qui se venge volontiers sur lui de la monotonie de la ration ; sa malpropreté habituelle (1) justifie assez bien les lazzis qu'on lui adresse et dont au reste il se préoccupe médiocrement. C'est un surnuméraire souvent âgé, presque toujours étranger au métier de la mer, et qui apporte à bord une constitution viciée par la misère ou par les excès. L'action combinée d'une vie sédentaire, d'une chaleur ardente (2) et d'une incurie personnelle contre laquelle la discipline ne prévaut pas, donne à sa physionomie un cachet chétif et anémique qui le fait reconnaître aisément.

Le coq est une proie promise par avance aux ravages de la colique sèche et de l'infection palustre. Nous avons eu à soigner à bord de l'*Eldorado*, chez un coq, une maladie parfaitement semblable à celle que Parent-Duchâtelet a décrite comme propre aux débardeurs, sous le nom de *grenouille*. L'épiderme de la paume des mains avait acquis une énorme épaisseur, et des crevasses profondes, rouges et douloureuses, le sillonnaient dans tous les sens ; la flexion des doigts était devenue à peu près impossible, et plusieurs fois cet homme dut abandonner son travail. Nous attribuons d'autant plus volontiers cette sorte de psoriasis à l'immersion répétée dans l'eau très-chaude, que la main gauche n'en présentait aucune trace.

2° *Cuisiniers, boulangers, forgerons.* — Les *cuisiniers* portent, comme le *coq*, l'empreinte de cette anémie, qui est l'apanage des hommes soumis habituellement à une chaleur considérable ; mais cette influence semblerait devoir être en partie contre-balancée chez eux par la nourriture succulente que leur offrent les reliefs des tables, et par les courses qu'ils font à terre, à la recherche des approvisionnements. Cependant, soit par le fait de la séquestration dans les batteries ou le faux pont, soit par le fait de la chaleur, soit par le fait de l'inassuétude nautique de ces agents, leur profession est horriblement insalubre. Nous avons pu constater sur la côte ouest d'Afrique que la plupart des navires étaient démunis en même temps de leurs deux ou trois cuisiniers ; ils avaient succombé, ou il avait fallu les renvoyer en France. Il serait indispensable que le chirurgien-major visitât ces surnuméraires avant leur embarquement, et qu'il fît écarter rigoureuse-

---

(1) Rouppe lui appliquait l'épithète de *impurissimus* dont il ne paraît pas tenir à se débarrasser. Bernardin de Saint-Pierre n'en parle pas non plus avec une grande considération : « Le dernier homme du vaisseau, dit-il, est le *coq.* » (Bernardin de Saint-Pierre, *Œuv. compl.*, *Voyage à l'Ile de France*, Paris, MCCCXXXIII, t. I, p. 26.)

(2) M. Bigot, chirurgien-major de la frégate *la Persévérante*, a vu mourir le *coq* de son navire des suites d'une apoplexie qu'il attribuait à la température de 40 degrés environ à laquelle ses travaux de cuisine le soumettaient.'

ment tous ceux qui ne lui paraîtraient pas susceptibles de résister aux fatigues de la navigation et de leur métier.

3° Le *boulanger* est dans les mêmes conditions d'hygiène que le coq, avec cette différence que le pétrissage et l'enfournage lui imposent une besogne bien plus rude, et que l'exiguïté de l'emplacement qu'occupe le four l'expose sans défense au rayonnement des feux. Sur quelques anciens navires (les frégates à vapeur en particulier), le four était placé latéralement dans une chambre des roues, et le boulanger se trouvait dans l'alternative ou de se brûler en restant dans cette cabine, ou de s'exposer à des répercussions fâcheuses en se tenant au dehors (1). Nous n'avons pas parlé de la pulvérulence de l'atmosphère confinée au sein de laquelle il travaille, c'est là encore une condition d'hygiène bien défavorable à ajouter aux autres.

4° Quant au *forgeron*, rien de spécial ; il travaille en plein air, a de longues heures de repos, et il échappe à l'anémie qui est l'attribut des autres professions de ce genre.

## § 2. — *Personnel de la machine.*

Les *mécaniciens* et les *chauffeurs* constituent à bord une catégorie professionnelle toute spéciale ; leur hygiène ne différerait en rien de celle des ouvriers employés (2) à terre dans des usines à haute température sans les circonstances particulières dans lesquelles se trouvent les machines des bateaux à vapeur.

Nous pouvons tout d'abord établir ce fait, que nulle profession maritime n'est plus insalubre que celle-ci. C'est là le sentiment le plus répandu parmi les médecins de la marine, et leurs rapports de fin de campagne signalent presque toujours le grand nombre de malades qui leur est fourni par les mécaniciens et les chauffeurs. Ange Duval, qui a étudié avec un soin particulier, en 1837, à bord du *Cerbère*, la condition des chauffeurs et des mécaniciens, a noté l'anémie, les inflammations aiguës dues à des répercussions sudorales, et la phthisie pulmonaire, comme des conséquences de leur pénible métier (3). L'épidémie de fièvre jaune observée en 1852, dans la station des Antilles, par M. Barat, a fait ressortir la prédilection du typhus amaril pour la profession de chauffeur (4). A bord de l'*Archimède*, M. Gestin, aujourd'hui

(1) Les quelques navires à roues qui existent encore dans la marine du commerce ont, je l'ai dit, leur cuisine et quelquefois leur four dans les chambres des roues.

(2) Je ne crois nullement que les chauffeurs des navires soient dans ces conditions favorables que MM. Oulmont, Devillier, Bisson, de Pietra-Santa, etc., ont décrites pour les chauffeurs des chemins de fer. D'ailleurs entre eux et les chauffeurs de navires, tout est différent : le milieu, le genre de vie ; il n'y a de commun que le nom.

(3) Ange Duval, *Rapport sur la campagne du Cerbère, côte-nord d'Afrique*, 1837. (Collection de Brest.)

Barat, *Rapport sur la station des Antilles*, 1852. (Collection de Brest.)

médecin en chef de la marine, fit également la remarque que pas un des chauffeurs n'éprouva moins de deux rechutes de colique sèche (1). Nous avons vu aussi cette affection, sur la côte ouest d'Afrique, attaquer en plus grande proportion les chauffeurs que les autres hommes de l'équipage : ce fait a été observé à bord de l'*Espadon* et de l'*Australie ;* si la frégate à vapeur *l'Eldorado* a fourni une exception sous ce rapport, cela tenait à ce que ce navire naviguait très-fréquemment à la voile, et n'avait que dix fourneaux d'allumés quand il était sous vapeur, d'où il résultait que les chauffeurs se reposaient fréquemment et n'étaient jamais d'ailleurs soumis à une température très-élevée (2). Le rapport de notre prédécesseur, feu le professeur Raoul, a mis également hors de doute ce fait de la fréquence de la colique sèche chez les gens que leur profession rapproche des feux, et principalement chez les chauffeurs (3). Quant au privilége que sir John Davy attribue aux mécaniciens d'être moins sujets aux fièvres intermittentes, à cause de la décomposition de la malaria sous une température de 40 à 50°, nous avouons que nous n'y croyons guère, et nous ne voyons aucune compensation hygiénique à la température insupportable à laquelle ils sont soumis pendant les navigations tropicales.

Cherchons à expliquer l'insalubrité de la profession des chauffeurs par l'analyse des conditions dans lesquelles ils vivent.

Il est difficile de préciser la chaleur maximum à laquelle sont soumis les chauffeurs de nos bateaux à vapeur. Dans les soutes rapprochées de la machine et après plusieurs jours de chauffe, la température atteint aisément de 45 à 50° ; devant les feux, et surtout devant les fourneaux arrière, dont les chauffeurs sont très-rapprochés à cause de l'exiguïté de la chambre de chauffe de certains navires, la chaleur dépasse de beaucoup cette limite. Dans les essais de la batterie flottante *la Tonnante* (1855), le thermomètre de la machine accusa 70°. C'est là, nous le savons, une température exceptionnelle sous nos climats, mais qui doit fréquemment se reproduire au Sénégal ; on peut admettre que, sur le plancher des feux, la température oscille très-habituellement entre 40° et 50°. John Davy a trouvé, sur le steamer qui le portait de Southampton à la Barbade 40°, lorsque les fourneaux étaient fermés, et 44°, 45 quand ils étaient ouverts (4). « Du reste, disions-nous en 1856, nous ne

(1) Communication verbale de M. Gestin, 2ᵉ chirurgien de l'*Archimède*. (Madagascar 1843-47.)

(2) L'*Eldorado*, comme d'ailleurs tous les vapeurs qui naviguaient sur la côte ouest d'Afrique, avait des chauffeurs noirs, ou *laptots*, qui fournissaient aux gens de la machine un allégement très-opportun. Cette mesure est imposée également à tous les navires anglais qui viennent dans ces parages et qui doivent s'y munir de chauffeurs.

(3) M. Villette s'est surtout servi, pour défendre l'identité étiologique de la colique sèche et de la colique de plomb, de ce fait que les mécaniciens et les chauffeurs sont plus sujets à la colique sèche que les cambusiers, soutiers et magasiniers, bien que ceux-ci soient plus rapprochés des émanations de la cale. (Villette, *Mém. cit.*)

(4) Il arrive quelquefois dans la mer Rouge que la température de la machine,

possédons sur ce point que des données incomplètes, il y a là place pour un beau travail : l'étude de la température absolue de la machine, de sa température relative, suivant la chaleur extérieure, suivant le nombre de feux allumés, suivant la durée de la chauffe, conduirait sans aucun doute à des données hygiéniques du plus haut intérêt ; nous appelons les recherches des médecins navigants sur ce sujet. » M. Bourel-Roncière a répondu à cet appel, et il a étudié avec le plus grand soin la thermométrie des deux compartiments, chambre de chauffe et chambre des mouvements, à bord des *cuirassés*, mais ce travail est encore à faire pour les autres types de navires. Nous n'insistons pas sur cette question qui trouvera mieux sa place dans l'étude relative à la thermométrie nautique.

On le voit, il y a là déjà une condition anti-hygiénique que les autres professions ne rencontrent pas au même degré. Villermé (1) dit que dans les ateliers du parage à la mécanique, une température habituelle de 34° à 40° rend les ouvriers pâles, chétifs, et les force à renoncer promptement à leurs travaux. L'atmosphère d'une chambre de machine est bien autrement suffocante. Davy (2), dans le travail précieux que nous avons eu occasion de citer déjà plusieurs fois, a relaté des expériences on ne peut plus intéressantes sur les effets physiologiques que produit chez les chauffeurs la température de la machine.

Elles lui ont permis de constater que la température organique, le pouls et la respiration s'élevaient d'une manière sensible. Ainsi, dans l'une des observations, la température extérieure marquant 26°,7, le pouls battait à 60, la respiration était à 15, la chaleur organique à 37°,17. Au bout d'un quart d'heure de séjour dans une soute à charbon ayant une température de 43°,89, il constata les changements suivants : pouls à 83 ; respiration à 16 ; température de la langue à 37°,50. Au bout de 25 minutes : pouls à 102 ; respiration à 18 ; température de la langue à 37°,89. Dans une autre expérience, le pouls atteignit 142, et la chaleur organique 40°,05. Dans toutes, le corps ruisselait de sueurs profuses qui semblaient diminuer la gêne causée par le séjour dans une atmosphère aussi chaude.

Le malaise qu'éprouvent les chauffeurs quand ils restent longtemps devant les feux tient-il en partie à ce que l'exhalation de l'acide carbonique par les poumons se ralentit à mesure que la température s'élève, comme l'ont prouvé des recherches récentes, d'où une sorte d'asphyxie lente à laquelle concourt également la raréfaction de l'air par la chaleur ? Cette explication ne nous semble pas improbable.

accrue encore par le défaut d'aération est telle que, le service en est à peu près impossible. (Mahé, *Manuel pratique d'hygiène navale*. Paris, 1874, p. 131.)

(1) Villermé, *Santé des ouvriers employés dans les fabriques de soie, de coton, de laine (Annales d'hyg.*, 1ᵉʳ série, 1839, t. XXI, p. 338.

(2) John Davy, *Observ. div. faites durant un voyage de l'Angleterre à la Barbade.* (*Ann. d'hyg.*, 1846, t. XXXVI, p, 318.)

L'élévation de la température n'est que l'un des dangers qui menacent la santé du chauffeur ; il a bien plus à redouter encore ces variations brusques de température, ces abaissements subits de 15, 20 degrés, et quelquefois plus, auxquels il s'expose à chaque instant, soit pour chercher un répit à son malaise, soit pour passer de l'avant à l'arrière de la machine. Combien de fois n'avons-nous pas vu des soutiers, nus jusqu'à la ceinture et le corps ruisselant de sueur, venir respirer par les trous d'homme l'air frais qui leur arrivait du pont ; les chauffeurs se mettre la tête à l'ouverture des manches pour avoir un peu de fraîcheur, et des mécaniciens de garde passer sans précaution de la machine sur le pont pour aller rendre compte à l'officier de quart des circonstances de leur service ? Le retour presque immédiat dans une température qui ramène la transpiration peut seul rendre compte de l'innocuité assez habituelle de ces imprudences (1).

M. Leconiat a signalé le développement d'accidents typhiques chez les chauffeurs des navires qui sont surmenés par le travail et qui subissent l'action d'une température très-élevée. Des troubles vertigineux, de la faiblesse caractérisent le premier degré de ces accidents ; bientôt se développe une hébétude qui atteint plus tard la limite de la stupeur, des symptômes convulsifs ou comateux avec cachet typhique de la physionomie, et la mort peut survenir au bout de quelques heures ou de quelques jours (2).

Il y a quelques années on a décrit en Angleterre une forme de phthisie particulière aux charbonniers (3), et dans laquelle le dépôt de charbon pulvérulent au sein du parenchyme pulmonaire a paru le point de départ de la suppuration de celui-ci. Nous ne savons pas que rien d'analogue ait jusqu'ici été observé parmi les chauffeurs et les mécaniciens. Encore un point qui appelle des recherches. Je dois dire au reste que l'usage des briquettes ou agglomérés élude en partie aujourd'hui la possibilité d'accidents de ce genre.

Nous ne nous étendrons pas longuement sur les moyens d'assainir la profession de chauffeur, nous les indiquerons de préférence à propos de la ventilation, des vêtements et de la bromatologie ; mais disons dès

(1) M. Barthélemy fait ressortir l'analogie qui existe, au point de vue des attributs organiques, entre l'homme de la machine et le calier : tous les deux sont pâles, bouffis, étiolés, sans résistance vitale, et les moindres blessures prennent chez eux ces allures de chronicité qui sont un indice de vitalité languissante. (Barthélemy, *loc. cit.*)

(2) Leconiat, *Effets de l'excès de fatigue chez les chauffeurs.* (*Arch. méd. nav.*, t. X, p. 353.)

(3) C'est ce que les médecins anglais ont appelé la phthisie des charbonniers (*coalminers phthisis*). Alison, Marshall, Gregory, Graham, Stratton, Christison, etc., ont publié des recherches intéressantes sur cette forme particulière de phthisie de cause externe. (Voy. Walshe, *Traité clinique des malad. de la poitrine.* Trad. Fonssagrives. Paris, MDCCCLX, p. 264.) En France, Genest (*Rech. sur un état patholog. partic. aux charbonniers, Gaz. méd.*, Paris, 1835) et Nat. Guillot (*Rech. anat. et patholog. sur les amas de charbon produits pendant la vie dans les organes respirat. de l'homme*, Paris, 1845, in-8) se sont surtout occupés de cette question.

à présent, que l'afflux d'air frais chassé par un ventilateur dans la chambre de la machine en rendrait la température supportable ; qu'une distribution supplémentaire de café alcoolisé réparerait mieux les forces du chauffeur que la ration surabondante de pain qui lui est allouée (1) ; et enfin que, suivant le vœu émis d'une manière générale par Pingeron, pour tous les hommes de quart la nuit, et d'une manière spéciale par M. de Méricourt pour les mécaniciens que leur service appelle sur le pont, des capotes analogues à celles des factionnaires, et suspendues dans la machine pour servir au besoin, préviendraient efficacement des refroidissements dangereux.

M. Barthélemy a signalé la fréquence du phlegmon de l'oreille et de l'ombilic chez les ouvriers chauffeurs ; il attribue le premier à l'abondance des sueurs, à la malpropreté, et le second aux mêmes causes, aggravées par l'action irritante de la poussière de charbon accumulée dans la fossette ombilicale.

Le même observateur a indiqué dans son excellent travail (2) toutes les conditions agressives que rencontre la vue des gens de la machine exposés à une radiation calorifique énorme, passant par des transitions brusques de luminosité au moment où on ouvre, où on ferme les regards, rencontrant les mêmes conditions quand ils passent, la nuit, de la clarté éblouissante de la chambre de chauffe à l'obscurité du pont, etc. Comment s'étonner dès lors que les maladies diverses de la conjonctive, de la cornée, de l'iris, de la choroïde, de tous les tissus en un mot et de tous les milieux de l'œil ne soient pas d'une fréquence particulière dans cette catégorie professionnelle ? On a vu de plus des paralysies de la troisième paire succéder brusquement à la radiation calorifique subie par la figure au moment de l'ouverture des fourneaux, et le même accident se produire au moment où une colonne d'air froid venait frapper la joue inondée de sueur.

M. Barthélemy a pensé que la couche noire de charbon qui entoure les yeux des chauffeurs, absorbant les rayons qui arrivent de côté, peut garantir l'œil dans une certaine mesure, et il recommande d'augmenter cet abri protecteur, dont l'efficacité, je dois le dire, me semble assez douteuse.

On peut regarder aussi la grande quantité d'eau que boivent les chauffeurs comme préjudiciable à leur santé, et cela, d'autant plus qu'ils peuvent ingurgiter ce liquide à grands coups. Rien ne serait plus facile que d'adapter un siphon à trois ou quatre barils de galère et d'en faire ainsi des charniers portatifs pour le service de la machine.

(1) Depuis 1870, les règlements allouent aux chauffeurs une boisson désaltérante composée de café, d'eau, de sucre et d'eau-de-vie. Une eau vineuse au dixième atteindrait tout aussi bien le but.

(2) T. Barthélemy, *Études sur la nature et les causes des lésions traumatiques à bord des bâtiments de guerre suivant les professions.* (*Arch. de méd. nav.*, 1865, t. III, p. 5.)

Au Sénégal on embarque comme chauffeurs des *Laptots* et des *Kroomen ;* dans les mers de l'Inde, les navires prennent des Malgaches; en Cochinchine on embarque aussi des chauffeurs annamites. C'est là une ressource bornée, puisqu'elle ne s'applique qu'aux navires en station, mais qui doit être utilisée.

M. Barthélemy a étudié, au point de vue statistique, les accidents auxquels les gens de la machine sont en butte sur les bateaux à vapeur, et il est arrivé, en comparant ces chiffres à ceux qui représentent les accidents plus ou moins graves qui surviennent dans les ateliers qui emploient des moteurs à vapeur, à constater que la proportion des accidents serait beaucoup plus considérable à bord des navires. Ce résultat lui paraît en désaccord avec les conditions comparatives des deux séries de travailleurs. Cet observateur distingué attribue, du reste, des différences de danger aux diverses machines. « Tandis, dit-il, que les frégates et les avisos à aubes dont les machines à balanciers simples, vastes, éclairées, ne donnant que 18 à 20 tours à la minute, ne sont que rarement le théâtre de fâcheux accidents, les navires à bielle renversée en donnent de 100 à 120 ; les vaisseaux et frégates à hélice, avec leurs puissantes machines reléguées dans la cale, qu'elles soient à mouvement direct (100 à 150 tours) ou à transmission, n'en donnant que 18 à 20, mais exigeant une complication de roues d'engrenage pour multiplier la vitesse de rotation de l'arbre de l'hélice, sont fertiles en cas chirurgicaux (1).

Je ne dois pas omettre de parler des accidents terribles auxquels le personnel de la machine peut être en butte par le fait de l'explosion des générateurs de vapeur. Les brûlures extérieures ne constituent ici, comme MM. Moras et Lalluyaux d'Ormay l'ont observé dans les accidents calamiteux du *Comte d'Eu* et du *Roland*, que la partie la moins grave des lésions ; ce sont surtout les brûlures de la muqueuse respiratoire, laquelle, dans certains cas, est profondément désorganisée, dont on a à redouter les effets (2).

Il y a, on le voit, dans les conditions où vivent ces diverses catégories professionnelles à bord d'un navire, des différences qui leur créent une hygiène et une pathologie et, j'ajouterai aussi, une chirurgie spéciales. M. Barthélemy a démontré, en effet, dans son travail intéressant, que les lésions traumatiques différentes qui se produisent à bord d'un

---

(1) Barthélemy, *loc. cit.*, p. 345.

(2) Voy. Juvénal, *Quelques considérations sur les brûlures de la muqueuse respiratoire.* Thèse de Montpellier. Paris, 1863. — Saurel, *Chirurgie navale*, Paris, 1861, p. 157. — Lalluyeaux d'Ormay, *Note sur les brûlures produites par l'explosion de la chaudière du Roland*, le 24 septembre 1858. (*Gaz. méd. de Paris*, 3ᵉ série, 1859, t. XIV, p. 26.) — M. Ollivier a observé également chez les victimes de l'incendie du bagne flottant le *Santi-Petri*, en 1862, la gravité de ces lésions de la muqueuse respiratoire. (*Arch. de méd. nav.*, 1864, t. I, p. 321.)

navire n'ont ni le même siége ni la même fréquence chez les gabiers et les hommes du pont, ce qu'explique suffisamment la diversité des travaux auxquels ils se livrent. Les canonniers surtout, à raison des exercices auxquels les soumet leur spécialité professionnelle, sont singulièrement plus exposés au traumatisme que les matelots appartenant à l'ensemble des autres catégories. Ce chirurgien distingué a en effet trouvé que les canonniers présentaient une proportion de contusions et de plaies contuses représentée par 48 p. 100 et que pour les autres marins ce chiffre était de 32 p. 100 seulement (1). Il n'est pas nécessaire d'insister sur ces particularités dont la diversité des travaux et des exercices rend suffisamment compte.

# CHAPITRE III

### Travaux nautiques.

Les travaux accidentels ont pour but tantôt la visite et le nettoyage de la carène ou la propreté intérieure, tantôt le ravitaillement et le chargement.

Les premiers tirent surtout leurs dangers de leur nature particulière ; les seconds des influences climatériques auxquelles ils soumettent les matelots.

### § 1er. — *Ratiers*.

Les ratiers chargés de fourbir les feuilles émergées du doublage et de peindre les bordages de la carène accomplissent leur besogne sur un radeau. C'est un travail fatigant qui oblige les hommes à avoir constamment les pieds dans l'eau et qui les expose, pour peu qu'il se prolonge un peu avant dans la matinée, à des insolations contre lesquelles rien ne les préserve. Nous avons entendu plusieurs fois des hommes affectés à ce service se plaindre de ce qu'il avait de pénible et demander instamment à être remplacés. La précaution, dans les pays chauds, de ne faire travailler les ratiers que du côté de l'ombre est d'ailleurs indispensable. Si des travaux d'urgence obligeaient à ne pas l'observer, il faudrait veiller à ce que les hommes eussent leurs chapeaux de paille au lieu de leur bonnet de travail. Serait-ce une précaution de luxe que de demander, dans ces cas, que le radeau fût muni à ses quatre angles de mortaises pouvant recevoir des chandeliers amovibles qui serviraient, le cas échéant, à l'établissement d'une tente ?

(1) Barthélemy, *loc. cit.*, p. 216.

### § 2. — *Plongeurs.*

La nécessité de visiter la carène des navires ou de relever du fond des objets divers : ancres, canons, débris d'épaves, etc., oblige certains hommes, choisis à raison d'une aptitude spéciale, à plonger pendant un temps variable et à courir par conséquent les risques d'une suppresion temporaire de la respiration (là où on ne dispose pas d'appareils spéciaux) et les effets d'une compression et d'une décompression aériennes. Le travail des plongeurs doit être envisagé dans ces deux conditions si différentes.

1° L'action de plonger, sans appareil, est précisément l'inverse de nager, puisque, pour l'accomplir, il faut imprimer au corps une impulsion descensionnelle et faire qu'il présente aussi peu de volume que possible ; elle exige une éducation préalable et une aptitude spéciale à suspendre sa respiration pendant un certain temps.

On a singulièrement exagéré la durée possible du séjour d'un plongeur sous l'eau. Am. Lefèvre, ancien directeur du service de santé de la marine à Brest, a fait justice de toutes les fables dont les auteurs fourmillent en ce point, et, par des expériences précises faites à Navarin sur les plongeurs grecs dont l'habileté est extrême, il a fixé à deux minutes le temps maximum du séjour possible sous l'eau à une profondeur de 100 pieds environ. Ses observations ne lui ont même fourni qu'une moyenne de 76 secondes. « Lorsque ces travailleurs sortent de l'eau, dit ce savant, ils ont presque toujours la face injectée. Souvent ils sont pris d'hémorrhagies nasales très-abondantes ; dans quelques cas, on les a vus rendre du sang par les yeux et par les oreilles... Ils peuvent impunément répéter cet exercice trois ou quatre fois dans une heure. Malgré mes questions, je n'ai pu savoir d'eux si, dans un âge avancé, ils étaient, plus souvent que d'autres hommes, atteints de lésions organiques de l'appareil respiratoire, ainsi que peuvent le faire présumer des suspensions aussi répétées de l'acte respiratoire, et par suite la stase du sang dans le système afférent du poumon (1). »

Les matelots forts, vigoureux, à poitrine bien développée, chez lesquels la respiration se fait bien, qui n'ont aucune trace d'affection du cœur, sont ceux qu'il faut choisir de préférence, et le médecin doit veiller : d'une part, à ce qu'ils ne plongent qu'à un moment éloigné du dernier repas ; d'autre part, à ce qu'une distribution supplémentaire de spiritueux vienne ranimer la circulation quelquefois engourdie lorsque la saison est rigoureuse.

(1) Am. Lefèvre, *Observations sur les plongeurs*, à la suite du mémoire sur l'*Asthme*. Paris, 1835, p. 79. M. Leroy de Méricourt a repris récemment cette étude dans un mémoire spécial (*Considérations sur l'hygiène des pêcheurs d'éponges. Ann. d'hyg. pub.*, 1869, t. XXXI, p. 274.), et a insisté sur les conditions de recrutement et d'hygiène qui doivent être recherchées pour ces travaux dangereux.

II° Depuis bien longtemps on s'est efforcé de réaliser à l'aide d'appareils ingénieux le problème de séjourner impunément sous l'eau pendant un temps assez long, et avec assez de liberté d'allures pour pouvoir s'y livrer à des travaux divers. On peut dire aujourd'hui que le génie humain a pris une possession plus complète du fond de la mer qu'il ne l'a fait des hautes régions atmosphériques. Les travaux qui s'accomplissent en ce moment à Toulon pour sauver les débris du *Magenta* mesurent, par la perfection et par l'innocuité avec lesquels ils sont conduits, le progrès qui a été réalisé en quarante ans dans l'art des travaux sous-marins.

L'*Exposition universelle* de 1867 a indiqué le point précis où en était arrivée la question à cette époque (1); et depuis, les appareils Rouquayrol-Denayrouse et Galibert ont encore serré de plus près la solution complète du problème. Je n'indiquerai ici que les scaphandres Cabirol, Rouquayrol-Denayrouse et Galibert.

1° Le scaphandre Cabirol qui figurait à l'*Exposition* de 1867 se compose d'un casque et d'une pèlerine métalliques et d'un vêtement imperméable. Le casque, qui est en cuivre étamé, est percé en avant de quatre ouvertures (A, B, C) fermées de glaces et qui permettent au plongeur de voir dans toutes les directions. Une petite ouverture (D) lui sert à évacuer de l'air quand la pompe lui en envoie une trop grande quantité. L'obturation de ce trou gonfle l'appareil d'air et aide le plongeur à remonter. Au casque aboutit le tuyau d'apport de l'air (F), et une soupape donne passage à l'air expiré. Des saillies placées en arrière du casque supportent les poids (G) qui maintiennent le plongeur au fond de l'eau. Le casque se réunit à vis sur la gorge de la pèlerine métallique. Le vêtement est en toile doublée de caoutchouc et les manches sont terminées par des lanières de la même substance ; le haut du vêtement se fixe sur la pèlerine. Des brodequins de cuir à semelles de plomb ; une ceinture munie d'un poignard et à laquelle est attachée une petite corde (I) dont l'extrémité est tenue à la main par un homme intelligent complètent cet appareil dont nous reproduisons ici la figure sous deux aspects (fig. 21 et 22).

2° L'appareil Rouquayrol-Denayrouse se compose d'un réservoir à air dit *régulateur* (fig. 23), boîte métallique, résistante, composée de deux compartiments horizontaux et fixée sur le dos du travailleur par des bretelles. Le compartiment supérieur contient l'air en consommation, l'inférieur l'air en approvisionnement et qu'il a reçu par une pompe à air. Un mécanisme très-ingénieux, fondé sur le jeu d'une soupape laissant passer de l'air du compartiment d'approvisionnement dans celui de consommation quand l'aspiration respiratoire a diminué la pression intérieure de celui-ci, est la clef du fonctionnement intérieur de cet ap-

<hr>

(1) Voy. L. du Temple, *Du Scaphandre et de son emploi à bord des navires.* Paris, 1867, in-8°. — O. du Mesnil, l*Hygiène à l'Exposition de 1868* (*Ann. d'hyg. publ.,* 2° série, t. XXIX, p. 205).

pareil. Un artifice aussi bien conçu permet à l'air expiré de sortir, en
partie, du compartiment supérieur de telle sorte que les mouvements
respiratoires font fonctionner cet appareil, qui fournit une quantité
régulière d'air pur à chaque expiration, et d'un air ayant la même
pression, quelque diverse que soit celle du milieu extérieur. Le poids

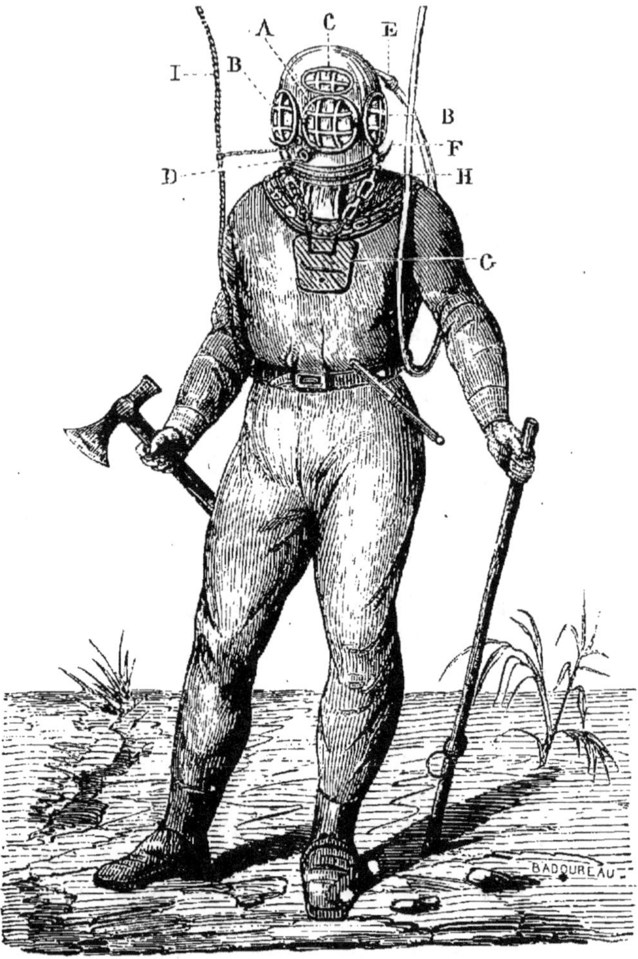


Fig. 21. — Scaphandre Cabirol, vu de face.

du régulateur est de 20 kilogrammes. La soupape de distribution de
l'air, dont les diverses parties sont indiquées dans les figures 23, 24, 25
et 26 (Voy. page 196), est d'une construction très-ingénieuse et qui
atteint parfaitement le but. Un tuyau d'aspiration est terminé par un
*ferme-bouche* en caoutchouc vulcanisé (fig. 28) qui se place entre les lèvres

et les dents, et le nez est obturé au moyen d'un pince-nez. L'appareil régulateur est mis en communication avec une pompe à air (fig. 29) au moyen d'un tube en toile enduite de caoutchouc contenant une hélice en fer pour en augmenter la résistance.

La figure 30 (page 197) donne une idée de l'appareil dans son en-

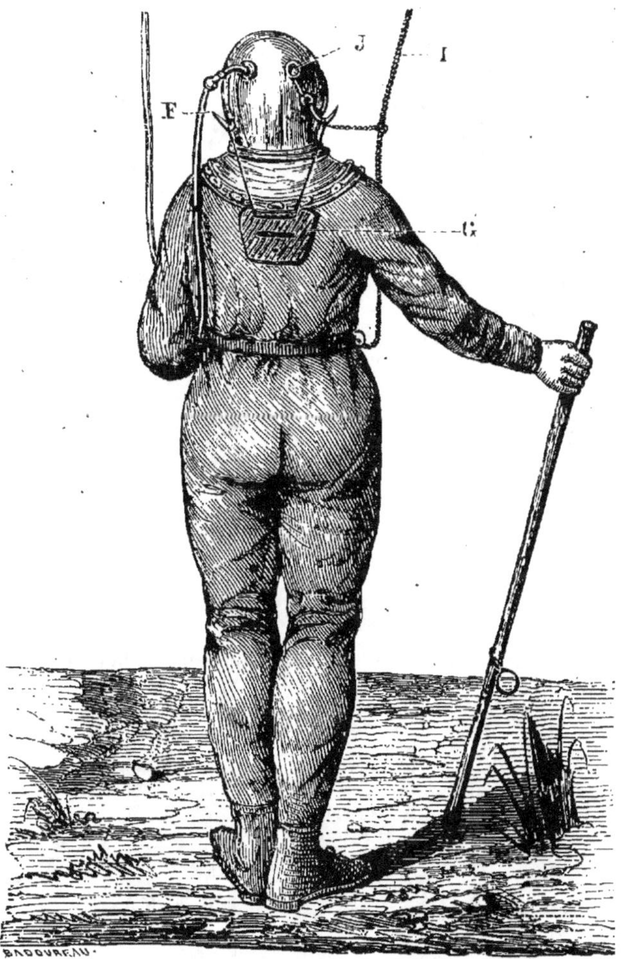

Fig. 22. — Scaphandre Cabirol, vu de dos.

semble, le plongeur fonctionnant sans masque et sans vêtement. Des sandales à semelles de plomb du poids de 16 kilogrammes s'ajoutant au poids du régulateur maintiennent le travailleur au fond de l'eau (fig. 31). Quand il conserve ses vêtements il peut se servir de ses lunettes ou s'en passer, suivant la nature des travaux qu'il exécute. En hiver et dans les pays froids on se sert d'un habit en caoutchouc surmonté d'un masque à verres.

Avec cet appareil on peut travailler très-aisément par des fonds de 5

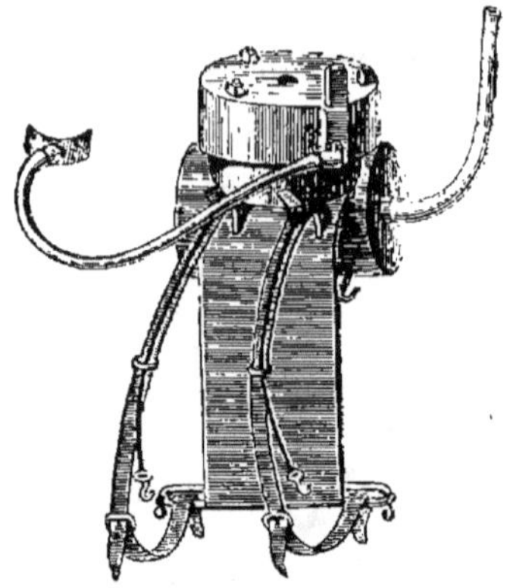

Fig. 23. — Réservoir régulateur.

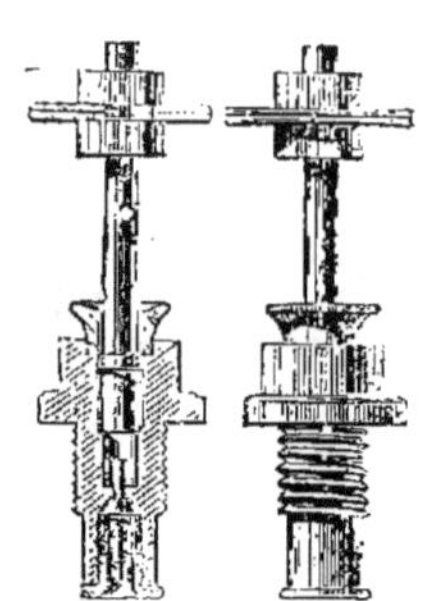

Fig. 24. — Soupape de distribution d'air.

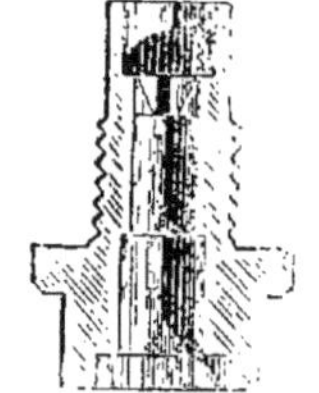

Fig. 26. — Coupe de
la soupape.

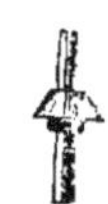

Fig. 25.
Clapet.

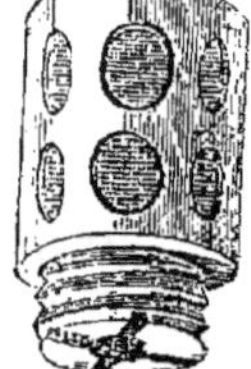

Fig. 27. — Bouton
du clapet.

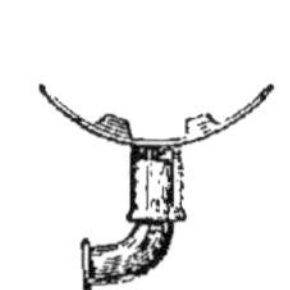

Fig. 28. — Ferme-
bouche.

à 25 mètres, et d'une façon presque indéfinie, quand la température n'en limite pas la durée. L'absence de toute perturbation physiologique, ainsi

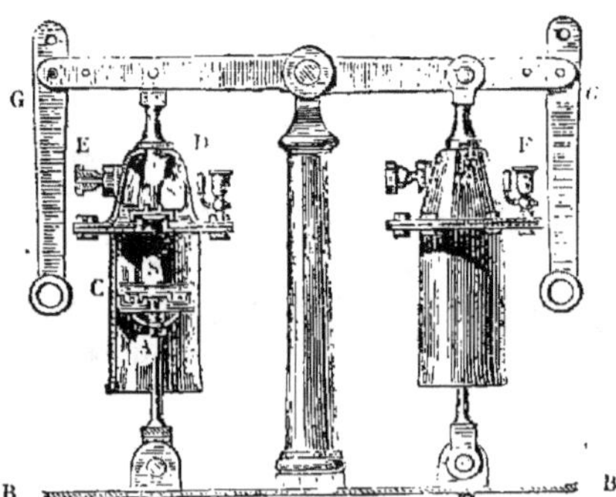

Fig. 29. — Pompe à air (*), (échelle à 1/12).

que cela a été constaté à bord de la *Thémis* et de la *Gloire*, est le meilleur

(*) B. Plaque de fonte ; C. Corps de pompe ; D. Chapeau ; E. Moyen d'arrivée de l'air ; F. Godets ; G. Balancier ; T. Tige de la chope du chapeau ; S. Soupape.

criterium de sa valeur; il n'y a ni douleur de tête, ni troubles auditifs.
La simplicité de la surveillance de l'appareil et celle de l'apprentissage
sont deux autres avantages à signaler. M. Leroy de Méricourt a comparé
dans les termes suivants l'appareil Rouquayrol au scaphandre. « Avec ce

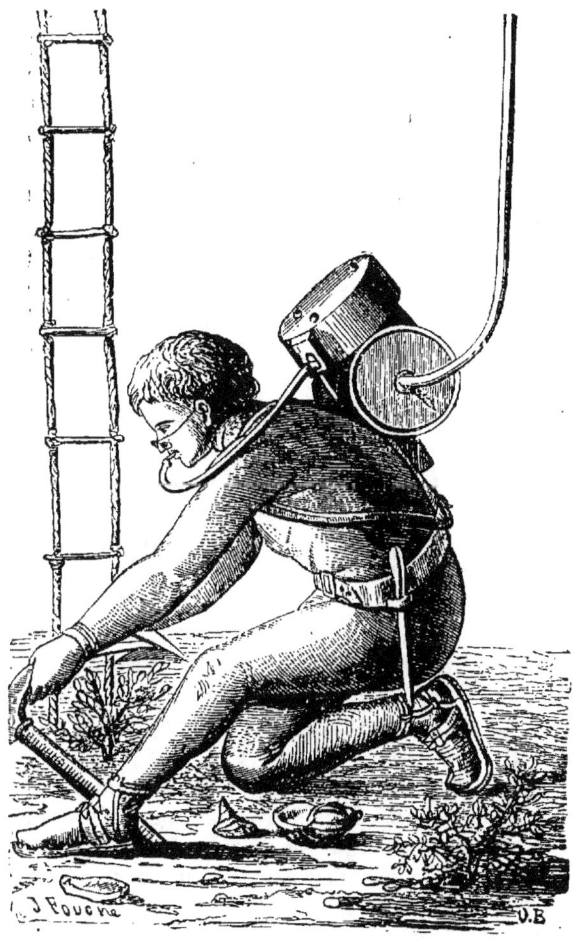


Fig. 30. — Appareil plongeur Rouquayrol-Denayrouse, sans masque et sans
vêtement.

dernier appareil, dit-il, rien ne règle le débit ni la pression de l'air in-
jecté dans l'enveloppe qui entoure le plongeur; il en résulte que l'ouvrier reçoit souvent trop ou trop peu d'air, il est obligé, pour remédier
en partie à la gêne de la respiration qu'il éprouve, d'être constamment
en rapport avec les pompeurs, au moyen de signaux consistant en un
certain nombre de coups donnés à une corde d'appel, moyen très-difficile et imparfait de correspondre. C'est à ce mode irrégulier et direct de

l'envoi de l'air qu'on doit attribuer, croyons-nous, tantôt l'anxiété, tantôt l'oppression qu'éprouve le plongeur et surtout les douleurs ressenties dans la tête et dans le conduit auditif à chaque coup de piston. L'imperfection du mode d'aération dans le scaphandre exige, par suite,

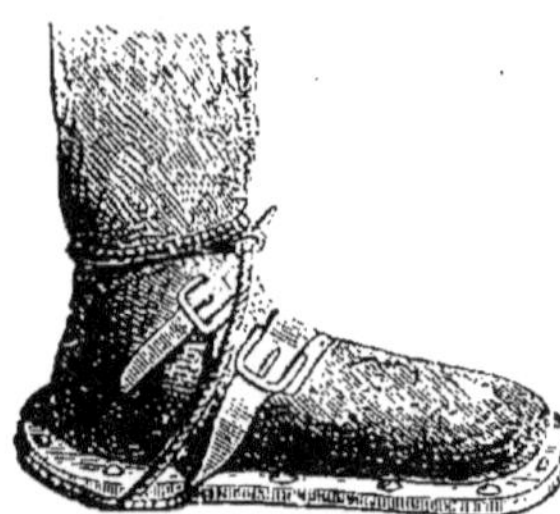

Fig. 31. — Soulier.

une éducation spéciale, une constitution robuste; beaucoup de sujets ne peuvent jamais s'y appliquer. L'appareil Rouquayrol par son système si précieux de distribution de l'air, supprime tous ces inconvénients. Le salut du plongeur est entièrement subordonné à l'intégrité parfaite de l'enveloppe qui constitue le scaphandre. L'habit, au lieu d'être, comme dans l'appareil Rouquayrol, un simple moyen de protection contre le froid, constitue lui-même *le réservoir d'air*. Il supporte parfois des pressions considérables; le choc des corps étrangers peut le déchirer; les glaces du casque peuvent être brisées, et nous n'avons qu'une très-médiocre confiance dans la fermeture de la soupape d'aspiration, comme ressource destinée à prévenir l'asphyxie par submersion dans ce cas; le casque peut se dévisser, comme cela a été observé à Lorient, le tuyau d'injection d'air peut se rompre. Dans l'appareil Rouquayrol les avaries de l'habit, du masque, du tuyau d'injection muni d'une soupape de retenue ne compromettent nullement la vie du plongeur (1). »

3° L'appareil Galibert (fig. 32 et 33) est destiné à permettre de séjourner impunément dans les atmosphères irrespirables. Il a reçu deux dispositions différentes suivant qu'une communication peut ou ne peut pas être établie entre l'atmosphère extérieure et l'atmosphère confinée. Dans le premier cas (fig. 32), l'appareil Galibert se compose simplement de deux tuyaux en caoutchouc, l'un d'aspiration, l'autre d'expiration communiquant chacun par un trou avec une pièce en bois ou en corne, sorte d'opercule qui s'applique sur la bouche. La langue se portant alternativement de l'un à l'autre de ces trous joue l'office d'obturateur qui ouvre pendant l'inspiration l'un des tuyaux et le ferme pendant l'expiration. Un pince-nez détermine l'occlusion parfaite des narines. Si au contraire, l'ouvrier est obligé d'avoir avec lui sa provision d'air, il l'emporte sur son dos dans une outre en peau de chèvre que l'on gonfle de 80 litres d'air à l'aide d'un soufflet (fig. 33).

Cet appareil ne serait pas susceptible d'être appliqué aux travaux sous-marins. M. de Méricourt croit même que, malgré les avantages de sim-

<hr>

(1) Le Roy de Méricourt, *Note sur les nouveaux appareils respiratoires destinés à permettre de séjourner dans les milieux irrespirables (Arch. de méd. nav.*, 1865, t. III, p. 234), et *Considér. sur l'hyg. des pêcheurs d'éponges (Bullet. Acad. de méd.*, 1868, t. XXXIII, p. 785).

plicité et de légèreté qu'il offre, il ne pourrait être employé pour les travaux d'assainissement des cales infectées, à raison du temps qu'ils nécessitent ; la fatigue de la langue, obligée de fonctionner comme soupape, et l'afflux de la salive provoqué par l'opercule, seraient en effet des obstacles à son emploi dans ces cas. Il n'en est pas moins à désirer toutefois que cet appareil se trouve à bord de tous les navires pour permettre

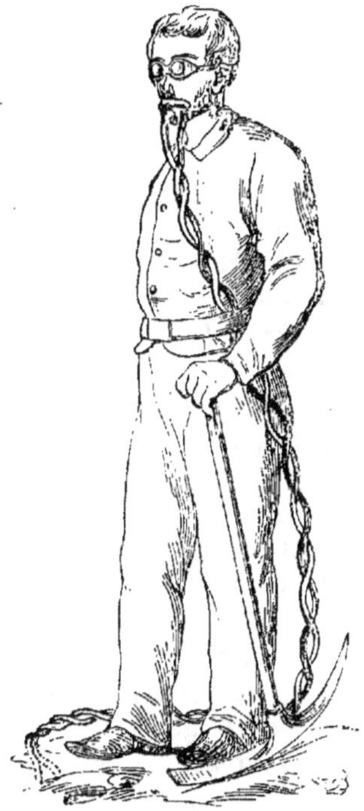

Fig. 32. — Appareil Galibert.

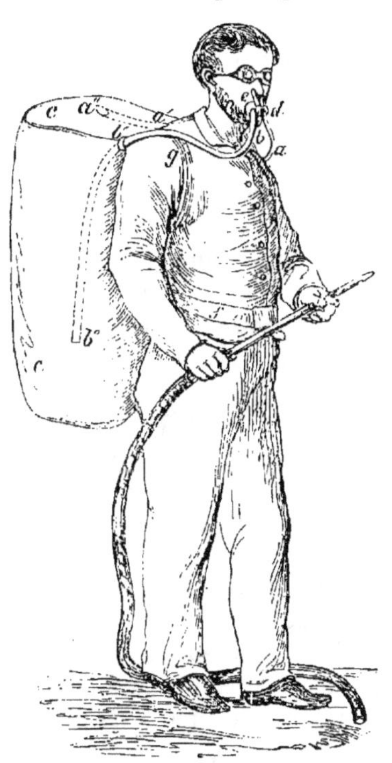

Fig. 33. — Appareil Galibert.

de pénétrer dans des atmosphères confinées, et parfois dangereuses, comme le sont quelquefois les atmosphères des chaudières des bateaux à vapeur et surtout pour procéder rapidement à une opération de sauvetage en cas d'accidents.

Les tuyaux en caoutchouc vulcanisé dont on se sert pour le scaphandre peuvent être le point de départ d'accidents dus évidemment à la respiration des vapeurs du sulfure de carbone dont sont imprégnés les tubes en caoutchouc récemment vulcanisés. Telle est du moins l'explication plausible proposée par MM. Thibaut et Leroy de Méricourt, dans un travail intéressant relatif à un accident de ce genre (1).

(1) L. Thibaut et Leroy de Méricourt, *Note sur les accidents observés pendant l'usage d'un scaphandre dont le tuyau injecteur d'air en caoutchouc vulcanisé venait d'être renouvelé* (Arch. méd. nav. 1864, t. I, p. 225).

Quel que soit l'appareil dont on se serve, il est des précautions générales qu'il faut prendre pour rendre inoffensifs ces travaux sous-marins. M. Leroy de Méricourt les a parfaitement résumés dans un travail spécial, mais dont les conclusions sont entièrement applicables aux autres travaux de ce genre : il veut que les marins qui travaillent comme plongeurs soient choisis avec soin; qu'ils aient un embonpoint modéré; qu'ils n'aient pas plus de trente-cinq ans; qu'ils soient d'une taille moyenne, d'une grande sobriété; que l'examen de la poitrine et du cœur ne révèle chez eux aucune lésion; qu'on leur donne pendant leurs travaux une alimentation réparatrice et au moins un litre de vin par jour; qu'on ne se serve que d'appareils à régulateur comme celui de Rouquayrol-Denayrouse; qu'on règle la durée du séjour sous l'eau dans une proportion inverse à celle de la profondeur; qu'à 30 mètres le plongeur ne prolonge pas l'immersion au delà de deux heures; que la décompression soit d'autant plus lente qu'il est descendu plus bas; qu'on la conduise à raison de une minute par mètre; enfin que des services médicaux soient organisés en permanence sur le lieu des travaux (1).

§ 3. — Charbonniers et bûcherons.

Dans certaines campagnes on envoie à terre des hommes destinés à faire du charbon de bois. Il est bien rare, dans les pays marécageux, que ces hommes reviennent à bord sans que leur santé soit compromise, et cela se conçoit : indépendamment des excès auxquels ils s'abandonnent, ils passent presque toujours la nuit à terre, circonstance on ne peut plus dangereuse dans ces localités, et en coupant du bois ils mettent à découvert un humus riche en émanations fébrigènes.

Il faut en dire autant des matelots employés à ramasser à terre le bois destiné à alimenter les cuisines ou les fourneaux des machines à vapeur. Lind rapporte que sur douze hommes descendus à la Dominique pour faire du bois, onze furent pris de fièvre (2). Il n'est pas de médecin de la marine qui n'ait eu l'occasion de constater l'insalubrité de cette besogne. Nous avons vu plusieurs fois, pour notre compte, des accès pernicieux se manifester chez des hommes qui avaient séjourné la nuit sur la rive gauche du Gabon pour y faire du charbon et y ramasser du bois.

M. Bourel-Roncière conseille de n'envoyer les hommes à ces corvées de bois que le matin et de les interrompre dès que la chaleur se fait sentir, jusqu'à quatre heures du soir; de leur faire prendre avant le départ du vin de quinquina; de confier au chef de corvée de l'eau mélangée de café ou légèrement alcoolisée pour désaltérer ses hommes et les empêcher de boire de mauvaise eau. Dans les parages à reptiles il est utile que celui qui dirige ces travaux ait à sa disposition un flacon d'ammo-

_______________

(1) Leroy de Méricourt, loc. cit.
(2) Celle, Hyg. prat. des pays chauds, p. 301.

niaque. Enfin il faut, avant d'embarquer le bois, le visiter morceau par morceau pour éviter l'introduction à bord d'animaux dangereux, en particulier de scorpions, si ce n'est de serpents venimeux (1).

## § 4. — *Défricheurs.*

Les défrichements pratiqués quelquefois par nos matelots exposent aux mêmes dangers et nécessitent les mêmes mesures préservatrices. Remuer une terre vierge, c'est ouvrir une issue à tous les miasmes qui procèdent de la putréfaction végétale. Les faits qui prouvent la léthalité des travaux de ce genre se rencontrent partout. Suivant M. Maher, la première épidémie de fièvre jaune à la Nouvelle-Orléans éclata à la suite de remuements considérables de terrains et de déboisements étendus; la même cause ramena encore le fléau, en 1822, à la Nouvelle-Orléans, au Natchez, en 1819 (2). Le creusage d'un canal à Saint-Martin fut, suivant M. Drouet, le signal d'une épidémie de fièvres pernicieuses (3).

M. Celle a cité deux exemples intéressants des dangers qui se rattachent aux défrichements. Le premier est relatif à une épidémie de dysenterie et de fièvre qui se déclara à Tépic (Mexique), dans une localité non marécageuse, parmi les nombreux ouvriers employés à préparer l'établissement d'une filature de coton; le second se rapporte à la brusque invasion d'accès pernicieux à Mazatlan, à une époque où l'on entoura cette ville d'un fossé de 6 à 8 mètres de largeur (4). La fondation de nos comptoirs commerciaux de la côte ouest d'Afrique, Assinie, Grand-Bassam, le Gabon, a été signalée par des sinistres analogues. Toutes les fois donc que l'équipage d'un navire devra être employé à des travaux de ce genre, il faudra atténuer leur insalubrité par des précautions convenables, et surtout se tenir en garde contre la transformation possible et soudaine d'accès simples en accès pernicieux. C'est dans ces cas surtout que l'action prophylactique de la quinine, sur laquelle j'insisterai plus loin, peut être invoquée avec profit.

## § 5. — *Chargeurs.*

Le travail de chargement du charbon à bord des navires est effectué par tous les hommes du pont indistinctement. C'est un service temporaire qui ne peut guère exercer d'influence appréciable sur la santé. Il paraît en être autrement lorsque ce travail de chargement et de déchargement du charbon est journalier et constitue en quelque sorte un service permanent. M. Constant a vu se développer à bord de la *Cha-*

(1) Bourel-Roncière, *La station navale du Brésil et de la Plata (Arch. de méd. nav.* 1872, t. XVII, p. 124).

(2) Maher, *op. cit.*, p. 76.

(3) Drouet, *Des fièvres intermittentes pernicieuses.* Thèse de Paris, 1845.

(4) Celle, *op. cit.*, p. 309.

*rente,* navire qui, pendant trois mois, ne fit pas d'autre service que de charger et de décharger des briquettes, des otites qu'il expliqua par l'introduction de poussière de charbon dans le conduit auditif. Des soins de propreté et la précaution d'obturer les oreilles avec un bourdonnet de coton prévinrent le renouvellement de ces accidents. Il ne paraît pas que les soutiers y soient exposés, ce que M. Constant explique par ce fait qu'ils ne travaillent que quatre heures consécutives dans leur soute et se nettoient entre deux quarts successifs (1).

Il est aussi des opérations de chargement et de déchargement qui exposent les matelots qui les exécutent à des inconvénients plus ou moins sérieux. Tels sont les chargements de riz qui peuvent contenir des larves d'un charençon, la calandre du riz (*Curculio oryzæ*), dont les débris sont doués de propriétés irritantes. M. de Bron a vu, sous l'influence de ces poussières, des ouvriers employés au déchargement d'un bateau de riz, être pris de tuméfaction de la face avec rougeur, d'ophthalmie, etc. (2). Ce sont des accidents analogues à ceux qui se produisent sous l'influence des moisissures de la canne de Provence (*Arundo donax*), et que l'on a décrits sous le nom de *dermatose des vanniers ou cannissiers* (3).

## § 6. — *Pêcheurs.*

Les pêcheurs, indépendamment des rhumatismes et des autres affections *à frigore* auxquelles les expose leur profession, sont de plus sujets à quelques maladies particulières. Telles sont les *panaris,* l'*ulcère des saleurs,* et la *fleur d'Islande.*

Le panaris est le fléau des grandes pêches. M. Chastang explique la fréquence des panaris en Islande, par l'état de turgescence dans lequel les doigts sont soumis à l'impression d'un air très-froid (4); mais la malpropreté y joue sans doute le rôle principal.

C. Nielly a décrit sous le nom d'*ulcère des saleurs,* une affection ulcéreuse particulière, arrondie, cupuliforme, sèche, noirâtre, indolore, qui s'observe souvent à Miquelon, chez les pêcheurs (5).

Enfin on connaît en Islande, sous le nom de *fleur d'Islande,* une

(1) Constant, *Otite traumatique des chargeurs de charbon de terre* (*Arch. de méd. nav.* 1871, t. XV, p. 463).

(2) *Gaz. hebd. de Méd.* 1860.

(3) On sait que d'autres plantes telles que le panais (*Pastinaca sativa*) la berce-branoursine (*Heracleum sphondylium*) la rue (*Ruta graveolens*), etc., déterminent aussi par leur attouchement des éruptions diverses.

(4) Chastang, *Étude méd. sur l'Islande.* Montp., 1866. — Voyez aussi Auvray. *Essai sur le panaris,* Montpelier, 1865. — Saurel a insisté avec raison sur l'influence exercée par les températures froides sur le développement du panaris; c'est ainsi que dans les parages froids du cap Horn et du sud du cap de Bonne-Espérance, on voit fréquemment des épidémies de panaris se montrer à bord (Saurel, *Chirurgie navale,* Paris, 1862, p. 182.

(5) Gras, *Quelques mots sur Miquelon.* Thèse de Montpellier, 1867.

éruption pemphygoïde se développant à l'avant-bras au-dessous des manchettes de cuir dont se servent les pêcheurs pour amortir le frottement de la ligne. M. Chastang attribue cette éruption à l'action constante de l'eau de mer qui s'introduit au-dessous de ces manchettes (1).

# CHAPITRE IV

## Sommeil et quarts.

La manœuvre du navire, le nettoyage et l'entretien de ses diverses parties, l'embarquement des approvisionnements ou des chargements, ne sont pas les seuls travaux auxquels l'équipage soit astreint à bord des bâtiments de guerre ; des exercices variés, qui le forment à la précision et à la régularité, nécessités par les manœuvres d'ensemble ou par le maniement des armes de guerre, viennent encore achever de remplir ses journées, et il trouve dans ces occupations incessantes, presque toujours réglées par cet esprit de sollicitude et de bienveillance qui met la santé des hommes au-dessus des vaines satisfactions du coup d'œil et de la rapidité brillante des manœuvres, une ressource véritable contre l'ennui et un élément utile d'activité corporelle et mentale.

Nous avons vu des officiers, animés au reste des meilleures intentions, comprendre très-diversement cet intérêt d'hygiène : les uns installant le service de telle sorte que toutes les heures, hormis celles consacrées aux repas, fussent occupées ; les autres accordant à leurs matelots des repos tellement longs qu'ils ne savaient qu'en faire et demeuraient dans une inaction non moins préjudiciable que l'excès opposé. Le bon sens et la sollicitude paternelle des capitaines savent trop bien d'ordinaire trouver un moyen terme entre l'oisiveté et la fatigue, pour qu'il soit nécessaire d'insister sur ce point.

Le service d'escadre, très-supportable sans doute sous des climats tempérés, devient rigoureux, quand il est ponctuellement appliqué, ainsi que nous l'avons vu, à des navires soumis à la chaleur énervante des pays torrides. Il serait désirable qu'un tableau de service spécial fût dressé pour chacune des stations ou croisières, et que l'hygiène eût sa voix dans cette réglementation.

Si un repos suffisamment renouvelé repose utilement des travaux et des exercices, et leur apporte une diversion efficace, le sommeil de la nuit est seul véritablement réparateur. Le système nerveux a, comme

(1) Chastang, *loc. cit.* Cette éruption me paraît avoir beaucoup de rapports avec le *cheiro-pomphulyx* décrit tout récemment par Hutchinson et signalé, en 1873, par Tilbury Fox (*The Lancet*, april 15, 1876, p. 563).

les animaux électriques, besoin de se recharger par l'inaction, et celle-ci doit être non interrompue et d'une certaine durée ; ce sont-là, en effet, les deux conditions d'un bon sommeil, de celui qui est surtout nécessaire aux hommes de peine.

L'aphorisme de l'école de Salerne : « *Septem horas dormisse sat est juvenique senique,* » consacre une double erreur, à savoir : la possibilité de fixer d'une manière absolue la durée du sommeil profitable, et l'égalité des âges devant ce besoin.

L'enfant, qui construit en même temps qu'il répare, demande évidemment plus d'aliments et de sommeil que le vieillard dont l'édifice organique est achevé et tend même à la destruction. La Commission nommée par le gouvernement anglais, le 20 octobre 1840, pour examiner la condition matérielle et morale des enfants dans les manufactures et les usines fut unanime à reconnaître que le travail de nuit était meurtrier pour eux (1). Ce danger a du reste été parfaitement senti dans la marine française, puisque nos mousses sont réglementairement affranchis de quarts pendant la nuit.

Les matelots se partagent le service de jour et de nuit par *bordées* et par *quarts.* Ces deux expressions sont synonymes quand une moitié tout entière de l'équipage dort ou veille alternativement ; c'est là ce que le matelot appelle « courir la grande bordée », service fatigant, et que les capitaines soucieux du bien-être de leur équipage lui épargnent en établissant trois quarts au lieu de deux, toutes les fois que l'état de la mer ou les circonstances de la navigation le permettent.

Quand le service se fait en deux quarts, la première bordée se couche au branle-bas du soir, qui n'a guère lieu avant sept heures, se relève à onze, reste sur le pont jusqu'à quatre et se recouche jusqu'au branle-bas du matin, c'est-à-dire qu'en supposant qu'il n'y ait pas de temps perdu pour le sommeil, les hommes de cette bordée dorment six heures en deux reprises ; l'autre bordée se couche à onze heures, et se relève au branle-bas, c'est-à-dire qu'elle a également à peu près six heures de sommeil, mais au moins celui-ci est-il continu. C'est là un repos positivement insuffisant, si l'on prend surtout en considération l'âge des matelots. Une bordée a sept heures de sommeil, l'autre cinq ; la nuit suivante, c'est l'inverse ; de sorte que chaque homme à la mer n'a que douze heures de sommeil nocturne par quarante-huit heures ou six heures par jour. La division du service en trois quarts, permettant à chaque homme de dormir les deux tiers de la durée de la nuit, procure seule une réparation convenable des forces. Les officiers souvent obligés, par la pénurie du personnel à bord de certains navires, à faire alternativement le quart à trois, ne sauraient oublier, quand ils sont investis du commandement, les fatigues que ces charges

(1) Ed. **Ducpétiaux,** *Du travail des enfants dans les usines et houillères de la Grande-Bretagne et de la Belgique (Ann. d'hyg.* 1843, t. XXIX, p. 241).

et ces veilles temporaires leur ont imposées, et ils doivent chercher, autant que possible, à les épargner à leurs hommes.

Lorsque les navires sont sous vapeur et que le temps est beau, un cinquième de l'équipage suffit aux exigences du service. En rade, il faut accorder autant de sommeil que possible. Les hommes qui ne dorment pas suffisamment dans leurs hamacs prennent leur revanche sur le pont, souvent au détriment de leur santé. A bord des navires anglais, tous les jours, excepté le vendredi, une seule bordée est de service et d'exercice ; l'autre jouit d'une liberté absolue. Les hommes qui la composent restent dans le faux-pont où ils s'habillent à leur guise et s'occupent selon leur gré : les uns écrivent, les autres lisent, les autres réparent leurs vêtements ou raccommodent leur linge. Cette intermittence de l'action disciplinaire a évidemment un immense avantage hygiénique, les hommes se reposent et s'attachent à leur navire. Une distribution analogue du service serait-elle inapplicable à nos bâtiments?

J'appelle la sérieuse attention des commandants des navires sur la nécessité, pour sauvegarder la santé de leurs équipages, de ne demander à leur sommeil que les sacrifices imposés par les nécessités *réelles* du service.

---

# SECTION TROISIÈME

### VÊTEMENTS, COUCHAGE, CULTURE CORPORELLE

---

## CHAPITRE PREMIER

### Vêtements.

Une profession qui condamne, comme celle du marin, à des vicissitudes climatériques incessantes, puise une grande partie de ses moyens de préservation hygiénique dans une bonne entente des nécessités et des ressources du costume.

Les vêtements dont se compose le sac du matelot sont plus nombreux et plus diversifiés que ceux du soldat, qui vit généralement dans des climats à température modérée, et qui d'ailleurs, dans ses marches, ne saurait transporter qu'un bagage exigu ; sous ce rapport le matelot est placé dans de meilleures conditions : l'hygiène, condamnée, en ce qui le concerne, à des sacrifices exceptionnels, doit donc s'empresser d'en tirer parti.

Les marins du commerce s'habillent comme ils l'entendent ; ils sont libres de tout contrôle, et ils font, bien entendu, tourner cette liberté au détriment de leur santé; pourquoi l'État, qui a intérêt à veiller sur la conservation d'hommes qui peuvent, à chaque réquisition, venir alimenter son service, n'imposerait-il pas aux armateurs le devoir d'exiger que chacun des matelots qu'ils embarquent ait les vêtements dont les matelots des navires de guerre sont munis à leur entrée en campagne ?

## ARTICLE I<sup>er</sup>

### VÊTEMENTS DU MATELOT.

### § 1. — *Composition du sac.*

Nous n'avons à envisager ici que les vêtements réglementaires : nous verrons plus tard quelles modifications il convient d'apporter au costume dans les pays à températures extrêmes. Les vêtements, dont la réunion constitue le dernier modèle du sac du marin, sont les suivants :

| NOMENCLATURE. | NOMBRE. | POIDS PAR TAILLE. | | | |
|---|---|---|---|---|---|
| | | 1° | 2° | 3° | 4° |
| | | k. | k. | k. | k. |
| Cabans...................... | 1 | 2.100 | 2.050 | 2.090 | 2.000 |
| Pantalons de drap............. | 2 | 0.950 | 0.830 | 0.860 | 0.720 |
| Pantalons blancs............. | 2 | 0.800 | 0.715 | 0.785 | 0.750 |
| Pantalons de fatigue.......... | 2 | 0.715 | 0.662 | 0.651 | 0.625 |
| Vareuses.................... | 2 | 0.775 | 0.737 | 0.695 | 0.685 |
| Guêtres (paires)............. | 1 | 0.170 | 0.165 | 0.150 | |
| Chemises en toile............ | 4 | 0.645 | 0.630 | 0.625 | 0.610 |
| Chemises en molleton........ | 3 | 0.850 | 0.710 | 0.740 | 0.748 |
| Tricots (coton).............. | 4 | 0.315 | 0.315 | 0.275 | |
| Grand sac (toile)............ | 1 | 0.615 | 0.615 | 0.615 | 0.615 |
| Petits sacs   — ............. | 1 | 0.500 | 0.500 | 0.500 | 0.500 |
| Chapeaux en feutre.......... | 1 | 0.230 | 0.230 | 0.230 | 0.230 |
| — en paille.......... | 1 | 0.265 | 0.265 | 0.265 | 0.265 |
| Bonnets de travail.......... | 2 | 0.155 | 0.155 | 0.155 | 0.155 |
| Bas de laine (paires)........ | 2 | 0.200 | 0.200 | 0.200 | 0.200 |
| Cravates en laine............ | 1 | 0.130 | 0.130 | 0.130 | 0.130 |
| — en lasting ......... | 1 | 0.078 | 0.078 | 0.078 | 0.078 |
| Souliers (paires)............. | 2 | 1.060 | 1.060 | 1.060 | 1.060 |
| Jugulaires .................. | 1 | 0.006 | 0.006 | 0.006 | 0.006 |
| Rubans.. ................... | 2 | 0.003 | 0.003 | 0.003 | 0.003 |
| Brosses à habits............. | 1 | 0.090 | 0.090 | 0.090 | 0.090 |
| — à souliers.......... | 1 | 0.088 | 0.088 | 0.088 | 0.088 |
| — à laver............. | 1 | 0.140 | 0.140 | 0.140 | 0.140 |
| — à dents............. | 1 | 0.015 | 0.015 | 0.015 | 0.015 |
| Peignes..................... | 1 | 0.015 | 0.015 | 0.015 | 0.018 |
| Coiffes..................... | 1 | 0.028 | 0.028 | 0.028 | 0.025 |
| Demi-bas.................... | » | 0.080 | » | » | » |
| Collets de chemises.......... | » | 0.040 | » | » | » |
| Pantalons en treillis.......... | » | 0.800 | 0.750 | 0.700 | 0.650 |
| Vareuses   — ......... | » | 0.900 | 0.800 | 0.800 | 0.800 |
| Poids total........ | | 19<sup>k</sup>,550 | 18<sup>k</sup>,500 | 18<sup>k</sup>,250 | 17<sup>k</sup>,900 |

Si je compare la composition de ce sac à celle qui était réglementaire il y a vingt ans, à l'époque où je publiais la première édition de ce livre (1), je constate des différences sensibles, des améliorations dont la plupart correspondent à des idées que j'émettais alors. Il n'est pas cependant inutile de voir encore si cette composition du sac est suffisante, si elle est susceptible de quelques additions ou de quelques retranchements, soit d'une manière absolue, soit en vue de nécessités spéciales à certaines navigations.

### § 2. — *Vêtements de corps.*

I. *Gilet de flanelle.* — Il est un vêtement que nous regrettons de ne pas voir figurer dans la composition du sac : c'est le gilet de flanelle; nous discuterons ailleurs son utilité dans les pays chauds ; mais d'une manière générale, on peut affirmer que c'est là une lacune véritablement sensible. Le matelot est si insoucieux de sa conservation, il s'expose si étourdiment aux causes de répercussion sudorale, qu'il faut, pour le garantir du danger, bien moins compter sur le succès des conseils de prudence qu'on lui donne que sur l'efficacité d'une prescription réglementaire. Aussi demandons-nous, au nom de presque tous les médecins navigants, que deux gilets de flanelle sans manches entrent désormais dans la composition du sac. Si cette mesure a été jugée nécessaire pour les soldats de nos colonies, ne l'est-elle pas encore plus pour nos matelots qui subissent les mêmes influences climatériques et qui sont, par surcroît, voués à des travaux bien autrement pénibles ? C'est donc là une question d'équité autant que d'hygiène. L'État prendra-t-il cette dépense à sa charge ? nous croyons qu'il serait libéral et économique à la fois qu'il le fît : libéral, car nos matelots y verraient une preuve de plus d'une sollicitude toujours agissante ; économique, car les frais de séjour à l'hôpital et de traitement que cette précaution épargnerait couvriraient cent fois cette dépense. Nous sommes en effet, convaincu que l'habitude de porter de la flanelle sur la peau, dans certaines campagnes, au Sénégal et aux Antilles notamment, abaisserait d'un tiers peut-être l'effectif annuel des malades de nos navires.

Si l'on répugnait à l'adoption d'une mesure qui offre beaucoup d'avantages, et à laquelle nous cherchons inutilement un inconvénient, encore demanderions-nous qu'à défaut de gilet, une ceinture de flanelle fût

---

(1) Fonssagrives, *Hygiène navale*, 1856, p. 137. Les principaux changements réalisés dans la composition du sac, sont : la disparition du paletot, l'addition d'une vareuse et d'une chemise en molleton, de deux paires de bas de laine, de coiffes blanches, d'une brosse à dents, d'un peigne, etc. Une circulaire toute récente apporte encore quelques modifications à la composition du sac : elle remplace le pantalon à brayette par le pantalon à petit-pont, supprime le chapeau de feutre, donne au bonnet de travail une disposition nouvelle, etc.

fournie aux matelots. Les diverses maladies abdominales : diarrhées, dyssenteries, qui entrent pour une part si considérable dans la pathologie des pays chauds, seraient ou atténuées ou prévenues par l'emploi de ce simple moyen. C'est là une question grave et qui mérite qu'on s'y arrête (1). Ce double vœu n'a pas reçu encore satisfaction, et la nouvelle composition du sac présente cette double lacune que je signale avec insistance (2).

II. *Chemises.* — Jusqu'à ce que le matelot soit muni de gilets de flanelle, les chemises de coton épaisses lui vaudraient mieux que celles de toile, car elles absorbent plus complétement la sueur et préviennent cette réfrigération que détermine la toile humectée. Quant aux collets et aux parements bleus à triple liseré blanc, dont les chemises sont garnies, c'est un pur ornement dont la physionomie enfantine contraste d'une manière piquante avec les allures viriles et parfois rébarbatives du matelot ; l'hygiène ne saurait l'incriminer et, la tradition le protége ; nous voudrions toutefois que les liens dont l'ouverture de la chemise est munie servissent plus efficacement à la protection de la poitrine, surtout chez les hommes qui ne portent pas directement appliqué sur le corps ce gilet blanc à raies bleues par lequel ils remplacent la flanelle qui leur manque, comme pour protester contre son absence.

III. *Caleçon.* — Les soldats ont des caleçons, les matelots en sont dépourvus ; ce vêtement leur serait cependant bien plus indispensable qu'aux premiers, puisque les ablutions d'eau-douce et les bains de propreté leur sont presque complétement interdits. Aussi leur peau, habituellement couverte de sueur, est-elle bleuie par le pantalon, et celui-ci destiné à une longue durée, pendant laquelle il ne doit subir aucun nettoyage, s'imprègne-t-il d'une sordidité préjudiciable. Ici encore la dépense à intervenir serait couverte, et au delà, par l'usure moins prompte des pantalons de drap dont la durée minimum pourrait être portée aisément de douze à dix-huit mois ; il va sans dire que les caleçons devraient être blancs, et non pas bleus, pour qu'on pût mieux juger de leur propreté et pour garantir la peau contre la déteinte de cette partie du costume.

IV. *Bas.* — Pour achever ce que nous avions à dire des vêtements qui sont en contact direct avec la peau, nous devons parler des bas de laine,

---

(1) Fonssagrives, *Hyg. nav.*, 1856, p. 133.

(2) **M. Jules Maréchal** a opposé à l'introduction du gilet de flanelle dans le sac du matelot canonnier (celui de tous à qui la violence de ses exercices rend cette précaution le plus nécessaire) des arguments qui, je l'avoue, ne m'ont pas convaincu ; ils reposent surtout sur une étiologie contestable de la pneumonie, étiologie qui fait une part nulle aux refroidissements et la rattache à la suractivité fonctionnelle du poumon (*Arch. de méd. nav.*, t. VIII, p. 470). Le tricot de coton ne saurait, à mon avis, remplacer la flanelle qui, imbibée de sueur, ne se refroidit pas comme le font les gilets de coton.

dont les avantages hygiéniques pour les pays froids ou pour les traversées de retour en France ne sauraient évidemment être contestés. Par malheur (et la vulgarité du détail n'exclut pas son importance pratique), il arrive très-souvent que des souliers dont l'ampleur a été mesurée sur sur celle des pieds nus se refusent à admettre des pieds couverts de bas, et ceux-ci, même par les temps froids, restent, au grand préjudice de l'hygiène, enfouis au fond du sac. Le nouveau sac contient des demi-bas ou chaussettes; cette addition ne peut être regardée comme superflue.

### § 3. — *Habits.*

I. *Pantalons.* — Les pantalons de drap sont d'une utilité plus habituelle, même dans les pays chauds, que les pantalons de toile; ces derniers ne doivent être portés, en effet, que dans le milieu de la journée : le matin et le soir, ils ne prémuniraient pas d'une manière suffisante contre l'abaissement de la température. M. Lagarde, chirurgien major de la *Vengeance*, s'est élevé, je ne sais pourquoi, contre l'habitude imposée aux matelots en station dans les pays chauds de prendre le soir des pantalons de drap; nous maintenons l'excellence de cette mesure de précaution justifiée par le refroidissement de l'atmosphère, par l'abondance de la rosée, et par la pratique familière aux matelots de coucher sur le pont.

Le *pantalon de fatigue* est un abri pour le pantalon de drap sous les latitudes tempérées; c'est un vêtement du matin en rade, et de tout le jour à la mer sous la zone torride; le matelot a pour lui une prédilection spéciale; il ne l'oblige point, en effet, à ces ménagements de toilette qui lui sont insupportables, et il échappe au contrôle gênant des inspections.

II. *Vareuse.* — La vareuse est dans le même cas. Le matelot n'est jamais plus à l'aise que quand, à ces deux vêtements, il joint le bonnet de travail, sa coiffure favorite.

III. *Caban.* — Le caban est aussi dans ses goûts, c'est-à-dire dans ses besoins : son ampleur laisse au mouvement une liberté parfaite, et sa longueur fournit au torse tout entier un moyen de protection que les mauvais temps surtout font apprécier. Pourquoi ne donnerait-on pas aux matelots le caban à capuchon? Ce que je demande ici n'est pas précisément une innovation, puisque les matelots romains avaient le *bardocucullus* qui n'est qu'un caban muni d'un capuchon (1). Si nous

(1) A. Rich, *Dict. des antiq. romaines et grecques.* Paris, 1861, p. 36. Végèce dit que les matelots romains avaient des vêtements velus, *vestes pellitæ.* L'*amphimallum*, étoffe de laine à longs poils sur ses deux faces, devait probablement servir aux matelots comme aux soldats.

nous en déclarons très-résolûment le partisan, nous ne professons pas la même admiration pour le paletot (1) de drap qui protége à peine la poitrine, laisse à chaque effort, entre lui et le pantalon, un hiatus par lequel s'échappe la chemise et pénètrent les lumbagos, gêne les aisselles et les poignets, et ajoute à ces inconvénients hygiéniques une disgracieuseté de forme incontestable ; qu'on donne au matelot une chemise de laine de plus (2), qu'on lui enlève ses paletots, et son bien-être, non moins que le coup d'œil des inspections, gagnera à cette réforme (3).

IV. *Ceinture.* — Une ceinture de laine rouge faisant plusieurs fois le tour du corps, serait véritablement une innovation à introduire dans le costume de nos matelots ; elle serait pour eux d'une ressource hygiénique très-grande en abritant et les lombes et le ventre contre les causes de refroidissement ; les muscles larges du tronc trouveraient d'ailleurs dans cette ceinture un soutien opportun lors de la production des efforts, et les viscères abdominaux, contenus par une pression large et uniforme, auraient moins de tendance à se hernier. Nous ne voyons pas du reste ce que le pittoresque du costume perdrait à cette acquisition (4).

V. *Cravate.* — La cravate est la partie du vêtement maritime qui laisse le moins à désirer, autant par sa nature que par la manière dont elle est portée. Une cravate de lasting, en forme d'écharpe allongée, passe sous le col bleu de la chemise, s'entrecroise au-devant de la poitrine, et ses deux bouts, retenus par les lacets de la chemise, laissent

(1) Le paletot du matelot a été d'abord modifié : il est devenu plus long, plus ample, et il permettait une plus grande liberté de mouvements. Je m'explique mal aussi comment M. Lauvergne a cru devoir défendre cette partie du costume nautique dans son intéressant travail (Lauvergne, *le Matelot, Esquisse d'hyg. nautique,* Montpellier, 1862, le p. 34). Je ne conteste pas sa valeur traditionnelle et artistique, mais je porte la question sur le terrain du bien-être et de la commodité. Du reste la composition du nouveau sac réglementaire m'a donné raison, et le paletot a disparu sans laisser, je le crois, de regret à personne.

(2 Ce vœu est aujourd'hui satisfait ; le sac du matelot contient deux chemises de molleton.

(3) Tourtelle attribue à la chemise de laine bleue teinte à l'indigo, que portent les matelots, l'immunité dont ils jouissent par rapport à la vermine. Le fait et l'explication sont aussi bizarres que dénués de fondement (*Elem. d'hyg.*, 3ᵐᵉ édition, Paris, 1815, t. 1, p. 436).

(4) La ceinture de laine est d'ailleurs tolérée à bord de la plupart des navires et il n'y aurait qu'à en régulariser l'usage. M. Coste voudrait que les matelots ne la prissent qu'à certains moments déterminés par un ordre de tenue, et il attribue à son usage permanent des inconvénients qui me paraissent peu fondés. C'est une addition à faire au costume du matelot. Je maintiens encore ce vœu. La ceinture a fait, il est vrai, son apparition, il y a un an environ, dans le costume nautique, mais sous une forme qui ne satisfait ni le coup d'œil ni la commodité ; outre qu'elle me paraît peu solide, elle a l'inconvénient d'avoir une boucle de cuivre sur le devant, et des matelots que j'ai interrogés à Toulon sur ce point m'ont annoncé leur intention de faire glisser cette boucle sur le côté quand ils se livreront à quelque travail. Je crois, en somme, que le règne de cette ceinture ne sera pas long.

à découvert la partie antérieure du cou, dont le hâle vigoureux accuse l'action habituelle du soleil tropical. Cette écharpe garantit assez bien la nuque et les parties latérales du cou, n'exerce aucune constriction sur les vaisseaux jugulaires ; et si le larynx n'est qu'incomplétement abrité, l'habitude émousse ou fait disparaître cet inconvénient. La cravate de laine entre plutôt dans la composition du costume usuel que celle de satin, destinée uniquement à la grande tenue, et son utilité est incontestable, principalement pendant les temps froids et humides. Le matelot, inventif par nature et par besoin, tire d'ailleurs de cette cravate un parti avantageux, et la soumet à des usages hygiéniques variés (1).

**VI.** *Mouchoir de poche.* — Le mouchoir de poche constitue aussi une lacune qui ne saurait certainement profiter à la distinction du matelot. MM. Pop et Rey dans leur étude intéressante sur Rouppe, font remarquer que, du temps de ce médecin, la composition du sac réglementaire du matelot indiquait trois mouchoirs de poche (2). Serait-ce un raffinement d'élégance et de bien-être que de demander que nos matelots soient ramenés par ce détail de la pratique des Nouka-Hiviens à nos habitudes civilisées (3) ?

### § 4. — *Vêtements imperméables.*

L'art d'imperméabiliser les tissus a fait, dans ces dernières années, les progrès réels : le caoutchouc laminé, placé entre deux étoffes, a remplacé le caoutchouc dissous et employé sous forme d'enduit ; on est arrivé de plus, par des artifices de fabrication, à conserver leur souplesse aux tissus imperméables. Ces vêtements trouveraient certainement leur application utile à bord des navires où les hommes sont si habituellement en butte, dans les divers services de jour et de nuit, soit à la pluie soit aux embruns. Les matelots du commerce tirent un excellent parti du classique *sud-ouest* qui leur abrite la tête et du caban ciré à l'aide duquel ils se défendent contre la pluie. Les matelots des navires de guerre qui vont en Islande sont seuls munis d'une vareuse imperméable ; encore, suivant la remarque de M. Chastang (4), cette vareuse est-elle

(1) Il est des campagnes dans lesquelles une cravate de laine est indispensable. M. Chastang a insisté avec raison sur la nécessité d'en munir les équipages qui vont en Islande.

(2) Pop et Rey (*Études sur Rouppe*, in *Arch. de méd. navale*, t. III, p. 623). Les mêmes auteurs signalent avec raison l'absence du peigne comme une lacune regretable, tous les matelots n'y pourvoyant pas par leurs acquisitions personnelles.

(3) Les derniers règlements sur la composition du sac de matelot ont encore oublié le mouchoir de poche, et nos matelots en sont, sous ce rapport, moins la sordidité les habitudes, au niveau des soldats prussiens dont les manches, au dire de M. Victor Tissot, ont dû recevoir récemment l'addition de deux boutons saillants destinés à prévenir des tentatives que le bon goût réprouve. Nos soldats ont des mouchoirs ; pourquoi les matelots n'en auraient-ils pas ?

(4) Chastang. *Thèse de Montp.* 1866.

trop courte ; il faudrait qu'elle descendît jusqu'aux bottes, quand les matelots ne portent pas de pantalons cirés. Une dépêche du 25 mars 1872 a bien accordé des vêtements imperméables (sud-ouest, vareuse et pantalon cirés) aux hommes des trois grandes embarcations, mais j'estime avec M. Fournier (1) que cette concession est trop restreinte et qu'elle devrait être généralisée. Ce médecin distingué, revenant en France sur la *Flore*, a vu ses hommes acheter à Valparaiso des vêtements cirés en prévision des rigueurs du Cap-Horn, d'autres en improviser avec de vieilles toiles ou de vieux draps enduits de peinture noire. Ces artifices indiquent manifestement un besoin auquel il est urgent de satisfaire. En attendant, on devrait au moins avoir des capotes imperméables affectées, quand le temps l'exigerait, à des services divers, tels que ceux des hommes de barre, des vigies, etc.

Les vêtements imperméables complets ont l'inconvénient d'emprisonner la transpiration. Un médecin de la marine, M. A. Foucaut, a proposé un système de *vêtement imperméable autopneumatique*, applicable même à la chaussure et qui lui paraît assurer d'une manière automatique le renouvellement de l'air emprisonné dans un costume imperméable (2). C'est trop compliqué et trop ingénieux pour être pratique.

Les officiers sont presque tous munis d'étoffes imperméabilisées et souples, dont l'usage à la mer leur rend des services très-grands (3). C'est une raison de plus pour en munir les matelots.

### § 5. — *Chaussure.*

C'est une question très-controversée parmi les officiers de vaisseau et les médecins de la marine que celle des avantages ou des inconvénients des chaussures pour les matelots. Les uns voudraient qu'à bord ils fussent constamment pieds nus ; les autres, qu'ils eussent toujours des chaussures (4). Nous nous décidons sans hésiter pour ce dernier avis. Certainement, l'agilité nécessaire pour les exercices de mâture, dans lesquels le matelot utilise ses pieds aussi bien que ses mains, est un peu compro-

(1) Fournier, *Rapport sur la campagne de la Flore* (Collection de Brest).

(2) A. Foucaut. *Note sur les vêtements imperméables auto-pneumatiques à l'usage des gens de mer* (Arch. de méd. nov. 1867, t. VII, p. 129).

(3) M. Balard m'a communiqué la formule d'une solution à imperméabiliser qui est d'une grande simplicité et que je reproduis ici parce qu'elle peut trouver parfois son application utile. Elle se compose de 50 grammes d'alun et de 50 grammes d'acétate de plomb dissous dans 500 grammes d'eau. Une étoffe imprégnée de cette liqueur devient imperméable tout en conservant sa flexibilité. Mais il serait à craindre que cet enduit s'écaillant à bord ne disséminât dans l'air des poussières plombiques. Il faut chercher ailleurs.

(4) Il est cependant certains travaux qui ne peuvent être effectués que les pieds nus : le lavage du pont est dans ce cas ; à bord des navires de commerce, et surtout des paquebots, les matelots gardent ou ôtent leurs bottes de mer pendant le lavage. M. Foucaut dit avec raison à ce propos : « Se mouiller les pieds n'est rien ; rester avec les chaussures mouillées, c'est tout différent. » Je suis complétement de cet avis (Foucaut, *Arch. de méd.*, t. VII, 190, t. VIII, 194).

mise par l'inflexibilité d'une semelle qui paralyse le jeu de toutes les articulations du pied ; mais c'est là une affaire d'habitude, et d'ailleurs, nous n'avons pas vu que les matelots, surpris le dimanche dans leurs habits d'inspection, et par conséquent munis de souliers, par les exigences imprévues d'une ascension dans la mâture, s'en tirassent moins habilement qu'à l'ordinaire. Si, au contraire, on songe que les matelots peuvent éventuellement faire des expéditions et des marches à terre ; que les canotiers se blessent tous les jours sur des pierres ou sur des coraux, ou par l'introduction de corps étrangers (1) ; que l'exposition des pieds nus au soleil peut amener des érythèmes ou de véritables brûlures ; que, l'hiver, des congélations locales sont possibles, on comprendra tout l'avantage qu'il y a à donner aux matelots l'habitude de porter constamment des souliers (2). Seulement il faut que ceux-ci soient mieux faits qu'ils ne le sont d'ordinaire.

Les grandeurs de pied, et, par suite, les types de chaussure, sont compris entre trois ou quatre numéros qu'on emmagasine et qu'on distribue au fur et à mesure des besoins ; or, il n'est pas nécessaire d'être anatomiste (3) pour savoir que nulle partie du corps ne présente des différences

(1) M. Barthélemy a dressé, dans le travail que nous avons déjà cité, une statistique des contusions ou plaies contuses, réparties suivant leur siége et qui se produisent chez les matelots canonniers. Sur 121 lésions de cette double nature, 68 se montraient au pied, 27 à la main et 26 à la tête. Il rapporte qu'en 1856, M. Guillabert, chirurgien-major du *Suffren*, pour diminuer la fréquence des contusions du pied, provoqua un ordre qui enjoignait aux matelots de porter des souliers pendant les exercices. Sans aucun doute, la chaussure ne préserve le pied que contre les contusions légères, mais elle atténue la gravité des autres. M. Barthélemy a signalé la fréquence, et aussi la gravité relative, des durillons qui se développent par l'habitude de marcher pieds nus, durillons qui siégent au talon, à la plante du pied, au niveau de la tête du premier métatarsien, enflamment les parties sous-jacentes, y déterminent la production d'abcès et maintiennent éloignés du service un bon nombre de matelots. La fréquence et la gravité de la piqûre de la plante des pieds par des éclisses de bois, des clous, du verre, des coraux, etc., militent également en faveur du rétablissement de la chaussure dans le costume du matelot.

(2) M. Vésigné (d'Abbeville) et après lui M. Leplat, ont décrit, sous le nom de *mal perforant du pied*, une affection caractérisée par la formation d'une sorte de durillon auquel succède un ulcère dont le caractère particulier est de s'étendre en profondeur, et qui peut déterminer à la longue des inflammations des bourses synoviales, du périoste ou même des os (*Gaz. des hôp.*, n° 117, 6 octobre 1855). Nous avons bien souvent observé cette affection sous sa forme simple à bord des navires : elle est fréquente et très-rebelle. L'habitude de marcher pieds nus sur le pont y prédispose évidemment.

Pour beaucoup de médecins de la marine, l'ulcère phagédénique des pays chauds (ulcère de Cayenne, ulcère de Cochinchine), favorisé d'ailleurs par des conditions générales de dépression nutritive, aurait son point de départ dans une lésion locale telle que la morsure du lepte automnal (*Leptus autumnalis*), de la chique (*Pulex penetrans*), les piqûres de sangsues, des écorchures, des plaies de moustiques, des excoriations (Voy. Treille, *Ulcère phagédénique des pays chauds*).

(3) La chaussure envisagée dans ses rapports avec l'hygiène a sa littérature. Cowper, James Donnie, Duchesne, etc., lui ont consacré des traités fort érudits. Plus récemment Meyer de Zurich dans son *Procustes* et Nystrom (de Stockholm) dans un mémoire spécial (Nystrom, *Du pied et de la forme hygiénique de la chaussure*. Paris, 1870) ont étudié cette question d'hygiène et de bien-être avec tout l'intérêt qu'elle mérite. Frédéric de Prusse disait que le bon soldat se reconnaît au ventre et aux pieds. Cette formule

plus individuelles et plus nombreuses de conformation : la voussure du pied, sa largeur, sa longueur, sa forme, sont des éléments qui se combinent à l'infini pour produire des différences dont des souliers faits à l'avance ne sauraient évidemment tenir compte. Il faudrait que les chaussures des matelots fussent, autant que possible, faites sur mesure (1), que le cuir en fût flexible (2), et les semelles assez minces pour permettre aux pieds ses mouvements partiels principaux, et assez compactes pour que l'humidité du pont ne les pénètre pas. Les souliers de toile goudronnée, que les voiliers se fabriquent eux-mêmes, remplissent à merveille ces conditions. Donner aux matelots qui marchent constamment sur un pont lisse et uni ces chaussures épaisses et lourdes qui doivent résister aux étapes du soldat, c'est évidemment rapprocher des besoins dissemblables. Nous regretterions d'avoir tant insisté sur un sujet si mesquin en apparence, si nous n'avions pas constamment en vue le but d'utilité qui nous a inspiré cet ouvrage, et duquel nulle aridité de détail ne saurait nous faire dévier.

### § 6. — *Coiffure.*

La coiffure du matelot appelle surtout des améliorations. Les influences climatériques auxquelles le soumet la navigation, non moins que la nature de ses travaux habituels, exigent en effet de sa coiffure des qualités diverses : tenir solidement à la tête, sans exercer sur le front et sur les téguments du crâne une constriction circulaire ; s'opposer aux effets calorifiques et lumineux de la radiation solaire ; laisser entre son fond et le vertex une chambre d'air dont le renouvellement soit facile, tels sont les avantages que la coiffure de l'homme de mer doit réaliser. Voyons jusqu'à quel point celle dont il se sert les présente :

I° *Chapeau verni.* — Nous nous ferions volontiers l'écho des reproches unanimes que l'on adresse au chapeau ciré noir (3) qui représente tout à fait dans le costume du matelot le chapeau rond des citadins, et sem-

réaliste, qui ne réserve leur place ni au courage ni à la vertu militaire, s'applique encore moins au matelot qu'au soldat, mais encore faut-il reconnaître qu'il y a un grand intérêt à ce que l'un et l'autre soient bien chaussés.

(1) Nous comprenons très-bien que chausser les matelots sur mesure serait chose impraticable au moment où des armements considérables font affluer les marins dans nos ports ; mais en temps ordinaire, un atelier de cordonnerie installé dans chaque division pourrait très-bien suffire à ses besoins.

(2) M. Fournier a vu à bord de la *Flore* une gangrène du deuxième et du troisième orteil être la conséquence de chaussures trop étroites.

(3) Le *causia*, coiffure macédonienne très en usage chez les matelots romains, était fait de laine foulée ; ses ailes étaient complétement relevées, mais elles pouvaient (avantage que n'ont pas les ailes inflexibles des chapeaux actuels) se rabattre sur la nuque et les épaules. Anth. Rich a figuré un *causia*, d'après une terre cuite ancienne (*Dict. des antiq. grecques et romaines*, Paris, 1861, p. 130. Il est impossible de n'être pas frappé de l'analogie de cette coiffure des marins romains avec celle de nos matelots.

ble, comme lui, n'être, ainsi que l'a dit spirituellement M. Lévy (1),
« qu'une forme dégradée des armures dont nos guerroyants ancêtres se
couvraient la tête », si une disposition récente ne venait de le supprimer.

Nous ne saurions dire à quelle époque remonte l'introduction du
chapeau verni dans la marine, mais tout notre respect pour les souvenirs traditionnels qui plaident en sa faveur ne saurait nous empêcher de
faire ressortir ses inconvénients. Sa couleur noire était le premier de
tous ; elle absorbait avec intensité le calorique solaire, rayonnait difficilement le calorique de nos organes, et son bord, généralement un peu
relevé, réfléchissait les rayons lumineux comme le ferait un miroir, et
les dirigeait directement sur les yeux ; d'un autre côté, son fond était
tellement bas qu'il touchait au sommet de la tête et lui transmettait une
chaleur dont aucune couche d'air intermédiaire n'affaiblissait l'intensité ;
de plus, la dureté, comme ligneuse, du pourtour de sa cuve ne se prê-
tait nullement aux inflexions de l'ovale que décrit le crâne (2), et ce chapeau ne se maintenait sur la tête qu'à la condition de contractions musculaires fatigantes ; son poids enfin n'était pas la moindre de ses conditions désavantageuses. Nous avons fait faire jadis plusieurs pesées de
chapeaux vernis : le poids minimum a été de 450 grammes, le poids
maximum de 600 grammes. Ces chiffres contrastent avec ceux qui représentent les poids des chapeaux de soie ordinaire, poids que nous
avons trouvés renfermés entre les limites de 175 grammes et de 200
grammes. Le mode de fabrication des chapeaux vernis des matelots rendait compte, au reste, de cette pesanteur effrayante. Ils étaient faits avec
une paille ronde cousue très-serrée ; des couches de peinture appliquées
successivement les unes sur les autres, recouvraient la paille et effaçaient
complétement ses rugosités quand le chapeau avait atteint son dernier
vernis. Quelques matelots faisaient donner une couche de peinture intérieure pour garantir les fils contre l'action destructive de la perspiration
cutanée. Le prix de ce chapeau variait de 8 à 15 francs, selon le fini du
vernis et le nombre des couches de peinture ; il est vrai que sa durée
était en quelque sorte illimitée.

J'ai décrit ainsi les modifications qu'il conviendrait de faire subir à
cette coiffure. « La cuve est trop basse, elle n'excède presque jamais
7 à 8 centimètres ; on pourrait l'élever de 2 centimètres au moins et la
percer en deux points opposés par un bouton perforé analogue à ceux des
shakos d'infanterie, afin d'avoir deux ventouses qui puissent assurer le
renouvellement de l'air. Les ailes sont de $0^m,08$ ; on pourrait les élargir
jusqu'à $0^m,10$, les rendre à peu près horizontales et peindre en vert leur

(1) M. Lévy, *Traité d'hyg. privée et publique.* 5e édit. Paris, 1869, t. II.
(2) Il n'était pas rare de voir survenir sur le front des kystes volumineux qui tenaient
à la pression circulaire exercée par les chapeaux vernis.

face inférieure (1). Nous croyons que pour les chapeaux vernis, comme pour le reste du costume, il serait opportun que l'administration se chargeât des achats ou de la confection. Sans doute on peut objecter à ces récriminations que le chapeau noir est remplacé dans les pays chauds (2) par un chapeau de paille dont l'usage est autrement avantageux ; mais cette substitution ne se fait pas en un seul jour, et, soit difficulté de se procurer la paille nécessaire, soit négligence, il arrive souvent que, deux ou trois mois après avoir franchi les tropiques, les matelots en sont encore réduits à leur chapeau noir (3). Voilà sans doute beaucoup de mots pour une question bien futile en apparence ; mais l'hygiène n'est que la résultante d'une multitude de faits de détail, et cette étude, pour triviale qu'elle paraisse, peut. en réalité, rapporter plus de bien-être au matelot que bien des considérations générales et savantes sur l'atmosphère maritime, l'assuétude aux climats chauds et autres questions élevées d'hygiène philosophique. *In parvis utilitas.*

11° *Chapeau de paille*. — Le chapeau de paille, quelque mal confectionné qu'il soit, vaut incontestablement mieux que le chapeau verni dans les latitudes chaudes; il est plus léger ; l'air circule aisément dans les interstices de sa tresse ; sa couleur défend mieux la vue contre l'agression d'une lumière éclatante; sa flexibilité lui permet de s'adapter au contour de la tête, et le peu de conductibilité de son tissu pour le calorique atténue l'action de la chaleur solaire.

Peut-être encore, pour le chapeau de paille, vaudrait-il mieux que l'État se chargeât de sa fabrication, au lieu d'en remettre le soin au matelot lui-même ; beaucoup, par paresse ou par inhabileté, ne se

(1) Les modifications que nous proposions ainsi, quoique bien légères en apparence, étaient cependant de nature à rencontrer dans l'application des difficultés très-réelles. Il importe, en effet, de ne pas oublier que la coiffure du marin, entre autres conditions qu'on peut en exiger, ne doit apporter par sa hauteur aucune gêne pour la circulation dans des batteries ou des faux ponts peu élevés (la hauteur des batteries actuelles éloigne cet inconvénient) et que la trop grande largeur des ailes du chapeau serait un empêchement au maniement du fusil, tant il est vrai que les exigences multiples de la navigation opposent des obstacles aux réformes par ailleurs les plus simples et les plus désirables.

(2) Pendant les quarts de jour en rade l'usage du chapeau de paille pour les officiers n'est qu'une tolérance ; il serait à désirer que les règlements sur l'uniforme autorisassent cette coiffure qui est indispensable dans les pays chauds. Je proposerais aux chapeliers de nos ports de mer de réserver à la jonction de la cuve et du bord deux ouvertures par lesquelles passeraient deux languettes à boutonnière d'un couvre-nuque en toile blanche à forme trapézoïde. Ces languettes s'attacheraient à deux boutons ménagés à cet effet, et de cette façon le couvre-nuque laissant libre la partie postérieure des ailes du chapeau s'appliquerait directement sur l'occiput.

(3) L'ancien chapeau vernis a été remplacé par un chapeau de feutre recouvert de vernis noir, dont le poids était de 130 grammes, dont les ailes plates étaient munies de deux ventouses ; l'aspect de ce chapeau était peu gracieux, il était d'une durée médiocre. Le problème d'une coiffure commode et économique pour le matelot n'était pas encore résolu. Voilà que ce chapeau vient, comme l'autre, de disparaître de la composition du sac réglementaire.

munissent de ce chapeau que tardivement, et l'appât d'une récompense devient souvent insuffisant à stimuler leur zèle. M. Leroy de Méricourt a fait, à ce sujet, une réflexion pratique qui a sa valeur. « Il serait à désirer, dit-il, que les bâtiments qui partent pour de longues campagnes dans les pays chauds eussent, au départ, une certaine provision de paille à faire des chapeaux qu'on livrerait aux hommes pendant la traversée. Il serait facile de s'en procurer dans plusieurs de nos colonies, surtout à Cayenne. Il n'arriverait plus qu'une année entière s'écoulât avant que l'équipage pût être débarrassé de ce chapeau noir qui a ses avantages, mais qui a aussi ses inconvénients dans les pays à haute température (1). » Nous nous associons à ce vœu dont nous avons souvent apprécié toute la justesse.

III° *Bonnet de travail.* — Le bonnet de travail est la coiffure qui convient le mieux au matelot, pour l'hiver de nos climats et pour toutes les saisons des latitudes septentrionales ; c'est aussi celle que l'instinct de son bien-être lui fait affectionner de préférence ; c'est en quelque sorte sa coiffure de maison, et qui réalise, comme le bonnet grec dont les citadins font usage chez eux, le triple avantage d'être très-légère, très-chaude, et de s'adapter exactement à la tête ; tout au plus pourrait-on lui reprocher de se laisser imprégner d'eau et de ne défendre en rien le crâne contre le choc des objets qui tombent de la mâture (2). Mais nonobstant ces défauts et celui d'une forme à laquelle l'esthétique militaire peut, à la rigueur, trouver à redire, c'est une coiffure avantageuse, et elle le devient d'autant plus que le matelot en fait une sorte de soute à son usage personnel, et que l'interposition des objets qu'il y accumule prévient à merveille le danger des insolations.

Quant à l'usage du bonnet de travail dans les pays chauds, fût-il même recouvert d'une coiffe blanche, ainsi que cela se pratique dans quelques stations je ne saurais le considérer comme inoffensif. M. Fournier, médecin de la division de l'océan Pacifique, adresse à cette coiffure le reproche d'être lourde, de n'abriter ni le cou, ni la face, d'échapper par son enveloppe à l'examen de l'inspection de propreté et enfin de ne pas compenser ces inconvénients par ses avantages esthétiques qui sont en effet médiocres. Le chapeau de paille est véritablement la seule coiffure qui convienne aux pays chauds (3).

(1) Leroy de Méricourt, *Thèse citée.*
(2) M. C. Barthélemy a réuni les principaux cas de blessures par épissoire tombée de la mâture, entre autres celui de la *Jeanne-d'Arc,* dans lequel l'épissoire pénétra dans la poitrine et ouvrit l'artère pulmonaire ; de *l'Hercule* dans lequel un matelot eut le pied traversé de part en part, cloué en quelque sorte ; de la *Zénobie* dont l'un des matelots eut, par un accident de ce genre, une plaie pénétrante du crâne. (C. Barthélemy, *Etudes sur la nature et les causes des lésions traumatiques à bord des bâtiments de guerre suivant les professions* (Arch. de méd. naval., 1865, t. III, p. 107).
(3) Fournier, *Rapp méd. de la campagne de la frégate* la Flore *dans l'océan Pacifique de 1870 à 1872* (Collect de Brest). — M. Fournier a vu des matelots remplacer le bonnet de laine par une coiffure en toile de leur fabrication et qu'ils recouvraient de la coiffe blanche ordinaire.

## ARTICLE II

### VÊTEMENTS DES OFFICIERS.

Les officiers n'étant astreints qu'à une uniformité extérieure de costume, peuvent, à leur gré, varier les manières de se vêtir suivant les conditions climatériques auxquelles ils sont exposés, et l'omission des règles de l'hygiène leur est imputable à négligence. Nous ne ferons que leur signaler la nécessité, pour les pays chauds, de se munir d'une ample provision de drap léger, qui, une fois l'assuétude acquise, se portent sous toutes les températures avant et après le coucher du soleil, et dont l'usage constant est une des plus utiles précautions de l'hygiène de ces campagnes.

Le laisser-aller des relations intimes du carré et des chambres autorise, au contraire, dans ces parages, l'usage des pantalons flottants et de ces vestes blanches que les créoles affectionnent de préférence, et sans lesquelles la réunion des repas serait véritablement intolérable. Dans l'intérieur des cabines, le sans-gêne du costume n'a, bien entendu, de limites que celles du malaise, et, pour peu qu'on ait stationné sous les tropiques, on sait si celles-ci sont reculées.

La coiffure des officiers appelle aussi quelques considérations d'hygiène. La casquette est commode, n'offre aucune prise au vent, sa visière fournit aux yeux un abri très-opportun ; mais comme le bonnet de travail du matelot, ce n'est ni une coiffure de soleil ni une coiffure de pluie ; son plus grand avantage est certainement son extrême commodité. Nous recommanderons aux officiers qui vont faire campagne dans les pays chauds de modifier leurs casquettes en vue des exigences de ces climats. La chute de la visière doit être ménagée, afin qu'elle ne s'applique pas sur le front, et ne lui transmette pas directement la chaleur que sa couleur noire lui fait rapidement absorber ; sa face concave devrait toujours être verte. Il y a grand avantage à ce que la cuve soit élevée ; les $0^m,04$ qu'on lui donne habituellement pourraient être portés jusqu'à $0^m,06$ et dans le point où cette cuve de carton se joint à la jupe, l'art du chapelier ménagerait avec avantage de chaque côté un œillet qui serait à peine visible et assurerait le renouvellement de l'air intérieur. Si nous ne craignions pas de ranimer un débat aussi ardent que celui qui divisa jadis les habitants de Blafescu et ceux de Lilliput, nous établirions entre l'ancienne casquette à baleine et celle à fond détendu un parallèle dont la conclusion serait tout à l'avantage de la première. La baleine circulaire qui entoure le fond donne en effet à celui-ci une rigidité qui agrandit la chambre d'air, lui fait déborder la cuve de $0^m,05$ environ et fournit aux parties latérales de la face, à l'occiput et au cou, un abri très-avantageux contre les coups de soleil. Nous ne ferons que signaler ces casquettes excentriques dont le fond et la visière sont réduits à leur minimum et qu'un britannisme fashionable porte quelquefois à adopter ; le bon goût et les règlements se mettent fort heureusement du parti de l'hygiène pour en proscrire l'usage. N'omettons pas enfin de dire que la coiffe intérieure des casquettes au lieu d'être de soie rembourrée de duvet, de chanvre ou de coton, doit plutôt être faite de cuir, et qu'une lame de tissu de crin s'interposerait avantageusement entre cette doublure et le fond. L'habitude anglaise des coiffes blanches, avec couvre-nuques de même couleur, est une excellente précaution contre les coups de soleil, et il serait désirable qu'elle s'introduisît dans notre marine.

Le chapeau monté, dit habituellement tricorne, mérite peu de ménagements ; il est lourd, incommode, ne tient que médiocrement à la tête, et s'il protége efficacement contre le soleil quand celui-ci est au zénith, il livre sans défense à ses rayons obliques les deux côtés de la face et appelle les insolations. Son usage est heureusement moins habituel que la casquette. Nous ne proposons aucune modification pour ce chapeau, et nous avons garde d'oublier que là où l'hygiène se montre trop perturbatrice des habitudes reçues et des usages établis ses réclamations perdent nécessairement toute autorité ; aussi nous abstenons-nous. Il y a quarante ans l'usage de porter dans les colonies, avec l'uniforme, des chapeaux de soie noirs, ou gris, était assez répandu parmi les officiers étrangers. Ce singulier bariolage montre au moins quel cas on fait instinctivement, sous les tropiques, d'une coiffure qui laisse entre la tête et le fond une chambre d'air spacieux. ·

---

# CHAPITRE II

## Couchage.

---

### ARTICLE I<sup>er</sup>

COUCHAGE DES MATELOTS.

§ 1<sup>er</sup>. — *Mode de couchage.*

Le couchage du matelot ne laisse rien à désirer actuellement ; la concession d'un hamac (1) séparé pour chaque homme a éloigné les

---

(1) Les anciens ne paraissent pas avoir connu le hamac autant que j'en puis juger par le silence que garde Pitiscus (*Lexic. antiq. roman.*, t. II, art. LECTUS), sur l'emploi

dangers et les dégoûts de l'amatelotage (1) ; l'installation des hamacs pendant le jour, soit dans les bastingages, soit dans des caissons ouverts, assure leur purification par l'air (2), enfin la précaution d'en embarquer un double jeu permet d'opérer, aussi souvent qu'on le veut, leur nettoyage complet.

I. *Hamac.* — Le hamac ou branle, comme on l'appelait jadis, convient très-bien aux besoins nautiques ; son arrimage facile, la rapidité de sa mise en place, la possibilité de désencombrer les batteries ou le faux pont, en réunissant au même croc les deux extrémités des hamacs inoccupés, lui assurent sur tous les autres moyens de couchage une telle supériorité que nous ne comprenons guère qu'on en emploie d'autres pour les casernes régimentaires. Bien que cela sorte complétement de notre sujet nous ne pouvons nous empêcher de faire remarquer, en passant, combien le nettoyage et l'aération des chambres de soldats seraient plus faciles et plus complets, si l'on y remplaçait les lits par des hamacs amovibles (3).

La literie du matelot se compose de trois choses : 1° d'un hamac proprement dit, rectangle de toile à deux enveloppes dans l'intervalle desquelles on introduit un matelas ; 2° du matelas lui-même ; 3° de la couverture.

Les deux extrémités du hamac sont percées de trous par lesquels passent des cordes ou *araignées*, qui convergent vers une boucle, laquelle

du *lectus pensilis* à bord des navires, de ce lit suspendu qui servait à bercer les malades dans quelques affections et dont on usait dans les bains. Il est vrai que les petites dimensions de leurs *naves* (*lectæ* ou *apertæ*) ne permettaient guère ce bien-être.

(1) Il y a moins de cent ans que la pratique malsaine qui consistait à ne donner qu'un hamac pour deux hommes était encore réglementaire dans la marine sous l'influence de l'ordonnance de 1869 (Voir Lefèvre, *Histoire du service de santé de la marine*, chap. VI). Callisen conseillait de ne pendre la nuit que la moitié des hamacs, la bordée qui laisse le quart y remplaçant celle qui le prend. Rey, *Les médecins navigateurs. Etude critique sur Callisen ; Arch. de méd. nav*, 1868, t. XII, p. 283). Il n'est pas nécessaire de faire ressortir les inconvénients de toute nature de cette pratique de l'amatelotage qui reparaît encore, il est vrai, mais dans des circonstances exceptionnelles. C'est ainsi que l'insuffisance du nombre des couvertures oblige quelquefois les capitaines dans les latitudes froides à revenir temporairement à cette pratique dégoûtante et qui constitue un anachronisme véritable.

(2) L'installation des hamacs dans les bastingages les soumet à une aération très-opportune ; de plus les hamacs devenus un objet de symétrie et d'ornement, sont exposés à la vue, et la salubrité bénéficie de cette coquetterie nautique.

(3) Je suis heureux de voir les médecins militaires se rallier peu à peu à cette idée, que je leur suggérais en 1856, de substituer le hamac au lit dans le casernement des soldats. M. Boisseau semble n'accepter les hamacs que pour les casernes des pays chauds (*Dict. encycl. des sc. médic.*, 2e série, t. XII, p. 277). C'est un pas de fait. M. Maurice a, paraît-il, essayé au camp de Meudon l'usage des hamacs pour les barraques et il s'en est bien trouvé. Enfin l'auteur d'un important *Traité d'hygiène militaire*, M. Morache, s'est fait, dans la fréquentation des ports de mer et dans ses voyages maritimes, une idée favorable à la substitution du hamac au lit dans le casernement des soldats. Je ne doute pas que cette réforme, si désirable pour l'aération des chambres et pour la propreté du couchage, ne s'accomplisse prochainement.

s'attache au croc suspenseur. Les matelots inexpérimentés acceptent et utilisent leur hamac tel quel ; les initiés savent, au contraire, en interposant des bâtonnets aux deux extrémités, lui donner une ampleur plus grande, et le convertissent en un cadre très confortable ; les élèves, les maîtres et les malades sont à peu près les seuls à bénéficier des avantages de cette installation.

Le hamac, suspendu par ses deux extrémités, suivant les mouvements d'oscillation latérale et de tangage du navire, atténue pour les marins novices les souffrances du mal de mer, et diminue pour les initiés des secousses dont la violence pourrait compromettre leur sommeil. On a cherché, à plusieurs reprises, à imaginer pour les hamacs un système de suspension plus parfait que celui qu'on utilise actuellement. Pingeron en 1770 en a proposé un qui est excessivement ingénieux, il en donne la figure dans son ouvrage, mais comme il l'avoue lui-même, il pourrait tout au plus être employé pour les cadres des officiers et des malades. Il y a là évidemment une amélioration possible ; mais la complication du mécanisme la ferait payer trop cher (1).

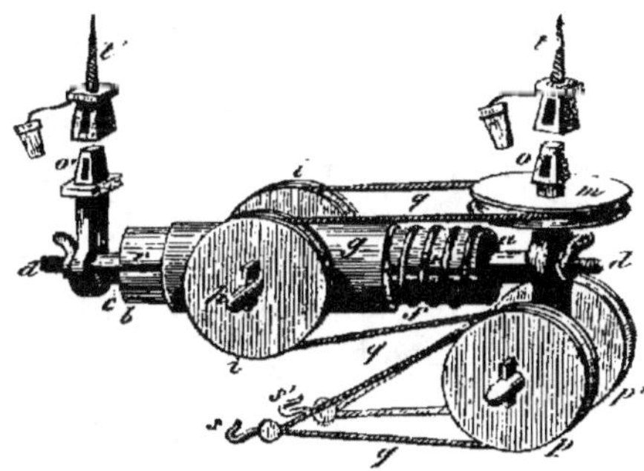

Fig. 34. — Crochet suspenseur de hamac imaginé par Pingeron *.

Je ne dois pas omettre de signaler un système très-ingénieux de suspension des hamacs qui commence à être appliqué à bord des navires anglais, qui existe notamment sur le vaisseau *The Monarch* et dont M. Leroy de Méricourt (2), si zélé pour tout ce qui intéresse l'hygiène navale, a donné une description et une figure que je reproduis ici (fig. 35).

Ce système de suspension n'a pas pour but d'atténuer les mouvements

(1) Pingeron, *Santé des marins*. Paris. 1870, p. 105. Les paquebots à passagers pourraient utiliser le système de suspension qu'il propose. Des crocs suspenseurs à double articulation sont quelquefois délivrés aux navires de guerre pour les cadres des officiers supérieurs.

(2) *Archiv. méd. nav.*, 1870, t. XV, p. 210.

* *a, b*, cylindre de fer poli terminé par une petite verge *c*. — *d, d*, tourillons aux deux bouts du cylindre. — *f*, spirale d'acier fixée au point *a*. — *g*, manchon de cuivre présentant de chaque côté un *h*. — *i, i* poulies de cuivre verticales. — *r*, rainure pratiquée dans le cylindre et recevant une arête du manchon. — *m*, poulie horizontale. — *h, h*, poulies verticales. — *q, q, q. q*, cordes passant dans les poulies. — *s*, crochet suspenseur. — *t, t*, vis entrant dans les poulies et se fixant par des goupilles aux pièces *o, o*.

du navire, mais bien de permettre, sur les navires à étages élevés, de ne pas appliquer les hamacs à la partie supérieure là où la chaleur est la plus forte et où l'air est le plus impur. Ce système de suspension peut être relevé pendant le jour de façon à ne gêner en rien la circulation.

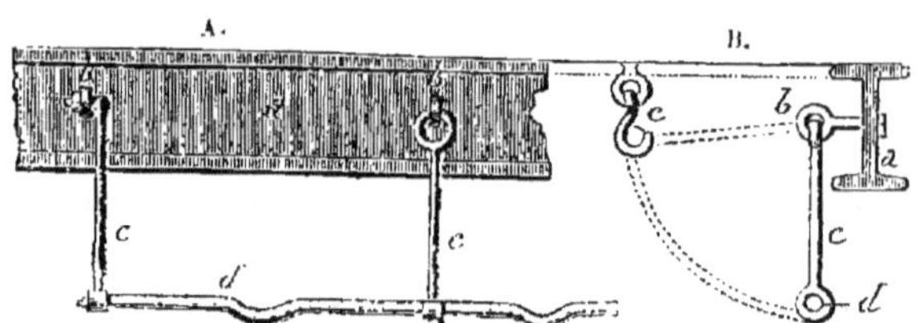

Fig. 35. — A. — Manière de suspendre les hamacs sur des tringles transversales, adoptée dans les navires à entre-pont élevé (*).
B. — Vue latérale d'un système analogue proposé comme mesure hygiénique dans les petits navires où il peut être nécessaire de relever l'appareil entre les barrots pendant le jour ; il est retenu par des chevilles et crochets convenablement placés, comme on le voit en e. Les autres lettres correspondent à celles de la figure A.

II. *Cadre.* — Le cadre est une invention anglaise qui réunit au confort de nos lits ordinaires les avantages nautiques du hamac ; il rend de grands services aux malades, et les officiers, soucieux de leur bien-être, le substituent très-habituellement à ces couchettes inamovibles qui leur enlèvent le quart, si ce n'est plus, du cubage de leur chambre. Nous nous sommes déjà expliqué, à propos de l'ameublement des cabines d'officiers, sur les avantages qu'offre la couchette de fer sur la couchette de bois, et sur toutes les deux un cadre à l'anglaise, qui, le jour, se place sous barrots, et n'enlève rien à un emplacement déjà trop exaigu.

III. *Lits.* — Les officiers, je le répète, ont presque tous dans leur chambre un lit-armoire qu'ils feraient bien mieux, à mon avis, de remplacer par un cadre suspendu, lequel serait placé sous barrots pendant le jour et qu'on pourrait fréquemment aérer. Les couchettes superposées en usage dans certains postes de maîtres des navires de guerre et dans les chambres des paquebots sont incommodes et malsaines, cette disposition interceptant le renouvellement de l'air. Les Anglais avaient fait établir sur les bâtiments destinés aux voyages polaires des lits fixés dans des armoires à portes et à coulisses, tout à fait analogues aux *lits-clos* qui sont, de temps immémorial, employés dans les fermes de Bretagne. Kéraudren blâmait à bon droit cette installation en ce sens qu'elle maintient le corps dans l'atmosphère de ses propres émanations et que le passage de cette température élevée à celle glaciale du pont peut et doit produire des répercussions fâcheuses (1).

(1) Keraudren, *Observ. médico-hyg. sur les expédit. marit. aux pôles* (*Ann. d'hyg.*, 1838. t. XIX, p. 75).

(*) *a.* Barrot en fer ; *b*, cheville à œil ; *c*, tringle transversale légèrement coudée tous les 35 centimètres, à laquelle sont suspendus les hamacs.

## § 2. — *Literie.*

Je considérais jadis la literie des matelots comme suffisante ; les progrès du bien-être m'ont rendu plus exigeant. J'ai à rectifier, en particulier, ce que je disais dans la première édition de cet ouvrage relativement à l'impossibilité de munir les matelots de *draps de hamac*. Le logement de ces draps ne serait pas une difficulté insurmontable ; quant à leur nettoyage, la profusion de l'eau douce à bord du navire et l'introduction certaine, dans un avenir peu éloigné, des lessiveuses mécaniques rendront possible ce qui aujourd'hui paraît peu praticable. La rareté des bains à bord rend cette amélioration même plus nécessaire. Deux paires de drap pourraient être allouées par hamac. La propreté des couvertures serait ainsi garantie et l'on pourrait sévir contre les matelots qui se couchent tout habillés dans leur hamac.

Les *couvertures* des hamacs sont brunes ; je vois à cette couleur l'inconvénient (recherché comme un avantage) de dissimuler la malpropreté. Il serait préférable qu'elles fussent de couleur blanche, on jugerait ainsi beaucoup mieux du moment où leur nettoyage est devenu indispensable, car, en fin de compte, on doit tendre plutôt à combattre la malpropreté qu'à la dissimuler à l'œil là où elle existe. Si la toile du hamac est soumise au nettoyage mensuel prescrit par les règlements, cela tient peut-être un peu, tout esprit de critique à part, à ce qu'il contribue, quand il est placé dans les bastingages, à cette propreté d'apparat à laquelle on tient tant. Son nettoyage est cependant moins essentiel que celui des autres pièces de la literie. Il est nécessaire de nettoyer fréquemment les couvertures, qui absorbent la sueur, de les priver de leur humidité par l'aération, le battage et l'exposition au soleil, aussi souvent qu'on le pourra, et de les laver à l'eau douce tous les deux mois au moins ; ce n'est certainement pas là demander un luxe d'assainissement et de propreté. Dans l'escadre de la Méditerranée, M. Bourel-Roncière avait obtenu un lavage périodique des couvertures. La salubrité du navire exige impérieusement que cette opération soit renouvelée fréquemment (1). Il importe en effet de ne pas oublier que les tissus de laine, retenant fortement l'air dans leurs porosités, se débarrassent avec peine des miasmes qui les imprègnent et deviennent au premier chef des véhicules de contagion. Il est indispensable qu'on embarque un double jeu de couvertures, autrement la difficulté de les faire sécher entre deux

---

(1) Dans la même escadre on lavait périodiquement aussi les pantalons de drap et autres effets de laine. Je crois qu'il y a, à ce propos, un service à organiser. Au lieu de ces grands nettoyages d'ensemble il serait peut-être bon qu'un jour par semaine une partie des couvertures et des hamacs, correspondant à une série, fussent lavés et savonnés. Des rechanges données à ce propos, et pour deux jours, permettraient à la série de sécher complétement.

branle-bas serait un obstacle à ce qu'on les nettoyât souvent. Ce vœu que je formulais, il y a vingt ans, n'a pas reçu satisfaction jusqu'ici. Aussi sur les rades du Nord les hommes continuent-ils à coucher tout habillés. J'apprends cependant que la question de la délivrance d'un double jeu de couvertures est actuellement à l'étude. Espérons qu'elle finira enfin par recevoir une solution favorable.

Le *matelas* du hamac n'est presque jamais refait, quelle que soit la longueur de la campagne; aussi l'humidité et la sueur qui l'imprègnent lui donnent-ils, à la longue, une odeur désagréable qu'on ne saurait considérer comme indifférente. Les matelots voiliers, quand ils ne sont pas employés aux travaux du navire, ne pourraient-ils pas carder et refaire un matelas de temps en temps de manière à procurer annuellement à chaque homme le bénéfice de cette réparation salubre, et l'embarquement d'une *machine à carder* dans ce but serait-il un luxe superflu ? Je ne le pense pas.

Le contre-amiral Ryder, de la marine anglaise, a proposé récemment de remplacer le petit matelas de crin du hamac par des matelas remplis de liége granulé qui coûteraient moins cher et serviraient, au besoin, de moyens de sauvetage. Une quarantaine de ces matelas ont été envoyés pour essai à l'escadre du Canal. J'ignore quel en a été le résultat. La marine russe a adopté ces matelas et l'équipage d'un navire leur a dû, paraît-il, en partie, son salut. La marine américaine se préoccupe également de l'adoption de ce mode de couchage. Il serait à désirer que cette idée ingénieuse fût appliquée ou tout au moins expérimentée chez nous. J'y verrais le double avantage d'améliorer la salubrité du couchage des matelots, le crin et la laine des matelas étant des subtances suspectes comme réceptacles de miasmes, et de leur fournir éventuellement un moyen de sauvetage.

### § 3. — *Postes de couchage.*

Les postes de couchage sont fixés d'une manière invariable par les règlements. Cette détermination est basée sur des raisons de facilité de service, sur des prérogatives de grade, ou sur des convenances de moralité. C'est ainsi que l'ordonnance du 15 août 1854 (art. 707, 708, 709) assignait, sur les anciens navires de guerre, aux seconds maîtres, comme poste de couchage, l'arrière du logement des maîtres, que les quartiers-maîtres et chefs de pièce, etc., étaient logés dans les batteries-arrière, les mousses dans le voisinage de la grande chambre des vaisseaux, etc.

Il convient que l'hygiène ait sa voix, et sa voix prépondérante, dans cette répartition des postes de couchage entre les diverses parties du navire. C'est là en effet un intérêt du plus grand prix et la détermination du *carré spécifique d'aération* (1) de chaque compartiment, du degré d'élévation de sa température pendant la nuit, de la façon dont s'y comporte le psychromètre, du cube individuel qu'il offre à chaque personne, etc., sont les éléments de ce problème véritablement scientifique et dont la solution a été empirique jusqu'à présent. On se guide aujourd'hui uniquement sur la supputation du nombre de crochets de hamacs que peut recevoir chaque poste de couchage, sans songer qu'à dimensions égales, les divers compartiments, très-inégalement partagés sous le rapport de l'aération, ne pourraient pas sans inconvénients loger la nuit le même nombre d'hommes. Il y a lieu d'étudier chaque groupe et chaque type de navires à ce point de vue spécial. Les comparaisons thermométriques prises la nuit seraient déjà un guide suffisant pour arriver à une répartition rationnelle des postes de couchage ; c'est là un indice qu'il faut interroger, l'impureté de l'air de deux parties d'un navire pendant la nuit pouvant être considérée comme mesurée par leur température réciproque. J'ai demandé que les hommes fussent appelés à jouir alternativement du bénéfice hygiénique des postes privilégiés, et je me suis demandé si l'objection tirée de l'arrangement des rôles ou de la distribution des numéros de série était réellement très-fondée. Il y aurait quelque chose de plus important que cela, ce serait de ramener tous les compartiments à avoir la nuit une même atmosphère, par une meilleure répartition de l'encombrement. Il y a là un sujet d'études entièrement neuf et que je recommande aux médecins de la marine. Les données existent aujourd'hui, il s'agit de les appliquer.

Le personnel des chauffeurs et mécaniciens doit être logé dans le voisinage de la machine de façon à ce qu'ils ne soient pas obligés de traverser le pont pendant la nuit (ce qu'ils sont déjà trop disposés à faire) pour se rendre à leur service ou à leur hamac.


# ARTICLE II

### COUCHAGE DES OFFICIERS.

Les officiers réalisent à bord pour leur couchage tout le bien-être dont leurs habitudes leur font un besoin. Rien de mieux sans doute que ces sommiers élastiques, ces oreillers confortables, ces draps de toile souvent renouvelés, mais nous sommes cependant d'avis que dans les pays chauds il faut, dans l'intérêt de sa santé, rompre un peu avec ce sybaritisme, et le lit le plus dur et le plus simple, c'est-à-dire une natte en paille sur un matelas, le tout recouvert d'un drap de toile, est aussi

______

(1) Nous verrons bientôt que par *carré spécifique d'aération* il faut entendre la prise d'air qui, dans un compartiment habité, revient à chaque homme.

le plus hygiénique (1). J'ai, pendant plusieurs années, réduit ma literie à cette simplicité et je m'en suis trouvé à merveille. L'exposition fréquente de ces objets à l'air est facile et l'humidité ne saurait y stagner comme lorsque plusieurs plans de matelas sont étagés les uns sur les autres. En parlant de l'installation des chambres d'officiers, j'ai dit ma prédilection pour le cadre amovible qui vaut certainement mieux que la couchette surmontant des tiroirs. Si l'on tient au lit, et si les dimensions de la chambre le permettent, qu'on préfère au moins un lit en fer aux couchettes de bois placées en abord.

## ARTICLE III

### COUCHAGE DES MALADES.

Le couchage des malades a certainement encore des progrès à réaliser. Un médecin de la marine, M. Beaumanoir, a proposé récemment pour les hôpitaux de navire un lit suspendu ou à roulis constitué par un cadre en fer muni à chacune de ses extrémités d'une tige verticale coudée à angle droit et reposant sur la fourchette, garnie de cuir, de deux supports verticaux de 95 centimètres de hauteur fixés solidement au pont par une patte en croix dont les branches perforées sont destinées à être maintenues par des vis. Le fond de la couchette est en toile ou bien il constitue un sommier élastique formé de petites planchettes de $0^m,06$ à $0^m,07$ de largeur et de $0^m,015$ d'épaisseur reposant sur les extrémités du cadre. La couchette est munie, à ses deux extrémités, de planchettes minces hautes de $0^m,20$ et amovibles. A la tête du lit et à angle droit se trouve une planchette à roulis percée de trous pour le gobelet, le pot à tisane, la fiole, et deux crochets placés aux extrémités du lit se fixent dans des pitons adaptés aux montants verticaux pour immobiliser le cadre au besoin. Ce modèle me paraît remplir à peu près toutes les conditions d'un lit destiné aux hôpitaux de navire.

Je dois signaler aussi le lit suspendu imaginé par le commandant Guépratte, essayé à bord de quelques navires, en particulier de la *Magicienne*, et qu'une dépêche ministérielle du 22 avril 1874 a prescrit d'employer dans les hôpitaux des bâtiments. Des épontilles munies de crochets à vis de pression, de manière à régler à volonté la hauteur, supportent ce lit et sont fixées dans le pont par des sabots ; des supports à roulis embrassent ces crochets. Le lit est en toile légère, le fond en feuillard ; l'ensemble ne pèse que 30 kilogr.

La literie des malades exige des soins assidus de nettoyage, de répa-

(1) J'ai plaidé plus haut la cause de la simplification de l'ameublement dans les chambres d'officiers. Elle est loin d'être gagnée partout et la marine autrichienne se signale en particulier par une libéralité à cet égard qui est profitable au coup d'œil mais préjudiciable au bien-être réel et à la santé (Voy. *Rev. marit. et coloniale*, 1874, p. 897).

ration et d'aération. Les matelas et les traversins qu'on fournit aux hôpitaux de nos navires sont d'une fâcheuse exiguité. Raoul en faisait la remarque et se plaignait de ce que, dans quelques cas de paralysie, de fracture, d'amputation, il lui fallait rapprocher deux lits pour que le malade pût s'y maintenir. Signaler cet inconvénient, c'est demander en même temps qu'on y obvie. Autrefois on embarquait pour les malades des matelas d'étoupes ; Delivet a fait ressortir la supériorité des matelas de crin qui, à raison de leur élasticité, s'affaissent moins vite, sont bien plus frais et s'imprègnent moins aisément de miasmes et d'odeurs. Le mélange de crin et de laine est habituellement employé aujourd'hui. Les traversins et les oreillers laissent beaucoup à désirer ; les premiers sont convertis, au bout de peu de temps, en une planche durcie ; les seconds sont d'un nettoyage difficile. Il conviendrait que tous les navires fussent munis d'un ou deux *water-mattress* ou matelas d'eau destinés aux malades qui subissent les rigueurs d'un alitement prolongé (1).

---

# CHAPITRE III

## Culture corporelle.

« On convient généralement, dit Duhamel du Monceau, qu'à terre la malpropreté occasionne des maladies, mais combien cette cause doit-elle plus influer sur la santé des équipages dans les vaisseaux où un grand nombre d'hommes et de bestiaux sont rassemblés dans un petit espace (2)? » Cela est évident et les capitaines doivent bien se persuader que la propreté individuelle de chaque matelot est l'un des facteurs dont le degré de pureté de l'atmosphère nautique est le produit ; aucun élément d'hygiène n'a donc plus d'importance que celui-ci, et ce mot que la propreté est presque « une vertu sociale » ne s'applique nulle part ailleurs avec autant de justesse qu'au milieu nautique.

Les soins de propreté corporelle qu'il faut exiger des matelots sont relatifs : 1° à leur personne ; 2° à leurs vêtements. C'est dans cet ordre que nous allons les examiner.

### ARTICLE I<sup>er</sup>.

#### PROPRETÉ PERSONNELLE.

Il faut moins compter sur la spontanéité du matelot pour le voir s'entretenir dans un état de propreté convenable que sur des prescriptions

---

(1) Voy. Fonssagrives, *Dict. encycl. des scienc. méd.*, 1<sup>re</sup> série, t. III, art. ALITEMENT.
(2) Duhamel du Monceau, *Moyens de conserver la santé aux équipages des vaisseaux.* Paris, 1759, p. 29.

de service qu'il sait bien ne pouvoir éluder impunément; les hommes de nos équipages sont réellement, sous ce rapport, inférieurs aux soldats chez lesquels des traditions de culture corporelle, entraînant les rétifs eux-mêmes, vivent et se perpétuent. Entre tous les marins nous accuserons plus volontiers, et quoi qu'il nous en coûte, ceux de l'Armorique, race rude et forte s'il en fût, mais souverainement dédaigneuse des soins les plus élémentaires de la propreté, qui aime l'eau de mer autant qu'elle déteste l'eau douce, et qui n'use des bains et des ablutions qu'avec une parcimonie regrettable.

Les matelots du commerce, dont l'incurie est affranchie de toute surveillance efficace, sont souvent dans un état de sordidité incroyable. Dauvin, sans charger le tableau, nous a dépeint les pêcheurs de Terre-Neuve recouverts d'une couche épaisse de crasse, exhalant une odeur infecte, les cheveux comme pliqués, et se faisant gloire de passer toute une pêche sans ôter leurs bottes (1). En présence d'une sordidité corporelle poussée jusqu'à ce point, la police du navire de l'État n'est-t-elle pas justifiée de la sévérité avec laquelle elle poursuit ces délits contre la propreté que constatent les inspections quotidiennes ?

Il serait superflu de faire ressortir l'influence fâcheuse qu'exerce sur la santé l'état habituel de malpropreté de la peau ; c'est là un des lieux communs de l'hygiène générale et dans lequel je ne saurais m'attarder. Les ablutions, les bains, les soins relatifs aux dents, à la barbe et aux cheveux sont les points principaux de cette étude d'hygiène nautique : nous allons les examiner rapidement.

### § 1er. — *Ablutions.*

Le nettoyage personnel du matin, constaté par l'inspection de propreté, soumet les matelots aux ablutions froides pratiquées sur les parties du corps qui sont habituellement découvertes. Jadis la pénurie d'eau douce, ce fléau des anciennes navigations, obligeait à se servir, pour ces ablutions, d'eau de mer qui opérait un nettoyage moins complet et déposait sur la peau des efflorescences salines qui en obstruaient les pores, et de là peut-être venaient ces éruptions furonculeuses qui sévissaient en quelque sorte en permanence sur les équipages. Aujourd'hui on ne saurait, pour expliquer que ce grand intérêt restât en souffrance, invoquer la même excuse et on pourrait très-bien, dans les circonstances ordinaires de la navigation, attribuer à chaque homme une certaine quantité d'eau douce pour ses ablutions. M. Beaumanoir, médecin-major de la corvette *le Rhin*, a demandé dans son rapport de fin de campagne que chaque matelot reçût le matin un litre d'eau douce destiné aux ablutions du visage, de la bouche et des mains ;

(1) A. J. Dauvin, *Guide hygiénique et médico-chirurgical de Terre-Neuve* (*Ann. marit. et colon.*, 1843, t. LXXXII, p. 705).

que le dimanche on lui en attribuât dix litres pour une ablution générale, et une fois par mois soixante-quinze litres pour un bain (1). D'après
ces calculs, ces améliorations coûteraient 10 fr. 50 par homme et par
an, 800 francs environ pour un cuirassé de premier rang comme
l'*Océan*. Quelle dépense insignifiante et à quelle économie ne condui-
rait-elle pas en réalité, en contribuant à maintenir les hommes valides!
Il faut y songer ; l'absence des bains et la pratique des lavages corporels
à l'eau salée sur un navire qui fabrique de l'eau douce en abondance
serait aujourd'hui, dût l'expression paraître dure, une sauvagerie in-
qualifiable. L'état actuel des choses ne tient que parce qu'il est : je n'y
vois pas du moins d'autres raisons.

Au reste ce n'est pas seulement dans notre marine qu'on proteste
contre cet abandon d'un des plus grands intérêts de la santé ; le rapport sur l'état de la marine anglaise en 1865-1867 s'exprimait ainsi à ce
propos : « En ce qui concerne la santé *il faut reconnaître qu'un homme
ne peut pas être propre à bord, y mît-il la meilleure volonté ;* les moyens
qui sont fournis pour les ablutions sont insuffisants ; les hommes ne peuvent, faute d'un emplacement convenable, se laver jusqu'à la ceinture
et si le lavage du pont maintient leurs jambes et leurs pieds dans un
état convenable, tout le reste est sordide. Et cet état de choses existe
sur des navires de la marine royale sur lesquels de l'eau douce est fabriquée en permanence! Il y a là un bien grave intérêt en souffrance (2). »

Pour entretenir la propreté corporelle sur un navire il faut de l'eau
douce et de la surveillance ; la première existe, la seconde ne doit pas
faire défaut. Les bras, les jambes, le visage sont soumis à l'inspection
de propreté, c'est quelque chose, mais il ne faut pas que l'incurie, ainsi
pourchassée, aille se réfugier sous les vêtements. Le lavage du pont
pieds nus est une pratique dure en apparence, mais dont l'habitude
émousse les rigueurs; le matelot se lave ainsi les pieds quotidiennement
et malgré lui ; l'emploi des bottes pendant le lavage ne donnerait pas les
mêmes garanties de propreté, ni d'endurcissement au froid (3). La visite
de propreté doit aller au delà, et il faut que deux fois par semaine elle
se complète dans la batterie ou mieux dans l'hôpital, ce qui sauvegar-
derait tous les intérêts, par un examen général et à nu. Cette visite de
propreté aurait d'ailleurs un autre avantage, ce serait de reconnaître de
bonne heure les cas d'infection syphilitique qui chercheraient à se dissimuler et d'y porter un remède efficace.

L'habitude de braver les intempéries est la plus sûre garantie d'immunités contre leurs rigueurs. Nous avons d'abord été effrayé de voir, pen-

(1) Cette quantité est évidemment trop petite, un bain d'adulte étant, dans les conditions ordinaires, de 200 litres, il faudrait ici un minimum de 100 litres.

(2) *Rapp. statist. sur l'état sanitaire de la marine anglaise pendant les années* 1865.
1867 (*Edinburgh medic. journ.*, novembre 1868, n° 161).

(3) Voir plus haut, page 213.

dant l'hiver, dans les navigations sur nos côtes, les matelots opérer, le corps nu jusqu'à la ceinture, leur toilette de tous les jours ; l'innocuité presque constante de cette pratique nous a promptement rassuré. C'est une de ces questions dans lesquelles d'ailleurs il faut mettre, dans les deux plateaux de la balance, la somme des avantages et celle des inconvénients, et se décider pour celui qui incline sans plus songer à l'autre ; d'ailleurs l'assuétude atténue ou même neutralise complétement ce danger et les pensionnaires de Priessnitz n'ont jamais été plus endurcis aux lotions froides que ne le sont nos matelots.

Au reste lorsque le temps est trop rigoureux et que le bâtiment est dépourvu de lavabos, il faut permettre aux hommes de se nettoyer dans la batterie haute immédiatement avant le lavage de celle-ci.

Depuis bien longtemps déjà sur les grands bâtiments anglais, à tribord dans leur batterie haute et sur la cloison de celle-ci à babord, on avait fixé 7 à 8 cuvettes de fer battu montées sur étagères et ayant des robinets au-dessus d'elles. Ces cuvettes servaient à la toilette de l'équipage. Ce progrès a été lent à pénétrer chez nous, mais il est réalisé aujourd'hui sous des proportions moindres, il est vrai, que je ne le souhaiterais. Il faut en réclamer l'extension à tous les navires. M. Deschiens, tout en se félicitant des services rendus aux chauffeurs par cette installation, ne croit pas que tout ait été fait en cette matière : il demande de fermer l'emplacement des lavabos par un rideau mobile, de le munir d'un appareil à douches et d'appeler l'équipage tout entier à participer au bénéfice de ce lavage à l'eau chaude (1).

Les grands cuirassés, et en particulier *l'Océan* que j'ai visité l'an dernier, sont aussi munis de lavabos, mais cette installation n'a guère acquis son perfectionnement que sur les navires-hôpitaux anglais et sur les bâtiments de transports créés par cette nation pour le service des malades et le transport des troupes dans les grandes expéditions maritimes et militaires, comme celle d'Abyssinie et celle plus récente contre les Ashantis. Je décrirai plus loin ces installations intelligentes ; je dois dire seulement que, sous la réserve des proportions, je les crois applicables, dès à présent, au plus grand nombre de nos navires. On objectera que c'est bien difficile, que c'est bien recherché, mais que d'innovations en hygiène navale sont venues se heurter à ces raisons et qui sont réalisées aujourd'hui !


## § 2. — *Bains.*


J'ai insisté longuement jadis sur la question de la nécessité des bains pour les matelots ; je n'ai plus les mêmes raisons pour y revenir. Cette nécessité a d'ailleurs été sentie de tout temps. L'article 28 de l'ordon-

(1) H. Deschiens, *La frégate cuirassée* la Gauloise, *Étude d'hyg. nav.* (*Arch. de méd. nav.*, t. XIII, 1870, p. 346).

nance du 1ᵉʳ janvier 1786, prescrivait en effet d'établir près de chaque bossoir une grande baille destinée à laver le linge à l'eau douce et à servir de baignoire pour l'équipage dans les pays chauds. Cette pratique qui n'avait jamais reçu d'application bien sérieuse était tombée en désuétude, et quand elle a été intronisée à bord de quelques navires, sous des proportions réduites, elle ne l'a dû qu'à une initiative isolée et bénévole. C'est ainsi que Le Helloco nous apprend qu'à bord du *Duquesne*, il se donnait par jour quatre bains d'eau douce dans des baignoires chauffées au cylindre et que l'usage de la braise de four ne présenta jamais le moindre inconvénient (1). C'était rudimentaire sans doute, mais fort remarquable pour l'époque. Si cette libéralité était possible alors que les navires se ravitaillaient si péniblement d'eau douce, que ne doit-on pas faire aujourd'hui que la distillation de l'eau de mer et la généralisation des moteurs à feu dans la marine ont mis à la disposition des navires l'eau douce et la chaleur, ces deux éléments de toute balnéation.

En 1857, je formulais un projet de service des bains sur les bâtiments lequel assurait aux matelots un bain tous les deux mois sur les petits navires, un tous les trois mois sur les frégates, un tous les quatre mois sur les vaisseaux, et je combattais de mon mieux les objections tirées de l'exiguïté de l'espace, de la pénurie d'eau douce, de l'embarras pour le service. Un certain nombre d'officiers de marine, parmi lesquels je citerai l'Amiral Moulac qui, à bien d'autres qualités professionnelles joint celle d'une grande sollicitude pour ses matelots et d'un zèle louable pour leur hygiène, sont entrés dans la voie que je leur indiquais, et je sais que ce dernier avait organisé sur le vaisseau *le Robuste*, et d'après les idées que j'exposais, un service de bains qui fonctionnait sans difficulté aucune. Je ne saurais aujourd'hui me montrer ni aussi timide ni aussi accommodant et je dis résolûment qu'il faut, en dehors des conditions de saisons ou de campagnes qui permettent les bains froids, que les matelots prennent régulièrement, et à intervalles aussi courts que possible, des bains d'eau tiède ou tout au moins fassent des ablutions complètes dans des cuves ménagées à cet effet. On peut amener l'eau chaude par un tuyautage spécial dans des baignoires, ou bien, ce qui serait plus facile encore quand le navire chauffe, y projeter une certaine quantité de vapeur qui en élèverait la température à un degré convenable (2).

(1) P. Le Helloco, *Considérat. sur quelques points d'hyg. et de méd. nav.* Thèse de Mars. 1822. Il ne faudrait pas se fier à cette innocuité de la braise de boulanger ; elle n'est réelle que quand l'endroit où elle brûle est largement aéré.

(2) Cette disposition est réalisée à bord du *Marengo* où existent des lavabos bien installés. Une caisse en tôle que le jeu d'une pompe remplit d'eau reçoit de la vapeur par un tuyau latéral et reçoit à sa paroi inférieure un tuyau en U s'abouchant avec ses deux extrémités et portant deux pommes d'arrosoir pour douches. Cette caisse peut être alimentée, à volonté, d'eau douce ou d'eau de mer. Six robinets placés au-dessus d'autant de bassins servent au lavage. Une pompe enlève les eaux sales. Dans un massif sont pratiquées des cases destinées à recevoir un rechange pour les hommes

Il faut bien se persuader que s'il est important d'assainir les batteries et le faux-pont, leur désinfection sera tout à fait illusoire tant que la propreté personnelle ne sera pas garantie par la concession de bains de temps en temps. On doit remarquer, du reste, que ce service de bains ne peut être onéreux en eau douce et assujettissant que dans les navigations du Nord ou pendant la saison froide des climats tempérés. Dans les pays chauds les bains de mer ou de rivière satisfont sans dépense et sans gêne à ce grand intérêt de la salubrité nautique.

Sur presque tous nos navires aujourd'hui les chauffeurs ont, pour se baigner, une auge alimentée par des robinets d'eau froide et d'eau chaude et placée dans la cale arrière à proximité de la machine. M. Quémar se loue beaucoup des services que cette installation lui a rendus sur les cuirassés où elle est réglementaire (1). C'est quelque chose, ce n'est pas suffisant.

### § 3. — *Soins des dents.*

Il suffit d'avoir fait une seule campagne pour savoir jusqu'à quel point incroyable les matelots poussent l'incurie en matière d'hygiène de la bouche; la vigilance la plus assidue et la menace de peines disciplinaires suffisent à peine pour les ramener à des habitudes de propreté cependant bien essentielles; ils ne sentent que quand ils les ont perdues, tout le bénéfice hygiénique de dents intactes, solides, bien entretenues. L'inspection sanitaire de chaque semaine démontre aux médecins combien est petit le nombre des matelots qui présentent une denture irréprochable. Des gencives fongueuses, saillantes, recouvrant d'un bourrelet violacé le collet des dents, bordées d'un liséré ulcéreux ; des dents jaunes, déchaussées, maculées de carie et recouvertes d'un tartre qui n'a jamais connu les atteintes de la brosse, lorsqu'elles ne sont pas découronnées à moitié et n'ont pas pris, suivant l'expression de Brillat-Savarin, l'aspect de « pics informes, noircis et corrodés par le temps; » telle est d'ordinaire la bouche du matelot dans laquelle la gingivite expulsive exerce si habituellement ses ravages.

Nous accusions tout à l'heure son incurie, il fallait aussi jadis incriminer la dureté du biscuit, dont la consommation est fort heureusement très-réduite aujourd'hui, les variations atmosphériques qui ont tant d'influence sur la conservation des dents, et les refroidissements auxquels il en est butte pendant ses quarts de nuit (2). Cette mal-

---

employés à la machine. J'ai constaté avec un vif plaisir cette installation, en 1874, en visitant ce beau navire. M. Beaussire, alors embarqué sur le *Marengo*, a bien voulu m'envoyer une figure des lavabos et appareils de douches de ce beau bâtiment. Je regrette de ne pouvoir la reproduire ici.

(1) Quémar, *Étude sur les condit. hyg. des bâtiments cuirassés (Archiv. de méd. nav.* 1865, t. V, p. 449).

(2) « *Dentibus frigus inimicum.* » (Hippocrate.)

propreté de la bouche ne compromet que d'une manière éloignée la conservation des dents alors que la santé est bonne ; mais quand elle a subi l'influence scorbutique, les gencives se gonflent, s'ulcèrent et saignent avec d'autant plus de facilité qu'on en avait pris moins de soin jusque-là.

La nécessité de surveiller à bord le nettoyage de la bouche a été sentie de tout temps. Les articles 30 et 31 de ce règlement du 1er janvier 1786, qui a tant fait pour l'hygiène navale, prescrivaient de disposer sur le gaillard d'avant deux bailles contenant de l'eau vinaigrée avec laquelle les hommes devaient se rincer la bouche. Le chirurgien-major du navire devait s'assurer tous les quinze jours, par une inspection, de l'état des dents de chaque homme. Ces mesures sont assez généralement suivies du reste, mais il leur manque, pour qu'elles soient efficaces, qu'on les complète par la mise en état de la bouche à l'aide des instruments ; cette petite opération pratiquée de temps en temps, sous la surveillance des médecins en sous-ordre, par des infirmiers dressés à cet effet serait d'une utilité très-grande, et les inspections indiqueraient ceux des matelots qui doivent y être soumis. Quant à l'intervention du doigt pour le nettoyage quotidien de la bouche, elle est insuffisante. Dès 1830, Laurencin demandait qu'une brosse à dents entrât dans la composition du sac (1) ; en 1856, nous renouvelions ce vœu d'une manière pressante (2) ; il vient enfin de recevoir une satisfaction récente et qui s'est fait attendre au delà du nécessaire : *Tantæ molis erat romanam condere gentem !*

### § 4. — *Soins relatifs à la barbe et aux cheveux.*

Les vicissitudes de la barbe dans la marine ont été nombreuses et elle ne paraissent pas avoir atteint leur terme. Cet antique ornement du visage des Francs, nos ancêtres, est resté pendant longtemps interdit aux matelots par les règlements. En 1871, une décision ministérielle répondant à un vœu que j'avais formulé à ce propos (3) a rendu le port de la barbe licite pour les matelots, qui ont eu dès lors à choisir entre les *favoris à l'ordonnance* ou la barbe entière. La marine jouissait en paix de cette conquête, qui n'avait pas été peu laborieuse, lorsqu'en 1875 et en pleine liberté de la moustache, est intervenue une nouvelle dépêche ministérielle, restrictive de la première, et qui ramène aux anciennes et rigoureuses dispositions sur le port de la barbe avec cette atténuation que les commandants en cours de campagne peuvent autoriser leurs officiers et leur équipage à ne plus se raser. Cette nouvelle persécution contre la barbe donne au plaidoyer que je faisais en sa faveur il y a vingt ans

(1) Laurencin, *Rapport sur la campagne de la frég.* la Vénus. (Collect. de Brest.)
(2) Fonssagrives, *Hyg. nav.*, 1856, p. 160.
(3) Id., *ibid.*, p. 161.

une actualité que je n'ambitionnais pas pour lui. « Bien que l'hygiène, disais-je, reste à peu près indifférente à telle ou telle modification dans l'ornementation pileuse du visage et que l'opinion émise récemment sur l'aptitude de la moustache à garantir les organes respiratoires soit en réalité assez peu plausible, nous pensons cependant que la nature ne nous a pas donné dans la barbe une vaine parure et que ses intentions les plus franchement artistiques cachent toujours au fond un but d'utilité et d'hygiène, et il nous semble que les dents doivent trouver dans la moustache pour la lèvre supérieure, et dans la toison pileuse des joues pour la mâchoire inférieure un abri très-opportun contre les variations de température qui sont si préjudiciables à leur conservation. D'ailleurs, abstraction faite de tout intérêt d'hygiène, ne vaudrait-il pas mieux, à raison des obstacles que la mobilité du navire oppose souvent au maniement du rasoir, que la barbe fût portée tout entière, dût-elle être maintenue rase par la fréquente intervention des ciseaux ; la propreté n'y perdrait rien, la physionomie virile du matelot y gagnerait, et l'on éviterait ainsi les risques de propagation de ces efflorescences cutanées auxquelles la promiscuité du rasoir expose d'ordinaire. La tolérance que nous demandons ici remue bien des regrets, répond à bien des vœux ; elle trouverait autant de sympathies que la réforme radicale imposée jadis à la chevelure des soldats républicains a rencontré d'opposition ; elle serait accueillie avec une faveur marquée par le matelot, homme par le cœur, enfant par les désirs, et qui met au nombre des avantages de la marine marchande sur la marine de l'État l'absence dans la première des prohibitions disciplinaires relatives au port de la barbe (1). »

Le retour récent aux interdictions antérieures à 1870 m'oblige à insister davantage. Sans vouloir donner des remords à l'honorable ministre de la marine qui vient de défendre le port de la barbe entière, je suis bien obligé cependant de préciser davantage les inconvénients de cette mesure. J'avoue que je ne souscris pas, comme hygiéniste, à ce retour aux anciens errements, et tant de causes à bord menacent l'intégrité et la conservation des dents que je regrette pour elles l'abri qu'on leur enlève. M. Szokalsky a observé sur 53 sujets vigoureux l'influence de la suppression brusque de la barbe : 14 d'entre eux n'éprouvèrent rien de particulier ; sur l'ensemble des autres, on constata 27 cas de maux de dents (11 névralgies dentaires et faciales, 16 fluxions), 13 cas de caries anciennes qui se sont réveillées ; 23 cas de rhumes de cerveau ou de maux de gorge (2). M. Magitot constatant que sur 1,000 caries, il y en a 417 qui se rapportent à des hommes et 583 à des femmes, attribue l'im-

(1) Fonssagrives, *op. cit.*, p. 162.
(2) Voy. Fonssagrives, *Dictionnaire de la santé ou Répertoire d'hygiène à l'usage des familles et des écoles*. Paris, 1875, p. 121 (article Barbe).

munité relative des premiers à l'abri que la barbe offre à ces ostéïdes (1).
Quant à cette influence de la barbe sur les névralgies, il ne m'est pas
permis de la mettre en doute, depuis que j'ai vu disparaître au bout de
quatre mois une névralgie très-douloureuse de la face qui ne céda que
quand ma joue fut abritée par la barbe contre les refroidissements extérieurs.

En somme, l'état des dents est si habituellement mauvais dans la marine que je n'hésite pas à demander le retour pur et simple à la tolérance établie par la décision ministérielle de 1871 (2). En attendant,
j'engage les capitaines des navires à user de la liberté qui leur est laissée
par les règlements en autorisant leurs équipages à porter la barbe entière en cours de campagne. Quant aux cheveux, le peu de soin que les
matelots ont d'ordinaire de leur chevelure exige qu'elle soit portée
tout à fait rase. En 1856, je demandais qu'un peigne entrât dans la
composition réglementaire du sac. Une disposition récente y a pourvu.

## ARTICLE II



### PROPRETÉ DES VÊTEMENTS.

Le nettoyage du linge de corps et des objets de literie est le complément de la propreté personnelle. Jusqu'à une époque rapprochée, la
pénurie d'eau douce à bord des navires rendait cette opération très-
imparfaite; les tissus lavés à l'eau de mer n'étaient qu'incomplétement
débarrassés des matières organiques qui les souillaient, et les particules
salines et déliquescentes que l'eau de mer y déposait, les imprégnait
d'une humidité insalubre. Le soin de fournir aux matelots une petite
quantité d'eau douce destinée au rinçage de leur linge, était sans doute
très-avantageux, mais encore cette précaution ne permettait-elle pas
d'arriver à un nettoyage convenable. Aujourd'hui les conditions ne sont
plus les mêmes; les navires disposent d'eau douce, de vapeur d'eau et
de chaleur, c'est-à-dire de tous les éléments d'un blanchissage complet,
et il faut qu'ils apprennent à les utiliser.

Le savon est, à bord, comme partout, le nerf de la propreté. Le chimiste Liebig disait jadis que la quantité d'acide sulfurique consommée
dans les divers pays était la mesure exacte de leur activité industrielle,
on peut également dire que la quantité de savon consommée à bord de
différents navires est la mesure de leur salubrité. Les savons mous à base
de potasse ne valent pas, pour le nettoyage, les savons durs à base de
soude; quant aux savons résineux, imaginés par les Anglais, et qu'on
obtient en faisant réagir sur des lessives alcalines un mélange de résine

(1) Magitot, *Traité de la carie dentaire*. Paris, 1870.
(2) On y reviendra, ce n'est pas douteux, et la barbe reparaîtra. Le « *multa renascentur
quæ jam cecidere* » trouvera encore là une de ses innombrables applications.

et de suif, il est fort en usage dans la marine et on lui attribue l'avantage de mousser à toutes les eaux (1), mais il a l'inconvénient, peu sérieux dans l'espèce, de communiquer au linge une teinte jaunâtre.

Là où on n'a pas de savon, on peut remplacer ces sels alcalins à acides gras, par des lessives qui saponifient les matières grasses du linge souillé et les changent en savons solubles dans l'eau. Les principales lessives alcalines employées au blanchissage, sont : 1° les lessives de cendres, lesquelles renferment, outre des carbonates de potasse et de soude, une assez grande quantité d'autres sels : chlorures, sulfates, alcalins, de la silice, du fer et dont la composition varie avec celle des cendres de bois qui l'ont fournie ; 2° une lessive de sel de soude ou carbonate de soude du commerce ; 3° une lessive de chaux.

Elaguons tout d'abord cette dernière lessive qui use le linge et laisse à sa surface une couche de sulfate de chaux. Le savon vaut mieux que les lessives alcalines, mais dans certaines campagnes l'approvisionnement n'en peut être renouvelé et nous pensons qu'en vue d'éventualités semblables, il serait bon d'embarquer en barriques une certaine quantité de soude du commerce. M. Rouget de l'Isle indique comme suffisante pour 50 kilog. de linge sale, une lessive formée par 3 kilog. de sel de soude dans 45 litres d'eau et coûtant à peine 80 centimes ; c'est là une ressource dont il convient de s'assurer (2). Les baleiniers qui passent quelquefois des années entières à la mer y trouveraient surtout un immense avantage hygiénique.

Nous rangerons sous les quatre chefs ci-après les améliorations que nous voudrions voir introduites dans cette partie si importante de la propreté personnelle des équipages : 1° lavage du linge à bord ; 2° lavage du linge aux aiguades ; 3° lessivage du linge à terre ou à bord ; 4° blanchissage à la vapeur.

### § 1er. — *Lavage du linge à bord.*

La façon traditionnelle de laver le linge à bord est la suivante. Il est étendu sur le pont et frotté de savon à la main ou plus habituellement à la brosse ; cette opération se fait avec de l'eau de mer froide et la petite quantité d'eau douce allouée à chaque section sert tantôt au savonnage lui-même, tantôt au rinçage. Il est difficile de dire laquelle de ces deux pratiques, abandonnées au choix du matelot, a réellement le moins d'inconvénients. Le savonnage à l'eau douce est plus avantageux, en ce que celle-ci dissout mieux le savon et que le nettoyage est plus parfait ; mais il implique ensuite la nécessité de rincer le linge à l'eau de mer et

(1) Ce savon jaune se compose de suif de bœuf, de graisse d'os, d'huile de palmes additionnés de 30 pour 100 de résine. Il contient en centièmes : 51 de corps gras, 12 de résine, 13 de soude, 24 d'eau (Barreswill et Aimé Girard, *Dict. de chimie industrielle*, 1864, t, III, p. 352).

(2) Voy. Rouget de l'Isle, *Notice historique, théorique et pratique sur le blanchissage du linge.* Paris, 1852.

par suite il expose, comme je l'ai dit, au grave inconvénient de l'avoir toujours humide.

Voilà comment je voudrais que fût réglée l'opération du blanchissage ordinaire à bord des navires :

L'eau douce allouée à l'équipage serait divisée en deux portions : la première servirait à la macération ou au trempage du linge ; on y ajouterait 1 kilogramme de sel de soude par 50 litres d'eau (1).

Le linge destiné à être lavé dans la nuit serait mis à tremper le soir dans cette lessive ; il serait réuni par paquets individuels accrochés à des pitons disposés circulairement autour des bailles et correspondant à des numéros d'ordre.

Le *savonnage par la brosse* a sans doute des inconvénients ; il use rapidement le linge ; mais il est seul applicable à bord, le *battage* devant entraîner un bruit insupportable. Le *pliage* du linge, qui consiste à faire glisser l'un sur l'autre deux plis de manière à les savonner par le frottement, serait certainement préférable à la brosse, mais il est à craindre que la routine du matelot ne répugne à l'abandon de ce moyen défectueux. En tout cas, le premier savonnage doit s'effectuer, autant que possible, à l'aide de la seule eau qui a servi au trempage ; ce n'est que plus tard que l'eau de mer doit être employée.

Le *tordage* du linge pour en exprimer l'eau est également préjudiciable à la conservation des tissus dont les fibres sont ainsi violemment contournées et tendues ; dans la plupart des établissements de blanchissage on l'a remplacé par l'expression mécanique ; s'il doit être conservé à bord, il faut au moins que les matelots soient avertis de l'inconvénient qu'il y aurait à l'exagérer.

Lorsque le savonnage est terminé et que le linge a reçu deux *rinçages* successifs à l'eau de mer, il faut alors vider les bailles de trempage et verser l'eau douce destinée à débarrasser le linge de l'excès de savon, des matières que le savonnage a solubilisées et des sels déliquescents que le rinçage à l'eau de mer a laissés à sa surface.

Cela fait, le linge est tordu de nouveau pour exprimer la plus grande partie de l'eau de rinçage, puis suspendu sur les cartahus pour y sécher.

Les ressources du navire en eau douce sont-elles limitées ; il convient, au moins de temps en temps, ne fût-ce que tous les mois, d'opérer un lavage du linge dans ces conditions. Il va sans dire que, dans les navigations fluviatiles, comme celles des bâtiments de guerre ou de commerce qui remontent et redescendent les fleuves de la Confédération argentine, qui entrent dans le Congo, etc., l'eau douce coulant le long du bord, il n'y a plus de mesure à garder. C'est un spectacle agréable pour l'hygiéniste, et j'en ai joui souvent, que de voir alors le matelot,

(1) On pourrait, au moins de temps en temps, recourir à cette sorte de lessivage imparfait.

affolé du bonheur d'avoir de l'eau douce sans la mesurer, se livrer à de véritables orgies de nettoyage du navire, de son linge et de sa personne.

### § 2. — *Lavage du linge aux aiguades.*

Le lavage du linge aux aiguades ou ruisseaux est sans doute bien préférable à celui pratiqué à bord, à cause de la profusion de l'eau douce et des facilités du séchage, mais ces avantages sont chèrement payés par les occasions d'intempérance, d'insolations, parfois d'excès de tous genres, que le séjour de la terre offre aux matelots, et la prudence oblige à n'accorder cette autorisation que là où ces dangers n'existent pas. Il arrive cependant parfois que sur un des points d'une rade se trouvent réalisés ces avantages d'éloignement des villes et de surveillance facile, et il faut alors s'empresser de fournir aux équipages cette occasion d'avoir leur linge lavé plus complétement qu'il ne l'est d'habitude.

### § 3. — *Lessivage du linge.*

Le lessivage du linge par coulage, tel qu'il était pratiqué jadis dans nos maisons et tel qu'il l'est encore dans quelques provinces qui ont conservé le goût et le souvenir des vieilles habitudes, est certainement peu applicable à bord des navires de guerre, mais les navires de commerce employés aux longues navigations pourraient, soit à bord, soit dans les relâches, utiliser ce procédé de nettoyage qui donne au linge une netteté, une blancheur et un parfum dont l'œil, l'odorat et la santé se trouvent également bien. Il exige pour toute installation un cuvier assez élevé et une chaudière à lessive placée en contre-bas; un tuyau partant de la base du cuvier porte la lessive dans la chaudière. Le linge *essangé*, c'est-à-dire lavé dans l'eau froide, est entassé méthodiquement et par couches dans une baille percée d'un trou et munie d'une douille à sa partie inférieure, et on l'arrose avec une lessive bouillante de cendres ou de sel de soude (1). La lessive alcaline traverse le linge, s'écoule lentement dans la chaudière d'où elle est reprise pour faire le même trajet ; l'opération dure de deux à six heures. Quand elle est terminée, on retire le linge, on le savonne, on le rince et quand il est essoré, on le met au séchage.

(1) On se sert de cendres de bois, à raison de deux litres de cendre pour une cuve d'un hectolitre. On peut remplacer la cendre par 500 grammes de carbonate de soude du commerce pour un ou deux hectolitres de linge. Ce procédé dit du *coulage* est considéré comme trop primitif et devant céder la place aux méthodes perfectionnées qu'a imaginées l'industrie moderne ; on lui reproche d'être très-long, d'obliger pour le transport et le transvasement à un travail fatiguant, de compromettre l'intégrité du linge en le soumettant à des températures inégales, etc. Cela est incontestable, mais il s'agit ici d'employer ce procédé en l'absence d'appareils perfectionnés, et de donner à du linge qui est toujours imparfaitement nettoyé, et de temps en temps, un lessivage qui compense ce que le nettoyage ordinaire a de sommaire et d'incomplet.

Cette opération est très-facilement praticable à terre, dans le voisinage d'une aiguade ; quelques heures lui suffisent ; elle plairait singulièrement aux matelots auxquels elle apporterait, avec un bénéfice pour la santé, un souvenir de la vie domestique, et n'y eût-on recours que tous les six mois, elle nettoierait au moins complétement le linge de corps et pallierait l'imperfection des lavages ordinaires. La routine peut seule donner à cette idée un caractère d'étrangeté ; nous avons vu pour notre compte, pendant que nous naviguions, une foule de circonstances et de localités où elle eût pu être facilement réalisée. C'est une opération qui ne peut qu'être exceptionnelle, mais dont la *practicability* et les avantages sont évidents. Les grands navigateurs, les Phipps, les Krusenstern, les Cook, etc., étaient des *femmes de ménage* accomplies et je dirais volontiers que la valeur d'un chef d'expédition maritime se mesure à la blancheur habituelle de la chemise de ses matelots.

### § 4. — *Blanchissage à la vapeur.*

L'application de la vapeur au blanchissage nautique est encore un de ces projets très-facilement réalisables mais qui ont un faux air de spéculation théorique qui, la routine aidant, empêchera longtemps d'examiner s'il est réellement impraticable. Nous l'avons déjà dit, et nous le répétons encore, tout ce qui est nouveau paraît étrange, tout ce qui paraît étrange peut n'être pas inutile. Il faut voir, essayer, s'affranchir des entraves de l'habitude et ne jamais considérer, en hygiène navale, comme ailleurs, l'état présent des choses comme la dernière expression du bien. Pour nous ce n'est jamais sans un sentiment de regret que nous avons vu la vapeur se dégager et se dissiper dans l'air par les tuyaux d'échappement des machines de nos navires et nous nous sommes dit que dans ce calorique perdu, dans cette force perdue, dans cette eau douce perdue, il y avait des richesses que l'hygiène s'appropriera un jour, en particulier des bains et du blanchissage à la vapeur.

Ce mode de nettoyage du linge prend crédit de plus en plus et la plupart des lavoirs publics n'en emploient pas d'autres. Disposer dans le voisinage des chaudières une cuve de tôle, dans laquelle le linge, préalablement imprégné d'une lessive alcaline faible (1) serait soumis à l'action de la vapeur d'eau qu'un tuyau de métal y conduirait, voilà en définitive à quoi se réduirait tout le problème. Le linge de l'équipage serait placé pendant cinq ou six heures dans cette cuve, il y perdrait une partie de ses matières solubles, aurait toutes ses matières grasses saponifiées et il ne resterait plus qu'à lui faire subir l'opération du séchage.

« Nous indiquerions bien encore comme possible, disions-nous en 1856, l'établissement sur les navires à vapeur d'une sorte de séchoir

______

(1) On emploie, par 50 kilogrammes de linge sec, pour ce trempage, un kilog. et demi de soude ou de potasse du commerce pour 100 litres d'eau.

chauffé par la vapeur elle-même (1) et destiné à suppléer pour le séchage du linge l'action solaire qui, dans certaines navigations, fait obstinément défaut pendant des séries de dix ou quinze jours et quelquefois au delà, mais la crainte de paraître trop aventureux nous dissuade de développer une idée qui, une fois mise en avant, fera son chemin tôt ou tard si elle est utile. » J'y mets plus de hardiesse aujourd'hui et je demande que cette idée soit mise pratiquement à l'étude (2). Il faut bien songer en effet que dans les navigations du Nord, l'humidité des vêtements est une des causes les plus habituelles de l'altération de la santé des matelots (tous les hygiénistes sont d'accord sur ce point) et que l'état du temps ne permet que rarement le séchage de leur linge et de leurs vêtements à l'air libre.

Est-il nécessaire d'ajouter que le battage, l'aération, l'exposition en plein air et au soleil sont des moyens de purification des vêtements qui concourent au même but que le nettoyage, et que les capitaines, obéissant d'ailleurs à une prescription réglementaire, doivent veiller à ce que pas un rayon de soleil ne soit perdu pour l'assainissement ou la conservation des effets de leur équipage.

A bord des navires de guerre la propreté est garantie à la rigueur par la discipline et il n'y a qu'à comprendre cet intérêt et à vouloir fermement pour qu'il reçoive une pleine satisfaction. Les bâtiments de commerce ne sont pas dans des conditions aussi avantageuses, et là, cependant, l'exiguité des équipages, la possibilité, sur les grands types de navires marchands au moins, d'installer des lavabos, un appareil de lessivage, un assécheur, etc., devraient leur assurer une propreté bien supérieure à celle des navires de guerre. La sollicitude des armateurs et la vigilance des capitaines ne sauraient se proposer un objectif plus important. Sur ces bâtiments habituellement démunis de médecins, il n'y a, à proprement parler, qu'une seule médecine qui soit réalisable, c'est celle de la préservation, et l'on ne saurait mettre trop de soins à s'en assurer les bénéfices. Or, la propreté est l'un de ses éléments essentiels. Les règlements qui pourvoyent à cet intérêt, dans la marine de guerre devraient être entièrement applicables aux navires marchands,

(1) Il serait facile de joindre à l'action asséchante de la chaleur celle de l'aspiration. Un *assécheur thermo-aspirateur* est une innovation qui peut tenter l'imagination des ingénieurs. Je leur livre l'idée et le nom, ne pouvant aller au delà. Au reste, des séchoirs sont employés dans les lavoirs publics et dans certains établissements populeux et il n'y aurait qu'à les adapter, comme forme et comme dimensions, aux besoins spéciaux des navires.

(2) L'*Exposition d'économie domestique* de 1872 contenait des modèles de lessiveuses, d'essoreuses, etc., qui pourraient être aisément appliqués aux usages nautiques. Quelques grands navires anglais, et en particulier le plus grand de tous, le *Great-Eastern*, ont été munis d'appareils de ce genre. Les appareils Bouillon, Muller et C<sup>ie</sup> qui fonctionnent par l'emploi simultané de la vapeur et des affusions pourraient être utilisés à bord des navires. Un appareil de 1<sup>m</sup>,40 de hauteur et de 1<sup>m</sup>,3 de diamètre ne coûte que 300 fr. ; il peut contenir 125 kilog. de linge, et celui-ci est nettoyé en trois ou quatre heures (*Dict. des Arts et manufactures et de l'Agriculture*, art. BLANCHISSAGE).

sous l'autorité des capitaines et la responsabilité des armateurs. Ici encore, je ne puis que désirer pour notre marine du commerce l'intervention de mesures législatives analogues à celles adoptées par les Anglais et qui prennent résolûment en main les intérêts de la santé et de la sécurité des matelots du commerce. C'est en effet une très-fausse conception de la liberté que de vouloir qu'on la respecte là où elle ne couvre que les intérêts de l'ignorance ou de l'incurie. La libre Angleterre et la libre Amérique ne se perdent pas dans cette confusion de la liberté utile et de la liberté dangereuse en laquelle l'idéologie se complaît et s'obstine chez nous, et elles savent au besoin demander à la liberté individuelle des sacrifices auxquels elle se résigne très-bien et qui profitent au bien public. L'*Act* sur la marine de commerce nous en est une preuve, et la discussion récente de la question Plimsoll sur l'innavigabilité des navires marchands et sur les garanties à exiger des armateurs nous donne la mesure de l'esprit pratique et résolûment sage de nos voisins. On ne gouverne ni on ne défend les hommes avec des mots.

Telles sont les considérations principales que nous avions à présenter sur ce sujet si important de la culture et de la propreté corporelles à bord des navires. Le temps est loin de nous sans doute où les marins étaient complétement abandonnés, sous ce rapport, à leur paresse et à leur incurie, où ils achetaient eux-mêmes leurs vêtements, pourvoyaient comme ils l'entendaient au nettoyage de leur linge, couchaient amatelotés et vivaient dans une malpropreté favorable à l'invasion des maladies de la peau, à la pullulation immonde des parasites et au développement de ces épidémies meurtrières qui venaient de temps en temps protester tragiquement contre l'omission de toutes les lois de l'hygiène. Il y a eu un progrès immense de réalisé, mais si les conseils de propreté nautique que Nelson recevait de son oncle à son premier commandement, paraissent bien surannés aujourd'hui, il n'en est pas moins permis d'affirmer que la dernière limite du bien en cette matière n'est pas atteinte et que beaucoup d'améliorations utiles peuvent encore être pressenties et demandées. Je convie à cette tâche honorable les capitaines et les médecins des navires, associés dans un intérêt commun d'humanité.

# LIVRE TROISIÈME

## INFLUENCES DU NAVIRE

Nous venons d'étudier les conditions de l'habitation nautique et celles de l'homme de mer ; ces deux termes du rapport étant connus, nous avons à nous occuper maintenant de la façon dont ils réagissent l'un sur l'autre au point de vue de la salubrité et ici nous pouvons, empruntant à la langue maritime des Anglais une vive et poétique métaphore (1), animer en quelque sorte le navire, en faire un être sentant, vivant, ayant sa personnalité et aussi sa santé propre, dont il ne bénéficie ni ne souffre pour lui-même, il est vrai, mais qui peut, avec profit, être considérée indépendamment de celle de l'équipage qui l'anime. Le navire, en effet, comme un être humain, a ses qualités ou ses défauts originels de structure ; c'est, dès le chantier, son berceau, un être voué à la santé par son ampleur organique, ou un valétudinaire enclin à subir et à condenser en quelque sorte toutes les influences•insalubres qui passeront ; c'est surtout un organisme qui vaudra ce que vaut son hygiène et qui, placé dans des conditions qui menacent sa salubrité, ne saura prévaloir contre elles que s'il s'astreint à des soins incessants et à des précautions assidues. S'il y a des navires *valétudinaires* (et il faut prudemment admettre que tous le sont), il y a aussi des navires *malades ;* ce sont ceux qui sont voués d'une manière permanente aux sévices de ce que j'appellerai les *endémies nautiques* et d'une manière accidentelle à ceux des *épidémies nautiques.* Aux premiers il faut une hygiène préservatrice dont la vigilance ne se démente pas ; aux seconds il faut un traitement qui les ramène aux conditions communes de salubrité. Cette distinction, fondée, je le crois, sur la nature même des choses, se retrouvera dans l'étude que nous ferons plus loin de l'assainissement nautique ; pour le moment, il ne s'agit ni d'hygiène ni de thérapeutique, mais bien d'étiologie.

Or les influences du navire doivent être envisagées sous deux aspects : 1° influences *communes* se retrouvant sur tous les navires, quels que soient leurs types, leurs particularités de construction, de disposition

---

(1) Les Anglais appellent leurs bâtiments de guerre *men-of-war* et leurs bâtiments de commerce *merchant-men.*

intérieure, d'armement ; 2° influences *spéciales* étudiées dans leurs rapports avec les différentes sortes de navires ramenés dans ce but à des groupes et à des types déterminés. C'est l'ordre que nous allons suivre dans cette étude.

# SECTION PREMIÈRE

## INFLUENCES COMMUNES

Les influences de cet ordre sont inhérentes à l'habitation nautique en général ; elles forment le fond même de l'hygiène des marins.

Il n'y a pas d'habitation qui exerce sur la santé des influences dont la permanence puisse être comparée à celles du navire ; c'est là, je l'ai dit, le secret de l'importance et de l'intérêt qu'offre à l'hygiène l'étude de cette habitation si spéciale. Dans certaines campagnes où la séquestration des équipages à bord est une nécessité ou un système, il est des hommes qui passent des années entières sans laisser le navire auquel les attachent les liens de la discipline et de l'assuétude, et qui, par conséquent, ne mitigent pas, comme nous le faisons pour nos maisons, les influences de ce milieu restreint par celles du dehors. Le matelot, chélonien porté par son écaille, ne fait, quand il monte sur le pont, que mettre la tête hors de sa prison mobile, pour l'y rentrer bientôt ; Bias inconscient, il « porte tout avec lui, » comme le sage de Priène, et il se fait de son bâtiment une sorte de microcosme mouvant qui l'isole du reste du monde et suffit à ses besoins comme à son activité. Étudions la mesure et le sens dans lesquels l'habitation nautique, envisagée d'une manière générale, modifie les conditions de sa vie et de sa santé.

Ici nous trouvons deux sujets d'études : 1° le climat nautique ; 2° les vibrations du navire.

Les oscillations étant le fait du milieu sur lequel il flotte seront étudiées, avec le mal de mer qui en dérive, et à propos des influences pélagiennes.

# CHAPITRE PREMIER

## Le climat nautique.

On a ingénieusement appelé *climat domestique* les conditions diverses que présente l'atmosphère de l'habitation, je me crois fondé à appliquer cette désignation à l'étude de l'atmosphère du bâtiment, lequel n'est en réalité qu'une habitation spéciale. Or, ce climat, comme tous les autres, est un modificateur complexe fait d'air, de chaleur, d'humidité, de lumière, d'ozone, etc. Nous avons donc à étudier sous tous ces rapports le *climat nautique*, lequel, variable pour chaque type de navire et pour chaque variété du même type, est sans doute subordonné aux conditions mobiles de l'atmosphère extérieure, mais s'en émancipe cependant dans une certaine mesure en conservant ses qualités propres.

La composition et les mouvements de l'air dans l'intérieur des navires, sa thermologie, son hygrologie, son état ozonique et électrique sont les points principaux de cette étude du climat nautique.

## ARTICLE PREMIER.

### AÉROLOGIE NAUTIQUE.

Je donne le nom d'*aérologie nautique* à l'ensemble des considérations qui ont trait à la quantité d'air attribuée aux équipages des navires dans les compartiments intérieurs de ceux-ci et aux qualités diverses que cet air peut présenter. Cette étude offre aujourd'hui un grand intérêt, et on me permettra d'y insister.

### § 1. — *Quantité d'air ou aération spécifique.*

L'aération spécifique des navires a des aspects multiples. On peut étudier en effet successivement: 1° le rapport du carré d'aération (1) au volume du navire ; 2° le rapport du carré d'aération au chiffre de l'équipage ; 3° le rapport du carré spécifique d'aération au cube spécifique d'encombrement.

I. — *Rapport du carré d'aération au volume* (2). — Si l'on prend le carré d'aération total ou partiel d'un navire et qu'on le divise par le cube représentant le volume du navire ou de l'un de ses compartiments habités,

(1) J'ai proposé d'appeler *carré d'aération* le carré représentant l'ensemble des ouvertures aératoires d'un navire ou de chacun de ses étages ou compartiments. Ce terme a été adopté avec ce sens par les médecins de la marine qui s'occupent d'hygiène navale. Le *carré spécifique*, comme je vais le dire, s'entend dans plusieurs sens : du rapport du carré aératoire au volume du navire ou d'une de ses parties, de la part qui revient dans ce carré à chaque homme de l'équipage.

(2) On peut représenter ces deux rapports par les formules suivantes : $\dfrac{C}{V}$ et $\dfrac{C}{N}$, C étant le carré d'aération, V le volume ou cubage du navire et N le chiffre de l'équipage. Ces termes, au lieu de s'appliquer à l'ensemble du navire et à l'ensemble de ses habitants, peuvent indiquer le carré d'aération d'un des étages du navire dans ses rapports avec le cube de cet étage et avec la fraction d'équipage qui l'habite. Je ne m'étais occupé que du rapport $\dfrac{C}{N}$, M. Bourel-Roncière s'est occupé depuis des autres rapports.

on a le rapport $\frac{C}{V}$. Plus C sera grand par rapport à **V**, plus le navire pourra être considéré comme favorisé sous le rapport de l'aération naturelle. M. Bourel-Roncière a rapporté cette comparaison à 100 mètres cubes du volume total du navire et a déterminé le carré d'aération qui alimente d'air ces 100 mètres cubes. C'est ainsi qu'il a établi par ses recherches que sur l'*Océan* 100 mètres cubes nets ne communiquent avec l'air extérieur que par une surface carrée de $1^q,02$, que cette surface est de $1^q,01$ sur le *Marengo* et de $1^q,02$ sur le *Richelieu*. Il serait intéressant d'étendre ces recherches à tous les types de navire et, sur chaque navire en particulier, de déterminer les rapports $\frac{C}{B}\ \frac{C'}{B'}\ \frac{C''}{B''}$, c'est-à-dire le rapport du carré d'aération au volume de la batterie, du faux-pont, de la cale (1).

II. — *Rapport du carré d'aération au chiffre de l'équipage*. — C'est le rapport $\frac{C}{N}$ qui peut s'appliquer à l'ensemble du volume du navire et à l'ensemble de son effectif ou bien au volume d'un de ses étages et à la fraction de l'équipage qui l'habite.

En 1856, j'ai eu la pensée de faire entrer les calculs du carré absolu et du carré spécifique d'aération comme éléments de l'étude de la salubrité absolue et comparative des navires ; et j'ai été heureux de voir les médecins de la marine adopter cette idée et appliquer aux types nouveaux de navires des calculs que je n'avais pu faire que pour ceux de l'ancienne flotte. MM. Quémar et Bourel-Roncière, en particulier, ont abordé avec beaucoup de fruit ces recherches en leur donnant pour base les éléments mêmes que j'avais indiqués, de sorte qu'il existe entre leurs calculs et les miens une uniformité qui rend leur comparaison plus facile et plus fructueuse.

Le dernier de ces médecins distingués rapprochant les résultats que m'avait fournis, il y a vingt ans, l'étude de l'aération spécifique des anciens types de navires de ceux auxquels était arrivé M. Quémar pour les cuirassés anciens, et de ceux qu'il avait calculés lui-même pour les types actuels des cuirassés, a dressé dans un mémoire spécial (2) le tableau suivant que je lui emprunte :

(1) Si $\frac{C}{B}$ est le rapport du carré d'aération au volume de la première batterie, si $\frac{C'}{B'}$ est le même rapport pour la seconde batterie, l'aération spécifique de cette deuxième batterie sera représentée par $\frac{C}{B} \times \frac{C'}{B'}$, et ainsi de suite pour les étages sous-jacents ; le dernier, la cale par exemple, aurait pour mesure de son aération spécifique le produit de tous les carrés successifs d'aération divisé par le produit de tous les volumes des étages, $\frac{CC'C''}{BB'B''}$.

(2) Bourel-Roncière, *Contribution à l'hygiène des cuirassés* (*Arch. de méd. nav.*, 1875, t. XXXIII, p. 81.

| TYPES. | CARRÉ SPÉCIFIQUE BRUT exprimé en décimètres carrés (1) | OBSERVATEURS. |
|---|---|---|
| Anciens types..... { Vaisseau de 120 | 1$^{dc}$,06 | Fonssagrives. |
| — de 100 | 1 ,21 | — |
| — de 90 | 0 ,81 | — |
| — de 74 | 1 ,23 | — |
| Frégate de 60 | 0 ,49 | — |
| — de 50 | 0 ,56 | — |
| — de 44 | 1 ,04 | — |
| Cuirassés anciens... { *Gloire.* | 1 ,72 | Quémar. |
| *Couronne.* | 0 ,81 | — |
| *Solférino.* | 2 ,19 | — |
| *Provence.* | 1 ,90 | — |
| *Normandie.* | 1 ,59 | — |
| Cuirassés actuels... { *Océan.* | 1 ,77 | Bourel-Roncière. |
| *Marengo.* | 1 ,04 | — |
| *Richelieu.* | 1 ,42 | — |

Si nous comparons, sous le rapport de la grandeur du carré d'aération, l'ensemble de ces groupes de navires, nous voyons que le *Solférino* est, de tous, celui qui avait le plus grand carré spécifique (2$^{dc}$,19) et que l'ancienne frégate de 60 est celle qui présentait le plus petit (0$^{dc}$,49). C'est-à-dire que si on supposait l'équipage réparti uniformément dans ces deux navires, chaque homme aurait un carré spécifique ou individuel d'aération de 0$^{dc}$,49 sur une frégate à voiles de 60 canons et de 2$^{dc}$,19 sur un cuirassé du type *Solférino*. Le rapport varie donc de plus du quadruple.

Si nous envisageons maintenant chacun de ces groupes isolément et si nous prenons la moyenne du carré spécifique d'aération des types qui les constituent, nous trouvons : 1° pour les anciens types à voiles, un carré spécifique moyen de 1$^{dc}$,51 ; 2° pour les anciens cuirassés, un carré de 1$^{dc}$,59 ; 3° pour les cuirassés récents, un carré de 1$^{dc}$,40. Réunissons les deux groupes de cuirassés sous ce rapport et nous arrivons aux chiffres suivants, qui représentent la comparaison des carrés spécifiques d'aération de l'ancienne flotte de combat et de la nouvelle :

1° Ancienne flotte de combat........  1$^{dc}$,51
2° Cuirassés.......................  1$^{dc}$,50

On peut en conclure, que l'ancienne flotte de combat était mieux percée pour l'aération que les cuirassés (2) et que chaque homme sur

(1) J'ai ramené ces carrés spécifiques au décimètre carré pour rendre leur comparaison plus expressive à première vue.

(2) Cette disproportion serait bien plus forte si je n'avais pas, dans mes calculs, réduit les ouvertures aératoires aux sabords et aux panneaux, laissant les hublots de côté.

les cuirassés récents dispose d'un carré aératoire moindre que sur les anciens cuirassés des types *Solférino*, *Provence*, etc.

Compare-t-on l'aération des cuirassés entre eux, on voit qu'elle a pour maximum 2$^{dc}$,19 (*Solférino*) et pour minimum 0$^{dc}$,81 (*Couronne*).

III. — *Rapport du carré spécifique d'aération au cube spécifique d'encombrement.* — Si l'on divise le carré spécifique d'aération qui revient à chaque homme d'un navire par le cube d'espace dont il dispose, on a un nouveau rapport $\frac{CV}{N}$, C étant le carré d'aération, V le volume cubique et N l'effectif de l'équipage. M. Bourel-Roncière a indiqué cet aspect particulier de l'étude de l'aération spécifique. On comprend que la grandeur de ce carré d'aération peut, dans une certaine mesure, compenser l'exiguïté du cube d'emplacement et réciproquement, et que là où à un cube étroit correspond un carré d'aération spécifique exigu se trouvent réunies les conditions les plus défavorables. J'ai calculé d'après les éléments que j'avais déjà fournis, et en les complétant par ceux qu'y a ajoutés M. Bourel-Roncière, la nature de ce rapport sur les anciens navires de combat et sur les cuirassés, et je suis arrivé à constater les chiffres suivants :

| TYPES. | CUBE D'ENCOMBREMENT en mètres cubes. | CARRÉ D'AÉRATION SPÉCIFIQUE en décimètres carrés. | RAPPORT en CENTIÈMES. |
|---|---|---|---|
| Vaisseau de 1$^{er}$ rang. | 4$^{m3}$,535 | 1$^{dc}$,06 | 0,235 |
| — de 2$^{e}$ rang. | 4 ,015 | 1 ,21 | 0,300 |
| — de 3$^{c}$ rang. | 3 ,204 | 0 ,81 | 0,253 |
| Frégate de 1$^{er}$ rang. | 2 ,838 | 0 ,49 | 0,173 |
| — de 2$^{c}$ rang.. | 3 ,050 | 0 ,56 | 0,183 |
| — de 3$^{e}$ rang.. | 3 ,204 | 1 ,04 | 0,325 |
| *Solférino.* | 3 ,301 | 2 ,19 | 0,664 |
| *Richelieu.* | 7 ,944 | 1 ,42 | 0,179 |
| *Océan.* | 5 ,083 | 1 ,77 | 0,348 |
| Moyennes. | 4$^{m3}$,708 | 1$^{dc}$,17 | 0,29 |

On voit que sur l'ensemble de ces navires la moyenne du cube d'encombrement spécifique étant 4$^{s}$,708, la moyenne du carré d'aération spécifique est de 1$^{dc}$,17, et le rapport moyen de ces deux quantités $\frac{C}{V}$ = 0,295 ; en d'autres termes, le cube moyen d'encombrement spécifique étant = 1, le carré moyen d'aération spécifique = 0,307, plus du tiers. Remarquons que l'*Océan* qui donne à chacun de ses hommes plus d'espace cubique que l'ancien vaisseau de premier rang (5$^{s}$,083 au lieu de 4$^{m}$,535), lui donne aussi un carré d'aération spécifique plus élevé (1$^{dc}$,77, au lieu de $1^{dc}$,06; à ce double point de vue il y a donc supériorité hygiénique du cuirassé du type *Océan* sur l'ancien vaisseau de 120 canons (1).

Je pourrais poursuivre plus loin ces rapprochements numériques, mais je craindrais de lasser la patience du lecteur. Je reviendrai à la fin de ce volume, dans l'appendice relatif au programme de l'étude de la topographie médicale d'un navire, sur les éléments que doivent embrasser des recherches de ce genre.

Si un bâtiment était inhabité, on ne pourrait admettre que, même dans ce cas, son atmosphère intérieure fût en équilibre de qualités avec l'atmosphère extérieure. Les parois de fer ou de bois du navire agiraient en effet sur cette atmosphère circonscrite dans un sens qui en modifierait la composition chimique et avec d'autant plus d'efficacité que les cloisonnements intérieurs apporteraient plus d'entraves à la communication de l'atmosphère nautique avec l'atmosphère du dehors. De plus, à cette viciation par les matériaux de construction viendrait s'ajouter celle produite par les approvisionnements de toute nature : alimentaires, nautiques; par le chargement; par l'eau qui s'introduit dans une cale imparfaitement étanche. Ce navire devenant habité et vivant, ces causes de viciation persistent et elles s'aggravent de toutes celles qu'y ajoute le jeu de la vie et de l'activité humaines.

On ne saurait donc considérer l'atmosphère intérieure d'un bâtiment autrement que comme une atmosphère confinée, soumise à des causes incessantes de viciation agissant plus activement que pour tous les autres genres d'habitations humaines, et exigeant, pour que les effets nuisibles en soient atténués, toutes les ressources d'une industrie active et incessante. Or, quand on songe qu'un navire est *affamé* d'air, alors qu'il plonge dans ce milieu bienfaisant qui l'enveloppe de toutes parts et qui ne rencontre nul obstacle pour arriver jusqu'à lui, on se prend à s'étonner que l'art nautique ait réalisé tant de merveilles et soit venu échouer contre ce problème de la ventilation nautique qui est toujours posé et qui répond cependant à tant d'intérêts à la fois. Mon but, encore aujourd'hui, comme il y a vingt ans, en traitant du méphitisme des navires, je ne le cache pas, est tout simplement de faire ressortir la nécessité impérieuse d'une ventilation méthodique et générale qui a suscité dans ces dernières années une louable émulation et d'intéressantes expériences, mais qui laisse encore tout à faire comme application.

La composition normale de l'air libre, en poids (2), est de : 23,015 d'oxygène; 76,990 d'azote; 0,0003 à 0,0006 d'acide carbonique, des traces

---

(1) Ce rapport $\dfrac{CV}{N}$ offre beaucoup moins d'intérêt et de précision que les précédents ; en effet, la consommation d'air respirable est proportionnelle au nombre des individus, quel que soit le volume dans lequel ils vivent.

(2) Le poids de l'air est de $1^{gr}$,293 par litre ou décimètre cube.

d'ammoniaque, d'iode et une quantité variable de vapeur d'eau. Celle de l'air expiré est représentée par : oxygène, 17; azote, 75,2; acide carbonique, 5,9; vapeur d'eau, 1,9 (1). C'est-à-dire que, par le fait de l'acte respiratoire, l'air perd en moyenne 6,015 d'oxygène et 1,79 d'azote et acquiert 5,89 d'acide carbonique et une quantité assez considérable d'eau. Il est chargé, de plus, de produits organiques auxquels s'ajoutent ceux des sécrétions cutanées, et dont les réactifs seuls accusent la présence, mais qui peuvent très-bien lui communiquer des propriétés nouvelles.

Appliquant ces données à l'atmosphère intérieure d'un ancien vaisseau à trois ponts, monté en temps de guerre par 1,087 hommes d'équipages, j'avais calculé :

1° Que l'équipage entier, séjournant cinq heures dans les postes de couchage, par le fait de l'alternance des quarts, y versait pendant ce temps $217^k,400$ de vapeur d'eau, à raison de 40 grammes par homme et par heure (2);

2° Que la quantité d'acide carbonique expiré pendant la nuit, à raison de $41^{gr},43$ (Dumas), par homme et par heure, était de $225^k,172$ de ce gaz;

3° Qu'un homme adulte inspirant, en moyenne, 700 grammes d'air par heure, en cinq heures l'équipage de ce navire inspirerait 3,804 kilogrammes d'air qu'il dépouillerait de $228^k,840$ d'oxygène et de $6^k,467$ d'azote.

L'altération chimique de l'air d'un vaisseau de ce type par le fait de sa respiration nocturne était donc, en réalité, représentée par une exhalation de $217^k,400$ d'eau, de $225^k,172$ d'acide carbonique et par une absorption de $228^k,840$ d'oxygène et de $6^k,467$ d'azote.

Il est à peine nécessaire d'ajouter que des produits sulfureux, ammoniacaux, acides, provenant des diverses déjections animales, des miasmes fournis par la fermentation sourde des matériaux organiques avec lesquels l'habitation nautique est construite ou par la décomposition des substances qui l'approvisionnent sont autant d'éléments de viciation aérienne que l'analyse ne révèle pas, et dont l'odorat et la santé (surtout cette dernière) sont les seuls réactifs très-compétents. Je dirai en m'occupant du méphitisme nautique que l'acide carbonique a été très-injustement chargé de tous les méfaits que produit la viciation de l'air, qu'il en est l'*étiquette* significative, mais qu'il faut les attribuer à toute autre cause.

Reprenant le problème sous une autre forme et évaluant à $0^l,50$

_______

(1) M. Hétet admet que l'air expiré contient 4,9 d'acide carbonique et 3,8 d'eau. Un homme qui respirerait une heure dans un espace confiné de $3^m,3$ ramènerait donc cette atmosphère non renouvelée à la composition de l'air expiré (H. Hétet, *Cours de chimie générale élémentaire*). Paris, 1875, t. 1, p. 291.

(2) Dans ce chiffre il faut compter 10 grammes pour l'exhalation pulmonaire et 30 grammes pour la perspiration cutanée.

la quantité d'air expirée par un adulte à chaque respiration et à 1,100 par heure le nombre de ses respirations, nous trouvons que l'équipage de ce vaisseau aura pendant les cinq heures de respiration nocturne, vicié *chimiquement* 2,985$^{m3}$ d'air, et au point de les rendre absolument irrespirables. Je n'ai pas besoin de faire remarquer que, bien avant cette limite qui produirait une asphyxie immédiate, l'air est devenu impropre à la respiration.

Si on évalue à 13$^{m3}$ par vingt-quatre heures, le volume d'air non renouvelé qui peut, pendant ce temps, suffire à la respiration d'un adulte, ce chiffre sera représenté par 2$^{m3}$,69 pour cinq heures, et il faudrait que l'équipage de ce vaisseau logé pendant ce laps de temps dans des compartiments fermés y trouvât un cube représenté par 2,924$^{m3}$, ou, en chiffres ronds, 3,000$^{m3}$ (1).

Or, poursuivant ce raisonnement, j'ai trouvé que le cubage des trois batteries d'un ancien vaisseau à trois ponts (le faux pont n'était pas habité d'ordinaire par l'équipage) n'était que de 1,000$^{m3}$ environ, en défalquant du cube des batteries vides, égal à 3,989$^{m3}$, le cube du corps des individus (2), celui des pièces de canon avec leurs affûts ou 96$^{m3}$ environ ; plus les atmosphères circonscrites par les cloisons des logements et enlevées à l'atmosphère commune (chambres, logement du commandant, hôpital, etc.); plus le cubage des objets variés logés dans les batteries et qu'il faut évaluer au quart du vide total des batteries ou à 1,000 mètres environ. Ces diverses opérations effectuées, nous trouvons, pour exprimer la contenance des logements habités la nuit par l'équipage d'un trois ponts, le chiffre de 2,823$^{m3}$, inférieur aux 3,000 qui suffiraient, non pas à entretenir sa santé, mais à lui éviter les dangers immédiats de l'asphyxie.

Nous le demandons maintenant, croit-on que cette différence entre les besoins et les ressources soit comblée par la facilité du renouvellement intérieur de l'air des batteries du vaisseau, quand, à la mer, ses sabords sont fermés? Évidemment non : ces chiffres sont démonstratifs, et ils indiquent l'indispensable nécessité d'une énergique ventilation. Et qu'on veuille bien remarquer que nous avons choisi pour base de notre évaluation une circonstance favorable, celle du séjour successif des deux moitiés de l'équipage dans ses logements intérieurs ; le service est-il réparti en trois bordées au lieu d'une, ce n'est plus 3,103$^{m3}$ d'air qu'il faut, mais un tiers de plus, c'est-à-dire 4,137, et le déficit, au lieu d'être de 280 mètres cubes seulement, est de 1,314 (3). Nous n'avons

---

(1) Il est évident que, lui fournit-on cet espace, il n'échapperait à l'*asphyxie* que pour subir les atteintes d'une *intoxication* sourde par le miasme de l'encombrement.

(2) Je l'ai fait entrer dans ce calcul pour 0$^{m3}$,064, ce qui donne pour l'équipage un volume égal à 695$^{m3}$,66.

(3) Et nous n'avons tenu compte, dans ces évaluations, que de l'insuffisance de l'air : la stagnation de l'acide carbonique et des miasmes est à côté de cette cause *négative* de viciation aérienne, une cause *positive* de méphitisme dont il convient aussi de prévoir les dangers.

pas besoin d'insister sur ces données statistiques, l'évidence de l'inaptitude du navire le mieux aéré à fournir, sans ventilation, aux besoins respiratoires de ses habitants, en découle d'une manière trop palpable.

Le type de navire dont je me suis servi pour ces calculs est suranné et n'appartient plus qu'à l'histoire de l'art nautique ; je le sais bien, mais je n'avais aucun intérêt à le changer puisqu'il met en relief, aussi bien qu'un autre, l'indispensable nécessité d'une ventilation des navires ; d'ailleurs je fournis ainsi un élément intéressant à l'étude comparative, qui est encore ouverte aujourd'hui, entre la salubrité des anciens vaisseaux de guerre et celle des cuirassés.

En 1856 rien n'avait encore été tenté pour appliquer à l'hygiène navale les données de physique, de physiologie et de chimie que l'hygiène des autres habitations s'était déjà appropriées, et je faisais à ce propos aux médecins de la marine un appel pressant pour les porter vers ce sujet d'étude si peu exploré et cependant si important :

« Combien, disais-je, alors, ne serait-il pas intéressant de constater par des analyses exactes les variations journalières des éléments de l'air intérieur du navire, de rechercher les proportions d'azote et d'oxygène que la respiration nocturne de son équipage lui enlève, aussi bien que les quantités d'acide carbonique et de vapeur d'eau qu'il lui cède, au contraire ! Ces résultats eudiométriques conduiraient forcément à la détermination rigoureuse de la quantité d'air pur qui afflue aux logements habités pendant la nuit par les seules ressources aératoires du navire ; ajoutant ce nombre de mètres cubes à celui du vide intérieur, et retranchant cette somme des 3,103 mètres nécessaires à la respiration d'une nuit pour un trois-ponts, on aurait pour différence le nombre de mètres cubes à demander pendant le même temps à la ventilation.

« Et ce n'est pas seulement dans cette condition que l'air intérieur devrait être analysé : rechercher sa composition après les durées variables du séjour de l'équipage, dans les différentes circonstances d'occlusion des ouvertures aératoires, d'encombrement par les passagers, d'allures, de vitesse, etc., autant de problèmes dont la solution pleine d'intérêt n'exige que de la patience et du travail et sur lesquels nous appelons l'attention des pharmaciens de la marine que leur instruction, si complète en chimie et en physique, met parfaitement en situation de les résoudre. Il y a là une mine qui leur offrira, quand ils voudront la creuser, une richesse inattendue de résultats curieux et utiles à la fois. Les bâtiments qui séjournent sur les rades de nos ports de guerre leur présentent un champ d'expériences tout trouvé, et les pharmaciens de la marine qui naviguent sur les bâtiments hôpitaux ou qui effectuent des traversées d'aller ou de retour aux colonies ne sauraient plus utilement employer leurs loisirs. »

J'avais, dans la première édition de ce livre, indiqué aux médecins de la marine, les procédés de Lassaigne, de Liebig, de Chevreul et Dœbereiner, etc. (1), comme leur permettant de doser les éléments de l'atmosphère nautique dans les diverses conditions spécifiées plus haut ; je renonce à cette idée d'analyses chimiques faites par leurs soins parce que je la crois peu réalisable, et je leur signale seulement l'utilité qu'il y aurait à rapporter des échantillons d'air recueillis en vidant des flacons pleins d'eau, purgée d'air par l'ébullition, dans les atmosphères circonscrites dont ils voudraient connaître la composition, et en les livrant, pour l'analyse, aux laboratoires de nos écoles de médecine navale.

La question est entière aujourd'hui, comme elle l'était il y a vingt ans, et je serais heureux que ce nouvel appel à des recherches de ce genre fût entendu. L'hygiène navale doit en effet être désormais autre chose qu'une collection de demi-aperçus, de faits sans rigueur, d'assertions vagues : elle doit s'approprier toutes les ressources d'investigation qui ont élevé si haut dans l'estime des savants l'hygiène contemporaine, prendre des allures scientifiques, et ce n'est pas trop que les médecins et les pharmaciens, associés dans cette tâche commune, lui apportent le tribut commun de leurs connaissances spéciales.

## ARTICLE II.

### ANÉMOLOGIE NAUTIQUE.

L'air qui remplit les divers étages d'un navire n'y est jamais en repos. Sous l'influence de la pulsion aérienne produite par la marche du navire dans ses diverses allures, de la réflexion du vent par les voiles, du jeu des manches ou des trompes, mais surtout sous l'influence de l'inégalité de température des différents compartiments, des courants d'air sont produits, et il serait d'un grand intérêt d'en déterminer les directions et d'en mesurer la vitesse.

On peut arriver au premier de ces deux résultats en se servant d'une bougie et en observant, comme dans la célèbre expérience de Franklin, la direction que prend la flamme. On pourrait faire construire à cet effet un bougeoir duquel partirait une tige déliée susceptible d'être haussée ou baissée et portant un arc de cercle gradué dont le zéro correspondrait à la verticalité de la flamme. Ce petit appareil servirait en même temps à déterminer la direction d'un courant d'air et à mesurer sa vi-

---

(1) L'analyse de l'air par les volumes se fait par des procédés divers : par le phosphore à froid et à chaud ; par le cuivre ou les acides ; par l'acide pyrogallique et la potasse ; par la solution d'hydrosulfite de soude ; ces analyses volumétriques se font avec plus d'exactitude quand on fait intervenir l'eudiomètre de Regnault ou celui de Doyère. Enfin l'eudiomètre ordinaire dans lequel l'hydrogène agit sur l'air sous l'influence de l'étincelle électrique est encore un procédé classique d'analyse par les volumes. Le procédé de Dumas et Boussingault sert à l'analyse par les pesées. (Voir pour plus de détails : Fr. Hétet, *Cours de chimie générale élémentaire*, t. I, p. 282.)

tesse. On comprend que les anémomètres ordinaires, celui de Combes par exemple, ou les anémomètres à enregistrement n'aient pas une sensibilité assez grande pour pouvoir servir à mesurer les courants d'air intérieurs.

Cette étude est encore fort peu avancée. La température s'accroissant d'ordinaire du pont vers la cale, on comprend qu'un courant ascensionnel général doive s'établir ; les cuirassés qui ont au contraire une progression thermométrique de l'avant à l'arrière, doivent sous cette influence avoir une circulation aérienne différente.

« L'étude de la thermométrie intérieure, dit avec raison M. Bourel-Roncière, ne sera complète que lorsqu'elle aura été précédée par des recherches anémométriques (1). » Dans l'impossibilité où il était d'étudier complétement cette condition de l'atmosphère nautique, il a dû se borner, comme il le dit, à des observations empiriques, mais qui, je l'espère, indiquent à l'hygiène expérimentale une voie très-féconde.

Il résulte des observations faites par M. Bourel-Roncière à bord de l'*Océan* qu'au mouillage, le navire étant évité debout au vent, le sens général des courants s'établit de l'arrière vers l'avant, ce que démontre la température plus fraîche des segments arrière de la batterie, des deux faux ponts et de la cale ; que par les vents du travers sous vapeur et sous voiles, le courant s'établit à l'arrière ; que vent arrière, le sens général du courant est renversé et s'établit de l'avant à l'arrière ; que par le vent de travers à la vapeur aidée des voiles, le courant s'établit de l'avant à l'arrière, etc. (1).

Ces données, bien incomplètes sans doute, sont intéressantes et doivent engager à faire des recherches analogues sur les autres types de navires dans toutes les conditions de directions et de force du vent, d'allures, de mode de propulsion, de température intérieure, etc., elles seront fécondes en résultats et l'on peut dire que l'aération méthodique ne sera fondée que quand l'anémologie de chaque type de navire aura été ainsi étudiée expérimentalement.

## ARTICLE III.

### HYGROLOGIE NAUTIQUE.

« L'humidité, a dit Pringle, est l'une des causes les plus fréquentes des dérangements de la santé (2). » La pratique médicale à bord des navires confirme la vérité de cette assertion, et je suis tellement con-

---

(1) Bourel-Roncière, *Mém. cit.*, p. 34.
(2) Pringle, *Observat. sur les maladies des armées dans les camps et dans les garnisons.* Paris, 1775, t. I, p. 124.

vaincu de tout ce que cette influençe a de nuisible que j'ai pu avancer, au commencement de cet ouvrage, cette opinion dont la forme seule est paradoxale, mais dont le fond est vrai, « que la petite quantité d'eau que la mer fait pénétrer tous les jours à travers les flancs d'un navire n'expose pas la vie des marins à de moindres périls que les tempêtes contre lesquelles elle les force à lutter (1). » Qui dit : bâtiment très-humide, dit : bâtiment malsain et voué presque inévitablement, si cette circonstance est aggravée par de mauvaises conditions d'alimentation, aux ravages du scorbut. Tous les auteurs qui ont écrit sur les maladies des gens de mer, Rouppe, Lind, Poissonnier-Desperrières, Keraudren, Raoul, etc., ont été unanimes à signaler l'influence morbigène de cette condition. Raoul, entre autres avait cru pouvoir rapporter le développement du scorbut à bord de plusieurs navires de la croisière des côtes occidentales dont je faisais partie sur le brick *l'Abeille*, à la persistance de l'humidité. Alors même que l'on considérerait cette opinion comme un peu exclusive, il n'en faudrait pas moins reconnaître qu'une atmosphère saturée d'humidité, dans laquelle la dépuration cutanée et pulmonaire languit forcément et qui est favorable à la production des miasmes, ne peut qu'être nuisible pour la santé.

Telle est l'impression générale, et que fournit l'expérience, sur tous les bâtiments et dans tous les genres de navigation, mais une impression ne suffit pas là où des données précises peuvent intervenir, et cette question de l'hygrométrie nautique doit être serrée de plus près.

On peut ramener cette étude aux chefs suivants :

1° Humidité absolue ; 2° humidité comparée des différents étages d'un même navire et des différents groupes ou types de navires.

§ 1<sup>er</sup>. — Humidité absolue.

I. — *Sources de l'humidité.* — L'humidité des navires leur vient : 1° de l'air extérieur qui est plus ou moins chargé de vapeur d'eau ; 2° de l'air expiré par l'équipage ; 3° de la mer ; 4° des chaudières et des appareils distillatoires ; 4° de l'eau introduite intentionnellement ; 5° des conditions particulières qu'un navire peut présenter ; 6° du chargement.

1° L'atmosphère intérieure du navire, dérivant de l'atmosphère pélagienne, laquelle contient des proportions considérables de vapeur d'eau, est déjà humide par ce seul fait, et son degré d'humidité est lié à celui du climat sous lequel le bâtiment navigue. Médiocrement humide sous les climats tempérés, l'air marin est au contraire très-humide sous les climats excessifs : dans le nord, parce que la température de l'air est assez basse pour y maintenir à l'état constant de précipitation une partie

_________

(1) Fonssagrives, *Hyg. nav.*, 1856, livre I, chap, I, p. 18.

de l'humidité atmosphérique; dans les pays chauds, parce que l'évaporation y est tellement active que l'air y est toujours assez près de son point de saturation. On a la preuve de cette humidité de l'air marin dans les contrées chaudes en comparant les indications de l'hygromètre aux Antilles et à Paris. La moyenne pour Paris est de 76° de l'hygromètre de Saussure ; elle est de 87° pour les Antilles. Le bâtiment respirant dans un milieu humide, c'est déjà pour lui une condition d'insalubrité contre laquelle l'hygiène a à lutter. Nous reviendrons sur ce point en nous occupant des qualités de l'atmosphère pélagienne.

2° L'air expiré contient 38 en poids de vapeur d'eau, et chaque adulte verse dans un espace confiné 40 grammes de vapeur d'eau par heure (10 grammes par le poumon et 30 grammes par la peau). Un équipage de 500 hommes versera donc par heure dans une atmosphère circonscrite 20 kilog. de vapeur d'eau, soit 100 kilogr. par cinq heures de nuit. Il y a là une source d'humidité considérable, comme on le voit, et dont il est permis de tenir compte.

3° L'eau de mer pénètre de trois façons dans l'intérieur du navire : 1° par la porosité et par les joints ; 2° par les embruns ou par les lames ; 3° par l'introduction intentionnelle de l'eau pour le nettoyage ou pour la manœuvre des différenciomètres.

Il n'y a pas de navire en bois qui soit étanche : la porosité de sa coque, aidée de la pression considérable que la mer exerce sur elle ; l'ébarouissage ou élargissement des joints ; la dégradation du doublage par usure ou par accident; les voies d'eau, etc., introduisent constamment dans la cale des quantités d'eau que la pompe doit rejeter au dehors, mais qui laissent une humidité permanente. A ce titre, les navires en tôle ont une supériorité réelle sur les navires en bois et leur étanchéité assure à leur cale, quand on sait bien l'entretenir, de précieux avantages de salubrité.

Quant aux embruns et aux lames, ce ne sont guère que les petits navires qui trouvent là une condition d'humidité, et encore est-elle toute fortuite et peut-on en conjurer les effets.

Je dois signaler aussi comme source d'humidité la manœuvre quotidienne des robinets des différenciomètres. M. Deschiens a indiqué cette cause d'humidité et s'est demandé si cette constatation journalière des lignes d'eau était d'une utilité bien réelle (1).

Quant à l'introduction intentionnelle de l'eau de mer dans l'intérieur du navire soit par les robinets de cale, soit par les pompes à jets ou les seaux pour nettoyer le navire, c'est là une pratique dont j'ai eu déjà à apprécier les avantages ou les inconvénients et sur laquelle, du reste, je reviendrai bientôt.

4° A bord d'un certain nombre de navires à vapeur, on a l'habitude,

_______________

(1) Deschiens, *La frégate cuirassée* la Gauloise. (*Arch. de méd. nav.*, t. **XIII**, p. 368.)

au moment où l'on abat les feux, de laisser écouler tout ou partie de l'eau des chaudières dans la cale où elle est ensuite repompée avec l'eau introduite du dehors par porosité ou par infiltration. Tous les médecins de la marine ont signalé à l'envi les dangers de cette pratique qui devrait être formellement interdite par les règlements.

5° L'évaporation de l'eau distillée qui arrive chaude aux caisses destinées à la recevoir est une cause d'humidité qu'il convient aussi de signaler. Les divers appareils ne présentent pas cet inconvénient au même degré. M. C. Girard, médecin-major du *d'Assas*, qui a insisté surtout sur cette cause de l'humidité des navires, a opposé, à ce point de vue, l'appareil distillatoire Perroy fournissant de l'eau distillée à 4 ou 5° au-dessus de la température de la mer aux appareils de la *Pallas* et de la *Victoire* dont l'eau arrivait dans les caisses à une température de 80 à 85° et fournissait, par suite, une humidité abondante (1).

On peut se mettre à l'abri de cet inconvénient en modifiant la disposition des réfrigérants ou en diminuant l'activité de la distillation.

6° Les navires en bois construits avec des matériaux humides, quelquefois même en séve, sont voués comme nous l'avons vu (2) à une humidité réelle ; les navires construits lentement sont plus secs que ceux dont la construction a été précipitée ; l'achèvement d'un bâtiment et l'application de son pont supérieur dans une saison pluvieuse le rendent nécessairement plus humide ; la construction en plein air ou sous une cale couverte (3) a aussi de l'influence ; enfin les accidents fortuits de la navigation : échouages, voies d'eau, et certains procédés d'assainissement et de désinfection dont nous aurons bientôt à apprécier la valeur, tels que la submersion, le sabordement, etc., sont aussi des causes d'humidité permanente.

L'influence exercée par l'âge d'un navire sur son état de sécheresse ou d'humidité est diversement jugée. On admet généralement qu'un vieux navire est plus humide qu'un autre. M. Bourel-Roncière a soumis cette question à une étude attentive. Avant lui, M. Quémar avait constaté qu'en cinq ans la moyenne psychrométrique de son navire, *la Gloire*, s'était élevée de 6°,3. Des observations faites sur le *Solférino* avaient également montré une relation entre l'accroissement de l'humidité et l'âge du navire. Sur *l'Océan* il ne parut pas au contraire que l'humidité eût augmenté d'une manière sensible depuis le premier armement qui remontait à 1870. Ce résultat doit être général sur tous les

---

(1) C. Girard, *Relat. méd. de la campagne de la frégate* le d'Assas *dans les mers du sud pendant les années* 1863-1867. Thèse de Montp., 1868. — Voyez aussi Clavier, *Considérations d'hygiène navale.* Thèse de Montp., 1874, p. 17.

(2) *Voyez* page 9.

(3) Le système des cales couvertes est à peu près abandonné sur nos chantiers maritimes. En Angleterre on se sert assez souvent de cales couvertes dans la construction desquelles le fer entre pour une grande proportion et qui sont vitrées par le haut.

navires en bois dont l'étanchéité, pour des raisons qne l'on conçoit, diminue avec l'âge.

7° Je signalerai enfin la nature du chargement comme une source possible d'humidité du navire. En 1859, surgit à ce propos, à la Direction générale de la santé maritime de Turin, une question qui divisa en deux camps les hygiénistes sardes : les uns affirmant que des navires chargés de sel pouvaient recevoir un grand nombre de passagers sans inconvénient pour leur santé, les autres tenant en suspicion la nature de ce chargement à raison de l'humidité qu'il entretient dans le navire. Le professeur Ange Abbene (de Turin), consulté à ce propos, émit l'avis que ces chargements ne pouvaient exercer aucune influence défavorable, (1). Mais l'avis du professeur Abbene, bien qu'adopté par le gouvernement sarde, ne laissa pas que de trouver des contradicteurs. L'un d'eux, le savant et regretté Freschi, auteur du *Dizionario d'igiene publica* (2), émit une opinion différente et proposa de me prendre pour arbitre de ce litige.

Je rédigeai à ce sujet un mémoire dont je ne puis ici que présenter l'analyse. Je faisais remarquer que le sel marin ne pouvait préjudicier à la salubrité que par l'humidité que ce chargement crée au sein du navire, humidité dont il ne sera plus possible de le délivrer. Le chlorure de calcium et le chlorure de magnésium qui imprégnent le sel marin, sont les sources de cette humidité. Le chlorure de calcium sec dessèche l'air, mais, comme l'a démontré M. Besnou, pharmacien distingué de la marine, quand il est devenu déliquescent, il fournit, au contraire, de l'humidité. Des essais faits dans l'entrepôt du sel de la marine, à Cherbourg et dans des cours adjacentes, ont donné pour l'air extérieur 15°,43 et pour l'air intérieur 16°,23 au thermomètre sec ; le thermomètre mouillé marquait en moyenne 12°,34 au dehors et 13°,30 dans l'entrepôt ; l'humidité relative de celui-ci étant 85, celle de l'air extérieur était 67. Au reste, l'expérience a démontré l'excessive humidité des magasins de sel, qui est telle que le seul fait d'avoir un dépôt de cette substance au rez-de-chaussée d'une maison, la rend insalubre pour toujours. Or, qu'est la cale d'un navire, si ce n'est le rez-de-chaussée de cette habitation particulière ? J'arrivais enfin à conclure que les bâtiments affectés à ces chargements, et naviguant au loin, ne devaient pas servir en même temps à des transports de passagers ; et, sans attribuer l'épidémie de la *Liguria*, point de départ de ce litige, à la seule présence

______

(1) Ange Abbene, *Note sur l'influence que le sel marin peut exercer sur la santé des personnes qui se trouvent en nombre considérable sur les navires chargés de cette sbustance dans les voyages de long cours (Annales d'hyg. publique, 2e série, 1859, t. XI, p. 75).*

(2) Freschi, *Dizionario d'igiene publica,* Torino, 1860.

du sel, j'estimais au moins que l'humidité avait dû agir comme cause aggravatrice (1).

### § 2. — *Humidité comparée.*

I. *Hygrométrie comparée de l'atmosphère libre et de l'atmosphère nautique.* — L'air extérieur est toujours moins humide que l'atmosphère nautique prise dans son ensemble, c'est-à-dire représentée par la moyenne psychrométrique des compartiments du navire. C'est ainsi que la moyenne hygrométrique de l'air extérieur étant de 70°,0, la moyenne hygrométrique de l'*Océan*, déduite de 120 observations, a été de 75°,8 pendant l'hiver, ce qui fait une différence de 5°,8. Pendant l'été, au contraire, la différence n'a plus été que de 1°. Cette différence s'explique par ce double fait que l'été il y a moins d'encombrement de l'intérieur du navire par l'équipage, et que le navire ayant été fréquemment sous vapeur, la machine a agi comme une immense brasière d'asséchement (2).

Cette loi que je formulais tout à l'heure de l'excès de l'humidité intérieure du navire sur l'humidité de l'air libre est-elle générale ? Des observations thermo-psychrométriques relevées avec soin à bord du *Montcalm* par M. Brion, et que j'ai sous les yeux, tendraient à montrer que l'air de la machine, au mouillage, contient quelquefois moins de vapeur d'eau que l'air du pont. Ainsi, en mars 1874, ce navire étant à Saïgon, la température moyenne du pont marquant 28°,6 et celle de la machine 30°,13, la tension de vapeur d'eau à l'air libre était de 24,21 et la fraction de saturation hygrométrique de 82,9 ; dans la machine ces deux éléments étaient représentés par 22,81 et par 73,4. De même aussi en avril, les relevés des cinq premiers jours ont-ils donné, en moyenne, les fractions de saturation hygrométrique suivantes : pont 90/100 ; machine 74/100. Mais le plus habituellement l'atmosphère de la machine s'est montrée plus humide que l'air extérieur.

II. *Humidité des divers étages.* — De même que la température des étages d'un navire s'accroît généralement de bas en haut, de même aussi, et avec plus de constance encore, l'accroissement de l'humidité suit-il la même marche, ce qu'explique la diminution croissante de l'aération dans ce sens et aussi, comme l'a fait remarquer M. Bourel-Roncière, la concentration des foyers d'humidité dans les parties basses du navire (eaux de la cale, eaux de la machine, eaux d'approvisionne-

---

(1) Fonssagrives, *Recherches expérimentales sur les effets des chargements de sel*, in (*Ann. d'hyg. publique*, 2ᵉ série, 1859, t. XI, p. 87). — *Giornale delle scienze mediche della reale Academia medico-cirurgica di Torino* (fascicole n° 20, ottobre 1858).

(2) M. Bourel-Roncière a trouvé que l'excédant de l'humidité intérieure sur l'humidité de l'air libre qui était de 5°,8 au repos du navire s'abaissait à 1° quand il chauffait fréquemment. Le renouvellement actif de l'air par le tirage des fourneaux explique cette différence.

ment). Cet hygiéniste distingué a trouvé à bord de l'*Océan* que pendant l'hiver 1873-1874, la moyenne hygrométrique du navire ayant été de 75°,8, celle de la batterie était représentée par 72°,5 ; celle du faux-pont par 76°,5 ; celle de la cale par 77°,6 (1). Pour mieux faire saisir ces différences dans l'hygrométrie des différents étages de son navire, M. Bourel-Roncière a construit les schemas suivants (*fig.* 36 et 37) que j'emprunte à son intéressant travail.

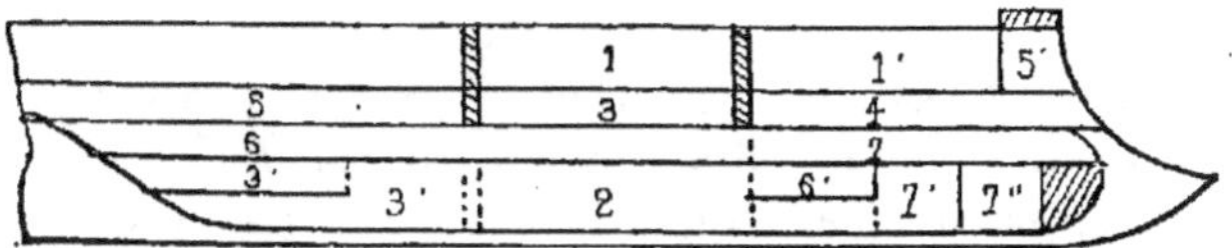


Fig. 36 (*).

Pendant l'été, et le bâtiment étant fréquemment sous vapeur, l'humidité comparative des étages du navire a été représentée comme il suit :

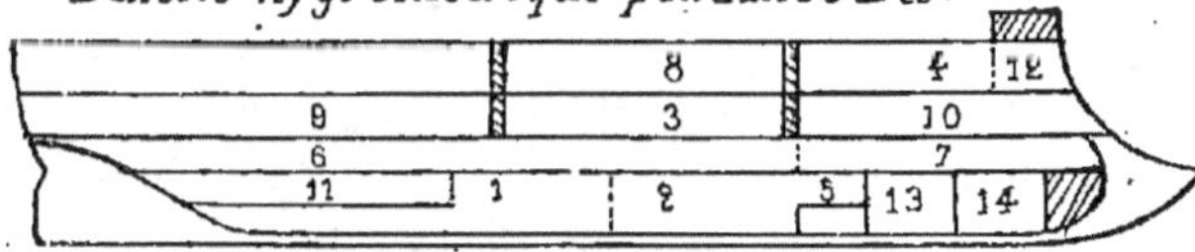


Fig. 37.

Il résulte de l'examen de ces deux figures que l'hygrométrie comparée des étages se comporte d'une façon très-différente suivant que le navire a ses feux éteints ou allumés.

Dans le premier cas, la batterie est l'étage le plus sec ; vient ensuite la cale (2) ; puis les deux faux-ponts.

Dans le second au contraire, l'humidité suit une progression inverse et diminue de haut en bas. La cale, dans sa portion libre, est l'étage le plus sec ; vient ensuite le faux-pont inférieur, puis le faux-pont supérieur, puis enfin la batterie. L'action de la chaleur de la machine explique suffisamment ce fait.

L'humidité des étages d'un navire est en raison inverse de la grandeur de son carré d'aération. M. Bourel-Roncière a fourni à ce propos les chiffres suivants (3) :

(1) Bourel-Roncière, *Arch. de méd. nav.*, 1875, t. XXIV, p. 189.
(2) Je l'envisage ici dans son ensemble, supprimant par la pensée ses compartiments.
(3) Bourel-Roncière, *Mém. cit.*, p. 197.

(*) 1, 1', fort central et batterie AV. — 2, chambre de chauffe. — 3, 3', 3", machiue. cale AR et réduit des caissons. — 4, faux-pont supérieur AV. — 5, 5', faux-pont supérieur AR et hôpital. — 6, 6', faux-pont inférieur AR et cale AV. — 7, 7', faux-pont inférieur AV et magasin général.

|  | CARRÉ NET D'AÉRATION | HUMIDITÉ RELATIVE EN 100° | NOMBRE D'OBSERVATIONS |
|---|---|---|---|
| Batterie................ | $37^2,306$ | 72,5 | 420 |
| Faux-pont supérieur..... | $37^2,143$ | 75,5 | 630 |
| Faux-pont inférieur...... | $25^2,641$ | 78,1 | 420 |

Cette loi s'observe également pour les corvettes cuirassées. Il résulte en effet de sept mois d'observations à bord de la *Jeanne-d'Arc* que la batterie ayant un carré d'aération de $47^2,446$ a présenté une humidité de 76,22 en centièmes ; le faux-pont, d'un carré d'aération de $22^2,564$, a eu une humidité de 77,64, et la cale (y compris la machine), aérée par un carré de $18^2,023$, a accusé une humidité de 80,0 (1).

Il est bien probable que cette loi sera vérifiée sur tous les navires où l'on instituera des expériences de ce genre.

III. *Humidité des divers compartiments d'un même étage.* — 1° *Cale.* — Les compartiments de la cale ont toujours une humidité plus grande que celle de la partie libre de cet étage. C'est ainsi qu'à bord de l'*Océan* l'humidité moyenne du navire étant de $75°,8$, celle de la cambuse a été de $79°,2$ et celle du magasin général de $79°,35$. Dans une autre série d'expériences, la moyenne générale étant de $79°$ et celle de la cale de $78°,9$, la cambuse marquait en moyenne $81°,6$ et le magasin-général $82°,3$.

La machine, au contraire, est un des endroits les plus secs de la cale ; ce fait s'accentue surtout quand le navire est sous vapeur. M. Bourel-Roncière a trouvé qu'après six jours de chauffe sur l'*Océan*, l'air extérieur ayant une humidité de 70 centièmes, la machine en accusait une de 51,8, c'est-à-dire qu'il y avait une différence de 18,2. Il a constaté de plus que la différence psychrométrique entre la chaufferie et la chambre des mouvements était très-minime et que le fonctionnement des feux abaissait d'une façon sensible l'état hygrométrique général de la cale et faisait même sentir son influence asséchante jusque dans le deuxième faux-pont.

2° *Faux-pont.* — Sur les cuirassés, le réduit blindé des caissons qui est placé au-dessous du réduit, dans le faux-pont supérieur, est plus sec que les parties avant et arrière de ce même faux-pont. M. Bourel-Roncière explique ce fait par la présence du four et par le passage du tuyau de la machine. Des observations faites de mai à août 1874.

(1) Il ne faut pas oublier la part que joue dans cet accroissement de l'humidité de haut en bas l'eau infiltrée ou introduite qui existe dans la cale.

lui ont montré que ce réduit des caissons n'avait qu'une humidité de 75°,3° inférieure de 2°,8 à celle de l'air libre.

Il serait intéressant d'étudier l'état psychrométrique des chambres du faux-pont, mais je ne sache pas qu'on ait fait à ce sujet d'observations un peu suivies.

3° *Batteries.* — L'hôpital, placé généralement sur l'avant de la batterie des cuirassés, présente une humidité assez forte. Au mouillage elle s'est montrée, sur l'*Océan*, plus forte que celle de la batterie dans son ensemble, de la machine, de la cale-arrière et du faux-pont supérieur, ce qu'on peut expliquer par le voisinage de la batterie-avant, qui est le poste de couchage le plus encombré sur les cuirassés du type *Océan* et puis aussi par la fermeture habituelle de l'hôpital.

Le *réduit* s'est montré, dans les observations, à peu près en équilibre thermologique et hygrométrique avec l'air extérieur. C'est ainsi que l'air libre marquant en moyenne 70°,05 au psychromètre, une série d'observations de quatre mois d'hiver n'ont montré que 73°,24 pour les deux réduits, celui du faux-pont supérieur ou réduit blindé de caissons, et le fort central de la batterie.

IV. *Hygrométrie comparée de divers groupes et types de navires.* — Je ne puis que signaler cette étude comparative sur laquelle, sauf en ce qui concerne les cuirassés, nous n'avons encore que des données d'impression. On s'accorde généralement à considérer les navires en tôle comme plus humides que les navires en bois, les steamers plus que les voiliers, mais ces différences dans l'humidité de ces catégories de navires peuvent être complétement renversées par les conditions d'aération que présente chacun des types qui les constitue. Les grands cuirassés du type *Océan* paraissent plus secs que les corvettes cuirassées telles que la *Jeanne-d'Arc*, l'*Alma*, le *Montcalm*. M. Bourel-Roncière explique ce fait par

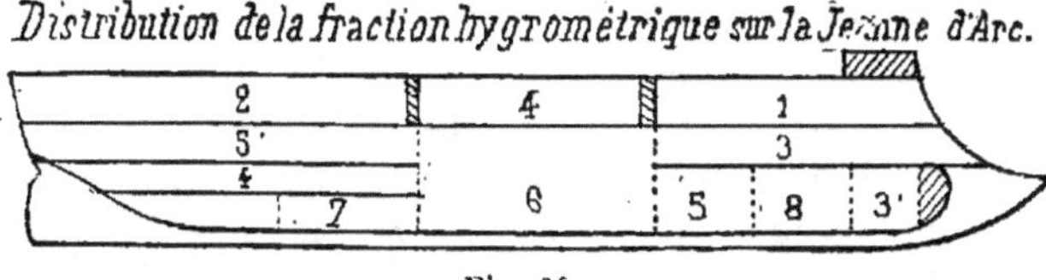



Fig. 38.

l'exiguité du carré d'aération de ces navires et l'amplitude de leur roulis qui force, à la mer, à tenir les sabords presque constamment fermés (1). Le schema ci-dessus (*fig.* 38) que j'emprunte au travail de M. Bou-

(1) Bourel-Roncière, *Mém. cit.*, p. 199. La méthode graphique dont s'est servi cet observateur est un modèle que devront imiter les médecins de la marine que tenteraient des observations de ce genre.

rel-Roncière, donne, en le rapprochant des schemas de la page 259, une idée de l'hygrométrie comparée de ces deux types de cuirassés.

Je n'ai pas besoin d'ajouter que la voie est simplement ouverte et que l'hygrométrie nautique, comme la thermométrie nautique, ne sera réellement fondée que quand des études isolées très-nombreuses des divers groupes et types de navires auront été réunies sur un plan uniforme. C'est là la condition indispensable pour que ces travaux soient fructueux. J'indiquerai à la fin de cet ouvrage les points relatifs à l'humidité nautique qui appellent plus spécialement les recherches des médecins de la marine. Je ne dirai pas comme il y a vingt ans, que « tout est à faire en cette matière (1), » mais je puis dire qu'il y a encore beaucoup à faire pour que l'étude de l'hygrométrie nautique ait pris le degré de précision auquel elle doit tendre.

## ARTICLE IV

### THERMOLOGIE NAUTIQUE.

#### § 1. — *Historique*.

En 1856, époque à laquelle je suis bien obligé de prier, à chaque instant, le lecteur de se reporter, les études de thermologie nautique étaient encore toutes nouvelles, et ne disposant que de matériaux très-clairsemés et très-insuffisants, je ne pouvais que signaler tout l'intérêt de ces études et appeler sur elles la bonne volonté des travailleurs.

Ce n'est pas que, bien antérieurement à cette époque, on n'ait senti cette lacune dans l'hygiène navale et que ce sentiment ne se soit accusé par quelques recherches; mais il y a entre ces essais incomplets et le point où les remarquables travaux de M. Bourel-Roncière, opérant sur les éléments de ce problème tels que je les avais posés, ont amené cette question, une distance qu'il n'est pas besoin de faire ressortir et dont mon livre marquait le point intermédiaire. J'avais formulé le programme, il commence à être rempli.

Rouppe paraît s'être occupé le premier de la thermométrie comparative entre les différentes parties du navire. Ces essais ont été faits en 1760 à bord de la frégate la *Princesse-Caroline*, dont la batterie était encombrée et les panneaux à peu près clos. Les moyennes de température ont été de 25°,9 sur le pont et de 29°,3 dans la batterie, soit 3°,4 de différence; la température fut trouvée plus élevée encore de 1° dans la batterie basse et de 2° dans la cale. Rouppe a eu aussi l'idée ingénieuse de comparer les températures des barriques contenant des légumes secs : orge et pois, avec celle des ponts qui les renfermaient, suivant que ces soutes étaient ou n'étaient pas aérées par des manches à vent. Il a cons-

(1) Fonssagrives, *Hyg. nav.*, p. 202.

taté que la température de l'orge dépassait celle de la soute de 3°c,8 à 5°c, tandis que celle des pois secs ne la dépassait que de 1°,6 à 2°,2. Le fonctionnement des manches à vent rapprochait la température des boucauts de celle des soutes, etc. (1). Tout cela était bien rudimentaire sans doute, mais ces essais indiquaient au moins une louable tendance vers la précision.

Les expériences de Morogues (2) et celles de Péron ont eu le même caractère. « Pendant le cours de la campagne que je viens de faire, dit le premier de ces observateurs, j'ai comparé deux thermomètres égaux : l'un placé dans la cale aux vivres, l'autre dans la grande chambre de la frégate, comme étant les deux endroits du navire où l'air diffère : le premier par la qualité et la quantité des vivres qui s'échauffent dans cette cale, par la transpiration des gens qui y habitent continuellement, enfin par la lumière d'une lampe qu'on y entretient ; le second parce que je tenais les fenêtres de la grande chambre presque toujours ouvertes et que personne n'y couchait. En suivant exactement les degrés des deux thermomètres, j'ai toujours remarqué que l'air de la cale, lorsque l'écoutille est fermée pendant quelque temps, est plus chaud que celui de la grande chambre, et que lorsque l'écoutille est ouverte, la cale offre à peu près la température de l'air extérieur ; les deux thermomètres dans ce dernier cas montant ou baissant presque en même temps, avec cette différence cependant que les variations du thermomètre de la chambre, sont plus fortes, c'est-à-dire que l'air de l'atmosphère devenant plus frais, le thermomètre de la cale, l'écoutille ouverte, baissait au-dessous du degré où il avait été, l'écoutille fermée, et que celui de la chambre baissait encore davantage ; enfin que l'air extérieur s'échauffant, le thermomètre ne montait pas autant que l'autre ; il y avait dans sa variation au moins 1 et quelquefois 2 ou 3°. »

Péron a fait aussi, dans sa campagne de la corvette *le Géographe*, des expériences de thermométrie nautique dont Kéraudren a reproduit les résultats, lesquels peuvent être ainsi formulés : en général la température de l'intérieur du bâtiment était de 3 à 4° plus élevée que celle de l'air extérieur ; — la différence de température entre la sainte-Barbe et l'entrepont était à peine d'un degré, lorsque, par l'application des manches à vent, on avait soin d'entretenir un courant d'air dans la sainte-Barbe ; — toutes choses égales d'ailleurs la cale d'un navire en est la partie la plus chaude (3).

Delivet a également consigné dans son ouvrage quelques essais de même nature. Voici les résultats de l'une de ses expériences. Étant à

---

(1) Rouppe, *De morbis navigantium.* Lugduni Batavorum. — Voir aussi Pop et Rey, *Étude sur Rouppe* (*Arch. de méd. nav.*, 1865, t. III, p. 318).

(2) De Morogues, *Mém. des societ. étrang.*, Acad. des sc., vol. I. — Keraudren, *Dict. des sciences médic.* Art. HYDROGRAPHIE MÉDICALE, t. XXII, 1818, p. 175.

(3) Kéraudren, *loc. cit.*, p. 277.

la mer par 16°4′ N, le temps étant calme et chaud et la température extérieure étant de 21°, il a trouvé que la température de la première était de 24 à 25° ; celle du faux-pont de 30 à 31° ; celle de la soute aux légumes et de la cale de 29 à 30° (1).

M. Fleury a fait, de son côté, en 1825, quelques essais thermométriques à bord de la *Zélée*. La température moyenne sur le pont pendant le jour étant de 22°,55, celle de l'entrepont était de 23°,75, soit 1°,2 de différence. Pendant la nuit, la température du pont étant, en moyenne, de 22°,65, celle de l'entrepont était de 24°,9, soit 2°,25 de différence. Le chauffage des cuisines et du four pendant le jour compensait sans aucun doute la chaleur de l'encombrement nocturne et rendait ainsi la différence moins sensible.

Je ne dois pas omettre enfin de signaler dans cet historique les recherches de M. Cornuel (1828-1830) à bord de la *Surveillante*. J'ai trouvé dans son Rapport une série de 17 observations de thermométrie nautique comparative faites avec tout le soin désirable, le matin, à midi et le soir. Il a trouvé que la température extérieure étant, en moyenne de +6°,1, celle de la batterie était de 8°,7, et celle du faux-pont de 13°,9. Quelques-unes de ses observations permettent de comparer la température des soutes aux poudres à celle de l'air extérieur, de la batterie et du faux-pont. J'en ai déduit les moyennes suivantes : température extérieure, 7°,3 ; température de la batterie, 7°,5 ; du faux-pont, 11°,5 ; de la soute aux poudres, 18°,8. M. Cornuel signale incidemment un fait qui démontre l'influence d'une ventilation, même imparfaite, sur la température de l'intérieur des navires : la température de la soute aux poudres étant de 21°, a baissé jusqu'à 12°,5 après la mise en jeu du ventilateur Brindejonc (2).

Tels étaient les seuls documents existant sur la thermométrie nautique lorsque, M. Cotholendy, chirurgien-major du vaisseau le *Jemmapes* armé en flûte et monté par 1,293 hommes (588 matelots et 705 passagers) a bien voulu, sur ma demande, faire, pendant une traversée de Brest à Toulon de nombreuses expériences thermométriques. J'en reproduisais les résultats dans ma première édition comme pouvant fournir un appoint utile à l'étude future de cette question intéressante d'hygiène navale. De chiffres qu'il serait inutile de reproduire ici j'ai pu tirer les conclusions suivantes : à bord du *Jemmapes*, la température extérieure étant de 15°,7, celle de la batterie haute était de 16°,1; celle de la batterie basse de 21°,1 (3); celle du faux-pont de 20°,2; celle de la cale de 20°,6; celle de la cambuse de 20°,0; celle des prisons de

---

(1) Delivet, *Principes d'hyg. navale*, Gênes, 1808, p. 89.

(2) Cornuel, *Rapp. sur la campagne de la* Surveillante. Collect. de Brest.

(3) La température élevée de la batterie basse s'expliquait par ce fait que les passagers, au nombre de 795, l'occupaient et qu'ils ne faisaient pas de service. Avec une répartition plus normale des couchages, eût trouvé certainement pour le faux-pont une température plus élevée que celle de la batterie basse.

22°,6 (1) ; celle du magasin général de 22°,9 ; celle de la soute aux légumes étant de 21°,3 ; celle de la cale n'étant que de 20°,2 au même moment la soute aux biscuits avait 21°,2.

M. Cotholendy nous a également fourni des données sur la température comparative des logements : nous nous contenterons, pour épargner à nos lecteurs l'aridité d'une accumulation de chiffres, de reproduire les résultats moyens qu'il a obtenus :

1° La batterie haute ayant une moyenne de 16°,1, celle du carré des officiers était de 18°,2 quand il était habité, et de 14°,2 lorsqu'il était vide. Une différence de 2°,5 existait entre la température d'une chambre prise le soir et celle observée le matin.

2° La batterie basse ayant 20°,3 en moyenne, le poste des élèves accusait 23°,6 quand il était habité, et 22°,2 quand il était vide.

3° Le chauffage des cuisines faisait monter d'un degré environ la température de la batterie haute.

Nous-même enfin avons fait, à bord de la frégate à vapeur *l'Eldorado*, quelques essais de thermométrie nautique dont nous aurons bientôt lieu de rappeler les résultats (2), et réunissant ces recherches à celles que nous venons de citer, nous terminions cette étude imparfaite par le vœu qu'on fît plus et mieux : « Nous ne saurions, disons-nous, trop supplier nos confrères navigants d'étudier avec soin, sur les divers types de bâtiments où le sort les conduira, les conditions de la thermométrie intérieure, et nous leur promettons une ample moisson de résultats non-seulement pleins d'intérêt mais aussi d'une utilité incontestable. Voici la direction que nous leur conseillons de donner à leurs recherches :

1° Établir sur les navires à voiles la thermométrie comparée des diverses parties du bâtiment, au même moment et dans les diverses conditions de température extérieure, d'allures, de vitesse, d'ouverture ou d'occlusion des ouvertures respiratoires, d'encombrement ou de vide, etc.

2° Fixer par des chiffres positifs l'accroissement de chaleur que la machine détermine dans les différents compartiments du navire, les lois de cet accroissement suivant la quantité de combustible consommé, le nombre de jours de chauffe, la vitesse du refroidissement de la machine et des logements habitables, etc... Il importe qu'on ne l'oublie pas, et nous nous faisons un devoir de le déclarer, quand notre livre aura paru, beaucoup restera encore à faire en hygiène navale : il y a là des richesses qui peuvent payer bien du travail : dans l'impossibilité où nous étions

(1) La chaleur des trois compartiments de la cale : cambuse, prison, magasin général, est plus élevée que celle de la cale elle-même parce qu'ils sont habités. On voit, en résumé, qu'un homme qui aurait passé brusquement de la prison du *Jemmapes* à l'air libre aurait subi un abaissement de température de 6°,9.

(2) Fonssagrives, *Hyg. nav.*, p. 198.

d'épuiser nous-même cette étude, nous nous sommes borné au seul rôle qui convînt à notre impuissance, c'est-à-dire que nous avons signalé les lacunes et indiqué les procédés d'investigation qui serviront à les combler. »

Depuis cette époque, M. Lagarde à bord de la *Vengeance* (1), M. Clavier (2), sur la *Victoire*, M. Texier à bord de la *Garonne* (3), M. Deschiens à bord de la *Gauloise* (4), mais surtout MM. Bourel-Roncière à bord du cuirassé l'*Océan*, se sont mis à l'œuvre et ont apporté à l'histoire de la thermométrie nautique un contingent de recherches qui ont singulièrement avancé cette partie de l'hygiène navale et que j'utiliserai dans le cours de cette étude.

### § 2. — *Sources de la chaleur des navires.*

La température intérieure des navires a plusieurs facteurs :

1° La température extérieure qui reste en deçà de la limite qui convient à la santé et au bien-être ou bien qui la dépasse ;

2° La chaleur dégagée par les équipages confinés pendant la nuit dans les compartiments habitables du navire ;

3° La chaleur produite par les moyens d'éclairage et par le combustible utilisé pour le chauffage des fours, des cuisines, des cheminées ;

4° La chaleur qui provient des moteurs à feu ;

5° La chaleur qui se dégage de certaines cargaisons et qui est telle parfois qu'il en résulte des accidents de combustion spontanée.

I. La chaleur du dehors se communique à l'intérieur des navires de deux façons : 1° par l'air lui-même quand il arrive dans les compartiments du navire à une température supérieure à celle de leur atmosphère propre ; 2° par l'échauffement que les rayons du soleil frappant sur le pont supérieur ou sur les parois leur communiquent. La température de la mer, toujours inférieure à celle du navire, n'agit que comme moyen de dépense plus ou moins rapide de la chaleur que les diverses sources thermologiques du navire ont accumulée dans ses flancs.

L'air extérieur qui entre dans le navire par pulsion ou par aspiration étant habituellement plus chaud et plus léger éprouve, par cela même, une difficulté à pénétrer dans l'intérieur, et cette difficulté s'accroît, sur la plupart des navires, de la rencontre par ce courant descendant d'un

(1) Lagarde, *Rapport sur le service médical de la frégate* la Vengeance, *du 22 novembre 1859 au 15 septembre 1862. Transport des troupes de l'Orient en Chine et séjour dans le nord de la Chine* (Arch. de méd. nav., 1852, t. 1, p. 161).

(2) Clavier, *Considérations sur l'hyg. nav.* Montpellier, 1874.

(3) Texier, *Considérations sur plusieurs cas de mortalité observés dans la mer Rouge en juillet* 1862, Montpellier, 1866.

(4) Deschiens, *loc. cit.*

courant qui va généralement (sauf pour les cuirassés) de bas en haut et qui refoule le premier.

L'action du soleil sur les parois du navire produit des résultats différents : 1° suivant que le navire est en bois ou en tôle ; 2° suivant que cette action s'exerce sur une partie blindée ou non blindée ; 3° suivant la couleur de la peinture. J'insisterai plus loin sur la conductibilité de la tôle qui est pour les navires en fer une cause d'échauffement dans les pays chauds et de refroidissement pendant l'hiver.

Bourel-Roncière étudiant comparativement la température du côté ensoleillé de son navire et du côté de l'ombre a trouvé que la différence de température pouvait aller jusqu'à 16° ; elle lui a semblé plus considérable pendant la saison froide que quand l'air extérieur était chaud. Ainsi, avec une température extérieure moyenne de 10°,6, il a trouvé une différence latérale de température de + 10°, tandis que sur le même navire, et avec une température moyenne de 24°,9, cette différence n'a plus été que de 3°,7 (1).

De même aussi, M. Gillet a trouvé sur l'*Armide* que les chambres du côté ensoleillé avaient 4°° de plus que celles du côté à l'ombre, et M. Bourel-Roncière a lui-même déduit de 12 observations faites dans sa chambre, suivant que le soleil donnait ou ne donnait pas sur sa paroi latérale, une différence de 3°°,6.

La couleur du navire influe aussi beaucoup sur l'échauffement comme je l'ai déjà dit. J'ai calculé d'après les observations de M. Bourel-Roncière (2) que la peinture noire créait en moyenne sur l'*Océan* une différence de 11°,7 entre le côté ensoleillé et le côté à l'ombre et qu'avec la peinture blanche (le navire ayant reçu successivement ces deux couleurs) la différence n'était plus que de 7°,8. C'est là, d'ailleurs, un fait qui est parfaitement en accord avec les données physiques sur l'absorption et la réflexion calorifiques.

Quelle est l'action du blindage sur la transmission de la chaleur extérieure ? Bourel-Roncière a trouvé, pour quatre mois d'hiver, une différence moyenne de 2°,11 en plus pour les logements non blindés par rapport à ceux revêtus d'un blindage. L'écart moyen de la température intérieure sur la température moyenne extérieure (3) a été : pour les logements blindés, et pendant quatre mois d'hiver de 0°,88 ; et pour les logements non blindés de 2°,99. Le blindage semble donc rapprocher la température intérieure de la température de l'air libre.

II. M. Dumas avait évalué à 3,000 calories, c'est-à-dire à une chaleur

(1) Ces observations ont été faites en plaçant au même moment deux thermomètres dans les faux-ponts du caisson supérieur-avant, dans l'intervalle de 0<sup>m</sup>,25 à 0<sup>m</sup>,30 qui sépare de la tôle le revêtement de voliges en sapin. L'exposition de la paroi du navire au soleil avait eu, bien entendu, la même durée dans chacune de ces observations.

(2) Bourel-Roncière, *Mém. cit.*, p. 43.

(3) Celle-ci était de 13°,80.

suffisante pour élever d'un degré centigrade 3,000 litres d'eau la quantité de chaleur que produisent chez un adulte les combustions pulmonaire et capillaire. Si l'on admet que les deux tiers de cette chaleur, ou 2,000 calories (1), se dégagent des corps par le rayonnement en vingt-quatre heures, nous aurons pour cinq heures de séjour de l'équipage d'un trois-ponts dans les batteries : 1087 $\times$ 400 ou 434,800 calories répandues par cette cause dans les batteries de ce vaisseau, c'est-à-dire une quantité de chaleur pouvant porter 4,348 litres d'eau de 0°, à 100°. Ces chiffres, alors même qu'on les réduit, expliquent la chaleur nauséeuse qui se dégage la nuit par les panneaux ; elle rend compte aussi de l'élévation de la température de l'intérieur des navires et de l'avidité avec laquelle les hommes vont, pour étancher leur soif d'air, chercher l'ivresse du sommeil sur le pont (2).

III. M. Bourel-Roncière a cherché à déterminer la somme de chaleur que l'éclairage artificiel pouvait verser dans l'intérieur des navires. « D'après les expériences de Péclet, dit-il, une bougie d'acide stéarique, après une heure de combustion, peut porter 33$^{m3}$,830 d'air de 0$^{oc}$, à 180. (Lavoisier et Laplace n'avaient estimé ce volume qu'à 3$^{mc}$,07) ; la température extérieure étant à 13$^{oc}$,9, un thermomètre placé à 6 pouces d'une bougie stéarique en ignition s'est élevée en une heure à 15$^{c}$,5 (3). Placé à un pied, il a accusé 14°,3. Cette même expérience que j'ai renouvelée avec la bougie stéarique d'un fanal du bord m'a donné les résultats suivants : à 15 centimètres, le thermomètre qui était à 15$^{oc}$ monte à 19$^{oc}$8, au bout d'une heure ; à 30 centimètres, il monte à 17$^{oc}$,7 après le même laps de temps. D'un autre côté une lampe carcel de 17 lignes de diamètre peut élever en une heure 23°,167 litres d'air de 0$^{oc}$, à 100$^{oc}$: un kilogramme d'huile échauffe, de 0° à 100°, un poids de 98$^{l}$,62 d'eau ; la température extérieure étant de 13$^{oc}$,9 un thermomètre placé à un pied d'une lampe carcel monte à $+$ 15$^{oc}$ au bout d'une heure, et à 17$^{oc}$,7 s'il est placé à 6 pouces seulement (Péclet). En ne tenant compte que de la combustion du carbone dans les matières de l'éclairage et en admettant que les 3/4 seulement soient transformés en acide carbonique, nous savons, d'après les expériences de Fabre et Silbermann, que l'unité de carbone, 1 kilográmme, en passant directement à l'état d'acide carbonique dégage 8,080 calories ; or, les 3$^{k}$,960 d'acide stéarique et les 27$^{k}$,270 d'huile employés à l'éclairage nocturne des compartiments intérieurs

---

(1) **M. Bourel-Roncière** a fait remarquer que ce chiffre de 2,000 calories que j'ai adopté comme base de mes calculs est un peu fort et qu'il faut le réduire à 1,600.

(2) J'aurai à m'occuper plus tard des inconvénients du sommeil sur le pont: ils sont réels ; mais tant qu'on n'aura pas ventilé les navires je persisterai à les considérer comme moindres que ceux d'une demi-asphyxie.

(3) Il ne faut pas oublier dans ces expériences que les gaz ne s'échauffant, comme les liquides, que par déplacement, la position du thermomètre doit influencer considérablement les résultats.

contenant : la bougie 2,09 et l'huile 22,444 de carbone, les 3/4 de ces 25$^k$,453 ou 19$^k$,089 dégageraient en brûlant 154,239 calories, c'est-à-dire une quantité de chaleur pouvant élever 1,542$^l$,239 d'eau de 1$^{oc}$, à 100$^{oc}$ (1). »

En ce qui concerne la chaleur dégagée dans l'intérieur du navire par les matériaux de chauffage qui y sont brûlés pour les usages des cuisines, du four, des cheminées, on pourrait s'en rendre compte par la même méthode, c'est-à-dire en calculant la quantité de carbone qu'ils contiennent à raison de la consommation qui en est faite, et le nombre de calories que produit cette combustion en tenant compte, bien entendu, de la quantité de chaleur qui est perdue par les cheminées.

La somme de chaleur provenant de ces sources partielles est d'ailleurs incessamment modifiée par la température extérieure et de deux façons : 1° par l'introduction d'un air plus froid ou plus chaud que l'air intérieur ; 2° par la vitesse qu'imprime au refroidissement du navire, si la température extérieure est moins élevée, l'étendue de l'écart thermologique existant entre les deux atmosphères (1). Il faut aussi tenir compte de la température de l'eau dans laquelle le navire est en partie immergé. La multiplicité plus ou moins grande des cloisonnements intérieurs, opposant un obstacle au mélange de l'atmosphère nautique et de l'atmosphère pélagienne et le degré de conductibilité calorifique de la coque du navire sont autant de causes qui en modifient la chaleur propre. C'est, en réalité, à ce point de vue, comme à tant d'autres, un organisme vivant produisant de la chaleur, ayant par ce fait une température propre mais que modifient à chaque instant les conditions du milieu hydro-aérique dans lequel il fonctionne.

### § 3. — *Thermométrie comparée.*

La thermométrie nautique comparée offre un champ d'études extrêmement varié. Je ramènerai aux suivants les sujets principaux qu'elle doit embrasser :

1° Comparaison de la température intérieure du navire et de la température extérieure dans les rapports variables de ces deux termes mobiles ;

2° Comparaison au même moment de la température des divers étages et compartiments d'un même navire ;

3° Comparaison de la température des mêmes compartiments à bord des différents types du même genre de navire ;

---

(1) On sait que le refroidissement d'un corps qui n'est pas placé dans le vide est le résultat complexe du rayonnement propre du corps et de l'influence refroidissante du fluide ambiant, et que la vitesse du rayonnement est proportionnelle à l'excès de la température du corps sur le milieu.

4° Comparaison de la température des mêmes compartiments à bord des navires des genres différents.

I. *Comparaison de la température moyenne de l'intérieur du navire et de la moyenne extérieure.* — Cette comparaison rapproche les moyennes de température du *climat extérieur* des moyennes de température du *climat nautique* dans des périodes correspondantes et fait saillir leurs différences. Il faut évidemment pour l'établir, prendre une moyenne dont les éléments sont les températures partielles de bâtiment, recherchées dans ses compartiments divers, pour arriver à une unité thermologique mise en regard de celle de l'air libre et de la mer ambiante.

Le navire étant dans les mêmes conditions de sources calorifiques intérieures (effectif de l'équipage, uniformité de consommation du combustible affecté aux divers usages) il faudrait rechercher dans quelles limites les diverses températures extérieures modifient l'écart thermologique existant entre le navire et l'air extérieur. Enfin quand une source calorifique accidentelle intervient, comme le chauffage de la machine par exemple, étudier les modifications qu'en éprouve cet écart, suivant la durée et l'intensité de la chauffe, et enfin la *vitesse de refroidissement* du navire quand cet échauffement accidentel a cessé d'intervenir.

C'est là un sujet d'études qui peut être considéré comme à peu près neuf. Je ne puis en effet lui fournir comme contribution (et encore l'absence d'uniformité des observations amoindrit la valeur des résultats), que les essais de Rouppe, ceux de Péron, de Cotholendy, de Lagarde et ceux plus récents de Roussel, sur la *Jeanne-d'Arc*.

Rouppe sur la *Princesse-Caroline* a trouvé que l'air extérieur marquant 25°,9 la température moyenne de l'intérieur du navire était de 30°,9, c'est-à dire offrait un excédant de 5°. A. Péron avait fixé cet excédant à 3°,0 3. Delivet l'avait porté à 7°,1. J'ai pu, avec les relevés de Cornuel, calculer les données consignées dans le tableau suivant (1) :

| NUMÉROS de L'OBSERVATION. | TEMPÉRATURE MOYENNE EXTÉRIEURE. | TEMPÉRATURE MOYENNE INTÉRIEURE. | ECART. |
|---|---|---|---|
| 1 | 5°,8 | 13°,0 | 4°,2 |
| 2 | 4 ,0 | 12 ,2 | 7 ,8 |
| 3 | 2 ,8 | 10 ,8 | 8 ,0 |
| 4 | 8 ,0 | 8 ,6 | 0 ,6 |

(1) Dans quelles conditions, à quelle heure, dans quel mode de répartition de l'équipage ces chiffres ont-ils été relevés? Je l'ignore et je n'ai pas besoin de faire ressortir le peu de valeur de ces résultats que je cite uniquement dans le but d'appeler des observations plus rigoureuses.

Nous possédons quelques données plus récentes sur cet aspect de la thermométrie comparée. C'est ainsi que M. Clavier à bord de la *Victoire* a constaté dans le golfe de Californie par calme plat, à 25 milles des côtes, la moitié des fourneaux étant allumés, alors que l'air extérieur marquait 25°, qu'il y avait 35° dans la batterie ; 54°, dans la machine et 62°, dans la chambre de chauffe (1).

De même, à bord de la *Garonne* dans la mer Rouge, l'air extérieur marquant 39°, il y avait 45° dans l'intérieur du navire ; 52°, dans le compartiment des chevaux et 65°, dans la machine. M. Bourel-Roncière a trouvé à bord de l'*Océan*, que dans les limites d'une température extérieure variant de 11°,8, à 17°1, (13°,81, en moyenne), la batterie présentait sur l'air extérieur un excédant de 3°,03 ; le premier faux pont un excédant de 1°,70 ; le deuxième faux pont un excédant de 1°,51, et les cales un excédant de 1°, 8. C'était pendant la saison d'hiver et l'*Océan* était presque toujours au mouillage.

On voit qu'il y a lieu d'étudier à nouveau, et comparativement, les rapports de la chaleur du navire à celle de l'air extérieur. Il faudrait faire ces essais comparatifs : 1° dans les conditions diverses de jour ou de nuit; 2° de vacuité ou d'habitation des compartiments intérieurs ; 3° de diversités dans l'effectif des équipages ; 4° de navigation à la voile, ou sous vapeur; 5° de température de la mer; 6° de calme ou de vent; 7° d'allures du navire ; 8° de chômage ou de fonctionnement des appareils ventilateurs.

Il convient pour procéder à ces études comparatives, de faire au même moment, si on dispose d'un nombre suffisant d'instruments (et cela est toujours possible sur les rades de nos ports de guerre), trois observations dans chaque étage du navire, à ses extrémités et à sa partie moyenne, en faire la somme, et la diviser par 6 ou par 9 suivant le nombre d'étages du navire, on obtiendra ainsi la moyenne du navire que l'on comparera à la moyenne extérieure.

Les médecins navigants feront bien de figurer par des courbes diversement colorées rapprochées les unes des autres : 1° la température moyenne du navire ; 2° la température extérieure ; 3° la température de la mer au moment de l'expérience, de façon à faire saisir d'un coup d'œil les rapports mobiles qui existent entre ces trois données thermologiques. Des notes doivent indiquer d'ailleurs les conditions particulières de mode de progression à la voile ou à la vapeur, d'allures, de ventilation artificielle, d'encombrement exceptionnel, etc., pouvant expliquer certaines variations dans les rapports de ces températures.

II. *Thermométrie comparée des divers étages.* — On peut dire, d'une

(1) Clavier, *Consid. d'hyg. navale.* Thèse de Montp., 1874, p. 20.
(2) Texier, *Consid. sur plusieurs cas de mort subite dans la mer Rouge* en juillet 1862. Thèse de Montp., 1866.

manière générale, que la température intérieure du navire, toujours supérieure à celle de l'air libre, augmente à mesure que du pont on descend vers les compartiments inférieurs. Cela est assez rigoureusement applicable aux navires à voile et aux navires à vapeur dont les feux sont éteints, mais cette loi de la décroissance de la température des étages, de la cale au pont, ne se constate plus que d'une façon irrégulière pour le navire sous vapeur et même pour les cuirassés au mouillage.

Les essais de M. Cotholendy à bord du *Jemmapes* ont constaté que la température extérieure étant de 14°,8, la batterie haute avait, en moyenne, 16°,1 ; la batterie basse 21°,1 ; le faux-pont 20°,2 et la cale 20°,6. La loi se vérifie encore ici, sauf pour la batterie basse, mais il ne faut pas oublier que cette partie du navire était encombrée de 705 passagers et que l'élévation de sa température au-dessus de celle de la batterie haute et de la cale s'explique par ce fait. Si on comparait thermologiquement les étages d'un navire non habité, on constaterait certainement toujours ce fait d'une décroissance de la température de bas en haut (1).

De même, M. Lagarde, chirurgien-major de la *Vengeance* (2) dans la mer de Chine, a-t-il constaté que la température moyenne de la mer sous l'équateur était de 22°c, celle de l'air de 26°,7, le thermomètre de la batterie marquait 31° ; celui du faux-pont 35° ; celui de la cale 36°.

Cette loi, je viens de le dire, paraît en défaut pour les cuirassés. M. Bourel-Roncière, qui a étudié avec tant de soin l'hygiène de ce genre de navires, a constaté que, pendant quatre mois d'hiver sur les côtes de France, l'*Océan* étant presque toujours au mouillage, alors que la température du pont marquait 13°,81, celle de la batterie était de 16°,84, des deux faux-ponts 15°,41 ; celle de la machine 15°, et celle des deux cales avant et arrière de 15°5 en moyenne. L'accroissement sur ces navires, au lieu de marcher de haut en bas, du pont vers la cale, progresse longitudinalement de l'arrière à l'avant. J'emprunte au travail de M. Bourel-Roncière le schéma suivant qui fait saillir cette particularité.

Il montre que la batterie avant et l'hôpital sont les endroits les plus chauds du navire ; vient ensuite le faux-pont supérieur avant, le magasin général, la cambuse, le faux-pont inférieur avant et la cale avant. L'endroit le plus frais, au contraire, est le réduit, le faux-pont inférieur arrière et la cale arrière ; le faux-pont arrière supérieur ; le réduit des

---

(1) Fonssagrives, *Hyg. nav.*, 1856, p. 196.

(2) E.-F. Lagarde, *Rapp. sur le service médical de la frégate la Vengeance* du 22 janvier 1859 au 15 septembre 1862 (transport de troupes de l'Orient en Chine et séjour dans le nord de la Chine). *Arch., de méd. nav.*, 1864, t. I, p. 161. Dans ce travail des courbes représentent les résultats auxquels l'auteur est arrivé ; je ne saurais trop recommander aux médecins de la marine, qui aborderont ce genre de recherches (elles ne peuvent avoir du reste, de véritable intérêt que si elles sont conçues sur un plan uniforme), de traduire graphiquement leurs résultats.

caissons, la machine, viennent ensuite. M. Bourel-Roncière explique cette distribution paradoxale de la chaleur intérieure des cuirassés par ce fait que le logement-avant de l'équipage, n'étant pas blindé, se met beaucoup moins facilement en équilibre avec la température extérieure à raison de la moindre conductibilité de ses parois ; il faut aussi, dans ce résultat, faire une certaine part à la présence des cuisines dans cette partie du navire. Cet observateur a trouvé, à bord de l'*Océan*, que la thermométrie intérieure des divers étages pouvait être ainsi représentée :

<pre>
1° Pont (3 à 4 heures du soir)........  13°,81
2° Cale AR..... ..................... 14 ,65
3° Faux-pont inférieur. .............. 15 ,32
4° Faux-pont supérieur........ ...... 15 ,51
5° Machine......................... 15 ,77
6° Cale AV......................... 16 ,46
7° Batterie. ....................... 16 ,84 (1)
</pre>

Un fait qui ressort de ces chiffres, c'est l'extrème irrégularité de la répartition de la chaleur sur les cuirassés, opposée à son uniformité sur les anciens navires, irrégularité qui place la cale-avant, loin de la cale-arrière, qui fait de la cale-arrière l'endroit le plus frais du navire et de la batterie l'endroit le plus chaud.

A bord de la *Jeanne d'Arc*, M. Roussel a fait 1,022 observations thermométriques desquelles il a tiré les conclusions suivantes : 1° la

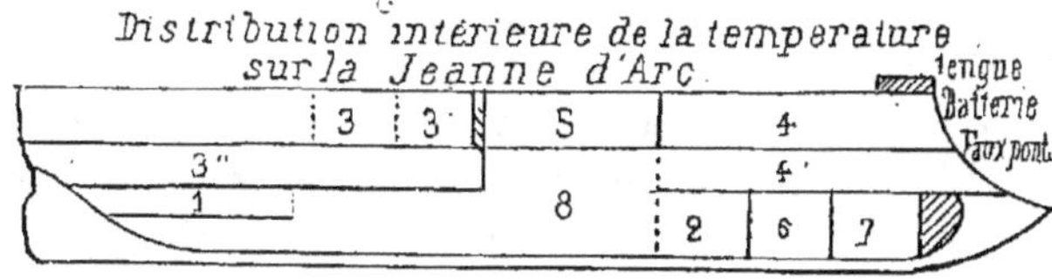


Fig. 39.

température moyenne du bâtiment a dépassé de 3 à 4°° celle de l'air sur le pont ; 2° les compartiments les plus chauds se trouvent sur l'avant du navire. Le schéma suivant, que j'emprunte encore au travail de

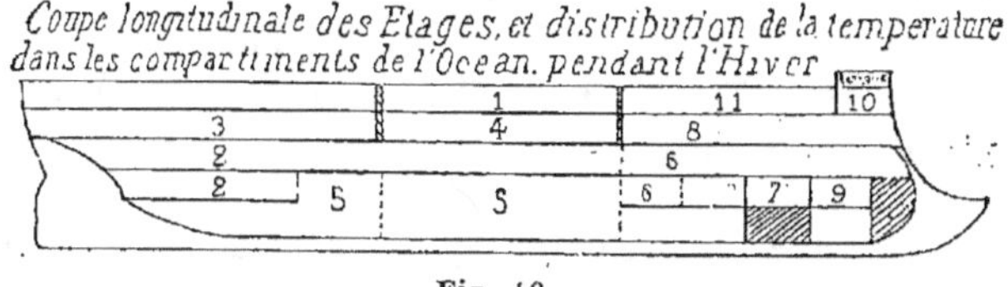


Fig. 40.

M. Bourel-Roncière, permet de comparer la thermométrie des étages

(1) Bourel-Roncière, *loc. cit.*, p. 45. Ces chiffres ont été pris pendant quatre mois l'hiver, le navire étant presque toujours au mouillage.

d'un cuirassé de premier rang, comme l'*Océan*, à celle d'une corvette cuirassée.

On voit que sur ce navire la cale AR s'est montrée l'endroit le plus frais, puis la cale-avant, l'avant-carré et l'hôpital dans la batterie ; la batterie-avant et le faux-pont-avant ; enfin que le fort central et la machine ont présenté la température la plus élevée (1).

III. *Thermométrie comparée des divers compartiments.* — S'il est intéressant de comparer la température des différents étages des maisons, il ne l'est pas moins de faire le même rapprochement entre les divers compartiments habitables de chacun des étages du navire : cale, faux-pont, batteries, pont.

1° *Compartiments de la cale.* — Les compartiments de la cale ont toujours une température supérieure à celle de la cale elle-même. Aussi, dans les observations de M. Cotholendy à bord du *Jemmapes*, l'air extérieur marquant en moyenne 15°,7, la température moyenne de la cale a été de 20°,6 ; celle de la cambuse, de 20°,9 ; celle du magasin général, de 20°,9 ; celles des soutes au biscuit, de 21°,3 ; celles des soutes aux légumes, de 21°,2 ; celles des prisons, de 22°,6. On comprend la raison de cette différence, qui dépend uniquement de ce que les compartiments de la cale sont habités.

De même à bord de l'*Océan*, la température moyenne des deux cales étant de 15°,31, celle de la cambuse était de 16°,52 et du magasin général de 16°,90 (2). M. Roussel a trouvé également sur la *Jeanne d'Arc* une température plus élevée au magasin général et à la cambuse qu'à l'ensemble de la cale. Ce sont les prisons qui offrent, entre les compartiments de la cale, le maximum de température. Girardeau a vu, à bord de la *Naïade*, sous les tropiques, la température de la prison monter jusqu'à 37°c.

Les divers compartiments de la cale des steamers accusent, bien entendu, des différences notables de température suivant que la machine fonctionne ou est au repos : température plus élevée de ces compartiments sur les vapeurs en chauffe que sur les navires à voile ; température moins élevée sur les vapeurs au mouillage à cause du refroidissement produit par l'extrême conductibilité des masses métalliques de la machine, telles sont les particularités qu'offrent, au point de vue thermologique, les cales de ces deux genres de navires dans les conditions diverses que je viens de spécifier.

Sur les cuirassés, la cambuse et le magasin général ont une tempéra-

---

(1) Il ne faut pas oublier ce point essentiel, et sur lequel M. Bourel-Roncière a insisté avec soin, que le réduit et la machine se comportent thermologiquement d'une façon différente suivant que le navire chauffe ou a ses feux éteints. La température de la machine au mouillage est moins élevée que celle des étages supérieurs.

(2) Bourel-Roncière, *Mém. cit.* (*Arch. de méd. nav.*, t. XXIV, p. 45).

ture beaucoup moins élevée qu'à bord des anciens grands navires de guerre. M. Bourel-Roncière a trouvé sur l'*Océan* que la température de la cambuse n'excédait que de 2°,71 celle du pont, et que celle du magasin général la dépassait de 3°,19. Si l'on rapproche ces chiffres des 5°,2 qui sur le *Jemmapes,* dans les observations de Cotholendy, séparaient la température moyenne de la cambuse et du magasin de celle de l'air extérieur, on comprendra le progrès qui a été apporté à la salubrité des cales par les constructions nautiques les plus récentes (1).

2° *Machine.* — L'existence d'un moteur à vapeur dans l'intérieur d'un navire modifie de plusieurs façons sa salubrité, je m'en occuperai plus loin en comparant les diverses catégories de bâtiments ; je ne veux parler ici que de l'influence exercée par les machines sur la thermologie du navire.

J'avais indiqué, par quelques températures prises à bord de l'*Eldorado* en 1850, combien il serait intéressant d'étudier à ce point de vue les navires à vapeur. Ici encore, l'appel que je faisais aux travailleurs a été entendu et M. Bourel-Roncière a porté cette étude, en ce qui concerne les cuirassés, à un état très-satisfaisant de précision. Je ne peux mieux faire que d'analyser et de commenter les recherches spéciales que cet hygiéniste a faites sur ce point (2).

Il a constaté, qu'en dehors des périodes de chauffe, la machine se met en équilibre de température avec le faux-pont inférieur et n'excède que de 2° en hiver la température du pont. Pendant la chauffe, au contraire, la température de ce compartiment s'élève et échauffe par rayonnement, ou par conductibilité, celle des autres compartiments du navire. La chambre des mouvements a offert, dans une première série d'expériences, un excédant de 10°,47 sur la température du pont, et l'excédant de la chauffe a été de 17°,27. Dans une seconde série cet observateur a trouvé un écart moyen de 11°,5 entre la machine et le pont. Le maximum de cet écart a été de 31° après 30 heures de chauffe.

Sur un chiffre de 260 observations prises comparativement dans la chambre de la machine et dans la chaufferie, Bourel-Roncière a trouvé que le minimum ayant été de 25°° et le maximum de 46°, les températures élevées comprises entre 46° et 25° ont été constatées 105 fois dans la chaufferie et 60 fois dans la chambre de la machine.

Ce même observateur a étudié l'influence qu'exerçaient sur la température de la machine de son navire les conditions diverses de nombre de fourneaux allumés, d'allures, etc.

En ce qui concerne le nombre de fourneaux allumés, il a pu tirer de 102 observations les conclusions suivantes :

(1) Le magasin général de l'*Océan* est cependant de valeur médiocre, je l'ai dit.
(2) Bourel-Roncière, *Mém. cit.* (*Arch. de méd. nav.*, t. XXIV, 1875, p. 171). Les recherches de ce médecin se rapportent, il est vrai, à un type particulier, l'*Océan*, mais je les donne comme contribution à l'étude de la thermologie nautique et en même temps comme exemple de méthode.

1° « Avec une chaudière, écart de 14° entre l'air de la chambre de la machine et celle de l'air extérieur ; avec 3 chaudières, différence moyenne de 21 à 22° ; avec 2 chaudières, différence de 25°ᶜ ;

2° « L'augmentation de la température déterminée par la chauffe n'est pas constante par rapport à la température ambiante, mais paraît varier dans des limites assez peu étendues ;

3° « La température de la chambre de la machine est toujours plus élevée que celle de la chambre de chauffe et a pu atteindre, avec 2 chaudières seulement, le maximum de 50°ᶜ ;

4° « La chaleur répandue dans la machine est plus forte, à 3 qu'à 2 chaudières, de 5 à 6°ᶜ, et il en est de même pour la chaufferie ;

5° « En somme, la moyenne générale de l'écart entre l'ensemble de la machine et l'air extérieur a été :

Pour une chaudière........  11°,36  )
  —   deux chaudières.....  23°,13  } Moyenne, 17°,25 (1)
  —   trois chaudières.....  20°,00  )

Je viens de dire que la machine en fonction n'a pas la même température dans toutes ses parties ; que la chambre de mouvements est plus chaude que la chambre de chauffe ; mais le premier de ces compartiments a aussi une température variable d'un côté à l'autre. M. Bourel-Roncière a trouvé qu'à babord où sont les condenseurs, la température est plus basse de 2° à 3° en moyenne qu'à tribord où sont les cylindres et les tuyaux de vapeur. Cette différence peut, à certains moments, s'élever jusqu'à 6, 7 et même 10°ᶜ.

Le même observateur a étudié l'influence de la direction du vent sur la température de la machine ; quand on est debout au vent, l'air brûlant de la chaufferie est refoulé par le vent et la température de la chambre s'élève (2). C'est dans ces cas que la chaufferie est beaucoup plus fraîche que la chambre de mouvements. Bourel-Roncière a vu sur l'*Océan* une différence de 11° s'établir, dans cette condition, entre les deux parties de la machine.

Quand les vents viennent de l'arrière, la pulsion du vent, au lieu de contrarier l'aspiration par la chaleur de la machine, agit dans le même sens, et la partie arrière de la machine est la plus fraîche. De même aussi quand il fait calme, la chaufferie est l'endroit le plus chaud de la machine. L'adjonction de voiles à la machine modifie également la température relative de la chaufferie et de la chambre des mouvements : au profit de la première si le vent vient de l'avant du travers, et de la seconde s'il vient de l'arrière.

Un autre sujet d'études dont j'indiquais aussi tout l'intérêt, est celui relatif à la vitesse d'échauffement et de refroidissement de la machine.

(1) Bourel-Roncière, *loc. cit.*
(2) Dans une des observations, Bourel-Roncière a vu la température de la chambre monter de 26°,8 à 32°ᶜ sous la seule influence d'une forte brise debout.

M. Bourel-Roncière l'a exploré avec son talent habituel, à bord de l'*Océan*.
Il a constaté les faits suivants : Au moment où on allume les feux, le
thermomètre baisse dans la machine (1), mais cet effet qu'explique l'appel de l'air froid n'est que momentané, la chaleur le neutralise bientôt,
et une heure après l'allumage, le parquet de la machine est revenu à la
température initiale ; la chambre des cylindres et surtout la chaufferie ont,
bien entendu, dépassé beaucoup plus tôt la température qu'elles avaient
avant la chauffe. « A partir du moment de l'allumage des feux, dit cet
observateur, le thermomètre monte progressivement dans la chambre de
la machine : d'un degré par heure, puis toutes les deux heures pendant le
premier jour ; toujours plus vite dans la chaufferie ; au bout du troisième
jour environ, si les conditions extérieures et celles de la chauffe, si le
vent et le nombre de feux n'ont pas changé, l'accroissement atteint son
summum, après quoi la température reste stationnaire, sauf quelques
oscillations qui se produisent pendant la nuit. Il est arrivé quelquefois
que, peu de temps après l'allumage, la chaufferie a atteint subitement
un degré beaucoup plus élevé, mais ce fait est accidentel et peu durable, il est dû à ce que le courant n'était pas encore bien établi ou à une
ouverture fortuite des foyers au moment de l'observation. »

La vitesse de refroidissement de la machine, quand on abat les feux,
est une donnée intéressante. Je m'en étais occupé à bord de l'*Eldorado*,
M. Bourel-Roncière a cherché à la déterminer avec plus de précision
sur les navires cuirassés. J'avais établi que la machine, sur les frégates à
vapeur à aubes du type *Eldorado*, est, au bout de quatre jours, à partir
du moment où l'on a abattu les feux, en équilibre de température avec
le reste du navire. M. Bourel-Roncière a trouvé qu'il fallait de 5 à 6 jours
sur les cuirassés pour l'établissement de cet équilibre. M. Bouvier, cité
par M. Bourel-Roncière, a évalué à 5 jours la durée de ce refroidissement
et a fourni les données suivantes recueillies à ce propos à bord de la
*Reine-Blanche* :

| 1er jour. | 2e jour. | 3e jour. | 4e jour. | 5e jour. | CONDITIONS. |
|---|---|---|---|---|---|
| 41°,0 | 36°,3 | 32°,1 | 29°,1 | 27°,8 | *Beyrouth.* — 3 chaudières, 37 heures de chauffe. |
| 42 ,3 | 37 ,5 | 34 ,3 | 32 ,1 | 31 ,2 | *Carthagène.* — 3 chaudières, 22 heures de chauffe. |
| 39 ,1 | 36 ,0 | 33 ,2 | 31 ,9 | 31 ,2 | *Carthagène.* — 2 chaudières, 10 heures de chauffe. |
| 40°,8 | 36°,6 | 33°,2 | 30 ,7 | 33°,0 | |

(1) J'avais signalé ce fait. « Il est de remarque, disais-je, que, au moment où on

Ainsi le refroidissement a été de 4°,2 dans les premières vingt-quatre heures ; de 3°,4 dans celles qui ont suivi ; puis de 2°,5 et enfin de 2°,3.

M. Bourel-Roncière a constaté que le refroidissement était plus rapide dans la chaufferie, ce qui s'explique par ce fait que, les feux éteints, l'air froid circule librement dans ce compartiment, tandis que dans la chambre des machines, les cylindres et les tuyaux. de vapeur constituent des surfaces échauffées intérieurement et qui ne peuvent dissiper qu'avec lenteur leur excédant de calorique.

3° *Compartiments du faux-pont.* — Le faux-pont sur les anciens navires avait (en dehors de l'action perturbatrice de la machine), une température supérieure à celle de la batterie ; j'ai dit plus haut que sur les cuirassés cette loi était en défaut et que les deux segments arrière du faux-pont (faux-ponts arrière, supérieur et inférieur) offraient au contraire une température plus fraîche que celle de la batterie, et que les segments avant de ces deux batteries, tout en restant moins chauds que la batterie-avant, présentaient une température plus élevée que les segments arrière du faux-pont. Sous vapeur, cette répartition change et les faux-ponts arrière ont plus de chaleur que les faux-ponts avant. Par une particularité assez singulière, et que des conditions de circulation aérienne expliquent sans doute, le faux-pont inférieur arrière, plus rapproché cependant de la machine, est moins chaud pendant l'hiver que le segment arrière du faux-pont supérieur ; mais l'été, le rayonnement de la cheminée y produit une température très-chaude que M. Bourel-Roncière a trouvée parfois être de 35 à 40°. La chambre des stoppeurs, dans le faux-pont inférieur avant, a aussi une température élevée sous l'influence du voisinage de la machine ; le réduit blindé des caissons, qui constitue la partie médiane, cloisonnée, du faux-pont supérieur a, au mouillage, la nuit, une température élevée et qui n'est inférieure qu'à celle de la batterie-avant. M. Bourel-Roncière lui a trouvé une moyenne de 17°,55, celle de la batterie-avant étant de 19°,6 ; la température moyenne du pont à ce moment marquait 9°,18.

Quant aux logements de l'arrière, aux chambres de faux-pont sur les navires de différentes sortes et de différents types, l'étude de leur thermométrie comparée offrirait un intérêt réel, mais elle n'a pas été faite encore avec la persistance qu'elle réclame et dans les conditions extrêmement diversifiées qu'elle doit embrasser.

4° *Compartiments de la batterie.* — L'hôpital, et sur les cuirassés, le

allume les feux, la température de la batterie baisse, tantôt de quelques dixièmes seulement, tantôt de 1°, ou 1°,5. Ce résultat nous a semblé d'abord surprenant, mais nous nous en sommes bientôt rendu compte en songeant à la ventilation aspiratoire que détermine dans la batterie le chauffage de la machine ; preuve irrécusable de la possibilité et de l'utilité de la ventilation à bord des navires à vapeur (*Hyg. nav.*, 1856, p. 198).

fort central ou *réduit*, sont les seuls compartiments dont on ait à s'occuper au point de vue thermologique. J'ai déjà parlé des conditions dans lesquelles se trouvent, sous ce rapport, les hôpitaux des différents navires et je n'ai pas à y revenir. Je dirai seulement que sur les cuirassés, d'après M. Bourel-Roncière, la moyenne thermométrique de l'hôpital est de 2° plus basse que celle de la batterie-avant et de 1° plus élevée que celle du fort central (1).

Le réduit supérieur est, de toutes les parties des cuirassés, celle où la température se rapproche le plus de la température extérieure, ce qui s'explique, comme l'a très-bien indiqué l'observateur précité, par la conductibilité extrême du fer, par le petit nombre des hommes qui couchent dans ce compartiment, par le revêtement de bois qui arrête la transmission de la chaleur solaire, enfin par la largeur de ses ouvertures. Toutes ces causes contre-balancent l'échauffement par le tuyau qui traverse le réduit; celui-ci a une température un peu plus basse que celle du réduit du faux-pont supérieur ou *chambre des caissons* à laquelle il est superposé et dans lequel le passage du tuyau et la présence du four sont des conditions d'élévation de température qui n'ont pas, comme pour le fort central, une compensation dans l'énergie de l'aération naturelle.


IV. *Thermométrie comparée des divers genres et types de navires.* — J'appelle *genres* de navires des groupes fondés sur la communauté d'une condition fondamentale, qu'elle se rapporte à leur destination (navires de guerre, navires de commerce, navires de plaisance); à leurs dimensions (grands et petits navires); au nombre de leurs étages (navires à batterie ou sans batterie); à leur mode de propulsion (navires à voiles, à vapeur, mixtes); à des particularités de structure (navires en bois, en tôle, navires avec ou sans cuirasse).

J'appelle *types* de navires les modèles divers se rapportant à chacun de ces genres.

J'insisterai sur cette distinction quand je m'occuperai plus tard de la salubrité comparative des différents navires.

Je n'ai pas, du reste, l'intention d'entrer dans l'étude de la thermologie nautique envisagée à ce double point de vue; elle m'entraînerait trop loin, et d'ailleurs l'absence de documents m'obligerait, en une foule de points, à la laisser incomplète. Il faut que chaque médecin naviguant s'impose la tâche de recueillir des observations nombreuses et dans toutes les conditions si diverses où se trouvera son navire; quand chaque genre et chaque type auront fourni ainsi des documents numériques très-nombreux, on les rapprochera et on arrivera à formuler avec sûreté les lois de la thermologie nautique. M. Bourel-Roncière leur a donné

(1) Bourel-Roncière, *Mém. cit.*, p. 51.

l'exemple et ses recherches doivent être pour eux un modèle de patience et de sagacité qu'ils ne sauraient imiter avec trop de soin et de zèle. En étudiant la salubrité des divers genres de bâtiments, je reviendrai sur cette question de la thermologie nautique qui offre encore tant à faire. Je ne saurais donc, en faisant ressortir les progrès qui ont été réalisés dans cette voie depuis vingt ans, trop insister sur l'intérêt extrême qu'offrent ces recherches et sur la nécessité d'en contrôler et d'en étendre les résultats par de nouvelles observations.

## ARTICLE IV

### ÉCLAIRAGE NAUTIQUE.

Il serait superflu, et en tout cas hors de lieu, de faire ressortir l'influence que la lumière exerce sur les phénomènes de la vie. Les expériences d'Edwards (1), de Morren (2) et d'un grand nombre de physiologistes ont mis hors de doute ce fait que là où la lumière fait défaut ou est insuffisante, la régularité des formes, l'intégrité de la santé, si ce n'est la vie, sont menacées. Si j'ai pu dire : « A maison obscure, habitants chétifs (3), » je peux appliquer, à plus forte raison, ce mot à l'habitation nautique. L'hygiène navale est donc fondée à s'occuper de cet intérêt et à le disputer autant qu'elle le peut aux difficultés que les exigences spéciales de l'art nautique opposent aux vœux de l'hygiène.

L'habitation nautique fournit des preuves de l'influence considérable que la lumière exerce sur la santé. Comparez en effet le calier et l'agent de la cambuse, ces troglodytes qu'il faut violenter pour les faire sortir de la demeure sous-marine dont l'habitude leur a donné le goût, au gabier qui passe la plus grande partie de sa vie sur le pont, et la bouffissure étiolée des premiers contraste avec le hâle brun et vigoureux des seconds ; les influences sont ici évidemment complexes puisque l'action d'un air pur et renouvelé et les exercices corporels secondent les effets de la radiation solaire ; mais la part la plus grande doit certainement être attribuée à celle-ci.

Nous avons à envisager séparément l'éclairage naturel et l'éclairage artificiel.

### § 1er. *Éclairage naturel.*

1o *Photométrie absolue.* — Toutes les ouvertures d'aération sont en

(1) Edwards, *Infl. des agents physiques sur la vie.* Paris, 1824.
(2) Morren, *Essais pour déterminer l'influence qu'exerce la lumière,* in *Ann. des Sc. nat.,* 1835, t. III et IV.
(3) Fonssagrives, *La Maison, Étude d'hygiène et de bien-être domestiques.* Paris 1870, p. 228.

même temps des ouvertures d'éclairage, mais tandis que les premières doivent, à chaque instant, pouvoir se fermer pour interdire tout passage à la mer, les secondes, au contraire, sont toujours, sans danger, pénétrables au fluide lumineux. Aussi les raisons qui restreignent les bouches respiratoires du navire, permettent-elles, au contraire, de dispenser largement les voies de pénétration de la lumière.

Des verres prismatiques ou en lentilles, présentant une épaisseur assez grande pour résister au poids de corps très-durs ou au choc impulsif des lames, assurent l'éclairage intérieur du navire ; il en est de même des sabords de l'arrière auxquels on a enlevé leurs canons, et que des châssis vitrés transforment en fenêtres ordinaires.

La disposition des verres lenticulaires (1) est ingénieuse et tout à fait adaptée à leur but : le trajet, fourni aux rayons lumineux dans l'épaisseur des murailles, figure un cône tronqué, qui, par sa forme et par la couche blanche qui le revêt, est éminemment propre à accroître l'intensité des rayons lumineux et à les diriger vers l'intérieur du navire ; ces verres sont-ils enchâssés dans des hublots et peuvent-ils, au besoin, offrir un accès à l'air, une cuvette munie d'un tuyau d'éjection, qui s'ouvre de haut en bas à l'extérieur, assure le rejet immédiat de la petite quantité d'eau de mer, que les joints, malgré leur perfection, laissent toujours pénétrer. Nous ne croyons pas que cette ingénieuse installation puisse jamais être améliorée, mais nous nous demandons si, sur le pont surtout des petits navires, on ne pourrait pas multiplier les glaces prismatiques, de manière à garantir, par tous les temps, l'éclairage du faux-pont, et si l'on ne devrait pas aussi accroître le nombre des verres lenticulaires qui sont enchâssés dans les parois latérales des petits navires. Deux boulons, arrêtés par un écrou chacun, traverseraient la muraille de dehors en dedans, et, en maintenant une hermétique clôture, permettraient au besoin, comme nous l'avons dit, dans les mers calmes ou en rade, de transformer ces ouvertures d'éclairage en ouvertures d'aération. Il serait certainement injuste de ne pas reconnaître tout le bénéfice que les équipages des vaisseaux ont retiré de l'établissement des lentilles de faux-ponts, mais c'est précisément pour cela qu'il faut demander plus

(1) Le passage des rayons lumineux à travers une lentille peut, par la réfringence, développer au foyer une haute température. M. Chevallier cite à ce sujet des faits on ne peut plus curieux. En 1780, une personne ayant par imprudence jeté un fond de bouteille sur un tas de paille exposé au soleil celle-ci ne tarda pas à prendre feu. Une carafe, assez semblable pour la forme à celle dont se servent quelques ouvriers pour les travaux du soir, mit le feu à une tapisserie. Un plancher fut brûlé, à Kœnigsberg, dans les mêmes conditions. L'explosion du 22 août 1837, à Vincennes, fut due à la concentration du soleil par les vitres, etc. Nous ne pensons pas que les lentilles plan-convexes, qui éclairent les navires, soient de nature à reproduire ces accidents, mais en tout cas, peut-être serait-il prudent de les construire avec une substance athermane, c'est-à-dire susceptible d'intercepter les rayons calorifiques ; le seul reproche que l'hygiène puisse leur adresser, c'est d'iriser la lumière assez fortement pour que l'œil en soit quelquefois fortement gêné (Chevallier, *Incendies et inflammations spontanés. Annales d'hygiène*, t. XXV, 1841, p. 333).

de libéralité dans la dispensation du fluide lumineux aux parties intérieures du navire (1).

Les navires cuirassés ont, par le fait de leur construction, des exigences qui bouleversent en beaucoup de points les anciennes conditions
de l'hygiène navale. Le sacrifice des hublots de faux-pont est l'un des
plus onéreux sans contredit, et tous les médecins de la marine qui ont
écrit sur l'hygiène des anciens types de cuirassés (ils vieillissent vite), se
sont efforcés de faire ressortir la possibilité de doter ces navires de
hublots de faux-pont. MM. Quémar et Deschiens ont fait valoir en faveur de cette thèse d'excellents arguments, et se sont demandé, en fin
de compte, pourquoi ce qui est possible sur des cuirassés anglais ne le
serait pas sur des cuirassés français du même type. Au reste, cette re-
vendication légitime n'a plus de raison d'être puisque la marine, em-
portée dans un mouvement vertigineux de tâtonnements, ne crée plus
(provisoirement au moins) que des types de cuirassés dont le faux-pont
est immergé.

De même que l'éclairage latéral est assuré par les hublots et les sabords
de même les écoutilles du pont supérieur sont chargées de faire pénétrer verticalement la lumière.

Les claires-voies sont aux écoutilles ce que les verres lenticulaires
sont aux hublots. Comme l'indique leur étymologie, ce sont des couvercles diaphanes qui transmettent les rayons lumineux ; leur forme est
nécessairement accommodée à celle des écoutilles ou écoutillons auxquels elles s'adaptent ; leur disposition en deux plans inclinés à la manière d'un toit, l'épaisseur des glaces qui les constituent, leur protection par des tringles parallèles de fer ou de cuivre, la possibilité de
les élever par des chandeliers au-dessus des îloires, leur donnent toute
garantie de solidité, et leur permettent de concilier l'éclairage avec
les besoins de l'aération et avec la nécessité d'interdire tout accès à
l'eau. On ne saurait trop multiplier ces fenêtres, et nous avouerons
que ce n'est pas sans quelque regret que nous comparons aux rares
claires-voies du pont de nos bâtiments contemporains cette longue
série de panneaux vitrés, qui sur les vaisseaux du xviiᵉ et du xviiiᵉ siècle
s'étendaient presque sans interruption depuis l'arrière jusque sur l'avant

(1) Nous croyons que les dimensions des hublots et des verres lenticulaires pourraient
être augmentées sans préjudice pour la solidité des murailles des navires. En 1856, MM. Le
Molt et Robert ont imaginé de construire des lentilles formées d'un disque circulaire et
plan de verre sur lequel s'applique une section du même diamètre découpée dans une
boule de verre soufflée et parfaitement sphérique. Ils se servent, de plus, de réflecteurs
électrotypes en verre, concaves, ayant sur leur convexité une couche d'argent déposée
par l'action voltaïque. Au moyen de ces lentilles et de ces réflecteurs qui sont d'un
prix modéré, on peut obtenir une lumière très-vive et la projeter à une assez grande
distance. Dans des expériences faites en 1856 à la gare de l'Ouest on a pu éclairer
la voie jusqu'à une distance de 120 mètres avec un appareil très-petit (*Moniteur universel*, 14 octobre 1856). Il y aurait évidemment lieu de chercher quelque chose de plus
parfait que nos verres de hublots.

du grand mât, et transformaient la première batterie en une sorte de serre où la lumière avait toujours accès, quel que fût l'état du vent et de la mer.

Une entrée aussi large que possible à la lumière étant garantie par un nombre suffisant de hublots, de verres lenticulaires, par une bonne disposition des claires-voies, il ne reste plus qu'à présenter à ce fluide des moyens faciles de réflexion et de répartition intérieures. La couleur blanche des parois des batteries et du faux-pont, celle du pourtour des panneaux et du trajet des hublots à verres lenticulaires, le soin de substituer aux panneaux pleins des cloisons de logement, des châssis de vitre, dont la surface transmet la lumière sans compromettre les secrets de la vie intérieure, sont autant de moyens qui atteignent le but.

II° *Photométrie comparée.* — On peut avoir à comparer l'intensité de l'éclairage naturel : 1° dans les divers étages d'un navire ; 2° dans les compartiments du même étage ; 3° dans les étages ou compartiments correspondants de deux navires de même genre ou de genres différents. On comprend l'intérêt de ces recherches. M. Bourel-Roncière a eu la pensée de les aborder, mais il y a renoncé, rebuté par l'absence d'un procédé usuel de photométrie (1).

Deux méthodes peuvent servir pour cette comparaison : l'une indirecte en évaluant ce que j'ai appelé le *carré d'éclairage* (2) ou le carré mesurant l'ensemble des ouvertures par lesquelles s'introduit la lumière ; la seconde par la mesure même de l'intensité de la lumière.

1° Le *carré d'éclairage* n'a guère été calculé que pour les cuirassés. M. Bourel-Roncière appliquant à cette étude les données que j'avais formulées dans d'autres ouvrages a calculé que le carré d'éclairage (qui se confond à peu près avec le carré d'aération) est, sur le cuirassé l'*Océan*, de $68^q,743$ (3). « On peut établir en principe, ai-je dit ailleurs, que le côté du carré de vitrage doit être au côté du cube de la pièce comme 1 : 2. En d'autres termes et pour mieux fixer les idées, une chambre de 4 mètres sur ses trois dimensions a besoin d'une surface de vitres représentant un carré de 2 mètres, c'est-à-dire d'une fenêtre à deux volants ayant dix carreaux de $0^m,55$ de côté (4). » M. Bourel-Roncière, étudiant d'après ce principe l'éclairage naturel des divers compartiments de l'*Océan*, a trouvé que l'hôpital réalisait seul cette condition du pro-

(1) Cet observateur m'avait écrit jadis pour me demander conseil relativement au choix d'un procédé photométrique ; je ne pus que lui indiquer ceux que j'avais énumérés et décrits dans mon livre sur *La Maison*, (p. 231). Comme je le dirai bientôt, je suis moins démuni actuellement.

(2) Fonssagrives, *Hyg. navale.* Paris, 1856.

(3) Ce chiffre se réduit à $57^q,677$ de surface vitrée, c'est-à-dire éclairante, le reste appartient aux châssis des fenêtres.

(4) Fonssagrives, *La Maison*, 1871. Septième Entretien, p. 242.

gramme. Je résume du reste dans le tableau suivant les résultats auxquels il a été conduit par ses calculs :

| COMPARTIMENT. | CUBE. | CARRÉ d'éclairage absolu. | CARRÉ d'éclairage pour 100$^{m3}$ |
|---|---|---|---|
| Hôpital. . . . . . . . . . . . . . . . . . . . . | 71$^{m3}$,34 | 3$^{m2}$,23 | 4$^{m2}$,53 |
| Batterie avant. . . . . . . . . . . . . . . | 582 ,10 | 14 ,82 | 2 ,55 |
| Fort central. . . . . . . . . . . . . . . | 658 ,23 | 12 ,45 | 1 ,89 |
| Batterie entière (hôpital compris). . . . . . . . . . . . . . . . . . . | 2551 ,09 | 65 ,33 | 2 ,55 |
| Navire entier. . . . . . . . . . . . . . . | 4575 ,14 | 68 ,34 | 1 ,49 |

On voit par ces chiffres que l'hôpital est, fort heureusement, la partie la plus éclairée de ce navire; viennent ensuite la batterie-avant et la batterie-arrière placées sous ce rapport sur la même ligne, puis le fort central dont l'éclairage est au minimum.

Comparant l'*Océan*, au point de vue du carré d'éclairage, aux anciens cuirassés de premier rang du type *Solférino*, M. Bourel-Roncière a constaté une certaine supériorité de l'*Océan*, mais peu sensible (1). De même aussi la comparaison du type *Thétis* au type *Océan* donne les résultats suivants : sur ce dernier navire, la batterie a 2$^m$,57 d'éclairage pour 100 mètrres de volume, tandis que la batterie de la *Thétis* a 2$^m$,65 pour le même volume.

Si l'on compare les cuirassés aux anciens grands navires de guerre, sous le rapport de l'éclairage, on arrive, avec M. Bourel-Roncière, à constater que les trois batteries de l'ancien vaisseau de 120 canons avaient 3$^{m2}$ par 100$^{m3}$ et la frégate de 60 canons 2$^{m2}$,62 pour le même volume. Ces types étaient donc mieux partagés sous le rapport de la lumière naturelle comme le prouve le rapprochement de ces chiffres de ceux indiquant l'éclairage du cuirassé de premier rang l'*Océan*.

Ce sont là des contributions intéressantes à l'étude de la photométrie intérieure des navires, laquelle doit entrer désormais dans le programme des recherches qu'ont à faire les médecins navigants jaloux de prendre une notion complète des conditions de salubrité de leur navire et d'apporter aux progrès de l'hygiène navale leur tribut personnel. Mais la détermination du carré d'éclairage d'un navire dans son ensemble, et dans chacun de ses étages et de ses compartiments n'a, comme méthode de photométrie nautique, qu'une valeur très-relative. En effet, autres sont des ouvertures éclairantes qui reçoivent la lumière directement du dehors soit par le pont supérieur, soit par les ouvertures latérales et des ouvertures qui ne la reçoivent que par l'intermédiaire d'une batterie ;

(1) La batterie de l'*Océan* a 2$^{m2}$ d'éclairage pour 100$^{m3}$ de volume, celles du *Solférino* ont 1$^{m2}$,91 pour le même volume. C'est par erreur que M. Bourel-Roncière a considéré les batteries du *Solférino* comme mieux éclairées que la batterie de l'*Océan*.

autres sont des ouvertures tout à fait libres ou des ouvertures partiellement encombrées par des objets qui en réduisent la surface éclairante, etc.

On paraît attacher dans la marine plus d'importance que je ne lui en attribue moi-même à cette méthode du *carré d'éclairage* que j'ai créée, mais que j'ai considérée, dès le début, comme n'étant que peu rigoureuse et devant céder la place, tôt ou tard, aux méthodes de mesure physique de l'intensité de l'éclairage naturel.

2° La photométrie directe par la mesure de l'intensité lumineuse dans les diverses parties du navire est, en effet, autrement précise. Par malheur nous n'avions pas jusqu'ici de procédé photométrique d'une application facile. Ceux qui ont été proposés, tels que le procédé Draper fondé sur la réduction du chlorure d'or par l'acide oxalique sous l'influence de la lumière; celui de Niepce de Saint-Victor basé sur l'action réciproque de l'azotate d'urane et de l'acide oxalique; le photomètre de Godard (de Wilton), etc., ne résolvent pas le problème parce qu'ils ne sont pas d'une sensibilité qui leur permette d'être influencés par des intensités lumineuses médiocres. M. Bourel-Roncière qui avait cherché de son côté, n'avait pas été plus heureux que moi. Les choses en étaient là lorsque M. Crova, professeur à la Faculté des sciences de Montpellier, que j'entretenais de cette question dont je suis préoccupé depuis longtemps, me suggéra la pensée que le photomètre de Bunsen (1) pourrait être utilement appliqué à ces recherches. Il est fondé sur ce principe qu'une tache d'huile sur une feuille de papier bien homogène et placée perpendiculairement, perd sa transparence et disparaît quand une lumière artificielle placée en arrière en est approchée à une distance qui varie suivant l'intensité de la lumière naturelle; plus, pour atteindre ce résultat, on est obligé de rapprocher la bougie de la feuille de papier, plus la lumière est faible. Les intensités lumineuses sont proportionnelles aux racines carrées des distances qui séparent une lumière type de l'écran au moment où la transparence de l'huile disparaît. Le photomètre Burel, construit d'après les principes de celui de Bunsen, pourrait être utilisé à bord des navires pour ce genre de recherches.

Il serait encore plus simple de le faire construire à bord, ce qui serait toujours facile, tant cet appareil est peu compliqué. Voici en quoi il consisterait.

Une boîte rectangulaire quelconque, à couvercle mobile, de 0$^m$,50 sur 0$^m$,17 présente, sur l'un de ses petits côtés, une fenêtre carrée de 0$^m$,08 de côté; on colle en dedans de cette paroi une feuille de papier blanc bien homogène sur le centre de laquelle on met une gouttelette d'huile de façon à avoir une tache de la largeur d'une pièce de cinquante centimes. Sur la paroi inférieure glisse entre deux tringles de bois un cur-

(1) Voy. Boutan et d'Almeida, *Cours élémentaire de physique*. Paris, MDCCCLXI, p. 650.

seur muni à l'une de ses extrémités d'une bougie et portant une double graduation : d'un côté une échelle en centimètres indiquant la distance à laquelle se trouve la bougie de l'écran huilé, de l'autre le nombre de bougies représentant la lumière naturelle de la pièce où se

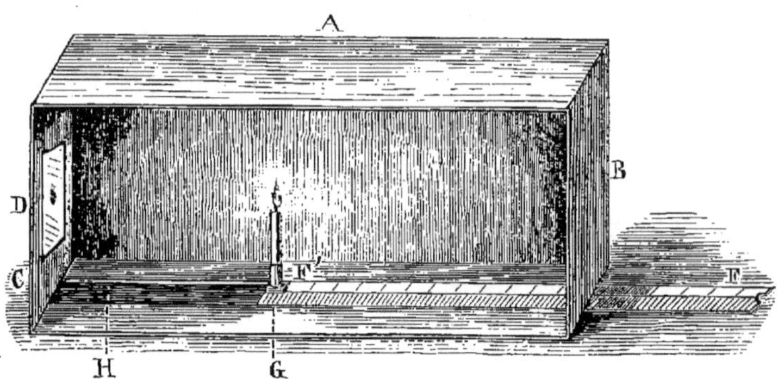


Fig. 41. — Photomètre (*).

fait l'expérience au moment précis où le curseur est arrivé au point où la transparence de l'huile disparaît, de sorte qu'en réalité tout se borne à lire sur le curseur. Le couvercle de la boîte est mobile et on a soin de l'appliquer d'une façon assez peu exacte pour qu'il laisse pénétrer l'air nécessaire à la combustion de la bougie. On pourrait, à cet effet, le fenêtrer de trous. L'intérieur de la boîte est noirci.

On prend pour unité d'éclairage la lumière que reçoit un écran blanc placé à l'unité de distance (1 mètre) d'une bougie allumée (1). Au moment où les deux faces de la tache d'huile sont éclairées également, la tache disparaît et on a, exprimée en unités d'éclairage, la quantité de lumière qui se trouve dans la pièce où l'on expérimente.

Mais comme la lumière du jour et celle de la bougie n'ont pas la même composition (elles n'ont pas la même couleur), la tache ne disparaît jamais complétement et l'on ne peut juger exactement de l'égalité de lumière de l'intérieur de la boîte et de la pièce. M. Crova, se fondant sur ce principe, que la lumière du jour ayant toujours sensiblement la même composition, il y aura proportionnalité entre la lumière totale ou lumière blanche et l'une des lumières simples qui la composent, le rouge par exemple (la lumière de la bougie est riche en rayons de cette

(1) On recommande de se servir de bougies de paraffine pour avoir des résultats plus comparables, mais on peut employer des bougies ordinaires pourvu qu'elles aient toujours la même grosseur.

(*) A, boîte rectangulaire ; C, paroi antérieure ; D, fenêtre à écran de papier présentant une tache d'huile au centre ; H, rainure sur laquelle glisse le curseur FF' à double graduation portant à son extrémité un bougeoir F'G.

couleur), a eu la pensée de ramener la lumière blanche à cette couleur en se servant d'un verre rouge pour mirer la tache (1).

Si, en procédant ainsi, on trouve que la bougie doit être à $0^m,34$ pour faire disparaître la tache, l'intensité de la lumière reçue étant en raison inverse du carré de la distance de l'écran à la source de lumière, l'éclat de la lumière naturelle de la chambre est $\frac{1}{(0^m,34)^2}$ ou $\frac{1}{0^m,115}$ ou égale à 8, 9 bougies, placées à 1 mètre (2).

J'ai insisté longuement sur ce procédé de photométrie parce qu'il est usuel, d'un maniement facile et que les médecins de la marine peuvent faire fabriquer cet instrument à bord de tous les navires. Le radiomètre de Crookes, sur lequel l'attention des physiciens est aujourd'hui concentrée, me paraît susceptible de servir en hygiène de moyen facile et sensible pour comparer la luminosité des atmosphères circonscrites. Il suffirait pour l'adapter à cet usage, de munir le globe d'enveloppe d'une graduation circulaire et de compter, dans deux milieux différemment éclairés, le temps que met la même ailette, différenciée des autres par sa couleur, à revenir au même point. Dans un essai que j'ai fait avec M. Moitessier par un temps très-couvert et sombre, la différence de vitesse à l'air libre et dans le laboratoire, près de la porte, a été de 3 à 1.

### § 2. *Éclairage artificiel.*

Là où la lumière solaire, dont nulle autre ne supplée les salubres influences, ne saurait pénétrer, il faut bien faire appel à une source

(1) L'observateur doit être placé à deux mètres environ du papier huilé et un peu obliquement.

(2) Pour avoir une formule générale, soit 1 la quantité de lumière reçue, la distance étant 1 mètre, la quantité de la lumière reçue, si la distance est $d$, sera $d^{\frac{1}{2}}$.

Une distance de $0^m,10$ de l'écran à la bougie correspond à un éclairage extérieur de 100 bougies ; une distance de $0^m.20$ à 25 bougies ; une distance de $0^m,33$ à 9 bougies ; une distance de $0^m,40$ à 6 bougies et une distance de $0^m,45$ à 5 bougies. Je crois devoir donner ici, du reste, pour faciliter les observations de ce genre, une table de conversion des distances en centimètres de la bougie à l'écran en unités d'éclairement, cette unité étant l'éclairement d'une bougie à 1 mètre :

| DISTANCE de la bougie à l'écran. | VALEUR de la lumière incidente, en bougies. | DISTANCE de la bougie à l'écran. | VALEUR de la lumière incidente en bougies. |
|---|---|---|---|
| centimètres. | | centimètres. | |
| 100,0 | 1 | 25,8 | 15 |
| 70,7 | 2 | 22,4 | 20 |
| 57,7 | 3 | 20,0 | 25 |
| 50,0 | 4 | 18,2 | 30 |
| 44,7 | 5 | 15,8 | 40 |
| 40,8 | 6 | 14,1 | 50 |
| 37,8 | 7 | 12,9 | 60 |
| 35,4 | 8 | 11,9 | 70 |
| 33,3 | 9 | 11,2 | 80 |
| 31,6 | 10 | 10,6 | 90 |
| | | 10,0 | 100 |

artificielle d'éclairage, et les parties habitées des navires rentrent, sous ce rapport, dans les conditions de nos logements ordinaires.

Nous avons, en 1856, proposé l'emploi de la lampe de Davy pour les travaux de cale et de soutes, nous n'y reviendrons pas (1). Le faux-pont, les batteries et leurs dépendances sont éclairés la nuit par des fanaux, dits *fanaux de consigne*, confiés à la surveillance d'un factionnaire, et qui, s'ils ne sont pas convenablement disposés suivant les principes des lampes à double courant d'air ou du système Argand, versent dans l'atmosphère les produits fétides de la combustion imparfaite des huiles, en même temps qu'ils la vicient par la soustraction d'oxygène qu'ils lui font éprouver. Dans les logements habités, le mode d'éclairage varie au gré de ceux qui les occupent, si ce n'est dans les parties de ces logements qui appartiennent à tous en commun, et sont éclairés aux frais de l'État : carré ou grande chambre, poste des élèves, des maîtres, etc... Ces endroits étaient munis jadis de lampes solaires, appareils vicieux, dont l'expérience a démontré l'imperfection, et qui ont été fort heureusement remplacés par les lampes modérateurs ou Carcel.

Quant aux chambres, leur éclairage accidentel emploie tantôt les bougies de cire ou de stéarine, tantôt des lampes appartenant aux différents systèmes que nous venons d'énumérer. Il importe que les officiers n'oublient pas qu'une lampe qui brûle auprès d'eux, dans leur étroite cellule, c'est une poitrine qui respire à côté de la leur, et lui enlève la plus grande partie d'un oxygène déjà insuffisant ; qu'en tout cas la bougie de cire ne fournissant que peu de fumée, peu de gaz irrespirables, peu de produits empyreumatiques, convient beaucoup mieux que la bougie stéarique, dont la fumée épaisse est riche en carbone, en huiles odorantes, qui jette dans l'air des quantités considérables d'hydrogène carboné et d'acide carbonique ; que le calibre des lampes doit être excessivement réduit, pour que l'œil ne soit pas offusqué par une lumière trop vive, pour que la désoxygénation de l'air reste modérée, pour que, enfin, l'élévation de la température ne devienne pas promptement insupportable. Si l'on songe qu'une bougie, après une heure de combustion, peut porter 32 mètres cubes d'air de 0° à 100° (3), on comprendra, la nécessité, dans les pays chauds, d'éloigner des chambres étroites du navire tout moyen d'éclairage artificiel. Ce que nous avons dit jusqu'ici de l'insalubrité de certains compartiments de la cale ; magasin général, cambuse, nous dispense d'insister sur l'augmentation de leur méphitisme par le fait des fanaux qu'on y entretient.

(1) Le commodore Gilmore, de la marine royale britannique, a imaginé dernièrement une lampe de sûreté pour les travaux de mine ou de cale ; c'est ou une lampe de Davy ou une lampe ordinaire à laquelle est fixé un éteignoir mû par un ressort à boudin et disposé de telle façon que, quand on veut ouvrir la lampe et mettre la flamme à nu, l'éteignoir s'abat et l'éteint.

(2) J'ai décrit et figuré plus haut le fanal imaginé par M. Barthélemy pour le service des hôpitaux des navires (Voy. livre 1, chap. III, p. 112).

(3) Fleury, *Cours d'hygiène fait à la Faculté de médecine de Paris*, t. I, p. 412.

« L'éclairage des navires emploie à peu près exclusivement l'huile ; quant au pont, il n'a d'autre clarté, la nuit, que le rayonnement lunaire dont nous étudierons ailleurs l'influence hygiénique, et la lumière sidérale. Peut-être en viendra-t-on définitivement à appliquer la lumière électrique à l'éclairage nocturne de la mâture. D'après M. Boussingault, 48 couples d'une pile de Bunsen donnent une lumière égale à celle de 500 ou 600 bougies stéariques, en consommant par heure 1 fr. 20 de matériaux. Le 15 septembre 1845, M. De la Rive écrivait à M. Boussingault, qu'il se croyait sur la voie d'un procédé d'éclairage voltaïque des mines, aussi inoffensif au point de vue de l'explosion de l'hydrogène carboné que peu dispendieux. Sa pile est composée de plusieurs cylindres concentriques de cuivre, séparés les uns des autres par des cylindres poreux, de manière à former quatre ou cinq couples ; l'élément positif est un amalgame de zinc liquide ou un amalgame de potassium, et l'élément négatif une solution de sulfate de cuivre (1). L'éclairage électrique, qui n'enlève à l'air aucune parcelle de son élément respirable, qui, s'opérant dans des vases clos, ne laisse aucune chance à l'incendie, n'est-il pas appelé à remplacer dans l'avenir, pour les usages domestiques ou industriels, l'éclairage primitif par l'huile ou celui intermédiaire par le gaz light, qui au milieu de ses avantages, présente tant de graves inconvénients ? Nous le croyons fermement, comme nous croyons que la vapeur d'eau sera peut-être, avant la fin de ce siècle, remplacée par un autre moteur. Si la première de ces révolutions s'opère, l'hygiène navale ne devra point hésiter à en profiter ; les batteries de nos navires, comme les galeries souterraines des mines, en retireraient un inappréciable avantage.

Si l'éclairage des navires par l'électricité est un problème qui n'est pas encore résolu pratiquement, on peut, dès à présent, demander que certains travaux de soute qui exposent à des dangers d'incendie ou d'explosion utilisent la lampe de Davy, ou mieux une lampe photo-électrique. En 1860, dans un mémoire adressé à l'Académie des sciences sur un appareil d'éclairage électrique dont j'avais conçu l'idée avec M. Théodose du Moncel et qui a été réalisé pratiquement par M. Rhumkorff, je proposais d'appliquer ce mode d'éclairage aux travaux sousmarins, à la pêche, à l'éclairage de la soute aux poudres de navires et aux travaux de cale au vin et de soutes à charbon. C'est ce qui a été fait pour les navires et MM. Dumas et Benoît ont imaginé une lampe photo-électrique qui emploie, comme l'*organoscope* Fonssagrives et Du Moncel (2), la bobine d'induction de Rhumkorff et des tubes de Geissler dans lesquels le vide a été fait sur de l'acide carbonique (3). Cet appa-

(1) De la Rive, *Comptes rendus, Acad. des sciences*, t. XXI, 1845, p. 634.
(2) Fonssagrives, *Note sur l'organoscope photo-électrique ou de l'emploi de la lumière d'induction pour l'éclairage des camtés organiques (Comptes rendus, Acad. des scien.*, 1860).
(3) A. Guérard, *Lampe photo-électrique de MM. Dumas et Benoît (Ann. d'hyg. publique*, 1865, t. XXIII, p. 309). Il nous sera d'autant plus permis de revendiquer en

reil pèse 4 à 5 kilogrammes et la consommation des matériaux qui produisent l'électricité est d'un demi-centime par heure d'éclairage. Il serait utile que chaque navire fût muni d'un de ces appareils.

L'éclairage des navires par le gaz de l'éclairage a été essayé, il y a quelques années, à bord de l'*Adriatic* de la Compagnie *White Star Line*, et ce bâtiment a été éclairé de cette façon pendant plusieurs traversées de Liverpool à New-York. Le journal anglais *The Engineering* est entré, à ce sujet, dans quelques détails intéressants que j'emprunte à la traduction que la *Revue maritime et coloniale* (1) a donnée de ce travail. « Cet appareil installé par les soins de la compagnie Porter, de Lincoln, a très-bien fonctionné, même par les gros temps, et les essais ont été jugés assez satisfaisants pour que les propriétaires de cette ligne aient cru qu'il convenait d'introduire le même mode d'éclairage sur plusieurs autres navires. Le gaz fabriqué peut servir à la consommation de 300 becs dont le dixième est tenu constamment allumé.

« L'appareil se compose de trois parties principales : les cornues, le laveur; le condenseur et l'épurateur; le gazomètre. L'espace occupé par le tout est de $45^m,80$. Deux fourneaux permettent de se servir de ces cornues, ensemble, deux à deux ou séparément.

« Les fours et les cornues sont disposés de manière à assurer un rendement maximum avec une combustion économique; les cornues sont pourvues de diaphragmes pendants, de façon que, s'il se produisait quelques fuites par les tuyaux alimentaires, les gouttes d'huile provenant de ces fuites rencontreraient dans leur chute des parties échauffées, au contact desquelles elles seraient volatilisées.

« Le briquetage dans lequel les cornues sont placées est maintenu par des plaques en fonte, et une bonne disposition permet de visiter, nettoyer ou renouveler n'importe quelle partie de l'appareil. Les laveurs, condenseurs et épurateurs sont installés de telle sorte que l'eau qu'ils contiennent se maintient toujours à un niveau constant, quels que soient les mouvements du navire.

« Le gazomètre est d'une construction spéciale, nécessitée par les besoins de la situation à bord. Il consiste en une cuve qui plonge dans une citerne de dimension suffisante pour pouvoir contenir toute la cuve, lorsque celle-ci est entièrement vide. Cette cuve est maintenue par des guides qui l'empêchent de céder aux oscillations qui lui seraient imprimées par les mouvements du navire. Un indicateur montre constamment quelle est la quantité de gaz emprisonné sous cette cuve, la quantité d'huile qui doit être distribuée par les tuyaux alimentaires dans les cornues est réglée d'après cette indication.

notre faveur la priorité de cette idée que Guérard semble n'avoir connu ni nos essais ni notre appareil. MM. Dumas et Benoît ont eu le mérite, que nous ne songeons pas à contester, d'avoir réalisé pratiquement une idée produite par nous, mais l'antériorité nous appartient : *Cuique suum.*

(1) *Revue marit. et coloniale*, n° de février 1872.

«Le gaz se rend à tous les becs avec une pression uniforme en passant à travers un régulateur à sa sortie du gazomètre; il est très-fin et très-brillant; un bec en consomme de 42 à 56 décimètres cubes par heure et fournit une lumière égale à celle de 11 à 12 bougies.»

Les salons du *Celtic* sont éclairés par 30 ou 40 becs. On apprécie aisément combien ce nouveau mode d'éclairage est supérieur à l'ancien mode par les lampes.

L'éclairage au gaz à bord des bâtiments aurait sans doute certains avantages, mais les dangers d'incendie, d'explosion et d'asphyxie empêcheront probablement que ce mode d'éclairage pénètre dans les habitudes de la vie maritime. Dans la navigation des pays chauds, la chaleur développée par les becs de gaz serait d'ailleurs un inconvénient à ajouter à ces risques. En somme, cette innovation hardie ne paraît pas appelée à trouver beaucoup d'imitateurs, et l'on s'en tiendra longtemps aux anciens modes d'éclairage.


## ARTICLE V

### OZONOLOGIE NAUTIQUE.

L'intérêt qu'ont suscité les recherches entreprises pour déterminer les conditions de la formation de l'ozone atmosphérique, son abondance dans les divers climats et les diverses atmosphères confinées, les relations de l'ozonométrie avec la salubrité et avec la fréquence ou l'absence de telle ou telle maladie, devaient porter les médecins de la marine à adapter à leurs études spéciales les notions acquises sur l'ozone et à les étendre par leurs propres observations. MM. Jacolot (1) et Bourel-Roncière (2) sont entrés laborieusement dans cette voie, et les résultats qu'ils ont recueillis, tout incomplets et insuffisants qu'ils sont, constituent cependant une contribution utile à l'histoire de l'ozonologie nautique. Il appartient aux médecins navigants de les contrôler et de les étendre.

Ce qu'est l'ozone, on ne le sait pas encore d'une manière certaine. Est-ce un simple état allotropique de l'oxygène, comme Schönbein, qui a découvert ce principe en 1840, le suppose? Est-ce de l'oxygène électrisé et dont les propriétés chimiques sont surexcitées par ce fait même? Est-ce, comme le pense Kopp, une réunion, en nombre différent de celui qui existe dans l'oxygène, des molécules élémentaires de ce même corps? Ce sont là des questions théoriques qui intéressent la chimie, mais dont l'hygiène n'a pas à s'occuper. Il n'en est pas de même des propriétés de l'ozone, oxydant énergique qui se combine à froid avec le mercure, l'an-

---

(1) Jacolot, *Rech. ozonométriques faites pendant la campagne de la frégate* la Danaë *en Islande* (1864). (*Arch. de méd. nav.*, 1865, t. III, p. 115.)

(2) Bourel-Roncière, *Recherches ozonométriques faites à bord du vaisseau* le Jean-Bart *pendant sa deuxième campagne* 1865-1866. (Communication écrite.)

timoine et l'argent, qui détruit activement les couleurs végétales et, qui, décomposant les matières organiques dont il absorbe l'oxygène, joue à ce titre le rôle d'un désinfectant énergique. Nous nous occuperons de l'ozone dans les atmosphères pélagiennes, quand nous traiterons plus tard de la mer et de l'atmosphère maritime; il ne s'agit ici que d'envisager l'ozone comme élément du *climat nautique*.

M. Jacolot a constaté que la quantité d'ozone trouvée dans la mâture était plus forte qu'au niveau du pont. Plaçant un papier ozonométrique à $1^m,50$ au-dessus du plateau de la grande hune, il a relevé, de douze observations faites en ce point, une moyenne ozonométrique de $11°,41$ pour le jour, et de $12°,16$ pour la nuit, tandis que sur le pont, il trouvait les chiffres $6°,08$ et $6°,16$, ce qui fait une différence de $5°,66$. L'augmentation de l'ozone avec la hauteur est du reste un fait établi.

L'abondance de l'ozone étant en raison inverse de l'encombrement humain, de l'activité des décompositions organiques et de la stagnation aérienne, il était permis de supposer *à priori* que les compartiments intérieurs du navire, examinés à ce point de vue, devaient n'accuser que des indications ozonométriques faibles ou nulles. C'est en effet ce qui a été constaté. A bord de la *Danaë*, M. Jacolot a vu du papier réactif rester inaltéré pendant des mois entiers dans la batterie. M. Bourel-Roncière, sans conclure à l'absence d'ozone dans l'intérieur de son vaisseau, le *Jean-Bart*, a fait ressortir également la pénurie de ce principe, qui ne devint manifeste que quand le papier ozonoscopique était plongé dans un courant d'air assez actif. Le premier de ces deux observateurs a fait la même remarque : la frégate *la Danaë* étant au mouillage de Reykiawick (Islande), le papier ozonoscopique restait muet; son navire prend la mer, l'ouverture des sabords établit une aération active, l'ozone se manifeste et il arrive, dans la batterie, jusqu'au n° 8. Cette même cause semble également, à bord du *Jean-Bart*, avoir constamment augmenté la quantité d'ozone de la machine. Comment agit le mouvement de l'air considéré comme producteur d'azote ? Est-ce par le frottement, est-ce en activant l'évaporation ? Est-ce en entraînant les matières organiques qui, suspendues dans un air auparavant stagnant, masquaient l'ozone en l'employant à leur oxydation ? Est-ce en desséchant les compartiments du navire, et l'apparition de l'ozone n'est-elle que la conséquence de l'évaporation, fait physique qui est, on le sait, l'une des sources les plus actives de l'ozone ? Il serait difficile de choisir une de ces explications à l'exclusion des autres. Je dois faire remarquer, à ce propos, que M. C. Saint-Pierre a signalé la production d'oxygène ozoné dans les appareils de soufflerie et de ventilation. Dans ses expériences il n'a pu jamais, l'air extérieur n'influençant pas le papier ioduré, dépasser le $3^e$ degré de l'échelle ozonométrique de Schönbein. Il attribue la faiblesse de cette action à la volatilisation de l'iode par la rapidité du courant d'air du tuyau de soufflerie dans lequel le papier était placé. Du papier de tournesol bleu mis à côté du papier ozonométrique n'a pas rougi, ce qui exclut l'idée de la formation d'acide hyponitrique (1). On comprend que la ventilation réalise ainsi un double avantage de salubrité.

M. Jacolot a dressé un tableau indiquant les moyennes ozonométriques mensuelles du pont, de la batterie, de la machine, du carré, du faux-pont, de la cale et de la mâture, distinguées en moyennes diurnes et en moyennes nocturnes. Je crois devoir reproduire ici ce document intéressant.

| MOIS. | PONT. | | BATTERIE. | | MACHINE. | | CARRÉ. | | FAUX-PONT. | | CALE. | | MATURE. | |
|---|---|---|---|---|---|---|---|---|---|---|---|---|---|---|
| | jour. | nuit. | jour. | nuit. | jour. | n. | jour. | nuit. | jour. | nuit. | jour. | nuit. | jour. | nuit. |
| Avril......... | 6°,00 | 7°,47 | » | » | 1°,72 | 1°,09 | » | » | » | » | » | » | » | » |
| Mai.......... | 8 ,07 | 8 ,07 | » | » | 0 ,77 | 1 ,09 | » | » | » | » | » | » | » | » |
| Juin........ | 5 ,50 | 5. ,52 | 0°,40 | 0°,40 | 1 ,16 | 1 ,36 | » | » | » | » | » | » | 11°,41 | 12°,16 |
| Juillet ....... | 3 ,39 | 3 ,83 | » | » | » | » | » | » | » | » | » | » | » | » |
| Août ........ | 4 ,54 | 7 ,74 | 1 ,29 | 1 ,00 | 1 ,54 | 1 ,83 | » | » | » | » | » | » | » | » |
| Septembre... | 3 ,96 | 4 ,66 | » | » | 1 ,39 | 1 ,39 | » | » | » | » | » | » | » | » |
| Octobre...... | 0 ,26 | 0 ,73 | » | » | » | » | » | » | » | » | » | » | » | » |
| Moyennes.... | 4°,53 | 5°,41 | 0°,84 | 0°70, | 1°,31 | 1°,35 | » | › | » | » | » | » | » | » |

La comparaison des moyennes ozonométriques dans les divers étages et compartiments de ce navire montre :

1° Que l'air extérieur était plus ozonisé dans la mâture qu'au niveau du pont ;

2° Que partout, sauf dans la batterie, l'ozonoscope indiquait un degré plus élevé le jour que la nuit ;

3° Que la machine a accusé le plus d'ozone, après le pont ;

4° Que le carré, le faux-pont et la cale n'ont pas présenté assez d'ozone pour influencer le papier réactif (2).

MM. Jacolot et Bourel-Roncière ont étudié avec beaucoup d'attention l'état ozonique de l'atmosphère de la machine. Tous les deux ont constaté que la machine était, de tous les compartiments intérieurs, celui qui contenait le plus d'ozone, et que cette quantité s'accroissait beaucoup quand la machine fonctionnait. Ainsi M. Jacolot, réunissant les résultats de 234 observations prises dans la machine, les feux éteints, a trouvé une moyenne générale de 0,52 d'ozone ; 64 observations prises, les feux allumés, lui ont donné, d'un autre côté, une moyenne de 3,78. M. Bourel-Roncière a trouvé les chiffres 3,36 et 1,80 comme représentant les proportions d'ozone dans les mêmes conditions de la machine du *Jean-Bart*.

(1) C. Saint-Pierre, *Sur la production d'oxygène ozoné par l'action mécanique des appareils de ventilation.* (*Montpellier médical*, avril 1864.)

(2) Voy. Jacolot, *loc. cit.*, p. 176.

Si nous réunissons les données de ces deux observateurs, nous trouvons que l'ozone étant représenté par 1 dans la machine en repos l'a été par 2,7 la machine étant e n fonction. M. Bourel-Roncière a fait cette remarque que la quantité d'ozone croît avec le nombre de jours de chauffe, et qu'elle diminue graduellement, les feux éteints, à mesure que la machine se refroidit. M. Jacolot avait admis que la diminution de l'ozone dans la machine au repos tient, en partie, à l'infection sulfhydrique de la cale dans ces conditions ; M. Bourel-Roncière, faisant remarquer que la cale du *Jean-Bart* était très-propre et n'exhalait aucune odeur, croit qu'il faut faire intervenir, pour expliquer cette différence, la ventilation énergique qui s'établit dans la chambre de la machine quand les feux sont allumés. Voulant vérifier l'influence du frottement des pièces en mouvement, il a été conduit à la nier à la suite d'expériences qui lui ont montré que du papier ozonoscopique placé à 1$^m$,30 environ au-dessus des pièces mobiles n'était pas influencé, tandis que celui placé entre la chambre de chauffe et la chambre des mouvements, baigné dans un courant d'air rapide, trahissait la présence de l'ozone. Il est difficile de ne pas se rallier à cette explication ; un fait intéressant cité par M. Bourel-Roncière, lui donne encore plus de vraisemblance. Le *Jean-Bart* étant au mouillage, on avait placé des cubes de foin pressé dans le tuyau de la machine ; dans ces conditions, l'ozonomètre marquait 1 et 2 dans la machine ; on enlève cet obstacle, le tuyau désobstrué fait un appel énergique et l'ozonomètre indique 8 et 10, pour redescendre ensuite les jours suivants. Du reste le navire étant sous voiles l'ozonoscope passa, quand il subit, au débouquement des Antilles, l'action vive des grandes brises, de 0 à 3° et atteignit jusqu'à 4, 6, 8 et même 10 de la gamme chromatique.

Voilà certainement des faits qui appellent l'attention et je ne saurais trop engager les médecins navigants à multiplier ces essais de façon à arriver à constater les proportions d'ozone qui existent à bord des différents types de navire et des divers compartiments d'un même navire (1). Cette partie de l'étude du climat nautique ne peut encore être considérée que comme simplement ébauchée. Il est d'autant plus opportun de continuer les recherches que l'influence de l'abondance de l'ozone comme moyen de prophylaxie contre les maladies zymotiques, paraît à peu près démontrée. Or, quelle habitation, plus que l'habitation nautique, a son atmosphère habituellement imprégnée de matières organiques ? Cette relation de l'ozone avec l'état sanitaire du navire ne peut être admise que

(1) On peut se conformer au procédé recommandé par M. Bourel-Roncière pour ces recherches : usage de papier écolier, dit d'Angoulême, lisse, non vergé, homogène, sensibilisé par un mélange contenant une partie d'iodure de potassium, 10 d'amidon, 100 d'eau distillée — emploi, pour recevoir ce papier, d'un manchon en toile métallique de laiton à mailles carrées de 4$^{mm}$ de côté, ayant 15 centim. de longueur et 3 à 4 centim. de largeur — adoption d'une échelle ozonométrique de 21 degrés, entre zéro et 20.

par induction. MM. Jacolot et Bourel-Roncière reconnaissent eux-mêmes que le rapprochement des moyennes ozonométriques et des chiffres de malades à bord de la *Danaë* et du *Jean-Bart*, n'a pu les conduire à la démonstration précise de cette influence, mais elle est infiniment probable et tout fait supposer qu'elle sera démontrée plus tard.

# CHAPITRE II

## VIBRATIONS, BRUIT ET TRÉPIDATION.

Les vibrations, communiquées incessamment à nos organes par l'air ou par les pièces solides du navire, constituent une des influences nautiques les plus réelles, mais aussi les moins étudiées. Il ne s'agit pas ici de ces mouvements d'ensemble que la mobilité du navire imprime au corps tout entier ou à quelques-unes de ses parties, des secousses, en un mot, mais bien de ces vibrations moléculaires qui modifient l'état du système nerveux, soit qu'elles lui arrivent par l'organe de l'audition ou par les expansions cutanées des nerfs. Elles sont de deux sortes : 1° vibrations et bruit; 2° trépidation.

### ARTICLE I<sup>er</sup>

#### VIBRATIONS ET BRUIT.

Le bruit, quand il est intense et répété, est un modificateur physiologique des plus puissants (1), et en aucun endroit plus qu'à bord d'un navire il n'atteint une intensité aussi préjudiciable à la santé générale et à l'intégrité fonctionnelle de l'ouïe. Si l'on songe, en effet, que l'accumulation d'un nombre très-considérable d'hommes aux habitudes bruyantes dans un espace assez restreint, la multiplicité et la confusion des ordres proférés à haute voix, les bruissements de la mer, le sifflement du vent dans les agrès, le jeu des clairons et des tambours, les détonations répétées de l'artillerie, les exercices, sont des causes incessantes de production de bruit à bord d'un navire; si, d'un autre côté, on envisage les puissants moyens de renforcement qu'il rencontre : à savoir, compartiments pleins d'air et séparés les uns des autres par des cloisons horizontales qui leur transmettent le son comme le font les tables de certains instruments à cordes; propagation de celui-ci par un système

(1) J'ai longuement insisté dans deux autres ouvrages sur l'influence que le bruit exerce sur la santé (Voy. *La Maison, Étude d'hygiène et du bien-être domestiques.* Paris, 1870, et *Hyg. et assainissement des villes.* Paris, 1874, p. 199).

de corps solides partout continu à lui-même, si, disons-nous, on rapproche ces conditions les unes des autres, on se rend aisément compte de l'intensité des vibrations sonores à bord d'un navire, et l'on est porté à ne plus dédaigner cet élément d'étiologie morbide.

Certains bâtiments sont plus mal partagés que d'autres sous ce rapport, tels sont les navires en fer, dans lesquels les chocs extérieurs retentissent avec force, ceux mus par la vapeur (1), ceux dont les ponts et les murailles sont d'une épaisseur peu considérable, ceux dont les ponts sont en fer (2). Tels logements sont aussi plus exposés au bruit que tels autres, comme les chambres des dunettes, celles de la batterie haute, l'hôpital des frégates et des vaisseaux de second rang, les cabines du faux-pont des navires à batterie-barbette, etc.

### § 1<sup>er</sup>. *Influence sur l'ouïe.*

L'influence préjudiciable d'un bruit très-intense, soit durable, soit brusque, se traduit de deux manières différentes : ou par des altérations de l'ouïe, ou par des modifications nerveuses générales.

A la longue, le séjour des navires, principalement chez les personnes sédentaires qui vivent dans leur chambre et se livrent à des travaux d'esprit plutôt qu'aux occupations agissantes du pont, détermine un certain degré d'obtusion de l'ouïe ; ce sens perd sa finesse, n'entre plus en jeu qu'à l'occasion de bruits intenses, et une dysécée, qui peut devenir permanente, en est le résultat. Les détonations brusques et réitérées du canon dans l'air confiné des batteries produisent assez souvent des saignements d'oreilles, indice d'une déchirure du tympan, ou des bourdonnements incommodes, et si le phénomène se reproduit souvent, l'ouïe peut en recevoir une atteinte irrémédiable ; c'est principalement sur les écoles d'artillerie, à bord des navires spéciaux, telles que canonnières, bombardes, batteries flottantes, que ces accidents fâcheux sont principalement à craindre, et ils le deviennent bien plus aujourd'hui, que les pièces d'artillerie prennent des proportions de plus en plus colossales.

Les chargeurs qui ont le corps en dehors au moment où la pièce voisine fait feu, sont surtout exposés à ces commotions. M. Barthélemy, qui a étudié avec tant de soin l'influence des conditions professionnelles des diverses catégories de matelots sur la production des lésions chirurgicales, considère la rupture du tympan comme assez rare chez les

(1) Sur tous les bateaux à vapeur, le tirage de la cheminée et l'émission de la vapeur par les tuyaux de décharge, la trépidation lorsque la marche est rapide, constituent une cause de bruit, importune par sa continuité et son intensité, et on a peine à s'entendre sur le pont. Ce sont surtout les bateaux à haute pression qui ont cet inconvénient (*Flamme, Grenade*).

(2) Le pont supérieur de l'*Océan* est en fer ; la tôle est doublée d'une bordé de bois ; le plancher du deuxième faux-pont est en fer et recouvert en bois, sauf dans le réduit où le fer est à nu, etc.

matelots canonniers. Il l'a vue survenir simultanément chez quatre matelots à l'occasion d'un même accident, l'explosion d'une pièce de 36 dans la batterie du *Suffren*. Le tir des mortiers lui paraît surtout exposer à la rupture du tympan, et celui des pièces en bronze aux troubles nerveux de l'ouïe, caractérisés par de la dysécée, des sifflements, des bourdonnements. Ce chirurgien signale à ce propos ce fait curieux que l'intensité de la violence auditive n'est pas en rapport avec le nombre des pièces qui détonent en même temps, et il invoque ingénieusement, pour expliquer cette bizarrerie, un phénomène d'interférences sonores (1). M. Mège a constaté également la fréquence des troubles de l'audition et aussi celles des otites et otorrhées chez les matelots.

### § 2. *Influence sur le système nerveux.*

Quant aux effets généraux que peut produire la persistance du bruit à bord d'un navire, il n'y a guère que les organisations impressionnables dont les houppes nerveuses s'agacent au moindre ébranlement, les personnes qui s'obstinent aux méditations de l'étude dans des conditions où celle-ci est presque impossible, à en ressentir une fâcheuse exaspération : le sommeil devient léger, variable, peu réparateur et inapte à calmer la mobilité vaporeuse de leurs nerfs ; les convalescences, qui donnent aux constitutions les plus plastiques, les plus calmes, une susceptibilité nerveuse remarquable, souffrent, elles aussi, de la persistance du bruit, et bien souvent nous avons déploré les fâcheux effets que produisaient, sur l'état de nos malades, le maniement des chaînes, les salves d'artillerie, le voisinage assourdissant de l'équipage, ou enfin le fracas de l'enclume placée d'ordinaire sur le pont, immédiatement au-dessus de l'hôpital. Nous nous rappelons avoir vu les accidents d'un ramollissement cérébral prendre, chez un malheureux matelot, une marche promptement funeste à la suite d'un salut d'artillerie dont chaque coup lui arrachait un cri de douleur. Mais, qu'y faire ? Un navire de guerre est avant tout une machine de combat, et exiger de lui le silence d'un cloître, c'est oublier sa destination.

### § 3. *Moyens d'en atténuer les effets.*

Si toutefois on ne peut modifier cette condition défavorable, on peut au moins en atténuer les effets, en ajournant, dans un but d'humanité, les travaux les plus bruyants, si des malades doivent en pâtir, ou en les éloignant de l'hôpital autant que possible (2). Une précaution bien vul-

(1) Barthélemy, *loc. cit.*, p. 305.
(2) Le repos est le premier besoin des malades et des opérés, c'est le moins satisfait à bord des navires. Van-Swieten a longuement insisté sur le danger de ces ébranlements (Boërhaave, *Aphorismes de chirurgie, Plaies en général*). A. Paré a dit à ce propos : « D'auantage il faut que le malade soit en lieu de repos et hors du grand bruit s'il est possible, comme loin de cloches, non près de mareschal, tonnelier, muletier, armurier,

gaire et que les médecins de la marine doivent conseiller sinon d'une manière continue, du moins toutes les fois que des saluts ou des exercices doivent ébranler le navire, c'est de modérer les sensations auditives au moyen d'un bourdonnet de coton introduit dans le conduit auriculaire (1) ; ce sont là *des conserves de l'ouïe* aussi nécessaires que le sont celles des yeux dans les contrées imprégnées d'une vive lumière. Cette mesure est de règle et de nécessité pour les malades atteints d'affections aiguës, notamment d'affections cérébrales qu'un bruit intense ne saurait manquer d'aggraver (2). Terminons enfin en disant que l'ébranlement brusque déterminé par les détonations a été fréquemment la cause d'orchites par froissement des testicules contre les cuisses. L'ascension brusque des testicules par une contraction, comme convulsive, des crémasters, peut-être même un ébranlement moléculaire de leur tissu, doivent concourir également à la production de ces orchites. M. Barthélemy, qui adopte cette interprétation, considère néanmoins cet accident comme rare. M. Mége, médecin-major du vaisseau-école des canonniers, le *Louis XIV*, et duquel j'ai eu, par voie indirecte, des renseignements précis sur ce point, n'a eu à soigner, sur ce bâtiment dont l'effectif était de 1,200 hommes, qu'une orchite soit traumatique, soit blennorrhagique par mois. On peut comprendre dans cette statistique les orchites blennorrhagiques, car il serait possible que, chez les individus atteints d'une blennorrhagie aiguë ou chronique (et les cas en sont nombreux chez les matelots), l'ébranlement produit par le tir augmentât la prédisposition à l'orchite. La fréquence de cet accident sur les navires où les exercices à feu sont journaliers, est donc un point qui appelle de nouvelles recherches de la part des médecins qui sont embarqués sur ces bâtiments.

Il faudrait, en attendant, que le port d'un suspensoir devînt réglementaire à bord des navires affectés à des exercices d'artillerie.

## ARTICLE II

### TRÉPIDATION.

La trépidation déterminée par l'hélice est aussi une source d'incommodité que peuvent bien apprécier les personnes qui logent sur l'arrière du navire, où elle se complique du cri des courroies de transmission. Les

passage de charrettes. » (A. Paré, Xe livre, *Des plaies en particulier*.) Si le Père de la chirurgie française avait eu à soigner des blessés à bord d'un navire, que n'aurait-il pas dit !

(1) M. Barthélemy donne le conseil judicieux de ne pas tasser le bourdonnet de coton et de ne pas l'enfoncer profondément dans le conduit auditif; il forme, en effet, dans cette double condition, une tige conductrice qui renforce les vibrations plutôt qu'elle ne les atténue.

(2) M. J. Roux, dans un cas où les détonations produisaient dans le foyer d'une fracture sus-malléolaire, des douleurs intolérables, eut l'idée de faire tenir à quatre hommes les angles du cadre de façon à inaugurer un système plus parfait de suspension. C'est là évidemment une pratique à imiter pendant la durée d'un salut.

chambres de l'extrême arrière sont surtout incommodées par cette trépidation. Bien que cet inconvénient soit inhérent à ce genre de bâtiment, il semble cependant qu'il n'existe pas au même degré pour tous. C'est ainsi que, sur certains paquebots, on l'a atténué autant que faire se pouvait. On arrivera sans doute à réaliser un nouveau progrès sur l'état actuel.

# CHAPITRE III

### ENCOMBREMENT ET MÉPHITISME.

## ARTICLE I<sup>er</sup>

#### ENCOMBREMENT.

### § 1. *Cube d'encombrement.*

L'encombrement, qui a deux conséquences inévitables : la disette d'air et le méphitisme, crée à la fois une asphyxie et un empoisonnement. Nulle condition d'hygiène navale ne prime celle-ci pour l'importance, et les changements récents introduits dans l'architecture nautique en donnent une preuve éclatante, en démontrant que la salubrité des cuirassés, malgré une infériorité apparente de conditions hygiéniques, est supérieure à celle des anciens types qui leur correspondent. Une seule circonstance explique ce fait, qui a tout d'abord quelque chose de paradoxal, c'est la diminution considérable, sur les cuirassés, de l'effectif des équipages. Que l'on oppose, par exemple, aux 650 hommes du type *Magenta* les 1,087 hommes qui constituaient l'équipage des anciens vaisseaux à trois-ponts, et l'on a l'explication de ce fait. L'encombrement absolu, ou l'*agglomération*, étant lui-même un danger, il y a donc eu bénéfice pour l'hygiène à ne plus avoir sur les navires des populations de petites villes, mais l'encombrement relatif ou spécifique a diminué du même coup, et l'on a réalisé, de ce double chef, un immense progrès pour la salubrité (1).

Il y a encombrement toutes les fois que le nombre des individus qui

(1) L'ordonnance du 1<sup>er</sup> février 1837, une décision ministérielle du 14 avril 1838 et une décision ministérielle plus récente prise en 1872 ont déterminé, sauf modifications légères et réglées par des conditions spéciales, le chiffre d'équipage qui revient à chaque catégorie de navires sur le pied de guerre. Les anciens types avaient les effectifs qui suivent : Vaisseau à trois ponts de 1087 à 1,200 ; vaisseau de deuxième rang 900 ; vaisseau de troisième rang 620 ; frégates de premier rang 513 ; corvettes à batterie couverte de premier rang de 228 à 283 ; brig de premier rang 120. L'effectif des cuirassés vient d'être arrêté aux chiffres suivants : type *Magenta* 650 hommes ; type *Marengo* 600 ; type *Valeureux* 350 ; types inférieurs 300. Que l'on compare les équipages du premier type de cuirassés représentant le summum actuel de puissance guerrière au vaisseau à voiles et en bois *la Bretagne* et on mesure par un contraste expressif la différence de l'encombrement sur ces deux types.

vivent dans un espace déterminé est en disproportion manifeste avec les dimensions de celui-ci, quelles que soient les facilités ou les difficultés du renouvellement de l'air. Cette dernière condition atténue ou aggrave sans doute les effets de l'encombrement, mais il est utile de l'abstraire pour étudier méthodiquement celui-ci.

Qu'il me soit permis, à ce propos, de faire ressortir la nécessité d'une unification des bases de cette étude. Elle est, en effet, indispensable pour que les recherches dans ce sens puissent être facilement comparées. Quand, dans la première édition de ce livre, j'ai abordé ce sujet alors complétement neuf, et que j'ai été amené à proposer des termes nouveaux répondant à ces recherches nouvelles, je n'ai peut-être pas assez précisé les conditions qui sont susceptibles de rendre homogènes, et par suite fructueuses, ces études sur l'encombrement des divers types de navires. Je rappellerai donc qu'il faut :

1° Déterminer le cubage *absolu* des divers compartiments habitables ;

2° Déterminer le cubage *utile*, c'est-à-dire diminué de l'encombrement personnel et matériel ;

3° Diviser le chiffre des cubes ainsi obtenu par le nombre d'hommes habitant le navire et par celui des hommes couchant dans chacun de ses compartiments ; on obtient de cette façon l'encombrement *spécifique* ou *individuel* de chaque type de navire. C'est ainsi qu'ont procédé MM. Quémar, Deschiens et Bourel-Roncière dans les études si consciencieuses auxquelles ils se sont livrés relativement aux types cuirassés (1). Je n'ai pas besoin de dire la joie que j'ai éprouvée à voir ces médecins distingués entrer laborieusement dans la voie que je signalais au zèle des chercheurs, et adopter en même temps les termes que je proposais relativement à l'encombrement spécifique et au carré d'aération. Si cette partie de l'hygiène navale est sortie des à peu près et a franchi le domaine de l'impression pour entrer dans celui de la précision, une partie du mérite de ce résultat leur revient à coup sûr.

(1) M. Bourel-Roncière, qu'il faut toujours citer quand on s'occupe de l'hygiène des types actuels de navires de guerre, a critiqué, avec raison, je le reconnais, l'application aux cuirassés du procédé de détermination de l'encombrement spécifique que j'avais indiqué pour les anciens navires, et qui a été suivi par MM. Quémar et Deschiens (*Arch. de méd. navale*, t. V, 1866, et t. XI). J'avais conseillé de prendre comme l'une des dimensions la hauteur au-dessous des baux, l'intervalle entre ceux-ci me paraissant représenté, à peu près, par le volume des corps et des hamacs. M. Bourel-Roncière a calculé que sur l'*Océan*, le cubage des hommes et des objets de literie n'est que de 58$^{mc}$,890, tandis que la différence entre le cubage sous bordé et le cubage sous-cornières est de 494 mètres cubes, c'est-à-dire sept fois plus considérable. La compensation approximative que j'avais établie, assez exacte pour les anciens navires, ne l'est donc plus pour les cuirassés, et il faut, dans les calculs d'encombrement spécifique appliqués à ces navires, suivre le procédé indiqué par M. Bourel-Roncière et qui consiste à faire la différence du cubage sous bordé et sous-cornières, prendre le tiers de cette différence pour le volume des cornières et des objets intervallaires, puis défalquer du cube total : ce tiers, le volume des hamacs occupés, les objets très-divers d'encombrement ; on arrive à ce qu'il appelle le *volume* ou *cube restreint net* (Bourel-Roncière, *Contrib. à l'hyg. des cuirassés. Arch. de méd. nav.*, 1875, t. XXIII, p. 366).

L'encombrement est réel à bord de tous les navires, même des mieux partagés. En 1857, j'avais cherché à comparer sous ce rapport les différents types de navire alors existants et j'avais pu les classer dans l'ordre qui suit d'après les nombres de mètres cubes que leurs compartiments habitables offraient à chaque homme de l'équipage (1): vaisseaux de premier rang, $4^{m3}$,535 ; vaisseaux de troisième rang, $4^{m}$,053 ; frégate à vapeur de 650 chevaux (type *Isly*), $4^{m}$,510 ; vaisseaux de deuxième rang, $4^{m}$,015, frégates de troisième rang, $3^{m}$,204; frégates de deuxième rang, $3^{m}$,050; corvettes de premier rang, $2^{m}$,980 ; frégates de premier rang, $2^{m}$,838 ; frégate à vapeur de 450 chevaux (type *Darien*) $2^{m}$,689 ; corvette de 400 chevaux (type *Primauguet* (2)) $2^{m}$,286 ; brig de première classe, $1^{m}$,198 ; corvette de 320 chevaux (type *Prony*) $1^{m}$,157. Cette étude a été étendue depuis aux types cuirassés par MM. Quémar, Deschiens, Bourel-Roncière. Ils ont démontré (ce que la faiblesse de l'effectif de ces grands navires permettait de supposer) que les cuirassés ont un encombrement spécifique bien moindre que les anciens navires qui leur correspondaient pour la force. Ainsi tandis que la deuxième batterie de l'ancien trois-ponts ne donnait que $2^{m3}$,870 à chacun de ses habitants, les cuirassés anciens (*Solférino*, *Provence*, *Gauloise*) donnent aux hommes logés dans la batterie, en moyenne $5^{m}$,660, et les types nouveaux (*Océan*, *Marengo*, *Richelieu*) en moyenne $12^{m3}$. Le *Richelieu*, qui peut être considéré comme le terme actuel du progrès en architecture nautique, a dans sa batterie un encombrement spécifique de $14^{m3}$. Le cube moyen des cuirassés relevé des chiffres fournis par M. Bourel-Roncière (3) donne : $10^{m}$,272 ; celui que j'ai calculé pour les anciens grands navires (vaisseaux et frégates) n'était que de $3^{m}$,894. C'est dire que les changements survenus dans la marine de combat ont triplé environ le cube attribué à chaque homme. Il y a donc là un progrès on ne peut plus sensible et qui explique, je le répète, la salubrité plus grande des cuirassés.

Les médecins de la marine qui voudront étudier fructueusement la topographie de leur navire devront déterminer séparément l'encombrement spécifique de chacun des compartiments affectés au couchage de l'équipage, réunir ces chiffres, les diviser par le nombre de ces compartiments et ils arriveront ainsi, avec aussi peu de chances d'erreur que possible, à avoir l'encombrement spécifique général et moyen de leur bâtiment ; le chiffre qui le représentera pourra alors être rapproché

(1) Ces chiffres ont été caculés sur la capacité fictive des batteries supposées vides. Si l'on tient compte de leur encombrement par l'équipage, les logements particuliers, les cloisons, les canons et leurs affûts, on trouve que le cube d'emplacement qui revient à chaque homme sur un vaisseau à trois ponts est de $2^{m3}$,103 au lieu de $4^{m3}$,535. Cette remarque est applicable aux autres navires.

(2) Depuis, le cube d'encombrement spécifique du *Primauguet* (type *Phlégéton*, *Laplace*) a été évalué à $1^{m}$,485, chiffre qui me paraît faible ; les conditions du cubage expliquent cet écart.

(3) Bourel-Roncière, *loc. cit.*, p. 369.

fructueusement de celui qui exprime la même condition sur des navires d'autres types.

Et il y a à cela un intérêt pratique des plus grands, puisque la comparaison des chiffres représentant l'encombrement des différents compartiments habités, deviendra une base scientifique pour la répartition plus équitable des postes de couchage, de façon à assurer à chaque homme à peu près le même nombre de cubes d'encombrement. Il ne faut pas croire en effet que ces différences soient minimes. M. Bourel-Roncière a trouvé que chaque homme de l'*Océan* disposait la nuit : 1° de 11$^{m3}$,602 dans la batterie ; 2° de 8$^{m3}$,470 dans le faux-pont supérieur ; 3° de 4$^{m3}$,264 dans le faux-pont inférieur ; 4° de 22$^{m3}$,504 sur la plate-forme de la cale-avant ; 5° de 10$^{m3}$,150 dans la prison ; 6° de 14$^{m3}$ pour les officiers logés dans la batterie ; 7° de 9$^{m3}$ pour les chambres du faux-pont supérieur, etc. L'encombrement des diverses parties habitées de l'*Océan*, varie donc dans la relation des chiffres 1 à 5, 5 (1). On comprend, sans que j'aie besoin d'y insister, l'intérêt pratique qui s'attache à ces recherches.

Quoi qu'il en soit de l'amélioration que je viens de signaler et qui dépend de la diminution des effectifs, fait corrélatif lui-même de la diminution du nombre des pièces d'artillerie, on ne saurait cependant considérer ces 7$^{m3}$,944 que le *Richelieu* donne la nuit, en moyenne, à chacun de ses matelots comme répondant aux exigences idéales de la respiration. Nous sommes loin encore, on le voit, des 14 à 20$^{m3}$ que les règlements sur le casernement accordent à chaque soldat. Or le chiffre actuel fourni par le *Richelieu* ne devant pas vraisemblablement être dépassé, et les autres types de navires restant, sous ce rapport, sensiblement au-dessous de celui-ci, il faut considérer l'encombrement comme une des conditions de la vie nautique et en tirer la conclusion que, si l'on ne peut élargir l'espace, il faut, comme compensation, y faire affluer l'air par une ventilation méthodique (2).

M. Bourel-Roncière a eu l'idée d'ajouter à la détermination du *cube d'encombrement* celle du *carré de surface*, c'est-à-dire de l'espace métrique superficiel que les divers compartiments du navire offrent à la partie de l'équipage qui l'habite. Il a trouvé que ce carré de surface est sensiblement le même pour les derniers types cuirassés (2$^{m2}$,13 minimum pour le type *Océan* et 2$^{m2}$,78 pour le type *Richelieu*), tandis que sur les anciens cuirassés il s'abaissait (le *Solférino* par exemple) à 1$^{m2}$,30 pour la batterie (3). La détermination du *carré de surface* a certainement beaucoup

(1) M. Bourel-Roncière évalue l'encombrement spécifique moyen de l'*Océan* envisagé dans son ensemble à 6$^{m3}$,437 ; celui du *Marengo* à 6$^{m3}$,479 ; celui du *Richelieu* à 7$^{m3}$,944. Que l'on compare ces chiffres à ceux des anciens vaisseaux et l'on cessera de s'étonner de l'infériorité hygide dans laquelle ils se trouvaient par rapport aux types actuels.

(2) Ce besoin est rendu plus impérieux encore par le cloisonnement des types nouveaux qui rend de plus en plus fictive l'aération naturelle.

(3) Bourel-Roncière, *loc. cit.*, p. 371.

moins d'importance en hygiène que celui du cube d'espace, mais encore ce moyen de mesurer l'encombrement ne doit-il pas être laissé de côté.

### § 2. *Facteurs de l'encombrement.*

Le fait de l'encombrement nautique étant établi, il s'agit de déterminer les facteurs de cet encombrement. Il est personnel ou matériel : l'équipage, les passagers, les malades constituent le premier ; les cargaisons, les chargements, les animaux de transport, constituent le second.

I. *Encombrement personnel.* — 1° *Équipage.* — L'encombrement d'un navire par son équipage est de deux sortes : ou bien il dépend d'une disproportion entre sa grandeur et le chiffre de son équipage, ou bien de ce que l'espace destiné à celui-ci est abusivement restreint par les approvisionnements et la cargaison.

Les bâtiments de commerce sont dans ce dernier cas. Certes, en divisant leur vide intérieur par le chiffre qui représente leur équipage, on arriverait à un résultat très-beau en apparence, et bien plus avantageux que celui qu'on peut constater sur les bâtiments de guerre. Mais cette supériorité hygiénique n'est pas réelle, et les matelots du commerce logés dans un espace étroit, mal aéré, presque toujours fétide, peuvent encore envier aux matelots de l'État le cube d'emplacement affecté à ceux-ci.

Si nous prenons la frégate cuirassée du type *Richelieu* comme représentant les conditions d'encombrement les moins défavorables, nous voyons qu'il revient à chaque homme dans le vide intérieur des compartiments habités un cube de 7$^m$,944. Ce maximum aurait quelque chose d'effrayant si l'on ne songeait pas que la vie des matelots se passe principalement au grand air, et qu'une prescription de police intérieure, qui est éminemment salutaire, ne laisse séjourner que le moins possible pendant le jour dans les batteries et le faux-pont. Hors le cas de mauvais temps continuel, les dangers de l'encombrement *diurne* à bord des navires sont donc plutôt apparents que réels. Nous ne saurions en dire autant de l'encombrement *nocturne* qui est on ne peut plus délétère. Le matelot d'un ancien vaisseau à trois ponts avait, la nuit, le quart de l'espace qu'il lui aurait fallu pour vivre dans une atmosphère salubre, et celui d'un cuirassé du type le plus favorisé a la moitié environ de cet espace. Il serait superflu de faire ressortir les périls d'un pareil encombrement.

2° *Passagers.* — Combien ne s'accroissent-ils pas encore par l'embarquement de passagers qui viennent, au détriment de leur santé et de celle des équipages, disputer à ceux-ci un espace déjà trop restreint (1).

(1) Rouppe a parlé de cet entassement dans les termes qui suivent : « Si vero, ut solet interdum contingere, navis suum habeat præsidium proprium et præterea debeat

Dans l'expédition de Crimée (en 1855), les vaisseaux à trois ponts ont vu plusieurs fois 1,800 soldats passagers s'ajouter à leur effectif de 1,080 hommes, et leur cube d'encombrement s'abaisser au-dessous de celui des navires les moins favorisés : des corvettes à vapeur, des brigs avisos, etc. Et il ne s'agissait pas ici de ces passages dont la rapidité atténue le péril ; cet encombrement délétère a pu se prolonger jusqu'à quinze et vingt jours.

Les frégates à vapeur de 450 chevaux qui, pour leur rapidité moins sans doute que pour leur capacité intérieure (elle se réduit à peu de chose quand on retranche l'emplacement de la machine et des soutes à charbon), étaient habituellement choisies jadis pour effectuer les transports de troupes, ces frégates, disons-nous, étaient, à raison de l'exiguïté de leur cube d'emplacement, très-mal disposées pour ces missions.

Nous croyons qu'il importerait, pour ne pas déroger aux lois de l'hygiène, que la fixation du nombre des passagers fût établie au prorata de l'espace attribué aux équipages des différents navires, et les chiffres que nous avons fournis plus haut pourraient servir de bases à ces déterminations.

Quant aux navires de commerce affectés au transport des émigrants dans l'Amérique du Nord, transports qui se sont opérés jusqu'ici dans des conditions d'hygiène et de morale que l'humanité déplore, il importe que la surveillance de l'autorité protége ces malheureux contre les spéculations d'un mercantilisme sans entrailles, et que le maximum des passagers soit fixé suivant la capacité intérieure des logements habitables. Le chiffre de 5 mètres cubes par homme concilierait les intérêts des émigrants et ceux de la spéculation commerciale. Quand on songe aux dangers qui pèsent sur ces malheureux sacrifiés à une traite d'un nouveau genre, on comprend qu'il y a là un intérêt d'humanité qui appelle toute la sollicitude des gouvernements (1).

Cette question de l'influence des passagers sur la salubrité des navires a de tout temps préoccupé les médecins de la marine et ils ont été unanimes à faire ressortir les dangers d'un entassement sans mesure. Moingon, chirurgien-major de la gabare *la Dordogne*, a inauguré ce thème de justes récriminations. Son navire était resté vingt-deux jours en rade avec 302 passagers, et il avait eu un assez grand nombre de malades qui avaient compromis la salubrité du bâtiment. Il faisait ressortir l'insuffi-

---

adhuc ad quamdam expeditionem milites vehere, hosque diu tenere, tunc maximo in periculo versatur præsidium. » (Lud. Rouppe, *De morbis navigantium liber unus.* Lugduni Batavorum, MDCCLXIV, *Prolegomena*, p. 6.)

(1) Le 17 novembre 1854, le Conseil d'hygiène et de salubrité de la Gironde appelait l'attention du préfet sur l'entassement des passagers sur les bâtiments de commerce ; il citait le trois-mâts *la Lili*, en chargement à Bordeaux, prenant 300 passagers et pouvant à peine en contenir la moitié ; il demandait que des mesures administratives étendues à tous les ports intervinssent pour prévenir ces abus (*Trav. du conseil d'hyg. publique et de salubrité du département de la Gironde*, t. III, 1854, p. 446).

sance des objets de couchage alloués aux passagers et proposait diverses mesures qui, adoptées depuis, ont diminué, sans les faire disparaître, les inconvénients de passagers trop nombreux.

Les passagers des navires de guerre sont de plusieurs catégories :

1° Des passagers marins, qui ont conquis depuis longtemps l'assuétude nautique, se trouvent dans leur élément, savent se caser et n'imposant aucune gêne au navire, renforcent au contraire son équipage ;

2° Des soldats, pour lesquels la vie du bâtiment est sinon complètement inusitée, au moins peu familière, et qui ne savent pas toujours suppléer par leur industrie et leur vigilance à ce que leur position a de défectueux. En antagonisme flagrant avec les matelots, les soldats avaient à souffrir jadis des malices inventives de leurs compagnons de voyage ; mais les dernières guerres ont mêlé leur sang et il n'est plus trace aujourd'hui de ces conflits traditionnels (1).

3° Des passagers civils rapatriés aux frais de l'État, presque toujours misérables, chétifs, sans industrie, énervés, mal vêtus et enclins par suite à toutes les influences morbides ;

4° Des déportés, qui ne sont guère placés dans de meilleures conditions ;

5° Des immigrants.

Le chiffre des passagers devrait être réglementairement fixé pour les grands navires au quart de leur équipage, et au sixième pour les petits bâtiments ; un compartiment spécial, soit l'un ou l'autre côté de la batterie ou du faux-pont, leur serait affecté, afin d'éviter un mélange préjudiciable à la discipline et à la salubrité ; on ne les embarquerait, ainsi que le demandait avec raison Maingon (2), qu'au moment même du départ, et ils resteraient soumis pendant toute la traversée aux mesures générales de police et d'assainissement (changement de linge (3), lotions corporelles, séjour prolongé sur le pont, etc.) qui sont prises à l'égard de l'équipage, etc. Toutes ces précautions ne peuvent qu'atténuer les dangers d'un encombrement qui, réel déjà lorsque le navire n'a que son équipage, devient menaçant quand on y entasse des passagers. Le seul

(1) M. Chastang a donné aux passagers de cet ordre des conseils pratiques dont les officiers et les sous-officiers feront bien de se pénétrer dans l'intérêt de leurs hommes (Chastang, *Conférences sur l'hygiène du soldat. Arch. de méd. nav.*, 1873, t. XX, 81).

(2) Maingon, chirurgien-major de la *Dordogne, Rapport de fin de campagne*, avril 1837, et *Considérations sur la situation des passagers militaires à bord des navires de l'État*. (Collection de Brest). Voy. sur le même sujet : Bourgault, *Consid. hyg. et médic. sur les transports de troupes et de malades à bord des bâtiments*. Thèse de Montp., janvier 1865.

(3) Il ne faut pas seulement s'occuper des passagers, il faut aussi songer à leurs effets. M. Leconiat a demandé, avec juste raison, que leurs effets, au lieu d'être entassés sans ordre dans le faux-pont et livrés par suite à une humidité insalubre, fussent, comme ceux de l'équipage, placés dans des casiers disposés à cet effet. Qu'on n'oublie pas qu'il n'y a point de petits détails en hygiène nautique. Le maintien de la santé, à bord d'un navire, est une victoire laborieuse contre des conditions mauvaises ; il ne faut donc négliger aucun élément de réussite, pour infime qu'il paraisse.

moyen d'obvier à ces périls serait d'abréger les traversées par la nature des bâtiments affectés à cette destination. Les Anglais nous ont donné l'exemple de transports mixtes débarrassés de tout appareil militaire et qui, n'ayant d'autre office que de porter des passagers, font leurs traversées avec vitesse et sans préjudice pour ceux-ci. La construction de nombreuses corvettes de charge à hélice telles que la *Somme*, la *Saône*, etc., véritables maisons flottantes dont tous les sabords sont de véritables fenêtres, assurait déjà d'une manière beaucoup plus hygiénique le renouvellement des garnisons de nos colonies et des matelots de nos escadres. On a été plus loin dans ce progrès, et nos grands transports de la Cochinchine, qui partent avec la régularité des paquebots de la Méditerranée, qui vont constamment à la vapeur, qui relâchent aussi souvent que possible, ont singulièrement amélioré la condition des passagers et surtout des passagers malades; mais ce n'est pas assez. On parle d'affecter au service du transport des passagers, les anciens vaisseaux à voiles, rendus mixtes et aménagés à cet effet. Le *Fleurus* a déjà fait un de ces voyages. Ce serait tirer un excellent parti de ces bâtiments, qui sont désormais condamnés à l'inaction.

Si les passagers sont mal à bord des navires de guerre, que dire des passagères et des enfants (1) ? Leur condition y est déplorable au point de vue du bien-être, de la propreté et de la morale. L'isolement que l'on prétend établir pour les passagères à l'aide de postes en toile est, tout le monde le sait bien, une pure fiction, et elles n'ont pas un endroit où elles puissent se livrer aux soins de propreté et de toilette. Il leur faudrait, de toute nécessité, un poste en toile avec baignoire et lavabos. La corvette *le Rhin*, qui avait trente-une passagères ou enfants, a fait dans ces conditions une traversée de quatre-vingt-dix-sept jours d'Aden à la Nouvelle-Calédonie. C'est de la souffrance et du désordre en même temps.

Il faut, de toute nécessité, avoir des navires spéciaux à passagers, et il importe en tout cas que ceux-ci, au lieu d'arriver souvent à bord quand le navire est sous vapeur, puissent subir avant leur embarquement une visite du médecin, qui préserverait ainsi son équipage contre des chances possibles de contagion.

Ce que nous avons dit de l'encombrement des passagers valides s'applique, à plus forte raison, aux passagers blessés, malades ou convalescents; pour peu que leur nombre soit considérable, ils apportent nécessairement avec eux les éléments d'un méphitisme dont les effets se traduisent souvent par des épidémies soudaines. La frégate *la Calypso* qui avait, dans un temps très-court, transporté plus de 3,000 blessés de Sébastopol à Constantinople, infectée par les miasmes de l'encombrement et par

---

(1) Ces passagers ne sont pas toujours en nombre insignifiant. Le *Fénelon* avait à son bord plus de 200 femmes ou enfants.

ceux qui se dégageaient de plaies fétides en suppuration, ne tarda pas à devenir la proie du typhus. Ce sont surtout les transports de dysentériques qui, imprégnant l'atmosphère des navires de miasmes infectieux, répugnent à l'encombrement et exigent une hygiène vigilante et assidue. Le transport des malades nécessitait impérieusement la création de navires spéciaux, à bord desquels tout est sacrifié à leur destination philanthropique, et qui doivent, pour éviter des retards desquels dépend souvent la vie d'un grand nombre d'hommes, être mus soit par la vapeur seule, soit par la vapeur et la voile combinées. Nous nous faisions dans la première édition de ce livre l'écho des vœux exprimés par tous les officiers et médecins qui ont navigué sur les bâtiments hôpitaux *Armide*, *Caravane*, et qui étaient unanimes pour demander que ces navires, dont les traversées de retour sont si longues, fussent remplacés par des bâtiments mixtes. Ce progrès est en partie réalisé aujourd'hui et nous examinerons bientôt les conditions spéciales que réalisent les navires mixtes affectés au rapatriement des passagers malades.

3° *Malades.* — Nous venons d'étudier deux des conditions génératrices de l'encombrement nautique : un équipage surabondant, l'agglomération de passagers ; il est une autre cause d'encombrement plus pernicieuse encore que les deux premières, c'est l'accumulation de malades en temps d'épidémie. D'une part, en effet, la portion saine de l'équipage voit diminuer l'espace dont elle dispose ; d'une autre part, elle demeure exposée aux influences contagieuses de l'atmosphère contaminée où elle vit ; enfin les parties intérieures du navire ne pouvant plus être évacuées pendant le jour, leur assainissement est impraticable et elles deviennent des foyers d'émanations de plus en plus délétères. Ici, tout sacrifier au bien-être des malades n'est pas seulement de l'humanité, c'est de l'hygiène bien entendue ; un navire dans ces conditions exceptionnelles n'est plus une machine de guerre, c'est un lazaret flottant, et toute l'énergie des commandants, comme toute l'activité de l'équipage doivent être employées à neutraliser autant que possible, à l'aide des ressources de l'hygiène, les influences qui menacent la sécurité générale. Consacrer aux malades un compartiment spécial et l'isoler autant qu'on le peut par des entourages de toile, les placer dans l'endroit le plus hygiénique, c'est-à-dire le plus aéré du navire, éviter au reste de l'équipage des fatigues inutiles, augmenter sa force de résistance par des distributions toniques supplémentaires, et par-dessus tout gagner le plus promptement possible un mouillage où les malades pourront être évacués soit dans des établissements nosocomiaux, soit sous des tentes improvisées, tel est l'ensemble des moyens propres à atténuer les périls d'un encombrement semblable.

II. *Encombrement matériel.* — Je dois enfin signaler l'encombrement matériel qui, pour être moins insalubre que l'autre, n'en a pas moins ses périls. J'en citerai un exemple entre tant d'autres : M. Clouet, médecin-major de l'*Isis*, n'a pas hésité à attribuer l'insalubrité de son navire à l'encombrement du faux-pont par une quantité considérable de colis. Une partie des hommes ne pouvant suspendre leurs hamacs couchaient à plat pont dans des conditions regrettables d'humidité. On n'obtenait d'ailleurs qu'une propreté apparente, et quand on arriva à destination, on trouva sous les colis des débris putrides de toute nature et qui exhalaient une odeur nauséabonde (1).

Les bâtiments de commerce sont, par le fait de leur cargaison, dans un état habituel d'encombrement de ce genre, mais l'exiguité de leurs équipages neutralise en partie ce que cette condition a d'insalubre.

## ARTICLE II

### MÉPHITISME NAUTIQUE.

On sait combien il est difficile de donner une définition du méphitisme et de séparer ses effets de ceux de l'intoxication miasmatique. On pourrait, pour mettre fin à cette logomachie rebutante qui a tant contribué à rendre inextricables des sujets déjà bien suffisamment obscurs par eux-mêmes, réserver le mot de méphitisme pour exprimer les effets nuisibles, lents ou soudains, qui sont la conséquence de la respiration dans une atmosphère viciée par l'encombrement ou le confinement. Ce n'est sans doute pas une asphyxie, puisque ces atmosphères confinées peuvent produire leurs effets alors qu'elles contiennent encore les éléments qui constituent un air respirable, mais il peut se faire cependant qu'à l'empoisonnement positif qui constitue le fond du méphitisme viennent se surajouter les dangers de la disette d'air.

Or, le méphitisme du confinement manifeste ses effets sous deux formes à bord des navires : 1° méphitisme lent par respiration d'un air que vicie l'encombrement, mais qui, constituant l'atmosphère générale du navire, n'est que relativement confiné ; 2° méphitisme brusque par respiration d'une atmosphère devenue toxique par son confinement absolu dans un espace clos et circonscrit. Je donnerai au premier le nom de *méphitisme de l'encombrement*, et au second celui de *méphitisme du confinement*.

### § 1ᵉʳ. *Méphitisme de l'encombrement.*

L'encombrement est une condition délétère : partout où des hommes sont entassés en grand nombre dans un espace restreint, le chiffre de la mortalité s'élève considérablement, que cet espace soit une ville, un

(1) Clouet, *Relat. méd. d'un voyage autour du monde, à bord de la frégate* l'Isis. Thèse de Montp., 1873.

quartier, une caserne, une maison, un navire. Ici les faits se pressent pour démontrer la puissance destructive de l'encombrement. Je n'invoquerai, comme je l'ai fait jadis, ni la concordance de la mortalité en Angleterre avec la densité des centres de population, ni le même fait appliqué à l'étude démographique des arrondissements ou des quartiers d'une même ville, parce que le fait physique de l'*entassement* se complique, dans ces conditions, d'autres éléments qui concourent avec lui à l'accroissement de la mortalité. J'aime mieux chercher une démonstration des sévices de l'encombrement dans ce fait, que j'ai invoqué ailleurs, de la relation étroite qui existe entre la mortalité moyenne d'une ville et le chiffre exprimant la densité moyenne de la population de ses maisons. Un navire est-il autre chose, en effet, en hygiène, qu'une maison spéciale à population nombreuse et à étages et compartiments multiples ? Cette densité est représentée pour Paris par 32 habitants, et pour Londres par 8 habitants seulement. Or, telle est l'importance de cet élément que Londres, avec son affreux climat, son sol argileux, sa Tamise infecte, ses égouts vicieux, sa misère et son alcoolisme portés à des limites que Paris est loin d'égaler, Londres, dis-je, réactionne la vie humaine d'une façon plus favorable et a une moindre mortalité proportionnelle (1). Si l'on rapproche de ce fait cet autre, non moins significatif, que l'armée française a, en garnison, une mortalité plus considérable que celle de la population civile du même âge, bien que les conseils de révision et les congés de réforme lui fassent éprouver une véritable épuration, et bien que ces hommes de choix mènent une vie autrement facile et salubre que celle de la même catégorie d'âge dans l'ensemble de la population (2), on a la mesure très-suffisante de ce que peut la *vie condensée*, l'encombrement. — « Les hommes, dit J.-J. Rousseau, ne sont pas faits pour être entassés en fourmilière, mais pour demeurer épars sur la terre qu'ils doivent cultiver ; plus ils se rassemblent, plus ils se corrompent ; les infirmités du corps, ainsi que les vices de l'âme, sont l'infaillible effet de ce concours trop nombreux. L'homme est de tous les animaux celui qui peut le moins vivre en troupeaux. Des hommes entassés comme des moutons périraient tous en très-peu de temps. L'haleine de l'homme est mortelle à ses semblables, cela n'est pas moins vrai au propre qu'au figuré (3). » Malgré ce qu'elle a de paradoxal, cette pensée repose sur un fait réel. Toutes les fois qu'une ville s'élève, et les grandes cités du nord de l'Amérique en ont fourni maintes fois la preuve, l'afflux subit d'un concours nombreux de population sur un espace restreint y développe une mortalité inévitable ; la part attri-

----

(1) Londres a en moyenne par an un décès sur 38 habitants et Paris 1 sur 35. Ce contraste est expressif. Voy. Fonssagrives, *Hygiène et assainissement des villes*. Paris, 1874, p. 489.

(2) Desjoberts, *Mortalité de l'armée* (*Ann. d'hyg. publ.*, 1re série, t. XXXIX, p. 306 et suiv).

(3) Rousseau, *Émile*. Paris, 1839, liv. I, p. 38.

buée dans ce résultat au remaniement du sol n'est pas plus grande que celle qu'il faut rapporter à l'encombrement. De même aussi les villes fermées qui voient, par des circonstances industrielles ou stratégiques, leur population s'accroître très-rapidement (Toulon en est un exemple), sont-elles vouées aux ravages du typhus (1). Les grandes agglomérations d'hommes, comme celles que l'esprit de migration entraînait jadis à travers l'Europe, ou comme celles qui, de nos jours encore, se réunissent dans un but d'agression ou de défense, ont toujours eu ce fléau sur leurs traces et l'ont semé sur leur passage.

Cette *fièvre des vaisseaux*, comme on l'appelait jadis, trouve tellement bien sur les navires un terrain favorable à son éclosion, qu'à une époque où les intérêts de l'hygiène nautique étaient méconnus, on la voyait très-habituellement se développer dans les escadres et y exercer des ravages auxquels ceux du choléra indien ne sont pas comparables. C'est ainsi que l'escadre du chevalier de Piozin, en 1745, perdit 513 hommes, eut près de 2,000 malades et dut chercher un refuge à l'île d'Aix. 20 chirurgiens sur 22 payèrent noblement leur tribut au fléau (2). L'escadre de Dubois de la Mothe, en 1757, fut encore plus rudement éprouvée : elle arriva à Brest avec plus de 4,000 malades sur les cadres, et provoqua dans la ville une épidémie qui coûta la vie à près de 10,000 personnes (3) ; l'épidémie qui sévit à Rochefort en 1809 avant l'affaire des brûlots, celle qui ravagea en 1829 les bagnes flottants de Toulon, etc., n'étaient aussi que des typhus nés d'un encombrement excessif. Si de nos jours les soins persévérants de l'hygiène compriment le miasme typhique et l'étouffent en quelque sorte dans son germe, ils ne peuvent cependant toujours prévaloir contre les effets de l'encombrement, et l'apparition de temps en temps du typhus sur nos navires vient montrer que c'est là son terrain de prédilection et qu'il n'attend qu'une occasion pour s'y développer.

Les événements maritimes de la mer Noire ont fourni, il y a vingt ans, de nombreux exemples de l'influence de l'encombrement sur la production du typhus. En 1855, la corvette de charge *la Fortune*, à la suite d'un transport de troupes turques, fut envahie par ce fléau. Les deux tiers de l'équipage furent atteints, elle en perdit un tiers et deux officiers ; on fut obligé de débarquer le reste à Messine. Le vaisseau mixte *le Prince-Jérôme* part de Kamiesh pour Constantinople avec un chargement considérable de blessés, et, malgré la brièveté du trajet, il jette environ 60 hommes à la mer avant d'arriver à sa destination. *L'Alger*, stationnant à Kamiesh en 1854, vit également, non plus par l'entasse-

(1) Barallier, *Du typhus épidémique et hist. méd. des épid. de typhus observées au bagne de Toulon en 1855 et 1856.* Paris, 1861.

(2) A. Lefèvre, *Histoire du service de santé de la marine.* Paris, 1867.

(3) Fonssagrives, *Recherches historiques sur l'épidémie de typhus qui, en 1760, ravagea l'escadre de Dubois de la Mothe et la ville de Brest (Ann. d'hyg. publ.,* 2e série, t. XII, p. 241).

ment d'un grand nombre de malades, mais par l'encombrement du faux-
pont et de la batterie basse par le chargement, le typhus apparaître à
son bord ; pendant que sévissait l'influence épidémique, toutes les affections, même les plus franchement inflammatoires (pneumonies, angines, etc.), revêtaient une physionomie typhique évidente. Si cette influence délétère de l'encombrement se fait sentir au maximum sur les
navires, elle est plus ou moins apparente, mais toujours réelle, dans tous
les lieux où des quantités considérables d'hommes sont accumulées. Les
épidémies des colléges, des casernes, des lazarets, des prisons, l'infection purulente et les érysipèles graves (1), ce désespoir de la chirurgie
des hôpitaux, les fièvres puerpérales de nos villes, ces dispositions inconnues dans leur nature qui font que certaines opérations graves, l'hys-
térotomie, par exemple, ne réussissent jamais qu'à la campagne, etc.,
autant de circonstances dans lesquelles l'encombrement intervient comme
élément étiologique principal (2).

Toutes les fois qu'il s'est agi d'expliquer le méphitisme aérien produit
par l'encombrement, on s'est surtout attaché à démontrer l'insuffisance
des éléments vivifiants de l'air et la condensation, au contraire, de son
principe antivital, l'acide carbonique ; en d'autres termes, on a considéré les accidents de ce méphitisme comme dus plutôt à une asphyxie
qu'à un empoisonnement. Pour nous, nous croyons que l'air peut subvenir encore aux besoins chimiques de la respiration dans un lieu encombré d'hommes, alors que, par les miasmes organiques qui l'imprègnent, il est déjà devenu un agent délétère ; aussi faisons-nous peu de
cas de ces dosages rigoureux d'acide carbonique qui n'ont pas encore
donné, et ne donneront jamais, sans doute, le secret de la viciation de
l'air par encombrement  « Ce qu'il y a de plus dangereux dans l'air vicié

(1) A bord du vaisseau *la Loire* M. A. Doué a vu surgir par le fait de l'encombrement,
une épidémie d'érysipèle qui coûta la vie à deux hommes. L'érysipèle nautique est de
la même famille que l'érysipèle nosocomial.

(2) M. Léon Colin vient de proposer dans un travail récent de diviser en trois
groupes les affections qui lui paraissent être le fait de l'encombrement : 1° affections
dans lesquelles l'encombrement joue un rôle indispensable (typhus, infection purulente,
fièvre puerpérale, érysipèle nosocomial) ; 2° affections dont l'encombrement facilite la
diffusion, mais qu'il ne crée pas (variole, scarlatine, rougeole, oreillons) ; 3° affections
dans lesquelles l'influence morbifique de l'agglomération humaine est complétement
indirecte et consiste soit dans l'épuisement des provisions alimentaires, soit dans la pénurie d'air (phthisie, scorbut). La fièvre typhoïde, la dyssenterie, l'ophthalmie purulente,
la stomatite ulcéreuse se placeraient comme intermédiaires entre les deux premiers
groupes (Léon Colin, *De l'influence pathogénique de l'encombrement. Ann. d'hyg. publ.*,
1876, t. XLV, p. 233 et 385).

Les idées qu'il exprime dans ce travail concordent en grande partie avec celles que
j'ai exposées dans un ouvrage récent (Voy. *Hygiène et assainissement des villes.*
Paris, 1874, chap. XI, § 1. — *Méphitisme par encombrement*, p. 432). M. Léon Colin considère la phthisie pulmonaire comme pouvant procéder, dans une certaine mesure, de
l'encombrement, et il invoque ses ravages dans l'armée. La fréquence de cette maladie
dans la marine, mise en évidence par le travail de M. J. Rochard, ne tiendrait-elle pas
également à cette cause ?

des habitations étroites, dit M. Piorry (1), nous ne le savons pas, la chimie ne nous l'a pas appris, mais nos sens, plus délicats que la chimie, nous démontrent, d'une manière évidente, la présence de matières putrides délétères dans l'air où l'homme a longtemps séjourné ; ce n'est pas la seule fois que l'organisation découvre ce que l'analyse ne trouve pas (2). » Chaque homme est, en effet, entouré d'émanations vaporeuses et gazeuses formées par le rejet hors de son organisme de certains matériaux qui ne sauraient y rester sans y provoquer des perturbations graves ; quelques-unes de ces émanations affectent en même temps l'odorat et la vie, d'autres, au contraire, trompent la vigilance du premier, et n'en sont pas, pour cela, moins pernicieuses ; si le renouvellement de l'air est incessant, ou si l'encombrement n'est pas considérable, ces miasmes n'acquièrent point une intensité dangereuse ; dans les circonstances opposées, leur action toxique se manifeste. Le *miasme typhique* (3), dont nous ne connaissons pas la nature, est le fruit nécessaire de l'encombrement, et cela est si vrai que l'on pourrait, par le défaut de renouvellement de l'air et par l'agglomération d'individus sains ou malades, le produire en quelque sorte à volonté. La pourriture d'hôpital, les érysipèles malins, le typhus, sont les effets les plus habituels du méphitisme d'encombrement, qui, alors même qu'il ne s'élève pas jusqu'à un degré suffisant pour produire par lui-même des maladies spéciales, donne à celles qu'il rencontre un cachet de physionomie et de gravité qu'on ne saurait méconnaître.

(1) Piorry, *Des habitations*. Thèse de concours, p. 45.

(2) Si le jour est loin d'être fait complétement sur la nature de l'altération aérienne qui produit le méphitisme de l'encombrement, on entre cependant, par la substitution de l'analyse morphologique à l'analyse chimique, ou plutôt par la combinaison de ces deux ordres de recherches, le réactif et le microscope, dans une voie qui ne peut manquer d'être féconde. Il faut signaler, à ce sujet, comme un essai intéressant les recherches faites en 1867 par M. J. Lemaire dans les casernes du fort de l'Est à Aubervilliers et qu'il a communiquées à l'Académie des sciences (*). Condensant la vapeur d'une chambre encombrée, ayant une odeur désagréable, une température de 18°c, il constata que le liquide qui en provenait était incolore, insipide, d'une odeur semblable à celle de l'air, neutre aux réactifs. L'examen microscopique fait au bout de deux heures lui montra dans ce liquide des corps diaphanes ovalaires qui n'étaient que des microphytes et des microzoaires en voie de développement. Au bout de six heures, la pullulation de ces corps diaphanes était extrême et on constatait dans ce liquide des *Bacterium termo* et *B. punctum* en mouvement. Vingt-quatre heures après avoir été recueilli, ce liquide présentait, indépendamment de ces *Bacterium*, des *Bacterium catenula*, des vibrions-baguettes, et des monades ovoïdes. Il n'est pas nécessaire de signaler l'intérêt de ces recherches dans les batteries ou dans le faux-pont encombré d'un navire. Les médecins de la marine qui sont munis d'un microscope feront bien de s'y livrer. Un tube de verre d'un assez gros calibre contenant dans son intérieur, et inclinée de façon à ne pas en obstruer le calibre, une petite plaque de verre enduite de glycérine pure s'adaptant à un vase d'eau à robinet agissant comme aspirateur, permettrait de faire passer sur cette plaque un grand volume de l'air confiné qui déposerait les corps en suspension et que l'on soumettrait ensuite à l'examen microscopique.

(3) C'est à ce *miasme de l'encombrement* que j'ai proposé, dans la première édition de cet ouvrage, de donner le nom de miasme *zoo-hémique*.

(*) J. Lemaire, *Recherches sur la nature des miasmes formés par le corps de l'homme en santé. Comptes rend. Acad. des sciences.* Séances du 16 septembre et du 14 octobre 1867.

L'encombrement produit à bord d'un navire la même série de maladies ou d'accidents que dans une maison, dans une caserne, dans un hôpital, j'ajouterai aussi que dans une ville. J'ai rapporté à l'encombrement urbain dans un ouvrage récent (1), la fréquence, si ce n'est la production du typhus, de l'érysipèle (ou plutôt des maladies érysipélateuses), de la diathèse purulente avec ses productions diverses. Un médecin de la marine, M. Bellamy, a, dans sa thèse (2), assigné cette cause à la lymphangite superficielle à bord des navires, affection que l'on sait être très-commune dans ce milieu. Si la malpropreté, les excoriations fréquentes, l'habitude de marcher pieds nus, l'usage de souliers mal faits, si l'irritation de la peau produite par l'abondance des sueurs et le frottement direct d'un pantalon de drap sont des causes provocatrices de la lymphangite, celles-ci resteraient insuffisantes le plus souvent, si une disposition générale dont la cause est dans le méphitisme du navire ne venait seconder ces causes extérieures. Ce qui arrive accidentellement dans les hôpitaux existe en permanence sur les navires encombrés. Les épidémies d'érysipèles et de lymphangites à bord du *Montebello*, du *Louis XIV* et de la *Bretagne* ont pu être expliquées par les conditions d'encombrement de ces navires.

Un fait qu'il importe de ne pas oublier, c'est que de deux navires offrant à chacun de leurs habitants un cube d'emplacement égal, celui qui aura l'équipage le plus nombreux, sera le plus exposé à l'action du miasme de l'encombrement ; dans toutes les escadres que le typhus a envahies, ce sont, en effet, toujours les grands navires qui ont été et les premiers atteints et les plus rudement éprouvés, quoiqu'ils fussent en apparence dans des conditions hygiéniques meilleures que les autres, comme si le fait de l'agglomération absolue contribuait plus encore que le fait de l'encombrement spécifique à la production du miasme typhique.

### § 2. *Méphitisme du confinement.*

Des atmosphères closes depuis longtemps sont susceptibles de déterminer quelquefois des accidents sidérants dont la possibilité doit toujours être présente à l'esprit quand on emploie les hommes à certains travaux du bord. J'ai déjà cité l'accident si curieux et si dramatique survenu à bord de la flûte *le Chameau*, et celui dont Gonzalès nous a conservé les détails. Quelques faits plus récents méritent aussi qu'on les signale d'autant plus qu'ils se sont produits dans les conditions nouvelles que la vapeur a faites à la navigation et qu'ils peuvent fortuitement se répéter.

En 1865 M. Bourel-Roncière, chirurgien-major de l'aviso à vapeur le

(1) Fonssagrives, *Hyg. et assainissement des villes*. Paris, 1874, p. 427.
(2) Bellamy, *Des causes de la lymphangite superficielle*. Thèse de Montpellier, 1870.

*Bisson*, signala un fait très-curieux de méphitisme causé par l'atmosphère des chaudières de son navire. Voici les détails principaux de ce dramatique événement tels que je les ai résumés d'après lui dans un travail spécial (1).

Le 31 octobre l'aviso à vapeur *le Bisson* revenant de la mer et rentrant à Honfleur, éteint ses feux ; on évacue la vapeur et l'on pratique une extraction bien incomplète puisqu'on a retrouvé après l'accident une couche de 0$^m$,57 centimètres d'eau saturée de sels et restant au fond de la chaudière. La soupape de sûreté du tuyau d'évacuation de la vapeur reste ouverte, mais au bout de quelques jours on recouvre l'extrémité de ce tuyau avec un capot de toile peinte, solidement assujetti. Le trou d'homme était resté fermé, de plus le tuyau du poële destiné à chauffer la chambre de la machine, poële qui est resté presque constamment allumé pendant les trente jours qui ont séparé l'extinction des feux de la production des accidents, traversait la boîte à fumée contenue dans la chaudière et devait élever sensiblement, et d'une manière continue, la température intérieure de celle-ci. M. Bourel-Roncière a insisté sur cette particularité qui a dû singulièrement favoriser les modifications chimiques qui se sont produites au sein de l'atmosphère de la chaudière. Au bout d'un mois, c'est-à-dire vers le 1$^{er}$ décembre, on veut procéder au nettoyage intérieur de celle-ci ; on ouvre la porte du regard, le couvercle du trou d'homme s'engage entre les tirants ; deux hommes s'introduisent successivement dans la chaudière, tous deux tombent asphyxiés ; le cuisinier de l'équipage s'efforce de leur prêter secours, il est frappé également et reste sans connaissance, le corps à moitié engagé dans le trou d'homme. Sur ces entrefaites, une certaine quantité d'air s'était introduite dans la chaudière, en avait rendu l'atmosphère moins irrespirable et le sauvetage de ces trois hommes avait pu être opéré sans nouveaux accidents. En résumé, trois cas d'asphyxie s'étaient produits avec une certaine gravité qui s'est montrée en raison directe du séjour dans la chaudière et en raison inverse du temps écoulé depuis l'ouverture de celle-ci. La guérison eut lieu dans les trois cas après des accidents asphyxiques suivis de phénomènes nerveux et compliqués de traces évidentes d'une irritation locale de la peau, de la conjonctive oculaire et de la muqueuse aérienne.

Des accidents de cette nature ne sont certainement pas sans exemple ; il est impossible que le nettoyage des chaudières, qui est une opération usuelle n'en ait pas déjà provoqué d'analogues et je tiens de M. le mécanicien principal, Ortolan, qu'à bord de l'*Albatros*, à Toulon, des faits semblables ont été observés ; mais ils n'ont pas été publiés, que je sache du

---

(1) Fonssagrives, *Du méphitisme par l'air confiné des chaudières des bateaux à vapeur* (*Ann. d'hyg. publ. et privée*, 1865, 2ᵉ série, t. XXIII, p. 193). — *Rapport sur les cas d'asphyxie par l'air confiné des chaudières observés à bord du* Bisson (*Rev. marit. et colon.*, 1864, t. X, p. 317).

moins, et les recherches que j'ai faites à ce sujet sont demeurées infruc-
tueuses. Quoi qu'il en soit, le ministre de la marine désireux de prévenir le
retour d'accidents de cette nature prescrivit par une dépêche du 2 février
1863 de donner à une Commission supérieure formée à Brest la mission
d'émettre un avis sur la nature des accidents observés sur le *Bisson* et
d'indiquer les mesures propres à les prévenir.

Cette commission, dont je fus le rapporteur, fit avec une chaudière
du vaisseau *le Duquesne*, mise à sa disposition dans ce but, des expériences qui la conduisirent à infirmer l'opinion de M. Bourel-Roncière
qui attribuait les accidents à la formation d'ammoniaque dégagée pendant
l'oxydation du fer et rattachait à l'action de ce gaz les accidents locaux
de cautérisation observés sur les victimes de l'accident du *Bisson*. L'a-
nalyse minutieuse de l'air de la chaudière du *Duquesne*, après trente
jours d'occlusion de celle-ci et de maintien pendant huit ou dix jours
d'un réchaud allumé dans la boîte à fumée, ne révéla pas la présence
de l'ammoniaque dans l'atmosphère de la chaudière (1) ; mais s'il n'est
pas permis d'en conclure que ce gaz irritant faisait défaut dans la chaudière du *Bisson*, il me parut difficile de lui attribuer les accidents si
graves qu'ont présentés les malades de ce navire. Les cautérisations lui
semblaient imputables, mais j'admets qu'avec ce gaz coexistait un de ces
poisons subtils que la chimie n'a encore démontrés ni isolés, et qui
s'engendrent dans la décomposition des matières organiques. C'est là
le véritable agent du méphitisme des égouts, comme de celui des fosses
d'aisances comme de celui des puits et des puisards. Il s'agissait ici évidemment d'une intoxication et non d'une asphyxie. Les conditions de
la production de ce poison organique sont tout à fait inconnues, et l'on
comprend ainsi comment de deux puits, de deux fosses d'aisances ou
de deux chaudières de bateaux à vapeur placés *en apparence*, dans les
mêmes conditions, l'un foudroiera les ouvriers qui s'y introduiront,
tandis que l'autre n'exercera sur eux que l'action propre aux atmosphères
désoxygénées. L'impossibilité de saisir cet agent toxique a porté naturellement à attribuer les effets qu'il produit aux gaz chimiquement
constatables qui coexistent avec lui. C'est ce qu'on a fait pour l'asphyxie
des vidangeurs. Cette prétendue asphyxie attribuée, pour le *plomb*, à
l'hydrogène sulfuré n'est le plus souvent qu'une intoxication due à un
poison organique. Les accidents produits par les cuves vinaires sont-
ils aussi exclusivement d'origine chimique? Il est permis d'en douter (2).

(1) Ces expériences ont été faites avec tout le soin désirable par un chimiste distingué,
M. Carpentin, aujourd'hui pharmacien en chef de la marine à Brest.
(2) J'ai vu à Ganges un malheureux être sidéré en descendant dans un foudre pour
en opérer le nettoyage. Le corps était comme exsangue et d'une pâleur livide; son
aspect me rappelait tout à fait celui de trois vidangeurs dont j'avais eu à constater la
mort à Brest et qui avaient été sidérés par le *plomb* à l'ouverture d'une fosse. M. Camille Saint-Pierre, directeur de l'École d'agriculture de Montpellier, a publié jadis un
intéressant travail sur cette question ; il attribue la mort à l'action de l'acide carbonique,

La Commission dont je viens de parler a indiqué les précautions diverses à prendre pour prévenir des accidents de la nature de ceux qui se sont produits à bord du *Bisson* : ces précautions sont en tout conformes à celles recommandées par les instructions de police relatives au curage et à la réparation des puits, puisards et égouts particuliers. Elles peuvent être ainsi résumées :

1° L'atmosphère intérieure d'une chaudière de bateau à vapeur, close depuis longtemps, peut devenir méphitique et l'on s'expose aux dangers les plus sérieux en y pénétrant sans précaution ;

2° La présence d'une couche d'eau de mer au fond des chaudières, et l'occlusion prolongée de celles-ci, paraissent favoriser l'altération de l'air qu'elles contiennent ;

3° L'extraction devra donc être opérée aussi complétement que possible, et dès qu'on pourra ;

4° Si le bâtiment doit rester longtemps au mouillage, il faudra fréquemment ouvrir les trous d'homme, les regards et les soupapes, pour faire communiquer, aussi largement que possible, l'atmosphère intérieure des chaudières avec celle du dehors ;

5° Quand on devra procéder au nettoyage des chaudières, il conviendra, trois ou quatre jours auparavant, d'ouvrir le trou d'homme et une ou plusieurs autoclaves, et s'il reste de l'eau au fond de la chaudière, d'agiter celle-ci à plusieurs reprises et dans tous les sens, à l'aide d'un ringard ;

6° Cela fait, on introduira dans la chaudière une bougie allumée et l'on observera la façon dont elle se comporte dans les différentes couches d'air qu'elle traverse. Si la flamme ne diminue pas de volume, si son intensité reste la même, on pourra pénétrer dans la chaudière sans inconvénients. Dans le cas contraire, il faudra attendre, et activer le courant d'air qui traverse la chaudière, soit au moyen d'un réchaud allumé placé à l'entrée du trou d'homme, soit au moyen d'une manche à vent. Il est nécessaire de ne pas oublier que l'épreuve de la bougie n'offre de garanties suffisantes, qu'autant qu'elle a été prolongée pendant un quart d'heure au moins, et qu'il faut la renouveler pendant le même laps de temps après que l'eau du fond de la chaudière a été remuée ;

7° Dans tous les cas, les matelots qui s'introduisent dans une chaudière, doivent être ceints d'un bridage, dont la corde est surveillée, pour qu'on puisse les retirer au premier signal ;

8° Sans pouvoir préciser, d'une manière générale, le traitement de

et quelquefois, en l'absence de ce gaz, à la diminution de l'oxygène et à la prédominance de l'azote. Trois expériences dans ces atmosphères confinées lui ont en effet donné en moyenne, 13,3 pour 100 d'oxygène et 85,7 d'azote. Ici encore je crois à l'intervention d'un poison organique (C. Saint-Pierre, *Atmosph. irrespirable des cuves vinaires. Ann. d'hyg. publ.*, 2ᵉ série, t. XXXI).

cette sorte particulière de méphitisme, on peut dire que la première période, caractérisée par la perte de connaissance et la suspension des mouvements respiratoires, indique la nécessité de recourir aux moyens habituellement employés pour pratiquer la respiration artificielle. La faradisation cutanée serait sans doute très-utile pour réveiller la sensibilité par une révulsion douloureuse, et l'analogie permet de supposer que les affusions froides pratiquées de haut sur la colonne vertébrale et la tête rendraient aussi de grands services ;

9° Dans la seconde période, quand la chaleur est revenue, quand la respiration et la circulation sont rétablies, le traitement doit se baser sur des indications qu'on ne peut prévoir par avance et qui dépendent essentiellement de la forme que prend cette réaction.

La Commission, en terminant, émettait le vœu qu'une circulaire ministérielle rappelât aux capitaines des navires à vapeur, et la possibilité d'accidents analogues à ceux survenus à bord du *Bisson* et l'ensemble des précautions très-simples à l'aide desquelles on peut les prévenir. Une circulaire (1) a donné à tous ces faits une notoriété désirable et a rendu obligatoires les mesures de prophylaxie indiquées plus haut.

# CHAPITRE IV

### Parasitisme nautique.

Les parasites qui pullulent normalement à bord ou qui s'y introduisent accidentellement peuvent, suivant leur nature, avoir des inconvénients par eux-mêmes ou préjudicier indirectement à la salubrité de l'équipage en devenant une cause de viciation aérienne. C'est à cela que se réduit à bord le rôle des mollusques xylophages : des tarets, des pholades qui se creusent des galeries dans le bois des vieux navires, et dont les débris et les larves, sans cesse, au contact de l'humidité et d'une température chaude, ne peuvent manquer de se putréfier et d'apporter leur contingent à l'infection des cales; les infusoires que le jeu des robinets introduit dans les fonds du navire, qui y meurent et s'y corrompent agissent évidemment dans le même sens.

Mais il est un autre parasitisme, plus apparent, s'il est moins dangereux, et contre lequel les équipages ont à se défendre.

La pullulation des *rats* à bord de certains navires atteint parfois une limite incroyable. On sait avec quelle prodigieuse fécondité ce rongeur se reproduit dans les lieux, où il a élu domicile. Les femelles ont, suivant Parent-Duchâtelet, jusqu'à cinq ou six portées par an, et dans plu-

(1) *Bulletin officiel de la marine*, 1863, n° 40.

sieurs d'entre elles on a trouvé souvent 14, 16 et même 18 petits. Il suffit, dans le clos d'équarrissage de Montfaucon, de fouir légèrement la terre pour trouver des nichées aussi nombreuses ; les rats ont tellement criblé de leurs terriers les fondations des murailles de cet établissement qu'on est obligé de les garnir de tessons de bouteilles. A bord des navires, ces rongeurs pullulent quelquefois à tel point que leurs cadavres donnent à l'eau de la sentine une odeur putride qui rappelle celle de certains égouts et infecte l'atmosphère de la cale. Ainsi à bord de la frégate *la Thétis* qui servait d'école aux mousses de la rade de Brest, il ne se passait guère de jour que l'on ne retirât de la sentine, au moment où l'on pompait, un certain nombre de ces animaux à demi putréfiés. Cette eau était bourbeuse, noirâtre, ne dégageant que médiocrement l'odeur sulfhydrique, mais rappelant plutôt celle des baquets où ont macéré des pièces anatomiques. Mais là ne s'arrêtent pas les sévices de ces rongeurs, dont la dent dévastatrice s'attaque, du reste, à tout ce qu'elle rencontre. On peut trouver leurs cadavres ailleurs que dans la cale : dans les mailles des navires d'où se dégage souvent une odeur putride contre laquelle il n'y a pas de recours ; dans les pièces de gros tuyautage, etc. M. Quémar a constaté que les manches en tôle ou *trompes* qui servent à l'aération des cuirassés sont souvent le refuge de rats qui y meurent, s'y putréfient et envoient dans l'intérieur du navire des bouffées d'air méphitique. Il a constaté plusieurs fois ce fait à bord du *Solferino* (1). M. Clavier a signalé des accidents dus à l'usage d'eau provenant des caisses en fer dans lesquelles des rats s'étaient noyés (2). Il faut donc faire à ces parasites une guerre acharnée. Les chats et les piéges sont les seuls moyens qu'on puisse leur opposer ; il y a tant de recoins à bord des navires que l'usage des appâts toxiques expose sûrement aux inconvénients d'infection putride que je viens de signaler. Les chats jouissent à bord de la considération due à leurs services ; leur présence dans la cale y est nécessaire autant que traditionnelle et le calier professe pour eux un culte en quelque sorte égyptien ; par malheur ce carnassier bien nourri, engourdi par « une molle et douce oisiveté, » y perd souvent ses instincts de chasseur et ne remplit qu'imparfaitement sa mission (3).

(1) *Arch. de méd. nav.*, t. V, 470.
(2) Clavier, *Consid. génér. et pratiques d'hyg. navale.* Thèse de Montp. 1874, p. 26.
(3) Je ne dois pas omettre de signaler incidemment la possibilité de voir, très-exceptionnellement il est vrai, les chats ou les chiens embarqués à bord y contracter la rage. C'est ce qui est arrivé dans le Levant, il y a une quarantaine d'années, à bord de la frégate *la Minerve* dont l'un des officiers mordu par un chat succomba à l'hydrophobie.
Un cas de rage développé à bord de la frégate hollandaise *le Prince Alexandre* sur un chien appartenant à un officier ne fut pas suivi d'accidents, mais ce fait démontre au moins la nécessité de précautions excessives ; on comprend ce que peut être un cas d'hydrophobie canine dans un milieu peuplé comme l'est un navire. Aussi je conclus à l'interdiction absolue d'avoir des chiens à bord (Voy. *Arch. de. méd. nav.*, t. VII, 1867, W. Damman, *Un cas de rage observé à bord de la frégate* le Prince Alexandre. Extrait du *Geneeskundig tijdschrift voor de Zeemagt.* Trad. Bassignot).
Le fait mérite d'autant plus d'être signalé que l'on considère bien à tort les pays,

Le *cancrelas* ou kakerlak, blatte américaine (*Blatta americana*) est un orthoptère de la famille des *Coureurs*. Il a chez nous pour représentant, de taille atténuée, mais probablement aussi d'origine exotique, la blatte orientale ou blatte des cuisines. La blatte gigantesque de Cayenne et la blatte des Lapons sont des variétés très-rapprochées de la blatte des navires (1). Cet orthoptère lucifuge est un des fléaux de la navigation dans les régions torrides. Se reproduisant avec une rapidité inouïe, il envahit toutes les parties du navire qu'il imprègne d'une odeur fétide qui lui est propre, prend possession des lieux habités et des chambres, sort le soir des trous où il est demeuré caché, s'abat par légions nombreuses que l'aiguillon du rut rend encore plus importunes, et qui ne rentrent dans leurs repaires que vers trois ou quatre heures du matin, laissant alors aux malheureux qui en souffrent les atteintes une possession relative de leur chambre. Ce n'est pas seulement par le dégoût que ces Orthoptères inspirent, par les morsures qu'ils font à l'épiderme des mains et des pieds, ce n'est pas non plus en salissant toutes choses, comme les Harpies de la Fable, qu'ils compromettent l'hygiène, mais aussi parce que les corps de ces insectes, en se putréfiant, sont la source d'émanations infectieuses. Nous avons vu des bâtiments tellement infestés de ces parasites que, quand on passait sous le vent, et à une petite distance, on percevait très-bien la fétidité caractéristique qu'ils exhalent. La Commission nommée en 1818 à Fort-de-France, pour indiquer les moyens les plus propres à assainir le brig *l'Euryale* sur lequel s'était abattue une effroyable épidémie de fièvre jaune, indiquait comme cause principale d'infection la présence d'une multitude de ravets dont la cale était remplie. Dans plus d'une circonstance, nous n'en doutons pas, ce mode particulier d'infection eût pu expliquer des épidémies dysentériques auxquelles on cherchait vainement une cause.

La destruction des cancrelas par un procédé efficace et inoffensif serait certes un des plus grands services que l'on pût rendre à la santé et

chauds comme donnant des garanties contre la rage. M. C. Roucher a démontré qu'il n'en était rien pour l'Algérie et il a pu réunir 65 cas d'hydrophobie survenus dans cette colonie en 30 ans (*). De même aussi M. Lalluyaux d'Ormay, qui a des maladies de la Cochinchine une connaissance si complète, a fait ressortir ce fait que la rage, assez commune en Chine et au Tonkin, l'est moins en Cochinchine, mais s'y observe quelquefois.

(1) Lamarck la caractérise ainsi : *Blatta ferruginea, clypeo postice exalbida* (Lamarck, *Animaux sans vertèbres*. Paris, 1835, t. IV, p. 1624). Le cancrelas nautique existe aussi à terre, surtout dans les ports et les colonies en relation avec les navires. C'est ainsi qu'à Bahia il est très-commun dans les maisons.

(*) Ch. Roucher, *De la rage en Algérie* (*Ann. d'hyg.* 1866, t. XXV, p. 72). Il ne faudrait donc pas trop se fier à cette prétendue immunité des pays chauds et se dispenser de précautions qui y sont, à peu de chose près, aussi nécessaires qu'ailleurs.

(**) Lalluyaux d'Ormay, *Note sur la rage de Cochinchine* (*Arch. de méd. nav.*, 1871, t. XXVI, p. 216). En Cochinchine on traite la rage par l'emploi combiné du datura à hautes doses et d'une décoction de crapaud bouilli dans du thé. On peut omettre la seconde partie de la formule.

au bien-être des marins ; malheureusement ce problème pratique n'est pas résolu. M. Le Roy de Méricourt ne le croit même pas susceptible de l'être jamais pour les navires en cours de campagne. « En effet, dit-il, l'acide phénique, pas plus que les huiles essentielles, le sulfure de carbone, etc., ne peuvent déterminer la mort des insectes adultes que lorsque ces agents sont employés à haute dose ; ils auraient alors une influence également fâcheuse sur l'homme ; un grand nombre de cancrelas d'ailleurs échapperaient à l'action de ces stupéfiants diffusibles, et les œufs ne tarderaient pas à former de nouvelles générations. Si notre confrère M. Béranger-Féraud a remarqué que par l'emploi de l'acide phénique le nombre des cancrelas diminuait notablement dans sa chambre, il eût pû constater qu'en même temps il avait augmenté dans les chambres voisines. En soumettant une partie du navire aux vapeurs du sulfure de carbone ou à l'action de l'acide phénique (ce qui est réellement peu praticable à bord d'un navire armé) ; on ne ferait que chasser les ennemis d'un endroit dans un autre. Il ne faut pas oublier que, pendant la navigation dans les pays chauds, les causes d'introduction de ces orthoptères sont incessantes : ils embarquent avec les vivres, le bois, les vêtements, les colis des passagers, etc. Il n'y a que deux moyens réellement efficaces pour en obtenir la destruction complète : un abaissement de la température au-dessous de zéro, ou une chaleur très-élevée produite soit par injection de vapeur, soit par le procédé de carbonisation au gaz de M. Lapparent. Ce n'est que lorsque le bâtiment rentre en France en hiver, ou que sa mission le conduit dans des parages où la température s'abaisse très-sensiblement, et pendant un temps assez long, que le froid peut amener la mort des cancrelas... En cours de campagne, le navigateur nous paraît donc condamné à prendre son parti de cette grave incommodité. Lors de la rentrée au port, il nous semblerait très-avantageux, si un bâtiment infesté devait prochainement retourner dans les pays chauds, de profiter de la période de désarmement pour le délivrer complétement de cette cause d'infection (1). »

Le procédé de Lapparent me paraît préférable, en ce sens qu'il dessèche le navire au lieu d'en faire, comme celui de la vapeur d'eau, un foyer d'humidité ; il a de plus, comme le fait remarquer l'auteur précité, l'avantage de détruire les œufs des cancrelas.

Les *mouches* constituent sur certains navires de commerce chargés de substances appelant ces insectes une cause persistante d'incommodité, si ce n'est une cause éventuelle de dangers. Les cargaïsons de cuirs verts sont particulièrement suspectes, sous ce rapport : il est, en effet, bien démontré que ces muscides peuvent devenir les véhicules, et comme les agents de dissémination, de certains principes contagieux, ainsi que M. Davaine l'a démontré, il y a quelques années, dans un mémoire lu

(1) Leroy de Méricourt, *Arch. de méd. nav.*, t. II, p. 202.

devantl'Académie de médecine (1),et comme l'avait déjà établi M. Rambert à propos de la transmission de la morve et de la pustule maligne. Les mouches inermes, telles que la mouche domestique (*Musca domestica*), sont moins à redouter que les mouches armées ou piquantes, et en particulier le stomoxe piquant. Les bateaux-écuries sont, de plus, hantés par les parasites du cheval, surtout par le *Chrysops excutiens* et la mouche plate ou hippobosque du cheval (*Hippobosca equina*) ; les bâtiments de commerce qui ont des chargements de bœufs ou de moutons sont exposés à l'incommodité de deux autres tabanides, le *Tabanus bovinus*, et l'*Hippobosca ovina*. Ces diptères peuvent, comme les muscides, servir de véhicules au contage du charbon et de la morve. Le docteur Candèze a cité le fait d'un jeune homme qui dut subir l'amputation du poignet à la suite d'une piqûre de ce genre. La propreté est le meilleur préservatif contre la pullulation des mouches; celle-ci une fois produite, on n'a, pour en conjurer les effets, que la ressource des piéges qui retiennent mécaniquement les mouches ou des papiers tue-mouches dont le seul inoffensif est le papier enduit d'une macération miellée de quassia amara.

Dans cette gent ailée qui, dans les pays chauds, s'abat sur les navires il faut mettre en tête des plus incommodes les cousins ou moustiques, diptères de la tribu des Culicides, dont les *maringoins* et *mosquitos* de l'Amérique méridionale, le cousin rampant (*Culex reptans*) de la Suède, le cousin de la Laponie et des régions polaires, sont de simples variétés. Les caisses à eau, principalement quand on a renouvelé son approvisionnement à terre, sont la résidence de prédilection des moustiques ; les femelles y pondent des œufs innombrables (2) formant par leur agglomération de petits corps flottant à la surface de l'eau ; les œufs éclosent au bout de deux ou trois jours, les larves aquatiques se transforment en nymphes quinze jours après, et au bout de la troisième semaine l'insecte parfait apparaît. Les vents qui passent sur des terrains inondés apportent quelquefois de très-loin ces nuages de moustiques qui s'abattent sur les navires. Ce parasite est, en particulier, le fléau des navigations à Terre-Neuve (3). On cite dans la marine le fait d'un officier qui, égaré à la chasse dans les bois de cette île, aveuglé par les moustiques, en proie à une sorte de délire déterminé par la douleur des morsures de

(1) Fonssagrives, *Dict. de la santé ou Répertoire d'hygiène usuelle à l'usage des familles et des écoles*. Paris, 1875, art. Taon, p. 710.

(2) Une femelle de moustique pond environ 2000 œufs par an et l'on a calculé que, dans un seul été, il peut procéder d'un seul couple, et par des générations successives, au moins cinq millions de cousins.

(3) On sait combien les explorateurs polaires ont eu à souffrir des moustiques. Franklin, voulant s'endurcir aux souffrances de ce genre de navigation, avait pris la résolution de ne jamais chasser un moustique qui se posait sur sa figure. Il lui arrivait quelquefois d'être obligé d'abandonner son livre ou sa plume, à cause du gonflement des paupières que provoquaient les piqûres de ces parasites. C'est un exemple insigne de ce que peut la force de la volonté.

ces insectes, fut retrouvé, par bonheur pour lui, deux jours après et reconduit à son navire dans un état lamentable.

Il est très-remarquable, mais ce sont des faits avérés, que toutes les personnes ne sont pas également recherchées par les moustiques ; le degré de finesse et de vascularisation de la peau, et peut-être aussi la nature des sécrétions cutanées, éloignent ou appellent ces parasites. De plus, le traumatisme opéré, les phénomènes de rougeur, de tuméfaction et de prurit cuisant ne sont pas les mêmes chez tout le monde ; il y a là des diversités idiosyncrasiques qui se révèlent du reste à propos de la morsure de tous les insectes hémophages : la puce, la punaise par exemple (1). Enfin on admet qu'il y a une sorte d'assuétude aux piqûres des moustiques ; on finit par s'habituer à ce venin, qui ne produit plus que des effets locaux insignifiants. C'est encore un aspect du *mithridatisme*.

Les morsures du moustique produisent des papules ortiées avec rougeur, chaleur et prurit ; celui-ci, qui s'accompagne d'une sensation de brûlure, n'a pas la même intensité dans toutes les régions de la peau; plus celle-ci est mobile et lâche, moins la piqûre est douloureuse. Elle n'est nulle part plus pénible que sur les parties latérales des doigts, où elle trouve des tissus inextensibles, s'opposant au libre développement de la papule, et d'ailleurs très-riches en filets nerveux.

Quand on est mordu sur une région qui permette cette pratique, la succion est le meilleur moyen de réduire au minimum les phénomènes locaux ; les morsures sont-elles multiples, on peut leur opposer des lotions avec de l'eau aiguisée d'ammoniaque, mais il n'y a pas à déployer contre ces piqûres un grand arsenal de moyens et il faut les abandonner à elles-mêmes. Si les paupières se gonflaient outre mesure sous cette influence, une sorte de malaxation de ces voiles membraneux entre la pulpe de deux doigts suffirait pour dissiper presque instantanément cette incommodité.

Y a-t-il des moyens préventifs de la morsure des moustiques? Ce n'est pas douteux et on finira par trouver des substances dont le goût répugne à ces diptères ou qui exercent sur eux une action toxique. On a vanté, à ce propos, les lotions préservatrices avec une solution alcoolique de *Pyrethrum roseum*. J'ai eu la pensée que la précaution de faire macérer un peu de quassia amara dans l'eau destinée aux ablutions de toilette mettrait les parties découvertes du corps à l'abri des morsures des moustiques. Un essai dans cette voie, et que j'avais suggéré, n'a pas été

---

(1) J'ai cru trouver dans la façon dont la peau réagit sous l'influence de ces morsures parasitiques un indice très-curieux de l'existence de l'herpétisme et de la constatation de ses degrés. Je connais des personnes dont la peau s'émeut à peine au contact d'un épizoaire; j'en connais d'autres, manifestement herpétiques par leurs antécédents et par leur hérédité, chez lesquelles il survient, à l'occasion d'une puce ou d'une punaise, des éruptions d'une extrême confluence et presque générales. N'y aurait-il pas là un moyen de diagnostic de l'herpétisme, moyen bizarre sans doute, mais utilisable ?

favorable, m'a-t-on dit. Ce serait peut-être à revoir. Le quassia amara, base des papiers tue-mouches sans arsenic, exerce une action d'une telle toxicité sur les mouches qu'il me paraît difficile que les moustiques aient beaucoup d'attrait pour lui ; c'est à essayer

Les Anglais, qui n'aiment pas ce qui les gêne, et je ne saurais les en blâmer, ont cherché dans les pays chauds les moyens de se mettre à l'abri des moustiques et ils n'ont rien trouvé de mieux que la mousti-quaire (*mosquito netting*) qui, à bord des navires, a l'inconvénient d'opposer un certain obstacle à l'aération et d'augmenter la chaleur. Les Américains ont imaginé un *parapluie moustiquaire*, dont ils se servent dans les pays chauds et qui protége efficacement contre ces parasites.

Le navire n'est pas seulement infesté par les moustiques, il leur sert aussi de moyen de transport. C'est ainsi qu'il y a peu de temps, les journaux anglais signalaient l'invasion de Woolwich par des myriades de moustiques qui y avaient été apportés par un navire venant des Bermudes. Plût au ciel que les navires ne transportassent jamais que des moustiques !

La *punaise* était jadis, sur les vieux navires en bois, une horrible incommodité, mais qui a à peu près disparu complétement aujourd'hui, tenue en bride comme elle l'est par une propreté plus grande et, au besoin, par l'emploi des poudres insecticides. Ramazzini nous donne dans le passage suivant une idée de ce qu'était ce fléau nautique dans la seconde moitié du XVIII<sup>e</sup> siècle : « *Cimicum porro in navibus tanta est copia ut ab illorum morsibus cavere non possint nautæ; tam gravis quoque odor ex hisce animalculis emanaet ut nauseam ac vomitum non secus ac nausea faciat* (1). »

La découverte des propriétés insecticides des pyrèthres permet aujourd'hui de tenir en bride la pullulation de ces parasites dégoûtants qui peuvent être apportés à bord de mille façons. Les sacs des matelots logés souvent à terre dans des garnis malpropres sont leur véhicule le plus habituel. C'est une raison, à ajouter à d'autres, pour que j'insiste sur la nécessité de substituer aux casiers pleins et en bois des casiers à treillis en fer (2).

Les *fourmis* ne hantent qu'accidentellement les navires ; cependant, un médecin de la marine néerlandaise, M. Van Leent, a signalé la fourmi blanche des Indes orientales (*Termes fatalis*), comme pouvant se cantonner à bord des navires et y devenir une cause d'incommodité. La fourmi rouge (*Formica rubra*) ou fourmi-feu, ainsi nommée à raison de la sensation de brûlure qu'elle produit, paraît en lutte avec la fourmi blanche et la détruit (3).

(1) Ramazzini, *De morbis artificum diatriba*. Venetiis, 1746, p. 286.
(2) Voy. page 92.
(3) Van Leent, *Les possessions néerlandaises des Indes Orientales* (*Arch. de méd. nav.* 1867, t. VIII, p. 10).

Les *scorpions* sont quelquefois introduits à bord des navires avec la cargaison ou avec du bois de chauffage. Le scorpion ordinaire ou le scorpion flavicaude (*Scorpio europæus*) du midi de la France; le scorpion occitanien ou de l'Europe méridionale (*Androctonus occitanius*), le scorpion tunisien ou scorpion d'Afrique peuvent aussi être introduits à bord. M. Van Leent a signalé l'existence, à bord des vieux navires en bois qui ont séjourné longtemps dans les pays chauds, d'un petit scorpion grisâtre dont la piqûre douloureuse détermine quelquefois une fièvre vive; il indique comme le meilleur topique à appliquer sur cette piqûre un petit cataplasme préparé avec la poudre d'ipéca (1).

Le *mille-pieds* ou *scolopendre* peut aussi être introduit à bord. La scolopendre cingulée (*Scolopendra cingulata*) atteint quelquefois plus de 0<sup>m</sup>,15. La morsure, dont l'instrument est un pied-mâchoire, ou *forcipule*, reposant sur une glande à venin, produit des accidents d'inflammation locale vive, qui n'ont pas toutefois les dangers qu'on leur attribue d'ordinaire. M. Lebastrassy a observé deux cas de morsure par ce myriapode : dans l'un, il s'agissait d'un petit garçon de 8 ans : une morsure au petit doigt amena la perte de deux phalanges; dans le second, la morsure se produisit au-dessus du coude, une douleur vive s'étendit à tout le membre, une eschare de la largeur d'une pièce de cinq francs fut la conséquence de cette morsure. Il y eut en même temps des symptômes généraux : de l'anxiété précordiale, des vertiges, des vomissements, etc. Ce ne sont pas là, on le voit, des accidents insignifiants.

La *chique* (*Pulex penetrans*) n'est guère à redouter que pour les matelots qui vont à terre et qui marchent dans les bois hantés par ce parasite; cependant deux faits cités par M. G. Bonnet dans son remarquable travail (2), et observés par lui à bord de l'*Amazone* en 1866, prouvent qu'une chique fécondée peut se cantonner à bord d'un navire et y produire, même en France, les accidents qui sont habituels à ce parasite.

Des serpents peuvent enfin pénétrer à bord des navires; ils y arrivent de deux façons: introduits avec du bois de chauffage, ou bien portés sur du bois flotté; parfois même ils entrent par les écubiers (3). M. Bourel-

---

(1) Van, Leent, *loc. cit.*, p. 10. Ce moyen est à essayer. On sait que l'ipéca a sur la peau, comme sur les muqueuses, une action irritante. M. Posada Arango a décrit les effets des morsures du scorpion de la Colombie, son pays natal. Les scorpions de cette région appartiennent surtout aux espèces *Scorpio Edwardsii* et *Scorpio Geerii;* ils ont de 0<sup>m</sup>,08 à 0<sup>m</sup>,11 et ne se rencontrent que dans les localités qui ont une moyenne de température de 20 à 30°<sup>c</sup>. Leur blessure n'est pas mortelle. L'auteur décrit comme caractéristique de cet empoisonnement un engourdissement de la langue que les indigènes combattent en appliquant sur cet organe des tranches de citron. L'infusion de guaco est un remède populaire contre ces accidents (*Abeille médic.*, juillet 1871).

(2) G. Bonnet, *Mémoire sur la puce pénétrante ou chique* (*Arch. de méd. nav.*, Paris, 1867). — *Contribut. à l'étude du parasitisme.* Thèse de Montpellier 1878.

(3) *Arch. de méd. nav.*, t. XVII, 1872, p. 85. L'hydrophis appartient au genre *Hydres* ou serpents d'eau. Les Pélamides sont un sous-genre. La pélamide bicolore

Roncière a rapporté le fait de l'introduction d'un serpent par cette voie à bord de la canonnière italienne *la Véloce* qui remontait le Parana. Il recommande, dans ces parages, de tenir les écubiers hermétiquement clos. L'*hydrophys* de Bornéo, serpent venimeux, réalisant, sauf les proportions, l'histoire du fameux serpent de mer qui a défrayé si longtemps la verve du *Constitutionnel*, vient quelquefois à la nage à bord des navires. Le *dendrophys* du même pays vit sur les arbres et, apporté à bord par le bois flotté, il se loge dans les aubes. Le dendrophys brun (*Coluber fucus*) du Sénégal, de 1$^m$,25 de long, vit aussi sur les arbres, au Sénégal. Les *dendrophys* ne sont pas venimeux.

# DEUXIÈME SECTION

## INFLUENCES SPÉCIALES AUX DIVERS TYPES.

Après avoir étudié, dans les chapitres qui précèdent, les influences qui, au degré près, sont communes à tous les navires et que l'on peut considérer comme inhérentes en quelque sorte à l'habitation nautique, il me reste maintenant à faire ressortir les différences que les diverses sortes de bâtiments peuvent offrir sous tous ces rapports à étudier, en d'autres termes, leur salubrité comparative.

En abordant cette étude dans la première édition de cet ouvrage, je faisais ressortir, comme excuse pour les lacunes qu'elle devait présenter, tout ce qu'elle avait de nouveau et de difficile. « Nous entreprenons ici, disions-nous, une tâche dont nous ne nous dissimulons en rien l'extrême difficulté, mais nous ne l'éluderons pas pour cela : entrer dans une étude qui est demeurée jusqu'ici tout à fait inexplorée, c'est au moins, dût-on n'y faire que quelques pas, et au hasard, appeler l'attention sur elle et provoquer de nouvelles recherches : c'est toute notre ambition. Rien, en effet, n'a encore été essayé sur ce point : quelques appréciations dont nos propres résultats ont confirmé la justesse ont bien cours à ce sujet, parmi les médecins de la marine, mais elles sont plutôt de sentiment que de démonstration rigoureuse, et les données statistiques nécessaires à l'élucidation des questions variées dont ce sujet se compose sont encore trop nombreuses et trop peu homogènes pour qu'elles puissent, jusqu'à présent, fournir un secours bien utile. Nous

(*Pelamys bicolor*) de Taïti est noire en dessus et jaune en dessous. On la mange à Taïti. Il ne faut pas confondre ces serpents d'eau, qui sont très-venimeux, avec ceux du genre *Acrochorde* qui habitent Java et qui n'ont pas de venin ; tels sont l'*acrochorde de Java* ou *oulav-caron*, l'*acrochorde à bandes*, qui habitent les rivières de cette île.

nous efforcerons donc de tirer parti des matériaux dont nous disposons et si, comme cela est inévitable, nous ne parvenons pas à résoudre le problème, nous en aurons du moins formulé les données principales pour les travailleurs qui l'aborderont dans l'avenir (1). »

Notre appel a été entendu, et si ce beau sujet doit rester encore bien incomplet, il n'en dispose pas moins d'éléments nouveaux et dont nous nous efforcerons de tirer parti.

Nous allons donc comparer la salubrité des différents *genres* (2) des navires différenciés entre eux suivant les particularités suivantes : navires anciens et navires modernes, — navires de guerre et bâtiments de commerce, — grands et petits navires, — voiliers et steamers, — navires en bois et en fer.

Cela fait, nous envisagerons l'hygiène spéciale des différentes *espèces* de navires se rattachant à ces catégories diverses, suivant que des particularités d'architecture nautique ou leur affectation à des services spéciaux modifient leur salubrité ou leur créent des nécessités d'hygiène toutes spéciales.

Un mot auparavant sur la méthode qui peut être suivie pour établir cette comparaison.

Deux procédés différents peuvent conduire à la solution du problème de la salubrité comparative des navires : 1° la statistique ; 2° l'induction.

La première, mettant en parallèle la proportion relative des malades et des décès sur divers types de navire soumis à des conditions extérieures à peu près semblables, établit ainsi avec une rigueur apparente le degré de salubrité de chacun. La seconde, laissant de côté tout résultat numérique parce qu'elle en suspecte la valeur, s'attache de préférence à analyser les conditions hygiéniques essentielles des diverses catégories des navires et apprécie, en les réunissant en faisceau, l'ordre suivant lequel leur degré de salubrité les place.

Si nous avions le libre choix de ces deux méthodes, nous donnerions bien certainement la préférence à la statistique, car, par le fait, rien n'a plus de rigueur et de logique que les chiffres bien interprétés, mais c'est un instrument difficile à manier, qui rapproche souvent des éléments hétérogènes, met le spécieux à la place du vrai, et revêt un air d'infaillibilité qui dispose à ne pas voir l'erreur où il entraîne.

Que de difficultés, en effet, pour l'application fructueuse de la statistique au problème qui nous occupe ! Ne comprendre que des bâtiments dont la construction remonte à la même époque ; qui ont été faits avec

(1) Fonssagrives, *Hyg. nav.*, première édition, 1856, p. 296.
(2) J'appelle, je le répète encore, *genres de navires* des groupes formés par la similitude d'un caractère très-général, comme d'être à vapeur ou à voiles, en fer ou en bois, d'appartenir à la marine marchande ou à la marine de commerce, etc. Le mot *espèces de navires* se rapporte au contraire à un caractère moins général fondé sur le nombre des étages, la destination, etc. Le mot *type* réunit les deux sens.

des matériaux hygiéniquement comparables ; qui sont partis en même temps de France pour une campagne de même durée ; dont les équipages sont, sous le rapport de la composition et de la force moyenne, dans des conditions à peu près semblables ; qui naviguent et relâchent ensemble ; dont le régime disciplinaire intérieur est identique ; qui observent avec le même scrupule toutes les lois de l'hygiène, etc., voilà toutes les conditions d'une statistique rigoureuse, mais où les trouver ?.. les circonstances ordinaires de la navigation n'en fourniront jamais les éléments. Aussi, nous l'avouons, quand il nous a fallu jadis fouiller dans de nombreux rapports de fin de campagne pour y trouver des données comparatives d'aptitudes morbides ou de mortalité, nous ne l'avons fait qu'avec cette répugnance qu'inspire toujours un travail qui n'a pas de base solide, et nous avons pris le parti de n'accorder quelque rigueur à ces résultats numériques qu'autant qu'ils cadreront avec ceux que l'induction nous fournira. Qu'on veuille bien le remarquer, exiger de la statistique qu'elle s'entoure de toutes les précautions que nous venons d'énumérer, c'est dégager, par le fait, les conditions hygiéniques propres au navire lui-même, de celles qui lui sont étrangères ; ainsi, les deux routes nous conduisent au même but, mais la seconde seule est déblayée pour le moment, et nous la suivrons de préférence. C'est d'ailleurs la seule possible et l'on me permettra ici de faire ressortir tout ce qu'a de choquant l'absence, au centre de l'administration de la marine, d'un bureau de statistique, réunissant, coordonnant et interprétant tous les chiffres relatifs aux intérêts complexes de ce grand département. Il y a là une lacune extrêmement regrettable et qui m'a rendu impossible le travail que je voulais entreprendre sur l'invalidité et la mortalité du personnel maritime. Les documents français me faisaient défaut. Ceux qui écriront après moi sur l'hygiène navale ne se heurteront pas, je l'espère bien, à pareil obstacle.

La salubrité d'un navire dépend de plusieurs éléments qu'il n'est guère permis de dissocier : 1° des conditions matérielles du navire lui-même ; 2° des influences auxquelles la navigation le soumet ; 3° du régime hygiénique, physique et moral, de son équipage. Nous nous occuperons surtout de la première catégorie d'influences, et nous les ramènerons aux chefs suivants, d'après leur ordre d'importance : 1° encombrement ; 2° aération ; 3° état hygrométrique ; 4° pénétration de la lumière (1). Il est en effet évident que, toutes choses égales par ailleurs, un navire sera d'autant plus salubre qu'il sera moins encombré, plus aéré, plus sec, plus éclairé. Comparons donc, à tous ces points de vue, les diverses catégories de bâtiments.

(1) Je ne prétends pas dire que ce soient là les seuls éléments du problème ; telle particularité, l'âge du navire, par exemple, peut influer singulièrement sur sa salubrité, mais je n'ai dû prendre comme bases de cette comparaison que les éléments *dominateurs*, ceux qui se subordonnent tous les autres par leur importance.

# CHAPITRE PREMIER

## Influences spéciales aux divers genres de navires.

### ARTICLE PREMIER

#### NAVIRES ANCIENS ET NAVIRES MODERNES.

Nous pouvons, grâce à Dieu, et pour l'honneur de l'hygiène navale, établir, sans crainte de controverse, cette proposition que les navires anciens, et même ceux de la période architecturale transitoire qui s'est arrêtée au commencement de ce siècle, ne pouvaient être comparés aux bâtiments actuels pour la salubrité de leur disposition intérieure.

L'architecture nautique, pour des convenances étrangères à l'hygiène, mais dont celle-ci a bénéficié, a diminué de beaucoup aujourd'hui l'encombrement qui existait autrefois à bord des navires : l'équipage est resté proportionnellement le même, ou à peu près, mais les dimensions des navires se sont considérablement accrues. Les données que nous possédons sur la marine des anciens ne sont pas assez positives pour qu'on puisse comparer l'encombrement de leurs navires à celui des nôtres par des chiffres exacts; l'effectif de quelques-uns de leurs bâtiments est bien indiqué, mais les proportions de ceux-ci sont formulées d'une manière insignifiante ou avec un lyrisme d'exagération qui leur enlève toute valeur: telle est cette galère apocryphe de Ptolémée Philopator, qui, au dire d'Arétée, avait 40 rangs de rames, 420 pieds de long, 68 de large et 79 de haut, depuis la ligne d'eau jusqu'à la partie supérieure de la poupe, et dont l'équipage se composait de 4,000 rameurs, 40 officiers, 3,000 soldats et grand nombre de surnuméraires; telle aussi était cette autre galère égyptienne, le *Thalamègue* (θάλασση-μέγας), qui renchérissait encore sur la première pour la magnificence et la grandeur. Le navire de Hiéron, tyran de Syracuse, n'était pas moins incroyable : il avait 30 chambres de chaque côté, des cuisines, un gynécée, une académie, des galères chargées d'arbres fruitiers, une bibliothèque, un corps-de-garde, etc.

Nous partageons tout à fait l'opinion de Deslandes, qui considère ces machines monstrueuses, si tant est qu'elles aient jamais existé avec les proportions qu'on leur attribue, comme des constructions flottantes, mais non mobiles, de véritables châteaux fluviatiles, ce qui est tout à fait dans le goût oriental (1). Les gigantesques navires, que l'art nautique

(1) Deslandes, *Essai sur la marine des anciens et particulièrement sur leurs vaisseaux de guerre.* Paris, 1768, p. 31 et suivantes. Quant à la marine primitive des anciens, à ces galères qui portaient sur les mers la fortune tourmentée des Ulysse et des Énée ou qui figurèrent dans les joutes funéraires que décrit le V<sup>e</sup> livre de l'*Énéide*, je

contemporain a construits, le *Great-Britain*, la *Bretagne*, le *Duke of Wellington*, le *Great-Eastern*, etc., n'eussent guère ressorti auprès de ces bâtiments antiques, dont le devis, nous le craignons bien, a été dressé par l'imagination, cet ingénieur hardi du fantastique *Voltigeur hollandais* des contes du gaillard d'avant. Quoi qu'il en soit de la réalité de ces proportions incroyables, le chiffre élevé de l'équipage des navires antiques les mettait certainement dans des conditions d'encombrement plus fâcheuses que les nôtres, comme salubrité et comme bien-être.

On peut dire la même chose des navires du moyen âge. Au treizième siècle, les statuts de Marseille accordaient à chaque homme 0ᵐ,59 de largeur et 1ᵐ,57 en longueur, c'est-à-dire exactement l'emplacement d'un *branle* ou hamac, ou un espace cubique moins considérable que celui attribué aujourd'hui à celui des types modernes de navires qui était le plus encombré, c'est-à-dire au brig aviso de 10 canons. On rapporte que la nef qui transporta saint Louis d'Acre, à Hières, contenait 800 hommes (1). Quand on pense qu'à bord de ce navire, les châteaux de poupe destinés aux logements du roi, de sa suite et des chevaliers, devaient absorber au moins un tiers de leur cubage, on est effrayé de l'encombrement insalubre auquel le reste de l'équipage était nécessairement voué. C'est tout au plus, en effet, si l'on peut assimiler les dimensions de la nef royale à celle de l'une de nos anciennes corvettes de charge.

Quelques documents relatifs à la marine, sous Louis XII, permettent d'apprécier l'encombrement des navires de cette époque. Le vaisseau *la Chaernte*, portant 200 canons, avait 1200 soldats, plus les matelots ; la fameuse *Cordelière* d'Anne de Bretagne, et le vaisseau *le Caracon* de François Iᵉʳ, portaient également des équipages monstrueux, mais nous croyons encore, avec Deslandes, que ces immenses navires n'étaient que des monuments d'ostentation destinés à ne jamais quitter les ports.

Des renseignements plus précis sur la marine du seizième siècle nous apprennent que sur toutes les nefs de guerre, armées à Dieppe, le chiffre des hommes embarqués était déterminé par le tonnage du navire : un bâtiment de 300 tonneaux avait 300 hommes, une galère de 150 un nombre égal de matelots. Si l'on appliquait ce tarif d'armement aux navires modernes, un ancien vaisseau de premier rang aurait eu environ trois fois plus d'hommes qu'il n'en porte, et eût présenté un encombrement inouï.

Les progrès de l'architecture nautique ont, depuis cette époque, en élevant successivement les dimensions des différents types de navires, amélioré le bien-être des équipages, et l'encombrement a, dès lors,

---

me garderai bien de parler de leur hygiène. Le *Centaure*, la *Baleine*, la *Chimère* et la *Sylla* se préoccupaient sans doute fort peu de cet intérêt. L'érudition est d'ailleurs restée muette sur ce point et je ne puis qu'imiter l'érudition. Ce n'est pas que la lecture des classiques ne révèle de temps en temps des détails curieux sur l'hygiène des premiers temps de la navigation, mais je les ai indiqués ou je les indiquerai chemin faisant.

(1) Jal, *Archéologie navale*, t. II, mémoire, n° 7, p. 428.

tendu à diminuer d'une manière progressive. La marine cuirassée a inauguré, grâce à la transformation de l'artillerie navale, un progrès qui ne sera sans doute pas dépassé désormais et la modicité de l'effectif de ces grands navires peut être considérée comme l'explication de leur supériorité hygiénique, malgré certaines conditions défavorables qui sembleraient devoir les placer au-dessous des types de l'ancienne marine. J'ai insisté avec soin sur ce point en traitant de l'encombrement nautique.

On le voit, l'encombrement des navires a toujours été en diminuant, soit que les effectifs fussent réduits, soit que l'augmentation des proportions des bâtiments leur assurât un emplacement plus vaste. Or, nous nous sommes efforcé, dans un des chapitres précédents, de démontrer que la grandeur du cube d'emplacement attribué à chaque homme dans la capacité des logements habitables à bord des différents navires, pourrait, jusqu'à un certain point, être prise pour la mesure de leur salubrité relative, que nul élément de l'hygiène nautique ne primait celui-ci sous le rapport de l'importance. C'est dire assez que les bâtiments actuels peuvent, sur ce seul fait, être considérés déjà comme plus habitables que les types de constructions qui les ont précédés.

L'aération des navires anciens était aussi beaucoup moins assurée que celle des navires contemporains ; l'absence de hublots, l'exiguïté des sabords, l'étroitesse et la mauvaise disposition des écoutilles, l'absence de tout moyen de ventilation, même de ceux imparfaits dont on se contente aujourd'hui, sont autant de raisons pour que les bâtiments de cette époque fussent mal aérés, et, par suite, condamnés à un méphitisme inévitable, que la découverte des désinfectants chimiques n'avait pas encore appris à combattre avec succès.

La lumière n'avait non plus dans l'intérieur des navires qu'un accès difficile, et, sous l'influence de la stagnation de l'air, de la chaleur intérieure et de l'humidité, la décomposition putride du bois marchait avec une activité qui compromettait la durée du navire et la santé de ses habitants. Est-il besoin d'ajouter, à ces conditions déjà si fâcheuses, l'omission de toutes les prescriptions de l'hygiène relatives à l'assainissement du navire et à la propreté des équipages, l'influence d'une nourriture grossière et mal conservée, pour avoir le secret de ces épidémies meurtrières qui désarmaient des navires et même des escadres, de ces ravages du typhus et du scorbut inconnus aujourd'hui à nos bâtiments, même dans des circonstances exceptionnelles de navigation. On se sentira, par le même motif, porté à admirer ces marins illustres, Cook, Bougainville, Anson, etc., qui savaient faire de la bonne hygiène avec des éléments aussi détestables, s'appliquaient avec une sagacité merveilleuse à assurer le bien-être physique et moral de leurs matelots, et s'enorgueillissaient au moins autant, et à bon droit, lorsqu'ils revenaient de leurs expéditions, des pertes insignifiantes qu'avaient subies leurs équipages, que des résultats scientifiques de leurs explorations.

## ARTICLE II.

### NAVIRES DE GUERRE ET NAVIRES DE COMMERCE.

Comparons actuellement la salubrité des navires de guerre (1) à celle des bâtiments de commerce (2).

Ici les documents statistiques nous font complétement défaut. Nous avions eu d'abord la pensée de comparer la mortalité proportionnelle des matelots inscrits dans un des quartiers maritimes au chiffre moyen des décès à bord des navires de guerre, mais l'énormité de ce travail nous a encore moins rebuté que le peu de rigueur que nous promettaient ses résultats. Il y a, en effet, entre les deux marines un échange incessant de personnel qui ne peut que mélanger les influences hygiéniques spéciales à chacune d'elles, et en altérer la physionomie propre ; la navigation des deux catégories de bâtiments s'accomplit dans des conditions essentiellement différentes pour la durée, la nature des travaux ; le genre de vie du matelot du commerce, livré presque sans frein, dans les relâches, à de préjudiciables excès, n'est en rien comparable à celui des hommes de nos navires de guerre, qui, maintenus sous le joug d'une discipline permanente, contre-balancent, par l'ennui et la monotonie déprimante des longues stations, la vie régulière et hygiénique qu'ils mènent contre leur gré. Comment des chiffres, qui ne distingueraient même pas les morts accidentelles de celles dues à des affections internes, pourraient-ils prétendre à séparer de toutes ces influences celles qui appartiennent en propre à ces deux sortes de navires ? Et nous ne parlons pas de la diversité des campagnes, qui ne saurait manquer d'introduire, elle aussi, dans cette statistique, des éléments de confusion et d'erreur.

Il faut distinguer à bord des navires deux sortes d'encombrement: 1° celui déterminé par l'entassement d'un nombre trop considérable d'hommes dans un espace restreint; 2° celui que produit l'accumulation des marchandises ou du chargement : *l'encombrement personnel*, *l'encombrement matériel ;* le premier n'est pas seulement dangereux, ainsi que nous l'avons vu, parce qu'il réduit à un cube exigu l'emplacement attri-

---

(1) *Naves bellicæ* des anciens.

(2) L'importance de l'hygiène des navires marchands ressort du chiffre de 60,869 qui représentait en 1864 le nombre des bâtiments appartenant aux 11 nations maritimes de l'Europe et aux États-Unis. Ces navires comprennent dans leur ensemble un tonnage de près de 20 millions de tonneaux. Si on évalue à 10 hommes le chiffre moyen de l'équipage, on arrive à un effectif de plus de 600,000 matelots du commerce dont l'hygiène doit défendre la santé. La France figure dans ce chiffre pour 4095 navires, soit pour plus de 40,000 matelots; l'Angleterre pour 235,000 marins ; l'Allemagne pour 37,000 ; la Russie pour 15,000 ; l'Italie pour 44,000 ; les États-Unis pour 75,000, etc. D'après la gazette d'Augsbourg (*Journal Officiel*, 1875, n. 8, p. 198), le tonnage commercial de la France se serait élevé, de 1850 à 1872, de 220 p. 100, celui de l'Angleterre de 200 p. 100, celui des États-Unis de 50 p. 100, etc.

bué à chaque homme, et le prive de la somme d'air dont il a besoin pour se bien porter : le danger de cette influence négative le cède de beaucoup à celui qui résulte de la production abondante de ce *miasme de l'encombrement humain*, qui a peut-être plus qu'une affinité de nature avec l'infectieux d'où procède le typhus ; l'*encombrement matériel* peut très-bien, et cela arrive souvent, si le chargement n'est pas de nature putrescible, borner ses effets nuisibles à la seule diminution de l'air respirable. Nous croyons donc que l'*encombrement personnel*, celui qui existe surtout à bord des navires de guerre, est une condition plus fâcheuse que l'encombrement matériel des bâtiments de commerce. Certainement, si l'on cube à bord de ceux-ci les logements de l'arrière ou de l'avant, et qu'on divise les chiffres obtenus par ceux représentant l'effectif, on ne trouvera pas, pour chaque homme, un cube égal à celui qu'une frégate ou une corvette présentent à leurs habitants ; mais les émanations, corporelles, dont la nocuité s'accroît dans une proportion plus rapide que celle du chiffre des équipages, compensent, et bien au delà, cet avantage. Au reste, il y a assez peu d'uniformité dans la disposition hygiénique des navires du commerce, pour qu'il soit permis d'émettre une opinion absolue sur ce point ; si l'on n'envisage, en effet, que ces trois-mâts spacieux, ces magnifiques paquebots, dont les belles proportions et la construction savante font tant d'honneur à nos chantiers commerciaux de Nantes, de Bordeaux ou du Havre, évidemmen on ne pourra contester que leurs matelots sont dans de meilleures conditions d'espace et d'air que ceux des bâtiments de l'État les mieux partagés sous ce double rapport : mais la proposition inverse pourra être soutenue pour le plus grand nombre de ces navires marchands, dans lesquels tout est sacrifié à la spéculation, et où les marchandises réduisent au minimum l'emplacement des logements habités. Tel est le cas de la plupart des bricks et des goëlettes qui font sur la côte O. de l'Afrique le commerce des arachides ou de l'huile de palmes, et qui n'offrent pour logement à l'équipage qu'un trou infect, n'ayant pour toute ouverture aératoire que le panneau exigu qui débouche sur le pont, et voué à un méphitisme inévitable.

En nous résumant, nous dirons :

1° Les grands bâtiments de commerce sont, à campagne identique, dans des conditions d'encombrement moins fâcheuses que les navires de l'État les plus favorisés : l'espace attribué à chaque homme est plus grand, et l'air qui lui arrive, n'étant pas intercepté par la superposition d'un ou de plusieurs étages, comme sur les bâtiments de guerre, est nécessairement plus pur.

2° Les petits bâtiments de commerce sont, au contraire, dans des conditions plus fâcheuses d'encombrement et de pénurie d'air, et comme, somme toute, ce sont les plus nombreux, il s'ensuit que la profession maritime commerciale expose, par ce fait, à plus de dangers que celle

exercée à bord des navires de guerre. L'opinion de Rouppe, qui attribuait la plus grande fréquence des maladies sur ces derniers à leur encombrement, ne saurait donc être adoptée d'une manière absolue (1).

La distinction que nous venons d'établir entre les grands et les petits
navires du commerce sous le rapport de l'encombrement doit être maintenue, quand il s'agit d'apprécier leur degré d'aération. Il est évident,
en effet, que les officiers et les passagers qui logent sous le rouffle ou
sous la dunette d'un trois-mâts, recevant directement, par des fenêtres
relativement spacieuses, l'air pur de la mer, sont certainement beaucoup
mieux logés que le capitaine et les états-majors de la plupart de nos navires de guerre. Mais sur les petits bâtiments, l'absence de sabords et
de hublots est un obstacle insurmontable au renouvellement de l'air, et
il suffit d'avoir pu comparer, comme nous l'avons fait souvent lorsque
nous allions donner des soins à des malades de navires marchands, l'atmosphère de notre propre bâtiment à celle des postes infects dans lesquels il nous fallait descendre, pour avoir une idée de l'infériorité hygiénique de ces navires. Ici encore nous pouvons donc affirmer que si
quelques bâtiments de commerce sont plus aérés (quant aux parties
habitables) que les navires de l'État les plus privilégiés, la majorité des
premiers souffre en réalité davantage du manque d'air.

Si nous mettons en parallèle les influences étrangères au navire lui-
même, la comparaison se soutient avec des alternatives d'avantages et
de désavantages pour les deux catégories de bâtiments.

1° L'hygiène intérieure des navires de l'État garantie par des règlements tutélaires et par une surveillance que la philanthropie rend active, leur épargne des dangers auxquels une malpropreté habituelle
expose au contraire les bâtiments de commerce. 2° La propreté individuelle des matelots de l'État est pour eux une règle de service : les matelots du commerce croupissent au contraire souvent dans une sordidité
incroyable. 3° La liberté plus grande dont jouissent les matelots du
commerce est pour eux une source d'excès, de désordres, de maladies.
4° Leur alimentation à la mer est moins bonne : les vivres embarqués sont,
faute de soins, plus susceptibles d'altération ; enfin les navires qui ne
prennent pas de passagers sont souvent privés du bénéfice hygiénique de
l'eau distillée. 5° Quant aux influences morales, on peut dire que celles
qui dépendent du mode de navigation sont infiniment plus avantageuses.
A bord des navires du commerce, les voyages sont, en général, assez
courts, on revient fréquemment en France, on ne séjourne en pays
étrangers que le temps nécessaire pour décharger et charger le navire ;
chaque jour, chaque heure a son but, son activité ; on n'a pas ces longs

_______

(1) « In bellicis imprimis navibus, in quibus numerus hominum, intuitu spatii, nimis
magnus est, morbi, ob tædiosas corporis defatigationes vigiliasque continuas atque
nonnunquàm ob bonorum alimentorum defectum, vix sunt evitabiles. » (Rouppe, *De
morb. nav.* Lugdun. Batav., 1763, Proleg., p. 2.)

ennuis d'une station inoccupée dont on peut à peine prévoir le terme ; la nostalgie, en un mot, n'a guère de prise à bord d'un navire de commerce que sur ces malheureux que nulle vocation n'appelait vers la mer, sur lesquels pleuvent les quolibets et les mauvais traitements, et dont l'oisiveté des matelots se fait parfois un passe-temps cruel. S'agit-il, au contraire, du régime disciplinaire intérieur, nous donnerons sans hésitation l'avantage aux bâtiments de l'État. Si la discipline est rigoureuse sur ceux-ci, elle a pour contre-poids le sentiment du devoir militaire, et d'ailleurs elle ne s'exerce que dans les limites de la légalité ; sur les bâtiments du commerce, au contraire, le régime peut être, au gré du capitaine, ou doux et paternel, ou vexatoire et tyrannique ; l'autorité de celui-ci n'a pas d'ailleurs la consécration du grade et de l'uniforme, elle pèse davantage, et de là ces appels si fréquents que les capitaines du commerce font aux navires de guerre pour rétablir à leur bord une subordination souvent compromise. 6° Nous n'essayerons pas de comparer le régime physique du matelot à bord du navire de guerre et du navire du commerce : sur celui-ci travail incessant de manœuvres, de chargement, de déchargement, de réparations ; la division des attributions de service, qui est poussée si loin sur un bâtiment de guerre, est ici fort simplifiée. Chaque homme remplit trois ou quatre fonctions à la fois, il se multiplie, passe quelquefois dans le mauvais temps plusieurs nuits consécutives sur le pont, éprouve, en un mot, ces fatigues incessantes qui l'usent et lui donnent à cinquante ans tous les attributs de la vieillesse (1). La transition réitérée d'un travail fatigant à une oisiveté complète et la privation de soins médicaux sont enfin des conditions désavantageuses toutes particulières aux matelots du commerce.

En somme, nous avons la conviction que si l'on prenait deux cents hommes d'un âge, d'une constitution, d'une santé assez exactement comparables, qu'on en mît cent sur un bâtiment de guerre, cent sur un bâtiment de commerce, et que les chances de la navigation fussent telles qu'ils fissent tous les deux le même temps de mer, au bout de dix ans on constaterait sans aucun doute un plus grand déchet dans la seconde catégorie de matelots que dans la première. Jusqu'à ce que cette expérience, parfaitement irréalisable, ait été faite, on sera forcé de s'en tenir sur ce point à des suppositions plus ou moins vraisemblables.

L'état de la marine marchande en Angleterre passionne en ce moment les esprits, et la *Plimsoll Question* est à l'ordre du jour devant l'opinion et devant les Chambres. Il est certain que la vie des matelots, comme la sécurité des passagers, sont un peu livrées aux sévices de l'incurie et de la spéculation, et qu'il y a quelque chose à faire. Un congrès de la marine marchande tient en ce moment ses assises chez nous et il n'est pas inopportun de rappeler que les intérêts de l'hygiène na-

_______________

(1) « Nautæ cito insenescunt. » (Ramazzini.)

vale devraient figurer au nombre de ses préoccupations. La conservation des hommes, celle des navires, et le succès des spéculations commerciales ont ici des intérêts communs et dont la pratique des choses dans la marine démontre tous les jours la solidarité. Ce ne sont pas seulement, on ne s'y méprend pas en Angleterre, des conditions techniques qui créent l'*innavigabilité* et qui doivent appeler l'attention et la surveillance des gouvernements. Il serait véritablement à désirer qu'une enquête sérieuse fût faite sur les conditions sanitaires de notre marine marchande ; la nécessité en apparaîtrait avec une pleine évidence, j'en suis convaincu si, aussi bien avisés que nos voisins, nous possédions sur notre marine marchande des documents statistiques analogues à ceux que publie le *Board of trade*. C'est de cette façon que l'on est arrivé à constater que sur les navires de commerce anglais le scorbut était beaucoup plus commun que sur les navires de guerre, et que des dispositions législatives ont, à la suite de cette constatation, rendu obligatoires des mesures préservatrices. M. Le Roy de Méricourt, comparant à ce point de vue notre marine du commerce à celle de l'Angleterre, conclut ainsi : « Il nous reste beaucoup à faire pour atteindre en France le degré de prévoyance auquel sont arrivés les Anglais, bien qu'ils ne soient pas eux-mêmes encore satisfaits du résultat obtenu. Il ne faudrait donc pas nous faire illusion et accepter comme mérités les éloges que les journalistes de Londres nous adressent, suivant en cela une tactique qui leur est habituelle. Nos armateurs devraient se pénétrer de l'efficacité des mesures adoptées par leurs rivaux d'outre-Manche. Ils devraient profiter de l'initiative qui leur est laissée sous ce rapport pour améliorer spontanément l'hygiène de leurs navires et les conditions d'existence de leurs équipages. Ils ne tarderaient pas à reconnaître qu'en obéissant aux sentiments d'humanité, en prenant des mesures larges et libérales, ils serviraient en même temps leurs véritables intérêts (1). »

Oui, sans doute, il y a là un état de choses qui mériterait d'attirer l'attention de l'administration et des chambres de commerce. Je ramènerai aux chefs suivants les mesures sanitaires à appliquer à la marine marchande et que j'ai indiquées ou que j'indiquerai dans le cours de cet ouvrage : 1° visite médicale du navire au départ constatant son état complet de navigabilité au point de vue sanitaire ; 2° examen du logement de l'équipage et constatation de la qualité des aliments ; 3° recherche de la vaccination et des maladies contagieuses, etc. Que l'on songe que les 61,000 navires de commerce qui sillonnent les mers y promènent une population de près d'un million d'hommes, et l'on comprendra toute la portée humanitaire d'une surveillance, d'ailleurs très-légitime, et que les Anglais, je le répète, si respectueux pour la liberté individuelle, exercent rigoureusement et avec fruit.

(1) Le Roy de Méricourt, *État sanitaire de la marine marchande anglaise* (*Arch. de méd. nav.*, 1869, t. VIII, p. 216).

## ARTICLE III

### GRANDS NAVIRES ET PETITS NAVIRES.

Il peut sembler oiseux de comparer la salubrité des grands navires (1) à celle des petits navires, tant la question est jugée d'une manière unanime ; mais si nous prouvons que la solution qui lui est généralement donnée est précisément l'inverse de celle qui lui convient, nous aurons justifié la discussion, d'ailleurs très-courte, dans laquelle nous allons entrer à ce sujet.

Les grands bâtiments à proportions plus spacieuses, ayant un cube d'emplacement plus vaste, offrant aux hommes qui les habitent un bien-être relativement plus grand, semblent, à première vue, devoir être plus salubres que les petits navires. C'est là l'opinion générale : or, quand on la soumet au contrôle de la statistique, elle ne semble nullement fondée. Il est remarquable, en effet, que dans toutes les stations, les grands navires fournissent un contingent proportionnel plus considérable de maladies et de mortalité que les autres.

Dans la division navale de la côte ouest d'Afrique, le *Caraïbe*, monté par 300 hommes, eut, en 1856, 430 malades, c'est-à-dire 143 p. 100 ; les trois corvettes à vapeur, ayant chacune 130 hommes, fournirent en moyenne 72,3 malades, ou 55 p. 100, différence véritablement énorme.

Wilson, qui a effleuré cette importante et difficile question de la mortalité comparative à bord des navires, a fourni le tableau suivant qui serait assez significatif s'il était permis de lui attribuer une grande valeur.

| NATURE DES BATIMENTS. | MORTS sur 1000. | RÉFORMÉS sur 1000. | TOTAL. |
|---|---|---|---|
| Vaisseaux de ligne.......... | 7,6 | 22,1 | 29,7 |
| Frégates.................. | 9,0 | 17,5 | 26,5 |
| Corvettes................ | 8,1 | 20,1 | 28,1 |
| Bateaux à vapeur.......... | 5,5 | 13,0 | 18,4 |

(1) L'accroissement général des proportions des navires est un fait qui est connexe de celui du rôle de plus en plus considérable que joue la vapeur. En effet, sur 57,258 navires de commerce, les voiliers jaugent en moyenne 263 tonneaux et les steamers 650. L'art nautique a réalisé, dans ces dernières années, en fait de grands navires, des prodiges véritables et qui laissent bien loin derrière eux tout ce qu'on avait fait jusqu'ici. Le *Great-Eastern* de 306 mètres de long et de 26 mètres de large a été le père de cette lignée de géants. La *City of Peking* de la *Pacific Mall Steamship Company*, la *Liguria*, la *Britannia*, le *Bothnia* de la Compagnie Cunnard, constituent avec lui les six plus grands navires du monde. On a calculé assez curieusement que ces navires ont un tonnage de plus de 36,000 tonneaux, que leur longueur d'ensemble égale près d'un kilomètre (983 m.), et que, mis côte à côte, leur largeur est de 93 mètres.

Ce tableau est instructif : il montre d'abord que les vaisseaux, dans une station, sont les plus maltraités de tous; en second lieu, par les chiffres favorables qu'il produit relativement aux bateaux à vapeur, et qui sont en opposition formelle avec la vérité, il montre combien, pour élucider des questions semblables, il importe de ne pas trop se fier aux statistiques lorsque celles-ci sont en contradiction avec les données consacrées par l'expérience du plus grand nombre.

Boudin, cherchant à arriver à une comparaison exacte de la mortalité des armées de terre et de mer, a réuni aussi quelques matériaux pour la solution du problème qui nous occupe. Dans une période de trois ans (1834-37), 28,908 marins stationnés dans la Méditerranée et en Espagne ont fourni sur les différents navires les proportions suivantes de maladies et de décès :

| NATURE DES BATIMENTS. | NOMBRE de malades. | PROPORTION sur 10000. | RÉFORMÉS ou morts. | PROPORTION sur 1000. |
|---|---|---|---|---|
| Vaisseaux de 72 et au-dessus.. | 17644 | 1171,9 | 388 | 29,7 |
| Frégates. .,.............. | 6175 | 922,7 | 177 | 18,5 |
| Corvettes.................. | 5827 | 1205,4 | 136 | 28,2 |
| Navires à vapeur............ | 1217 | 1217,4 | 17 | » |

D'où nous pouvons conclure encore : 1° que les vaisseaux sont plus insalubres que les autres catégories de navires ; 2° que la mortalité et le nombre des maladies (circonstance qu'il importe de ne point oublier) peuvent classer les navires dans un ordre tout à fait inverse; 3° enfin, que l'insalubrité des navires à vapeur l'emporte encore sur celle des vaisseaux (121,7 p. 100 au lieu de 117).

La frégate *la Sibylle*, commandant la station des Antilles (1851-53), présenta aussi un nombre proportionnel de malades plus considérable que les brigs *l'Olivier* et *le Génie*, qui composaient la même station.

M. Beau, dans l'escadre de l'Océan, M. Maisonneuve, dans celle de la mer Noire, ont également constaté que, de tous les navires à voiles, les vaisseaux étaient ceux qui avaient fourni les chiffres les plus élevés de malades, soit dans les circonstances ordinaires, soit en temps d'épidémie.

Comment peut-on s'expliquer cette singularité ? Dans la plupart des stations, le bâtiment-amiral, malgré la fréquence de ses relâches, la facilité de son ravitaillement en vivres frais, les ressources matérielles et morales toutes spéciales qu'il peut se créer, est ordinairement plus maltraité que tous les autres. D'où lui vient donc ce privilége fâcheux ? Deux circonstances l'expliquent suivant nous : 1° l'agglomération absolue d'un nombre considérable d'hommes dans un espace resserré ; 2° la difficulté de l'aération du faux pont des bâtiments à batteries.

Ces documents sont insuffisants, je le reconnais volontiers, mais ils cadrent avec une impression générale acceptée par beaucoup de médecins de la marine et ils me paraissent, par cela même, ne pas être dénués de toute valeur.

## ARTICLE IV

### VOILIERS ET STEAMERS.

La vapeur, ce levier de l'industrie moderne dont le génie humain n'a pas encore mesuré toute la puissance, mais au delà duquel il rêve et entrevoit déjà quelque chose de plus parfait, a changé la face de la navigation et a introduit dans l'hygiène de l'homme de mer des modifications considérables.

On sait les origines de la navigation à vapeur. Cette mémorable invention a eu le sort de toutes les autres; elle a dormi longtemps dans ses langes, niée, raillée ou oubliée, avant d'affirmer sa vitalité et sa puissance. Navarette a attribué à Blasco de Garay le premier essai d'un moteur à feu pour la navigation. Ce marin fit marcher dans le port de Barcelone un bateau de 200 tonneaux, la *Trinidad*, à l'aide de *chaudières d'eau bouillante mettant des roues en mouvement*. Cette expérience eut lieu le 17 juin 1543. Son authenticité a été contestée, il est vrai, par Arago, mais il serait difficile cependant de considérer ce document comme apocryphe. Quoi qu'il en soit, l'invention de Blasco de Garay attendait, pour être viable, le génie de Fulton qui, au commencement du siècle, fit marcher sur la Seine le premier *steam-boat*. C'est en 1818 seulement que l'Angleterre songea à utiliser la vapeur pour les grandes navigations, et en 1838 deux steamers de cette nation, le *Sirius* et le *Great-Western* firent les premiers la traversée de l'Océan atlantique. On sait les services que le *Sphinx*, l'un de nos premiers bateaux à vapeur, rendit en 1830 pendant l'expédition d'Alger (1). Les grandes frégates à vapeur à aubes, tels que le *Gomer* et l'*Asmodée* (2), parurent quelque temps le *nec plus ultra* de ces nouvelles machines maritimes. La substitution de l'hélice aux aubes a marqué un nouveau pas dans cette révolution, et enfin l'apparition des cuirassés qui ont déjà affirmé dans toutes les mers, voire même dans le Pacifique, leur aptitude aux grandes navigations, a complété cette révolution. La vapeur a décidément vaincu la voile, pour la marine de combat, mais la marine marchande utilisera toujours cette

---

(1) Quelques rares avisos à vapeur à aubes de 160 chevaux, tels que le *Narval*, représentants d'un ordre de choses disparu, viennent d'achever tout récemment leur carrière maritime. Le *Cygne*, le *Phaëton*, servent encore dans la rivière Saint-Louis, au Sénégal.

(2) J'ai fait sur l'*Asmodée*, frégate à vapeur de 450 chevaux, ma première campagne et je me rappelle l'admiration qu'excitait ce navire dont les proportions et la puissance motrice ne semblaient pas devoir être dépassées. Les choses ont marché depuis trente-cinq ans.

force naturelle du vent qui ne coûte rien et dont l'action auxiliaire d'un moteur à feu redresse d'ailleurs les défaillances. Quel siècle que le nôtre qui aura vu naître la navigation à vapeur, le télégraphe, le chloroforme, et quelles excuses, à la rigueur, pour les bouffées vaniteuses qui montent de temps en temps à la tête de l'humanité!

La marine marchande, qui a suivi d'abord avec une certaine lenteur cette transformation, commence à en sentir le prix ; elle est stimulée dans cette voie par le percement de l'isthme de Suez et l'on peut entrevoir l'époque assez prochaine où la vapeur dominera dans la grande navigation commerciale comme elle domine dans les navires de combat.

On a la preuve de cette tendance dans l'extension rapide que prend aujourd'hui la marine marchande à vapeur dans les différents pays. En 1875, on évaluait à 61,654 le nombre des navires de commerce de toutes les nations, ce qui répond au chiffre de 17,994,709 tonneaux. Sur ce chiffre, il y avait 56,289 voiliers et 5,365 vapeurs. Le tonnage moyen des voiliers était de 250 tonneaux et celui des steamers de 650 tonneaux environ. Il faut en conclure que l'accroissement de la marine de commerce à vapeur tend à diminuer le nombre des petits bâtiments.

Les Anglais tiennent le premier rang au point de vue du chiffre des steamers de commerce et en ont à eux seuls 3,002, c'est-à-dire plus de la moitié du nombre total. Viennent ensuite les Américains (613), les Français (315), les Allemands (220), les Espagnols (212), les Russes (144), les Hollandais (107), etc. Si je compare ces diverses marines au point de vue de la force comparative moyenne de leurs steamers de commerce, je trouve que les Allemands ont les plus forts navires à vapeur (854 tonneaux en moyenne), viennent ensuite les Américains (821), les Anglais (663), les Français (652), les Hollandais (651), les Espagnols (495) et les Russes (487) (1).

Il n'est pas sans intérêt d'ajouter à ces chiffres ceux qui expriment le mouvement de transformation progressive de la marine voilière en marine à vapeur.

En Angleterre, de 1840 à 1869, le tonnage à vapeur est devenu 11 fois et quart plus considérable. En 1841, on avait construit 48 steamers jaugeant 11,363 tonneaux ; en 1870 on en a construit 376 jaugeant 259,000 tonnes, et le chiffre des steamers lancés a excédé sensiblement celui des voiliers mis à la mer. Enfin en 1869 et 1870 les steamers ont coopéré dans la même mesure que les voiliers aux transports commerciaux de l'Angleterre.

Les chiffres suivants, que j'emprunte au *Journal des Économistes*, montrent que si la révolution qui substitue la vapeur à la voile marche plus timidement chez nous qu'en Angleterre, elle tend au même résultat.

(1) Voir Jules Merchant, *Progrès de la marine à vapeur* (*Journal des Économistes*, 1875, p. 239).

En 1849 nous n'avions que 89 steamers représentant moins de 10,000 tonneaux; en 1869 notre marine marchande à vapeur, y compris les paquebots, était représentée par 284 navires jaugeant ensemble 106,650 tonneaux (1); en 1875, ce chiffre a atteint 315 navires jaugeant 205,499 tonneaux. On voit qu'en vingt-cinq ans, le nombre de nos steamers de commerce a plus que triplé et que le chiffre du tonnage de cette marine est devenu presque vingt fois plus considérable; il a doublé depuis 1869. Qu'en conclure si ce n'est que, l'accroissement du tonnage marchant six fois plus vite que l'accroissement du nombre des navires, ceux-ci présentent des proportions de plus en plus spacieuses, fait auquel l'hygiène navale ne saurait demeurer indifférente.

Quant à la marine de guerre, sa transformation est un fait accompli, et c'est à peine si la voile conserve encore pour des types accessoires son rôle restreint et auxiliaire.

L'hygiène navale doit, en présence d'une transformation qui marche avec une telle rapidité, se demander quels sont les avantages qu'elle peut attendre de cette révolution ou les sacrifices qu'elle doit lui imposer. Et cela est d'autant plus urgent que le type architectural des navires mus par la vapeur a dû être profondément remanié pour loger le moteur et les masses considérables de combustible qui doivent l'alimenter.

Les conditions nouvelles créées à l'hygiène par l'emploi de la vapeur me semblent pouvoir être ramenées aux suivantes : 1° température accrue ; 2° trépidation et bruit ; 3° humidité plus grande ; 4 causes plus nombreuses d'intoxication saturnine ; 5° rapidité excessive des traversées.

1° Un kilogramme de houille fournit, en brûlant, 700 calories, c'est-à-dire la quantité de chaleur susceptible de porter 7 litres d'eau de 0° à l'ébullition. Un tonneau de houille fournira 1,000 fois cette quantité de chaleur et les 100 tonneaux de ce combustible consommés en vingt-quatre heures par quelques moteurs maritimes dégageront une quantité de chaleur suffisante pour porter à l'ébullition 700$^{mc}$ d'eau. Quoique la plus grande partie de cette chaleur soit perdue par sa transformation en mouvement et sa dissipation au dehors par les gaz qui trouvent issue par le tuyau, on comprend que ce qui en reste est très-suffisant pour influencer leur thermométrie intérieure.

Or, la navigation s'accomplissant plus souvent dans les latitudes chaudes que dans les pays froids, le rayonnement dans les flancs d'un navire de l'immense quantité de chaleur dégagée de la combustion de la houille ne saurait être considéré comme indifférent pour la santé. Cette influence se fait sentir de deux façons : directement, en débilitant l'économie et en préjudiciant au bien-être ; indirectement, en mainte-

_________

(1) J'ai calculé ces chiffres sur les éléments fournis par le Répertoire général du Bureau-*Veritas* pour 1874-1875. Cette statistique n'embrasse que les navires de mer.

nant dans l'intérieur du bâtiment une température favorable aux fermentations. J'ai montré, quand je me suis occupé de la thermométrie nautique, la distance qui sépare, sous ce rapport, les voiliers des steamers. On invoque bien, il est vrai, comme compensation à cet inconvénient, le bénéfice des courants d'air que la machine met en mouvement par la chaleur qu'elle rayonne, mais c'est là une ventilation imparfaite, irrégulière et sur laquelle il serait imprudent de compter. D'ailleurs le fait même de la présence de la machine et de ses annexes et des soutes à charbon cloisonne le bâtiment, le divise en compartiments presque absolument isolés les uns des autres et devient plutôt une entrave à une aération naturelle.

La cale des vapeurs (toutes choses égales d'ailleurs, bien entendu, est d'une fétidité plus habituelle, et l'infection sulfhydrique y prend une intensité plus grande que sur les voiliers. La température élevée, les escarbilles pyriteuses, véritables réservoirs d'hydrogène sulfuré, qui le dégagent au contact de matières organiques, en particulier des matières grasses de la machine (1), qui pénètrent dans la sentine, telles sont les causes principales de cette infection de la cale des steamers (2). Je dois dire cependant que la substitution du fer au bois pour la construction des coques a réalisé, à ce point de vue, un bénéfice réel, et que les steamers en tôle peuvent maintenant, quand ils le veulent, avoir une cale très-propre et exempte de toute fétidité appréciable.

2° La trépidation, qui n'existait qu'accidentellement à bord des voiliers et dans ces *coups de fouet* que produisent des mouvements violents de tangage, est constante sur les vapeurs, et là, elle est d'une nature particulière : c'est un frémissement permanent, une vibration engendrée par le jeu de la machine et la réaction de la vapeur sur les parois des chaudières. Cette sensation est particulièrement désagréable et on peut la considérer comme une cause de mal de mer, chez les sujets impressionnables, sans abstraire, bien entendu, la part à réserver à la température et aux odeurs de la machine, aussi bien qu'à la longueur, d'habitude considérable, de ces navires qui, plaçant les patients à

---

(1) La quantité de matières grasses consommées dans les machines est considérable. Les règlements allouent aux machines, par tonneau de charbon consommé, $2^{kil},500$ d'huile et $1^{kil},870$ de suif. L'emploi des plateaux de réception et la surveillance de la lubrifaction répondent à un double intérêt d'économie et de salubrité. On parle en ce moment d'un alliage, la *métaline*, imaginé en Amérique par le D<sup>r</sup> Stuart Guyune et qui, interposé aux pièces, dispenserait de tout graissage. Ce serait une grande amélioration.

(2) Cette infection sulfhydrique de la cale des steamers, s'étend jusqu'à certains cuirassés. C'est ainsi que M. Quémar a constaté, à bord de la *Normandie* et du *Solferino*, l'abondance des émanations sulfureuses. La désinfection de la cale de ce dernier navire ne put même jamais être obtenue (Quémar, *Étude sur les conditions hyg. des bâtiments cuirassés* in. *Arch. de méd. nav.* 1856, t. V, p. 466). Cet état contraste avec celui de la cale des grands cuirassés de l'escadre actuelle de la Méditerranée (1875) dont la cale, au contraire, peut être maintenue sèche et inodore.

l'extrémité de bras de leviers plus longs, leur communiquent avec plus d'intensité les mouvements de tangage du navire.

Quant au bruit, dont l'action ne saurait non plus être abstraite, il est autrement intense sur les navires à vapeur que sur les navires à voiles et particulièrement sur les steamers en fer.

3° L'humidité de la cale des vapeurs est aussi plus considérable ; cet inconvénient n'est pas inhérent à la nature de ces bâtiments, mais bien à des pratiques vicieuses et qu'on pourrait éviter, en particulier celle qui consiste à laisser écouler dans la cale le reste de l'eau des chaudières au moment où on abat les feux ; il faudrait aussi rafraîchir, avant de l'envoyer aux caisses, l'eau fournie par les appareils de distillation annexés à la machine. J'ai déjà indiqué ces sources de l'humidité à bord des navires.

4° Je signalerai enfin la fréquence plus grande des intoxications saturnines sur ces bâtiments ; il y a à cela deux raisons : les quantités plus considérables de plomb en œuvre et de plomb manié ; la température qui peut être, pour les particules plombiques, un moyen de diffusion plus rapide et qui, provoquant la sueur, met le plomb au contact d'un liquide acide et salé susceptible de faciliter la dissolution et l'absorption de cette substance chez les chauffeurs et les mécaniciens qui préparent ou appliquent le mastic au minium.

5° Je me demandais enfin dans la première édition de cet ouvrage si les émanations dégagées de la houille placée dans les soutes, et par une sorte de distillation lente sous l'influence de la chaleur concentrée dans ces soutes, placées au voisinage de la machine, ne pouvaient pas, ne devaient pas, exercer sur la santé des équipages une influence dangereuse, et je me croyais fondé à y voir une cause possible de la colique sèche dont je plaçais alors l'origine dans une étiologie à laquelle j'ai renoncé depuis. J'invoquais, à ce propos, la ressemblance incomplète de physionomie de la colique sèche avec la maladie décrite sous le nom d'*anémie des mineurs d'Anzin* (1). Les considérations que j'ai exposées plus haut, en ralliant mon esprit à l'idée de l'origine saturnine de la colique sèche des pays chauds, m'ont fait abandonner cette idée, mais rien ne me prouve que ces émanations du charbon, si elles ne peuvent produire cette maladie, doivent rester sans influence sur la santé des équipages (2). Il y a là, au moins, un point qui mérite d'appeler l'attention des médecins de la marine. Quoi qu'il en soit, il y aurait toujours avantage à ventiler les soutes à charbon, ce serait une

---

(1) Tanquerel des Planches, *Note sur l'anémie d'Anzin* in *Journ. de méd.* de Fouquier, Trousseau et Beau, 1843, p. 109.

(2) Les houilles françaises employées sur nos navires n'y sont introduites qu'à l'état de briquettes ou d'*agglomérés*. J'ai signalé plus haut l'influence que ces agglomérés peuvent exercer sur la santé des matelots employés aux travaux de chargement du charbon (Voy. à ce propos le mémoire intitulé : *Influence que peuvent avoir sur la santé publique, les agglomérés de houille, préparés au moyen du goudron minéral*, in *Ann. d'hyg. publ.* 1859, t. XII).

garantie pour la salubrité et une sécurité en vue des dangers, toujours imminents, de l'incendie de ces soutes.

Voilà sans doute bien des inconvénients qui semblent incriminer l'hygiène de ces navires et assurer la supériorité aux anciens voiliers, mais les vapeurs ont des compensations : leurs proportions sont plus spacieuses eu égard à l'effectif de leurs équipages, et les logements y valent, en général, mieux que sur les types correspondants des voiliers ; il y pénètre plus d'air et de lumière ; mais surtout (avantage immense et auquel on peut rapporter, sinon la disparition, au moins la remar-, quable atténuation du scorbut nautique), les traversées sont devenues courtes et les ravitaillements en vivres frais ont affranchi le régime du matelot de sa monotonie et réduit au minimum le rôle des aliments de conserve, y compris le biscuit. Enfin on peut, en employant une faible partie de la force de la machine, exonérer les équipages de certains travaux de force qui leur imposaient une fatigue sans compensation.

Tout bien compensé, et en admettant qu'on arrive, à force de soins et d'industrie, à faire disparaître ceux des inconvénients des vapeurs qui sont amovibles, ces bâtiments auront réalisé en hygiène un incontestable progrès. Mais il restera virtuel tant qu'on n'aura pas utilisé la chaleur et le mouvement des moteurs maritimes pour la ventilation méthodique de ces navires.

Le jugement que je porte ici sur la valeur sanitaire comparée des steamers et des voiliers, éclairé par la réflexion et par l'expérience, diffère sensiblement de celui que j'ai formulé, il y a vingt ans, sur la même question, mais il n'est pas en contradiction avec lui.

« Lorsque les premiers steamers furent lancés, disais-je, on crut que leurs larges proportions et leur peu d'encombrement relatif mettraient leurs équipages dans des conditions de salubrité très-avantageuses, et nous-même, pendant notre navigation sur l'une des deux premières frégates à vapeur que posséda notre marine, l'*Asmodée*, nous résolvions la question dans ce sens ; nous vîmes plus tard que nous attribuions au bâtiment lui-même une immunité qu'il fallait rapporter tout entière à la nature de la navigation. Tant que nos bateaux à vapeur naviguaient isolés ou bornaient leurs voyages à de simples excursions sur nos côtes, la comparaison de leur salubrité avec celle des navires à voiles était complétement impossible à établir, mais bientôt la confiance dans la navigabilité des steamers de guerre s'accrut, et ils allèrent, devancés d'ailleurs par la marine anglaise, montrer dans les deux Océans cette conquête nouvelle du génie humain. A partir de cette époque, la plupart de nos grandes stations se composèrent à la fois de navires des deux catégories, et les vapeurs subirent des influences climatériques auxquelles ils avaient jusque-là échappé. Il devenait bien intéressant d'observer comment ils réagissaient contre elles. Deux stations au Sénégal : la première en 1848, à l'époque où 26 de nos navires y furent réunis en escadre ; la seconde en 1850, où notre position de médecin de division nous permettait de tirer meilleur parti encore de cette expérience, quoiqu'elle ne roulât que sur un nombre restreint de navires, ont complétement assis notre opinion sur la salubrité relative des vapeurs et des bâtiments à voiles. C'est là, du reste, un sentiment très-répandu parmi les médecins de la marine ; *les navires à vapeur sont évidemment plus insalubres que les navires à voiles.*

« Ici, nous pouvons disposer de deux méthodes de comparaison à la fois : de la statistique et de l'induction ; leurs résultats se confirment de la manière la plus démonstrative.

« Pendant l'année 1846, les 7 navires à vapeur composant la station de la côte ouest d'Afrique étaient montés par un effectif de 948 hommes. Ils fournirent 851 malades et 49 décès ou renvois en France, c'est-à-dire 89,7 p. 100 de maladies, et 5,1 p. 100 de décès ou de congés. D'un autre côté, les 21 navires à voiles (non compris les deux hôpitaux flottants, l'*Aube* et l'*Adour*, réunissant un effectif de 1344 hommes), ont donné 119,6 p. 100 de malades et 3 p. 100 de décès ou de congés. On le voit, les vapeurs de l'escadre ont fourni plus de décès que les navires à voiles (5 p. 100 au lieu de 3 p. 100) ; s'ils ont eu une proportion moins considérable de malades (89,7 p. 100 au lieu de 119,4 p. 100), cet avantage n'est réellement qu'apparent, car la navigation des vapeurs et celle des navires à voiles était essentiellement différente, les premiers croisant sur les côtes, les seconds, au contraire (presque tous goëlettes ou brigs-avisos), hantant de préférence les rivières et l'archipel insalubre des Bissagos et y puisant les germes d'épidémies qui ont, dans ce relevé, accru d'une manière tout accidentelle le nombre de leurs malades.

« Si, au lieu de comparer la salubrité des navires à voiles et à vapeur par ces relevés généraux, où tant d'éléments d'erreur peuvent se glisser, on recherche dans quelles proportions les uns et les autres sont maltraités par les épidémies, l'insalubrité des vapeurs devient encore bien plus apparente.

« Dans l'escadre combinée de la Baltique, lors de l'épidémie de choléra de *Baro-Sund* et de *Bomard-Sund*, les bâtiments à vapeur et les vaisseaux à hélice ont notablement plus souffert que les navires à voiles. C'est ainsi que le *Duke of Wellington* a perdu 150 hommes ; l'*Austerlitz*, 52 ; le *Duguesclin*, celui des bâtiments à voiles qui a le plus souffert, n'a perdu que 14 hommes ; les autres vaisseaux n'en ont perdu que 6, 7, 8. L'aviso à vapeur *le Laborieux* est, de tous les navires, celui qui a fait comparativement les pertes les plus fortes : le choléra lui a enlevé 13 hommes sur 60 ou 70, c'est-à-dire 1/6e environ de son équipage. Les vaisseaux à hélice anglais furent sensiblement plus maltraités que les nôtres (1). »

_________________________

(1) Fonssagrives, *Hygiène navale*, 1re édition, 1856, p. 309.

Les choses ont sans doute changé depuis, et si ces chiffres (auxquels j'attribuais peut-être une signification exagérée eu égard à leur exiguïté) attribuent aux voiliers une supériorité sur les steamers de la même escadre, il faut sans doute faire la part des conditions anormales de la vie du personnel de la machine. Je ne puis, il est vrai, en juger que par induction, mais je crois que les steamers en tôle, avec les vastes proportions qu'ils ont aujourd'hui, et avec les perfectionnements de construction et d'installation qu'ils ont reçus depuis vingt ans, seraient dans des conditions bien meilleures que les anciens steamers en bois et supporteraient avantageusement, comme salubrité, la comparaison avec les navires en bois des types correspondants. J'appelle l'attention des médecins de la marine sur ce problème. Il n'a du reste qu'un intérêt purement spéculatif puisque la marine à voiles s'efface peu à peu, et qu'il s'agit simplement d'améliorer la valeur des bateaux à vapeur sans prétendre arrêter une révolution qui est faite dans les idées et qui s'accomplit rapidement dans les faits.

Qu'on ventile les vapeurs, et on aura, j'en suis convaincu, écarté le plus grand nombre des incriminations qu'on a pu faire peser sur eux. D'ailleurs il ne serait nullement légitime d'étendre aux grands steamers de notre époque les reproches que l'hygiène pouvait adresser aux anciens vapeurs de 160 chevaux qui étaient certainement insalubres et qui ont servi presque exclusivement aux récriminations dont les steamers ont été l'objet et dont nous recueillons encore les échos.

Veut-on des preuves de l'assainissement progressif des bateaux à vapeurs depuis vingt ans, sous l'influence de modifications inspirées par l'hygiène ou dont elle a bénéficié sans qu'elles lui fussent destinées? Je prendrai deux faits entre beaucoup: l'élévation du cube d'encombrement et la disparition de la colique sèche.

Quand j'ai comparé jadis, et pour la première fois, le cube individuel que fournissaient à chaque homme de leurs équipages l'ensemble des types voiliers et l'ensemble des types steamers de cette époque, j'ai trouvé que le cube moyen d'encombrement des voiliers étant de $3^{m3},648$, celui des steamers était de $1^{m3},899$ seulement, différence énorme et dont je me rendais compte par l'immense emplacement qu'occupent les soutes à charbon et la machine. Or, on a élargi les proportions des vapeurs plus rapidement qu'on n'a augmenté leur personnel (pour quelques-uns d'entre eux, les cuirassés par exemple, l'effectif a été notablement réduit) de sorte que l'encombrement a diminué d'autant.

La colique sèche accusait une prédilection extrême pour les navires à vapeur et j'avais été frappé de sa rareté à bord des bâtiments à voiles. « Je ne me rappelle pas, disais-je à ce propos, pendant les quatre années que j'ai passées sur la côte ouest d'Afrique, avoir vu un seul navire à vapeur qui n'ait eu à souffrir de la colique sèche; quelques-uns d'entre eux, et en particulier le *Caraïbe*, l'*Espadon*, l'*Australie* et l'*Eldorado*, ont même été très-rudement éprouvés, tandis que les bâtiments à voiles au contraire, plus nombreux et présentant un effectif total plus élevé, ont joui d'une immunité remarquable. Je m'explique très-bien, de cette manière, la rareté de la colique sèche sur les côtes occidentales d'Afrique avant l'époque où l'on songea à y envoyer des bateaux à vapeur. Dans la station qui dura de 1850 à 1852, la frégate à vapeur *l'Eldorado* entra, à elle seule, pour les 11/17 dans les cas fournis par l'ensemble des bâtiments de la division (1).» M. Leroy de Méricourt avait également noté la fréquence plus grande de la colique sèche à bord des bâtiments à vapeur, et il expliquait cette circonstance par l'abondance du gaz sulfhydrique qui se dégage des eaux de la cale de la machine et qui produit une intoxication lente (2). M. Leroy de Méricourt est fixé maintenant comme moi, et les beaux travaux de notre maître commun, Am. Lefèvre, sur l'étiologie de la colique sèche, et la disparition à peu près complète de cette maladie depuis l'adoption de mesures propres à prévenir l'intoxication saturnine, nous ont montré que cette prédisposition spéciale de ces navires était un fait amovible (3).

C'est ainsi que les choses ont changé de face et ont été éclairées d'un jour nouveau depuis l'époque où j'émettais une opinion en conformité avec les idées reçues et à laquelle le développement minime de la navigation à vapeur donnait une base évidemment insuffisante.

## ARTICLE V

### NAVIRES EN BOIS ET EN FER.

Le fer tend à se substituer au bois dans les constructions nautiques en attendant le moment très-prochain où il cédera la place à l'acier (4); après les coques en tôle sont venus les mâts, si ce n'est les gréements en fer; après les mâts en fer, les ponts en tôle. M. Reed, chef des constructions navales de l'amirauté d'Angleterre, a tracé ainsi le tableau des progrès successifs du fer dans les constructions nautiques. « Il y a, dit-il, quatre-vingt-trois ans seulement, qu'on a construit, pour le service d'un canal, le premier bateau de fer dont il soit fait mention; le premier

(1) Fonssagrives, *Mém. pour servir à l'histoire de la colique nerveuse endémique des pays chauds (Arch. gén. de méd.* 1852).

(2) Leroy de Méricourt, *Thèse cit.*, p. 65.

(3) On a cru remarquer aussi que la fièvre jaune avait sévi plus fortement dans certaines épidémies sur les vapeurs que sur les voiliers, c'est ainsi que M. Barat a signalé la sévérité avec laquelle l'épidémie de 1853, aux Antilles, a atteint le *Milan*, l'*Ardent* et la *Vedette*. Mais ces navires étaient des types insalubres et encombrés.

(4) L'acier entre de plus en plus dans la construction des navires, et le perfectionnement des procédés de fabrication des aciers tels que ceux de Witworth, Bessemer, Siemens, etc., assurera probablement dans l'avenir sa substitution au fer. En France, le *Redoutable*, la *Tempête*, le *Tonnerre*, etc., admettent dans leur structure une grande quantité d'acier, fabriqué au Creusot et à Terre-Noire, près Saint-Étienne (*Rev. marit. et coloniale*, 1875, t. XLVII, p. 631).

paquebot à vapeur de fer ne date que de cinquante ans, et c'est seulement depuis trente ans que l'on a généralement adopté les navires de fer pour les grandes navigations.

«Les premiers bâtiments blindés ont été des batteries flottantes construites à l'époque de la guerre de Crimée, il y a à peine seize ans, et quant à la première frégate blindée, *la Gloire*, sa construction même ne remonte qu'à douze ans (1). Aujourd'hui des navires de fer sillonnent toutes les mers et s'arrêtent à tous les ports importants ; les plus grands et les plus beaux navires de commerce qu'on construise sont en fer (2) ainsi que la plus grande partie de notre marine marchande, et les trois grandes puissances navales du monde, l'Angleterre, la France et l'Amérique possèdent à elles seules plus de 150 vaisseaux blindés de toutes grandeurs, pendant que la Russie, la Prusse, l'Autriche, l'Italie et les autres puissances en ont à peu près toutes ensemble un nombre égal (3). »

Ici encore nous trouvons à balancer des inconvénients et des avantages. Les inconvénients sont : 1° la conductibilité extrême de la tôle pour le calorique. On sait que la conductibilité de l'argent pour la chaleur (c'est le plus conductible des métaux) étant représentée par 100, celle du fer est de 11,9 et celle du bismuth, le moins conducteur des métaux, de 1,9 seulement. La conductibilité du fer, sans être comparable à celle d'autres métaux, l'argent, le cuivre surtout, n'en est pas moins réelle quand on la rapproche de celle du bois, et elle doit exercer une influence réelle sur le bien-être. Cette conductibilité entre en jeu doublement : pour transmettre de l'extérieur à l'intérieur la chaleur solaire, pour faire parvenir dans toutes les parties du navire la chaleur qui rayonne d'un de ses points, et aussi pour dissiper au dehors la chaleur intérieure du navire quand la température atmosphérique est basse. J'ai pu constater au Sénégal combien la température des navires en fer s'élève dans ces conditions de navigation (4), et par contre, les voyages dans le Nord soumettent les équipages des navires en fer à des abaissements beaucoup plus sensibles de température.

La conductibilité est aussi une condition de variations calorifiques brusques et incessantes, le navire n'ayant pas de température propre et la recevant des conditions intérieures ou extérieures, qui sont variables.

Enfin il faut rapporter aussi à la conductibilité calorifique de la tôle cette humidité qui imprègne tout à bord des navires en fer dont les parois, exerçant sur l'air intérieur l'action frigorifique que le sol refroidi

---

(1) L'auteur écrivait en 1870. Il y a actuellement 18 ans que la *Gloire* a été armée.

(2) J'ai dit plus haut que le *Great-Estern*, a une coque en fer ; la tôle a accusé, par cette gigantesque construction, son aptitude à se substituer partout au bois.

(3) Reed, *Les navires blindés* (*Revue des cours scientif.* 1870, t. VII, p. 50).

(4) M. Gestin qui a navigué sur un bâtiment en fer, l'*Épervier*, a pu constater que les vins et les farines soumis à l'action d'une chaleur intense aigrissent rapidement.

pendant les nuits d'été exerce sur l'air libre, ruissellent incessamment d'une rosée profuse. Aussi est-on dans la nécessité, pour obvier à cet inconvénient qui compromet la conservation des approvisionnements, de recouvrir intérieurement les murailles d'une feuille de bois (1).

C'est là sans doute un grave inconvénient que cette irrégularité de la température et cette humidité produites par la conductibilité de la tôle, mais il n'est pas irrémédiable. On finira, je n'en doute pas, en se basant sur les lois de la conductibilité calorifique, par trouver un enduit ou un revêtement intérieur à peu près inconductibles et qui permettront à ces navires de maintenir leur température propre; d'ailleurs beaucoup d'entre eux sont, dans leur plus grande partie, à coque double emprisonnant entre ses deux enveloppes une couche d'air qui y joue le rôle isolant de la lame d'air des doubles fenêtres.

Quelle part faut-il faire aux actions volta-électriques qui doivent s'engendrer sur les navires en fer par les variations de température, et surtout les actions chimiques? On sait combien les ingénieurs se préoccupent de ce grave problème de l'altérabilité de la tôle par les actions chimiques auxquelles elle est soumise dans son contact avec l'eau de mer qui forme avec le fer des carbonates et des oxydes hydratés (2). Cette corrosion, qui marche très-rapidement surtout à la flottaison, s'accroît par le voisinage d'un autre métal formant avec la tôle un couple électro-moteur; le cuivre est surtout dans ce cas, et cette influence est telle que la destruction rapide de l'étambot des navires en fer par le voisinage de l'hélice en bronze fait songer à employer pour ces navires des hélices en acier. Aussi a-t-on songé à recouvrir la carène de ces navires, d'enduits divers, à la zinguer, à l'émailler, à l'enduire de ciment, etc. Un bon procédé de préservation est encore à trouver (3). Et ce n'est pas seulement la tôle extérieure qui est le siége d'actions chimiques incessantes. La tôle des soutes à charbon se détériore rapidement au contact des pyrites de la houille, et cette décomposition, s'exerçant sur le fond des soutes, c'est-à-dire sur la coque même, peut

(1) Voilà comment on peut s'expliquer l'humidité des navires en fer : la tôle se refroidit au-dessous du point de rosée pour l'air ambiant maintenu à un état voisin de la saturation et une partie de cette vapeur passe à l'état liquide ; l'air qui s'en est débarrassé en partie, s'éloignant de son point de saturation, pour sa température actuelle, reçoit de nouvelles quantités de vapeurs qui se déposent, elles aussi, en partie. Les parois du navire en tôle, fonctionnant comme des drosomètres, deviennent ainsi des appareils de condensation vaporeuse. Chaque feuille de tôle constitue un réfrigérant à fonctionnement continu : l'une de ses faces, l'intérieure, reçoit la vapeur d'eau ; l'autre face est au contact du corps refroidissant, air extérieur ou eau de mer (suivant qu'il s'agit de portions de la coque émergées ou immergées), et la condensation s'opère par la différence de température du milieu intérieur et du milieu extérieur.

(2) Voy. Jouvin, *Action destructive du minium sur les carènes des navires en fer* (*Comptes rend. Acad. des sc.* 1861, t. LII, p. 1046). — *Conservat. des navires en fer. Notice sur les procédés électro-chimiques* de M. Jouvin. Paris, 1868.

(3) M. Mallet, *Sur la corrosion et la salissure des navires en fer. Naval Architects Society.* Mars 1872, analysé dans la *Rev. marit. et colon.* 1874, t. XLI, p. 137.

produire des catastrophes comme le fait du *Golden Fleece* le démontre, etc. Ces courants voltaïques, qui agissent sur la substance des navires, sont-ils sans influence sur la santé des équipages? il serait aussi
difficile de le nier que de déterminer la nature et la mesure de cette
action.

Quant à la sonorité de la tôle, elle est réelle, et je l'ai signalée dans
un autre livre, comme un inconvénient de nos maisons dans lesquelles
les poutres en fer remplacent peu à peu le bois (1); le résonnement des
voix, le bruit des pas et des chocs, le retentissement des bruits de la
machine et de l'artillerie, le bruissement de la mer le long du bord,
sont autant de causes d'insommie et d'irritation nerveuse dont les effets
sur des organisations impressionnables peuvent devenir sensibles à la
longue.

Prenant en considération tous ces inconvénients, je concluais de la
manière suivante dans la première édition de cet oùvrage : « En résumé,
si l'hygiène n'envisageait d'une manière égoïste que ses seuls intérêts,
elle souscrirait volontiers à l'abandon de cette sorte de bâtiments qui,
en tout cas, ne devraient jamais, comme on en a fait l'essai malheureux
au Sénégal, être employés à d'autres navigations qu'à celles de nos
côtes (2). »

C'était évidemment trop sévère et trop sommaire ; d'ailleurs l'art des
constructions nautiques en tôle s'est perfectionné, il progresse tous les
jours et l'on peut espérer qu'une partie des inconvénients que je viens
de signaler arriveraient à être atténués plus tard. Et puis, indépendamment des avantages techniques dont l'hygiène navale, pour être pratique, doit ténir compte (3), deux qualités inappréciables recommandant ces constructions : elles remplacent par une substance incorruptible
la masse de bois qui pourrissait dans les bas-fonds du navire, non sans
préjudice pour la santé (4), et puis elles assurent les bénéfices inappréciables de l'*étanchéité* de la carène.

(1) Foussagrives, *La Maison, Étude d'hygiène et de bien-être domestiques.* Paris, 1870,
p. 350.
(2) *Id., Traité d'hyg. nav.* 1re édition, p. 318.
(3) Le tonneau de construction d'un steamer en fer coûte de 600 à 700 fr., et celui d'un
steamer en bois de 5 à 600 fr. ; mais le premier dure plus longtemps (25 à 28 ans) et
l'entretien de sa coque est moins dispendieux. Les coques en fer ont, il est vrai,
l'inconvénient de devenir rugueuses au contact de l'eau de mer et de perdre de leur
vitesse plus que les navires en bois, doublés de cuivre, mais la force de la machine
peut y suppléer.
(4) M. Gestin a remarqué que l'eau de la sentine des navires en tôle est moins fétide
que celle des navires en bois, ce qui se comprend aisément. A bord des navires comprenant l'escadre de la Méditerranée, on est arrivé en fait de propreté de la cale, et
d'inodoréité de la sentine, à des résultats bien remarquables et que le médecin en chef
de cette escadre m'a fait constater avec un sentiment fort légitime de satisfaction personnelle.

# CHAPITRE II

## Influences spéciales aux différentes espèces de navire.

Je ne puis avoir la prétention d'étudier ici tous les types de navire. La seule marine de guerre en compte aujourd'hui chez nous 74, et ce chiffre, indice significatif de la période de tâtonnements et d'essais que nous traversons, sera vraisemblablement dépassé. Énumérer les types les plus saillants et ne m'arrêter qu'à ceux qui offrent des particularités intéressantes pour l'hygiène, tel est le but que je me propose ici. Les navires de combat avec leurs types auxiliaires, les navires de transport et les navires à destination spéciale ne rentrant dans aucune des deux catégories précédentes constitueront les divisions principales de cette étude qui embrassera aussi certains types spéciaux de navires marchands.

### ARTICLE PREMIER

#### NAVIRES DE L'ÉTAT.

##### § I. — *Types de combat.*

L'étude des influences spéciales aux navires de combat doit séparer les anciens types des types nouveaux qui s'essayent sous nos yeux et dont la série paraît loin d'être épuisée.

Les types de navire font comme les morts de la ballade de Burger, « *ils vont vite,* » et vingt ans ont suffi pour donner aux types que je décrivais avec admiration comme des modèles qui ne seraient sans doute pas dépassés, un air archaïque et démodé qui me dispenserait d'en parler si quelques-uns de ces types ne persistaient pas encore, pour quelque temps au moins, et s'ils n'avaient pas leurs analogues durables dans la marine de commerce. L'hygiène navale leur doit un souvenir avant que les musées maritimes ne s'en emparent. D'ailleurs qui sait si le « *Multa renascentur quæ jam cecidere* » du poëte latin n'est pas applicable à bon nombre d'entre eux ?

I. *Types anciens.* — L'ancienne marine de voiliers de combat pouvait, sous le rapport de l'hygiène, se diviser en trois catégories : 1º bâtiments à plusieurs batteries (type, le vaisseau à trois ponts) ; 2º bâtiments à une seule batterie (type, la frégate de premier rang ou de 60) ; 3º bâtiments sans batterie ou à batterie barbette (type, le brig de 20 canons).

1º *Bâtiments à deux batteries.* — Dans l'ancienne marine, le vaisseau à trois ponts occupait le haut de l'échelle : ses proportions colossales, la ligne imposante de feux qu'il présentait en bataille, la solidité de ses parois, l'équipage nombreux qui l'animait, en faisaient la machine de guerre la plus complète et la plus grandiose ; aussi, est-ce sur ce type que se réglaient d'ordinaire dans notre marine les détails d'armement, d'équipement et le rôle de combat de tous les autres.

Malgré le personnel considérable que comportait son effectif de guerre, ses dimensions étaient tellement vastes, que c'était encore, de tous les navires à voiles, celui qui fournissait à chacun de ses hommes le cube d'emplacement le plus spacieux. Nous avons vu, en effet, que ce cube était de 2 mètres environ (1). C'était là une condition sans doute bien avantageuse, mais elle était neutralisée, et au delà, par le peu de grandeur du carré d'aération ($0^m,101$) dont disposait chaque homme, et surtout par l'obstacle que la superposition successive des trois batteries opposait au renouvellement de l'air des parties profondes du navire. Ces dispositions désavantageuses ont sans doute joué un rôle dans la prédilection avec laquelle les plus grands navires, les trois ponts, ont été frappés par le choléra dans la campagne de Crimée (*Ville-de-Paris, Montebello, Friedland, Valmy*) (2).

La batterie haute et la seconde batterie étaient dans d'assez bonnes conditions hygiéniques qui représentaient à peu près celles des deux compartiments habitables des frégates, mais la batterie basse et le faux pont circonscrivaient deux masses d'air confinées qui ne se renouvelaient jamais complétement à cause de l'occlusion presque constante, à la mer, des hublots de l'entre-pont et des sabords de la première batterie. Telle était certainement la cause de l'insalubrité des vaisseaux de ligne de premier rang qui réclamaient encore plus impérieusement que tous les autres le bénéfice d'une ventilation bien établie.

Le *vaisseau de* 100 *canons* fournissait à chaque homme de son équipage moins d'espace que le vaisseau de premier rang, quoique son cube fictif d'emplacement fût de $4^m,015$ seulement, et cependant il est d'observation qu'il était plus salubre, tant sont efficaces pour l'assainissement d'un navire, d'une part la suppression d'un étage ou batterie, d'une autre part la diminution absolue de son équipage.

Quant au vaisseau de 90, il était moins aéré que le précédent, plus encombré et, comme il avait le même nombre de batteries, sa valeur hygiénique devait être sensiblement inférieure.

Le vaisseau de 74 est un ancien type auquel nous devons, au nom de l'hygiène, donner quelques regrets. Aussi peu encombré que le trois-

(1) Nous entendons encore ici parler du *vide réel*, c'est-à-dire de la capacité des compartiments habitables, diminuée de l'encombrement par les objets et par les hommes.

(2) Marroin, *Hist. méd. de la flotte franç. dans la mer Noire pendant la guerre de Crimée*. Paris, 1861. Cette épidémie de choléra fut d'une soudaineté, et d'une violence inouïes. En huit jours, 800 hommes succombèrent sur un effectif de 13000. Le *Montebello*, en particulier, eut 361 cholériques et en perdit 164. Sans contester le rôle que le peu d'aération des trois ponts joue dans les ravages d'une épidémie, il ne faut pas méconnaître cependant combien ces populations condensées lui fournissent un aliment facile, si l'on considère cette épidémie comme se propageant par voie de contages.

ponts, il occupait le premier rang parmi tous les navires à voiles sous le rapport de son aération : sa manœuvre plus facile permettait de fixer son équipage à un chiffre assez restreint, de sorte qu'à tous les points de vue, il pouvait être considéré comme le plus hygiénique de tous les vaisseaux.

2° *Bâtiments à une batterie.* — La suppression d'une batterie introduit immédiatement une telle amélioration dans l'hygiène d'un bâtiment, que l'on a pu considérer, à bon droit peut-être, la frégate comme réunissant toutes les conditions de salubrité qu'on peut légitimement exiger d'un navire. Et cela se comprend aisément : le faux pont d'une frégate est presque dans les conditions aératoires de la batterie basse d'un vaisseau de deuxième et de troisième rang ; l'air extérieur y pénètre assez facilement, le débarrasse des miasmes que les panneaux de la cale y répandent et en neutralise en partie l'humidité.

L'accroissement de l'équipage des frégates étant plus rapide que celui de leurs dimensions, il s'ensuit que les logements y sont d'autant moins vastes que leur rang est plus élevé. Ainsi, la frégate de 60 ne donnait à chaque homme que $2^m,83$ d'emplacement, tandis que la frégate de deuxième rang lui en concédait $3^m,050$, et la frégate de 44 canons $3^m,204$. Sous le rapport de l'aération, les trois catégories de frégates se rangeaient également dans un ordre qui ne cadrait pas avec celui de leur force respective. Ici encore nous devons remarquer que c'est de tous les types de frégates le plus salubre, la frégate de 44, qui a disparu la première.

L'équipage était convenablement logé sur les frégates, mais, d'une part, la cloison transversale des logements de la batterie arrière, et, d'une autre part, la séparation qui isolait l'hôpital, s'opposaient à l'aération de bout en bout de la batterie. Les officiers étaient mieux logés sur les frégates que sur les vaisseaux, mais, par contre, les malades y étaient beaucoup moins bien, parce que les chaînes traversaient l'hôpital et que leur manœuvre fréquente devenait pour eux une cause incessante de bruit et d'incommodité.

Les grandes corvettes à batterie couverte (*Eurydice*, *Galathée*, *Aventure*) étaient à peu près dans les mêmes conditions hygiéniques que les frégates. Elles se plaçaient avant celles de premier rang pour le cube d'emplacement, et leur aération était assez identiquement la même. Nous ne saurions donc rien dire de spécial à leur sujet, mais nous devons signaler les corvettes provenant de frégates rasées comme plus encombrées et plus malsaines que les autres à raison de la disproportion qui existait entre leur équipage et le logement qui lui était affecté.

3° *Bâtiments sans batterie.* — Si la réduction du nombre de batteries est avantageuse pour l'hygiène des navires, l'absence de toute batterie doit, au contraire, lui être considérée comme préjudiciable. Les navires à batterie barbette doivent, en effet, condenser dans un seul compartiment toutes les nécessités de la vie maritime : cuisines, four, machine distillatoire, logement de l'équipage, des maîtres, des officiers, etc., les panneaux de la cale y versaient directement des émanations insalubres, et si l'air, comme compensation à cette cause de méphitisme, arrivait du pont en quantité considérable, cet avantage était en partie neutralisé par le refroidissement que déterminaient la nuit, quand il ventait, les douches aériennes qui s'engouffraient par les écoutilles.

Toute la différence de salubrité des divers bâtiments de flottille dépendait : 1° de la hauteur du faux pont ; 2° de la présence ou de l'absence des hublots ; 3° de leurs qualités nautiques qui les exposaient plus ou moins aux coups de mer et par suite à l'humidité intérieure ; 4° de leur encombrement.

La *corvette à batterie barbette* devait être signalée comme un type d'insalubrité. Encombrement, défaut d'air, équipage trop considérable, tout se réunissait pour en rendre le séjour dangereux. Girardeau a insisté dans sa thèse, à propos de la corvette *la Naïade*, sur la mauvaise hygiène des corvettes de 24, et sur les nombreux inconvénients qu'elles présentaient pour la navigation sous les tropiques. Il avait à bord de son bâtiment 166 matelots : on se demande comment pouvait être résolu le problème du couchage sur ce navire : évidemment la moitié de l'équipage, si ce n'est plus, dormait en plein air. Godineau, relevant les pertes éprouvées par notre marine en 1863, a trouvé que les corvettes avaient eu, en moyenne, un décès sur 11,7, et les brigs 1 sur 80. En admettant que quelque cause accidentelle ait forcé ce contraste, et en réduisant cette différence à moitié, on trouve encore qu'elle n'a pu être commandée par le hasard seul. En 1846, les trois corvettes de la station de la côte O. d'Afrique, *la Camille*, *l'Indienne*, *l'Infatigable*, montées par 296 hommes, ont fourni 478 malades ou 161,5 en moyenne pour 100 ; les deux brigs de 10 de la même croisière, *le Léger* et *l'Alcyone*, formant un effectif total de 165 hommes, ont fourni 127 malades ou 70,9 pour 100, résultat qui plaidait peu en faveur de la salubrité des corvettes à batterie barbette, puisqu'il les plaçait sur un rang inférieur à celui qu'occupaient les brigs de 10 dont on ne songera jamais, sans aucun doute, à vanter la bonne hygiène. Le brig de 20 canons, au contraire, et surtout le modèle le plus récent (*Mercure*, *Génie*, *Abeille*), valait infiniment mieux : il employait moins d'hommes (116 seulement), ses proportions étaient plus spacieuses, son faux pont avait plus de hauteur, et son élévation au-dessus de l'eau pourrait lui procurer le bénéfice de hublots aérateurs. Nous avons navigué sur un brig de ce modèle, et nous imputâmes l'excellent état sanitaire dont nous jouîmes constamment sur ce navire non moins à ses qualités salubres, qu'aux soins assidus que le capitaine (1) donnait à l'hygiène de son équipage. Le

_______

(1) M. le capitaine de vaisseau Chiron du Brossay, qui avait fait, en qualité de se-

même jugement a été porté sur ce type de navire par M. Romain, médecin-major du brig *l'Olivier*, du type de l'*Abeille*. Il incriminait seulement le peu de hauteur du faux pont (1$^m$,35) et l'absence d'hôpital (1). J'ai pu toucher de près les inconvénients de ce double défaut, mais les dimensions de ce type le rendaient irrémédiable.

3° *Steamers à aubes.* — Les steamers à aubes ont été, en quelque sorte, l'essai du système de la navigation à vapeur : chaque jour en réduit le nombre dans la marine de l'État et dans celle du commerce, et il est infiniment probable que, dans quelques années, ils ne serviront guère plus qu'à la navigation des rivières et au service des yachts ou des passages de la Manche, circonstances dans lesquelles ils valent mieux que les navires à hélice, à raison de la moindre amplitude de leur roulis.

La *frégate à vapeur de 450 chevaux* a été pendant longtemps le *nec plus ultrà* des espérances de la navigation à vapeur ; à des proportions très-vastes, elle réunissait un certain déploiement d'artillerie, et l'on put considérer ce genre de navire comme une acquisition importante pour la stratégie navale. C'était encore, à tout prendre, le type à aubes le moins défectueux pour l'hygiène ; mais aux reproches qui s'adressent à tous les steamers, il fallait joindre, pour les frégates de 450 chevaux, l'emplacement restreint affecté à l'équipage et l'interception complète de la continuité de la batterie et du faux pont par les chaudières et la machine, d'où la nécessité de passer sur le pont pour aller de l'avant à l'arrière, et réciproquement, d'où aussi pour les chauffeurs des dangers inévitables de répercussion sudorale. L'obscurité du faux pont, sa température élevée, la difficulté de l'entrée de l'air, étaient enfin des défauts hygiéniques qui n'appartenaient pas en propre à ce genre de bâtiments, mais qui y étaient plus sensibles qu'ailleurs. La frégate à vapeur armée en guerre était, au reste, plus encombrée que tous les autres bâtiments ; elle venait, sous ce rapport, après la frégate de 60, qui n'était guère favorisée cependant, comme nous l'avons vu, puisque le *Darien* que nous avons pris comme sujet d'étude, ne nous avait donné que 2$^m$,689, comme expression de l'emplacement qui revenait à chacun de ses hommes.

Quant aux *frégates à aubes de 500 et 600 chevaux* et au-dessus, elles constituaient des types d'essai qui n'ont pas été assez généralisés pour que l'étude hygiénique en offrît de l'intérêt. Il serait également très-difficile de dire quelque chose de général des *corvettes à aubes*, tant les modèles en ont été multipliés. Celles de 220 chevaux ont été cependant construites sur un type assez uniforme pour comporter les mêmes données d'hygiène ; or, nous ne saurions, à ce point de vue, en dire le moin-

cond, le voyage de circumnavigation de la *Vénus*, pendant lequel il n'y eut pas dans l'équipage un seul décès par maladie ; résultat qui fait autant d'honneur au capitaine et au second de cette frégate qu'à son chirurgien-major lui-même.

(1) Romain, *Souvenirs médicaux d'une campagne dans la station navale des Antilles et du golfe du Mexique*, thèse de Montpellier, 1855.

dre bien ; les logements privilégiés y étaient beaux et spacieux, mais l'équipage y était on ne peut plus mal : les chauffeurs surtout y manquaient d'air, et cette cause, non moins que la nécessité de passer à chaque instant de la fournaise de la machine dans l'atmosphère relativement froide du pont, expliquait l'insalubrité de ces navires lorsqu'ils naviguaient dans les pays chauds, ou quand ils faisaient de longues campagnes. L'*Espadon*, le *Phoque*, le *Caïman*, l'*Archimède*, etc., appartenaient à cette catégorie, et les assertions de leurs chirurgiens-majors ont toujours déposé dans le sens de leur mauvaise hygiène.

*Les vapeurs de 160 chevaux* étaient dans le même cas : ils pouvaient, à la rigueur, être habitables pour les équipages, quand ils ne faisaient que de courtes traversées, mais lorsque, aux influences désavantageuses du navire lui-même, venaient se joindre celles de climats malsains (Madagascar, Sénégal, Mexique, etc.), on voyait alors, par la prédilection des épidémies pour ces bâtiments, que leur hygiène était en réalité détestable.

4° *Steamers à hélice.* — La substitution de l'hélice aux roues n'a réalisé aucun progrès pour l'hygiène, et tous ses avantages n'ont profité qu'à la manœuvre et à la stratégie navales. Les conditions d'encombrement, de méphitisme, de température, étaient identiquement les mêmes pour les navires à hélice et ceux à aubes ; seulement les premiers, à ces inconvénients communs, en joignaient quelques autres qui leur étaient propres, tels que la violence de la trépidation et le bruit assourdissant : quelques-uns d'entre eux, à raison de leurs formes (*Laplace*, *Phlégéton*, etc.), avaient un roulis exceptionnellement fort, et qui, s'il restait indifférent pour la santé, apportait cependant avec lui un surcroît de fatigue et de malaise dont on devait tenir compte.

5° *Navires mixtes.* — On n'a pas tardé à comprendre que les navires exclusivement à vapeur n'étaient qu'une phase transitoire de ce mode de navigation, et que la partie du problème qui offrait le plus d'intérêt, consistait dans la combinaison des deux systèmes et dans l'association de la voile et de la vapeur. Nos ingénieurs ont travaillé avec autant d'ardeur que de talent à la solution de ce problème, qu'on a pu considérer pour un temps comme à peu près résolu.

Le vaisseau mixte dont les premiers types, le *Tourville* et le *Duquesne* (1), armés au moment même où j'écrivais la première édition de ce livre, me semblaient les types définitifs du grand navire de combat, était une création heureuse dont l'expédition de la Baltique et de la mer Noire en 1854, ont démontré suffisamment la valeur ; mais ils ont été vite submergés dans le flot des innovations maritimes qui montait rapidement au moment où ils commençaient leur carrière. J'engageais les médecins de la marine à étudier ce type auquel l'avenir me semblait promis. La marche des choses n'a pas justifié mes prévisions, je dois

---

(1) Le *Duquesne* actuel est un croiseur de première classe.

néanmoins, ne fût-ce qu'au point de vue historique et pour avoir des termes de comparaison avec les types actuels, conserver le souvenir des particularités que ce type offrait au point de vue de l'hygiène.

L'armement du vaisseau mixte, le *Tourville*, présentait des installations toutes spéciales. A bord de ce navire, le logement des officiers était constitué par quatre chambres placées sous la dunette, et susceptibles d'être démontées dans le cas de branle-bas de combat; trois autres chambres étaient dans la batterie basse, les autres dans le faux pont; elles étaient assez convenablement aérées. Le poste des élèves était dans la Sainte-Barbe. Les batteries étaient larges, spacieuses et susceptibles d'être bien aérées, le faux pont complétement coupé à son milieu par le tuyau et par des soutes à charbon latérales. Sur l'avant, il présentait le logement des maîtres, composé de quatre chambres de chaque côté et d'un poste médian : celui-ci n'était aéré que par deux hublots et par une écoutille de 1 mètre de longueur sur 0$^m$,95 de largeur, ce qui était insuffisant. Le four était placé dans le faux pont, directement au-dessous de l'emplacement qu'occupait, dans la batterie haute, la cuisine, et dans l'intervalle des chambres des maîtres : ce voisinage dans les pays chauds ne pouvait qu'être excessivement incommode pour ceux-ci dont le logement a déjà si peu d'air. La cuisine était dans la batterie haute, sur l'arrière du mât de misaine et de l'hôpital ; les fourneaux étaient séparés de l'hôpital par un intervalle de 2$^m$,10. Un immense rectangle, formé par une série de panneaux, au milieu desquels passait le tuyau, ayant 11$^m$,10 de longueur et 3$^m$,50 de largeur, occupait le pont supérieur, au-dessus de la machine ; il était fermé dans la batterie haute par des caillebottis de bois, et sur le pont par des grillages de fer ; la machine était, par ce moyen, largement aérée. Le faux pont était, au contraire, privé d'air; les deux hublots, placés latéralement dans le faux pont avant, entre les soutes à charbon et les chambres des maîtres, au-dessus des caissons des sacs d'équipage, n'étaient qu'un allégement incomplet à cette pénurie d'air. La cambuse était assez rapprochée de la machine, pour que sa chaleur y pénétrât et compromît l'intégrité des approvisionnements qu'on y renfermait, notamment du vin ; de chaque côté de celle-ci, deux coursives faisaient communiquer, par la machine, la cale avant avec la cale arrière. Quant à la communication des deux segments du faux pont, elle était établie par deux passerelles étroites, c'est-à-dire qu'au point de vue de l'aération, ils pouvaient être considérés comme tout à fait isolés l'un de l'autre (1).

(1) Quelques vaisseaux mixtes, *l'Austerlitz*, par exemple, présentaient des installations qui s'écartaient sensiblement de celles que nous venons de décrire. Les officiers étaient logés dans le faux pont arrière, disposition fâcheuse en ce qu'elle empêchait l'aération de bout en bout; les chaudières étaient transversales, et il y avait deux chambres de chauffe, l'une sur l'avant, l'autre sur l'arrière. Les chaudières longitudinales laissant entre elles un couloir intervallaire, telles qu'elles existent à bord de beaucoup de vaisseaux mixtes français et de la plupart des Anglais, rendaient le tra-

Telles sont les seules remarques que l'étude du vaisseau mixte nous suggérait en 1856; nous n'augurions rien de bon de sa salubrité en l'absence d'une ventilation qui nous semblait lui être plus nécessaire encore qu'aux autres types et que nous réclamions pour lui. Rappelant que les vaisseaux mixtes anglais et français, associés dans une action commune en Crimée, avaient été plus rudement maltraités que les voiliers de combat avec lesquels ils naviguaient, nous élevions en ce qui concerne leur salubrité des doutes sérieux, et nous en appelions à une information plus complète.

Quant aux vaisseaux à vapeur à grande vitesse dont le *Napoléon* et la *Bretagne* construits par MM. Dupuy de Lôme et Mariel ont constitué les types les plus saillants et qui n'appartiennent plus aujourd'hui qu'à l'histoire de l'architecture nautique, je ne leur ai pas donné de regrets, il m'a semblé en effet que ces beaux navires de combat devaient joindre à l'insalubrité propre aux steamers celle des navires à plusieurs batteries et encombrés d'un équipage nombreux. Je demandais pour eux une ventilation sans laquelle ils me semblaient voués à une insalubrité nécessaire; la *Bretagne*, avec ses 1,200 hommes, en avait surtout un besoin urgent. Ce type a parcouru sa carrière nautique, bien courte, il est vrai, sans que ce *desideratum* ait été rempli.

Enfin, et à la limite de l'ancien et du nouvel ordre de choses, commençaient déjà à se dessiner ces types bizarres, ces formes étranges qui devaient constituer le fond même de la marine actuelle de combat : les canonnières à vapeur s'essayaient; les batteries flottantes mettaient leurs parois blindées en face des canons de Kinburn. C'était le début de ce que j'étudierai bientôt sous le nom de *types paradoxaux*. Je les croyais temporaires. « Créés pour les nécessités d'une guerre exceptionnelle, disais-je, ils sont destinés à disparaître avec elle; aussi serait-il oiseux de faire ressortir tous les défauts hygiéniques de leurs installations. Protester contre l'insalubrité des tranchées de Sébastopol ne serait pas plus puéril. Ce sont des machines de guerre où tout doit être sacrifié à un but unique. L'hygiène déplore ces nécessités, elle ne saurait avoir la prétention de prévaloir contre elles. » Aujourd'hui que ces types ont accusé leur viabilité, l'hygiène navale doit se montrer moins accommodante, s'appuyer précisément sur ces types bizarres pour poursuivre avec plus d'ardeur son objectif obstiné : la ventilation des navires.

II. *Types actuels.* — 1° *Cuirassés.* — Les navires de combat, comme les preux des anciens jours, se sont bardés de fer. L'idée de blinder les flancs des bâtiments n'est pas nouvelle et elle se retrouve même réalisée, à titre exceptionnel, dans la marine des anciens (comme s'y retrouvent

---

vail de chauffe moins pénible. A bord de l'*Austerlitz*, la cuisine était sur l'arrière de l'hôpital, dans la batterie haute.

les navires à éperon, *proræ æratæ*, les navires démontables, *naves solu-biles* (1); mais il n'en faut pas moins arriver à l'expédition de Crimée, pour voir le blindage s'essayer d'une manière sérieuse. Nos batteries flottantes, et un certain nombre d'engins de même nature, construits par les Anglais pour l'expédition de la Baltique, ont été les premiers essais de ce genre. Mais ces navires de forme étrange, lourds, peu marins, n'avaient pas résolu le problème qui consistait à concilier la force de défense avec la navigabilité. La frégate française la *Gloire*, armée en 1858 et le vaisseau anglais le *Warrior* ouvrirent cette voie de recherches et de tâtonnements qui a abouti chez nous à la création du *Richelieu*, du *Colbert*, du *Friedland* et du *Redoutable*, ces types auxquels on semble devoir s'arrêter pour un certain temps.

On a suivi partout avec une curiosité pleine d'émotion les péripéties de ce steeple-chase entre l'artillerie et les constructions navales, l'une partant, en 1859, d'un canon pesant 4 tonnes pour arriver, en seize ans, à des canons de 25 tonnes, lançant des boulets de $0^m,30$ de diamètre, et accusant bien l'intention de ne pas s'arrêter là (2); l'autre partant d'un blindage de $0^m,114$ pour arriver à des plaques de $0^m,356$, que les Anglais projettent de remplacer bientôt par une cuirasse de $0^m,610$ (3). Les hommes spéciaux croient que le blindage aura le dessus dans cette lutte. En attendant que la question soit vidée, l'hygiène, dont les intérêts sont mis singulièrement en jeu, dans cette transformation de notre matériel naval, a bien le droit de se demander si les cuirassés sont des types salubres ou malsains : cela est d'autant plus opportun que l'expérience a jugé dans le sens de l'affirmative la question de la navigabilité de ces machines de guerre qui abordent maintenant les stations lointaines. La frégate la *Normandie* a fait l'expédition du Mexique (4); la frégate espagnole la *Numancia* (5), le premier cuirassé qui ait traversé le détroit de Magellan, a ouvert la voie; les grandes nations maritimes ont actuellement des navires de ce type dans les eaux du Pacifique, et le *Montcalm* y promène en ce moment notre pavillon. Ce fait, dont on

(1) Les tourelles des cuirassés ne sont, comme l'éperon des béliers, qu'un retour aux errements de la stratégie nautique des anciens, ainsi que le prouve ce vers de Virgile :
*Tanta mole viri turritis puppibus instant.*
Enéide, lib. VIII, v. 693.

(2) On ne s'est pas arrêté là en effet. Le canon de 81 tonneaux, dont s'enorgueillissaient les Anglais, est supplanté par le canon de 120 tonneaux fondu dans l'usine de Krupp. Et rien ne dit qu'on ne doive pas aller plus loin.

(3) Voy. E. J. Reed, *Les Navires blindés* (*Revue des cours scientif.*, 1870, t. VII, p. 501). Le vaisseau, *le Magenta*, qu'une catastrophe récente vient d'enlever à notre marine, n'avait que des plaques de $0^m,09$.

(4) Cet essai n'a pas été très encourageant au point de vue de l'hygiène, mais ce cuirassé, indépendamment de ses qualités défectueuses, s'est trouvé dans des conditions de milieux climatérique et épidémique qui ne permettaient pas de considérer cette expérience comme concluante.

(5) *Siglo medico*, n° du 5 septembre 1865, analysé dans les *Arch. de méd. nav.*, 1865, t. IV, p. 355.

doutait dans le principe, de la navigabilité absolue des cuirassés, est donc démontré et il ajoute à l'opportunité qu'il y a de soumettre l'hygiène des bâtiments de guerre de cette catégorie, à une discussion attentive.

Les récriminations passionnées, ou tout au moins hâtives, n'ont pas manqué, comme toujours, de saluer l'apparition de cette idée. Ces navires ne devaient pas tenir sur l'eau, ils ont accusé des qualités nautiques satisfaisantes ; ils ne devaient pas marcher, ils ont présenté de belles moyennes de vitesse ; ils devaient plonger leurs équipages dans une atmosphère méphitique, les chiffres ont accusé une proportion de malades et de décès moindre que sur les anciens types correspondants, comme force guerrière, dans la marine qui les a précédés. On avait été plus loin, on avait même prétendu édifier une pathologie spéciale aux cuirassés, et un médecin américain, le docteur Edgard Holden, a décrit sous le nom de *iron-clad fever* ou *fièvre des navires cuirassés*, une épidémie très-grave qui se manifesta à bord des navires cuirassés, et seulement sur ces navires ; et frappa trente ou quarante hommes ; il n'y eut que six cas de guérison. La brusquerie du début, l'apparition du délire et de l'aphonie, la mort dans un état comateux ont été le signalement symptomatique de cette fièvre. Les lésions observées du côté des centres nerveux n'ont rien eu de précis ; ce n'était donc pas de la méningite cérébro-spinale. Était-ce du typhus? Il est difficile de classer sans doute cette épidémie, et de souscrire aux imputations étiologiques adressées par son historiographe à une ventilation imparfaite, à la nature *ocreuse* (*sic*) des eaux potables. D'ailleurs, il est bon, pour séparer la cause des grands cuirassés de celle de ces types paradoxaux que j'indiquerai tout à l'heure, de ne pas omettre ce détail que ces cas de *iron-clad fever* ont été présentés par des *monitors*. Autres sont ces navires assurément, autres sont les grands cuirassés. Un article du journal anglais *The Lancet*, traduit par M. Le Roy de Méricourt, et inséré par lui dans son excellente publication (1), accusait par son titre même : *Admiralty-Pest-Ships* la violence de ces récriminations. Ce journal, invoquant l'opinion du secrétaire de l'amirauté, lord Clarence Paget, qui déclarait que dans une escadre de cuirassés il fallait un navire de grandes dimensions des types anciens pouvant loger une grande quantité d'hommes destinés à être mis sur les cuirassés seulement au moment de l'action, en concluait à l'insalubrité avérée de navires sur lesquels on ne pouvait ainsi séjourner d'une manière permanente. C'était certainement très-exagéré, mais le rédacteur très-avisé de cet article avait pour but d'émouvoir l'opinion sur la nécessité de ventiler les cuirassés, et cette exagération ne saurait lui être imputée à crime, tant s'en faut.

Aujourd'hui, une réaction s'établit en faveur des cuirassés parmi les

_______

(1) *Arch. de méd. nav.*, 1866, t. V, p. 449, note

médecins de la marine. M. Quémar, médecin en chef de l'escadre d'évolution placée sous les ordres de l'amiral Bouët-Willaumez a, l'un des premiers, relevé les cuirassés des reproches d'insalubrité que l'on faisait peser sur eux. Etudiant avec une réelle sagacité les éléments de l'hygiène de ces navires, les comparant à ceux des types qui y ressemblaient le plus dans l'ancienne marine, et rapprochant ces inductions des statistiques de maladies et de mortalité à bord des cuirassés de son escadre : *Solferino, Gloire, Invincible, Couronne, Provence*, il arrivait dans son travail à cette conclusion : que la somme de santé et de bien-être avait augmenté sur les cuirassés, lesquels offrent plus de place, et logent mieux leurs malades, et que ces progrès de l'hygiène navale, réalisés par elle en profitant des changements faits dans un autre but, n'avaient certainement pas atteint leur dernier terme (1).

M. Deschiens a également apporté en faveur de ce type *Gauloise* (singulièrement dépassé aujourd'hui cependant) le témoignage qui suit et qui n'est nullement en opposition avec le jugement porté sur la salubrité des types *Océan, Reine-Blanche, Alma*, etc. « En général, dit-il, les navires cuirassés sont, au point de vue de l'hygiène, en progrès sur l'ancienne marine, mais il y a loin de ce qui est à ce qu'on avait annoncé... telle qu'elle est, la *Gauloise* ne représente pas la perfection : ce qui lui manque surtout c'est une ventilation efficace (2). » C'est là en effet le *desideratum* senti et signalé par tout le monde. Si les cuirassés ont réalisé déjà un progrès en hygiène navale, que serait-ce si ces navires étaient ventilés méthodiquement ?

Le témoignage le plus important et le plus grave par son autorité vient du reste d'être formulé tout récemment par M. Bourel-Roncière dans le beau travail qu'il a inséré dans les *Archives de médecine navale* et qui accuse tout le soin intelligent et la conscience avec lesquels il a réuni les éléments de cette comparaison. Cet hygiéniste distingué n'hésite pas à considérer les cuirassés comme des navires plus salubres que les anciens types, et l'impression que j'ai recueillie en visitant, il y a peu de temps, avec lui l'escadre de la Méditerranée, et particulièrement l'*Océan*, a été pleinement conforme à la sienne. La diminution de l'encombrement, la suppression d'une batterie, l'étanchéité des cales, la diminution des matériaux putrescibles sont les causes de cette supériorité hygide des cuirassés. Elles neutralisent, et bien au delà, les inconvénients d'un cloisonnement excessif (3).

(1) J'ai eu sous les yeux le travail original de M. Quémar, portant au crayon des annotations marginales de l'amiral Bouët-Willaumez et qui accusaient entre le chef d'escadre et son médecin de division une concordance absolue de vues sur la supériorité hygide des cuirassés.

(2) Deschiens, La *frégate cuirassée* la Gauloise. *Étude d'hyg. navale (Arch. de méd. nav.*, 1870, t. XIII, p. 317.)

(3) Le cuirassé anglais, *l'Inflexible*, a été considéré comme la limite de la puissance qu'atteindront les navires de ce genre. Il laisse loin derrière lui l'*Ajax*, le *Thunderer*, la

2° *Croiseurs*. — Les *croiseurs* sont des types nouveaux issus du décret du 23 novembre 1867 qui, remaniant l'état de notre flotte de combat, en fixait l'effectif à 40 vaisseaux de ligne ; 20 frégates dont 6 grandes et 14 petites ; 30 corvettes et 60 avisos. En réalité 80 croiseurs entraient dans la composition de notre marine de combat. Le type *Phlégéton*, adopté d'abord pour les corvettes, fut remplacé ensuite par les types *Cosmao* et *Dupleix*. Quant aux frégates, on se servit des anciens types allongés et munis d'une machine, et la *Sémiramis* et la *Pallas*, frégates de premier rang, l'*Astrée*, la *Magicienne*, la *Junon*, la *Thémis*, frégates de deuxième rang, subirent cette transformation et devinrent des croiseurs. En 1867, l'Angleterre inaugura par l'*Inconstant* (1), grande frégate d'un déplacement de 5,350 tonneaux, d'une vitesse, tous feux allumés, atteignant $16^n,51$, ayant une coque en fer recouverte d'un bordé en bois et munie d'un doublage en cuivre, la création de grands croiseurs, à marche rapide, munis d'une artillerie puissante. En 1869, le Conseil des travaux de la marine mit à l'étude le projet de croiseurs de premier rang. Le *Duquesne* fut le type adopté. Ce croiseur qui excède de 1,600 tonneaux le déplacement des anciennes frégates de premier rang doit, comme son congénère, le *Tourville*, atteindre une vitesse de 17 nœuds ; il a une hauteur de batterie de $3^m,10$ (2). Le *Duguay-Trouin*, type des croiseurs de deuxième classe est d'une longueur de $89^m,40$ ; il déplace 3,200 tonneaux ; il porte quatre canons de 16 $^c/^m$ dans des tourelles en saillie indépendamment d'un canon de chasse de même diamètre et de quatre autres canons de 14 $^c/^m$. Sa vitesse prévue est de 16 nœuds.

Les croiseurs sont actuellement distingués en trois groupes : 1° *croiseurs de première classe* (*Duquesne*, *Tourville*) à coque en fer revêtue de bois et doublée en cuivre ; 2° *croiseurs de deuxième classe* (tels que le *Champlain*) en bois, de 500 chevaux, le *Duguay-Trouin* à coque en fer avec revêtement en bois et doublage en cuivre ; 3° *croiseurs de troisième classe*, tels que le *Beautemps-Beaupré*, navire en bois, de 230 chevaux ; le *Rigault de Genouilly* en bois, de 450 chevaux, d'une longueur de $74^m$,

---

*Devastation*. Le poids de sa cuirasse est de 3,552 tonneaux, tandis que le cuirassé français le plus fortement blindé, *le Redoutable*, n'a qu'un blindage de 2,400 tonneaux. Sa longueur est de $97^m,50$, sa largeur de $22^m,85$ ; il déplace 11,407 tonneaux. Son réduit central, cuirassé sur les quatre faces, a $32^m,50$ de longueur. Il n'y a pas de blindage en dehors du réduit. Les cuirassés italiens le *Dandolo* et le *Duilio* ont déjà distancé l'*Inflexible*. Tandis que l'*Inflexible* a ses deux tours munie d'un blindage de 18 pouces anglais et de pièces de 81 tonneaux, les tours du *Dandolo* et du *Duilio* ont leurs parois garnies d'un blindage de $0^m,45$ et sont armées de pièces de 100 tonneaux ayant 30 pieds de long et un calibre de $0^m,47$ (Voy. *The Engineering*. H. M. S. *Inflexible*, April 28, 1876, p. 352).

(1) L'*Inconstant* avait 10 canons de 9 pouces, pesant 12 tonneaux et demi, et lançant des projectiles de 113 kilogr. Le *Shah* rentre aussi dans ce type.

(2) Le *Duquesne* a $97^m,30$ de longueur. Sa machine susceptible de développer une force de 6,000 chevaux doit lui donner une vitesse de 17 nœuds, et son approvisionnement de charbon est calculé de façon à lui permettre de parcourir de grands espaces à la vitesse de 10 nœuds.

d'un tirant d'eau de $4^m,50$, d'un déplacement de 1,643 tonneaux, d'une vitesse probable de 19 ⁿ.

Tous ces croiseurs sont des bâtiments très-longs. La proportion ancienne de 5 à 6 largeurs pour faire la longueur a été portée, comme sur l'*Infernet*, à 7,21 fois la largeur. Ces navires ont, de plus, un avant très-fin, à étrave droite ou inclinée en arrière, comme le *Renard*, de façon à se prolonger en éperon. L'avant de ces navires est perdu pour les logements, et de là cette condition déplorable pour quelques-uns, comme ceux du type *Infernet* par exemple, de ne pas avoir d'hôpital. Les croiseurs ont de grandes hauteurs de batterie : $3^m,23$ pour l'*Infernet*, $3^m,10$ pour le *Duquesne*, $2^m,24$ seulement pour le *Tourville* (1). Ce sont des navires médiocrement voilés pour les grands types dont la voilure égale seulement 25 fois le maître couple, et fortement voilés pour les petits types qui ont une voilure exprimée par 40 fois leur maître couple.

Je ne saurais, faute de documents précis, entrer dans aucune appréciation de la valeur hygide de ces croiseurs, et je ne puis qu'engager les médecins de la marine qui seront appelés à naviguer sur ces bâtiments, à les soumettre à une étude méthodique et à apprécier pour chacun d'eux la valeur des diverses conditions de salubrité qu'ils présentent.

3° *Avisos*. — Les anciens avisos tels que *le Caton, le Chaptal*, ont bientôt fait place à des types intermédiaires comme le *Forbin*, le *Prégent*, le *Coëtlogon*, le *Cassard*, supplantés à leur tour par les types plus récents, tels que le *Renard*, à long éperon, à rentrée considérable au niveau de la flottaison, à vitesse très-grande, à stabilité médiocre, le *Bouvet* (2) construit à Rochefort. Même remarque que pour les croiseurs sur la nécessité d'étudier ces divers types pour déterminer leur valeur comme salubrité.

4° *Garde-côtes*. — Le programme de ces navires représentés dans notre marine par le *Taureau*, le *Bélier*, le *Cerbère*, le *Bouledogue*, le *Tigre*, est d'avoir un faible tirant d'eau, une artillerie assez forte et des dimensions moyennes ; la vitesse et le blindage ne sont pas des conditions nécessaires. L'idée d'avoir deux sortes de garde-côtes : les uns de grandes dimensions, d'un faible tirant d'eau, d'une vitesse médiocre, d'une artillerie puissante et protégée, manœuvrant près des côtes ; les autres petits, agiles, sans cuirasses, portant un seul canon et pouvant se réunir rapidement, à un moment donné, pour organiser une force considérable, cette idée, dis-je, commence à prévaloir en Angleterre. En France, nous en sommes toujours aux types que je viens de citer. Le

(1) J'emprunte la plupart de ces chiffres à un intéressant mémoire de M. P. Dislère, ingénieur de la marine ; intitulé : *les Croiseurs, la guerre de course* (*Revue marit. et coloniale*, 1874, t. XLII, p. 26).

(2) La construction d'un nouveau *Bouvet* a été décidée pour conserver le souvenir du combat naval du 9 décembre 1870, dans lequel l'aviso de ce nom, sous le commandement du capitaine de frégate Franquet, aborda avec une rare intrépidité la canonnière allemande, *le Meteor*.

*Bélier* a 66 mètres de longueur; 16<sup>m</sup>,05 de largeur; 5<sup>m</sup>,40 de tirant d'eau ; 5<sup>m</sup>,30 de hauteur de batterie; il déplace 3,456 tonneaux ; sa cuirasse a 22 <sup>c</sup>/<sup>m</sup> d'épaisseur à la flottaison et 18 <sup>c</sup>/<sup>m</sup> à la tour ; celle-ci est tournante (celle du type *Taureau* est fixe); il est armé de 2 canons de 24 <sup>c</sup>/<sup>m</sup>; sa machine est de 530 chevaux; elle lui a imprimé aux essais une vitesse de 12<sup>n</sup>,59. Les proportions spacieuses de ces navires, leurs formes larges, la faiblesse de leur effectif, donnent une présomption favorable pour leur salubrité, mais il faut les voir de plus près et à l'essai.

5° *Types paradoxaux.* — Ce ne sont plus des navires, à proprement parler, ce sont les affûts flottants d'une monstrueuse artillerie, des machines d'une étrangeté inouïe, d'une navigabilité contestable et d'une hygiène dont il serait presque puéril de s'occuper, si les fluctuations de la révolution nautique ne devaient vraisemblablement fixer quelques-uns de ces types en les rapprochant davantage des navires ordinaires et en les rendant moins inhabitables.

Les *monitors* ont eu des ancêtres. La galère *la Santa - Anna* qui figurait, en 1530, dans l'expédition de Tunis dirigée par André Doria, avait un blindage en plomb fixé par des chevilles de cuivre. En 1782, le chevalier d'Arçon employa des batteries flottantes au siége de Gibraltar. Mais ce sont les Américains qui peuvent revendiquer la gloire de ces créations nautiques dont beaucoup semblent le produit d'imaginations malades. « Le premier bâtiment à vapeur blindé, dit l'auteur d'un article intéressant sur les essais qui ont précédé les monitors, a été construit de l'autre côté de l'Atlantique, aux États-Unis, à l'instigation et sur les plans de l'illustre Fulton. Ce navire décrit par l'ingénieur Marestier lors de sa mission aux États-Unis, s'appelait d'abord le *Démologos;* on lui donna ensuite le nom de *Fulton.* Il avait 47<sup>m</sup>,60 de longueur ; 17 mètres de largeur ; 6<sup>m</sup>,10 de creux et 3<sup>m</sup>,50 de tirant d'eau en charge. Sa coque était construite en bois de chêne et recouverte d'un blindage d'une épaisseur suffisante contre l'artillerie de l'époque. Il était armé de 20 canons de 32 placés dans une batterie couverte. En outre de cet armement régulier, on trouvait à bord des fours à boulets rouges, des appareils à projeter l'eau bouillante sur les navires ennemis, des canons sous-marins. Quant à la machine, elle consistait en un seul cylindre à vapeur, mettant en mouvement une roue à aubes placée au centre du navire, position défavorable qui ne lui permettait pas de filer plus de quatre nœuds et demi. Le *Démologue* ou *Fulton I<sup>er</sup>,* ayant sauté par accident, en 1829, on jugea nécessaire d'en reproduire le type. On construisit donc une seconde batterie flottante que l'on nomma *Fulton II.* En 1842, deux ingénieurs civils distingués, MM. Robert et Edwin Stevens, reprenant l'idée de Fulton, soumirent au gouvernement américain un plan de batterie flottante qui fut agréé. Des expériences établirent dès lors qu'une muraille de fer de quatre pouces et demi d'épaisseur pouvait résister à l'artillerie. Ordre fut donné aux deux ingénieurs de commencer leurs travaux, mais par suite de divers incidents, le bâtiment de Stevens, longtemps connu sous le nom de *batterie d'Hoboken*, du lieu où il avait été mis sur le chantier, ne fut commencé qu'en juillet 1854, c'est-à-dire à la même époque que les batteries flottantes françaises ; puis les raisons de les construire n'étant pas fort urgentes, on les négligea de nouveau jusqu'au moment où la guerre ayant stimulé le gouvernement fédéral les travaux durent être repris (1). » Les batteries flottantes : *la Lave, la Dévastation, la Tonnante,* qui prirent part à l'expédition de Kinburn, ouvrirent, comme je l'ai dit, la voie aux essais et aux tâtonnements dispendieux qui se continuent encore. Ces bâtiments à batterie couverte, malgré l'étrangeté de leurs formes, ne constituaient pas en hygiène navale des types nouveaux. C'étaient des frégates mais qui, privées de hublots de faux pont, avaient déjà été condamnées à des sacrifices onéreux pour la salubrité. De moyens de ventilation propres à suppléer à cette condition fâcheuse, il n'était naturellement pas question.

Des batteries flottantes sont issus deux sortes de navires : 1° les *cuirassés* qui, tout en s'enveloppant d'un blindage, en se créant un réduit impénétrable à l'artillerie et des tourelles, et en remplaçant l'artillerie de l'ancienne marine par un petit nombre de canons, d'un calibre prodigieux, en s'armant d'un éperon, prétendent aux conditions de navigabilité des anciens bâtiments ; 2° les *monitors* qui, destinés aux côtes et aux rivières, n'ont plus de navires que le nom, ont besoin de la remorque ou de la sauvegarde d'autres bâtiments et peuvent être considérés comme des habitations tout à fait temporaires et parfaitement dangereuses.

Nous n'avons en ce moment à nous occuper que de ceux-ci. On sait le sort des premiers engins de ce genre : le *Monitor* a sombré à la mer et a accusé ainsi tragiquement le défaut de navigabilité de ces constructions nautiques (2). Au reste, on ne leur demande plus de faire de longues traversées, on en a pris son parti et tout est sacrifié dans ces navires destinés à des coups de main, au but de destruction qu'on leur assigne. Aussi l'hygiène a si peu participé à la confection des plans de ces machines et ses intérêts y sont si peu représentés que je n'ai à entrer dans aucun détail sur les types successifs des monitors américains : le *Nangatuck,* la *Galena,* le *Keokuck,* le *Benton,* le *New-Ironsides,* etc. L'un de ces moniteurs américains, *l'Onondaga* (3), ayant été cédé à la France par

(1) *Mag. pittoresque,* 1863, t. XXXI, p. 332.

(2) A la fin de 1874, le moniteur le *Manhattan,* sorti de la Delawarre à la remorque d'un autre navire, essuya un coup de vent qui faillit le faire couler ; des voies d'eau se déclarèrent, le pont était balayé par la mer qui entrait par la tourelle ; l'équipage passa la nuit muni de ceintures de sauvetage (Voy. *Rev. marit. et coloniale,* 1874, t. XL, p. 963).

(3) Rochefort. *Relat. médicale de la traversée de la batterie cuirassée* l'Onondaga, *des États-Unis en France (Arch. de méd. nav.,* 1868, t. X, p. 267).

le gouvernement des États-Unis et son hygiène ayant été étudiée de près et avec intelligence par le médecin, M. Rochefort, qui a fait sur ce navire la traversée de l'Atlantique, nous le prendrons pour type des conditions de salubrité ou plutôt d'insalubrité, qu'offrent ces constructions.

L'*Onongada* (1) très-peu élevé au-dessus de l'eau, comme l'ancien *Monitor* américain, en diffère parce qu'il a deux tourelles au lieu d'une. Il n'a d'éclairage que par des hublots de pont ; quant à son aération elle est fictive à la mer puisque celle-ci, même par des temps assez beaux, passe incessamment sur le pont qui n'a qu'une hauteur de 30 centimètres et dont les trois panneaux sont constamment fermés. La machine et la chambre de chauffe séparent ce navire en deux parties qui ne communiquent entre elles que par des coursives étroites. Sur l'arrière-pont : le logement du commandant, ceux des officiers ; sur l'avant, le poste des maîtres, le logement de l'équipage et la cuisine. Quand les panneaux du pont sont fermés, le navire ne respire que par quatre ventilateurs placés deux à deux dans chaque tourelle ; les ventilateurs d'un côté sont destinés à la machine et aux fourneaux, ceux de l'autre côté aux compartiments habités. Le logement du commandant est éclairé par six hublots et aéré par quatre bouches. Le carré, intercepté entre quatre chambres de chaque côté, a six hublots de pont et quatre bouches de ventilation ; chaque chambre a son hublot et sa bouche d'air. Le panneau de l'arrière ouvre dans le carré. L'équipage est logé dans deux postes : l'un, qui reçoit une trentaine d'hommes, est placé dans le voisinage de la machine et en éprouve une chaleur qui, à la mer, élève sa température jusqu'à 30° ; un second poste d'équipage, moins chaud, mais plus humide que le premier, peut également loger 30 ou 40 hommes ; l'eau y ruisselle sur les murailles et l'odeur ainsi que la fumée de la cuisine lui constituent un voisinage incommode. « En résumé, dit M. Rochefort, l'*Onondaga* possède, en les exagérant pour la plupart, tous les défauts inhérents aux navires en fer ; son état d'immersion à peu près complète le met cependant à l'abri des trop brusques changements de température, mais augmente l'humidité ; sa ventilation est défectueuse, à cause de la prise d'air qui se fait trop bas (2). » Je crois, avec l'auteur de cette intéressante notice, que si l'*Onondaga*, dans les conditions où il se trouvait, n'avait pas eu les bénéfices de traversées très-courtes, son équipage n'aurait pas résisté, comme il l'a fait, aux causes d'insalubrité accumulées sur ce navire.

Le monitor *le Solimoës* construit à la Seyne pour le gouvernement du Brésil, et terminé au commencement de janvier 1875, peut être considéré comme le type le plus parfait et le plus récent de ces constructions. C'est un navire en tôle à deux coques, distantes dans les fonds de 0<sup>m</sup>,70,

---

(1) L'*Onondaga* construit sur les plans de l'ingénieur *Ericson*, avait d'abord porté le nom de *batterie Quintard*.

(2) Rochefort, *loc. cit.*, p. 277.

et dont l'intervalle constitue sept compartiments étanches. Le pont est occupé par deux tourelles blindées de plaques de 0^m,33. Ces tourelles ont un diamètre intérieur de 5^m,10. Le pont a trois panneaux qui, par une disposition ingénieuse, dont l'absence sur l'*Onondaga* condamnait les écoutilles à une fermeture constante, ont un entourage en tôle de de 3^m,20 de haut, démontable pour les panneaux de l'avant et de l'arrière afin de ne pas gêner le tir en chasse ou en retraite. Ces trois panneaux servent : le central à aérer la machine et les chaudières ; ceux des extrémités à rendre le même office aux logements de l'avant et de l'arrière. Ces ouvertures sont fermées par des plaques de cuirasses mobiles autour de charnières horizontales. Le *Solimoës* est muni de deux ventilateurs dont l'un fonctionne par aspiration et l'autre par pulsion ; l'air aspiré sert à alimenter les chambres de chauffe (1).

Ces monitors, quelque défectueux qu'ils fussent au point de vue de l'aération, avaient cependant leur pont à l'air libre ; on a été plus loin dans l'étrangeté, et on a imaginé les navires à carapace, véritables tortues, constitués à vrai dire par deux navires apposés par leur pont et dont l'un sert d'opercule à l'autre ; tels sont les gardes-côtes cuirassés du type *Cerbère*. La coque de ce navire sans mâture est faiblement émergée ; il est muni d'une tour sur l'avant et recouvert d'une carapace offrant à sa partie la plus élevée des panneaux étroits. Ces panneaux sont fermés à la mer et le navire ne respire que par sa tourelle. M. Clavier a fait ressortir l'extrême humidité de ces navires, et il tenait d'un officier qui avait séjourné tout un hiver sur le *Cerbère* en rade de Cherbourg que l'eau y ruisselait de toutes parts et qu'il fallait assécher les chambres avec un boulet rouge (2).

Les *béliers* forment encore un autre type architectural de la nouvelle stratégie nautique, mais qui s'écarte moins des formes ordinaires et prélève, par suite, un tribut moins onéreux sur la santé et sur le bien-être. Les navires à éperons ne constituent pas une innovation comme on serait disposé à le croire. Cet engin nous ramène tout droit à une conception romaine ou carthaginoise. L'histoire et la poésie nous parlent en effet des éperons d'airain dont les anciens armaient leurs navires de combat qui prenaient, de ce fait, le nom de *naves rostratæ*. César parle des *naves æratæ* que Nasidius et Cn. Pompéius amenèrent au secours de Marseille (3). Virgile a indiqué aussi ces éperons des navires (4).

(1) Voir, pour plus de détails, la description de ce monitor publiée par M. Madamet, ingénieur de la marine, dans la *Revue maritime* de 1875.

(2) Clavier, *Consid. génér. et prat. sur l'hygiène navale*. Thèse de Montpellier, 1874, p. 9 et 37.

(3) César, *De bello civ.*, livre II, 9.

(4) Je dois dire cependant que le vers 198 du livre V me tient un peu en garde contre cette interprétation :
*Vastis tremet ictibus ærea puppis* (*Enéide*, liv. V, v. 198).
Le mot *ærea* s'appliquant aussi bien à la poupe qu'à la proue d'un navire, semblerait faire simplement allusion aux métaux qui entraient dans la construction des navires.

Au reste des témoignages plus probants encore, empruntés à des monuments ou à des médailles, et même un *rostrum* romain trouvé au sud du port de Gênes, ont établi ce fait d'une manière irréfragable (1). « L'éperon, dit Anth. Rich, partait et faisait saillie de l'avant du navire à la hauteur du pont supérieur. Mais quand se perfectionna le système de la guerre maritime, le *rostrum* fut formé par plusieurs poutres en saillie, garnies de pointes métalliques aiguës, ce qui n'empêchait pas de conserver quelquefois, concurremment avec elles, la grosse poutre isolée dont nous venons de parler; en tout cas, elles étaient placées soit au niveau de la quille, soit en dessous, de sorte que chaque trou percé par l'éperon non-seulement endommageait le navire, mais y ouvrait une terrible voie d'eau (2). »

Mais je ne veux pas m'attarder dans ces détails d'érudition pure, qui ont de l'attrait sans doute, mais qui m'écartent trop de mon sujet auquel je reviens pour dire un mot des *navires plongeurs* qui ont atteint l'extrême limite de l'étrangeté et qui offrent, bien entendu, aux hommes qui les montent, avec des dangers inhérents à leur but et à leur mode d'attaque, des inconvénients hygides dont le caractère, très-passager sans doute, ne neutralise pas complétement les périls.

L'homme, *audax Japeti genus*, s'est donc efforcé de prendre possession des profondeurs de la mer comme il cherche à s'emparer des plaines de l'air, mais avec plus de hardiesse encore puisque, dans le premier cas, il est plongé dans l'obscurité et placé dans un milieu où il ne peut vivre, même momentanément, que par des prodiges d'industrie; je veux parler de la navigation sous-marine, dont les premiers essais personnifiés dans les noms de Fulton, Coessin, ont reçu une consécration pratique dans les appareils ingénieux imaginés par Payerne, Nasmyth, Monturiol, Alstilt et, plus récemment encore, par l'amiral Bourgois.

Le bateau de Nasmith était un mortier flottant qui, immergé à volonté, pouvait aller lancer un projectile de gros calibre dans les flancs d'un navire ennemi. Celui d'Alstilt, construit à Mobile en 1863, était immergé par l'accès de l'eau dans des réservoirs, et émergé par le remplacement de cette eau par de l'air qui leur arrivait par des compartiments contenant de l'air comprimé. Émergé ce navire avait pour moteur une machine à hélice, et immergé il empruntait son mouvement à l'électricité.

En 1863, l'amiral Bourgois, alors capitaine de vaisseau, a fait construire un bateau sous-marin, de 44<sup>m</sup>,50 de longueur, d'une hauteur de

---

(1) On croit que ce *rostrum* provient de l'une des galères du frère d'Annibal, Magon; dans ce cas, cet éperon daterait de l'an 205 avant J.-C., époque où l'amiral carthaginois, chassé d'Espagne par les Romains, alla tenter un débarquement à Gênes. L'extrémité de cet éperon figurait une tête d'animal.

(2) A Rich (*Dict des antiq. rom. et grecques*, Paris, 1861, p. 424 et 539), a donné deux dessins d'éperons dentés, l'un à quatre, l'autre à trois dents. Ces derniers m'ont fait comprendre le sens du *tridentibus rostris* du poète (*Énéide*, liv. VIII, v. 693).

3<sup>m</sup>,60, ayant exactement la forme d'un fuseau, mû par une machine à air comprimé et qui flotte, ou est submergé par le jeu alternatif de réservoirs susceptibles de recevoir de l'air ou de l'eau. Le *Plongeur* est, du reste, comme le mortier flottant Nasmyth, muni d'un éperon-cartouche susceptible de perforer les flancs du navire qu'il aborde.

Les expériences faites à Rochefort ont montré que le problème qui consiste à immerger ou à émerger un appareil nautique, est résolu. Je ne sache pas cependant que l'on ait songé depuis à tirer un parti stratégique de ces navires sous-marins qui resteront probablement longtemps à l'état de conceptions ingénieuses, mais sans applications réalisables. L'hygiène de ces navires, si quelque médecin de la marine a la mauvaise fortune d'en recueillir jamais les éléments, se réduira à une formule très-simple et très-concise : éviter autant qu'on le pourra des embarquements de cette nature (1).

Les *popoffkas* marquent un point intéressant de cette évolution qui entraîne l'architecture nautique dans les conceptions les plus étranges. On sait que l'amiral russe Popoff convaincu, comme l'est M. Reed, que le principe des navires très-larges et très-courts finira par l'emporter sur celui des navires étroits et longs (on en était arrivé à construire des bâtiments ayant en longueur 10 ou 12 fois leur largeur), a poussé le principe jusqu'à son extrême limite et en est arrivé à créer des navires complétement circulaires. Antérieurement, et comme essai de transition, il avait construit le *Pierre-le-Grand*, dont la largeur était déjà de 19<sup>m</sup>,45; armé de pièces pesant 40 tonneaux, il portait un blindage de 0<sup>m</sup>,40 d'épaisseur. Deux navires complétement circulaires, le *Novgorod* et l'*Admiral-Popoff*, ont été construits sur ses plans, et le premier, maintenant armé et à la mer, a déjà fait ses preuves de navigabilité. Ce navire étrange mesure 30<sup>m</sup>,07 dans son plus grand diamètre, et 23<sup>m</sup>,01 seulement dans ses fonds qui sont plats. Il cale 4<sup>m</sup>,45. Il est muni d'une tour élevée de 3<sup>m</sup>,64 au-dessus du niveau de l'eau et ayant un diamètre de 9<sup>m</sup>,12. Son pont est élevé au-dessus de la mer de 0<sup>m</sup>,45 seulement ; il déplace 2,490 tonneaux ; il a des machines d'une puissance nominale de 480 chevaux ; il est armé de 2 canons se chargeant par la culasse, ayant chacun un poids de 28 tonneaux et susceptibles de tourner circulairement et indépendamment l'un de l'autre. Le chiffre de l'équipage, tout compris, est de 110 hommes. L'*Admiral-Popoff* a des dimensions plus considérables : son déplacement est de 3,550 tonneaux ; sa machine de 650 chevaux ; ses deux canons pèsent chacun

(1) Un écrivain de talent, qui mélange très-agréablement, mais non sans quelque préjudice, dans ses livres la fiction et la réalité, M. Verne, a exploité dans un de ses romans cette idée de la navigation sous-marine. L'équipage de son *Nautilus*, le hardi capitaine *Nemo* en tête, s'accommodait très-bien de cette vie à l'air comprimé et à la lumière électrique ; mais si ce fantastique navire avait eu son médecin, le rapport de fin de campagne de celui-ci, j'en suis convaincu, n'aurait pas été aussi optimiste.

41 tonneaux, et il porte, indépendamment de cette artillerie, 4 canons ordinaires. Le *Novgorod* a été lancé et armé en 1873; depuis cette époque, il a fait un service très-actif : il a croisé sur les côtes de la Crimée, a même affronté la haute mer pour se rendre sur les côtes de Circassie, et il a offert des conditions de navigabilité tout à fait inattendues. Un officier russe, M. Goulaëff, qui a fait à Londres une conférence sur les *popoffkas*, affirme que ce navire roule peu, que ses oscillations ne dépassent pas 6 ou 7°, et que ses mouvements sont très-doux (1); la mer passe sur son pont sans inconvénient, il évolue facilement et peut, grâce à sa forme, porter des poids énormes. Si l'on réalise des canons monstrueux de 100 à 120 tonneaux, ce sont certainement des *popoffkas* qui les porteront.

En somme, ces navires étranges introduisent, cela est incontestable, dans le duel à outrance engagé depuis vingt ans entre le canon et la cuirasse, duel dont le budget des puissances maritimes paye si laborieusement les frais, un élément nouveau et qui s'impose à l'attention de toutes les marines.

La forme circulaire de ces navires à fond plat leur permet d'accroître la puissance de leur cuirasse de $0^m,05$ par chaque $0^m,60$ d'accroissement de tirant d'eau. De plus, le rapport du poids de la coque au poids de la cuirasse et de l'artillerie étant, en moyenne, pour les navires blindés ordinaires de 2,6 à 1, ne sera plus pour les navires circulaires que de 0,05 à 1, d'où découle la possibilité d'accroître presque indéfiniment les moyens d'agression et de défense de ce genre de navires. L'absence d'aération latérale, le peu d'élévation de ces bâtiments au-dessus de la mer place leurs habitants dans des conditions médiocres d'hygiène, et il n'est pas besoin de dire qu'une ventilation bien établie peut seule atténuer les dangers de pareilles constructions. M. Dawson a fait ressortir récemment la nécessité d'envoyer de l'air dans l'intérieur des *popoffkas* (2), ce qui assurément ne sera pas un luxe de salubrité.

Je terminerai enfin cette énumération des types paradoxaux, qui sont un double défi jeté à la vraisemblance et à l'hygiène nautique, par le type le plus récent d'entre eux, celui réalisé par la *Tempête* et le *Tonnerre*.

La *Tempête*, que j'ai vu récemment lancer à Brest, et dont je donne le plan (fig. 42 et 43) pour montrer où l'on en est, en fait de conceptions nautiques, a comme son congénère le *Tonnerre*, en construction à Lorient, été construit sur les plans de M. de Bussy. Ce sont des garde-côtes d'une longueur de $76^m,60$ et d'une largeur de $17^m,60$, d'un déplacement de 4,500 tonnes, ayant une machine de 1,500 chevaux qui doit leur donner une vitesse de 10 nœuds.

(1) Goulaëff, les *Popoffkas*, in *The Engineering*, 1876.
(2) Voy. in *Rev. marit. et coloniale*, 1876, liv. XLIX, p. 231, l'analyse d'une conférence faite par M. Reed à l'*United Service Institution* sur les navires circulaires.

La coque, construite en grande partie en acier, n'émerge que de
0^m,80 au-dessus de la flottaison ; elle est partagée en un grand nombre

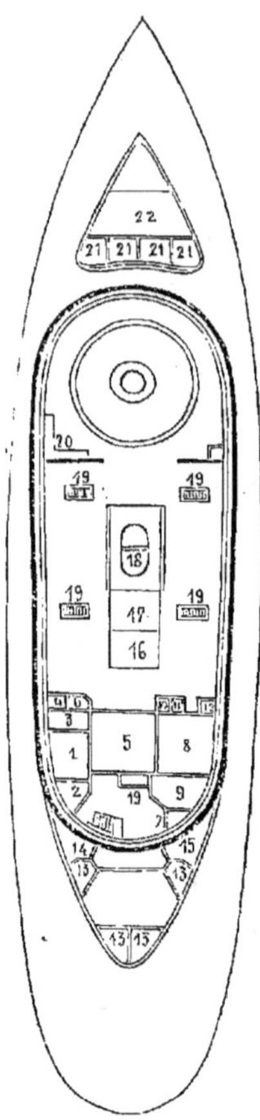

Fig. 42. — *Réduit cuirassé des garde-
côtes Cuirassés de 1^re classe,* Tonnerre *et* Tempête (*).

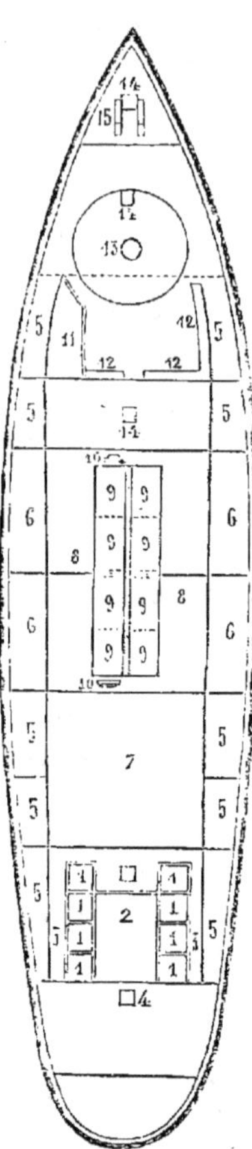

Fig. 43. — *Faux pont et cale des garde-
côtes Cuirassés de 1^re classe,* Tonnerre *et* Tempête (**).

de compartiments communiquant les uns avec les autres par des portes
étanches ; elle loge l'appareil moteur, les approvisionnements, et offre

(*) 1. Chambre du commandant. — 2. Office du commandant. — 3. Cabinet de travail du commandant. — 4. Bouteille du commandant. — 5. Carré du commandant. — 6. Chambre du commandant
an second. — 7. Bouteille du commandant en second. — 8. Hôpital. — 9. Timonerie. — 10. Bureau
de détail. — 11. Pharmacie. — 12. Bouteille de l'hôpital. — 13. Chambres d'officiers. — 14. Office
des officiers. — 15. Bouteille des officiers. — 16. Puits d'aérage. — 17. Chaudière auxiliaire. — 18. Cheminée. — 19. Échelles. — 20. Cornau et urinoir pour l'équipage. — 21. Chambres de maîtres. —
22. Poste des maîtres.

(**) 1. Chambres d'officiers. — 2. Carré des officiers. — 3. Coursives. — 4. Panneau étanche. —
5. Soutes étanches. — 6. Soutes à charbon étanches. — 7. Chambre des machines. — 8. Chambres de
chauffe. — 9. Chaudières. — 10. Ventilateurs. — 11. Cambuse. — 12. Casiers pour les sacs de l'équipage. — 13. Cabestan. — 14. Panneaux étanches. — 15. Chemins de fer.

à l'arrière le logement des officiers, dont les chambres sont éclairées par des hublots, percées dans leurs plafonds et ventilées par des manches d'aération descendant des étages supérieurs. Le pont est surmonté d'un réduit en tôle d'acier supportant un matelas de teck, recouvert comme celui de la carène d'une cuirasse dont l'épaisseur varie entre 0ᵐ,27 et 0ᵐ,33. Dans ce réduit se trouve le logement du commandant et de l'équipage. Ce fort est en retrait sur le corps principal de 1ᵐ,75 seulement ; aussi a-t-on construit au-dessus de la tour une superstructure légère élevée de 5 mètres au-dessus du pont du réduit, traversée par la cheminée des chaudières, les escaliers et les manches d'aération et supportant un pont de promenade sur lequel séjournera l'équipage et qui a 31 mètres de longueur et 8 mètres de large.

### § 2. — *Navires de transport.*

La marine de guerre, à côté de ses navires de combat, a ses navires de transport, qui servent à la ravitailler, qui mobilisent son personnel, relient la métropole aux colonies, et dans les expéditions mixtes, portent d'un point à un autre des troupes de débarquement. Quelques navires en bois, épaves de l'ancienne marine, attendant la fin de leur carrière, sont employés à cet usage ; un plus grand nombre, munis d'une hélice, sont affectés à des services divers. C'est ainsi que d'anciens vaisseaux, tels que le *Fleurus*, le *Navarin* et la *Loire*, d'anciennes frégates à voiles (*Sibylle*, *Virginie*), des transports-écuries construits pour la guerre du Mexique, des transports nouveaux de 400 à 1,000 tonneaux, composent cette flotte de transport qui, en temps de guerre, peut se compléter par une réquisition exercée sur une certaine partie de la flotte marchande. Les navires-écuries, les transports de Cochinchine, les transports de condamnés, les transports de militaires et les navires-hôpitaux sont ceux de ces catégories de bâtiments qui offrent à l'hygiène un intérêt pratique très-réel.

I. *Navires-écuries.* — Ces navires ont été construits pour une destination spéciale, mais on les a affectés depuis à des transports de troupes et de passagers de Saïgon à Suez. Tels sont : la *Creuse*, le *Finistère*, la *Sarthe*, etc. M. Aubin, ancien médecin-major du premier de ces navires, a insisté sur l'inaptitude des navires-écuries à servir à autre chose qu'à leur destination primitive. Ce sont, en réalité, comme il le fait remarquer, des bâtiments à une seule batterie ; la prétendue batterie basse n'étant qu'un faux pont qu'on a muni de sabords et qui d'ailleurs est toujours encombré à la mer et perdu pour le personnel. Ces bâtiments ont 218 hommes d'équipage et reçoivent 5 à 600 passagers qui sont logés dans la batterie haute et sur le pont. Quelquefois, dans les retours de Saïgon à Suez, ces navires ont jusqu'à 200 malades. Cette transformation des navires-écuries en navires-hôpitaux a réellement quelque chose qui blesse les convenances morales autant que les lois de l'hygiène. D'ailleurs, il n'est pas rare que, en dehors des nécessités de la guerre, ces gabares, en même temps qu'elles servent à des transports de troupes et de malades, reçoivent des chargements d'animaux. C'est ainsi qu'à bord de la *Garonne*, en juillet 1862, M. Texier avait à son bord, dans la traversée de Suez à Saïgon, 800 passagers, 153 chevaux et 80 baudets. Des vapeurs ammoniacales infectaient la cale (1). Sur quelques-uns de ces navires on a vu l'urine des animaux, qui n'avait pas d'issue en dehors, se rendre dans la cale où elle était repompée avec l'eau de la sentine, etc. (2). Il y a là véritablement un état de choses dont il faut prévenir le renouvellement. Je ne dois pas oublier de rappeler que le système de ventilation Berlin a été imaginé précisément pour ce genre de navires et établi sur l'un d'eux, le *Calvados*, et qu'en dehors d'une ventilation méthodique, il n'y a pas de sécurité pour des navires pareils (3). Je reviendrai bientôt sur ce point.

II. *Transports de Cochinchine.* — L'extrême insalubrité de la Cochinchine, le développement pris par cette colonie à laquelle s'attachent des espérances si sérieuses ont fait sentir la nécessité d'organiser un service de rapatriement des malades, mais ici encore on n'a pas eu de vues assez larges, on a lésiné, on a voulu adapter ces navires à plusieurs fins et ils n'atteignent pas complétement le but qu'on leur avait assigné.

Les nouveaux et grands transports de Cochinchine ont toutefois, il faut le reconnaître, réalisé assez bien par leurs proportions spacieuses, leur affectation *à peu près* exclusive à leur but principal : transport de personnel et rapatriement de malades, la régularité de leur service, un bénéfice très-réel et très-apprécié. Ce n'est pas cependant qu'ils soient irréprochables.

Les transports de Cochinchine sont à deux batteries; mais ils n'en ont qu'une en réalité, la batterie basse n'étant, à proprement parler, qu'un faux pont. La batterie haute présente à l'arrière : le carré des passagers, des chambres d'officiers ; en abord : la chambre de l'aumônier, une chambre de dames à 6 couchettes ; à bâbord, un salon pour officiers

(1) Texier, *Considérat. sur plusieurs cas de mort subite observés dans la mer Rouge, en juillet 1852. Thèse de Montpellier,* 1866.

(2) Dans la batterie haute, l'urine s'écoule par les dalots ; dans la batterie basse, et dans la cale, elle se rend dans deux caisses, l'une à l'avant, l'autre à l'arrière, d'où elle est retirée par le jeu d'une pompe. M. Bourgault a pu constater qu'il en résultait une odeur fort désagréable, malgré toutes les précautions qu'on prenait (Bourgault, *Consid. hyg. et méd. sur le transport des troupes et des malades à bord des bâtiments.* Montpellier, 1865).

(3) L'*Amazone*, bateau-hôpital qui avait fait en 1862 le service de transport-écurie, a été, au Mexique, le théâtre d'une épidémie qui tua près de la moitié de l'équipage et 3 médecins sur 5.

supérieurs passagers, des offices ; à l'avant est l'hôpital du bord et le poste de l'équipage. La partie moyenne de la batterie est occupée par l'hôpital que l'on organise pour les traversées de retour. Cet hôpital, mesurant environ 20 mètres de long, contient, de chaque côté, 40 lits, répartis en deux salles. Il est habité par les malades les plus gravement atteints. Ceux qui sont placés dans les groupes indiqués par les chiffres 2 et 3, n'ont pas de lits, mais des hamacs qu'ils pendent un peu partout; aussi M. Coste, qui a soigneusement étudié l'hygiène de ces rapatriements, fait-il remarquer que, faute de soins et de bien-être, c'est cette catégorie de passagers qui finit par fournir le contingent de mortalité le plus fort. L'absence d'une cuisine et d'un cuisinier affectés spécialement au service des 120 à 150 malades que ramène chaque navire, l'éloignement de la pharmacie placée à l'arrière de la batterie basse, sont des inconvénients qu'il serait facile de pallier.

Ces navires portent en saillie, sur les flancs, de larges bouteilles en tôle avec hublots, munies de siéges nombreux, bien aérés, mais qui ont l'inconvénient d'absorber, quoiqu'elles soient peintes en blanc, une telle quantité de chaleur que la température intérieure, mesurée plusieurs fois par M. Coste, lui a toujours paru de 5 à 8° plus élevée que celle de l'air ambiant. On comprend ce que la fréquentation de ces bouteilles a d'insupportable dans la mer Rouge. M. Coste avait proposé de revêtir intérieurement la tôle d'une feuille de bois. A la mer on pourrait les recouvrir de paillassons ou de badernes arrosées d'eau.

Ces navires, qui servent d'hôpitaux flottants portent encore sur la nomenclature de la flotte le titre de *transports-écuries* et indiquent un vice radical, celui d'être affectés à un service pour lequel ils n'ont pas été faits. Même pour le voyage d'aller, le navire qui a 218 hommes d'équipage et 50 ou 60 passagers peut être considéré comme peu salubre, et cet état de choses constitue certainement une médiocre préparation aux épreuves de la traversée de retour. Ici encore, des passagers nombreux disputent aux malades un espace et un air dont ils ont tant besoin. Ces navires ramènent environ 200 malades dont 80 sont alités et le reste dans l'état de convalescence que l'on sait.

Un médecin de la marine, d'un esprit sage, peu enclin aux récriminations, qui a navigué sur ces transports-hôpitaux, m'écrivait à ce sujet : « Je ne vois qu'un moyen de donner satisfaction aux besoins des malades et aux vœux unanimes des médecins navigants, c'est d'abandonner les navires actuels, en leur donnant une autre destination, et de construire des transports-hôpitaux à grande vitesse exclusivement affectés à ce genre de service, qui pourraient par conséquent recevoir sur le chantier les aménagements indispensables à leur mission si spéciale et qui rappelleraient, ne fût-ce que de loin, les superbes transports anglais attachés au service de l'Inde. Je suis radicalement opposé, comme vous le voyez, à tous les efforts que l'on fait pour rendre passables des navires construits pour une destination tout autre que celle qu'ils ont reçue, car je crois qu'on ne réussira jamais à transformer avec utilité des navires-écuries en navires hôpitaux. Il n'y a qu'un moyen de sortir de ce contre-sens hygiénique, c'est de construire des navires-hôpitaux affectés exclusivement à cette mission. »

Je m'associe à cette idée et à ce vœu, et je verrais avec joie le ministre de la marine mettre au concours un projet de navire-hôpital réalisant comme vitesse, comme aménagement, comme confort, ce que la science nautique et l'hygiène peuvent combiner de plus parfait.

Quand on aura ventilé ces navires, quand le principe indispensable, mais toujours méconnu, de l'affectation de ces transports à l'usage exclusif du rapatriement des malades aura été appliqué, quand on cessera de les encombrer de matériel et quand le chiffre des malades mis à bord sera plus réservé, on aura établi ce service sur des bases irréprochables. Les navires à plusieurs fins ne seront jamais des navires de malades. Il faut se le bien persuader et agir en conséquence.

III. *Transports militaires.* — Jadis les transports de troupes étaient assez limités ; aujourd'hui la tactique nouvelle donne à la plupart des expéditions un caractères mixte, et la bonne et salubre installation des troupes passagères à bord des navires présente, par suite, un intérêt de plus en plus grand. Si l'on veut avoir une idée d'une bonne entente des conditions dans lesquelles doit s'effectuer ce transport des soldats, il faut lire les détails des expéditions des Anglais en Abyssinie et contre les Ashantis et de celle des Hollandais contre l'empire d'Atchem. En temps ordinaire, les Anglais veillent avec la plus libérale prévoyance à ce que leurs soldats trouvent à bord des navires qui les transportent des conditions de sécurité et de bien-être et ne marchandent pas les sacrifices pour atteindre ce résultat.

L'habitude de fréter des navires de commerce pour transporter des troupes est abandonnée de plus en plus par le gouvernement anglais qui a ses navires pour cet usage. Il y a quelques années, le gouvernement de l'Inde a fait construire pour le transport des troupes cinq magnifiques navires du type *Malabar*. Ce paquebot est en fer, il jauge 4,173 tonneaux, sa longueur est de $113^m,7$, sa largeur de $14^m,3$ ; il est mû par une machine de 700 chevaux. Le *Malabar* a fait la traversée de Portsmouth à Rangoon avec une vitesse moyenne de $9^n,3$.

J'emprunte à l'ouvrage de Parkes, en les abrégeant, quelques détails sur le règlement qui régit en Angleterre les passages des troupes sur les navires affrétés par l'État : la visite des hommes avant leur départ au port d'embarquement par le *Quarter-master General* et l'officier de santé du grade le plus élevé, — l'examen minutieux des moyens de

ventilation du navire et des caisses à eau — l'embarquement de désinfectants, en particulier de la solution de Condy (1), de charbon, d'alun,
— une inspection minutieuse des aliments, notamment du *lemon-
juice* ; — l'embarquement, s'il y a des enfants, de grandes quantités
d'arrow-root et de lait conservé — la visite de la cale — la constatation de l'existence des moyens de propreté personnelle — la recherche
des conditions dans lesquelles sont les bouteilles — l'examen du coffre
de médicaments, etc., sont les préliminaires obligés du départ. Les règlements (*Queen's Regulations for hired transports*) n'ont pas borné là leur
sollicitude ; ils ont prévu toutes les conditions de la durée du voyage :
l'embarquement des soldats trente-six heures avant leur départ — leur
répartition en *messes* de 6 hommes — le lavage corporel, le lavage
des vêtements — la division des soldats en quatre quarts dont chacun
est remplacé toutes les quatre heures — le commencement de la distribution du *lemon-juice* au bout de dix jours de mer ; tout, jusqu'au service
du médecin du bâtiment, est soigneusement prévu, même dans les moindres détails. Enfin une dernière partie de ce règlement, minutieux sans
doute, mais qui par cela même accuse une louable sollicitude, a trait
aux conditions qui doivent présider au débarquement des troupes
quand elles sont arrivées à destination (2).

Les Anglais viennent de construire un nouveau transport, l'*Assistance*,
qui doit pouvoir effectuer le transport de tout un régiment, avec état-
major, officiers, hommes, femmes, enfants, chevaux, bagages. Les soldats sont logés dans la batterie, qui est assez élevée pour que les sabords
puissent en être maintenus ouverts à peu près constamment. L'hôpital
à tribord arrière, a sept sabords et cinq manches à vent ; les femmes et
les enfants sont installés à tribord arrière dans des logements munis de
lavabos et de water-closets. Ce navire est ventilé par le système Edmund ; il est affecté aux changements des garnisons des villes du
littoral (3).

Le principe de la spécialité de ce service et de l'impossibilité qu'il y a
à vouloir le combiner avec d'autres n'est pas encore entré suffisamment
dans les esprits en France. On veut faire remplir à la fois plusieurs
missions au même navire, et il ne s'acquitte convenablement d'aucune
d'elles. Sans doute une traversée de deux ou trois jours permet, sans
danger, d'entasser hommes et matériel sur un bâtiment ; mais s'agit-il
de traversées plus longues, il ne faut pas tenter pareille aventure.

Nous pouvons utiliser pour cet office ce qui nous reste de vaisseaux
ou de frégates en bois, en les munissant, bien entendu, s'ils ne sont pas

---

(1) La solution de Condy a pour base le permanganate de potasse.
(2) Edm. Parkes, *A Manual of practical Hygiene*. Third édition. London MDCCCLXIX,
p. 614, 521. La détermination du chiffre de soldats à embarquer est réglée en Angleterre sur le tonnage : un homme par 2, 7 tonneaux. C'est trop, à mon avis.
(3) *Arch. de méd. navale*, 1875, t. XXIV, p. 307. Extrait du journal *The Lancet*.

déjà à vapeur, de moteurs qui leur permettent de faire de courtes traversées. Le transport *la Dryade* a fait en 1859, avec 1,075 soldats ajoutés à son effectif de 200 hommes, un voyage en Chine pendant lequel, bien que la traversée ait duré près de six mois, il n'a perdu que 5 hommes, tandis que la *Forte*, dont l'effectif n'était que de 699 hommes, en a perdu 9. Ce résultat excellent plaide fort en faveur de l'affectation de ce genre de navires à des transports militaires, à la condition bien entendu qu'on ne les encombre pas (1).

M. Bourgault a bien fait ressortir les inconvénients d'une accumulation d'un grand nombre de soldats à bord d'un navire, et l'on ne peut certainement l'accuser d'une exigence déraisonnable quand il pose en principe : que l'effectif des transports mixtes à deux batteries ne doit jamais dépasser l'effectif d'un ancien vaisseau de deuxième rang, c'est-à-dire 8 à 900 hommes. Son navire, le paquebot *l'Européen*, eut, à partir de Suez, plus de 1,000 hommes ; c'était évidemment excessif. On en aura la mesure quand on saura qu'en supposant une moitié seulement de l'équipage couchée dans la batterie pendant la nuit, il ne revenait à chaque homme que $1^{m3},5$ d'emplacement. Aussi une épidémie de typhus qui amena 16 décès sur 20 cas fut-elle la conséquence de cet état. Une moyenne de 70 malades par jour accusait du reste la permanence d'un mauvais état sanitaire.

IV. *Transports de Calédonie.* — Le choix de la Nouvelle-Calédonie comme établissement pénitentiaire a donné à la navigation qui s'était établie entre la France et cette île une importance qui s'est encore accrue depuis les événements insurrectionnels de la Commune, et les conditions dans lesquelles s'effectue le transport des condamnés ont été étudiées avec soin par un bon nombre de médecins de la marine. C'est donc là un aspect de l'hygiène navale que je ne saurais manquer d'examiner.

Des frégates de l'ancienne marine, telles que l'*Isis*, la *Virginie ;* des transports mixtes, tels que le *Rhin*, la *Garonne ;* des vaisseaux tels que la *Loire* et le *Navarin*, ont été successivement essayés pour le transport des condamnés en Calédonie. Le choix de ces bâtiments importe beaucoup, mais les meilleurs types deviennent mauvais quand on les surcharge outre mesure, ce qui arrive presque toujours, et quand on veut les faire servir à plusieurs destinations à la fois, ce qui est invariable. Les rapports des médecins de la marine qui ont fait ces voyages sont unanimes sur la défectuosité des conditions que l'entassement et souvent aussi l'absence de relâches créent aux condamnés. Les frégates engagées, à

---

(1) Voy. Huguet, *Relat. méd. d'une campagne dans les mers de Chine, Cochinchine et Japon, à bord du transport à batterie* la Dryade. Thèse de Montpellier, 1865.

(2) Bourgault, *Consid. hyg. et méd. sur les transports des troupes et malades à bord des bâtiments.* Montpellier, 1865.

ce propos, dans un steeple-chase ardent, et jalouses de faire ce voyage de circumnavigation dans la moindre somme de temps, sacrifient un peu les autres intérêts à celui-ci, qui est un peu personnel et accessoire, et il serait bon qu'on cessât d'encourager des tours de force de ce genre, qui, louables au point de vue technique, sont très-peu admirables au point de vue de la mission réelle que ces navires ont à remplir.

Un lieutenant de vaisseau, M. Monin, a publié, il y a deux ans, un travail très-intéressant sur ces voyages et les moyens de les effectuer avec le plus de sécurité et d'économie (1). Il établit, comme fait d'expérience, que les voiliers qui vont en Calédonie, rencontrant peu de calmes et profitant mieux des grandes brises, font des traversées aussi courtes que les bateaux à vapeur, et que l'*unité de prix de passage* est beaucoup plus élevée, *à convoi numériquement égal*, à bord de ces derniers (2). Il propose, pour les services réguliers de Brest à Nouméa, de choisir une frégate à voiles, s'il n'y a que 300 passagers à embarquer ; au-dessus de 300, de prendre un des transports à vapeur des types *Guerrière*, *Danaé*, *Jura*, *Var*, *Calvados*, *Garonne ;* au-dessus de 600 ou 700, c'est un vaisseau tel que la *Loire*, le *Navarin* qu'il faut choisir de préférence. Le type *Rhin*, que M. Beaumanoir a étudié avec soin, paraît à M. Monin devoir être abandonné pour ces voyages ; c'est là aussi l'impression que j'ai retirée de la lecture du travail de M. Beaumanoir, tout en reconnaissant cependant que le *genre* de navire n'a ici qu'une importance contributive qui est primée, et de beaucoup, par les conditions d'encombrement, de relâche, et d'organisation du service, dans lesquelles s'accomplissent ces navigations périlleuses.

Un premier fait à mettre en relief, c'est que le *prix d'unité de passage*, étant en raison inverse du nombre des condamnés, on a une tendance malheureuse à les entasser sur ces navires. Je citerai quelques exemples. Le vaisseau *la Loire* dont l'équipage normal, s'il avait conservé sa destination de navire de combat, n'eût pas atteint 1,000 hommes (chiffre déjà excessif), a fait le voyage de Calédonie avec 1,350 hommes, dont 650 condamnés, emportant de plus un assez grand nombre d'animaux. M. Doué, médecin-major de ce navire, a signalé dans son rapport les inconvénients d'un entassement pareil qui se traduisait en permanence par une odeur fétide et par un état sanitaire des plus médiocres. Le *Rhin* (3) ajoute à son équipage de 197 hommes, 420 condamnés et 76 passagers dont un bon nombre de femmes ; ce qui fait, en tout, un

(1) R. Monin, *Consid. génér. sur les voyages de circumnavigation* (*Rev. marit. et colon.* 1874, t. XLII, p. 409).

(2) Ainsi la *Sibylle* prenant 500 condamnés, le prix du passage est, par homme, de 533 fr. tandis que, pour un même nombre à bord des transports à vapeur du type *Danaé*, *Var*, il montera à 697 francs.

(3) Le transport *le Rhin*, de 1100 tonneaux muni d'une machine de 230 chevaux, est un ancien transport-écurie auquel on a ajouté une deuxième batterie.

effectif de 696 hommes. Les 420 condamnés sont logés dans deux prisons de la batterie basse, dont l'une, celle de bâbord, mesure 152 mètres cubes et reçoit 50 prisonniers ($3^{m3}$,04 par condamné), et la seconde, celle de tribord, d'une capacité de 350 mètres cubes, reçoit 100 condamnés ($3^{m3}$,5 par homme), et dans deux prisons de la batterie haute, cubant ensemble 430 mètres cubes, ayant un carré aératoire de $18^{m2}$,5 et logeant 150 prisonniers, qui disposent, par conséquent, d'un espace cubique de $2^{m3}$,8 par homme. Si l'on appliquait au *Rhin* le règlement anglais, que j'invoquais tout à l'heure, fixant le chiffre des passagers militaires à admettre à bord d'un navire à un homme par 2,7 (1) tonneaux, on aurait ainsi sur ce navire 407 passagers seulement, c'est-à-dire 119 de moins que ceux qu'il a reçus. Dans un premier voyage en 1872, ce transport avait un effectif de 777 personnes, mais les condamnés n'y figuraient que pour le chiffre de 300. Or, il ne faut pas oublier que les conditions dans lesquelles sont les condamnés et la surveillance à laquelle ils doivent nécessairement être soumis aggravent l'entassement par la séquestration et qu'on ne saurait sans danger porter cette catégorie de passagers au chiffre qu'atteignent les passagers ordinaires. Le mélange de passagers d'autre sorte avec les condamnés est une mauvaise chose et qu'il faudrait éviter. Le personnel de manœuvre du navire, le personnel de surveillance des condamnés, devraient seuls s'ajouter à celui des transportés eux-mêmes. L'embarquement de femmes et d'enfants sur ces navires est aussi, à raison de la nécessité de les isoler, une aggravation d'encombrement dont il faudrait tenir compte dans les fixations du chiffre des condamnés à mettre à bord.

A bord de la *Loire*, 10 femmes et 6 enfants étaient logés dans une cabine du faux pont d'une capacité de 35 mètres cubes et dans laquelle l'air se renouvelait mal. L'ancien poste des aspirants destiné primitivement à 6 élèves, contenait 8 femmes et 12 enfants, etc. (2). La nécessité d'un règlement déterminant d'après les données actuelles de l'hygiène navale le chiffre maximum des passagers à embarquer est manifeste.

Nous ne saurions partager l'avis de M. Monin, quand il veut que les voiliers employés au transport des condamnés, renonçant à la relâche traditionnelle de Dakhar, ne touchent qu'à Sainte-Catherine (Brésil) pour s'y ravitailler, les vapeurs opérant seuls ces deux relâches. M. Beaumanoir propose les relâches de la Réunion, quand on passe le canal de Suez, et de Rio et du Cap de Bonne-Espérance, quand on passe par l'Atlantique, de façon à couper les traversées en deux parties égales. Le *Rhin* a fait 97 jours de mer ; c'est excessif dans les conditions où il était. M. Beaumanoir estime que Dakhar et Aden sont des relâches médiocres.

---

(1) Cette fixation n'est certes pas très-libérale, j'en faisais la remarque tout à l'heure.
(2) Le *Calvados*, chargé de condamnés, de femmes et d'enfants, a été pris en 1874 d'une épidémie de rougeole.

M. Doué a demandé que les navires affectés à ce service eussent deux relâches : Teneriffe ou Dakhar (en hiver seulement) et le Cap de Bonne-Espérance, et que dans la traversée de retour, on choisît Montevideo et Sainte-Hélène. Le choix des relâches est la résultante complexe de la façon dont elles coupent les traversées, de la facilité des atterrissages, de leur position sur la route directe, des approvisionnements qu'on y trouve. Je reconnais volontiers, avec M. Monin, que la nécessité d'une surveillance plus assidue neutralise en partie pour les condamnés les avantages des relâches, mais on peut leur donner des fruits et des légumes verts, condition de préservation contre le scorbut. La *Loire*, malgré une traversée exceptionnellement rapide, a perdu 18 condamnés du scorbut (1). Le *Rhin* a eu 101 cas de scorbut. L'ambition de l'hygiène de ces navigations est de réfréner ces tendances du scorbut à reparaître ; elles sont l'indice assuré que ces transports sont, à certains points de vue, dans les conditions reprochables des anciennes navigations. C'est affaire d'observation attentive et de mesures de prudence. Avec des relâches, un moindre encombrement, de la ventilation et un régime intérieur convenablement dirigé, on arrivera à ramener ces traversées aux conditions des traversées ordinaires. Tel doit être l'objectif (2).

V. *Navires-hôpitaux.* — Je poserai d'abord en principe qu'un navire-hôpital « *doit être fait pour ce service et n'en pas faire d'autre.* » Sans doute, il serait d'une exigence trop absolue, et par suite peu pratique, de demander que ces navires ne fussent pas utilisés en même temps pour quelques services accessoires, le transport par exemple d'un petit nombre de passagers ou d'un matériel qui ne produise ni insalubrité ni encombrement, mais le principe de la *spécialité* d'installation et de mission des hôpitaux flottants doit, sous le bénéfice de cette réserve, être maintenu strictement.

On ne le pensait pas ainsi jadis, et au début de notre carrière maritime nous voyions arriver dans nos hôpitaux des malades rapatriés des Antilles, de Madagascar, du Sénégal, et sur des navires quelconques, encombrés de passagers, bondés de matériel, n'ayant pas même des installations hospitalières suffisant à leur propre équipage, et qui semaient tristement sur leur route des malheureux qu'une vigilance plus humaine, une entente plus intelligente des nécessités de l'état de maladie eût peut-être conservés en grand nombre. Ce qui surnageait de dysentériques et d'impaludés arrivait au port dans l'état que savent bien les médecins de la marine qui étaient appelés à leur donner des soins. Il y

(1) Chose remarquable, l'épidémie a respecté complétement l'équipage du navire.
(2) Voy. Beaumanoir, *Rapp. de la campagne en Calédonie du transport mixte* le **Rhin** (Collect. de Brest).
(3) A. Doué, *Rapport sur la campagne du vaisseau-transport* la Loire, 1873 (Collect. de Toulon).

avait là, on l'a senti depuis, un intérêt d'humanité véritablement en souffrance et un scandaleux gaspillage de vies pour des économies en réalité onéreuses.

La *Caravane*, puis l'*Armide*, ont inauguré une amélioration dans cet état de choses dont gémissaient les médecins navigants ; ces navires qui faisaient la tournée de nos colonies de l'Atlantique, y recueillaient les malades et les plaçaient dans des conditions sensiblement meilleures ; mais ces navires, surtout le premier, étaient peu faits pour cette mission ; leurs traversées étaient longues et pénibles ; leurs installations laissaient beaucoup à désirer, et les malades embarqués au point de départ étaient obligés de promener leurs souffrances de colonie en colonie et succombaient souvent à l'épreuve. Des navires à vapeur pouvaient seuls convenir à cette mission, et il était nécessaire que chaque colonie, ou tout au moins chaque groupe de colonies rapprochées, eût sa ligne de navires-hôpitaux. Les transports de la Cochinchine ont réalisé un progrès, je viens de le dire, mais il ne faut pas s'en contenter. Je ne méconnais pas, et je me reprocherais de le faire, les améliorations réalisées en hygiène navale et dont ma carrière me permet de mesurer la série, mais le progrès doit être un échelon sur lequel on met le pied pour aller plus haut ; d'ailleurs il est bon de moins se complaire dans ce qu'on a fait que de regarder, avec l'intention de les suivre, ce qu'ont fait les autres.

Si l'on veut juger des limites que peuvent atteindre pour les malades des expéditions nautiques la libéralité philanthropique et l'intelligence combinant leurs efforts, il faut connaître les détails de l'installation des navires-hôpitaux que l'Angleterre a affectés à son expédition d'Abyssinie, si mémorable par la hardiesse des coups qu'elle a frappés en même temps que par l'esprit de prévoyance qui a présidé à sa préparation. M. Leroy de Méricourt a consigné dans son excellente publication, d'après le journal *The Lancet*, des documents intéressants sur l'organisation des bâtiments-hôpitaux de la guerre d'Abyssinie, et je ne saurais mieux faire que de les lui emprunter :

« La *Golden Fleece* (*Toison-d'or*) jauge 2,768 tonneaux, la *Queen of the South*, 2,091, le *Mauritius*, 2,134. Ils appartiennent à une seule compagnie. Leur location, par semestre, revient à 18,000 livres sterling (1) pour chacun d'eux. Le charbon et tous les approvisionnements sont en outre fournis par le gouvernement. Le personnel médical a été l'objet d'un choix tout particulier ; les chirurgiens-majors et les seconds chirurgiens offrent toutes les garanties, sous le rapport de leurs connaissances en hygiène pratique. Dans la pensée de l'administration, ces bâtiments doivent servir de sujets d'expériences dont on tirera profit pour l'avenir. On a employé tous les moyens, toutes les méthodes connus

_______

(1) Environ 450,000 francs.

pour analyser l'air des batteries et pou: déterminer scientifiquement la valeur relative des divers systèmes de ventilation, ainsi que la force des courants d'air, que le navire soit au mouillage ou sous vapeur. On a cherché à se fixer d'une manière positive sur tous les aménagements susceptibles de donner de bons résultats dans l'installation d'un navire-hôpital.

On a adopté la construction des carènes en fer qui décidément paraissent avoir un avantage incontestable sous le rapport de la salubrité de la cale. Ces bâtiments n'ont comparativement que peu de cale ; cette partie de la carène a été soigneusement lavée, blanchie à la chaux et recouverte d'une couche de ciment romain. L'installation de ces navires, sans compter le logement réservé à l'équipage et au personnel du service, est calculée pour loger sur la *Golden Fleece*, 158 cadres, 55 hamacs et 22 couchettes d'officiers ; sur la *Queen of the South*, 134 cadres, 60 hamacs et 15 lits d'officiers ; sur le *Mauritius*, 131 cadres, 69 hamacs et 21 couchettes d'officiers.

La répartition de ces postes de couchage, avec leur emplacement relatif, est faite de la manière suivante :

*Golden Fleece.* — Dans la batterie, 78 cadres et 30 hamacs, chaque malade ayant un minimum de 31 mètres cubes d'air ; dans le premier faux pont, à l'arrière, 42 cadres et 20 hamacs ayant chacun un espace cube de 32 mètres cubes ; à l'avant 38 cadres et 5 hamacs avec un emplacement de 33 mètres cubes par tête.

*Queen of the South.* — Batterie, 44 cadres, 30 hamacs avec 29 mètres cubes ; faux pont, 90 cadres et 30 hamacs avec 31 mètres cubes.

*Mauritius.* — Batterie, 42 cadres, 40 hamacs jouissant de 31 mètres cubes d'air ; faux pont, à l'avant 24 cadres, 6 hamacs, avec 33 mètres cubes ; au milieu, 32 cadres, 15 hamacs avec 34 mètres cubes, et à l'arrière 42 cadres, 8 hamacs avec 30 mètres cubes (1).

L'espace superficiel peut être facilement déterminé, par rapport à la hauteur qui existe entre les ponts sur ces navires : sur la *Golden Fleece*, cet espace est de 2$^m$,33 dans la batterie, et de 2$^m$,336 dans le faux pont ; sur le *Mauritius*, de 2$^m$,336 dans la batterie et de 3$^m$,438 dans le faux pont : ces dimensions sont très-sensiblement les mêmes sur la *Queen of the South.*

Il ne faut jamais perdre de vue que l'espace, en superficie et en volume, assigné à chaque homme, à bord d'un navire, est un élément hygiénique de la plus haute importance ; si l'on n'en tient pas compte, les meilleurs systèmes de ventilation sont neutralisés.

Sur ces trois navires, les cadres sont disposés suivant un seul plan ; cette disposition excellente, en toute circonstance, puisque l'air chaud

(1) L'espace cubique, réservé à chaque homme, paraît tellement considérable que M. Leroy de Méricourt ne donne ces chiffres que sous toutes réserves, Je crois aussi à une erreur.

et vicié qui s'élève des parties profondes tend à s'accumuler et à séjourner autour des malades qui occupent les cadres du plan supérieur, est surtout indispensable sous le climat chaud et humide de la mer Rouge.

Les cadres sont conformes au modèle adopté par les autorités militaires et navales. Ils sont disposés pour obéir au roulis, mais ils peuvent être rendus fixes, au gré du malade, à l'aide d'un petit verrou qui les fixe au chandelier. Le matelas, en crins, a 10 centimètres d'épaisseur. Chacun des bâtiments est muni de quatre lits en fer de $2^m,336$ de long, garnis d'un matelas spécial pour les cas de fracture, de blessures ou de toute autre nature exigeant que les déjections aient lieu sans que le patient change de position. Les hamacs ne doivent être utilisés que le moins possible, l'espace cubique accordé à chaque homme sera alors encore beaucoup plus considérable que nous ne l'avons indiqué, le calcul étant fait dans l'hypothèse que tous les postes de couchage sont occupés.

La ventilation a lieu de la manière la plus puissante, elle est capable, dans notre climat, de chasser le malade de son lit. Comme elle est produite par divers systèmes distincts et indépendants, qui tous peuvent être séparément suspendus dans leur action, la marche de la ventilation est entièrement subordonnée au contrôle des médecins.

Chaque endroit favorable à l'installation d'une manche à air, d'un tuyau de ventilation, d'un orifice aératoire quelconque a été utilisé. En outre des claires-voies ordinaires, des panneaux, des hublots, des sabords, il y a une série de conduites d'air et de tubes passant séparément du pont dans la batterie et dans le faux pont. Le système Edmund est appliqué sur chacun de ces navires-hôpitaux. Le diamètre des hublots est de $0^m,292$ pour la batterie et de $0^m,267$ pour ceux du faux pont. Le carré d'aération fourni par les ouvertures intérieures et extérieures doit excéder $2^m,54$ carrés par homme, lorsque tous les postes de couchage sont occupés, indépendamment bien entendu du système Edmund.

De larges tuyaux en fer arrivent à 30 centimètres du pont ; pour obtenir à un moment donné leur action dans un seul sens, il y a un certain nombre d'ouvertures pratiquées dans le métal presque au niveau du pont. A bord de la *Golden Fleece*, il y a quatre de ces tuyaux de chaque bord dans la batterie et davantage dans le faux pont. Les ouvertures des tuyaux qui traversent les ponts, sont placées à une petite élévation, afin que le courant d'air ne vienne pas frapper les malades dans leur cadre (1).

Le système du docteur Edmund est actuellement bien connu et apprécié. Son principe est double, il fonctionne par appel et par pulsion. On atteint ce dernier mode de ventilation au moyen d'une machine soufflante, mue par une force centrifuge à l'aide de l'enroulement et du

(1) Voir *Archives de médecine navale*, t. VI, p. 211.

déroulement d'une courroie qui imprime un très-rapide mouvement de rotation à la machine soufflante.

Un seul homme suffit très-facilement à la faire marcher, le courant d'air qu'elle détermine est très-sensible.

Le *Mauritius* et la *Queen of the South* ont plusieurs sabords très-larges dans la batterie. De plus des *pankas* seront installées pendant le séjour dans les climats chauds, elles seront mises en mouvement par les Indiens.

Le jeu du système Edmund est susceptible d'être suspendu momentanément à volonté. Les cabines des officiers sont vastes ; chacune peut loger deux officiers ; elles offrent un espace cubique de $41^m,805$. Outre le sabord, elles ont une ouverture pratiquée dans le pont supérieur, la cloison qui les sépare de la grande chambre est à claire-voie. La cloison qui sépare les cabines l'une de l'autre est incomplète à la partie supérieure, de manière à permettre une ventilation facile de l'avant à l'arrière. Entre chaque couple de cabines, il y a des water-closets parfaitement fermés et séparés du reste du navire et jouissant d'une ventilation indépendante.

Les logements des officiers du bord et des médecins sont de belle grandeur et placés vers l'arrière de la grande chambre.

L'installation pour les ablutions est très-complète dans la batterie et dans le faux pont, sans compter celle du pont. Les bassins sont au nombre de huit, quatre de chaque bord. Les trois navires ont deux vastes salles de bains, sur le pont, avec un système pour douches. Il y a en outre plusieurs baignoires roulantes à l'usage des malades. L'accès des water-closet de la batterie est réservé, autant que possible, aux malades sérieux ; pour les convalescents il y a des bouteilles sur les gaillards. Il n'y a pas de water-closet dans le faux pont. Ces lieux d'aisances sont parfaitement garnis en zinc, l'écoulement des matières se fait d'une manière complète ; ils sont largement ventilés et placés à l'opposé des panneaux. L'eau y arrive par un système spécial de robinets communiquant avec un réservoir particulier. Il y a en outre un nombre suffisant de bailles d'aisances inodores, pour les malades graves. Les vases de nuit sont d'un emploi très-restreint ; il y a un double jeu de ces ustensiles, chaque jeu est en usage alternativement afin d'en assurer la parfaite propreté et la complète désinfection.

Dans la batterie de chaque bâtiment, et près de la salle de bains, il y a deux vastes pièces destinées l'une aux pansements et l'autre aux opérations. Elles sont abondamment pourvues d'air et de lumière ; elles ont été aménagées avec le plus grand soin sous la direction d'hommes parfaitement compétents. Les infirmiers chefs et les infirmiers ordinaires ont un logement séparé.

A bord de chaque bâtiment, trois cuisines sont établies sur le pont : une d'elles est spécialement consacrée à la préparation des aliments des malades. Un chef coq et des agents du service militaire des hôpitaux sont attachés à ce service. Autant que possible, les régimes sont conformes aux règlements du service des hôpitaux militaires. Il y a une boucherie, une panneterie, une boulangerie, une buanderie, avec une machine à calendrer, et une machine à laver. Le pain frais peut être fabriqué chaque jour. Le pont est entretenu d'une propreté extrême afin de servir de lieu de promenade aux malades et aux convalescents. Sur les gaillards, tribord et bâbord, se trouvent les bouteilles, et un emplacement pour le nettoyage des bassins. Les cuvettes des bouteilles sont en zinc, elles peuvent être nettoyées à grande eau, à l'aide de pompes mues à la main ou à la vapeur.

Ces navires comportent un large approvisionnement d'eau, mais cet approvisionnement n'a qu'une importance secondaire, en raison de la quantité que peut fournir la machine à condenser, qui est de 6,750 litres par jour. L'eau distillée est aussi potable, aussi salubre et même plus salubre souvent que l'eau prise à terre, sa fraîcheur dépend seulement d'une bonne aération. Chaque navire a sa glacière qui peut contenir une forte quantité de glace ; il y a en outre des appareils réfrigérants et des appareils à faire de la glace. Les malades qui ne peuvent marcher facilement sont hissés sur le pont à l'aide de systèmes fort ingénieux. La tente du pont est double. Il n'y a pas de chambre des morts, le docteur Massy a trouvé que ce dépôt donnerait lieu à trop d'objections.

Il nous reste à parler du personnel des officiers, sous-officiers et agents divers. Outre les deux médecins et les deux seconds médecins, il y a un comptable chargé de tout le matériel d'hôpital assisté de plusieurs employés, des coqs, un chef infirmier avec ses aides, dans la proportion d'un pour dix malades.

La provision de conserves destinées aux malades est considérable ; ces conserves sont de choix et préparées suivant les meilleurs procédés ; elles doivent suppléer largement au défaut ou à la mauvaise qualité de la viande. Il est difficile d'imaginer un régime plus varié, meilleur que celui qui est accordé aux malades à bord de ces navires-hôpitaux.

La pharmacie a été l'objet d'un soin tout particulier. Chaque navire est muni de 37$^k$,500 de sulfate de quinine répartis dans douze flacons, de manière à ce que cet approvisionnement puisse facilement être transporté par les détachements en marche. Il y a sur chaque navire quatre cantines de campagne pour autant de détachements de troupes, ainsi que deux paires de pharmacies de campagne. Chacune de ces pharmacies est admirablement ordonnée. Entre autres approvisionnements médicamenteux, on remarque une large quantité d'anthelminthiques, des désinfectants de toute espèce. Les médecins ont reçu des instructions spéciales et tous les appareils nécessaires à la préparation, en grand, du chlore, des gaz sulfureux et nitreux (1). »

Je donnerai le nom d'*hôpitaux mixtes* aux hôpitaux qui, installés pour le rapatriement d'un grand nombre de malades ou de blessés, doivent, au lieu où s'opèrent les expéditions, y jouer le rôle d'hôpitaux flottants. Ici encore nous pouvons chercher nos modèles chez les Anglais, et le *Victor-Emmanuel* installé en vue de l'expédition des Ashantis, et qui y a joué un rôle si utile, est un type des convenances hygiéniques que doivent réaliser des navires-hôpitaux de ce genre. M. L. Vincent nous a donné dans les *Archives de médecine navale* (2) une bonne traduction des articles que le journal *The Lancet* (3) a consacrés à ce bâtiment et le *Bulletin de la réunion des officiers* (4) a également publié des détails intéressants sur ce navire. Je me servirai de ces deux documents pour en donner un aperçu rapide.

Ancien vaisseau à hélice et en bois, de 5,157 tonneaux, le *Victor-Emmanuel* a conservé sa machine. Ses bas-mâts sont tubulaires et en fer de façon à servir à la ventilation. Son pont supérieur présente à l'arrière une dunette contenant le salon et les chambres des officiers, avec salles de bains et water-closets ; on y trouve aussi des réservoirs d'eau d'où partent des tuyaux distribuant l'eau dans les diverses parties du navire, des locaux destinés à différents services (boucherie, buanderie, lavoir, séchoir), une salle de bains pour malades. C'est là le pont supérieur ou *spardeck*. L'ancien pont du vaisseau est un hôpital contenant 142 lits en fer fixés à de courtes épontilles disposées sur trois rangs. Un tube de ventilation communiquant avec les mâts en fer creux court entre les rangées de lits. Cet hôpital est éclairé par 66 sabords garnis de châssis et de jalousies, il contient deux filtres *Crease* contenant chacun deux tonnes d'eau et alimentés par les réservoirs du pont, et il présente des tables autour desquelles se groupent, pour lire, écrire ou pour leurs repas, les malades non alités. Dix-huit water-closets de Stone avec désinfectant Backer, au permanganate de potasse ; des lavabos d'hôpital en nombre suffisant pour les ablutions corporelles ; un éclairage par des lampes perfectionnées ; une bibliothèque mise à la disposition des malades, sont autant de détails qui accusent la parfaite entente des conditions que doit réaliser un navire semblable. 55 hommes dont 1 sergent, 14 infirmiers attachés à l'hôpital ; 3 à la salle des convalescents et 4 au service des officiers malades, étaient mis à la disposition du médecin en chef.

« L'hôpital des convalescents occupait la batterie haute ; il pouvait loger 60 lits ou 80 hamacs. Au-dessous se trouvait le faux pont habité par

(1) *The Lancet*, n° du 28 septembre 1867. *Arch. de méd. navale*, 1868, t. X, p. 118
(2) L. Vincent, Le *Victor-Emmanuel, navire hôpital anglais* (*Arch. de méd. navale* 1873, t. XXI, p. 129).
(3) *The Lancet*, 22 et 27 septembre 1873.
(4) *Bullet. de la réunion des officiers*, 15 février 1875. |

quelques officiers et tout l'équipage du navire, et logeant les magasins de literie, d'ustensiles, d'effets, de médicaments à l'usage de l'hôpital.

Un magasin à glace pouvant en contenir dix tonnes; deux coffres à glace dont l'un dans l'office du salon, l'autre dans l'hôpital, le tout alimenté par la machine à glace de Siehe et West (1), un appareil distillatoire fonctionnant bien, assuraient la qualité et la fraîcheur de l'eau. »

Voilà de la libéralité intelligente et qui, voyant le but, veut y arriver et l'atteint. On ne sait ce qu'il faut le plus admirer dans ces installations somptueuses, de la philanthropie qui les a inspirées ou du sentiment de la nécessité absolue d'une hygiène irréprochable pour mener à bonne fin des entreprises de ce genre. C'est, en tout cas, un enseignement dont il faut que nous profitions.

### § 3. — *Types à destinations spéciales.*

Je ne ferai qu'indiquer ces navires qui, en dehors des installations adaptées à leur but, rentrent dans les conditions communes de l'hygiène navale. On peut les classer ainsi : 1° navires écoles ; 2° navires ateliers ; 3° hôpitaux flottants.

I. *Navires écoles.* — 1° L'école navale de Brest, le *Borda* et son annexe flottante, l'école des mousses, les écoles de canonniers et de gabiers constituent ces types de navires.

Je ne dirai rien du *Borda* qui est un établissement spacieux, bien disposé pour l'étude, peu encombré et qui, d'ailleurs, ne quittant pas la rade, dispose de toutes les ressources qui peuvent le rendre salubre. Le *Jean-Bart* (2), école de navigation qui complète l'instruction théorique des aspirants, est une innovation heureuse et qui a fourni, paraît-il, les meilleurs résultats. A l'arrière, se trouve le salon du commandant, puis la salle à manger ; à bâbord et à tribord des chambres d'officier, le logement du second ; l'amphithéâtre des cours ouvre sur le pont ; muni de deux sabords, il prend à la mer une température assez chaude mais qui est mitigée en rade par les tentes. La batterie haute, dégagée de son artillerie, contient quatre postes de $6^m,50$ de longueur, de $3^m,70$ de largeur, et de $2^m,10$ de hauteur ($50^{m3},505$ ou $44^{m3}$ de cube net). Chaque poste est occupé par 7 ou 8 aspirants qui disposent ainsi de 7 ou 8 mètres cubes. L'ouverture permanente des sabords, même par les gros temps, la dispo-

(1) Cette machine, dont le prix était de 350 liv. sterling (8,750 fr.), produisait tous les jours 240 livres de glace, et aurait pu même arriver à un rendement journalier de 360 livres. Cette machine, conduite par un mécanicien et un chauffeur, donnait de la glace à un prix de revient de 0 fr. 50 le kilogramme.

(2) Le *Jean-Bart* a été remplacé par la frégate *la Renommée*. L'expérience montrera si cette substitution d'une frégate à un vaisseau a des avantages. N'ayant pas de renseignements sur les installations de la *Renommée*, je donne ici la topographie du *Jean-Bart*, la communauté de destination de ces deux navires devant maintenir entre eux une certaine ressemblance dans les installations.

sition en treillis de la partie supérieure des portes, assurent une aération suffisante de ces postes. Sur l'avant de ceux-ci deux grandes chambres cubant 20 mètres environ servent d'hôpital aux aspirants ; on peut y loger deux ou trois lits ; sur l'arrière des ponts sont deux chambres à lavabos. L'hôpital du bord est à l'avant, avec ses deux bouteilles et une petite salle de bains. La cuisine de l'état-major et des maîtres, les appareils distillatoires se trouvent aussi dans cette partie du bâtiment.

La batterie basse du *Jean-Bart* est pour les aspirants une école pratique d'artillerie qui est munie, à cet effet, de tous les spécimens des nouvelles armes de guerre.

M. Clavier, qui a navigué sur le *Jean-Bart* et de qui je tiens ces détails, estime que si ce navire était ventilé il pourrait être considéré comme bien adapté à sa mission ; l'équipage est, en effet, logé trop à l'étroit, et cette circonstance qui préjudicie à son bien-être et vraisemblablement aussi à sa santé ne peut manquer de faire sentir son influence sur celle des aspirants eux-mêmes, à la faveur de la solidarité respiratoire qui s'établit entre tous les habitants d'un même navire.

L'*Isis* et la *Cornélie* sont des écoles flottantes de timoniers et de gabiers. Leur hygiène et leurs installations n'offrent rien de particulier à signaler.

L'*École des mousses* est établie à Brest sur un ancien vaisseau de 90 canons, l'*Inflexible*, qui a remplacé la frégate *la Thétis*, devenue vieille et d'ailleurs insuffisante. Mais ici encore le principe de la spécialisation de ce navire n'a pas été respecté, et M. A. Fournier s'est plaint que, dans la pensée que ce navire pourrait encore naviguer, on lui ait conservé une partie de ses installations anciennes sans afférences avec sa destination actuelle.

Le pont est affecté : en arrière, aux logements placés sous une dunette ; à l'avant, sont quatre poulaines dont deux exclusivement réservées aux mousses ; au milieu sont, sous un rouffle, les cuisines diverses. La batterie haute avec l'hôpital sur l'avant, les chambres des officiers sur l'arrière, loge 300 mousses dans un espace qui n'a guère que $926^{m2}$, soit par mousse $3^{m3},08$. Elle est éclairée et aérée par 11 sabords, en partie obstrués par les canons et par 3 panneaux.

La batterie basse occupée par 380 marins cube $1100^{m3}$ et donne à chacun de ses habitants $2^m,90$.

L'équipage habite le faux pont, mais on y loge aussi 200 mousses qui disposent d'un espace cubique de $3^{m3},55$.

La cale présente l'arrimage vicieux qui prévalait avant l'établissement du système Lugeol.

« En résumé, dit M. A. Fournier, nous avons, au nom de l'hygiène, un reproche grave à adresser à l'*Inflexible*, c'est l'encombrement nocturne des entreponts surtout pendant les longues, froides et pluvieuses nuits d'hiver, alors que sabords et panneaux sont hermétiquement clos ; ce défaut est commun à tous les navires, et l'on n'est que trop habitué à le subir comme une des nécessités du service maritime. Le cube d'emplacement réservé à chaque mousse est de 3 mètres, et encore avons-nous pris, pour établir ce chiffre, des moyennes qui sont susceptibles d'être dépassées et qui, de fait, le sont assez souvent ; l'insuffisance est donc notoire. A une pareille situation le remède est connu depuis longtemps : il consiste dans l'application d'un système de ventilation bien entendu, fonctionnant régulièrement chaque nuit, indépendamment de toute circonstance atmosphérique (1). »

Les tables de mortalité de l'école des mousses indiquent, de 1862 à 1869, c'est-à-dire pour une période de huit ans, une mortalité moyenne de 8,26 pour 1000, excédant de 2,26 pour 1000 celle de la mortalité générale des enfants de l'âge correspondant, en France. M. Fournier juge ce résultat favorable ; je ne le pense pas ainsi, les mousses se trouvant dans des conditions de genre de vie, de régularité, de bonne nourriture qui valent mieux que celles du groupe auquel on les compare. Le *casernement*, c'est-à-dire l'accumulation, explique ce résultat, constaté aussi pour les soldats en garnison. Il faut neutraliser ces influences par l'adaptation plus complète de ce navire école à sa mission. Au reste l'*Inflexible* a eu une grave endémie d'ophthalmies qui a failli le faire remplacer ; il est vieux (2), condition défavorable, car on peut appliquer aux bâtiments le mot de Sénèque : « *Senectus ipsa morbus,* » et quand on lui donnera un successeur, il faudra qu'il vaille mieux que lui.

Quant au *vaisseau école des canonniers*, jadis le *Louis XIV*, aujourd'hui l'*Alexandre*, qui stationne aux îles d'Hyères, son hygiène, en tant que bâtiment, se confond avec celle des autres navires. L'hygiène professionnelle des canonniers a fourni à M. Maréchal le sujet d'un intéressant travail (3) que j'ai eu souvent l'occasion de citer. J'en ai parlé en m'occupant de l'influence des professions et services maritimes ; je n'ai pas à y revenir ici.

II. Des *navires ateliers* installés dans les ports ou sur certaines rades aux centres de station, je n'ai rien à dire, si ce n'est qu'il faut que ces navires restent des ateliers et des magasins et qu'on ne songe pas à en faire autre chose. C'est un grand allégement pour la vie du bord que d'avoir ainsi, à distance, les travaux bruyants de forge et de serrurerie, et les malheureux malades ont mainte occasion de l'apprécier.

III. *Hôpitaux et lazarets flottants.* — Ces navires se rapprochent singulièrement, par leur but et leur destination, des hôpitaux ordinaires.

(1) A. Fournier, *Une endémo-épidémie de conjonctivite catarrhale à bord du vaisseau école des mousses* l'Inflexible *en rade de Brest* (Arch. de méd. nav., 1871, t. XV, p. 5).

(2) J'ai vu lancer l'*Inflexible* à Rochefort en 1840, il a donc 36 ans, « *longum nautici et humani ævi spatium.* »

(3) J. Maréchal, *Consid. méd. sur les apprentis canonniers du vaisseau école* le Louis XIV (Arch. de méd. nav., 1868, t. IX, p. 455).

Ils peuvent rendre, dans les stations hantées par un personnel maritime considérable, des services très-grands qui s'étendraient aussi aux équipages des navires de commerce. La possibilité d'utiliser pour cet objet des navires ne pouvant guère rendre d'autres services restreint la dépense à des proportions abordables. Mais, pour que ces hôpitaux aient l'utilité qu'on est en droit d'en attendre, il faut qu'ils soient installés uniquement en vue de cette destination et qu'on ne songe pas à en faire tout et un hôpital par surcroît. J'ai vu de ces navires dont le haut était un hôpital et le bas un magasin, dont on remaniait la cale presque tous les jours, et où un atelier de réparation, avec forges, avait été établi; le bruit s'ajoutait à l'insalubrité, et les malades étaient en réalité fort mal.

La première idée d'utiliser un bâtiment mouillé comme hôpital revient à Lind et l'on ne saurait douter des avantages de cette disposition. On peut les ramener aux suivants : 1° air plus pur et plus frais; 2° transbordement facile des malades de leur navire à l'hôpital ; 3° surveillance efficace; 4° satisfaction des habitudes nautiques des malades qui fréquentent ces hôpitaux ; 5° possibilité, en affourchant le navire hôpital, de l'orienter dans une direction qui le purifie et qui lui assure des immunités contre certaines influences malsaines.

Si la question de l'emplacement des hôpitaux sur les navires ordinaires a reçu des solutions diverses, il n'y en a qu'une possible ici, c'est l'affectation au service des malades de toute la partie avant du pont et de la batterie correspondante, avec large et facile communication entre ces deux compartiments. Et si l'on préférait affecter la batterie tout entière à cet usage, il faudrait, en cas d'épidémie ou d'exagération des besoins normaux, avoir à bord tout un matériel pouvant permettre de convertir, à un moment donné, la plus grande partie du pont en un de ces hôpitaux sous-tente dont l'expérience de la guerre de la Sécession et les essais qui ont été faits dans divers centres d'instruction médicale, en particulier à Paris, ont démontré les avantages (1).

Je n'ai pas besoin d'ajouter que sur ces navires destinés aux malades tout doit être sacrifié à cette destination : travaux, manœuvres, aménagements, et qu'il ne faut songer à rien demander à ces navires en dehors de leur destination spéciale.

Je crois, je le répète, qu'il faudrait organiser dans un point central de chaque station un navire-hôpital qui exonérerait de la nécessité d'en-

---

(1) Je signalerai comme une disposition très-commode l'installation de réservoirs d'eau douce sur le pont permettant de mettre des robinets de distribution dans les diverses parties des deux batteries, ce qui doit singulièrement faciliter le service. Cette disposition se retrouvait aussi à bord du *Victor-Emmanuel* installé en vue de l'expédition anglaise contre les *Ashantis*. On pouvait ainsi avoir, à volonté, dans toutes les parties du navire de l'eau douce filtrée, de l'eau douce non filtrée, de l'eau de mer pour les divers services de l'hôpital (Voy. *Bulletin de la réunion des officiers,* 15 février 1875, et *Arch. de méd. nav.,* n° de mars 1874, p. 129).

voyer les malades à terre, dans des conditions de surveillance souvent inefficaces.

Je dois à l'obligeance de M. Barnier, médecin de la marine, des détails intéressants et instructifs sur les hôpitaux flottants *le Melville* et *le Flamer* qui, en 1868, étaient mouillés en rade de Hong-Kong.

Le pont du *Melville* est recouvert d'une toiture allant de bout en bout et débordant de 0^m,50 les murailles du navire. A l'arrière est une dunette où sont logés le médecin en chef et ses bureaux. Depuis la dunette jusqu'à 6 mètres au delà du grand mât, est un espace constituant le gaillard d'arrière et qui offre des bancs pour les convalescents qui s'y promènent. M. Barnier considère cette toiture percée d'ouvertures qui suffisent à l'aération du pont, comme offrant des avantages réels. Je le crois, mais encore faut-il qu'elle ait une hauteur suffisante au-dessus du pont pour que l'humidité ne s'accumule pas dans l'intérieur du navire. Je crois que cette toiture doit être élevée de 2 mètres au moins au-dessus du bastingage et qu'il faut la munir de chaque côté de mantelets mobiles se manœuvrant de l'intérieur du pont et permettant, à un moment donné, de se garantir contre l'action de la pluie ou celle d'un vent trop fort. Sur le pont du *Melville*, à 6 mètres en avant du grand mât, est une cloison incomplète avec couloirs latéraux séparant de l'arrière : les cuisines, une salle de bains et de pesées, un dépôt de médicaments, une cabine avec table en marbre, fontaine à robinets, bailles, etc., servant aux autopsies, deux poulaines.

La batterie haute est attribuée aux officiers malades et à la clinique chirurgicale. Sa partie arrière présente les trois chambres des médecins et celle du chapelain. Vient ensuite le carré, puis l'avant-carré où se trouvent en abord des chambres d'officiers à un (1) et à quatre lits, spacieuses, éclairées par des sabords et ayant, à proximité, des lieux d'aisances et une salle de bains, la pharmacie. La portion de la batterie qui vient ensuite est une salle de chirurgie de 18 lits offrant à chaque malade un cube individuel de 21^{m3}, éclairée par 4 sabords et un large panneau, fournissant un carré d'aération de 21^m,58 de côté. A l'avant, se trouvent des cabinets d'aisances, l'arsenal de chirurgie, un magasin de médicaments. Cette batterie présente, de chaque côté, une porte communiquant avec les porte-haubans transformés en galeries où les malades peuvent se promener et s'asseoir.

Le service de ces bâtiments est entièrement sous l'autorité et la responsabilité des médecins, et le personnel du *Melville* se composait, à l'époque où M. Barnier en étudiait l'installation, d'un *Deputy Inspector general*, de 3 *surgeons*, d'un pharmacien, d'un chapelain, de plusieurs écrivains, de deux sergents, d'hommes de garde et de service.

On ne saurait contester que ces hôpitaux flottants ne respirent, par les

_______________

(1) Chaque cabine a un lit cube 10^m,80.

détails de leurs installations, une entente très-remarquable des exigences d'un pareil service, mais le *Melville* n'est pas un type à imiter en tous points; un navire à deux batteries ne me paraît pas convenir à cette destination, et l'absence de tout système de ventilation sur ce bâtiment aussi bien que sur le *Flamer* était une lacune qui, du reste, est peut-être comblée à l'heure qu'il est.

La batterie basse sert aux maladies internes, elle a, sur l'arrière, des lieux d'aisances à cuvette; en avant une salle de toilette commune et des urinoirs. L'intervalle est une salle de clinique interne contenant 46 lits disposés en trois rangées. Cette batterie éclairée par 3 panneaux, 14 sabords de côté, 2 sabords d'avant et 2 sabords d'arcasse, donne à chaque malade $23^{m3}$ d'emplacement et dispose d'un carré d'aération de $21^m,76$ de côté.

Le faux pont n'est, par le fait, qu'un magasin d'hôpital, contenant la vaisselle, les liquides, les médicaments, la lingerie, le vestiaire, la literie.

La cale ne contient que le charbon et les approvisionnements du navire.

A côté du *Melville* se trouve le *Flamer*, navire à batterie barbette, et qui sert au traitement spécial des varioleux. Sur le pont se trouvent à l'arrière, et en abord, des bouteilles; sur l'avant des caisses à eau et une salle de bains également en abord; au milieu et sur l'avant, la cuisine et des lieux d'aisances. Tout le reste du pont est à claire-voie avec promenades latérales.

La partie avant du faux pont contenant le logement des hommes de service, des magasins d'effets, la pharmacie, est isolée du reste par une cloison à porte. La salle des varioleux s'étend de cette cloison à l'arrière; elle contient 8 lits en deux rangées, donne à chacun $28^{m3}$ d'espace et est aérée par les claires-voies, un panneau à échelles et 12 petits sabords de côté.

Peut-être, je le répète, pourrait-on remplacer les lazarets dans lesquels s'accomplissent les quarantaines sanitaires par des navires-lazarets qui offriraient certainement aux passagers de navires suspects des conditions de bien-être tout autres que celles qui leur sont offertes par des lazarets ordinaires, dont l'installation (qui ne saurait, je le reconnais, être plus satisfaisante sans des dépenses considérables) soulève de fréquentes récriminations. Une enceinte pourrait être réservée à terre pour le déchargement des marchandises suspectes et pour les promenades quotidiennes des passagers. Ce lazaret flottant serait installé comme un paquebot et offrirait aux passagers de différentes classes des logements en rapport avec les prix dont ils les payeraient. Il est superflu de dire que la surveillance serait autrement efficace que dans les conditions ordinaires, si l'on traçait autour du lazaret un périmètre suffisant de protection.

Un navire-lazaret semblable devrait avoir tout l'avant de son pont transformé en hôpital ; l'arrière et la batterie seraient consacrés aux logements (chambres et salons) et le personnel de service et de surveillance serait logé dans le faux pont. Construit en tôle, pour être d'une imprégnation moins facile, et n'ayant à bord que le matériel de service indispensable, il présenterait à ses habitants un cube individuel très-spacieux ; des ouvertures aératoires très-larges et convenablement disposées y laisseraient entrer en abondance l'air et la lumière, et un système mixte de ventilation par aspiration et par pulsion achèverait d'assurer sa salubrité, sans préjudice des soins de nettoyage exact et de désinfection journalière qui compléteraient cet ensemble de mesures d'hygiène. Ce navire pourrait, du reste, grâce à des corps morts disposés à cet effet, être affourché de façon à se laisser pénétrer par la brise du large.

Le seul reproche qui pourrait être adressé à cette idée des lazarets flottants serait leur imprégnation possible par les miasmes et les contages, dont l'activité pourrait se réveiller au détriment d'une nouvelle série de passagers y faisant quarantaine, mais les lazarets actuels n'offrent-ils pas le même danger et à un plus haut degré sans doute ? Et, d'ailleurs, pendant les périodes de chômage, le fonctionnement actif des appareils de ventilation, suivi de l'ouverture permanente des orifices aératoires, le renouvellement de badigeons additionnés d'hypochlorite de chaux, la désinfection et l'assèchement de la cale donneraient à ce lazaret flottant des conditions d'innocuité qu'on demanderait vainement à ceux de terre.

Quant à la monotonie de cette habitation, elle serait compensée par le bien-être, et les passagers qui ont connu les rigueurs de la quarantaine dans des chambres de lazarets ne songeraient certainement pas à se plaindre de ce changement.

## ARTICLE II

### TYPES MARCHANDS.

Les navires de la marine marchande se rattachent à la plupart des groupes que nous avons étudiés jusqu'ici : steamers et voiliers, grands et petits navires, — navires en bois et en fer, — et les considérations dans lesquelles je suis entré à ce propos s'appliquent aussi bien aux navires de commerce qu'aux navires de l'État. J'en dirai autant des principaux types qui sont demeurés plus stables que ceux des navires de combat ; aussi ai-je conservé intentionnellement, et dans la pensée qu'ils s'appliquaient complétement encore à la marine marchande, la description topographique des navires de l'ancienne marine de guerre. J'aurai donc peu de chose à dire à ce propos. Je distinguerai les types marchands : 1° d'après leur cargaison ; 2° d'après leur destination comme transports ; 3° d'après leur navigation.

## § 1. — *Navires à cargaisons insalubres.*

J'ai traité plus haut (Voy. p. 42), des chargements insalubres : de cuirs verts, de guano, de poudrette, de graisses, de mercure, etc., et je ne puis que renvoyer le lecteur à cette partie de mon livre.

## § 2. — *Transports de passagers et d'émigrants.*

Les navires de commerce, en dehors des cas dans lesquels ils sont affrétés par l'État pour effectuer des transports de troupes, servent à porter du personnel dans deux conditions différentes : 1º transport de passagers ordinaires ; 2º transport d'émigrants.

I. *Passagers ordinaires.* — Les paquebots des différentes nations qui sillonnent la Méditerranée dans tous les sens, et les grands et somptueux navires affectés aux voyages de l'Atlantique et des mers de l'Inde réunissent, dans un intérêt de prospérité, toutes les conditions d'élégance, de confort et de salubrité que l'on peut demander à la navigation. Nos paquebots tiennent, à tous ces points de vue, une place honorable entre leurs compétiteurs, et les étrangers, en les recherchant de préférence à ceux de leur pays, leur rendent un hommage très-significatif. La marine de l'État, comprenant qu'il y a là pour elle un intérêt des plus directs, a du reste favorisé ces compagnies, et en leur prêtant les médecins qu'elle a formés, a augmenté encore leur sécurité et a appelé vers eux le mouvement des voyageurs. L'un de ces médecins, M. A. Foucault, a publié sur la navigation de ces paquebots un intéressant travail, que j'ai déjà cité (Voy. p. 95) et qui permet de mesurer le degré de perfection auquel on a porté les installations de ces beaux navires (1).

Là où l'hygiène n'a qu'à louer, elle ne s'arrête pas, et, reprenant son métier de Cassandre, elle continue sa tâche ingrate, pourchassant des défectuosités et réclamant des réformes.

II. *Émigrants.* — Ces navires lui fournissent, sous ce rapport, un thème fécond. Je distinguerai à ce point de vue : 1º l'émigration européenne ; 2º l'émigration indo-chinoise et musulmane.

1º *Émigration européenne.* — L'Europe écoule chaque année vers les États-Unis, le Canada, la République Argentine, etc., l'excédant de sa population, et on peut l'affirmer, nulle partie de l'hygiène navale n'appelle à un plus haut degré la surveillance des gouvernements et la sollicitude des philanthropes.

Quelques chiffres donneront une idée de l'importance de cet intérêt : En 1871, les seuls États-Unis ont reçu 232,494 émigrants, dont 134,855

---

(1) Foucault, *La navigat. transatl. de nos jours dans ses rapports avec l'hygiène navale* (*Arch. méd. nav.*, 1857, t. VII, p. 180).

par Liverpool ; 59,575 par Brème et 38,425 par Hambourg. Sur ce chiffre on comptait : 97,406 habitants du Royaume des États-Unis (1). L'émigration allemande, en 1871, a été de 84,298 individus : le mouvement d'émigration en Angleterre s'accroît de plus en plus : de 2,081 en 1815, il est monté à 256,940 en 1870 ; à Buenos-Ayres, en 1870, les émigrants européens apportés par les navires se sont élevés au chiffre de 41,058 (2).

On pressent par ces seuls chiffres ce qu'il doit y avoir sur ces navires de misères, de maladies, de mortalité, et combien il faut surveiller de près les compagnies qui se livrent à cette spéculation. J'ai rencontré parfois de ces navires à la mer, et à voir la fourmilière humaine qui se mouvait sur le pont, je me faisais une médiocre idée de l'hygiène de pareilles agglomérations. Mais ces questions ne se jugent pas par des impressions mais par l'étude, et il est du devoir des gouvernements qui ont à compter avec ce mouvement d'émigration de publier les statistiques de mortalité qui s'y rapportent. Elles seraient, je le crains bien, tristement expressives.

2° *Émigration indo-chinoise et musulmane.* — Une décision ministérielle du 24 décembre 1857 a confié à des médecins de la marine mis à la disposition de la *Compagnie générale maritime* le service de ces navires avec le titre de *commissaires d'émigration*. Le résultat de cette mesure a été une surveillance désintéressée et efficace, et une étude attentive des conditions d'hygiène dans lesquelles se fait l'immigration indienne et chinoise. Parmi les travaux se rapportant à cette question, je citerai ceux de Beaujean (3), de MM. Gaigneron (4), Leclerc (5), Guy (6), Richaud (7), etc. Il est incontestable qu'un grand progrès a été réalisé par la présence, à bord de ces navires, de médecins instruits et humains, veillant à ce que l'émigration ne devienne pas une traite dissimulée.

Le béribéri, dont certains médecins de la marine sont disposés à faire un scorbut modifié par les conditions de la race, se montre fréquemment sur ces navires. M. Guy, sur un effectif de 587 Indiens, eut 111

---

(1) Ce chiffre se décomposait ainsi : 68,509 Anglais, 2,483 Écossais et 26,414 Irlandais. L'activité de l'émigration fait prédominer le nombre des femmes en Angleterre.

(2) Les Italiens figurent dans ce chiffre pour 50 p. 100 ; les Français pour 10 p. 100 ; les Suisses, pour 5 p. 100 ; les Allemands pour 10 p. 100.

(3) Beaujean, *Rapp. sur le voyage du* Richelieu *de Pondichéry à la Martinique.* (*Revue algérienne et coloniale*, 1860).

(4) Gaigneron, *Rapp. sur le voyage du* Suger *transportant un convoi d'Indiens de Pondichéry à la Guadeloupe.*

(5) Leclerc, *Transport de 429 Indiens de Pondichéry à la Martinique sur le navire* le Siam (*Revue alg. et coloniale*, 1860).

(6) Guy, *Étude sur le béribéri, épidémie observée sur le convoi indien du trois-mâts* l'Indien, Montpellier, 1864.

(7) L. M. Richaud, *Épidémie de béribéri à bord du navire d'émigration* le Jacques-Cœur, Montp., 1867.

cas de béribéri et 40 décès ; sur 118 femmes 6 cas et 2 décès. Le *Par-mentier* parti en 1861 de la Martinique avec 401 coolies en perdit 258 pendant sa traversée qui dura cinq mois. En 1862, l'*Indien* part de Pon-dichéry avec 557 coolies ; quatre mois après le béribéri éclate à son bord et lui tue 41 hommes. A bord du *Jacques-Cœur*, M. Richaud, aux prises avec une épidémie de cette nature, perd 14 coolies (1). On peut dire que le béribéri est la caractéristique pathologique de ce genre de campagnes. Il ne saurait relever de l'encombrement, condition hygié-nique banale et qui se retrouve partout sans produire rien de semblable ; ni de l'influence du climat spécial de l'Inde puisqu'on l'a observé au départ des Antilles, à Sainte-Hélène, au Brésil, etc. ; ni de l'influence générale des climats tropicaux puisque le béribéri ne se montre pas là où cette action est au maximum d'intensité. Tout ce qu'on peut dire c'est que la vie nautique et une alimentation défectueuse, agissant sur des races colorées, sont les conditions de production du béribéri épidé-mique. Ce qu'il y a de certain c'est que le béribéri n'attaque qu'excep-tionnellement les Européens sur les navires et que les Indiens attachés au service des cuisines, se nourrissant mieux, échappent ainsi à ses atteintes.

M. Le Roy de Méricourt oppose à l'opinion de Van der Keift, Carsten, Morehead, et d'un certain nombre de médecins de la marine qui consi-dèrent le béribéri, comme le scorbut des races colorées, quelques objec-tions tirées de la prédominance du scorbut pour les pays froids et humides, de la simultanéité d'apparition du scorbut vrai avec le béri-béri. Je crois, pour mon compte, et, répudiant une idée que j'ai déve-loppée jadis, avec M. Le Roy de Méricourt (2), et à laquelle il a renoncé comme moi, que le béribéri n'est pas de cause *miasmatique*, mais bien de cause *alimentaire* et que sa nature le rapproche singulièrement du scorbut. Le béribéri n'est pas exclusif aux navires, mais il s'y trouve mieux qu'à terre ; de même aussi le scorbut, pouvant se développer par-tout, trouve dans les navires, comme dans les prisons, un terrain de prédilection. La doctrine qui fait du béribéri le scorbut des races co-lorées me paraît tout à fait vraisemblable. Quoi d'étonnant qu'une maladie dont le fond est le même trouve dans les diverses races des particularités de terrain qui en modifient la physionomie ? Les conditions de moindre encombrement et de meilleure nourriture des coolies arri-veront certainement à prévenir le développement des épidémies de béri-béri, ou à en limiter les ravages. J'insisterai du reste plus longuement bientôt sur cette intéressante question d'étiologie.

(1) Voy. Le Roy de Méricourt, *Dict. encyclop. des sc. méd.*, 1^re série, 1868, t. IX, article BÉRIBÉRI, p. 149.

(2) Fonssagrives et Le Roy de Méricourt, *Mémoire sur la caractérisat. nosolog. de la maladie connue vulgairement dans l'Inde sous le nom de béribéri* (*Arch. gén. de mé-decine*, 1861).

Les navires qui portent les pèlerins à la Mecque deviennent aisément, l'expérience l'a démontré, des foyers de diffusion cholérique, aussi les gouvernements anglais et néerlandais ont-ils adopté des mesures tendant à prévenir l'entassement des pèlerins en nombre trop considérable sur le même navire, et exigeant d'eux, avec la constatation d'un état satisfaisant de santé, la possession de ressources suffisantes pour le voyage. La Conférence internationale de Constantinople a stipulé, à cet égard, un ensemble de mesures dont l'utilité ne saurait être contestée et dont l'application doit être faite à nos pèlerins de l'Algérie qui vont annuellement à la Mecque.

## § 3. — *Types rapides*.

J'ai indiqué plus haut le mouvement assez rapide avec lequel la marine de commerce transforme ses voiliers en steamers. L'hygiène navale qui voit dans l'emploi de la vapeur un moyen de diminution de la durée des traversées suit avec intérêt ce changement. C'est aussi par le même motif qu'elle attache un prix réel à ces types de navires qui ont eu en vue l'obtention d'une vitesse remarquable et ont compensé par les moindres frais de traversées devenues plus courtes, leur inaptitude, par le fait de la finesse de leurs formes, à prendre des chargements considérables. Les *clippers* (glisseurs) américains, suivis de près par les clippers anglais, sont nés de cette spéculation commerciale. Affectés principalement au transport du thé, il importait qu'ils arrivassent avant leurs compétiteurs; tout fut donc combiné pour leur donner une grande vitesse, et des paris dans le goût anglais, des primes d'arrivée (1), vinrent stimuler activement l'industrie des constructeurs et le zèle des capitaines; et de là des steeple-chases nautiques comme celui entre le *Maury* et le *Lord of the Isles* ou entre l'*Ariel* et le *Fiery-Cross*, et qui sont demeurés célèbres. Des vitesses moyennes dépassant parfois 13 nœuds ; des traversées de Shang-Haï en Angleterre n'ayant duré que 91 jours, comme celle du *Thermopylœ*, etc., attestent la façon dont ce problème de vitesse a été résolu. Les navires à vapeur, depuis 1868, ont supplanté les clippers pour le commerce du thé, et l'adjonction d'une machine auxiliaire à ces derniers bâtiments n'a pu les armer contre une concurrence qui les écrasait (2).

Je n'insiste pas sur ce rôle de la vitesse des navires au point de vue de l'hygiène ; j'y reviendrai en m'occupant de l'influence des campagnes et des traversées et en appréciant l'influence qu'elle exerce sur la santé des équipages.

(1) Cette prime a été longtemps d'une livre sterling par tonne ; elle était attribuée au premier clipper apportant les thés de l'année.
(2) Voy. *Revue marit. et coloniale*. Paris, 1874, p. 612.

## § 4. — *Types de navigation spéciale.*

I. *Transports de produits coloniaux.* — La marine marchande est le véhicule de l'échange, qu'opèrent entre elles les diverses contrées du monde, des produits propres à leur sol, et qui est destiné à débarrasser chacune d'elles d'une production qui dépasse ses besoins et à lui fournir ce qui lui manque. Une classification de ces navires suivant le degré de salubrité de leur chargement et suivant son aptitude à s'imprégner de miasmes ou de contages, les répartirait utilement, comme le sont les établissements industriels, en classes dont la première mesurerait la plus grande somme des inconvénients. Il est certain que le guano, le cuir vert, le café, le sucre, la poudrette, etc., ne sauraient être placés, à ce point de vue sur la même ligne.

Mais à cette destination qui les affecte à la répartition plus utile des produits nécessaires à l'homme, les navires de commerce en joignent une autre non moins importante, c'est l'exploitation du domaine de la mer, dont les produits, grâce à eux, entrent dans la consommation générale. Le spermaceti du cachalot, l'huile de la baleine, la masse énorme des produits alimentaires recueillis par les pêches, les éponges, les perles, le corail, etc., sont les produits de cette exploitation maritime qui complète l'exploitation agricole et rend l'Océan comme l'est la terre, tributaire des besoins de l'homme.

La France, au labourage et au pâturage, « ces deux mamelles qui, suivant le mot de Sully, sont ses vraies mines du Pérou, » réunit la pêche qui lui forme des matelots pour sa marine de guerre et lui fournit annuellement des produits représentés par près de 80 millions de francs (1). En 1873, la pêche a employé 77,323 marins ; et 20,005 bateaux jaugeant 156,118 tonneaux (2). C'est dire l'importance que présente l'hygiène de cette industrie, alors même, que négligeant la pêche entière, on ne l'envisage que dans ses rapports avec les grandes pêches de la baleine, de Terre-Neuve, d'Islande.

La pêche à la baleine est une école de grande navigation et sans elle la noble passion des découvertes arctiques serait encore à s'allumer ; mais elle constitue un rude métier et la longueur du séjour à la mer, les régions humides et froides dans lesquelles elle s'opère, l'absence de vivres frais exposent les équipages des baleiniers à des chances menaçantes de scorbut. L'usage de la bière sapinette, l'embarquement de pommes de

_______________

(1) Le rapport adressé au ministre de la marine le 10 août 1875 par le directeur des services administratifs évaluait, pour 1874, le produit des pêches à 73,384,258, chiffre en diminution de 6,432,771 sur celui de 1873.

(2) Les 190 bateaux de Terre-Neuve employés à la pêche de la morue ont jaugé en moyenne 533 tonnes ; les 230 bâtiments d'Islande 104 tonnes. Les 101,488 bateaux de pêche côtière ont jaugé en moyenne 5$^t$, 2.

terre crues, la distribution de *lime-juice* sont des précautions encore plus nécessaires pour cette navigation que pour toutes les autres.

Quant à la pêche de la morue, elle s'accomplit dans des conditions d'incurie et de défaut d'assistance médicale réellement efficace qui doivent éveiller la sollicitude de l'administration. Nous avons là , année moyenne, entre Terre-Neuve et l'Islande, 10,000 pêcheurs, dont la condition est vraiment digne d'intérêt et dont la santé pourrait être mieux garantie qu'elle ne l'est. Les soins des médecins de la marine embarqués sur les navires de guerre affectés à la surveillance et à la protection de la pêche en Islande et à Terre-Neuve, ne suppléent qu'imparfaitement au défaut d'assistance médicale sur les navires de pêche. Les armateurs éludent, autant qu'ils le peuvent, l'obligation de mettre un médecin sur leurs navires, et quand ils s'y décident, ils semblent n'accomplir qu'une formalité onéreuse et transforment cette mesure secourable en une pure fiction. Que peut-on exiger en effet de ces officiers de santé, déclassés par le besoin, sans position et sans garanties, et auquel on enlève en les assujettissant à la glèbe du travail commun le sentiment de leur mission, si ce n'est celui de leur dignité? Le problème est difficile, je le reconnais, mais on pourrait certainement lui trouver une solution moins dérisoire que celle à laquelle on semble vouloir s'arrêter.

### § 5. — *Types paradoxaux.*

La marine de commerce a ses types paradoxaux comme la marine de guerre, mais ils sont moins nombreux et s'écartent moins des idées et des formes communes.

Je signalerai d'abord les types dont les dimensions énormes constituent le caractère. La marine marchande a dépassé, sous ce rapport, la marine de guerre, et s'est complue dans des créations gigantesques qui, très-probablement, ne feront pas souche. C'est elle en effet qui a construit les six plus grands navires qui aient jamais flotté, et dont j'ai donné plus haut les dimensions. Le *Great-Eastern* a été le type de ces constructions gigantesques, mais cette création, sorte de défi jeté à l'impossible, n'aurait été, au cas où elle eût réussi, qu'un progrès négatif pour l'hygiène navale : des cloisonnements multiples, des moyens insuffisants d'aération sont des inconvénients que le séjour assez court des passagers à bord eût sans doute atténués, mais qui auraient été cependant plus sensibles que sur les paquebots ordinaires à cause du chiffre de la population absolue du *Great-Eastern*. Au reste, l'expérience a condamné ces immenses machines nautiques, et le *Great-Eastern* a été heureux, pour ne pas rencontrer l'échec humiliant d'une inutilité absolue, de concourir à la pose du câble transatlantique.

Je rattacherai aussi au groupe des navires paradoxaux les *bâtiments porte-trains* imaginés par M. Dupuy de Lôme et les paquebots *le Bessmer*, *le Castalia, le Dicey*, destinés également au passage de la Manche.

Bien que le percement, de plus en plus probable, du tunnel sous la Manche enlève à ces essais une partie de leur intérêt, je dois cependant en dire ici quelques mots. Les *navires porte-trains* devaient avoir une longueur de 185 mètres, une largeur de 11$^m$,20, un tirant d'eau en charge de 3$^m$,50 et un déplacement de 2,700 tonneaux. Mus par des roues et développant une force de 3,600 chevaux, ces navires recevaient par l'arrière du faux pont un train sans locomotive de 119 mètres de longueur destiné à sortir, au point d'arrivée, par l'avant du faux pont dont les rails se raccordaient avec ceux de terre. Une vitesse de 18 milles nautiques à l'heure leur eût permis de franchir en 1$^h$,10 ou 1$^h$,30 les 38 kilomètres qui séparent Douvres de Calais. Des salons analogues aux salles d'attente, et munis de tout le bien-être désirable devaient recevoir les voyageurs pendant la traversée, et le pont leur eût servi de promenoirs.

Je ne me serais pas cru autorisé à parler de ces navires si leur inventeur ne s'était proposé, en même temps qu'il leur donnait d'excellentes qualités nautiques, de combiner leurs proportions de façon à éviter, autant que possible, aux passagers les souffrances du mal de mer. M. Dupuy de Lôme calculant que, dans la Manche, la durée de la succession de deux lames venant par le travers est de 7 à 8″, c'est-à-dire égale à la durée de l'oscillation complète d'un navire ordinaire avec retour sur le même bord, estimait que ses navires porte-trains mettraient 12 à 13″ à faire cette oscillation complète, de sorte qu'une lame détruirait le roulis produit par la précédente (1).

Il est certain que si le tunnel n'aboutit pas, ces navires simplifieront singulièrement la traversée du canal et, évitant aux voyageurs les ennuis d'un double transbordement, réaliseront au profit de leur bien-être et de leur temps un incontestable progrès.

Le *Dicey* est encore un type plus étrange, formé de deux coques jumelles réunies par un tunnel. Les coques ont 88$^m$,40 de longueur et 18$^m$,29 de maître bau. Chaque coque a 5$^m$,15 de largeur et le tunnel intermédiaire 7$^m$,93. Les deux roues sont au milieu du tunnel. Le *Dicey* n'a que 1$^m$,83 de tirant d'eau. Le salon des passagers, sorte de poutre tubulaire à parois résistantes, est surmonté d'une superstructure ayant 4$^m$,27 de hauteur au-dessus de la mer et servant de promenade. Ce navire dont le prix ne doit pas dépasser 1,500,000 de francs aura une vitesse de 12,5 nœuds et pourra recevoir de 1,000 à 1,500 passagers (2).

La *Castalia* est un type analogue mais un peu plus long (94 mètres). Les deux coques sont séparées par un intervalle de 8$^m$,50 et reliées

(1) Dupuy de Lôme, *Traversée de Calais à Douvres sur des navires porte-trains* (*Bullet. de la Soc. de Géographie*, mars 1874, p. 225).
(2) *Revue marit. et coloniale*, 1874, t. XLI.

entre elles par de forts bâtis en bois. Ces 8 mètres de pont intermédiaire sous lequel sont logées les roues s'ajoutent à la largeur des deux coques et la portent à 19 mètres. Ce paquebot a fait, le 13 octobre 1875, son premier voyage de Douvres à Calais; il a accusé peu de vitesse, mais un roulis faible (il n'a pas dépassé 5°) et un tangage très-atténué. Des modifications dans sa machine ont permis de porter la vitesse à 10 nœuds (1).

Le projet *Bessemer* et *Reed* offre plus d'intérêt, et nous entrerons à ce sujet dans quelques détails. Le bâtiment imaginé par ces deux ingénieurs a une longueur de 350 pieds anglais sur une largeur de 45 pieds seulement au niveau de la dunette ; son tirant d'eau en charge est de 7 pieds et demi seulement, de telle sorte que, par toutes les marées, l'accès de Douvres et de Calais lui soit possible. Les deux extrémités du navire sont semblables, de façon à pouvoir entrer ou sortir d'un port sans être obligé de virer. Chacune d'elles est armée d'un éperon placé assez bas pour fendre les lames. Ce navire est muni de deux paires de roues placées l'une sur l'avant, l'autre sur l'arrière, d'un diamètre de 30 pieds, et mues par deux machines pouvant déployer chacune une force de 2,000 chevaux. La vitesse calculée doit atteindre 20 milles. La partie centrale du navire est occupée par un salon suspendu comme le sont les lampes et les compas et placé de telle façon que le centre de gravité de ce salon coïncide avec celui du bâtiment. Ce salon n'occupe que le septième du navire. Il a 20 pieds de haut, 30 de large et 50 de long. Il est surmonté d'une terrasse sur laquelle les passagers peuvent se promener, prendre l'air, affranchis de la plus grande partie des secousses du navire.

Le *Bessemer* a été construit, mais les journaux annonçaient récemment qu'on avait définitivement renoncé à l'employer au service pour lequel il avait été fait, et il est supposable qu'on le transformera en un navire ordinaire (2).

(1) Voy. *Rev. marit. et colon.*, 1876, t. XLVIII, p. 598.
(2) Voir le journal *l'Engineering*, numéro du 18 octobre 1873 et la *Revue marit. et coloniale*, numéros de janvier et mars 1873.

# LIVRE QUATRIÈME

## ASSAINISSEMENT NAUTIQUE

Le navire est lancé, il a pris possession du liquide élément où doit s'accomplir et se terminer sa carrière ; le choix de ses matériaux de construction a assuré, autant qu'elle dépend de cette condition, son hygiène future ; ses aménagements intérieurs ont été disposés de la façon la plus favorable ; toutes les exigences de la navigation ont été prévues par les mille détails de l'armement ; et, préparé ainsi pour sa mission lointaine, il se sépare de la terre, prend le large, et désormais se trouve mis en demeure de se suffire à lui-même. Étudions les ressources dont il dispose pour pourvoir à sa salubrité propre, pour se défendre contre les influences malsaines toutes spéciales qui pèsent sur lui, occupons-nous en un mot de ses moyens d'assainissement.

Un navire est, quoi qu'on fasse, une habitation insalubre, et les conditions anormales dans lesquelles elle place la vie exigent une vigilance assidue et des soins de tous les instants. Si cela est vrai dans les circonstances ordinaires de la vie maritime, cette industrie et ces soins sont encore bien plus impérieusement commandés quand des circonstances exceptionnelles, telles qu'un encombrement insolite, des chargements insalubres et à plus forte raison des épidémies, viennent s'abattre sur un navire ; quand, enfin, une cause accidentelle d'insalubrité ayant exercé son influence sur un bâtiment, l'ayant imprégné en quelque sorte et l'ayant rendu malsain, il faut, après que l'équipage l'a évacué, soumettre ce bâtiment à des mesures de désinfection. C'est dire que cette étude de l'assainissement nautique embrasse deux sujets différents :

1° Assainissement permanent, c'est-à-dire assurant la salubrité journalière du bâtiment ;

2° Assainissement accidentel en temps d'épidémie et en cours de campagne.

Nous allons étudier dans cet ordre les questions nombreuses qui se rattachent à l'assainissement des navires en insistant, comme de raison, sur la ventilation nautique, qui est le nerf de l'hygiène navale.

# SECTION PREMIÈRE

## ASSAINISSEMENT PERMANENT

La propreté à bord des navires a fait, depuis cinquante ans, des progrès qui accusent en même temps l'importance croissante attribuée aux intérêts de la santé, le goût du bien-être, et enfin une élévation du sentiment de la dignité et des habitudes de distinction. Si l'on compare la propreté actuelle des navires à la sordidité des bâtiments des siècles passés, on ne peut qu'éprouver, en effet, une impression de satisfaction indicible. « En vérité, dit à ce sujet M. Rey, lorsqu'on réfléchit aux conditions déplorables au milieu desquelles vivaient autrefois les équipages des navires de guerre, et cela à peu près dans toutes les marines, on n'est plus étonné que d'affreuses épidémies, d'immenses catastrophes soient venues s'abattre sur ces écuries d'Augias. Voyez la batterie d'un vaisseau du temps de Rouppe : les hamacs sont suspendus nuit et jour ; dans chaque poste à canons sont établis des caissons dans lesquels les marins entassent, avec leurs vêtements humides ou secs, propres ou non, leurs vivres pour trois jours (fromage, beurre rance, etc.) ; les trois quarts des hommes sont couverts de vermine, vêtus d'effets sordides ou en lambeaux ; puis, regardez le pont de cette batterie luisant d'une épaisse couche d'immondices : du grand panneau s'élèvent des miasmes infects, car tout arrive dans la cale : l'eau de la pluie, l'eau de la mer, l'eau douce à demi pourrie des barriques, l'urine de ceux qui la nuit, ayant peine à monter sur le pont, « *alvum exonerant vel urinam excernunt* (1). »

A coup sûr, les choses ont heureusement changé depuis cette époque, et cette incurie délétère et humiliante a cédé la place, sur les bâtiments de guerre, à une propreté exquise, minutieuse, louable même dans sa recherche, mais qui a à se garantir d'un écueil : le sacrifice de la propreté réelle qui profite à la santé, à une propreté d'apparat qui ne profite qu'aux yeux, comme font certaines femmes dont la robe luxueuse cache souvent une sordidité réelle des vêtements qui ne se voient pas.

Le nettoyage du navire a pour but l'entretien de sa propreté et de sa salubrité intérieures. Le nettoyage des ponts, celui de la cale et la désinfection aérienne sont les divisions naturelles de cette étude.

## ARTICLE PREMIER

### NETTOYAGE DES PONTS.

#### § 1. — *Briquage.*

Le briquage comprend deux modes différents : le briquage humide

(1) Rey, *Les médecins navigateurs (Arch de méd. nav.,* 1870, t. **XIV**), page 291.

et le briquage à sec (*dry stoning* des Anglais). Le briquage à sec, est une pratique excellente, et son usage fréquent est un des meilleurs préservatifs contre l'humidité des compartiments habités des navires. On lui a cependant adressé deux reproches :

1° De remplir l'air de sable pulvérulent lequel devient préjudiciable aux organes de la machine en s'introduisant dans leurs joints. Il serait bon de voir de plus près ce que cette imputation a de fondé ;

2° D'exposer les matelots qui l'exercent à contracter aux genoux, par pénétration du sable dans les follicules cutanés, ces furoncles pemphigoïdes qu'un ancien médecin de la marine, Saurel, a décrits dans une note spéciale (1). Cet inconvénient est réel, mais il peut être éludé aisément en remplaçant le briquage à genoux, qui est d'ailleurs très-fatigant, par un briquage debout pratiqué à l'aide d'une brique encadrée dans un manche, ainsi que cela se fait déjà à bord de beaucoup de navires. C'est peut-être moins exact comme briquage, mais c'est moins pénible.

### § 2. — *Lavage.*

Le lavage, dont Rouppe faisait déjà, il y a plus de cent ans, ressortir les inconvénients, est au contraire, quand on l'applique au faux pont des navires, une pratique pernicieuse contre laquelle, dit M. Wilson, protestent en vain la raison et l'expérience. Qu'on prenne au hasard vingt médecins de la marine et dix-neuf au moins, si ce n'est plus, émettront l'avis qu'inonder le faux pont sous le prétexte de l'assainir, c'est le rendre insalubre à coup sûr ; et cependant, malgré cette imposante unanimité, le lavage quotidien des parties basses était encore, il y a trente ans, une pratique courante à bord des navires. L'article 677 du règlement du 28 août 1851 sur le service intérieur des bâtiments de la flotte, avait, il est vrai, restreint de beaucoup le lavage du faux pont ; recommandé de le briquer ordinairement à sec ; de n'employer, quand exceptionnellement il doit être lavé, que de l'eau douce et tiède ; d'enlever soigneusement celle-ci à l'aide de fauberts secs, et de promener des brasières pour faire disparaître toute trace d'humidité, mais cette réserve et ces précautions n'étaient que fort imparfaitement observées.

Dans la première édition de ce livre je demandais qu'on ne pût faire plus d'un lavage du faux pont par mois ; que la même interdiction fût applicable aux première et deuxième batteries des vaisseaux ; qu'on choisît pour cette opération un jour sec et chaud ; qu'on remplaçât l'eau par une lessive étendue, préparée au moyen des cendres de bois du four à boulangerie ou avec la soude du commerce ; que ce jour-là les cloisons mobiles du faux pont fussent démontées pour établir une aération de bout en bout et que l'action combinée des brasières et des ventilateurs asséchât parfaitement les ponts lavés.

(1) Saurel, *Chirurgie navale.* Paris, 1861, p. 353.

Le pont et la batterie haute, en exceptant bien entendu l'hôpital, qu'on ne saurait, à raison de sa destination spéciale, assimiler pour ses procédés de nettoyage aux autres parties du navire (1), exigent, au contraire, impérieusement le lavage quotidien sans lequel certaines dépendances : chambres des tambours, timonerie, bouteilles, poulaines, resteraient dans un état de sordidité préjudiciable au reste du navire. Je suis heureux de constater que ces idées, adoptées par les médecins de la marine, sont en grande partie, et grâce à eux et à la bonne volonté des commandants des navires, entrées dans la pratique.

Sur les paquebots bien installés, l'opération du lavage s'accomplit dans des conditions de bien-être inconnues au lavage classique et dont nos navires de guerre doivent approcher autant que possible. C'est ainsi qu'à bord des paquebots transatlantiques l'eau est puisée par un treuil à vapeur, un homme dirige une manche à lance et les autres manient pour le briquage mouillé une brique encadrée au bout d'un manche (2).

En résumé, je voudrais que le lavage ne se fît que de temps en temps et par des jours, non pas fixés d'avance, mais déterminés par des conditions favorables de bonne température et d'assèchement facile, et qu'on ne remît en place les panneaux ou caillebotis intérieurs que quand ils sont complétement secs, ou mieux, comme l'a demandé judicieusement M. Deschiens (3), qu'on remplaçât à peu près complétement pour ces objets le lavage par le briquage à sec. En un mot, lavage fréquent du pont ; lavage de temps en temps des batteries ; lavage du faux pont très-rare, si ce n'est complétement interdit, telle me paraît être la solution rationnelle de ce problème de *ménage nautique* qui a bien son importance.

Il va sans dire que j'ai en vue ici les conditions les plus habituelles de la navigation, c'est-à-dire les pays chauds. Sous les climats humides et froids, la modération dans les pratiques du lavage est encore bien autrement imposée.

### § 3. — *Arrosage.*

L'arrosage du pont est, dans les pays chauds, un moyen d'assainissement des plus employés et des plus utiles ; outre en effet qu'il prévient l'inspiration des poussières que soulèvent les balais, il entretient, sous les tentes exposées à l'action du soleil tropical, une fraîcheur des plus agréables et des plus salubres ; cette pratique est d'ailleurs aussi utile au navire dont le bois se fendillerait par excès de sécheresse, qu'à l'équipage lui-même. Dans les temps d'épidémie, au lieu de se servir

---

(1) Dans un rapport adressé à l'amiral Bruat, M. Beau, chirurgien en chef de l'escadre de l'Océan, demandait que le plancher de l'hôpital fût ciré. J'ai discuté déjà la convenance de ce détail. (Voy. page 115.)

(2) Foucaut, *loc. cit.*

(3) Deschiens, *loc. cit.*

d'eau simple pour ce lavage, on lui substituerait avec avantage un liquide désinfectant, non susceptible de produire des taches, la liqueur de Labarraque par exemple, ou le vinaigre.

En ce qui concerne l'arrosage, je ferai une remarque importante, c'est que les arrosages destinés à rafraîchir le pont du navire doivent être faits, autant que possible, à l'eau douce; l'eau de mer y dépose en effet des sels déliquescents qui, la nuit, absorbent l'eau et conservent humide le pont sur lequel les matelots vont dormir en grand nombre pour échapper à la chaleur étouffante de l'intérieur du navire (1).

## ARTICLE II

### NETTOYAGE DE LA CALE.

La propreté de la cale d'un navire est la clef de sa salubrité; et de même que les édiles, soigneux de la santé de leurs administrés, doivent mettre tous leurs soins à l'établissement, à l'entretien et au bon fonctionnement de la canalisation souterraine d'une ville, de même aussi les commandants des navires doivent-ils veiller à ce que cet intérêt de salubrité soit aussi complétement garanti que possible.

A bord d'un bâtiment, comme dans une ville, les égouts ont pour but de conduire hors de leur enceinte les eaux pluviales ou ménagères et les matières putrescibles dont l'accumulation deviendrait insalubre. Mais tandis que, dans nos villes, les égouts forment des canaux souterrains à ramifications régulières, allant se déboucher dans un déversoir par un plus ou moins grand nombre d'ouvertures et lui portant tout l'ensemble des déjections urbaines qui y affluent, la disposition spéciale des navires ne permet pas cette unité dans le système des égouts, et les diverses parties qui les constituent sont séparées les unes des autres; aussi les eaux pluviales, les eaux d'infiltration et les matières fécales ont-elles chacune leur voie spéciale de rejet. Pour les eaux que les pluies versent sur les navires, les eaux superficielles ainsi qu'on les appelle, ou celles que les coups de mer introduisent dans ses compartiments supérieurs, il n'y a d'autre issue que par les dalots, les trous dont la guirlande est percée, et les tuyaux conducteurs surajoutés au système des hublots. Je ne m'occuperai ici que des canaux de la cale.

Il n'y a pas de navire en bois qui soit complétement étanche; s'il l'est au moment où on l'arme pour la première fois, ses joints ne tardent pas à s'élargir et il fait une certaine quantité d'eau. Ce liquide séjournant dans les parties basses du navire, au contact de substances putrescibles et contenant d'ailleurs déjà des matières organiques, promptes à entrer

____

(1) Les sels brevetés de Cowper avec lesquels on a arrosé pendant quelque temps les rues et les promenades de Londres pendant l'été, et les eaux mères des salines qui ont servi au même usage à Montpellier, ne fonctionnent pas autrement. (Voy. Fonssagrives, *Hyg. et assainissement des villes.* Paris, 1874, p. 381.)

en décomposition, constitue, comme je l'ai déjà dit, un véritable *marais nautique* susceptible de produire, sous des proportions réduites il est vrai, des miasmes analogues à ceux des marais véritables. Si l'influence morbigène de ces marais échappe à l'observation parce qu'elle agit sourdement et en permanence, des faits tragiques sont venus quelquefois démontrer la toxicité que peut prendre l'eau de la sentine, quand, par incurie, on la laisse croupir dans son réservoir, comme j'en ai cité des exemples.

Les questions relatives au nettoyage de la cale sont : 1° la dilution et l'extraction de l'eau de la sentine ; 2° sa désinfection.

### § 1. — *Dilution et extraction de l'eau de la cale.*

J'ai déjà traité cette question de l'opportunité d'introduire de l'eau dans la sentine par les robinets de cale avant de procéder à son extraction, et j'ai fait remarquer qu'on lui a donné des solutions trop absolues ; que l'étanchéité est un idéal qu'il faut toujours poursuivre et qu'on atteint sur les navires à carène en tôle, mais que, quand un bâtiment fait de l'eau, il est voué, par ce fait, à une humidité inévitable ; qu'il n'y a plus dès lors qu'un intérêt dont on doive se préoccuper, c'est d'empêcher les eaux de la sentine d'acquérir, en se putréfiant, des propriétés délétères. L'introduction de l'eau par les robinets a alors le double avantage de rafraîchir l'eau de la sentine, de la mettre dans des conditions moindres de corruption, et, en même temps, de diluer cette eau organique et de laisser à celle que le jeu des pompes n'atteint pas, un degré de concentration moindre que celle qu'elle garderait sans cette condition. Cette eau délaye de plus les boues de la sentine et les rend avulsibles par le jeu des pompes.

L'extraction quotidienne des eaux de la cale est, sur les bâtiments dont l'étanchéité est impossible, une des pratiques les plus essentielles de l'hygiène nautique. Nous avons décrit plus haut la disposition de l'égout principal des navires ; les affluents sont représentés par les paracloses et les rigoles que forme l'intervalle des membrures voisines ; le cloaque l'est par la sentine ; le tuyau de rejet par les pompes ; enfin l'irrigation par un courant d'eau rapide susceptible de délayer et d'entraîner avec lui les dépôts boueux de l'égout, est représentée dans la cale par l'afflux de l'eau de mer qu'y introduisent ses robinets. La déclivité de la sentine par rapport à ses affluents de l'avant et de l'arrière, la libre perméabilité de ceux-ci, le jeu régulier des pompes sont les conditions de fonctionnement régulier de ce système.

Quand on veut retirer les eaux de la sentine, l'ouverture des robinets de cale se fait d'ordinaire immédiatement avant le moment où l'on pompe. Cette pratique est celle que recommandait Delivet, mais elle me semble moins rationnelle que le conseil donné jadis par l'amiral de

Missiessy, d'ouvrir le soir les robinets de cale et de laisser séjourner l'eau toute la nuit, afin que l'exhalation des miasmes putrides fût moins active (1). Entre la cale recouverte d'un limon humide et la cale recouverte d'une couche d'eau, non encore altérée, il y a en effet la même différence qu'entre des marais salants en exploitation et des marais *gâts* ou abandonnés. Mélier a démontré que les premiers étaient aussi inoffensifs que les seconds étaient délétères (2). Nous pensons donc, nous aussi, que l'humidité du navire (puisqu'elle ne peut pas être évitée) ne serait guère accrue par la permanence de quelques centimètres d'eau dans la sentine ; que le dégagement des miasmes serait moins actif et qu'il y aurait avantage, une fois les pompes franchies, à ouvrir encore les robinets de cale pour donner passage à une certaine quantité d'eau que l'extraction suivante aspirerait. Il est bien entendu, au reste, que quel que soit le peu de fétidité ou de coloration de l'eau de la sentine, il faut néanmoins l'extraire tous les jours, car ces circonstances n'excluent en rien la possibilité d'une action délétère énergique.

§ 2. — *Désinfection des eaux de la sentine.*

Je me demandais, dans la première édition de cet ouvrage, pourquoi l'on ne songerait pas à désinfecter les eaux de la cale avant de les extraire. « Rien, disais-je à ce propos, ne serait plus utile et plus simple que cette pratique, qui ne serait d'ailleurs que l'application aux navires des procédés de vidange inodore. Elle pourrait utiliser soit le désinfectant Siret composé, comme chacun sait, de sulfates de chaux, de fer, d'alumine, de charbon de bois, de goudron, d'huiles empyreumatiques, de chaux vive, soit le désinfectant Kœne, soit la suie que le ramonnage des tuyaux de bateau à vapeur fournirait en abondance et à laquelle les expériences faites à Brest, il y a vingt-cinq ans environ par un pharmacien distingué de la marine, Langonné, ne permettent pas de refuser d'énergiques propriétés désodorantes. Le vitriol vert, à raison de son bas prix et de sa solubilité qui ne rendrait pas les eaux plus épaisses, nous paraît convenir plus spécialement à la désinfection de la cale, et nous nous étonnons que l'idée d'employer ce moyen si simple d'assainissement n'ait été jusqu'ici ni produite ni réalisée. Nous appelons toute l'attention des hommes qui dirigent la marine sur cette importante question. Nous ne demandons certainement pas que cette désinfection soit pratiquée tous les jours, mais, ne le serait-elle que chaque mois et lors des grands nettoyages des navires, que leur salubrité en retirerait un inappréciable avantage. Signaler une amélioration si réali-

---

(1) Il faut en effet une certaine tension à des gaz pour qu'ils traversent une couche de liquide recouvrant la surface qui les fournit.

(2) Mélier, *Rapports sur les marais salants* (*Mém. de l'Acad. de méd.* Paris, 184°, t. XIII, p. 611, et suiv.).

sable et si utile, c'est la faire adopter, et nous ne doutons pas qu'à la désinfection aérienne par les chlorures, les prescriptions réglementaires n'ajoutent bientôt la désinfection des eaux de la sentine par le sulfate de fer ou une autre substance analogue (1). »

Cette idée a été reprise par quelques médecins de la marine, et elle a reçu des applications déjà nombreuses à bord des navires. C'est ainsi que, pendant l'expédition du Mexique, on a employé le sulfate de fer pour les bâtiments-écuries (2). M. Forné, chirurgien-major du *Rhône*, ayant expérimenté ce désinfectant sur son navire, et ayant constaté que la cale, d'où se dégageaient auparavant des émanations sulfhydriques, aussi désagréables que malsaines, ne fournissait plus que des eaux tout à fait inodores, quand on y avait jeté 20 kilogrammes de sulfate de protoxyde de fer en solution, publia un intéressant article sur ce mode de désinfection (3). Il faisait ressortir le bon marché du sulfate de fer, qui ne vaut guère dans le commerce que 0 fr. 20 le kilogramme, la conservation facile et indéfinie de ce sel en barils, la facilité de son emploi. Quant à la mise en pratique de ce désinfectant, M. Forné pensait qu'une dissolution de 10 à 15 kilogrammes de sulfate de fer suffit pour désinfecter la cale d'un navire de la dimension du *Rhône*, et il estimait que, pour une somme de cent francs, un bâtiment peut ainsi désinfecter sa cale tous les cinq ou six jours pendant un an. Lecoq, médecin en chef de la division navale du Mexique, a appuyé de son témoignage les éloges donnés par M. Forné à ce mode de désinfection de la cale.

Le sulfate de fer désinfecte en absorbant l'hydrogène sulfuré, en condensant l'ammoniaque à l'état de sulfate, et enfin en formant avec les matières organiques des composés imputrescibles. Ne pourrait-on pas aussi invoquer, en faveur de ce désinfectant, son action conservatrice sur le bois qui l'a fait employer comme matière d'injection dans les procédés Boucherie. Enfin, il est permis de se demander si cette action du sulfate de fer ne pourrait pas arrêter la marche de la carie du bois en détruisant les champignons qui la produisent.

M. Bérenger-Féraud a observé expérimentalement des résultats analogues à ceux auxquels était arrivé M. Forné, et il a constaté que 500 grammes de protosulfate de fer dissous dans 10 litres d'eau de la cale, lui enlèvent complétement son odeur. Il recommande de verser directement les cristaux dans l'eau de la sentine au lieu d'en faire, au préalable, une dissolution (4). Je dois dire que l'emploi du sulfate ferreux comme désinfectant des eaux de la cale, semble aujourd'hui perdre du terrain parmi les médecins de la marine. M. Bourel-Roncière, en 1872,

---

(1) Fonssagrives, *Hyg. nav.*, 1856, p. 284.
(2) Voy. *Arch. de méd. nav.*, 1864, t. I, p. 241.
(3) Forné, *Du protosulfate de fer comme désinfectant des eaux de la cale* (*Arch. de méd. nav.*, t. I, p. 239).
(4) Bérenger Féraud, *Arch. de méd. nav.*, t. I, p. 239.

considérait ce procédé comme « une erreur hygiénique », ce qui est certainement trop sévère et trop absolu ; la question mérite, à mon avis, d'être reprise et étudiée à nouveau.

Disons, à ce propos, que M. Leroy de Méricourt a indiqué le parti économique que l'on peut tirer, pour ce mode de désinfection, des eaux de décapage qui abondent dans nos arsenaux et qui sont très-riches en sulfate ferreux. Cet hygiéniste distingué a recommandé de laver soigneusement la cale après la désinfection par le sulfate de fer, dans la crainte de voir la décomposition de ce sel par les matières organiques de la sentine, devenir une cause d'infection sulfhydrique. Je ne sais si cette idée, qui est certainement très-correcte au point de vue chimique, est simplement théorique, ou bien si elle repose sur des faits d'observation.

Le *chlorure de zinc* est peu employé comme désinfectant de la cale, cependant on se sert quelquefois dans la marine autrichienne d'une solution de ce sel, dite de Burnett, contenant une partie de chlorure de zinc et deux parties d'eau acidulée avec l'acide chlorhydrique.

Le *permanganate de potasse* peut servir au même office, et son action désinfectante paraît même plus énergique que celle du vitriol vert. M. Bérenger-Féraud a recommandé l'emploi de ce moyen : 2 litres d'une solution au centième lui ont suffi pour désinfecter la cale du *Jérôme-Napoléon*, mais il a reconnu lui-même que ce désinfectant est d'un prix trop élevé (1) et qu'on ne peut l'employer qu'en combinant son action à celle du sulfate ferreux.

Voilà sans doute bien des moyens de désinfection de la cale, mais il ne faut pas oublier que la désinfection chimique constitue l'*ultima ratio* de l'hygiène navale et que l'idéal, qu'il faut toujours poursuivre, est de n'en pas avoir besoin. On est bien près de l'atteindre sur quelques cuirassés. Je n'irai pas jusqu'à dire avec M. Bourel-Roncière que sur ces navires il faut renoncer aux désinfectants (2), mais j'estime que dans les circonstances ordinaires on peut sinon s'en passer, au moins en user avec modération, et que tous les désinfectants du monde ne sauraient suppléer, pour la bonne tenue d'une cale, la propreté et la vigilance. Mieux vaut prévenir la fétidité de la cale que d'avoir à la combattre.

(1) Bérenger-Féraud, *Arch. de méd. nav.*, 1864, t. I. Il a calculé que la désinfection d'un vaisseau de premier rang par le permanganate de potasse coûterait 300 francs par mois.

(2) M. Bourel-Roncière dit n'avoir consommé en trois ans et huit mois sur l'*Océan*, que 32 kilogrammes d'hypochlorite de chaux. J'ai visité avec lui la cale de ce beau navire et j'ai pu constater, en effet, qu'elle était exempte de toute odeur, et qu'elle présentait un état à peu près absolu de siccité.

# CHAPITRE II

## Désinfection aérienne.

Le meilleur désinfectant de l'atmosphère d'un navire est la propreté de sa cale; mais cette propreté ne peut être que relative, et d'ailleurs les approvisionnements, le chargement, l'entassement d'un grand nombre d'hommes dans un espace restreint, versent incessamment dans l'atmosphère du navire des produits gazeux qui la vicient et il faut les neutraliser par des désinfectants. Ceux-ci agissent de deux façons: 1° par action chimique, 2° par action parasiticide; la limite de ces deux actions est souvent indécise et certains de ces agents paraissent désinfecter l'air par ce double mécanisme.

Les désinfectants qui ont été employés à bord des navires ou qui sont susceptibles de l'être avec avantage sont extrêmement nombreux. J'élaguerai d'abord ceux qui ne font que substituer une odeur à une autre, tels que l'encens, le sucre caramélisé, les essences, etc., qui n'ajoutent que des produits irrespirables à l'air sans le purifier en rien. L'article 23 du règlement du 1er janvier 1786 qui prescrivait de fumiger alternativement avec le genièvre, le vinaigre ou la poudre à canon, tous les matins la cale, le faux pont, l'entre-pont et le dessous des gaillards, et deux fois par jour le poste des malades, n'avait aucune efficacité.

Le *moine*, masse pyriforme de poudre à canon délayée avec du vinaigre et dont Delivet parle avec tant d'éloges, était un de ces moyens insignifiants et incommodes auxquels on attribuait des propriétés imaginaires. On pratiquait aussi dans les parties basses du navire des fumigations balsamiques au moyen de baquets de brai dans lesquels on mettait un boulet rouge. Il y a plus, on fermait quelquefois les écoutilles pour soumettre les hommes, en même temps que le navire, à cette désinfection équivoque (1). Quant à la fumée de copeaux de bois résineux, jadis employée comme désinfectant, Callisen disait avec une sagacité hygiénique aiguisée d'un grain de scepticisme malicieux, qu'il la croyait excellente parce qu'elle obligeait à ouvrir les sabords et les écoutilles. Elle n'avait évidemment que cela de bon.

Le *lait de chaux* employé comme badigeon a des propriétés désinfectantes non douteuses. La proposition que j'ai faite de les augmenter en ajoutant de l'hypochlorite de chaux, ou de l'eau de javelle, au badigeon a été accueillie par beaucoup de médecins qui s'en sont bien trouvés.

Quant aux *fumigations acides*, jadis très-employées, elles sont tombées en désuétude. Le procédé de Guyton de Morveau (2), qui traitait le chlo-

---

(1) Am. Lefèvre, *Hist. du serv. de santé de la marine.* Paris, 1867.

(2) Guyton de Morveau, *Traité des moyens de désinfecter l'air, de prévenir la contagion et d'en arrêter les progrès.* Paris. 3e édition, 1805.

rure de sodium par l'acide sulfurique, appliqué par lui en 1773 à la désinfection aérienne, fut essayé dans la marine en 1792 ; mais il céda bientôt la place au procédé de Carmichaël Smith qui employait comme désinfectants les produits nitreux dégagés par la réaction de l'acide sulfurique sur le nitrate de potasse. En 1796 l'inspecteur Coulomb, qui avait traduit l'ouvrage de Carmichaël Smith (1), paru en 1780, rendit ce dernier procédé de désinfection obligatoire dans la marine (2).

Les *acides hypoazotique* et *sulfureux* sont des désoxydants énergiques qui enlèvent l'oxygène aux matières organiques, et que l'on obtient en faisant, pour le premier, détoner du nitre au contact de charbons incandescents, et pour le second en enflammant du soufre à l'air libre. Leurs propriétés âcres et irritantes ne permettent pas, quoiqu'on l'ait tenté, de les appliquer à la désinfection nautique.

Quant au *chlore* gazeux, le même reproche lui est applicable ; mais dégagé lentement des combinaisons dans lesquelles il existe à l'état de chlorure d'oxyde ou d'hypochlorite, il développe toutes ses propriétés désinfectantes sans inconvénient aucun. En temps ordinaire, on peut se passer de fumigations chlorées, mais en temps d'épidémie il faut utiliser cette ressource : l'addition de chlorure de chaux aux eaux de la cale ; l'arrosage des ponts avec l'hypochlorite de soude ou liqueur de Labarraque ; des badigeonnages avec de la chaux additionnée de cette substance ; son usage abondant dans les lieux suspects tels que la poulaine, les bouteilles, etc., constituent des moyens de désinfection dont le bénéfice doit toujours être invoqué.

Mais je ne puis que répéter ici ce que je disais tout à l'heure de la désinfection de la cale ; il ne faut pas croire que les désinfectants d'un navire puissent remplacer le renouvellement assidu de l'air. Il faut en effet se rappeler que, si on *désinfecte* quelquefois l'air en le *désodorant*, il n'y a pas cependant entre ces deux faits de relation nécessaire. Tout faire pour empêcher l'infection aérienne de l'air, et, celle-ci produite, n'accorder aux désinfectants qu'une importance très-relative, c'est être dans la vérité en même temps que dans la prudence.

---

# CHAPITRE III

### Aération naturelle.

Faire respirer cet organisme complexe qu'on appelle un navire doit être la première préoccupation du constructeur comme elle est celle de

(1) C. Smith, *Account of the experiments made at the desire of the Lords Commisioners of the Admiralty to determine the effects of the nitrous acid in destroying contagion.* Londres, 1786.

(2) Am. Lefèvre, *loc. cit.*

l'hygiéniste. Le premier y contribue en ménageant des ouvertures aératoires suffisantes et convenablement disposées; le second en veillant à ce qu'on en tire parti et à ce qu'on ne neutralise pas par un encombrement dangereux l'aération de certains compartiments du navire.

## ARTICLE PREMIER.

### OUVERTURES AÉRATOIRES.

Supposons, par une hypothèse gratuite que contredit l'enchaînement ordinaire des travaux de construction d'un navire, que ses parois latérales soient totalement imperforées et que son pont supérieur soit plein, il faudra nécessairement y pratiquer des ouvertures pour établir une communication entre les parties intérieures et l'atmosphère et pour y permettre l'accès de la lumière et le renouvellement d'un air respirable; certaines de ces ouvertures devront, de plus, ou faciliter l'entrée et la sortie de l'air, ou fournir une issue aux matières excrémentitielles dont le rejet immédiat importe à la salubrité générale. Mais je n'ai à m'occuper en ce moment que de la première catégorie de ces ouvertures. L'hygiène, sous ce rapport, voyait jadis, et par un accord assez rare, ses intérêts les plus chers se concilier, sur les anciens types, avec la destination militaire des bâtiments, et les ouvertures larges et nombreuses qui donnaient passage aux canons de ces navires étaient aussi leurs voies d'aération les plus efficaces. La transformation de l'artillerie nautique qui a substitué le calibre au nombre a privé aujourd'hui les navires d'une partie de leurs ressources aératoires, et le blindage est venu les réduire encore. Il faudrait y suppléer au plus vite par une bonne ventilation nautique.

### § 1. — *Ouvertures aératoires.*

On peut, au point de vue de la topographie hygiénique, diviser ainsi les ouvertures des bâtiments :

1° Ouvertures de communication extérieure : écoutilles du pont supérieur, hublots, robinets de prise d'eau, dalots, corneaux de bouteilles.

2° Ouvertures de communication intérieure : panneaux de batteries, de faux pont, de cale.

Les panneaux du pont supérieur, les sabords et les hublots sont, en quelque sorte, les ouvertures respiratoires du Léviathan maritime; les panneaux des ponts intermédiaires répartissent dans ses organes intérieurs l'air que ces sortes de *stigmates* puisent dans l'atmosphère; ce sont des ouvertures de *distribution*, mais non des ouvertures de *prise* d'air, aussi n'avons-nous point à nous en occuper maintenant.

I. *Panneaux.* — A bord d'un ancien vaisseau 7 écoutilles donnaient

un accès vertical, c'est-à-dire de haut en bas, à l'air extérieur ;
c'étaient, en allant de l'arrière à l'avant : 1° la claire-voie de la dunette ;
2° la claire-voie du gaillard d'arrière ; 3° le panneau du dôme ou échelle ;
4° le panneau de l'échelle-arrière passe-avant ; 5° le grand panneau ;
6° le panneau de l'échelle passe-avant ; 7° les deux panneaux symétriques des cuisines. Les cuirassés ont un nombre variable de panneaux.
C'est ainsi que la batterie du type *Solferino* ne communique avec le pont
que par 5 écoutilles formant une surface de 22$^m$,59 (Quémar) : 3 à échelles pour le passage de l'équipage ; 1 grillée faisant communiquer la
chambre de chauffe de l'avant avec le pont ; une cinquième établissant
une communication entre l'air extérieur et la plate-forme de la cale. Le
type *Provence* a 7 panneaux du pont, formant une surface de 61$^m$,2. Le
type *Océan* a 10 ouvertures verticales de communication avec l'extérieur, plus les quatre trous des tourelles, ce qui représente une surface
de 64$^m$,40 (Bourel-Roncière), etc.

Les écoutilles constituent en réalité la voie d'aération naturelle la
plus efficace ; en effet, l'air s'y introduit de haut en bas ; les voiles formant au vent des plans inclinés qui le réfléchissent avec une certaine
force d'impulsion et leur position permettant de les maintenir encore
ouvertes, quand l'état de la mer a déjà nécessité la clôture des sabords
et des hublots.

De même que ces derniers sont disposés de manière à ne laisser passer que l'air et la lumière et à interdire tout passage à l'eau, de même
aussi les écoutilles doivent prévenir par la hauteur et la forme de leur
encadrement, la pénétration de l'eau de mer ou de pluie dans l'intérieur
du navire. M. Fleury, médecin de la marine, a insisté avec raison sur
la nécessité de donner à ces *surbaux* ou *iloires* une hauteur suffisante
pour que l'eau ne puisse pénétrer par les écoutilles par le fait du lavage
quotidien, de la pluie ou des coups de mer ; il veut qu'ils soient taillés
en biseau de haut en bas et de dedans en dehors, et leur assigne les dimensions suivantes :

| | |
|---|---|
| Vaisseaux et frégates | 0$^m$,25 |
| Corvettes à batterie couverte | 0$^m$,25 |
| Corvettes à batterie barbette | 0$^m$,30 |
| Brigs | 0$^m$,30 |
| Bâtiments de rang inférieur | 0$^m$,40 (1). |

Ces fixations seraient avantageuses au point de vue de l'hygiène, car
les petits navires, moins à l'abri des coups de mer que les grands par
leur peu d'élévation au-dessus de la surface de la mer et l'exiguïté de
leurs bastingages, sont aussi ceux dont les écoutilles doivent surtout
être préservées contre l'introduction de l'eau.

(1) J. Fleury, *Quelques considérat. prat. d'hyg. et de méd. navales.* Montpellier,
1847, p. 42.

L'accroissement de la hauteur des navires de guerre actuels rend sans doute moins urgente l'élévation des iloires, mais la pratique du lavage et les accidents de la navigation exigent cependant que l'encadrement des panneaux ait une hauteur suffisante.

La disposition des panneaux ou caillebotis qui recouvrent les écoutilles influe beaucoup sur la quantité d'air et de lumière qu'ils laissent passer. M. Bourel-Roncière, qui a étudié cette question intéressante, a pu ramener les dispositions qu'affectent les caillebotis des cuirassés aux trois suivantes : 1° caillebotis à mailles carrées ; 2° caillebotis à grandes mailles rectangulaires ; 3° caillebotis en tôle à trous hexagonaux. Il a calculé que les caillebotis en bois font perdre 50 à 60 p. 100 de surface aératoire, et que les caillebotis en tôle percée de trous portent cette perte à 87 p. 100 par mètre carré. Aussi conclut-il avec raison au rejet de ces caillebotis plus mauvais certainement que ne l'étaient ceux en bois. Les caillebotis à mailles carrées, tels que ceux de l'*Océan*, obstruaient 36 p. 100 du panneau et ceux à mailles rectangulaires, comme à bord du *Marengo*, seulement 26 p. 100 par mètre carré (1). On voit en somme que, suivant sa disposition, le caillebotis peut obstruer, par mètre carré, des ouvertures variant entre 0,26 et 0,87, c'est-à-dire étant dans le rapport de 1 à 3 environ. Dans un milieu où l'air et la lumière sont de la santé et de la vie, ce n'est pas là, on le voit, un détail insignifiant.

La concordance des panneaux ouverts dans les divers ponts du navire, c'est-à-dire leur correspondance entre eux et avec les écoutilles du pont supérieur, est une question diversement jugée au point de vue de l'hygiène ; mais ce qui tranche la difficulté, c'est qu'elle n'est nullement facultative. Si, par impossible, tous les panneaux pouvaient se correspondre de façon à représenter des sections horizontales d'un même prisme rectangulaire, on aurait une aération directe et efficace des parties des batteries et de la cale mises aussi en communication avec l'air extérieur, mais les parties intermédiaires seraient mal aérées. La circulation *en zigzag* (qu'on me permette le mot) établie par des panneaux qui ne se correspondent pas me paraît préférable. Sur le type *Océan* trois panneaux seulement sur dix font communiquer directement la cale avec le pont, les autres ne se correspondent pas. Cette disposition mixte, qui est la plus générale, résout du reste pratiquement la question que nous venons de poser.

Mais il y a quelque chose de plus important que la *concordance* des panneaux, c'est leur *dégagement*, pour me servir d'un mot maritime. Or beaucoup de ces panneaux ont, surtout à la mer, le quart, si ce n'est

(1) Bourel-Roncière, *Mém. cit. (Arch. méd. nav.*, 1875, t, XXIII, p. 366). Je crois que les caillebotis en tôle devraient au contraire être substitués à ceux en bois ; on pourrait en effet ramener les premiers à une surface perméable plus étendue que les seconds ; c'est affaire d'épaisseur de la tôle.

plus, de leur surface perdu par l'empiètement d'objets, placés sur le pont, par les manœuvres, les embarcations et aussi par les échelles (1), et c'est, ajouté à l'obturation produite par la partie pleine des caillebotis, autant d'enlevé au passage de l'air et de la lumière. Les capitaines des navires doivent donc veiller avec le plus grand soin au dégagement des panneaux.

II. *Sabords*. — Les sabords constituent le second moyen d'aération des navires privilégiés, de ceux à batteries. Jadis disposés en longues lignes latérales, simples, doubles ou triples suivant le rang et la force des navires sur les flancs desquels ils figuraient cette série de stigmates respiratoires qui bordent le corps de certains coléoptères, ils offraient à l'air des ouvertures larges, nombreuses et directes, et contribuaient, pour une bonne part, à l'assainissement du navire. J'ai calculé en effet que sur un ancien vaisseau à trois ponts, la surface aératoire des sabords était à celle des écoutilles comme 1 est à 7. C'est dire le sacrifice d'air auquel a dû se résigner la marine nouvelle qui a remplacé ses nombreux canons par un petit nombre de pièces de très-gros calibre et qui a trouvé d'ailleurs dans son blindage un empêchement à multiplier les ouvertures latérales. Je comprends très-bien que le navire de guerre étant, avant tout, une machine de combat, il faut subir ces nécessités, mais ce que l'hygiène est en droit de demander, c'est qu'on leur cherche une compensation dans l'installation d'une ventilation méthodique. Au reste, si les vaisseaux et les frégates ont disparu comme machines de guerre, ces grands navires sont conservés pour les transports, et leurs sabords nombreux, qui ne sont plus obstrués par des pièces de canon, sont rendus complétement à leur office aératoire et il faut savoir les utiliser.

III. *Hublots*. — Le mot *hublot*, dérivé suivant M. Jal, de l'anglais *hollow* (*creux*), s'applique à ces ouvertures des faux ponts des navires qui constituent leurs moyens latéraux d'aération et d'éclairage. M. Jal, commentant la description donnée par Ethnicus Hyster, d'anciens bâtiments nommés *colons* dont les œuvres mortes étaient doublées de cuirs de bouc et d'ours, se demande si les quatre ouvertures dont ce doublage était percé servaient de moyen d'aération ou de dalots pour l'écoulement des eaux. Si cette première opinion était admise, il faudrait faire remonter au temps d'Auguste la première apparition des hublots à bord des navires. Question à abandonner aux archéologues (2).

Les petits bâtiments n'ayant pas de batteries et recevant directement par les panneaux du pont la lumière et l'air ont pendant longtemps été

_______

(1) MM. Quémar et Bourel-Roncière ont admis, dans leurs calculs, que les caillebotis, les échelles et les épontilles réduisaient de moitié l'ouverture des panneaux.

(2) Jal, *Archéologie navale*, t. II, mémoire, n° 8.

privés de hublots latéraux. Depuis, on a compris que ces ouvertures, d'une surveillance facile, ne compromettaient en rien la sécurité du navire et intéressaient fortement son hygiène puisque ce sont des orifices d'appel qui, faisant opposition aux écoutilles, opèrent le renouvellement de l'air, lequel stagnerait forcément sans elles ; alors même d'ailleurs que les conditions de la mer obligent à maintenir les hublots fermés, ils laissent encore, à défaut d'air, filtrer dans l'intérieur des faux ponts une lumière aussi indispensable que lui pour le maintien de la santé.

A une époque rapprochée de nous, les frégates étaient munies de hublots, mais le faux pont des vaisseaux n'en avait point encore et l'on se fait avec peine une idée de l'horrible insalubrité de ce compartiment. Le vaisseau *le Colosse*, monté par l'amiral Jurien, eut le premier des verres lenticulaires dans le faux pont ; Le Helloco, chirurgien-major de ce bâtiment, tout en reconnaissant les avantages hygiéniques attachés à cette innovation, allait plus loin et, dans sa thèse, il émettait le vœu de voir les vaisseaux, comme les frégates, munis de hublots de faux ponts (1). Cette « heureuse hardiesse », comme il l'appelle, fut enfin tentée, et, au mois de septembre 1822, une dépêche ministérielle prescrivit l'établissement de hublots dans tous les faux ponts des vaisseaux. Le *Jean-Bart* fut le premier qui bénéficia des avantages hygiéniques de cette disposition, laquelle était devenue générale dans la marine, lorsque les cuirassés vinrent faire échec à ce progrès. Les médecins de la marine ne cessent de demander des hublots de faux pont sur ces navires lorsqu'ils sont assez émergés pour que ces ouvertures soient possibles sans danger ; les ingénieurs au contraire ont une extrême répugnance à laisser percer de hublots les murailles des cuirassés. Heureusement, il y a sur ces navires des compensations hygiéniques que les anciens vaisseaux ne présentaient pas (2).

Nous rapprocherons des hublots latéraux ces ouvertures verticales dont les unes, dites *trous d'hommes*, font communiquer l'air extérieur avec certaines soutes ; dont les autres fermées de verres lenticulaires mobiles fournissent aux chambres des petits navires leurs uniques moyens d'aération et de lumière. Certes, cette dernière disposition a des inconvénients que, pendant plus de trois ans de séjour sur un brig, l'*Abeille*, nous avons pu pleinement supputer : l'eau du pont pendant la pluie ou le lavage se fraye toujours un passage à travers les joints et donne aux chambres ainsi aérées une humidité inévitable ; les pieds des matelots ou des promeneurs, en se posant sur la lentille ou s'en retirant et en produisant ainsi des éclipses, font passer la cabine par des alter-

---

(1) Le Helloco, *Consid. sur quelques points d'hygiène et de médecine navales.* Thèse de Montp. 1822.

(2) Je dois dire que, les derniers types ayant leur faux pont immergé, la question se trouve tranchée, et dans le mauvais sens, par ce seul fait.

natives incessantes de lumière vive et d'obscurité profonde qui ne sont
pas sans inconvénients pour la vue ; mais il faut, avant tout, respirer et
cette ressource, pour insuffisante qu'elle soit, vaut encore mieux que
rien. Où les hublots latéraux ne sont pas praticables, il importe de
multiplier ceux du pont, de les maintenir ouverts aussi souvent que le
temps le permet et de remplacer les verres des hublots et les couvercles
des trous d'hommes par des treillages de fonte ou de cuivre à mailles
assez larges pour que l'air les traverse sans peine. Les ouvertures qui
alimentent d'air les soutes à charbon des steamers ont, du reste, des
dimensions telles que des manches à vent peuvent y être adaptées et
c'est un moyen d'aération dont il faut tirer parti.

## ARTICLE II

### JEU DES OUVERTURES AÉRATOIRES.

Il ne suffit pas qu'un navire ait des organes d'aération bien disposés,
il faut qu'on le fasse respirer convenablement par le jeu de ses ouvertures aératoires. Tel bâtiment, largement muni de hublots, de panneaux
et de sabords sera en effet moins aéré que tel autre ayant des ouvertures
plus exiguës, si l'on ne sait pas se servir des avantages que ces conditions de structure lui fournissent pour maintenir sa salubrité.

Il faut non-seulement dégager ces ouvertures de façon à ce que l'air
y trouve un accès facile, mais les maintenir ouvertes en les faisant surveiller, s'il y a lieu, aussi longtemps qu'il n'y a pas de danger pour la
sécurité du navire. On comprend la difficulté de l'aération dans ces anciens petits navires de guerre (ils ont disparu fort heureusement) où
l'absence d'ouvertures latérales ne permettait l'établissement d'aucun
courant d'air. Cette disposition persiste sur beaucoup de bâtiments de
commerce et je n'hésite pas à demander, comme je l'ai déjà fait jadis,
que tous les petits navires aient au moins trois hublots de chaque côté :
solidement vissés à la mer, ils ne compromettraient nullement la sécurité
de la navigation ; il serait toujours possible, en rade et par le beau temps,
de les maintenir ouverts quelques heures par jour, et alors même que,
par excès de prudence, on se croirait obligé de les faire surveiller par un
factionnaire, la nécessité de renouveler l'air croupissant d'un entre-pont
ne justifierait-elle pas cette mesure ? Les navires dont les hublots sont
très-élevés au-dessus de la ligne de flottaison peuvent sans danger, dans
les ports et les rades fermées, les conserver ouverts pendant la nu  ; les
chambres placées sur l'arrière ou l'avant et exhaussées au-dessus de la
mer par la tonture du navire jouissent surtout de ce salubre privilége
et il faut en tenir les hublots ouverts aussi longtemps et aussi souvent
que possible.

J'en dirai autant des sabords ; ce sont des organes d'aération qu'il
faut, au besoin et alternativement, mettre au repos ou faire fonctionner.

La fermeture des sabords destinés aux canons est assurée par des panneaux d'une seule pièce ou des panneaux brisés dans lesquels sont enchâssés des verres lenticulaires. Cette dernière disposition vaut mieux, car elle permet, le segment supérieur pouvant être relevé à des degrés différents, de graduer en quelque sorte la quantité d'air qui entre par ces ouvertures. Les sabords qui sont enlevés à la défense du navire pour servir à l'aération et à l'éclairage de certains logements (chambres d'officier, grande chambre, galeries, hôpital, etc.), ont, indépendamment de leurs mantelets ordinaires qui représentent nos volets pleins, des châssis analogues à nos fenêtres. C'est là une disposition excellente qui devrait être générale et qu'on pourrait compléter, sur les navires qui ne sont pas strictement obligés au décorum militaire, par des persiennes qui rompraient la vitesse de l'air et qui, dans les pays chauds, offriraient un abri contre une lumière et une chaleur trop vives. Le vaisseau-hôpital *le Victor-Emmanuel* employé par les Anglais dans l'expédition contre les Aschantis offrait cette disposition dont on put apprécier tous les avantages. Je voudrais que tous les navires-hôpitaux et la plupart des navires-passagers fussent aussi munis de persiennes ; l'œil s'y habituerait aisément. A défaut de ce moyen on pourrait avoir, comme Boursin (1) le suggérait dès 1814, comme nous le proposions nous-même en 1856, des châssis tendus en étamine ou en toile métallique, de façon à tamiser l'air et à servir ainsi de moyen terme entre l'ouverture des sabords pendant la nuit et leur occlusion complète. De même, aussi, il serait possible d'employer ce moyen pour les hublots des chambres qu'on laisse, en rade, ouverts pendant la nuit et qui, si le vent change et prend de la force, peuvent darder sur le corps couvert de sueur des douches froides dont il n'est pas nécessaire de faire ressortir les inconvénients.

L'air circule dans les compartiments d'un navire ou mû par son impulsion originelle ou parce qu'il oscille entre des ouvertures antagonistes. La vie du matelot se passe entre une menace d'asphyxie et une menace de courants d'air, et l'art de se servir des ouvertures aératoires consiste à lui épargner ce double danger. Quand les sabords des deux côtés sont ouverts, la batterie est balayée par des courants d'air qui en rafraîchissent la température, mais qui peuvent faire payer cet avantage. M. Deschiens a vu, sur les cuirassés, cette aération énergique abaisser la température de la batterie au niveau de celle du pont et des accidents se manifester sous l'influence de ces courants d'air froid qui circulaient d'un côté à l'autre (2). Il faudrait, à mon avis, que les sabords ou les hublots fussent ouverts en damier de façon à éviter les courants d'air

(1) Boursin, *Du scorbut*. Thèse de Montpellier, 1814.
(2) Les troupes qui reviennent de Cochinchine sur les grands transports affectés à cet usage souffrent beaucoup, dans certaines saisons, des courants d'air qui s'établissent ainsi par les sabords. Le besoin de respirer prime sans doute tous les autres, mais il ne faut pas non plus oublier les dangers que créent à des individus ainsi *créolisés* des courants d'air trop froids.

directs circulant entre des ouvertures aératoires qui se regardent. Les
navires étant au mouillage, et évités généralement debout au vent,
l'aération se fait par le mouvement imprimé à l'atmosphère de la batterie
ou du faux pont par les colonnes d'air verticales qui descendent des
panneaux et par l'inégalité de température existant entre les divers
compartiments du même étage. A la mer, ou quand le navire affourché
présente le flanc à la brise, il se produit une aération par pulsion dont
l'énergie est proportionnelle à l'intensité du vent; elle est favorable à
l'assainissement du navire, mais on ne doit l'utiliser que quand la batterie
et le faux pont sont vides; l'équipage les occupe-t-il, il faut maintenir
fermés les hublots ou les sabords qui sont au vent.

# CHAPITRE IV

## Ventilation.

Chaque homme, comme nous l'avons vu, dispose sur un grand navire
de guerre de $4^{m3}$,108 en moyenne d'espace cubique et il respire par une
ouverture de $0^{m2}$,10 environ, réduite encore par le volume des châssis,
tringles, barreaux des caillebotis, par le volume des échelles, etc. Ces
chiffres expressifs dispensent d'insister sur la nécessité de la ventilation
des navires ; elle est indispensable à l'entretien de la santé qui, sans elle,
est menacée par les dangers combinés de l'asphyxie et du méphitisme
elle importe à l'intégrité des approvisionnements alimentaires lesquels,
faute d'air, s'altèrent et préjudicient indirectement à la santé des équipages ; elle est enfin, pour les navires eux-mêmes dont elle diminue la
température et l'humidité, une condition de conservation et de longue
durée. Que de raisons pour poursuivre avec ardeur la solution de ce problème ! La ventilation est le nerf de l'hygiène nautique, elle est aussi celui
de l'hygiène internationale, et l'on peut affirmer que, quand les navires
seront ventilés, les germes contagieux qu'ils transportent, de nos jours,
avec une rapidité extrême se seront disséminés et perdus dans l'atmosphère maritime au lieu d'arriver dans nos ports, chauds et vivants,
comme ils le font aujourd'hui. Je me sens donc justifié par l'importance
extrême de cet intérêt des développements étendus que je vais lui consacrer dans cet ouvrage. Depuis vingt ans, on a laborieusement remué le
problème, mais il attend encore (Dieu veuille qu'il ne l'attende plus
longtemps !) une solution véritablement pratique, c'est-à-dire un système de ventilation fonctionnant bien, sans gêne pour les autres services
nautiques, ne produisant que peu d'encombrement, et n'exigeant qu'une
dépense médiocre.
Peu de questions ont été aussi laborieusement agitées que celle de

la ventilation nautique. La multiplicité des travaux, des appareils et des essais avortés qu'elle a vus naître, démontre en même temps l'importance qu'on lui a de tout temps attribuée et invite tout d'abord à rechercher si l'oubli absolu de tant de projets qui ont préoccupé des esprits très-sérieux ne s'est pas fondé sur l'insouciance plutôt que sur l'examen. Je faisais remarquer, en 1856, combien les progrès de cette partie de l'hygiène générale qui a reçu des travaux de d'Arcet, Guérard, Poumet, Léon Duvoir, Arthur Morin, Peyre, Laurens et Thomas, Grouvelle, etc., une forme scientifique et précise qui lui avait manqué jusque-là, devaient inciter les ingénieurs des constructions navales et les médecins de la marine, associant leurs efforts, à résoudre le problème de la ventilation nautique. Malgré les essais qui ont été tentés depuis cette époque, ou plutôt à cause d'eux, je trouve encore opportunes les doléances que je formulais alors à ce propos. « Les progrès de la physiologie expérimentale, de la chimie pneumatique et de la physique, disais-je alors, et l'application des mathématiques aux résultats fournis par ces diverses branches des connaissances humaines ont, certainement, donné à cette grave question une précision et un intérêt jusqu'ici inconnus. Les conditions de la respiration dans les diverses modalités de sexe, d'âge, de santé, ont été rigoureusement fixées et ont permis d'arriver à des moyennes d'altération de l'air assez exactes, et par suite de déterminer la quantité de mètres d'air susceptible d'entretenir la santé d'un nombre donné d'individus ; la capacité intérieure des édifices a été rigoureusement évaluée comme élément du problème ; l'idée ingénieuse de réunir la ventilation au chauffage a été réalisée ; enfin des appareils nouveaux, plus complets, moins encombrants et plus économiques, ont remplacé les anciens, moins parfaits et beaucoup plus dispendieux. L'hygiène générale est donc arrivée, sur cette question, à un degré de perfection qu'elle ne dépassera probablement pas de longtemps ; l'hygiène nautique au contraire, au lieu d'améliorer ses procédés d'aération bien plus indispensables cependant à ses navires qu'ils ne le sont aux constructions civiles, oublie ceux dont elle tirait parti autrefois et les travaux de Hales, Duhamel du Monceau, Sutton, etc., n'appartiennent plus qu'à l'histoire de l'art naval. »

Je diviserai l'histoire de la ventilation nautique en trois périodes : 1° période de tâtonnements ; 2° période d'oubli ; 3° période de réveil ou période scientifique. Dans la première, on imagine et on applique des appareils, mais empiriquement, sans savoir quelle est la quantité d'air dont les équipages ont besoin. Les ventilateurs de Hales, de Duhamel du Monceau, de Sutton, de Wettig et ceux plus récents de Souchon, Sochet, Simon, Brindejonc, etc., se rapportent à cette période dans laquelle s'accusaient au moins une louable émulation et un sentiment des services que la ventilation était susceptible de rendre. Dans la seconde période, silence complet, silence de lassitude ou d'indifférence ;

les navires en sont réduits à la simple aération par les panneaux, les sabords et les hublots, et les manches à vent semblent le *nec plus ultra* de la ventilation nautique ; les appareils précédents forment l'ornement des musées maritimes et tout ce qui avait été fait jusque-là paraît enfantin ou superflu. Tel était l'état des choses lorsque j'ai cherché en 1856 à montrer combien était injuste et inexplicable le discrédit dont ces projets avaient été frappés, à signaler le parti que l'on pouvait tirer des appareils déjà connus, à formuler les éléments du problème de la ventilation nautique, proposant enfin deux systèmes de ventilation, l'un par aspiration, l'autre par aspiration et pulsion en même temps, utilisant, à la fois ou séparément, la chaleur et le mouvement que la navigation à vapeur, en se généralisant de plus en plus, tend à mettre partout à la disposition de l'hygiène nautique (1). Je serais heureux de penser que mes efforts n'ont pas été tout à fait inutiles pour le réveil de cette question importante qui, après des essais intéressants, paraît retomber peu à peu dans une sorte de torpeur qu'il importe de secouer une seconde fois. Les travaux anglais d'Edmund, de Macdonald, de l'amiral Ryder, et en France ceux de MM. Bertin, Decante, Nouailhier, etc., ont avancé la question, mais ne l'ont pas résolue. Pourquoi l'Institut ne mettrait-il pas au concours cette question de la ventilation des navires qui est toujours pendante ? Quel sujet plus important et répondant à la sécurité d'un aussi grand nombre d'individus pourrait appeler à meilleur titre que celui-ci le choix de la commission des *Arts insalubres* ?

On peut ramener aux trois systèmes les procédés si nombreux de la ventilation nautique : 1° ventilation par aspiration ; 2° ventilation par pulsion ; 3° ventilation mixte. Nous allons étudier dans cet ordre les nombreux procédés qui ont été imaginés pour ventiler les navires.

## ARTICLE PREMIER

### VENTILATION PAR ASPIRATION.

La ventilation par aspiration appelle l'air de l'intérieur des navires en le raréfiant par des moyens mécaniques ou par la chaleur, et les ouvertures aératoires sont chargées de fournir les masses d'air destinées à remplacer celles qui ont été extraites.

L'aspiration peut employer des appareils mécaniques tels que les divers tarares, mais ceux-ci sont surtout des appareils de pulsion aérienne et je ne m'en occuperai pas ici, me bornant à la description des appareils ou des procédés de la thermo-aspiration. Les brasières, le ventilateur Duhamel du Monceau et Sutton, le fourneau ventilateur de Wettig, le ventilateur Villers, le système Poisseuille, le système Edmund, constituent les principales formes d'application de la ventilation aspiratoire.

(1) Fonssagrives, *Hyg. navale*, 1856, p. 264.

Dans nos maisons, le tirage exercé par les cheminées est le mode le plus efficace de ventilation : l'air raréfié par la chaleur s'échappe par le tuyau, et des flots d'air pur affluent pour le remplacer, par les fissures des fenêtres et par les portes ; un écoulement aérien permanent est ainsi établi, et le renouvellement de l'atmosphère s'opère de lui-même d'une manière continue. Les feux allumés dans les parties basses des navires, les brasières portatives, les cuisines, les fours et les machines distillatoires produisent une ventilation analogue.

### § 1. — *Aspiration par la chaleur.*

1° *Brasières.* — Tous les auteurs qui ont écrit sur l'hygiène navale : Rouppe, Duhamel du Monceau, Delivet, Kéraudren, Rouillard, Raoul, etc., ont été unanimes pour reconnaître l'influence salubre de l'asséchement répété des navires par des brasières allumées; et ce n'est pas seulement comme moyen de détruire l'humidité intérieure que cette pratique est avantageuse, son résultat le plus utile est de solliciter dans un air, jusque-là stagnant, des courants mobiles, et de faire affluer un air plus pur par les écoutilles. On ne saurait donc trop généraliser à bord des navires l'emploi de ce moyen, qui est, en l'absence d'une ventilation méthodique, l'une des armes les plus usuelles avec lesquelles on puisse combattre les pernicieux effets du méphitisme par encombrement. Il est peu de médecins de la marine qui n'aient eu souvent à se louer de cette ressource précieuse, surtout en temps d'épidémie, et Le Helloco a pu attribuer, non sans quelque vraisemblance, à l'usage réitéré des feux, l'immunité remarquable dont jouit, pendant l'épidémie de fièvre jaune de 1818, le brig *le Railleur*, tandis que l'*Euryale*, qui n'utilisait pas ce moyen d'assainissement, fut décimé par le fléau (1). N'oublions pas de faire remarquer que les réchauds d'asséchement sont habituellement chauffés avec du charbon de bois ou de la braise de boulanger, et que les gaz qui s'en dégagent pendant la combustion sont d'une toxicité dont il faut tenir compte, quand ils doivent se répandre dans un espace mal aéré, comme le faux pont d'une frégate, le magasin général ou quelques soutes (2). L'innocuité qu'on attribue d'ordinaire à la braise de boulanger est une erreur dangereuse ; M. Ebelmen a démontré, en effet, que nul combustible ne dégageait, à poids égal,

(1) Le Helloco, *loc. cit.*, p. 15.

(2) A bord du *Rhin*, en 1874, des accidents qui ont été promptement conjurés par l'ouverture du sabord, se sont produits chez un officier qui se servait d'une brasière pour assécher sa chambre. La substitution d'un boulet ou d'une gueuse, chauffés au rouge pour atteindre le même but, serait sans doute plus inoffensive, mais il ne faut pas oublier cependant, comme l'ont démontré les recherches suscitées par les travaux de M. Carré de Chambéry, que la fonte portée au rouge dégage de l'oxyde de carbone. L'exiguité des chambres d'officiers répugne à l'une et à l'autre de ces pratiques qui ne sont que des moyens termes insuffisants et accusant l'absence de procédés plus scientifiques et plus efficaces.

une plus grande quantité d'oxyde de carbone, et des instructions du préfet de police et du Comité de salubrité sont venus, à plusieurs reprises, rappeler d'une manière opportune les dangers attachés à son emploi.

Outre que ce système de tirage est irrégulier, peu puissant, qu'il mélange de gaz irrespirables l'atmosphère qu'il doit purifier, son usage habituel soulève trop de récriminations et de répugnances, pour qu'il soit loisible de lui demander plus qu'il n'a donné jusqu'ici.

2° *Procédés Duhamel du Monceau et Sutton.* — Duhamel du Monceau a consacré dans son ouvrage un chapitre intéressant aux moyens de renouveler l'air intérieur par le tirage de la cuisine ; cette idée paraît avoir été conçue à peu près en même temps par lui, et par un Anglais, Samuel Sutton.

Un long tuyau allait déboucher par une de ses extrémités dans la cale, et par l'autre dans le foyer même de la cuisine ; l'air intérieur, appelé par la raréfaction que produisait la chaleur, s'échappait au dehors, et un air nouveau affluait à la cale par les écoutilles.

Le système de Duhamel du Monceau ne différait de celui de Sutton que parce que le tuyau d'aspiration passait dans le voisinage de la cuisine, au lieu de s'aboucher dans le foyer lui-même, modification évidemment désavantageuse et à laquelle son inventeur avait renoncé de lui-même. Restait à obvier : 1° aux craintes d'incendie par le soin de confectionner le manchon en tôle ; 2° à l'insuffisance du tirage par un diamètre convenable du tuyau et l'élévation de la cheminée ; 3° à la pénétration de la fumée dans l'intérieur du navire (1).

Le système Sutton a été essayé sur deux frégates, nous ne savons quels résultats ont été obtenus, mais ce mode de ventilation n'a pas plus échappé à l'oubli que les autres. Est-ce insuffisance du moyen, est-ce insouciance pour les intérêts de l'hygiène?

Kéraudren a consacré quelques lignes à un thermo-ventilateur dû à un ingénieur des constructions navales, Forfait (2), mais il ne semble pas grandement édifié sur sa valeur : c'est une sorte de poêle en potin, pyriforme, dans lequel on allumait un feu de bois ou de charbon de terre. L'action de la chaleur attirait l'air par deux tubes qui s'ouvraient près du foyer, un troisième tube vertical donnait issue à la fumée. Le tirage produit par cet appareil était, à ce qu'il paraît, bien peu énergique, puisqu'une bougie présentée à la lumière d'un des tuyaux aspirateurs était agitée, mais ne s'éteignait pas (3).

3° *Ventilateur Wettig.* — Le fourneau ventilateur de Wettig avait une

<hr>

(1) Duhamel du Monceau, *op. cit.*, p. 218.

(2) Kéraudren, *Dictionnaire des sciences médicales*, art. HYDROGRAPHIE, t. XXII, p. 261.

(3) Forfait, né à Rouen en 1752 et mort en 1807, a été ministre de la marine sous le Consulat. Voir l'*Encyclopédie méthodique*, article MARINE.

action plus énergique. Kéraudren en parle en ces termes : « Le docteur Wettig a fait connaître, en 1809, un autre appareil pour purifier l'air dans les hôpitaux, les vaisseaux, les mines, etc... C'est un fourneau de tôle, dans lequel on place un ballon de cuivre laminé, d'où partent deux tuyaux aspirateurs et une douille d'évacuation. Lorsqu'on allume le feu, la douille commence à souffler, et son souffle est d'autant plus fort que le ballon est plus échauffé, et que la température de l'air qu'il contient est supérieure à celle de l'air extérieur, ou que la différence de leur densité est plus considérable. En allumant ce fourneau pendant une heure ou deux, on peut, deux fois par jour, renouveler l'air dans un espace de 300 à 400 toises cubiques. S'agit-il d'employer ce procédé sur un vaisseau, on place l'appareil dans la cuisine ; les tuyaux aspirateurs, dont la longueur peut être de 4 à 6 toises, doivent être dirigés dans les étages inférieurs ; la douille sera conduite à côté de la cheminée jusque sur le pont. Si l'on trouvait quelque inconvénient à faire passer les tuyaux d'aspiration à travers les

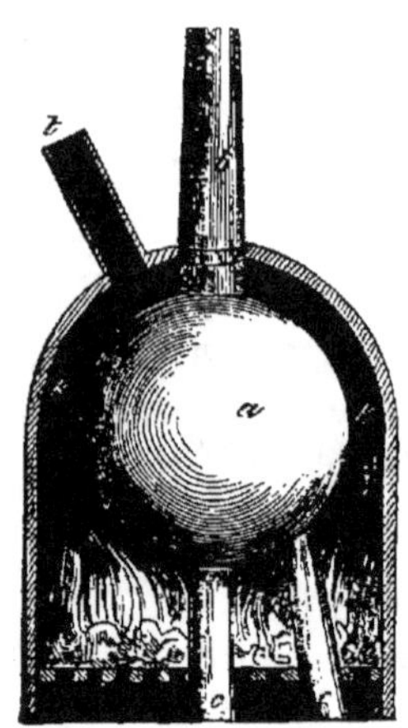

Fig. 44. — Thermo-ventilateur de Wettig (*).

ponts, comme on l'a pourtant pratiqué d'après Duhamel et Sutton, on pourrait placer le fourneau dans la première batterie, au-dessus même des écoutilles, soit sur l'avant, soit sur l'arrière. Cela s'exécuterait partout facilement, en ne laissant que l'écoutillon ouvert, et tenant le grand panneau fermé lorsqu'il serait nécessaire. Dans cette position, les tuyaux aspirateurs descendraient verticalement dans le faux pont et la cale, tandis que l'expirateur ou la douille d'évacuation monterait en même temps par l'écoutille supérieure. Sur les vaisseaux de 74 et 80 pièces de canon, où l'air de la cale a besoin d'être souvent renouvelé, il ne faudrait qu'un feu de deux heures pour obtenir cet effet. Dans l'intervalle de ces opérations, cet appareil serait placé dans une soute (1). » Il ne paraît pas cependant que le thermo-ventilateur de

(1) Kéraudren, *Dict. des sciences méd.*, art. HYDROGRAPHIE, t. XXII, p. 262. — Voy. de plus la planche annexée à cet article et qui représente le fourneau aspirateur de Wettig.

Le *ballon* a dix pouces de diamètre. La *douille* est conique ; elle a 6 pouces de long, son ouverture supérieure a 3 pouces ; à l'endroit où elle communique avec le ballon, elle en a 4 1/2.

Les deux *tuyaux aspirateurs* ont 2 pouces 1/2 de diamètre à l'endroit où ils sortent du ballon, et ils augmentent de grosseur à mesure qu'ils s'en éloignent.

Le *fourneau* enveloppe le ballon et une partie des tuyaux aspirateurs, de manière qu'il reste un intervalle de 10 pouces entre lui et la grille.

Un tuyau latéral adapté au fourneau sert à la conduite de la fumée.

(*) *a*, sphère en cuivre laminé. — *b*, douille expiratrice. — *c, c*, douilles qui appellent l'air, traversant le cendrier. — *k, k*, fourneau. — *t*, tuyau.

Wettig ait fourni, dans l'application, les résultats que théoriquement on attendait de lui. Dans des expériences destinées à comparer l'appareil de Brindejonc à celui de Wettig, l'avantage est resté complétement au premier. Il a été constaté que le tirage était assez faible pour qu'une bougie présentée à la douille expiratrice ne s'éteignît pas ; de plus, on a reproché, avec quelque raison, au thermo-ventilateur de Wettig, d'exiger beaucoup de bois et de charbon pour atteindre l'incandescence et l'entretenir ; de trouver difficilement place sous le grand panneau, une fois la chaloupe embarquée ; d'exposer à des dangers d'incendie, principalement pendant le gros temps ; de ne pouvoir atteindre par ses tuyaux les soutes à légumes et autres compartiments de la cale puisqu'il ne peut être établi que sur un panneau ; et, enfin, de ne pouvoir être facilement réparé par les ressources du bord, dans le cas où quelques-unes de ses pièces viendraient à se briser. La plupart de ces reproches pourraient être écartés par des modifications très-simples introduites dans la construction de l'appareil Wettig ; mais la faiblesse de son tirage, si elle est aussi complète que l'ont constaté les expériences faites à bord de la frégate l'*Antigone*, est un vice radical, qui obligeait à chercher un autre appareil de ventilation plus efficace que celui-ci.

4° *Ventilateur Villers*. — Le ventilateur Villers, dont parle Sper (1), fonctionnait-il par un moteur mécanique ou par l'action de la chaleur ? Nous nous rangerions plutôt à cette dernière idée, bien qu'à vrai dire, nous n'ayons pu retrouver nulle part la description de cet appareil. D'après Sper, il aurait été essayé pour la première fois l'an VII de la République sur la frégate *la Bravoure ;* il en parle avec infiniment d'éloges. Une commission, composée de Rochon, de l'Institut, et Thaumur, second pharmacien en chef de la marine, fit l'essai de ce ventilateur. Mollet, professeur d'anatomie à l'école de médecine navale de Brest, et Sper lui-même répétèrent ces expériences. « Avant l'usage du ventilateur Villers, dit ce médecin distingué, l'air de l'entre-pont était chaud, pesant, peu respirable, il formait un précipité abondant dans l'eau de chaux ; quatre heures après, l'air était beaucoup plus frais, plus léger, et donnait moins de précipité ; au bout de huit heures, il ne différait plus de celui des batteries et ne donnait plus de précipité. Voilà ce qui arrivait dans un beau temps ; faisait-il mauvais, les résultats étaient moins satisfaisants. Au reste, ces changements n'étaient pas de longue durée. »

5° *Ventilateur Poiseuille*. — En 1846, Poiseuille a lu à l'Académie des sciences un mémoire (2) sur un procédé nouveau de ventilation des navires ; il ne propose de l'appliquer qu'aux bâtiments de commerce, mais il pense qu'il serait possible, à la rigueur, d'étendre aux navires de guerre le bénéfice de ce système d'aération.

Il consiste en un tuyau aspiratoire traversant un fourneau et com-

(1) Sper, de Granville, thèse déjà citée, p. 26.
(2) Poiseuille, *Comptes rendus des séances de l'Acad. des sciences*, séance du 29 déc. 1845.

muniquant avec deux tubes intérieurs cheminant en abord, et allant déboucher dans le voisinage de la sentine ; à l'arrière est un tuyau bifurqué dit *tuyau d'inspiration* destiné à porter dans les profondeurs du navire l'air qui doit remplacer celui évacué par l'aspiration. Ce tuyau peut traverser une boîte à fumiger contenant du chlorure de chaux de façon à arriver dans la cale avec des propriétés désinfectantes. Ce procédé ingénieux, qui avait été principalement imaginé en vue de prévenir le transport des germes des maladies contagieuses, n'a pas prévalu, à raison de ses difficultés pratiques, mais il posait d'une façon rationnelle le problème de la ventilation aspiratrice.

Kéraudren a proposé également d'appliquer à la cale des bâtiments le système d'aération des fosses inodores. Ce système consiste tout simplement à appeler l'air de la fosse à travers un tuyau vers l'intérieur d'une cheminée. Comme il faut que l'ouverture du tuyau d'aspiration et celle d'entrée de l'air extérieur soient égales pour que l'appareil marche bien, on boucherait les panneaux de la cale par des écoutilles percées d'un trou d'un diamètre déterminé. Le tuyau d'appel pourrait être coudé et garni de toiles métalliques pour éviter les chances possibles de pénétration des flammes dans la cale (1).

6° *Ventilateur Edmund.* — L'idée de ventiler les navires dans toutes leurs parties par la combinaison d'un système de tubes aspiratoires communiquant avec une source de chaleur avait, on le voit, depuis longtemps préoccupé les hygiénistes. Kéraudren, je viens de le dire, l'avait implicitement formulée en décrivant les procédés de Sutton, de Duhamel, de Forfait, qui se servaient de la chaleur des cuisines ou de leur voisinage pour déterminer dans des tuyaux communiquant avec la cale un mouvement d'aspiration, et le procédé de Poisseuille, comme je l'ai dit plus haut, se rattachait à la même idée.

Nous-même proposions dans la première édition de ce livre, en 1857, un système de ventilation qui offre avec celui réalisé depuis par le médecin anglais Edmund des analogies qu'il me sera sans doute permis de faire ressortir. « La ventilation par appel, disais-je à ce propos, n'exigerait qu'un système de tubes aératoires se ramifiant à la manière des artères, traversant les couloirs principaux de la cale, fournissant des ramifications aux compartiments divers : prison, soutes, magasin général, cambuse, et envoyant trois ou quatre embranchements qui s'adap-

---

(1) Kéraudren, *Renouvellement de l'air dans la cale des vaisseaux* (*Annales d'hyg.*, t. XII, p. 92).

En juin 1855, M. Gassier, de Rio-Janeiro, a adressé à l'Académie des sciences de Paris un mémoire sur un système d'aérage des navires, qui n'est au fond que celui de Sutton, Duhamel du Monceau, Kéraudren, etc. L'air de la cale est appelé par un tube où il se raréfie sous l'influence de la chaleur de la cuisine, et il s'introduit de l'air neuf par un autre tube. Si l'on donne $0^m,50$ de côté à ce tube, il peut appeler 43,200 mètres cubes en vingt-quatre heures, c'est-à-dire renouveler en une heure à peu près toute l'atmosphère d'un vaisseau (Voy. le *Moniteur universel*, mercredi 6 juin 1855, n° 157).

teraient à des ouvertures du faux pont, lesquelles seraient obturées par des couvercles lorsque la ventilation devrait être bornée à la cale ; s'agirait-il de ventiler en même temps le faux pont, de nouveaux tubes ou des manches s'adapteraient à ces orifices, et mettraient l'atmosphère de l'entre-pont en communication avec les tuyaux aspirateurs principaux qui côtoieraient latéralement les chaudières pour s'échauffer déjà par leur voisinage, et viendraient déboucher par un orifice élargi, soit vis-à-vis des fourneaux, soit dans les fourneaux mêmes, au-dessous des grilles. Des clefs placées à chacun des embranchements principaux de ce système de tuyaux d'appel serviraient à rendre indépendante la ventilation des différentes parties du navire, et des diaphragmes en toile métallique placés de distance en distance dans les segments des tuyaux rapprochés des feux, donneraient toute sécurité contre les chances d'incendie ; peut-être enfin serait-il opportun de pratiquer sur la longueur de ces tuyaux des fenêtres ou ouvertures par lesquelles ils recueilleraient encore l'air qu'ils trouveraient sur leur parcours. Rien ne serait plus simple, on le voit, que ce système de ventilation. Voudrait-on aérer l'une des prisons, celle de bâbord, par exemple, on profiterait d'un moment de chauffe de la machine, les clefs obturatrices seraient fermées en arrière du tuyau secondaire destiné à extraire l'air de cette prison, et le tirage s'opérant de lui-même ne s'exercerait que sur l'air intérieur de ce compartiment. On ne saurait évidemment faire intervenir contre ce projet des raisons d'économie, les dépenses qu'il occasionnerait seraient minimes, faites une fois pour toutes, et nulle dépense de combustible ne serait nécessaire. Le seul reproche légitime qui lui serait imputable serait de subordonner la ventilation à la marche du navire, mais n'est-ce pas à la mer que le renouvellement de l'air est surtout indispensable, et d'ailleurs faudrait-il de grands frais d'imagination pour suppléer au tirage de fourneaux par un chauffage spécial de l'embouchure des tuyaux aspirateurs lorsque la machine ne fonctionne pas (1) ? »

Le médecin anglais Edmund a proposé, en 1865, un procédé de ventilation fondé sur ces principes (fig. 45 et 46). Il est basé essentiellement sur le fonctionnement aspiratoire de deux sortes de tuyaux : l'un longitudinal que j'appellerai *collecteur*, à raison de son office qui est de recueillir l'air méphitique qui se dégage de la cale ; les autres verticaux ou *évacuateurs*, qui communiquent avec le tuyau de la cheminée des bateaux à vapeur, les bas-mâts en fer creux des voiliers (2), ou, enfin avec des

_______

(1) *Traité d'hygiène navale.* Paris, 1856, p. 268.
(2) On a proposé de munir les bas-mâts creux de registres pouvant modérer ou même supprimer le tirage qu'ils opèrent et qui en cas d'incendie peut offrir des dangers ; d'ailleurs ces mâts creux agissent parfois comme organes d'insufflation aérienne et, quand il fait froid, on est obligé d'en obturer la cavité. M. Macdonald a proposé de diviser la cavité intérieure de ces bas-mâts en 3 ou 4 tuyaux secondaires pour que chaque compartiment du navire ait une aspiration indépendante.

ouvertures ménagées à cet effet sur le pont. M. Le Roy de Méricourt, qui s'occupe avec tant de zèle et tant de talent des questions d'hygiène navale, a décrit dans son excellent journal le système Edmund, et en a

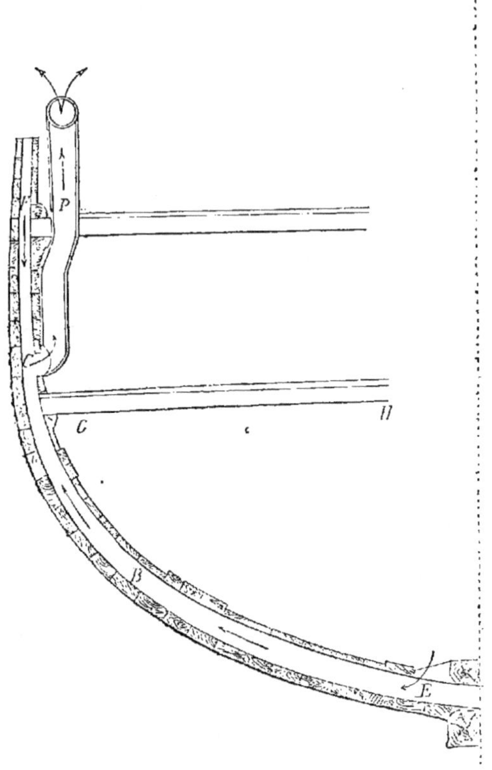

Fig. 45. — Système de ventilation nautique d'Emund (*).

fait ressortir les avantages dans ces termes : « Le tirage déterminé par le courant d'air chaud qui traverse la cheminée d'un bâtiment à vapeur ayant ses feux allumés assure le renouvellement de l'air dans toutes les parties du navire (1). Bien que la ventilation soit puissante, le tirage

(1) On a constaté que la vitesse du courant d'air dans le grand tuyau du *Royal Sovereign* était de 31 pieds par seconde, ce qui suppose une masse d'air d'environ 22,000 pieds cubes évacués en une heure (Le Roy de Méricourt, *Arch. de méd. nav.*, t. V, p. 472).

(*) Fig. 45. — C, section transversale du grand tuyau longitudinal placé au-dessus du pont GH de l'entre-pont; C, P, un des tuyaux verticaux échelonnés sur la longueur du pont supérieur du navire et reliés avec le tuyau horizontal; C, E, ouvertures par où pénètre l'air vicié dans le conduit E, B, E, dans le conduit principal; C, P, tuyaux de dégagements.

néanmoins est peu sensible et ne saurait avoir d'inconvénients pour la santé des hommes, attendu qu'il s'exerce sur un très-grand espace et par une multitude d'orifices à la fois qui divisent le courant. Sur les

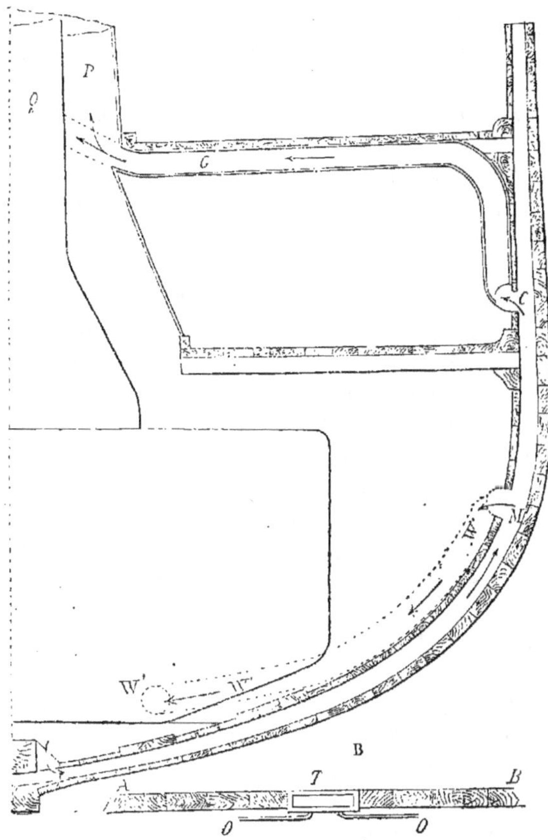

Fig. 46. — Même système appliqué à un vapeur (*).

bâtiments à vapeur marchant à la voile, ou sur les bâtiments à voile lorsque la brise est fraîche, il peut suffire d'orienter convenablement le capuchon des tuyaux de dégagement placés sur le pont pour renverser le fonctionnement du système et faire arriver directement l'air pur dans tout le navire. Pendant les calmes, il faut nécessairement recourir à un mode artificiel de tirage. Le plus simple et le plus efficace sur un na-

(*) Fig. A. — Application sur un bâtiment à vapeur : C, tuyau longitudinal ; G, tuyau courbé sous les barrots pour aller rejoindre soit la cheminée centrale O, soit son enveloppe P ; M, tuyau auxiliaire ; W, W, tuyaux portant l'air vicié sur le foyer même des chaudières.

Fig. B. — A, B, pont supérieur ; T, tuyau à section rectangulaire ; O, O, ouvertures donnant accès à l'air vicié.

vire à vapeur qui ne se sert pas de sa machine consiste à allumer un fourneau ; sur un navire à voiles on fait arriver dans le grand tuyau longitudinal, comme l'a proposé M. Giffard, un jet de vapeur emprunté à l'appareil distillatoire. Dans ce cas, il est vrai, on obtient très-peu d'eau d'un appareil capable de distiller 500 gallons d'eau (environ 2,500 litres), pendant douze heures de chauffe ; il faut donc compter sur une dépense supplémentaire de charbon ; le jet de vapeur s'échappe par les tuyaux verticaux ; seulement, pour ne pas neutraliser le courant d'air qu'il détermine, il faut avoir soin d'orienter les capuchons de manière que le vent ne s'y engouffre pas. *A l'aide de diaphragmes convenablement placés* (1), on peut faire fonctionner le ventilateur isolément dans les différents étages du navire ou modérer son action.

« Ce système a été appliqué sur trois bâtiments de la Compagnie anglaise d'émigration. Les rapports dont il a été l'objet établissent son efficacité d'une manière évidente. Le médecin-surintendant du *Earl Russel* déclare que c'est le système de ventilation le plus parfait qu'on ait encore vu fonctionner, tant au point de vue théorique qu'au point de vue pratique. Le Dr Canoll affirme qu'il n'avait jamais constaté une température aussi fraîche dans les entre-ponts et une aussi complète absence de mauvaise odeur pendant la nuit, en traversant les latitudes tropicales, qn'à bord du *General-Caulfield*. Le Dr Barry a signalé les mêmes résultats. Aussi à bord de ces transports d'émigrants, les épidémies meurtrières qui y sévissaient antérieurement ont-elles disparu. Ce qu'il y a eu de plus remarquable, c'est la diminution des chiffres de la mortalité des enfants. Sur plusieurs des navires de la Compagnie faisant le service d'Angleterre en Australie, un tiers des enfants au-dessous de cinq ans mourait pendant la traversée ; depuis que le procédé Edmund est appliqué et fonctionne à l'aide de l'introduction d'un jet de vapeur, la mortalité est devenue sensiblement nulle (2). »

En faisant la part de l'enthousiasme, il est certain que ce sont là des résultats dignes de fixer l'attention ; je dois dire cependant que le système Edmund, qui appartient à l'*aspiration* pure (l'injection facultative est une fiction) me paraît inférieur aux systèmes de ventilation mixte, en particulier au système Decante.

(1) On me permettra de faire remarquer que ce détail d'installation était indiqué dans le projet que je formulais il y a vingt ans. Loin de moi la pensée de méconnaître que faire passer une idée dans la pratique est souvent plus méritoire que de l'avoir conçue, mais encore est-il juste de faire aux promoteurs d'une idée la part contributive qui leur revient. Or, j'ai démontré tout à l'heure que le système Edmund, comme toutes les choses utiles, a eu des précurseurs ; il est légitime de le rappeler et il serait peut-être injuste de l'oublier. Les trois idées fondamentales du système Edmund : tubes aspiratoires ramifiés ; mouvement communiqué à l'air par les sources de chaleur du bâtiment ; diaphragmes permettant de localiser la ventilation aspiratrice à telle ou à telle partie du navire, avaient été formulées avant ce médecin (Voy. *Traité d'Hyg. navale*, 1856, p. 268).

(2) Le Roy de Méricourt, *Système de ventilation nautique du Dr Edmund* (*Arch. de méd. nav.*, 1866, t. IV, p. 211).

7° *Système Bertin.* — La question de la ventilation d'un navire-écurie avait été mise à l'étude. M. Bertin, ingénieur de la marine, a proposé un système ingénieux très-rapproché des précédents, de celui d'Edmund, par exemple, et qui a été appliqué sur le *Calvados* avec un succès constaté par une commission nommée pour en étudier les résultats. Dans ce système, la batterie haute est abandonnée aux moyens de ventilation naturelle et la batterie basse et la cale sont seules ventilées artificiellement. La quantité minimum d'air à extraire de ces deux compartiments est de 33,600 $^{m3}$ par heure (1). Les mailles du navire sont mises en relation avec quatre canaux collecteurs, deux de chaque côté, qui viennent déboucher au pied de la cheminée dont l'enveloppe joue l'office de tuyau d'appel : au point de convergence des collecteurs se trouve un foyer d'appel destiné à échauffer l'air vicié et à lui donner une force ascensionnelle. Une consommation de 40 kilogrammes de charbon par heure (2) est nécessaire pour l'évacuation de 33,600 $^{m3}$ d'air vicié. L'air frais qui afflue pour combler le vide est envoyé à l'intérieur du navire par des manches munies de conduits horizontaux placés sous les barrots et dans lesquelles le débit est réglé par des registres (3).

La commission désignée pour expérimenter le système de ventilation Bertin a résumé ses essais dans les conclusions suivantes :

« Le fonctionnement de l'appareil est satisfaisant, ne présente aucune chance d'avarie et assure, en toute circonstance, des résultats certains. Il produit une ventilation parfaitement suffisante. Les seuls inconvénients sont : 1° une diminution de capacité utile de 100 $^{m3}$ ; 2° une surcharge de poids de 40 tonneaux due au poids de l'appareil et de son approvisionnement en charbon calculé pour trente jours de navigation ; 3° la nécessité d'une cheminée s'élevant de 9 mètres au-dessus du rouffle des cuisines et présentant au vent debout une surface de résistance de 21$^2$,15 ; 4° l'inconvénient de supprimer la grande voile.

Elle faisait aussi ressortir la dépense de 30,000 francs environ pour la confection et l'installation de l'appareil ; mais elle apportait dans la discussion de ces inconvénients un sentiment très-grand de l'importance de la ventilation et de la légitimité des sacrifices qu'on lui doit.

La commission concluait, en résumé, à la nécessité de faire des essais à la mer pendant de longues traversées, et par tous les temps, avant de se prononcer sur l'application possible de ce système de ventilation à

---

(1) Bertin, *Étude sur la ventilation d'un transport-écurie et considérations générales sur les résultats à obtenir par le même procédé à bord des principaux types de navires de guerre et de commerce* (*Mémorial du Génie maritime*, 1872, 8° livraison). Voir aussi les *Comptes rendus de l'Acad. des sciences*, de la même année.

(2) Cette quantité représente une force de 10 chevaux.

(3) M. Bertin a réduit de 200$^{m3}$ à 150$^{m3}$ la quantité d'air à donner par heure à un cheval en se fondant sur l'immobilité de ces animaux dans leurs stalles, mais il fait remarquer que ce chiffre est un minimum qu'il faut toujours s'efforcer de dépasser.

tous les bâtiments de transport. Cette expérience décisive a été faite et les résultats consignés dans les rapports des commandants successifs de ce navire, MM. de Marguerye et Vial, leur ont semblé favorables. Pendant quarante-cinq jours on a observé les effets de l'appareil de ventilation, et on a constaté : 1° que la vitesse moyenne de l'air par seconde dans la cheminée, essayée à l'anémomètre, était de $1^m,145$ par seconde ; 2° que l'évacuation d'air écoulé par heure par la cheminée a été, en moyenne, de 26,000 mètres ; 3° que la température moyenne extérieure à midi étant de 26°,9, celle de la batterie basse n'était en moyenne que de 28°,8 ; 4° qu'avec cette même température extérieure de 26°,9 à midi, la température moyenne de la batterie haute était de 28°,2 ; 5° que la température moyenne de minuit étant sur le pont de 23°,4, celle de la batterie basse s'est maintenue en moyenne à 25°,4 ; qu'avec cette même température moyenne sur le pont de 23°,4, la batterie haute a eu une température moyenne de 25°,5. Je réunis dans le tableau suivant ces résultats (1) :

| VITESSE de l'air dans la CHEMINÉE. | VOLUME d'air évacué par HEURE. | TEMPÉRATURE MOYENNE DE MIDI. | | | TEMPÉRATURE MOYENNE DE MINUIT. | | |
|---|---|---|---|---|---|---|---|
| | | AIR extérieur. | BATTERIE basse. | BATTERIE haute. | AIR extérieur. | BATTERIE basse. | BATTERIE haute. |
| $1^m,45$ | $26,600^{m3}$ | 26°,9 | 28°,8 | 28°,2 · | 23°,4 | 25°,4 | 25°,5 |

C'est certainement un résultat très-remarquable que de voir la batterie basse maintenue ainsi, la nuit, à une température moyenne inférieure d'un dixième de degré à celle de la batterie haute et n'excédant que de 2°° celle du pont. Il faut évidemment en conclure que le système de ventilation dont il est question remplit très-convenablement son office. M. Méry, médecin-major du *Calvados*, a formulé des impressions qui sont entièrement favorables au système Bertin. Il resterait à le comparer au système Decante et à faire un choix entre eux, car il serait par trop incompréhensible que cette question vitale de la ventilation, convenablement résolue par l'expérience, ne reçût pas, sans plus tarder, une solution pratique et ne devînt pas l'objet d'une application générale.

### § 2. — *Aspiration par injection.*

I. *Injection d'air ordinaire.* — L'aspiration par injection d'air ordinaire est utilisée sous des formes assez diverses et qui se multiplieront sans doute encore. A ce système se rattachent les appareils suivants :

(1) J'ai calculé ces moyennes sur les trente-cinq jours d'observations consignées dans les tableaux annexés au rapport du commandant du *Calvados* daté du 15 juillet 1873.

**1° *Manche du système Damboise* (fig. 47).** — Les manches à vent ordinaires sont des appareils de pulsion aérienne; celle-ci devient, par un mécanisme ingénieux, un appareil d'aspiration. Elle est en tôle et consiste dans une manche dont le chapiteau muni de six ouvertures latérales, inclinées en bas, est percé pour laisser passer la tige syphoïde d'un entonnoir coudé au niveau de la réunion de la douille et du collecteur, et muni d'un volant qui lui permet de s'orienter. L'air entre dans l'entonnoir, se réfléchit dans sa douille coudée, ressort avec une direction ascendante et produit ainsi, suivant le principe appliqué à la ventilation par M. Mondésir, un mouvement dans l'atmosphère de la manche, d'où un effet d'aspiration et une évacuation de l'air vicié par les auvents du chapiteau.

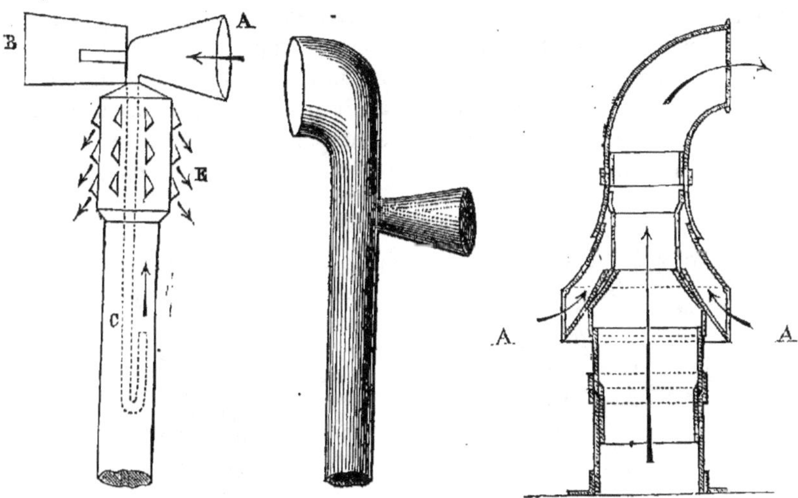


Fig. 47. — Manche Damboise (*).

Fig. 48. — Manche Giffard.

Fig. 49. — Aspirateur Nouailhier.

**2° *Manche Giffard* (fig. 48).** — Le manche Giffard arrive au même résultat par une disposition différente. C'est une trompe ordinaire qui porte, soudé sur la paroi opposée à celle du pavillon, un entonnoir dans lequel l'air s'introduit avec force, sort par le pavillon et produit, pendant ce trajet, un effet de compression qui aspire l'air du tuyau.

**3° *Aspirateur Nouailhier* (fig. 49).** — C'est une manche à air qui s'oriente dans le lit du vent et qui est munie latéralement de deux collecteurs A, A ; l'air s'engouffre dans ceux-ci, et ressort par le pavillon en agissant comme jet d'air comprimé. Cet appareil a été essayé à bord de la *Garonne* en 1872 pendant un voyage à la Nouvelle-Calédonie, et une commission dont le rapporteur était M. Jubelin, médecin de ce navire, a formulé à son sujet

(*) A entonnoir faisant corps avec une girouette très-mobile B. C tuyau aérateur. E ouvertures d'échappement de l'air entraîné.

des conclusions favorables. Mais, comme l'a fait remarquer judicieuse ment M. Beaumanoir (1), cet aspirateur, comme tous les appareils analogues, n'a d'utilité que quand la brise est fraîche et par conséquent quand la ventilation est le moins nécessaire.

4° La manche Boyle (fig. 50), essayée avec succès en Angleterre sur plusieurs navires de guerre, entre autres le *Lord Warden*, le *Monarch*, est formée d'un petit tube horizontal qui repose sur l'extrémité de la manche en tôle et se meut librement sur elle. Ce tuyau contient un cône tronqué dont la base se continue avec une de ses ouvertures et dont le sommet est en partie oblitéré par un petit cône métallique disposé de façon à laisser passer l'air de son sommet à sa base et à lui opposer un cône obstacle dans la direction inverse. L'air extérieur passe entre la paroi du cône tronqué intérieur et le sommet du cône complet et s'échappant par l'autre ouverture du tuyau entraîne l'air de la manche dans un mouvement ascensionnel. M. Macdonald dit avoir assisté à des expériences faites avec le cylindre aspirateur de Boyle adapté à un tuyau de verre; en soufflant dans le cylindre et en présentant un peu de papier ou de coton

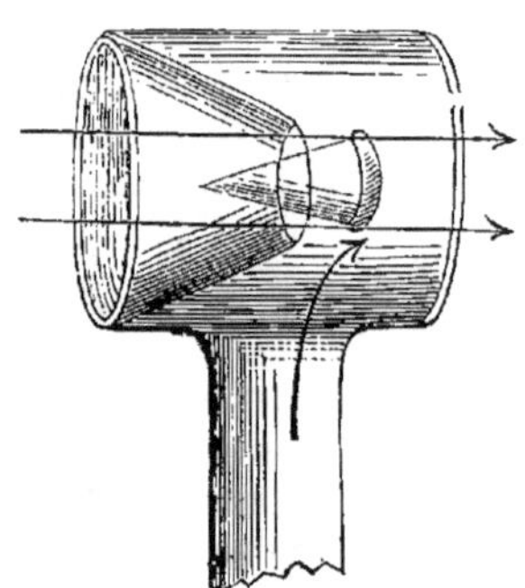 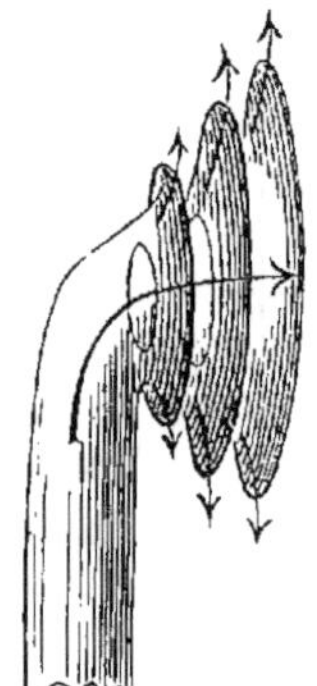

Fig. 50. — Manche Boyle.   Fig. 51. — Manche aspiratrice de Macdonald.

à l'extrémité du tube, on constatait le mouvement ascensionnel de ces corps légers.

5° La manche aspiratrice de Macdonald (fig. 51) est constituée par plu-

(1) Beaumanoir, *Essai sur la ventilation des transports.* Thèse de Montp., 1875, p. 19. J'ai sous les yeux le rapport de la commission de la *Garonne* relativement à l'aspirateur Nouailhier. Six de ces appareils avaient été mis en expérience sur ce navire; quatre ont été installés à poste fixe, et deux placés temporairement à la place des manches. Malgré les conditions défavorables dans lesquelles se trouvaient quelques-uns de ces appareils qui étaient en partie abrités du vent, la commission a reconnu que leur intervention était extrêmement utile et elle a formulé à leur sujet les conclusions suivantes : 1° ces appareils ont l'avantage de n'exiger aucune dépense de combustible ou de force musculaire ; 2° ils ne sont pas encombrants ; 3° ils ne gênent ni la manœuvre ni la voilure. Elle a constaté qu'au cap Horn, et par une température de 4°, ces ventilateurs déterminaient un froid assez vif et qui obligeait d'en suspendre l'action, et elle a émis l'idée qu'il faudrait leur adapter des registres destinés à régler le débit de l'air.

sieurs pavillons invaginés les uns dans les autres. et entre lesquels l'air peut s'échapper.

II. *Injection d'air comprimé.* — M. Piarron de Mondésir a eu, en 1869, l'idée ingénieuse d'utiliser la détente de l'air comprimé comme force susceptible de produire une ventilation aspiratrice (1). Le principe est celui-ci : l'air comprimé, sortant en jet dans un tuyau, chasse devant lui l'air de ce tuyau et, l'air extérieur venant le remplacer, il y a, de proche en proche, un mouvement d'aspiration. Avec une pression de l'air comprimé représentée par $0^m,32$ d'eau on a une vitesse de $4^m,30$ et on évacue $760^{m3}$ d'air par heure. Avec cette vitesse on évacue par jour et par force de cheval $12,667^{m3}$. Le palais de l'Industrie a été ventilé de cette façon et les résultats ont été excellents. Ce système de ventilation par l'air comprimé deviendra-t-il applicable aux navires ? Rien n'indique *à priori* qu'il ne puisse en être ainsi.

III. *Injection de vapeur.* — L'injection de vapeur dans un tuyau pousse devant elle l'air qu'il contient et produit en arrière d'elle une aspiration. C'est le même principe, on le voit, que celui de l'aspiration par l'air arrivant avec une certaine vitesse et par l'air comprimé. Les machines marines pourraient trouver là un excellent emploi de la vapeur qu'elles perdent en permanence. Sur la plupart des grands paquebots à passagers des compagnies *Péninsulaire et Orientale*, en particulier sur le *Sérapis*, qui sont ventilés par des poutres en fer, creuses et perforées, on a disposé les choses de façon à ce que des jets de vapeur peuvent être lancés dans les divers points de l'arbre aératoire pour accélérer l'exhaustion de l'air (2).

### § 3. — *Aspiration verticale ou par drainage aérien.*

Je donnerai ce nom aux procédés d'évacuation de l'air qui utilisent les conduits verticaux faisant communiquer l'intérieur du navire avec l'air extérieur ; que ces tuyaux de drainage soient constitués par les mailles du navire disposées de façon à former des conduites d'air, ou par le tuyau de la machine, les épontilles perforées et canaliculées de la cale ; que ces drains fonctionnent d'eux-mêmes automatiquement en vertu de l'excédant de chaleur de l'air intérieur sur l'air extérieur, ou qu'on emploie une source de chaleur artificielle pour hâter l'évacuation de l'air qui les traverse.

$1°$ *Ventilation de la cale par épontilles creuses.* — J'ai eu la pensée que sur les navires qui ne sont pas ventilés d'une manière méthodique (et ce

(1) Piarron de Mondésir et Lehaitre, *Communication relative à la ventilation par l'air comprimé.* Paris, 1867.

(2) Voy. *The Lancet. Ventilation of passenger ships*, t. I, 1875, p. 24.

sera longtemps la majorité) on pourrait se servir des épontilles de fonte creuses et perforées destinées à supporter le faux pont comme moyen de ventilation de l'air de la cale et de ses compartiments. On pourrait ménager un canal au centre de ces épontilles et cribler leur paroi de trous sans diminuer leur solidité. A leur point de jonction avec le faux pont elle s'évaseraient pour le supporter et le canal de l'épontille le traverserait seul. En temps ordinaire, un opercule à vis recouvrirait cet orifice pour empêcher l'air vicié de la cale de se répandre dans le faux pont et pour prévenir l'introduction des eaux de lavage dans la cale. D'un autre côté, s'il s'agit d'un bateau à vapeur, un certain nombre de tubes en fer à position fixe seraient disposés dans le voisinage des feux. Voudrait-on ventiler un compartiment de la cale, le magasin général par exemple, on adapterait à l'épontille qui y correspond une manche flexible de cuir terminée par un ajustage à vis et dont l'autre extrémité, disposée de la même façon, s'appliquerait à l'un des tubes de fer. De cette façon on ferait passer l'air de la cale dans les fourneaux où il serait brûlé, et une ventilation aspiratrice assez énergique serait maintenue. Je crois qu'il y a dans cette idée de transformer les épontilles de la cale en tuyaux d'évent un procédé simple, non encombrant, peu dispendieux, de renouveler l'air de cette partie de la cale, de le maintenir par suite à une température fraîche, favorable à la conservation des cargaisons et des approvisionnements de diverses natures qu'elle renferme.

2° *Ventilation par des poutres creuses.* — Dans une séance tenue le 13 février 1874, sous la présidence de l'amiral Spencer Robinson, le D John Macdonald a développé un projet de ventilation des navires dont les principes sont les suivants : 1° il faut rendre complétement indépendants, au point de vue de la ventilation, les divers étages d'un navire ; 2° les organes de cette ventilation aspiratrice sont les cornières des baux qui sont en fer et creux ; l'air les traverse et se rend dans l'espace qu'interceptent le bordé et le vaigrage ; 3° des clefs de bois sont établies au-dessous de chaque pont de façon à couper le canal formé par le bordé intérieur et le bordé extérieur ; 4° les conduits aspirateurs vont aboutir, comme dans le système Edmund, à des bas-mâts creux ou à la cheminée.

La figure 52, que j'emprunte au mémoire de M. Macdonald, donne une idée de la marche de l'air aspiré dans les divers étages du navire. Les poutres qui supportent le faux pont peuvent être pleines, les autres sont creuses. L'air traverse la cornière, arrive dans l'intervalle des deux bordés, pénètre dans la pièce tubulaire qui se trouve au-dessous des baux du faux pont, et arrive dans l'intervalle des deux bordés où il rencontre l'air vicié venant du faux pont. L'air vicié de la batterie basse et de la batterie haute est évacué de la même façon, comme l'indique la direction des flèches *b, c, e, f.*

L'appel de l'air, dans ce système, se fait par des mâts creux, le tuyau de la cheminée, ou à l'aide d'appareils d'extraction.

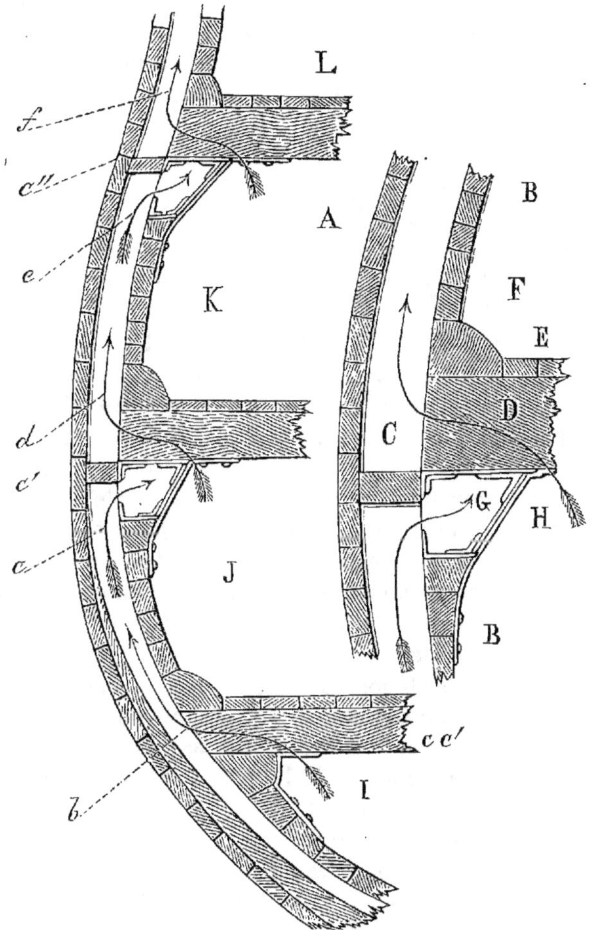

Fig. 52. — Système Macdonald pour la ventilation des navires (*).

## ARTICLE II

### VENTILATION PAR PULSION.

Nous venons d'examiner rapidement les principaux procédés de ventilation qui s'appuient sur l'aspiration ou l'*appel*, que celui-ci soit déterminé par un moteur mécanique ou par la chaleur. Occupons-nous

(*) I, cale. — J, faux pont. — K, batterie basse. — L, batterie haute. — C, canal entre le bordé A et le vaigrage B. Il est interrompu par des clefs de bois (c', c") placées au-dessous des poutres du pont supérieur. — D, poutres creuses. — E, plancher superposé aux poutres. G, encoignure en fer creux. — b,c,d,e,f, marche de l'air aspiré.

actuellement des moyens qui se rattachent au second système, à celui de la *pulsion aérienne* ou de l'insufflation.

Cette pulsion peut être opérée, soit par le vent colligé dans des appareils spéciaux, ou entrant par les ouvertures aératoires du navire, soit par des appareils mécaniques de refoulement, d'o   encore deux catégories de moyens ventilateurs.

### § 1. — *Ventilation par insufflation naturelle.*

**1° *Ouvertures aératoires.*** — Le vent pénètre dans l'intérieur du bâtiment par les écoutilles, les hublots ou les sabords, avec une force variable suivant sa vitesse, et il se substitue, par refoulement, à l'air vicié qu'il chasse devant lui.

Les expériences anémométriques ont démontré que, par un temps presque calme, le vent parcourt moins de 1 mètre par seconde ; par une petite brise, 3 mètres environ ; par une brise ronde, les voiles étant bien tendues, 6 mètres ; avec grand frais, 9 mètres ; par un temps de tempête, de 30 à 35 mètres ; et lors des ouragans, de 40 à 60 mètres ; prenons 8 mètres pour moyenne de la vitesse la plus ordinaire du vent à la mer, et nous concevrons encore combien la pénétration de l'air, armée d'une telle force d'impulsion, doit agir efficacement pour renouveler l'air intérieur des compartiments du navire, si surtout des ouvertures opposées à celles par lesquelles il entre, permettent à l'air intérieur de céder devant ce refoulement et de s'écouler au fur et à mesure.

L'énergie de cette ventilation naturelle est, au reste, éminemment variable, suivant les circonstances de la navigation. Au mouillage, le navire étant toujours debout au vent, à moins qu'il n'obéisse à l'action d'un courant plus rapide que le vent lui-même, les ouvertures latérales d'aération sont paralysées, l'air n'entre que par les écubiers et les sabords de l'avant ; aussi son renouvellement est-il, dans cette condition, très-imparfait, si ce n'est tout à fait nul. On remédie, au reste, à cette circonstance désavantageuse, dans beaucoup de rades, en s'embossant de manière à présenter le flanc aux brises régulières, et en mettant dehors quelques voiles de l'avant pour faire abattre le navire et placer son axe dans une direction perpendiculaire à celle du vent ; il est inutile de faire ressortir l'excellence de ces précautions sans l'observance desquelles l'hygiène est compromise, et d'ajouter qu'il faut que le bâtiment ouvre de préférence ses stigmates respiratoires aux brises vierges qui lui arrivent du large, qui se sont purifiées et rafraîchies par un immense parcours, plutôt qu'à ces vents de terre chargés presque toujours d'émanations infectieuses, et qui font souvent payer cher la fraîcheur enivrante qu'ils apportent.

A la mer, l'intensité de cette ventilation naturelle varie suivant la vitesse et les allures du navire ; la brise vient-elle de l'arrière avec une vitesse de 38 mètres par seconde, si le bâtiment file 2 nœuds sous cette impulsion, il aura une vitesse égale environ au tiers de celle de la brise qui le pousse, et celle-ci ne parcourra plus pour le navire, considéré comme point fixe, que 2 mètres seulement par seconde, c'est-à-dire que ce sera un calme presque complet, et que l'air extérieur arrivera épuisé aux écoutilles et n'y pénétrera pas. La vitesse de l'air ventilateur, quand on est vent arrière, n'égale donc que la différence qui existe entre l'impulsion du bâtiment et celle du vent, aussi cette allure est-elle défavorable au renouvellement de l'air par lui-même ; d'ailleurs, le vent agisssant dans l'axe de la quille, toutes les ouvertures aératoires latérales l'appellent inutilement.

Le bâtiment est-il au plus près, c'est-à-dire orienté de telle manière que ses vergues fassent avec l'axe de la quille un angle de 33° 45', le vent vient de l'une des joues, les premiers sabords et les premiers hublots de l'avant sont aérés du côté du vent, et les voiles carrées, mais surtout les latines, réfléchissent l'air dans une direction telle, qu'il se porte en même temps en bas et vers l'arrière, d'où une ventilation naturelle très-énergique si la brise est fraîche.

Les allures intermédiaires entre le plus près et le vent arrière sont les plus favorables au renouvellement de l'air : la ligne des sabords et des hublots du vent reçoit à peu près perpendiculairement l'impulsion de la colonne d'air, et si les ouvertures de dessous le vent sont libres, l'air primitif s'écoule par là avec une vitesse d'autant plus grande, que ces orifices d'expiration sont à l'abri de l'effort du vent (1).

Nous ne reviendrons pas sur ce que nous avons dit de la nécessité de ménager aux navires un carré d'aératiou aussi grand qu'on le pourra ; c'est là une imprescriptible nécessité d'hygiène à laquelle ont toujours déféré les commandants des anciennes expéditions militaires auxquels une initiative omnipotente avait été laissée, et qui comprenaient à merveille que l'hygiène est le nerf des voyages maritimes (2).

(1) M. de Boux, capitaine de vaisseau de la Compagnie française des Indes, avait imaginé un système de ventilation par pulsion naturelle constitué par des tuyaux placés sur l'avant, sur les côtés et sur l'arrière du navire ; presque sous toutes les allures, l'air pénétrait dans l'intérieur. M. le Helloco dit avoir vu à Rio-Janeiro une frégate anglaise qui revenait de la côte O. d'Afrique et qui était munie de ce système de ventilation. Il ne dit rien de sa valeur. Elle était sans doute très-relative ; mais sous certaines allures, et quand au mouillage on est tenu en travers à la brise par le courant ou par un embossage, cette ventilation, à en juger par celle qui s'opère par les hublots dans les mêmes conditions, n'est certainement pas à dédaigner.

(2) « Le 20 de novembre les capitaines de l'escadre représentèrent au commandant qu'ils avaient plusieurs malades à bord, et que non-seulement eux, mais aussi les chirurgiens, étaient d'avis qu'il fallait laisser entrer plus d'air entre les ponts, mais que leurs vaisseaux tiraient trop d'eau pour qu'il y eût moyen d'ouvrir les sabords d'en bas. M. Anson, convaincu de l'importance de l'avis, ordonna qu'on fît six ouvertures à chaque vaisseau, dans les endroits où la chose pouvait se pratiquer avec le moins d'inconvénients. » (*Voyage autour du monde de G. Anson*, publié par Richard Walter, chirurgien du *Centurion*. Amsterdam et Leipsig, 1751, p. 31.)

2° *Manche à vent.* — La manche à vent ou *trompe (wind-sail, cowl)*, dont l'invention est attribuée aux Danois (1), est à peu près le seul ventilateur par pulsion qui soit actuellement utilisé à bord des navires, c'est certainement le plus commode, mais c'est aussi, il faut bien le dire, l'un des moins efficaces qu'on puisse employer. Nous avons, pour notre compte, quelque rancune contre la manche à vent, car nous accusons volontiers ce moyen terme du discrédit injuste dans lequel tous les systèmes de ventilation nautique ont jusqu'ici été enveloppés ; si, en effet, la manche à vent ne fût pas devenue d'un usage habituel, on eût très-certainement cherché et trouvé mieux.

La forme de ce ventilateur varie un peu suivant les marines. La manche figurée par Duhamel du Monceau (2) a la forme d'un long cône creux dont la base est coupée assez obliquement ; celles utilisées actuellement dans notre marine se composent de deux parties : 1° d'un appareil collecteur formé par un large cylindre ouvert sur une de ses parois auxquelles s'ajoutent deux ailes d'orientation ; 2° d'une manche cylindrique d'une longueur suffisante et munie de deux ouvertures latérales destinées à donner passage à l'air. Les bras de la manche sont orientés de telle manière que l'air pénètre librement dans sa cavité, et qu'il se dirige, après s'être réfléchi sur les parois, dans l'axe de la manche.

M. Fleury, chirurgien principal de la marine, s'est occupé jadis avec beaucoup de soin de l'installation des manches à vent, et il a signalé, en même temps que leurs défauts de construction, les améliorations qu'elles sont susceptibles de recevoir ; il pense qu'il serait avantageux que, de 2 en 2 mètres, les manches à vent fussent munies de cercles intérieurs destinés à maintenir constamment leur béance et à les empêcher de s'étrangler sur les iloires, en traversant les écoutilles, quand celles du pont et des batteries ne se correspondent pas exactement ; la suppression de l'obturateur de bois qui termine leur extrémité inférieure lui paraît aussi nécessaire, et il propose d'ajouter aux trois ouvertures latérales qu'elles présentent une ouverture centrale ; cette modification serait en effet désirable, car, dans les manches ordinaires, l'air puisé de haut en bas vient se réfléchir sur l'obturateur plein, remonte dans la manche et doit en partie neutraliser la ventilation ; il donne enfin quelques règles utiles pour l'installation des manches horizontales, dites manches de sabords, munies elles-mêmes de cercles dilatateurs et se subdivisant, suivant la disposition des lieux à aérer, tout à fait à la manière des troncs artériels (3). Ces préceptes nous semblent utiles, et les commandants soucieux de tirer de la ventilation par les manches tout

---

(1) Callisen réclame du moins pour son pays l'honneur de cette invention.

(2) Duhamel du Monceau, *op. cit.*, planche I.

(3) D\u02b3 J. Fleury, *Quelques observations et considérations pratiques d'hygiène et de médecine navales.* Montpelier, 1847, p. 27. Les manches de sabord sont encore employées dans certains cas.

le parti hygiénique désirable, ne pourront mieux faire que de s'y conformer.

Duhamel du Monceau, s'appuyant sur des expériences qui lui ont montré que la lumière d'une bougie vacillait fortement à l'orifice inférieur d'une manche, mais restait calme à peu de distance, craignait que l'air introduit ne sortît par l'écoutille même qui donne passage à la manche, aussi recommandait-il de clouer une cloison mince sur l'écoutille de passage et de la perforer d'un seul trou pour l'introduction du ventilateur.

Le conseil donné par Fleury de percer de trois ouvertures les panneaux pleins que doit traverser la manche, afin que l'air intérieur chassé par pulsion puisse trouver un écoulement facile, ce conseil, dis-je, paraît beaucoup plus rationnel que celui de Duhamel du Monceau (1).

Les manches des navires peuvent être ou verticales ou horizontales : les manches verticales sont les plus employées, et sont habituellement en nombre correspondant à celui des principales écoutilles du pont supérieur; les manches horizontales pénètrent dans l'intérieur des navires par les écubiers ou quelques-uns des sabords; leur usage est trop négligé, car au mouillage, lorsque le navire est debout au vent, l'air pénétrerait librement dans leur intérieur, et elles fourniraient une ventilation efficace.

Que penser de l'idée d'augmenter le tirage de la manche par la présentation d'un réchaud allumé à sa partie inférieure? Évidemment cette pratique est bonne, mais elle a plus d'inconvénients et moins d'efficacité qu'un thermo-ventilateur bien établi, et la routine seule en assure la prééminence.

En somme, nous estimons que les manches à vent constituent un mode de ventilation par pulsion qui offre à l'hygiène des ressources accessoires qu'elle aurait le plus grand tort de dédaigner, mais c'est un procédé imparfait et qui ne peut qu'atténuer, sans la faire disparaître, l'impureté d'une atmosphère confinée (2).

Depuis quelques années on a adopté sur les navires cuirassés l'usage de manches fixes en tôle. Ces bâtiments ont sur l'avant une de ces manches qui traverse l'hôpital, les batteries, et arrivée au faux pont envoie, en abord, deux tuyaux qui, munis d'ouverture, portent l'air jusqu'à

(1) Duhamel du Monceau, *op. cit.*, p. 94.

(2) La suspension de la manche à vent doit être d'une solidité très-grande, car des accidents graves pourraient résulter de la rupture du cartahu qui la supporte. C'est ainsi qu'à bord de la *Vigogne* Sénard, chirurgien-major de ce bâtiment, a vu le cartahu d'une manche à vent casser; un soldat fut frappé à la tête et succomba quatre heures après. L'autopsie fit constater une désorganisation de la pulpe cérébrale dans le point correspondant à la contusion, et une fracture de la portion écailleuse du temporal droit. Tout le système de la manche à vent pouvait être évalué à 15 livres environ, poids qui s'était trouvé augmenté de la vitesse acquise (Sénard, *Rapport sur la campagne de la* Vigogne, 1835).

l'arrière du bâtiment et se continue par une branche moyenne, qui descend dans la cale. M. Quémar conteste l'efficacité de ces manches qui ne fonctionnent bien que quand il fait beaucoup de vent, c'est-à-dire quand elles sont le moins nécessaires (1).

L'addition d'une turbine mise en mouvement par une manivelle ajoute, il est vrai, à l'efficacité de ce mode de ventilation, mais ne le rend pas irréprochable. Un autre médecin qui a fait un bon travail sur l'hygiène des navires cuirassés, M. Deschiens (2), a fait à propos de ces manches fixes les observations judicieuses qui suivent : « Il ne faut véritablement pas compter sur l'efficacité des manches en tôle. Elles ne peuvent agir que par pulsion dans les circonstances ordinaires. Supposons-nous en rade, la frégate évitée debout à la brise, ce qui est le cas le plus général ; élevées sur le gaillard d'avant, elles traversent l'hôpital et se terminent un peu au-dessous du pont à l'avant de la batterie ; il est bien malaisé de croire que le vent qui s'engouffre par leur énorme embouchure ne sera pas arrêté dans sa course par maint obstacle ; l'effet se fera sentir dans la batterie, mais au delà il sera comme nul ; malgré l'écran placé sur le devant de la cuisine de l'équipage et qui est sensé réfléchir une partie du courant aérien vers le faux pont, il n'en arrivera presque rien dans les profondeurs du navire. Tournez maintenant leur pavillon en sens inverse, elles peuvent remplir l'office de cheminées d'appel, mais est-il besoin de montrer que ce sera encore au bénéfice de la batterie tout au plus et que l'aspiration ne sera pas assez forte pour purifier plus bas l'atmosphère de la cale ? Ces manches ont, en outre, un défaut capital, celui de ne pas s'orienter d'elles-mêmes ; si la brise tourne, si le navire est en travers, si l'on n'est pas là constamment pour modifier la direction de leur extrémité évasée, le faible courant qu'elles donnent se trouve à chaque moment interverti ; il n'y a donc pas de suite dans leur action et l'on ne saurait compter sur une influence aussi variable ; il peut même arriver, s'il s'agit par exemple de l'aération nocturne, qu'elle donne lieu à de sérieux inconvénients : que le vent change tout d'un coup tandis que leur pavillon est immobile, un jet d'air froid saisit au milieu de leur sommeil les hommes qui sont couchés dans ce dangereux voisinage. En voilà, si je ne m'abuse, plus qu'il n'en faut pour condamner un tel système. Objectera-t-on qu'à la mer, et grâce à la vitesse du navire, il agit d'une manière très-efficace, mais c'est justement dans ce cas que la nécessité d'une ventilation artificielle est le moins sentie. »

§ 2. Ventilation par pulsion artificielle.

1° Tarares. — Les tarares soufflets ou vanneurs sont les plus simples de ces appareils de ventilation par pulsion. Je donne ici (fig. 53) le modèle

_________

(1) Quémar, Étude sur les cond. hyg. des bâtiments cuirassés (Arch. de méd. nav., t. V, p. 471).

(2) Deschiens, La frégate cuirassée la Gauloise. Étude d'hygiène navale (Arch. de méd. nav., 1873, t. XIII, p. 346).

d'un de ces tarares ou soufflets à force centrifuge dans lesquels l'air appelé est poussé ensuite au dehors par le mouvement d'une roue à volants.

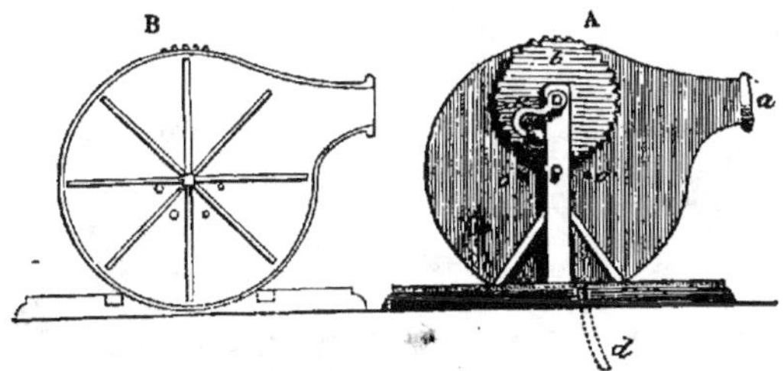


Fig. 53. — Tarares ou soufflets à force centrifuge (*).

2° *Ventilateur Brindejonc* (fig. 54).—Le ventilateur Brindejonc (1), qui, pendant quelques années, a été employé à bord des navires, et a, malgré ses incontestables avantages, été abandonné comme tant d'autres choses utiles, n'est en réalité qu'un tarare ou vanneur ordinaire.

Il se compose d'un cylindre droit de $0^m,64$ de hauteur ayant deux bases parallèles de 1 mètre de diamètre. L'une de ces bases est armée d'une roue dentée de $0^m,32$ de diamètre, ayant 52 dents et portant à son centre une manivelle ; cette roue fait tourner, quand elle est en mouvement, une petite lanterne armée de treize barreaux, et au centre de laquelle est fixée la tige des quatre ailes du ventilateur. L'autre base porte au milieu une ouverture circulaire de $0^m,28$, traversée diamétralement par une petite barre de fer qui sert d'appui à un tourillon. Sur l'un des points du cylindre existe une ouverture elliptique ayant $0^m,50$ de grand diamètre et $0^m,28$ de petit, par laquelle l'air doit sortir. Le ventilateur est un vanneur ordinaire à quatre ailes se coupant à angles droits. Lorsque la roue dentée est mise en mouvement par la manivelle, elle engrène le petit pignon et fait tourner rapidement sur lui-même l'axe des ailes du vanneur ; l'air s'introduit par l'ouverture circulaire de la base, et sort avec force par l'ouverture elliptique du côté du cylindre. Qu'à ces deux orifices on adapte des manches convenablement disposées, et l'on a un ventilateur à force centrifuge susceptible d'être avantageusement employé à l'aération du faux pont et de la cale des navires.

C'est à bord de l'*Antigone*, dans une traversée de Brest à Saint-. Domingue, que le capitaine de vaisseau Brindejonc conçut le projet de son ventilateur, et le fit exécuter avec les seules ressources du bord. Des expériences comparatives furent faites avec le ventilateur nouveau et le

(1) Le ventilateur Brindejonc est très-analogue au ventilateur Désaguilliers, dont M. Aristide Vincent, architecte à Brest, a proposé de nouveau l'emploi en 1830 pour l'aération des navires (Voy. *Ann. marit.*, 2ᵉ partie, t. XXI, p. 196).

(*) A, le tarare, vu dans son ensemble. — B, le tarare ayant une de ses parois enlevée. — *b*, roue dentée engrenant sur une lanterne. — *f*, manivelle. — *o,o,o,o*, ouvertures d'aspiration de l'air. — *a*, ouverture de rejet de l'air. — *d*, tuyau d'aspiration.

ventilateur Wettig en présence du consul de France d'Haïti, du commandant et de l'état-major de la frégate. La flamme d'une bougie présentée à l'ouverture des deux tuyaux du fourneau aspirateur de Wettig

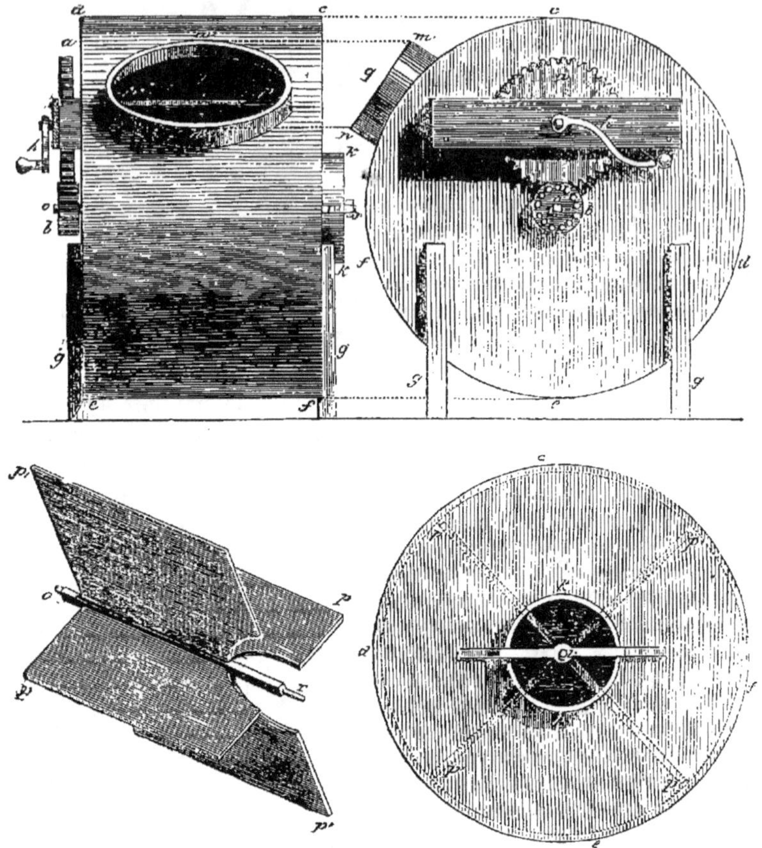

Fig. 54. — Ventilateur Brindejonc (*).

n'était que faiblement attirée ; placée au contraire à une distance de 10 pieds du tuyau du ventilateur Brindejonc, elle s'éteignait promptement, et des petits morceaux de papier présentés à l'entrée du tuyau aspirateur étaient rapidement enlevés et sortaient avec vitesse par l'ouverture de rejet. Nous tenons de l'inventeur lui-même que dans plusieurs des essais qui furent faits avec ce ventilateur à bord de l'*Antigone*, lorsque le tuyau d'éjection était tourné vers la dunette, l'odeur qui s'en exhalait

<hr>

(*) *a*, roue dentée de 32 centimètres, ayant 52 dents. — *b*, petite lanterne armée de 13 barreaux. — *mn*, ouverture par laquelle sort l'air. — *h*, manivelle. — *kk*, ouverture par laquelle l'air s'introduit. — *p'*, *p'*, ailes du vanneur. — *accf*, cylindre de 0m, 50 de hauteur. — *a*, profil de la grande roue. — *b*, profil de la petite lanterne. — *r*, tourillon supporté par une petite barre de fer. — *ro*, axe des ailes du vanneur. — *g*,*g*, pieds du ventilateur. — *q*, cavité intérieure du tarare.

était si infecte, qu'elle incommodait sensiblement les personnes qui se trouvaient dans cette partie du navire, ce qui indiquait au moins un tirage des plus actifs.

Les chirurgiens-majors des bâtiments auxquels le ventilateur Brindejonc a été délivré depuis cette époque ont été unanimes pour reconnaître son utilité : ainsi, M. Cornuel, chirurgien-major de la frégate *la Sémillante* pendant les années 1828-1830, a consigné dans un rapport de fin de campagne les bons résultats qu'il a obtenus de ce moyen d'aération. Dans une des expériences qu'il relate, la température extérieure étant de 5°,8, celle de la batterie 7°, celle de l'entre-pont 12°,9, celle des soutes aux poudres 21°, cette dernière s'abaissa à 12°,5 après une heure de fonctionnement du ventilateur Brindejonc. Dans une autre observation, Cornuel vit la température de la même soute descendre de 18 à 14° au bout d'une ventilation d'une heure; dans une troisième, la soute aux poudres de l'avant, où le thermomètre accusait d'abord une température de 17°,5, n'en avait plus qu'une de 9°,5 après deux heures d'aération, résultats qui annoncent certainement un renouvellement de l'air bien rapide et bien complet (1). Le ventilateur Brindejonc présentait de plus l'avantage d'une extrême simplicité de construction et de maniement, il pouvait aisément être réparé et même construit avec les ressources ordinaires du navire; un seul homme le mettait en mouvement, il pouvait être facilement transporté d'un endroit à l'autre, et un simple changement de manche permettait de refouler l'air frais dans les lieux d'où l'air vicié venait d'être extrait par aspiration. Il a été de plus constaté à bord de l'*Antigone*, comme à bord de tous les navires qui ont employé d'une manière suivie le ventilateur Brindejonc, que les poudres et les vivres ont été, grâce à lui, remarquablement préservés contre les altérations qui les atteignent d'ordinaire. Voilà, certes, bien des qualités réunies, et, quand on les suppute, on a quelque lieu de s'étonner que cette machine simple et utile, reléguée, pour ne plus en sortir, dans quelque magasin des ateliers de nos ports, n'ait pas échappé à un oubli contre lequel ses avantages eussent dû la défendre.

3° *Ventilateur Souchon* (fig. 55). — Le ventilateur Souchon est un tarare dont le jeu et la construction rappellent tout à fait le ventilateur Brindejonc; l'air est appelé par un vanneur que fait tourner rapidement une manivelle et il sort avec force par un tuyau recourbé. Ce ventilateur, qui reçoit encore actuellement dans certains ateliers de l'arsenal de Brest d'utiles applications industrielles, n'a jamais, que nous sachions du moins, été employé au renouvellement de l'air intérieur des navires.

(1) Cornuel, chirurgien-major de la frégate *la Sémillante*, 1828-1831. *Rapport de fin de campagne*. Collection de Brest. Laurencin dans son rapport sur la campagne de la *Vénus* à Alger (1830) se loue aussi beaucoup de l'usage du ventilateur Brindejonc qui, dit-il, n'a besoin que d'une légère modification destinée à maintenir plus solidement l'ajustage des manches.

4° Le soufflet suédois (fig. 56) imaginé par Triewald pour la ventilation

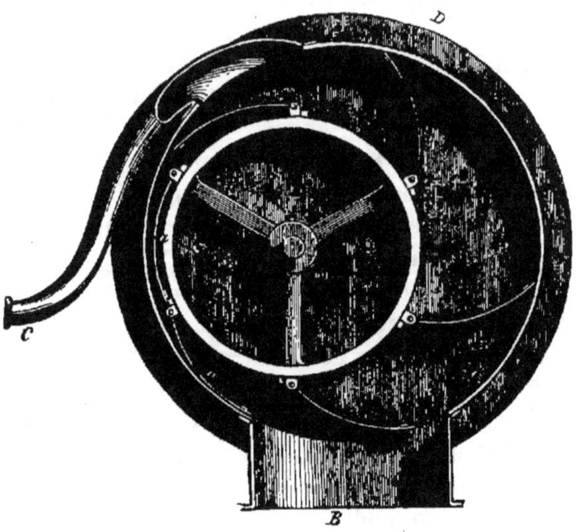

Fig. 55. — Ventilateur Souchon (*).

des navires a paru à peu près en même temps que le ventilateur de Hales,
c'est-à-dire vers 1740.

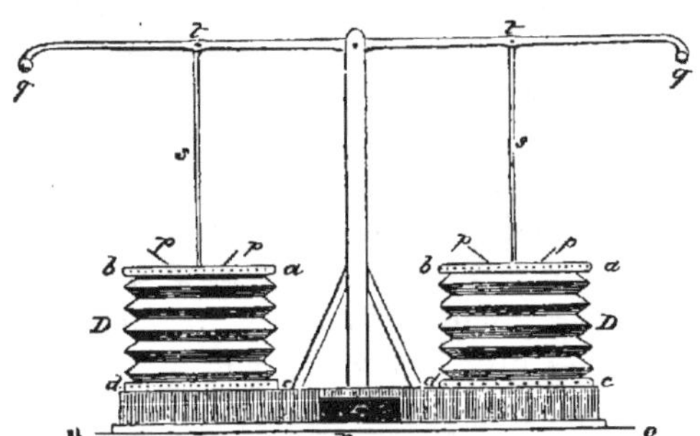

Fig. 56. — Soufflet suédois pour ventiler les navires (**).

5° *Soufflet de Hales* (fig. 57). — Le soufflet aspirateur de Hales, dont le musée de l'arsenal de Brest possède un modèle, existait en 1770 sur le navire de guerre danois *le Grönland* employé en 1770 dans l'expédition d'Alger (1).

(1) Le Roy de Méricourt, *Journal médic. d'Askow* (*Arch. de méd. nav.*, 186, p. 351). Askow rapporte même qu'un scorbutique astreint à travailler de force pour faire fonctionner le soufflet de Hales dut la mort à cet exercice immodéré.

(*) *a, a, a.* — Ailes assemblées à charnière sur le tambour A. Elles s'ouvrent quand on tourne rapidement par la pression de l'air, chassent celui-ci par l'orifice c et se referment. B, entrée de l'air dans l'enveloppe D.

(**) *D, D,* soufflets en cuir maintenus rigides par des cerceaux de bois. — *a, b, c, d,* rondelles de bois sur lesquelles le cuir est cloué. — *p, p,* soupapes s'ouvrant de dedans en dehors. — *c d n o,* caisse creuse avec la cavité de laquelle les deux soufflets communiquent par des soupapes intérieures. — *r,* ouverture à laquelle peut s'adapter un manche en cuir. — *ts, ts,* tiges des pistons. — *q, q,* bras de levier.

Il a été imaginé vers 1740. Il se compose de deux boîtes en forme de parallélogrammes allongés, séparées l'une de l'autre par une cloison verticale et contenant chacune un diaphragme fixé par des charnières à l'un des côtés de la boîte, et susceptible de passer de l'horizontalité à la verticalité presque complète par les mouvements alternatifs d'élévation et

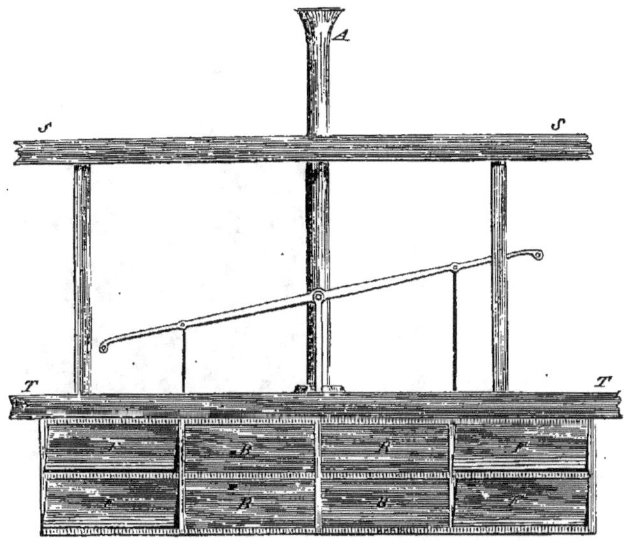

Fig. 57. — Ventilateur de Hales (*).

d'abaissement d'une tige de fer fixée au bord de ce diaphragme opposé à celui qui s'articule avec l'une des parois de la boîte. Chaque boîte présente en avant quatre ouvertures sur deux rangs, munies de soupapes; deux s'ouvrent de dehors en dedans, et deux de dedans en dehors. Les deux diaphragmes fonctionnent par le jeu du même levier, mais en sens inverse, l'un s'abaissant tandis que l'autre s'élève. A chaque excursion de ces diaphragmes, une masse d'air sensiblement égale à celle qu'ils déplacent dans leur mouvement est nécessairement renouvelée.

6° *Ventilateur Simon* (fig. 58). — Le musée de l'arsenal de Brest possède le modèle d'un autre ventilateur dû à M. Simon (1). Il consiste en une boîte quadrangulaire présentant à sa paroi supérieure une ouverture carrée. Cette même paroi donne passage aux deux tiges verticales d'un piston qui se meut dans un manchon de cuir logé dans la boîte; ce

(1) Voyez la figure 58, page 448.

(*) SS, batterie.
TT, faux pont.
B,B, B,B, fenêtres s'ouvrant en dedans de la caisse servant à l'aspiration de l'air du tuyau A quand la machine fonctionne.
F, F, F, F, fenêtres s'ouvrant en dehors de la caisse et servant au refoulement de l'air introduit.

piston est muni de soupapes à sa partie supérieure, un tuyau garni également d'une soupape qui s'ouvre de dehors en dedans part de la partie inférieure de la boîte. Quand le piston, mû par un bras de levier, remonte, l'air s'introduit dans le corps de la pompe par le tuyau inférieur ; le piston s'abaisse-t-il, au contraire, la soupape du tuyau se ferme, celle du piston s'ouvre, et l'air sort par l'ouverture quadrangulaire de la paroi

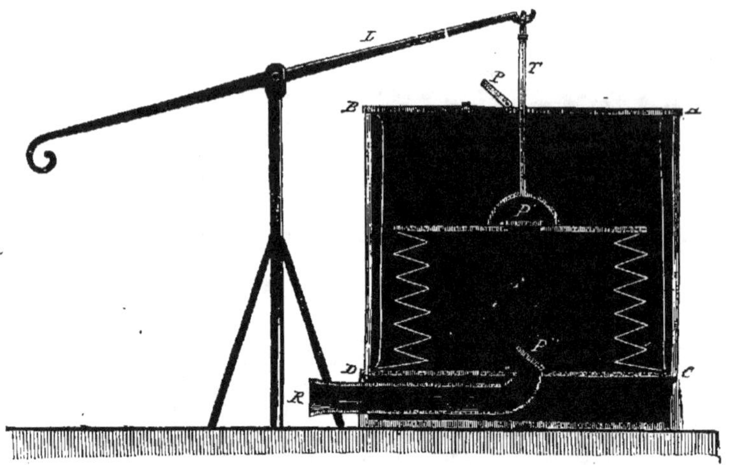

Fig. 58. — Ventilateur Simon (*).

supérieure. Cette construction est fort ingénieuse, mais nous ne saurions dire si elle offre pour la ventilation nautique les mêmes avantages que les ventilateurs Brindejonc ou Sochet.

7° *Ventilateur Sochet.* — Le ventilateur Sochet, imaginé par le directeur des constructions navales de ce nom, est fondé sur les mêmes principes que les ventilateurs précédents et leur ressemble beaucoup par la construction. Il a été essayé à bord de quelques navires et paraît avoir fourni de bons résultats. Néboux, chirurgien-major de la frégate *la Gloire,* se louait beaucoup de l'usage de ce ventilateur à l'aide duquel les soutes de son bâtiment ont été fréquement désinfectées et qui était employé alternativement comme moyen d'aspiration et de pulsion par le renversement des manches (1). On s'en servait encore assez récemment puisque dans l'expédition du Mexique le navire-écurie *le Finistère* en avait un à sa disposition ; l'air chassé par ce ventilateur traversait des tubes fénè-

(1) Néboux, *Rapp. sur la campagne de la* Gloire *au Brésil,* 1841-1844 (Collect. de Brest).

(*) P, P', P'', soupapes s'ouvrant de dehors en dedans. — R, tuyau d'aspiration. — S, soufflet de cuir. — ABCD, corps de pompe. — T, tige du soufflet. — L, bras de levier.

trés placés en abord. Le médecin de ce navire se louait beaucoup des services que cet appareil lui avait rendus.

8° *Insufflateur du* Desaix (fig. 59). — A ce système appartient le ventilateur appliqué sur le *Desaix*, vapeur de l'État, sorti des ateliers de M. Mazeliné du Havre. Je dois à l'obligeance de M. Bestion, médecin de ce navire, des renseignements très-précis sur la disposition et le fonctionnement de cet appareil (1), qui emprunte son mouvement à l'arbre de couche de la machine.

Il est constitué par un manchon en fonte formé de deux parties solidement boulonnées ensemble et logeant un vanneur qui n'est autre

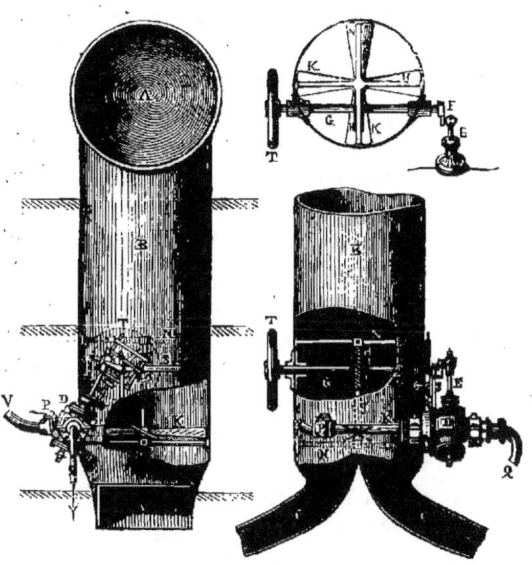


Fig. 59. — Insufflateur du *Desaix* (*).

chose qu'un disque en tôle portant sur chaque face quatre ailettes en croix; ce vanneur est supporté par un axe terminé par une poulie de 0ᵐ,24 de circonférence dont la gorge reçoit une corde qui lui transmet les mouvements de l'arbre de couche lequel porte, à cet effet, une poulie de 2ᵐ,53 de circonférence et sur laquelle s'enroule la même corde. Le rapport des deux poulies étant de 1 à 10, le vanneur fait deux fois plus de tours que l'arbre de couche. Supposons une moyenne de 60 tours, le ventilateur fera 600 tours; avec le nombre initial de 90 tours, pendant les expériences le vanneur faisait 55 tours.

(1) Je n'ai pas besoin de faire ressortir la parfaite insuffisance de ce mode de ventilation eu égard surtout à la mission insalubre de ce navire et aux parages dangereux dans lesquels il la remplissait.

(*) B, B, plancher en fonte; A, embouchure du manchon; G, axe du vanneur; T, poulie; K, ailettes du vanneur; C,C', tuyaux de prise et de distribution d'air.

Le vanneur est séparé de 0^m,04 des parois du manchon et celui-ci est percé de deux ouvertures dont l'une reçoit l'air intérieur dont l'autre reçoit le tuyautage de distribution. Le tube principal a 0^m,15 de diamètre et sur lui s'embranchent 13 tuyaux de 0^m,065 qui, après s'être coudés, se distribuent à bâbord et à tribord et vont porter l'air insufflé dans les chambres correspondantes et dans les bouteilles de l'arrière. Au point d'arrivée de l'air se trouve un papillon régulateur du débit.

Avec 70 tours de l'arbre de couche ou 700 tours du vanneur le courant d'air était sensible à un mètre, avec 50 tours la colonne d'air cessait, à 0^m,50, d'être sensible à la main.

Malgré des défauts qu'il serait facile de corriger, cet appareil qui est un véritable tarare mû par la machine a paru à M. Bestion susceptible de rendre de réels services pour l'aération des chambres des navires à passagers.

9° *Insufflateur* de l'Onondaga. — Le monitor l'*Onondaga* acheté, en 1867, par la France aux États-Unis est ventilé par injection. M. Rochefort qui a fait sur ce navire la traversée d'Amérique en France, décrit ainsi son appareil de ventilation : « Les ventilateurs sont au nombre de quatre, deux par tourelle ; ils consistent en une petite machine à vapeur à cylindre oscillant qui, au moyen d'une courroie sans fin, fait tourner un ventilateur à ailettes. De la caisse cylindrique où se meuvent les ailettes partent des conduits en tôle qui circulent sous les ponts, sous le parquet de la machine et viennent s'ouvrir par des bouches grillées munies de registres à la partie inférieure des divers logements. La prise d'air se fait directement par les côtés du tambour où tournent les ailettes et l'air est chassé dans toutes les parties du bâtiment. Mais cette prise d'air se fait malheureusement dans un espace où l'air est déjà altéré et ce reproche s'adresse surtout aux ventilateurs de l'arrière qui ne sont séparés de la machine que par une cloison en tôle fort incomplète, puisque, à côté de chaque ventilateur, se trouve une large ouverture pour le passage des lignes d'arbre. Au-dessus des portes qui font communiquer les logements soit de l'avant, soit de l'arrière, avec la chambre de chauffe et la machine, on a pratiqué des ouvertures grillées de façon que l'air vicié qui monte à la partie supérieure des appartements et des postes fût appelé dans la machine et s'échappât au dehors par un manchon qui entoure la cheminée et s'ouvre à la partie supérieure de la chaufferie. Mais cet appel n'a pas lieu et j'ai pu constater au moyen d'une flamme que le courant ne s'établit pas du carré vers la machine, mais tout au contraire de la machine vers le carré ; c'est donc de l'air chaud qui arrive encore par cette voie. Les deux ventilateurs babord fournissent exclusivement de l'air à la machine et aux fourneaux et ceux de babord fournissent de l'air aux parties habitées, l'un à l'avant, l'autre à l'arrière(1). »

(1) C. Rochefort (*Relat. méd. de la traversée de la batterie cuirassée*, l'Onondaga, *des États-Unis en France*, in *Arch. de méd. nav.*, 1868, t. X, p. 267). On comprend la nécessité

## ARTICLE III.

### VENTILATION MIXTE.

La ventilation mixte fonctionne, comme l'indique son nom, par un double mécanisme : elle extrait l'air vicié et le remplace par de l'air frais; imitant d'une façon parfaite le mécanisme respiratoire, elle a sur l'aspiration et la pulsion seules une incontestable supériorité et c'est dans cette direction surtout qu'il faut chercher la solution du problème de la ventilation nautique. Nous n'avons actuellement rien à ajouter à ce que nous disions en 1856, qnand nous suggérions l'idée d'un système mixte d'aspiration et d'insufflation fonctionnant par le mouvement de la machine et on nous pardonnera de reproduire ce passage qui n'a pas vieilli autant que nous désirerions qu'il l'eût fait.

« La ventilation par aspiration et pulsion en même temps, au lieu d'utiliser la chaleur que développent les fourneaux de la machine, prendrait son moteur dans la vapeur d'eau elle-même. Une pompe d'épuisement pour les eaux de la cale est bien enchaînée au mouvement de la machine, pourquoi n'emploierait-on pas une fraction minime de la force qu'elle déploie, à faire mouvoir une pompe d'aspiration aérienne du côté opposé? Si le système de ventilation Laurens et Thomas n'emploie qu'une force de 7 à 8 chevaux pour fournir d'air pur un hôpital de 500 lits, ne pourrait-on pas, dans un moteur dont la force varie de 160 à 1,200 chevaux, consacrer une insignifiante fraction de cette puissance mécanique à renouveler incessamment l'air intérieur du navire? Le système que nous proposons pourrait revêtir deux formes distinctes : 1° aspiration exercée par une des deux pompes et refoulement par la pompe du côté opposé ; 2° refoulement et aspiration exercés en même temps, soit par une seule pompe, soit par chacune des deux pompes symétriques (1). »

Les divers appareils de ventilation mixte se divisent en deux catégories : 1° ceux à double jeu simultané ; 2° ceux à double jeu successif. Les premiers combinent en même temps l'aspiration et l'insufflation, les seconds peuvent, par un détail de disposition ou de fonctionnement, le renversement des soupapes, par exemple, produire à volonté un effet d'aspiration ou de pulsion.

Parmi les ventilateurs mixtes, je citerai et décrirai rapidement les suivants : 1° ventilateurs Thiers et Roddy ; 2° ventilateur Peyre ; 3° ventilateurs Schiele et Williams; 4° le ventilateur Decante; 5° le ventilateur Beaumanoir.

l'une ventilation énergique sur un bâtiment comme l'*Onondoga* dont le pont, élevé seulement de 0$^m$,30, n'est percé que de trois panneaux, fermés à la mer, qui est divi  dans le sens de la largeur en trois compartiments séparés, et dont l'intérieur n'a de c mmunication, à la mer, avec le pont que par l'intermédiaire des tourelles.

(1) Fonssagrives, *Hyg. nav.*, 1856, p. 270.

### § 1. — *Ventilateur Thiers et Roddy.*

1° Le ventilateur Thiers, de la Nouvelle-Orléans, et celui de Roddy, de New-York, dont le principe et les dispositions principales sont identiques, ne diffèrent que par cette particularité que le ventilateur Thiers a son appareil perpendiculaire à l'axe longitudinal du navire et fonctionne par les mouvements du roulis, et que l'autre placé suivant l'axe, fonctionne par le tangage. Le principe que j'appellerai *auto-pneumatique*, est de ventiler le bâtiment par le fait des mouvements que lui communique la mer.

Le ventilateur Thiers (1) se compose (fig. 60) de deux cylindres ou plutôt de deux caisses placées en abord, à la partie supérieure du navire et

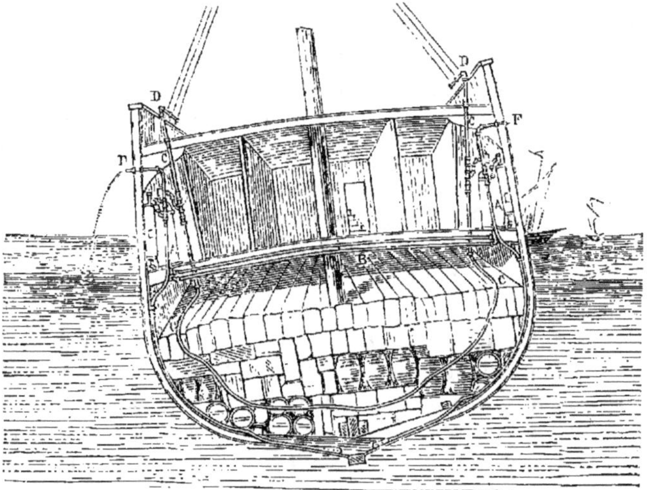

Fig. 60. — Système Thiers de ventilation automatique des navires (*).

communiquant entre elles par un tube transversal. Chacune de ces caisses a un tube afférent qui lui apporte l'air de la cale et un tube efférent qui évacue celui-ci sur le pont ; mais les soupapes placées à l'entrée de ces

(1) Suivant M. Macdonald, la première idée du système Thiers doit être rapportée à Perkins qui, au commencement de ce siècle, imagina de ventiler les navires par le jeu, alternativement aspirateur et pulseur, de deux caisses placées en abord et munies de tubes afférents et efférents. C'est en effet complétement le système Thiers, mais avec cette différence que Perkins plaçait ses caisses à pompes obliquement, de façon à ce que le roulis et le tangage les fissent également fonctionner (Macdonald, *Lectures on the ventilation of ships and specially of low freeboard*, London 1874, p. 139).

(*) AA, récipients d'eau. — B, tuyau faisant communiquer les deux récipients. — CC, tuyau communiquant avec le fond des récipients et logé dans les profondeurs du navire. — DD, Sifflets avertisseurs. EE, récipients de plus petites dimensions pouvant contenir du mercure. — FF, tuyau allant aboutir à la sentine aspirant alternativement l'air extérieur, d'un côté, et chassant au dehors, de l'autre côté, l'eau de la cale.

tubes fonctionnent en sens inverse des deux côtés. Chaque caisse contient de l'eau en quantité assez considérable pour que l'orifice du tube inférieur soit toujours émergé. Quand le navire s'incline sur babord dans un moment de roulis, la caisse de ce côté prend une partie de l'eau de l'autre caisse, un vide se fait dans celle-ci, l'air y afflue de la cale ou de l'extérieur, suivant la disposition des soupapes, et le mouvement de roulis sur tribord, ramenant l'eau dans la caisse de ce côté, évacue l'air vicié, tandis que le vide relatif de l'autre caisse y appelle l'air extérieur.

2° Le ventilateur Roddy, de New-York, fonctionne au contraire par le tangage, et les cylindres-pompes sont placés l'un à avant l'autre à l'arrière du navire ; « à chaque coup de tangage le mouvement alternatif de l'eau contenue dans le tuyau de communication produit un coup de piston qui, d'un côté, aspire dans un des cylindres l'air à renouveler dans les divers espaces intérieurs du navire, et de l'autre, presse et rejette au dehors l'air et les gaz contenus dans l'autre cylindre. On a adapté, de plus, à chaque cylindre un sifflet placé dans le tuyau de sortie de l'air chassé au dehors. En forçant, par un jeu convenable de robinets, l'air chassé violemment à passer par ce sifflet on obtient des sons aigus remplaçant les sifflets usités d'ordinaire dans les temps de brume (1). »

On comprend qu'en adaptant au tuyau principal des tuyaux secondaires s'embranchant sur lui et plongeant dans les divers compartiments des navires, on puisse les associer au bénéfice de cette double ventilation.

Le ventilateur Thiers peut, en même temps qu'il renouvelle l'air, qu'il sert de sifflet d'alarme, extraire l'eau de la cale (2). Pour cette dernière destination, les cylindres contiennent du mercure au lieu d'eau.

Le système Thiers et Roddy a été essayé au commencement de 1873 à bord du *Vigilant* et les résultats en sont consignés dans un article du *Times*, numéro du 9 novembre, auquel j'emprunte les détails qui suivent : « Les expériences ont été faites sous la surveillance de l'amiral Sir King Hall, surintendant de l'arsenal de Plymouth. On avait laissé quelques centimètres d'eau dans la cale du *Vigilant* et ce bâtiment fut mis en travers à la lame en dehors de la digue. A chaque coup de roulis, un jet d'eau noire était projeté des tuyaux de décharge de la pompe de cale et le bruit continuel des trompes indiquait que le ventilateur fonctionnait. En odorant l'air qui s'échappait on s'apercevait qu'il perdait progressivement de son impureté. L'amiral fit rentrer alors le *Vigilant* en dedans du brise-lames pour juger du degré minimun de roulis nécessaire au fonctionnement du ventilateur. On fit passer alternativement et brusquement l'équipage d'un côté à l'autre du pont de façon à pro-

(1) Voir *Arch. de méd. nav.*, t. XIX, 1873, p. 473.
(2) Le nom de *Ship Ventilator, fog alarm and Bilge-pump*, exprime cette triple utilité.

duire un roulis léger, et l'on constata qu'une inclinaison de 4 degrés suffisait pour mettre la pompe d'extraction en activité. Cette expérience répétée en présence de l'amiral Sir Henry Keppel et d'un grand nombre d'officiers de marine a édifié tous les assistants sur les avantages de ce procédé automatique (*self-acting*) de renouvellement de l'air et d'extraction des eaux de la cale (1). »

On ne saurait, à coup sûr, contester à cet appareil le mérite d'une ingéniosité excessive, mais il a, comme tous ceux qui empruntent leur principe de fonctionnement non pas au moteur du navire mais aux mouvements que la mer lui communique, l'inconvénient capital de ne fonctionner qu'à la mer, c'est-à-dire, au moment où son intervention est le moins nécessaire. Quoiqu'il en soit, et bien convaincu que les navires marchands attendront longtemps encore les avantages d'une ventilation plus méthodique, je serais heureux que les armateurs les munissent au moins de cet appareil.

<h3 align="center">§ 2. — Ventilateur Peyre.</h3>

Le ventilateur de M. Peyre (fig. 61) consiste en un cylindre de tôle galvanisée fermé aux deux extrémités, à moitié plein d'eau et dans lequel se meut une cloche de tôle, le mouvement est communiqué à cette cloche par une tige de fer glissant dans une boîte à étoupes et communiquant avec une manivelle à un volant. Quatre tuyaux munis de soupapes inversement disposées sont adaptés au cylindre; deux de ces tuyaux s'élèvent du fond sous la cloche et dépassent un peu le niveau de l'eau; les deux autres partent du sommet et conséquemment leur ouverture regarde la face externe et supérieure de la cloche; ils se dirigent donc en sens inverse des premiers. D'après cette disposition, la cloche, dans son va-et-vient, fonctionne sans frottement et à la manière d'une pompe aspirante et foulante. Supposons-la immergée complétement; au moment où elle commence à monter, elle refoule l'air contenu dans le cylindre au-dessus d'elle; cet air s'échappe par celui des tubes dont la soupape s'ouvre de dedans en dehors, l'autre restant fermé par l'abaissement de la sienne. En même temps l'air afflue sous la cloche par un mécanisme analogue. Une fois la cloche parvenue à la fin de sa course, elle se trouve pleine d'air à l'intérieur et séparée extérieurement des parois du cylindre par une mince lame de ce fluide; l'air extérieur et l'air intérieur ne communiquent pas l'un avec l'autre, les bords de la cloche

---

(1) *The Times*, 9 novembre 1872 et *Revue maritime et coloniale*, janvier 1873. Le ventilateur de Mosses et Mitchell adapté au grand transport anglais le *Malabar* et au yacht l'*Osborne* n'est autre chose que le système Thiers. Il consiste en deux collecteurs de 1<sup>m</sup>,83 de haut et 0<sup>m</sup>,56 de diamètre, munis de clapets disposés pour l'entrée et la sortie de l'air et adaptés aux deux extrémités tribord et babord d'un tube de 0<sup>m</sup>,20. Ce tube et une partie des collecteurs sont pleins d'eau. Celle-ci se porte dans le roulis alternativement d'un côté à l'autre, aspire l'air vicié et le refoule au dehors (*Rev. marit. et coloniale*, 1876, t. XLIX, p. 574).

restant toujours un peu au-dessus du niveau de l'eau. On imprime alors
un mouvement de descente, durant lequel l'air extérieur s'écoule par le
tube qui tout à l'heure était fermé ; maintenant l'aspiration et l'arrivée
de l'air extérieur s'effectuent entre le sommet du cylindre et l'extérieur
de la cloche ; l'espace qu'ils circonscrivent va toujours en augmentant,
jusqu'à ce que la cloche se trouve tout à fait descendue, c'est-à-dire
vide d'air et pleine d'eau. Si l'on fait communiquer
l'un des tubes supérieurs et l'un des inférieurs avec
un espace clos, en ayant soin de disposer leurs soupapes en sens contraire, les deux autres tubes
communiquant à la même condition avec l'air extérieur, l'appareil fonctionnera comme une pompe à
double effet, appellera constamment l'air du dedans et refoulera à sa place l'air puisé au dehors. Il
n'y a de frottement qu'à la tige de la cloche et à
l'axe du moteur, et il est facile d'obtenir trente oscillations par minute. D'après cela, avec un ventilateur de 1 mètre cube de capacité totale, on fera
passer en une heure par l'appareil, à raison de son
double effet, 1,800 mètres cubes d'air, savoir :
900 mètres d'air vicié qui se trouvent extraits et
remplacés par une égale quantité d'air neuf (1).

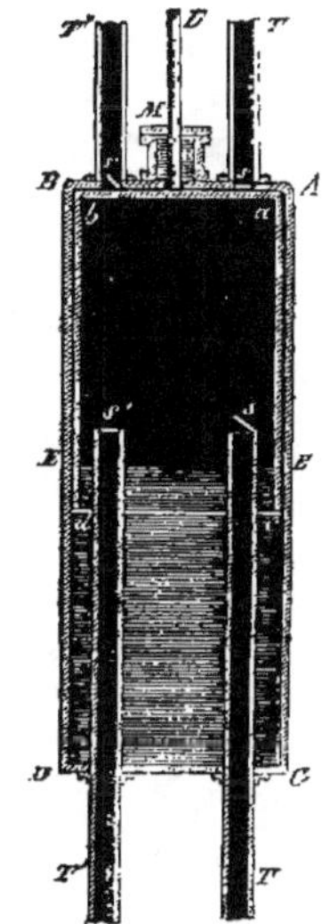

Fig. 61. — Ventilateur Peyre (*).

Nous avons cru devoir décrire l'appareil Peyre
dans tous ses détails, car ce ventilateur par pulsion nous paraît susceptible d'être fructueusement
employé au renouvellement de l'air intérieur de certains navires.

### § 3. — *Ventilateur Schiele et Williams.*

Le ventilateur Schiele et Williams (fig. 62) se compose d'un arbre sur
lequel sont montés une roue motrice à réaction et un appareil à ventiler
destiné à être mis en mouvement par celle-ci. La roue motrice offre la
disposition suivante : elle est entourée d'un canal annulaire dans lequel
se rend la vapeur empruntée à la chaudière, et celle-ci s'échappant par

(1) Guérard, *Ventilation des édif. publics et en particulier des hôpit.* (*Ann. d'hyg.*,
1847, t. XXXVIII, p. 357).

(*) A, B, C, D, cylindre.
a, b, c, d, cloche intérieure.
L, tige fixée à la cloche servant à la faire monter et descendre.
M, boîte à cuir.
T, T, tuyaux mettant en communication le dessous de la cloche et le dessus du cylindre avec l'espace,
à ventiler.
T', T', tuyaux mettant en communication le dessous de la cloche et le dessus du cylindre avec l'air
extérieur.
s, s, soupapes permettant le passage de l'air de l'espace à ventiler dans l'appareil.
s, s', soupapes s'ouvrant en sens contraire des précédentes et permettant l'issue au dehors de l'air
contenu dans l'appareil.
E, E, niveau supérieur de l'eau dans laquelle se meut la cloche.

des ouvertures ménagées à la face inférieure de ce canal pénètre dans des augets à cloisons pleines par lesquels elle exerce son effort dont le résultat met la roue motrice en activité ; cela fait, la vapeur s'échappe par un tube dans la cheminée de la machine. Le ventilateur (fig. 62) qui

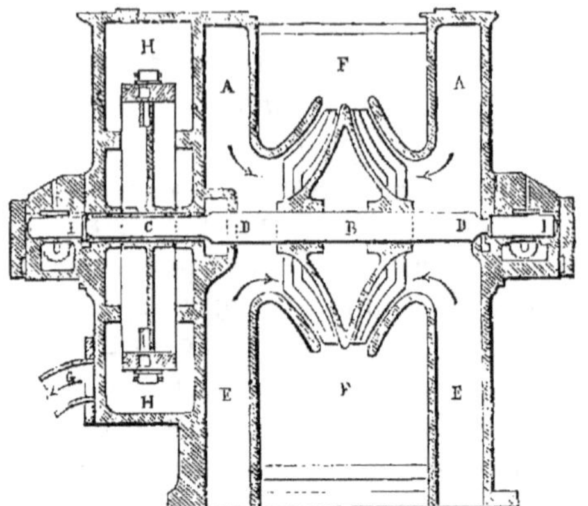

Fig. 62. — Ventilateur Schiele et Williams (*).

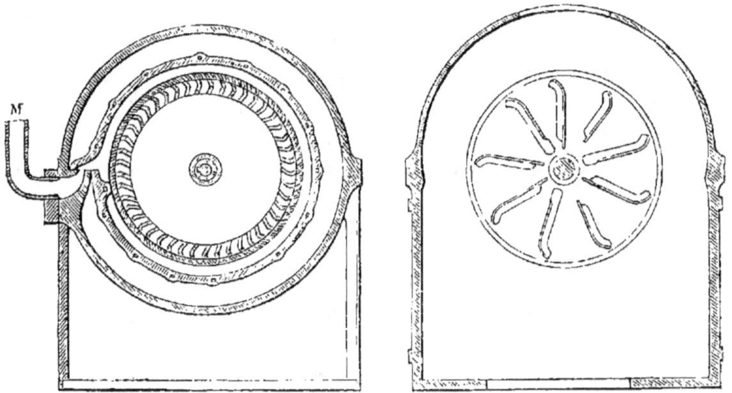

Fig. 63. — Roue motrice du ventilateur Schiele et Williams (**).

est mis en mouvement de cette façon a la forme de deux cônes à bases évidées et opposées l'une à l'autre sur lesquels sont adaptées des ailettes. L'air arrive dans la caisse du ventilateur par quatre canaux et s'en écoule, par refoulement, par deux ouvertures.

(*) AA, arrivée de l'air dans le ventilateur. — B, ventilateur conique à ailettes. — C, roue motrice à réaction. — DD, arbre commun à la roue et au ventilateur. — EE, arrivée de l'air aspiré. — F, sortie de l'air insufflé. — G, tuyau d'évacuation de la vapeur. — H, chambre dans laquelle se meut la roue motrice. — I I, coussinets à graissage automatique.

(**) Roue motrice à réaction du ventilateur Schiele et Williams. L'air-vapeur venant de la chaudière pénètre dans le canal circulaire, et agit sur les augets de la roue motrice avant de s'échapper.

Un ingénieur de la marine, M. Benazé, qui a vu fonctionner cet appareil en Angleterre sur un grand paquebot, l'*Ulster*, a fait ressortir ses principaux avantages : la simplicité de son mécanisme ; la possibilité de placer l'appareil Schiele et Williams sur le pont, et de le faire servir alternativement à deux fins suivant la direction réciproque que l'on donne aux tuyaux d'aspiration et de refoulement; le peu de place qu'il occupe ; la modicité de son prix qui varie, suivant la grandeur des appareils, de 1,000 à 4,500 francs et qui peut fournir par heure de 5,600$^{m3}$ à 33,600$^{m3}$ d'air (1).

Des expériences ont été faites à Brest en exécution d'une dépêche ministérielle du 22 août 1866, pour établir la valeur du ventilateur Schiele et Williams et les résultats en sont consignés dans un intéressant rapport de M. Madamet, sous-ingénieur de la marine à qui j'emprunte les détails suivants : « Les expériences faites au port de Brest sur ce ventilateur ont eu pour but : 1° de s'assurer de son bon fonctionnement ; 2° d'estimer si, à effet égal, il consomme plus de charbon qu'un ventilateur ordinaire. Dans toutes ces expériences, la vapeur nécessaire au fonctionnement de l'appareil lui a été fournie par deux chaudières de canonières de 2ᵉ classe, à une pression qui a varié de un à cinq atmosphères effectives. Dans ces conditions, le nombre des tours de cet appareil s'est élevé jusqu'à 2,760 par minute et on a pu maintenir cette allure pendant six heures consécutives sans qu'il se soit produit le moindre échauffement. Dans toutes les autres expériences, le fonctionnement de l'appareil s'est fait d'une manière aussi parfaite et on peut, par conséquent, en faire usage en toute sécurité sans avoir à craindre d'avaries dans son mécanisme. Le seul reproche qu'on puisse lui adresser est de faire entendre un bourdonnement assez sonore quand il fait plus de 1,800 tours par minute, mais tous les ventilateurs, sans exception, sont dans le même cas ; au-dessous de 1,500 tours, il ne produit pas de bruit appréciable. Tant que le nombre des tours du ventilateur Schiele ne dépasse pas 1,500 sa dépense en charbon n'excède pas celle d'un ventilateur ordinaire. Il ressort de tout ce qui précède que le nouvel appareil imaginé par MM. Schiele et Williams présente sur les ventilateurs ordinaires des avantages considérables dont les principaux sont : sa grande facilité d'installation; son faible encombrement (2); le peu de surveillance qu'il demande. Il n'exige l'établissement d'aucune pièce de transmission du mouvement et peut être déplacé et installé n'importe où en quelques heures; il agit à volonté comme appareil aspirant ou insufflant; enfin, il ne paraît pas consommer plus de charbon que les anciens ventilateurs. Tous ces avantages le rendent très-précieux pour les besoins des

<hr>

(1) Benazé, *Rapports sur une mission en Angleterre* (*Mémorial du génie maritime,* 1860, 5ᵉ livraison).

(2) L'appareil n° 1 qui donne de 560$^{m3}$ à 840$^{m3}$ d'air par heure et dont le **prix de revient** est de 1,000 francs, a seulement 1$^m$,50 de haut et 1$^m$,20 de largeur.

navires où il est appelé à rendre de très-grands services toutes les fois qu'on voudra faire usage d'une ventilation artificielle. Il peut encore être employé pour activer la combustion des chaudières ou même pour leur fournir tout l'air dont elles ont besoin dans le cas où le mauvais temps forcerait à fermer les fourneaux de la chambre de chauffe (1). »

## § 4. — *Système Decante.*

Un officier de marine qui s'est occupé de cette question de la ventilation nautique avec une intelligence remarquable et une réelle compétence, M. Decante, a proposé, en 1872, un système mixte de·ventilation (2) et en a calculé les données pour un grand transport de troupes dont le plan a été proposé, en 1870, au Conseil des travaux par un ingénieur de Rochefort (fig. 64). Ce transport était, dans la pensée de l'auteur de ce projet, destiné à recevoir 1,650 hommes et 320 chevaux ; sa batterie haute devait cuber 3,200 mètres ; sa batterie basse 3,400 ; son premier faux-pont 2,300 ; son second faux-pont 2,600 ; et sa cale 1,900 ; tous ces compartiments étant supposés vides. Le programme était de fournir $40^{m3}$ d'air par homme et par heure et $250^{m3}$ par cheval, c'est-à-dire $153,300^{m3}$ d'air par heure. M. Decante a modifié ces chiffres en partant de ce principe que les divers compartiments habités n'ont pas besoin de la même somme d'air pour arriver au même degré de salubrité. Il a donc attribué aux hommes de la batterie haute $15^{m3}$ par heure ; à ceux de la batterie basse $30^{m3}$ ; à ceux du faux-pont 100 mètres et aux chevaux 200 mètres, ce qui lui a permis de réduire de 153,300 à $100,000^{m3}$, le nombre de mètres cubes à fournir par heure. L'apport de cet air insufflé est assuré par deux ventilateurs dont l'un, du système Perrigaud de Nantes, est placé dans le faux-pont, sur l'arrière du grand mât et mis en communication avec celui-ci qui est creux ; l'autre placé également dans le faux-pont, sur l'arrière du poste des chauffeurs, reçoit l'air par une manche à vent de $0^m,70$ de diamètre,.et tient son mouvement de l'arbre de l'hélice quand le navire est en marche ou de deux petits chevaux-vapeur de 12 chevaux quand le navire est au mouillage ou sans voiles. Les deux appareils à comprimer l'air ne cubant pas plus de 4 mètres au maximum, il n'y aura pas, de leur fait, d'encombrement sensible. L'air passe de ces compresseurs dans des conduites en tôle bitumée ayant

---

(1) Madamet, *Note sur le ventilateur à vapeur de MM. Schiele et Williams* (*Mémorial du génie maritime*, 6e livraison, 1867).

Le ventilateur marche à l'aide de la vapeur prise dans les chaudières ; mais sur les bâtiments de commerce à voile et sur les mixtes rien ne serait plus praticable que d'avoir un générateur de vapeur spécialement destiné à cet appareil.

(2) M. Decante a appliqué à la marine le principe découvert par M. Mondésir et qui peut se formuler ainsi : de l'air comprimé et sortant d'un ajutage conique met en mouvement l'air qu'il trouve devant lui avec une vitesse proportionnelle à la pression de l'air comprimé et au diamètre du jet (Voy. *Mém. et comptes rendus des travaux de la Société des ingénieurs civils*, 1867, t. X, p. 112, et Ch. Jolly, *Traité pratique du chauffage et de la ventilation*. Paris, 1873, 2e édit., p. 374).

à leur origine un diamètre de 0m,28 et s'amoindrissant successivement jusqu'à 0m,16 et qui montent le long des murailles du navire jusqu'au-dessous des bastingages. Ces tubes pleins d'air comprimé joueront dans 180 espaces rectangulaires interceptés entre les couples et recevant de l'air par une ouverture extérieure l'office d'autant d'injecteurs dont le

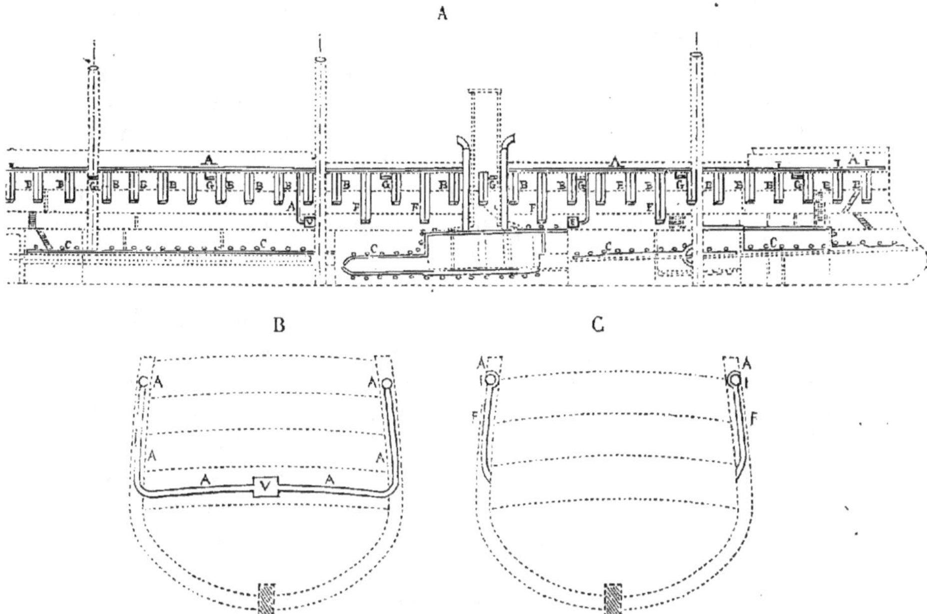

Fig. 64. — Plan d'un système de ventilation par l'air comprimé (Decante).

débit est réglé par des disques ; les robinets ouverts, l'air comprimé sort et pousse devant lui l'air puisé à l'extérieur auquel il communique une vitesse très-suffisante de 2 mètres par seconde. M. Decante a calculé que 99,533m3 d'air par heure peuvent être ainsi injectés du dehors, ce qui donne assez exactement le chiffre de 100,000m3, reconnus nécessaires pour la respiration salubre des hommes et des animaux logés dans un bâtiment de cette nature.

L'auteur de ce projet de ventilation mixte admet que l'injection d'air pur doit, pour le faux-pont et pour la cale, être complété par l'aspiration de l'air vicié. Cet air est évacué par le mât de misaine et le mât

(*) C, conduites d'air vicié servant à l'évacuation par la cheminée et par les mâts de misaine et d'artimon. — oooo, ouvertures faisant communiquer les collecteurs avec l'air vicié de la cale. — E, exhauteur à gaz. — V, ventilateur double du système Perrigault. — G, conduites doubles amenant l'air d'arrivée dans la batterie haute. — B, conduites doubles amenant l'air d'arrivée dans la batterie basse. — III, Injecteurs placés sur le tuyau d'air comprimé.

La figure A, indique l'ensemble du système de ventilation.

La figure B, est une section faite par le travers du ventilateur et indiquant la marche de l'air comprimé dans les conduites horizontales.

La figure C, indique la marche AAA, que suit l'air d'insufflation pour pénétrer dans le faux-pont.

d'artimon qui sont creux, et par la cheminée. Avec une vitesse de 2 mètres par seconde (celle du courant ascensionnel de nos cheminées) ces trois conduits peuvent évacuer 8,000$^{m3}$ par heure. Ici encore, ce sont des jets d'air comprimé qui interviennent pour mettre en mouvement l'air à évacuer; des jets de 0$^m$,0213 pour le mât de misaine et de 0$^m$,0146 pour le mât d'artimon suffisent pour cette évacuation. Quant au tirage de la cheminée on peut l'activer en utilisant les jets de vapeur qui se dégagent des cylindres des appareils à comprimer l'air. Un système de tuyautage disposé en vue de la séparation de la cale en compartiments distincts recueille l'air dans les parties basses du navire et va le déverser, comme je viens de le dire, dans la cheminée et dans les mâts creux qui jouent le rôle de collecteurs. Le mât de misaine peut évacuer 3,000$^{m3}$ par heure; le mât d'artimon, 1,600, et la cheminée 3,400, ce qui fait 8,000$^m$ par heure. Quant à l'évacuation de l'air des batteries, elle se fait par les sabords et les écoutilles.

Tel est ce système ingénieux qui, les frais d'achat des appareils et de leur pose mis de côté, ne dépenserait guère que 50 kilogrammes de charbon par heure employés à la compression de l'air. « En terminant, dit l'auteur, il y a lieu de faire ressortir que ce système peut s'appliquer facilement sur tous les navires de guerre et qu'il a l'avantage de ne rien changer aux installations intérieures. Pour les navires en bois, les mailles fourniraient des conduits de ventilation aussi convenables que ceux qui sont donnés par les couples le bordé et le vaigrage ; enfin il y a une dernière considération, c'est celle de l'économie : ce dernier procédé pourrait coûter sensiblement moins cher que celui de la ventilation par appel appliquée directement (1). »

Je ne puis que m'associer au vœu exprimé par l'inventeur de ce système, de le voir mettre sérieusement à l'essai.

### § 5. — *Système Beaumanoir.*

M. Beaumanoir a proposé d'appliquer aux navires du type du transport le *Rhin* un système de ventilation consistant essentiellement dans les dispositions suivantes : Deux manches à vent en tôle sont disposées l'une à l'avant l'autre à l'arrière ; elles s'ouvrent au-dessous du pont supérieur de la batterie basse, se bifurquant en deux branches transversales qui se dirigent l'une à droite, l'autre à gauche, pour gagner la paroi du navire. Arrivées là, elles s'infléchissent et débouchent chacune dans un tuyau longitudinal situé au-dessous des courbes en fer. Ce tuyau disposé en forme de fer à cheval se moule sur les formes de l'avant et de l'arrière du navire, se terminant chacun par une crépine. De ce tuyau partent, de deux en deux mètres, des tuyaux plus petits qui s'ouvriraient au ras

----

(1) Decante, *Plan de ventilation à l'usage des transports de troupes* (*Revue marit. et coloniale*, juillet 1872).

du pont inférieur de la batterie et dans la cale. Deux ventilateurs médians se bifurqueraient de la même façon l'un au niveau de la batterie basse, l'autre au niveau de la cale et recevraient également des tubes secondaires destinés à la ventilation totale ou partielle de ces compartiments. Les tuyaux longitudinaux sont percés de trous de $0^m,15$ munis de crépines à trous d'autant plus petits que les ouvertures sont plus rapprochées du point de bifurcation du tuyau. La première de ces manches médianes se bifurque au-dessus du pont supérieur de la batterie basse, la seconde, un peu en arrière de la précédente, traverse la batterie haute et la batterie basse, et est destinée exclusivement à la ventilation des soutes à charbon.

M. Beaumanoir affecte les deux manches de l'avant et de l'arrière à l'injection et celle du milieu du navire à l'aspiration. Les premières qui ont $0^m,80$ de diamètre sont munies d'hélices ayant un $1^m,40$ de pas, à noyau ovoïde de $0^m,30$ de diamètre. Quant aux manches du milieu, elles fonctionnent par appel et en vertu de la différence de température qui existe entre le faux-pont et la cale du navire et l'air extérieur. La ventilation est limitée à volonté à telle ou telle partie du navire au moyen d'une crépine mobile, adaptée à une crépine fixe et pouvant à volonté fermer, par défaut de concordance, les trous de celle-ci.

Les hélices peuvent être tournées à bras. M. Beaumanoir y voit pour les transportés de la Nouvelle-Calédonie l'avantage d'enlever ces malheureux à l'inaction. Dans d'autres conditions, un générateur Belleville appliqué au petit cheval donnerait la force motrice nécessaire pour obtenir 600 tours à la minute (au lieu de 450 tours qui s'obtiennent à la main) et pour déplacer, avec quatre appareils, près de 50,000 mètres cubes d'air par heure (1).

On peut avec cet appareil : 1° avoir une ventilation par aspiration ; 2° une ventilation par injection ; 3° une ventilation mixte par aspiration et injection simultanées ; 4° une ventilation mixte par aspiration et par injection successives.

Je ferai remarquer enfin que les manches à vent peuvent toutes devenir alternativement des appareils d'appel et d'injection suivant la direction que leur donne leur pavillon et le sens de rotation des hélices quand elles en sont munies ; mais on a imaginé aussi des manches à double ventilation combinée. C'est ainsi que sur le bâtiment anglais le *Racoon* la grande chambre était ventilée par une manche à deux tuyaux concentriques et à capuchon inversement disposés ; de cette façon il y avait en même temps extraction d'air vicié et injection d'air frais (2).

Je viens d'examiner les trois systèmes de ventilation qui sont en présence. La ventilation par appel, aspiration, ou épuisement (*exhaustion*

_____
(1) Beaumanoir, *Essai sur la ventilation des transports*. Thèse de Montp. 1875, n° 7.
(2) Voy. Macdonald. *Note sur la ventilation des navires au point de vue de l'hygiène navale*, trad. (*Arch. de méd. nav.*, 1871 t. XV, p. 210).

comme disent les Anglais) aurait certainement, si l'on était obligé de restreindre son choix entre ces deux systèmes, la supériorité sur la ventilation par pulsion ou par refoulement. L'amiral Robinson, le docteur Macdonald, veulent qu'on s'en tienne à l'aspiration et autant que possible à l'*aspiration naturelle*, c'est-à-dire à l'appel de l'air intérieur par les seules forces de la nature (1). A mon avis, cette ventilation serait incomplète, et je préfère la ventilation mixte ou *pulso-aspiratrice* partout où elle est praticable. Certains types paradoxaux tels que l'*Onondaga*, les monitors *le Hotspur*, etc., ne peuvent être ventilés que par pulsion ; pour tous les autres le système mixte est le meilleur.

Voilà sans doute de bien longs développements donnés à cette question de la ventilation des navires, mais je me serais reproché, tant elle me paraît vitale en hygiène navale, de ne pas l'avoir examinée sous toutes ses faces. Le défaut d'espace est, à bord du navire, l'obstacle auquel viennent se heurter, sans pouvoir l'écarter, les exigences les plus impérieuses de l'hygiène. Il faudrait s'y résigner si la ventilation n'était pas là pourvoyant à tout et attendant qu'on se décide enfin à en tirer parti. Si je comptais, à la fin de ce livre, les passages dans lesquels j'ai demandé qu'il soit enfin donné satisfaction à cet intérêt, qui est à proprement parler le pivot de l'hygiène navale, j'éprouverais une sorte de confusion de m'être répété aussi souvent. Mais il ne faut pas se lasser. La ventilation est le *delenda Carthago* de l'hygiène nautique, et il y a lieu d'y revenir jusqu'à ce que *Carthage*, c'est-à-dire la routine, soit à bas. Nous n'en sommes pas près, je le crains bien.

<hr>

# SECTION DEUXIÈME

## ASSAINISSEMENT ACCIDENTEL.

Si la salubrité du navire doit être assurée par l'usage journalier et persévérant des procédés dont je viens de faire l'énumération alors que l'état sanitaire est satisfaisant, quelle plus grande vigilance dans leur emploi n'exigent pas encore les calamiteuses rigueurs des temps d'épidémie. A côté de l'assainissement permanent des temps ordinaires il y a donc un assainissement exceptionnel justifié par des circonstances fortuites ; le premier a un but de prophylaxie, le second a un but curatif ; l'un doit, en maintenant ses légitimes exigences, les faire fléchir, dans les limites de la sécurité, devant les nécessités de la manœuvre et du service ; l'autre s'impose d'urgence, et par la nécessité, et tout doit fléchir devant lui.

(1) Voy. Vincent, *La ventilation du* Victor-Emmanuel, *navire-hôpital anglais* (*Rev. marit. et coloniale*, t. XLV, 1875, p. 155).

Ici, nous supposons deux circonstances différentes : le navire est sur une rade et peut être momentanément évacué ; il est à la mer et l'équipage restant forcément au milieu du foyer d'infection les mesures prises à l'égard du navire ne sauraient être complètes et ont besoin qu'on les seconde pour toutes les mesures qu'inspire une saine prophylaxie personnelle.

# CHAPITRE PREMIER

## Assainissement d'un navire sur rade.

Quand un navire est en proie à une épidémie grave et qu'il atteint un mouillage, ce à quoi il doit tendre dans tous les cas, ce mouillage peut lui offrir les ressources d'un pays civilisé, mais aussi les entraves quarantenaires des ports de cette nature, ou bien il appartient à une terre qui ne lui offre ni ces ressources ni ces entraves et où il doit pourvoir, isolé mais en toute liberté, à ses besoins les plus pressants. Dans ce dernier cas, qui n'est pas toujours le moins favorable, et dans le premier toutes les fois que ce sera possible, l'évacuation du navire et la dissémination de son équipage est le premier acte de l'opération d'assainissement du navire. On doit choisir sur le littoral un point bien exposé, suffisamment haut, offrant d'excellentes conditions d'aération, de nature et d'inclinaison du sol, pouvant en un mot fournir une bonne assiette à un campement, et ne laissant à bord que le nombre d'hommes strictement nécessaire pour la sécurité du navire, faire là, sous tentes, un établissement dont la durée sera déterminée par la durée de l'épidémie et par celle des opérations d'assainissement auxquelles le navire sera soumis. La précaution de s'installer au vent du navire si les brises soufflent d'une direction régulière est une condition de sécurité de plus. Les tentes et les voiles du navire sont utilisées pour ces campements et l'on évite, autant que faire se peut, un entassement qui aurait moins de dangers sans doute que l'encombrement du navire lui-même, mais qui, pour un équipage recelant des germes d'épidémie, ne saurait être considéré comme inoffensif. La précaution d'isoler les tentes les unes des autres par des intervalles assez considérables atténuerait ces inconvénients. La police de ce *camp sanitaire* doit, du reste, comme son installation, s'inspirer des règles formulées à ce sujet dans les ouvrages d'hygiène militaire, en particulier dans ceux de Hammond, de Parkes, de Marvaud, de Morache, etc., et auxquels nous ne saurions mieux faire que de renvoyer nos lecteurs. Cela fait, on décharge autant que possible le navire (1), on le déleste, on l'affourche de façon à ce que pré-

(1) M. Le Roy de Méricourt a conseillé de se servir des appareils Galibert ou Rouquay-

sentant le flanc à la brise, il puisse être balayé et purifié par elle ; on maintient largement ouverts les panneaux, les hublots, les sabords, et on établit, si cela est possible, un courant d'air de l'avant à l'arrière en supprimant les obstacles movibles qui peuvent l'empêcher de s'établir ; s'il s'agit d'un navire à vapeur le chauffage de la machine quelques heures par jour augmente l'aération et produit en même temps un utile asséchement. Si le navire est dans un port fermé et à eaux tranquilles, et que sa sécurité le permette, on rend cette aération plus efficace en enlevant un bordage extérieur, ou préceinte de chaque côté à la partie supérieure de la coque, et un bordage intérieur ou vaigrage à la partie la plus déclive ; le fonctionnement des manches, celui des pompes rotatives à épuisement d'air, si le navire est muni de ces appareils, contribuent efficacement au renouvellement de l'air.

On a proposé dans ces cas, pour assainir le bâtiment, de laver soigneusement à l'eau douce sa cale, ses ponts et toutes les parties de ses murailles qui sont accessibles ; d'y joindre un grattage exact à la râclette ; de recourir aux désinfectants de la cale indiqués plus haut ; de faire intervenir des fumigations les panneaux étant fermés, enfin de terminer ces opérations par l'emploi des moyens d'asséchement : aération, ventilation, foyers mobiles, etc.

Des procédés rigoureux et d'une efficacité contestable tels que la *submersion* et le *sabordement* ont été employés dans des cas extrêmes ; je ne parle pas de l'*incendie* qui appliqué quelquefois au milieu des émotions panophobiques d'une épidémie, comme il est advenu jadis du *Donastiera* dans le port du Passage, constitue un procédé d'un radicalisme sauvage et qui fort heureusement trouvera peu d'imitateurs. J'en dirai volontiers autant de la submersion ; couler un navire pour l'assainir et le débarrasser de ses miasmes, ressemble un peu au procédé attribué par Aristote au renard cherchant à s'affranchir d'aggressions parasitiques, mais avec cette différence que le renard sait ce qu'il fait, et qu'en submergeant un navire, nous le mettons sous l'eau, mais nous ne savons pas le premier mot du sort que nous faisons aux miasmes qu'il contient. L'eau les dissout-elle, les dilue-t-elle au point de les rendre inoffensifs, les noie-t-elle, si tant est que des germes vivants les constituent ? Ne leur laisse-t-elle pas au contraire leur activité, et le résultat n'est-il pas aggravé par les conditions nouvelles de méphitisme et d'insalubrité qui sont créés à un navire par sa submersion ? Le *sabordement* lui-même, plus incertain dans ses effets purificateurs, mais qui crée aussi au sein du navire une humidité malsaine et dont il ne se débarrassera plus ne me paraît pas une pratique à introduire dans les procédés

rol pour le nettoyage des cales des navires (*Arch. de méd. nav.*, t. III, 1865). Cette précaution donnerait en effet des garanties de sécurité et ne dispenserait pas des autres usités en pareil cas, notamment de l'emploi du quinquina et du sulfate de quinine à titre prophylactique.

d'assainissement des navires contaminés. Mélier envoyé, comme chacun sait, à Saint-Nazaire pour prendre les mesures que commandait l'arrivée dans ce port, en 1861, de l'*Anne-Marie*, de Nantes, venant de la Havane avec un chargement de sucre et en proie à la fièvre jaune, crut devoir proposer à l'administration et lui faire accepter la mesure du sabordement de ce navire. Voici comment on procéda à cette opération : on versa préalablement dans la cale un kilolitre d'eau additionnée de 50 kilogrammes de sulfate de protoxyde de fer, alors que le bâtiment était encore exposé aux mouvements de la mer. Au bout de 24 heures, et l'*Anne-Marie* étant amenée dans un port où cette opération devait être inoffensive, ce navire fut échoué et à marée basse on le saborda ; la mer pénétra dans la cale et en sortit à chaque marée pendant huit jours. Quand ce bâtiment fut remis à flot, on procéda à son nettoyage qui ne prit pas moins de quinze jours ; cette opération difficile fut conduite avec les plus grandes précautions ; le ramonage des mailles obstruées par la vase et par les matières que l'eau y avait entraînées ; l'enlèvement de la vase et des sédiments au préalable arrosés d'une solution de chlorure de chaux qu'une pompe à incendie répandait dans tous les recoins de la cale (1) ; l'asséchement par des poêles placés à fond de cale et dont les tuyaux sortaient par les panneaux, complétèrent ce laborieux assainissement (2). L'épidémie s'arrêta ; le sabordement y fut-il pour quelque chose ? Nul ne saurait le dire, et il faudrait voir cette pratique aux prises avec une épidémie de fièvre jaune dans son pays et non pas égarée sur les côtes de France, sous un climat qui ne lui va guère et ne lui permet pas de jeter des racines bien tenaces. Je préférerais à cette pratique du sabordement l'injection de vapeur surchauffée, dardée à la lance sur les murailles et le fond de la cale, qui agirait en même temps par la chaleur, mais je ne me dissimule en rien les inconvénients de créer ainsi dans un navire un foyer d'humidité qu'il ne sera plus possible de supprimer ensuite.

Le *flambage* au gaz, préconisé par M. de Lapparent, et dont M. Le Roy de Méricourt a fait justement ressortir les avantages, dans une communication académique sur les procédés d'assainissement des cales des navires, est certainement, de tous les moyens, le plus sûr et le plus salubre, et il ne faudra pas manquer d'y recourir toutes les fois qu'il sera applicable. J'ai dit plus haut (Voy. page 15), que ce procédé économique d'assainissement l'emporte sur tous les autres, et je le considère avec M. Le Roy de Méricourt (3) comme devant être appliqué toutes les fois que les circonstances de la navigation le permettront.

(1) On se servait d'une solution de chlorure de chaux au 17ᵉ.
(2) Mélier, *Relat. de la fièvre jaune, survenue à Saint-Nazaire* en 1861 (*Mém. de l'Acad. de médecine*, 1863, t. XXVI, p. 1).
(3) Voir, Le Roy de Méricourt, *Note sur les perfectionnements susceptibles d'être apportés aux procédés actuels de déchargement sanitaire et d'assainissement de la cale des navires contaminés* (*Bullet. de l'Acad. de méd.*, 10 janvier 1865, t. xxx, p. 249).

# CHAPITRE II

## Assainissement d'un navire à la mer.

Dans le second cas que nous avons supposé, c'est-à-dire dans celui d'une épidémie survenant à la mer, dans le cours d'une traversée et en dehors des ressources de toute relâche, et le bâtiment étant obligé de se suffire à lui-même, la conduite à suivre est, bien entendu, différente. Ici remuer la cale, qui est le foyer habituel des épidémies, serait, dans l'impossibilité de l'éloignement des équipages, accroître le mal plutôt que le neutraliser. Il faut, au contraire, jusqu'à des circonstances meilleures, isoler en quelque sorte le foyer d'infection, maintenir fermés les panneaux de la cale, ne pomper l'eau qu'autant que l'exige la sécurité du navire, et se contenter de projeter dans la sentine quelques-uns des désinfectants que j'ai indiqués plus haut. Un désarrimage partiel, difficilement praticable d'ailleurs, serait sans doute inutile, ne permettrait qu'un nettoyage incomplet et aggraverait le danger. Il faut en agir avec les miasmes de la cale, provisoirement et jusqu'à des conditions meilleures, comme on en agit avec le feu qui couve dans les flancs d'un navire, et quand on ne peut s'en rendre maître : lui fermer toute issue et attendre. Il faut bien entendu, en même temps qu'on évite de remuer la cale, et de faire communiquer son atmosphère avec celle du navire, ouvrir au contraire à l'air l'accès le plus large dans les étages habités du navire ; maintenir ouverts, dût-on les faire surveiller par un factionnaire, les hublots et les sabords aussi longtemps que l'état de la mer n'en commandera pas l'occlusion ; faire tomber les cloisons volantes qui s'opposent à l'aération de bout en bout ; prendre, ne fût-ce qu'une heure ou deux par jour, une direction en travers au vent, alternativement d'un bord et de l'autre, de façon à ventiler énergiquement le navire ; transformer, si le temps et les circonstances de la navigation le permettent, une partie du pont en un hôpital sous tentes, et laisser dans les pays chauds toute liberté aux valides de coucher sur le pont ; assécher soigneusement les batteries et le faux pont, les blanchir au lait de chaux additionné d'hypochlorites alcalins ; réduire les fatigues de l'équipage au strict nécessaire tout en le maintenant assez actif pour que les préoccupations de la situation présente ne l'assaillent pas ; le nourrir largement et ne pas reculer devant des distributions supplémentaires, propres à soutenir ses forces et à diminuer sa réceptivité aux miasmes épidémiques ; telle est, en joignant à ces précautions celles d'un isolement relatif des malades s'il s'agit d'une affection contagieuse, la conduite à tenir. On compose ainsi avec le mal, on gagne du temps, et quand on est arrivé sur un point de relâche, on rentre dans le cas précédent et on se procure, par un assainissement plus complet, des immunités définitives contre l'épidémie.

Une question intéressante et qui n'a pas, que je sache, été examinée jusqu'ici, c'est celle de la *longévité* des contages à bord et de leur aptitude à reprendre leur activité, après une période plus ou moins longue d'inertie. J'estime qu'il est prudent de ne pas renvoyer, avant quelques années, dans un pays à fièvre jaune, un navire qui a subi les atteintes de cette maladie; il est à craindre en effet que la *réviviscence* de ces germes morbides ne se produise quand ils trouveront l'ensemble des conditions extérieures qui sont nécessaires à leur activité. Le séjour dans les pays froids pendant l'hiver est pour ces navires un moyen d'assainissement d'une grande puissance et qu'il faudrait utiliser. Il est bien probable en effet que la vitalité de peu de miasmes résisterait à l'action de quelques semaines d'une température au-dessous de 0°. Les États-Unis, qui ont sur leur littoral des climats si divers, seraient surtout bien placés pour tirer parti de cette ressource. Je crois qu'il serait utile chez nous que l'on fît hiverner dans un port du nord, particulièrement à Cherbourg, dont le climat est plus rigoureux, les bâtiments qui ont subi avec une certaine intensité les rigueurs d'une épidémie, en prenant toutes les précautions nécessaires pour que l'air froid ait un libre accès dans leur intérieur.

Quant aux précautions d'hygiène personnelle auxquelles doit être soumis l'équipage d'un navire qui est obligé, étant à la mer, de se défendre contre les étreintes d'une épidémie, elles se confondent avec le cas précédent, et l'observance de toutes les règles de l'hygiène, dans ce qu'elles ont de possible en pareille conjoncture, est d'autant plus nécessaire que l'on est privé de la ressource la plus efficace dans une épidémie sur rade, c'est-à-dire de la dissémination des équipages.

# LIVRE CINQUIÈME

## LA MER, LA NAVIGATION ET LES CAMPAGNES

---

## SECTION PREMIÈRE

### LA MER ET L'ATMOSPHÈRE PÉLAGIENNE.

Nous n'avons jusqu'ici envisagé l'homme de mer qu'au point de vue des influences exercées sur lui par son habitation spéciale; le moment est venu de porter nos regards hors de l'enceinte resserrée du navire et d'apprécier dans quel sens les conditions pélagiennes et climatériques auxquelles le soumet la navigation doivent modifier sa santé, aggravant, compensant ou atténuant les influences propres au navire.

---

## CHAPITRE PREMIER

### Physique de la mer et de l'atmosphère pélagienne.

Nous ne pouvons sans doute, dans un ouvrage de la nature de celui-ci, songer à une étude complète de la physique de la mer et de l'atmosphère qui l'entoure, mais il ne nous est pas permis non plus de ne pas esquisser rapidement les conditions les plus saillantes de ce milieu qui agit à la fois sur la santé du marin par la privation des influences de la terre, par les qualités de son atmosphère propre, et enfin par les mouvements qu'il imprime au bâtiment.

### ARTICLE PREMIER

#### LA MER.

La mer est le support mobile du navire; le véhicule de l'industrie, de la civilisation, de la science, et aussi, à certains moments, de la colère des peuples; le moyen principal de communication des diverses parties de la terre qui, sans elle, fussent restées dans un isolement improductif; le domaine propre du navigateur qui y déploie son activité, son audace et son génie; c'est enfin le foyer d'influences qui menacent sa vie et sa santé et contre lesquelles il ne peut lutter qu'à force d'opiniâtreté, de stoïcisme et d'industrie. Ce dernier point de vue est, bien entendu, le seul dont nous ayons à nous occuper ici.

### § 1. — *Étendue et volume.*

La mer occupe environ les deux tiers de la surface de notre planète, et le volume de ses eaux, si on lui attribue une profondeur moyenne de 7 kilomètres 1/2, pourrait être représenté par 3 millions de myriamètres cubes. La disproportion entre la terre et la mer, l'*aridum* et le *siccum*, est plus considérable dans l'hémisphère sud que dans l'hémisphère nord, circonstance invoquée pour expliquer la température plus froide du premier, à latitude égale, et la plus grande concordance de ses isothermes avec ses parallèles.

### § 2. — *Profondeur et fond.*

Les mers ont creusé leur lit dans de gigantesques vallées dont la sonde n'atteint pas toujours le fond, mais que le génie humain explore aujourd'hui avec plus de succès que par le passé et dont la topographie commence à être bien connue (1). On ne connaît pas encore toutefois la profondeur maximum de la mer ; les chiffres de 9,000, 12,000 et même 15,140 mètres trouvés par le *Hérald* et le *Congress* dans l'Atlantique paraissent un peu fantastiques et basés sur des erreurs d'exécution (2).

Mais si l'on ne connaît pas ces maximums, on a maintenant, grâce aux recherches provoquées par la pose du câble qui relie l'Europe à l'Amérique, une connaissance exacte de la configuration du fond de l'Atlantique septentrionale. La science a largement profité de ces études bathométriques, et la population animée de ces abîmes, ramenée au jour par les sondages du *Lightening*, du *Porcupine*, du *Challenger*, etc., est venue se soumettre aux recherches des zoologistes. Les dragages pratiqués en 1868 par Carpenter et Wyville (Thomas) à bord du *Lightening*, dans la mer des Féroë, avaient fourni aussi des résultats très-intéressants ; M. Girin Jeffrays, l'année suivante, poursuivit ces recherches, dans de meilleures conditions à bord du *Porcupine ;* Agassiz, de son côté, fit à

(1) Les anciens s'étaient préoccupés de savoir quelle était la profondeur la plus grande des mers et, au dire de Priscien, César envoya des géomètres pour faire des recherches de ce genre. Leur conclusion fut que la plus grande profondeur était de 15 stades ou 2,675 mètres. « Selon Fabianus, dit Pline, la plus grande profondeur de la mer est de 15 stades (*), mais d'autres font mention de certains endroits du Pont-Euxin, à 300 stades environ de la côte des Coraxes, où l'on prétend que la mer est d'une hauteur infinie et qu'on n'en peut trouver le fond ; ces endroits sont appelés par les Grecs les *Bathées* du Pont-Euxin. » (Pline, *Hist. nat.*, liv. II, t. I, p. 290.)

(2) Le *Challenger* a trouvé le fond le 23 mars 1875, à 4,575 brasses (5,891 mètres) entre les Philipines et les îles de l'Amirauté, et la sonde a rapporté des coquilles siliceuses de radiolaires.

(*) Le *stadium* était de 185 mètres ; c'était le huitième du mille romain.

bord du *Hassler* en 1872 dans l'Atlantique sud une exploration scientifique dont les résultats furent, au point de vue de la faune des grands fonds, d'une importance extrême ; enfin les dragages sous-marins accomplis en 1871 à bord du *Shearwater*, sous la direction de M. Carpenter, dans la Méditerranée et dans l'Océan, ont donné de la population étrange qui fourmille au fond des mers une idée très-précise. On sait maintenant qu'à des profondeurs énormes vivent et pullulent des êtres innombrables (1), plongés dans l'obscurité et organisés pour supporter des pressions de 100 à 200 atmosphères et au delà.

L'expédition suédoise de M. Nordenskjöld, au Spitzberg, en 1873, a permis de constater l'étonnante profusion d'êtres vivants qui pullulent au fond du bassin arctique sous une température inférieure à 0° : rhizopodes, vers, crustacés ; fucus, laminaires, etc. Il est vrai que, dans ces régions désolées, la vie semble, en quelque sorte, se concentrer dans les eaux comme elle le faisait partout à l'origine des choses.

« Sous une surface moins variée que celle des continents, dit Humboldt dans un magnifique langage, la mer contient dans son sein une exubérance de vie dont aucune autre région du globe ne pourrait donner l'idée. Charles Darwin remarque avec raison, dans son intéressant journal de voyage, que nos forêts terrestres n'abritent pas, à beaucoup près autant d'animaux que celles de l'Océan. Car la mer a aussi ses forêts : ce sont les longues herbes marines qui croissent sur les bas-fonds ou les bancs flottants de fucus, que les courants et les vagues ont détachés, et dont les rameaux déliés sont soulevés jusqu'à la surface par leurs cellules gonflées d'air. L'étonnement que fait naître la profusion des formes organiques dans l'Océan, s'accroît encore par l'emploi du microscope : on sent alors avec admiration que là le mouvement et la vie ont tout envahi. A des profondeurs qui dépassent la hauteur des plus puissantes chaînes de montagnes, chaque couche d'eau est animée par des polygastriques, des cyclidies et des ophridines. Là, pullulent les animalcules phosphorescents, les mammaria de l'ordre des Acalèphes, les péridiniums, les néréides, dont les innombrables essaims sont attirés à la surface par certaines circonstances météorologiques, et transforment alors chaque vague en une écume lumineuse. L'abondance de ces petits êtres vivants, la quantité de matière animalisée, qui résulte de leur rapide décomposition, est telle, que l'eau de mer devient un véritable liquide nutritif pour des animaux beaucoup plus grands. Certes, la mer n'offre aucun phénomène plus digne d'occuper l'imagination que cette profusion de formes animées, que cette infinité d'êtres microscopiques,

---

(1) Les zoologistes sont conduits d'après l'étude de la faune sous-marine à cette conclusion que plus on descend, plus on trouve des formes zoologiques se rapprochant de celles des mers arctiques. Ce fait, analogue à celui qui est observé pour la végétation de la base au sommet des montagnes, se constate pour les animaux sédentaires : annélides, mollusques, zoophytes (*Associat. brit. pour l'avancement des sciences*. Réunion de Liverpool, 1870).

dont l'organisation, pour être d'un ordre inférieur, n'en est pas moins délicate et variée (1). »

La drague a rapporté, en même temps que ces êtres, des échantillons du sol sur lequel ils reposent, de sorte que nous arrivons peu à peu à une connaissance précise de la géographie des vallées sous-marines (2). Il y a plus, on a recueilli des échantillons des eaux à de grandes profondeurs en même temps qu'on retirait par la sonde des spécimens

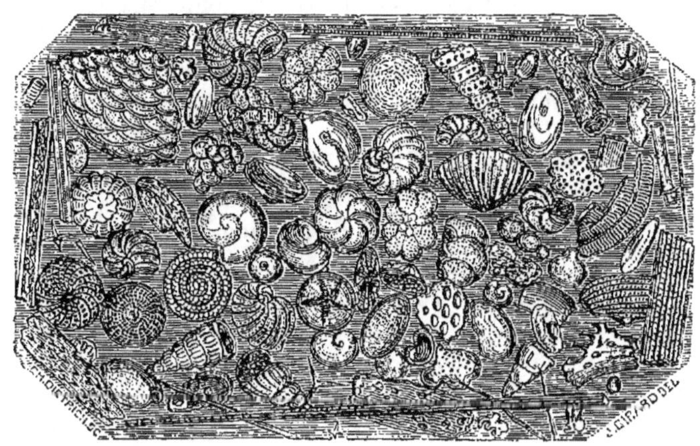

Fig. 65. — Spécimen de sondage étudié au microscope.

zoologiques et géologiques (3), et l'analyse de ces eaux a montré que les gaz qu'elles contiennent constituent une atmosphère à peu près désoxygénée (4).

### § 3. — *Couleur.*

La profondeur de la mer, son agitation ou son repos; l'état du ciel, donnent à son eau des colorations changeantes qui varient du bleu foncé au vert ou au jaunâtre, mais d'autres causes peuvent lui imprimer des colorations spéciales, permanentes ou accidentelles.

Ces changements subits ont vivement excité la curiosité des physiciens, avant que l'investigation microscopique en découvrît la nature, et ils ont servi quelquefois à dénommer certaines zones océaniques où ils se montrent de préférence (mer Rouge, mer Jaune, mer Vermeille, etc.). M. Camille Dareste, à l'occasion d'un fait de coloration anormale de la mer observé par lui, a fait des recherches sur ce sujet.

(1) Humboldt, *Cosmos, Essais d'une description physique du globe.* Paris, 1848, t. I, p. 365.

(2) Voy. Delesse, *Lithologie du fond des mers.* Paris, 1872.

(3) Voyez Jules Girard, *Les Explorations sous-marines.* Paris, 1874, in-8. C'est à l'auteur de ce livre que nous devons communication des figures 65 à 68.

(4) Carpenter, à bord du *Shearwater*, a trouvé que l'air extrait des eaux profondes de la Méditerranée contenait sur 100 : oxygène 5 ; azote 35 ; acide carbonique 60 (*Rev. sc.* 1873, p. 1158).

Il admet que ces teintes, d'un aspect quelquefois très-riche, sont dues à l'accumulation de végétaux ou d'animaux microscopiques, ou quelquefois d'une matière amorphe mal déterminée. Parmi ces végétaux, ceux qui se rencontrent de préférence sont le *tricodesmium erythreum* (mer Rouge et mer de Chine), le *tricodesmium Hindsii* (Brésil, côte occidentale du Guatemala) et le *protococcus atlanticus*. Cette dernière algue, observée à l'embouchure du Tage par MM. Turrel, chirurgien-major de la corvette *la Créole*, et Freycinet, lieutenant de vaisseau du même navire, a été soumise, en 1846, à l'examen de l'Académie des sciences. M. Montagne, qui l'a étudiée, a reconnu qu'elle était si petite, que 40,000 individus, l'un à côté de l'autre, couvriraient à peine une surface de 1 millimètre carré : elle appartient au genre *Protococcus* de la classe des Phycées ; c'est cette algue qui colore les eaux de la mer Rouge (1). M. Gaoffé a observé en 1874 à bord de l'*Hoogly*, paquebot-poste de la ligne de Chine, le phénomène connu sous le nom de *mer de lait* et qui lui a paru dû à la présence d'une algue microscopique. M. Dareste indique, comme pouvant aussi produire des colorations spéciales de la mer : 1° certains crustacés de l'ordre des Lapipodes, décrits sous le nom de *lerochidus australis* (Plata, Chili, sud du cap de Bonne-Espérance) ; 2° certains décapodes macroures, les *grimolen Durvillii* (côtes de l'Amérique du Sud) ; 3° des noctiluques, des biphores d'espèce inconnue, trouvés, par MM. Quoy et Gaymard, au sud du cap de Bonne-Espérance ; 4° des larves mal déterminées, mais appartenant probablement à des annélides ou à des ptéropodes (Banc des Aiguilles, Chili).

Léclancher, médecin de la marine, a décrit ainsi un phénomène de coloration pélagique, dont il fut témoin à bord de la *Favorite*, et qu'il attribue à l'accumulation de myriades d'animaux microscopiques. « Le 5 février 1842, dit ce médecin, à 40 milles environ de Mascate, la mer était couverte, jusqu'à l'horizon et par bancs immenses, d'une sorte de peinture d'ocre rouge et de vermillon détrempés, très-épaisse à la surface et plus divisée en dessous. Après en avoir recueilli dans un filet, je reconnus que ce phénomène était dû à la présence d'une immense quantité de petits globules rouges arrondis, enveloppés d'une légère couche d'une matière d'apparence albumineuse et ressemblant à des œufs de poisson... Déjà au mois de mars 1839, pendant la relâche de la frégate *la Vénus* au cap de Bonne-Espérance, j'avais observé le même phénomène : chaque fois que ces bancs rouges étaient traversés par la corvette, on était affecté par une odeur beaucoup plus intense, mais analogue à celle exhalée des larges surfaces de vases qui découvrent en été dans certains ports de la Manche. Le soir, la mer était d'une phosphorescence prodigieuse ; la carène de la *Favorite* était tout illuminée et tra-

(1) Montagne, *Comptes rendus de l'Académie des sciences*, 1846, t. XIII, p. 914.

çait autour d'elle, dans les balancements du roulis, quoique légers à cause du calme, une brillante auréole d'une lumière vive et un peu verdâtre (1). » Léclancher observa plusieurs fois ce phénomène ; il disparaissait avec la brise et revenait avec le calme. Il vit un jour l'odeur fétide, exhalée par ce frai rouge, devenir tellement importune, qu'il fut obligé de désinfecter le navire. Une telle influence ne peut évidemment qu'être des plus insalubres.

### § 4. — *Phosphorescence.*

La phosphorescence de la mer paraît, comme les teintes diverses qu'elle présente, due à la présence d'une quantité considérable d'animalcules microscopiques appartenant à la classe des Mollusques et à celle des Zoophytes. Ce phénomène, qui est si fréquent dans les mers équatoriales, se reproduit aussi sur nos côtes pendant la saison chaude (2). Des animaux divers tels que le *pyrosoma*, les noctiluques, en particulier la *noctiluca miliaris*, des *mammaria,* phosphorescents par toute la surface de leur corps ou munis d'organes pyrophoriques, viennent à la surface de la mer lorsque le temps est calme, la mer houleuse, la température chaude et que l'électricité surabonde dans l'atmosphère. C'est là, comme les recherches d'Ehrenberg et celles de Quatrefages l'ont démontré, la cause

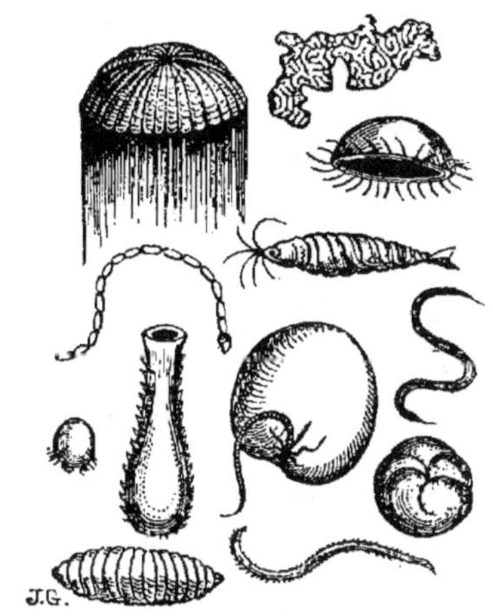

Fig. 66.—Principaux infusoires qui produisent le phénomène de phosphorescence (fortement grossis) (J. Girard).

la plus habituelle de la phosphorescence de la mer, mais il faut y joindre aussi la luminosité qui appartient aux matières organiques en voie de putréfaction. Ces deux causes interviennent sans doute quand le phénomène est au maximum de développement. C'est alors que le sillage du navire figure à la surface de la mer un ruisseau de feu, que la crête de chaque lame paraît enflammée et que les avirons des canots, dans les rades des tropiques, soulèvent et laissent retomber comme des larmes de lumière. L'intensité de l'odeur marine qui se dégage quand ces phénomènes de phosphorescence sont au maximum, n'exerçât-elle pas une influence positive sur la santé de l'homme de mer, il serait au moins permis de se demander si la scintillation des

(1) Léclancher, *Rapp. sur la campagne de la* Favorite (*Indo-Chine*, 1841-1844, Collect. de Brest).

(2) Giard, *Le laborat. zoologique du Wimereux* (*Rev. des Cours scientifiques*, t. VII, 1874-75, p. 219).

lames, le contraste de leur éclat et de l'obscurité profonde du ciel ne créent pas pour la rétine des transitions heurtées et qui peuvent, à la longue, devenir offensives.

### § 5. — *Température.*

La température de la mer doit être envisagée sous deux points de vue : 1° à diverses profondeurs ; 2° à la surface.

1° La détermination de la température de la mer à diverses profondeurs a été l'objet de recherches nombreuses. Sans vouloir entrer dans cette question d'un intérêt purement spéculatif, disons seulement que, malgré le désaccord des résultats thermométrographiques obtenus par Péron, Dupetit-Thouars, Dumont d'Urville, Kotzebuë, etc.; on s'accorde généralement à admettre que, dans les mers torrides, la température décroît, à mesure qu'on descend davantage, jusqu'à un minimum de 4°,108 centigrades. Si le thermométrographe a rapporté quelquefois des indications inférieures, cela tient probablement à ce qu'il a rencontré des courants froids. Dans les mers polaires, la température s'élève, au contraire, à mesure qu'on interroge des couches plus profondes, jusqu'à la limite calorifique du maximum de densité de l'eau. A bord de la *Bonite*, à une profondeur de 1600 brasses (2,598 m.), la température de l'air étant de + 26°, le thermométrographe rapporta un minimum de + 6° 7. Les expériences faites à bord de la *Zélée* et de l'*Astrolabe* ont fourni des résultats qui montrent, d'une part, que jusqu'à une petite profondeur, la température s'accroît probablement par transmission directe des rayons calorifiques; qu'elle baisse, au delà, mais sans qu'il soit possible d'établir une loi régulière de décroissance par rapport aux profondeurs. Ainsi, dans l'une de ces séries de recherches, la surface de la mer étant à + 19°, 5, on trouva, par les sondes, les températures suivantes :

|  |  |  |
|---|---|---|
| 53 brasses (860ᵐ) | ..................... | 20°c,6 |
| 85 — (137ᵐ) | ..................... | 20°,5 |
| 153 — (248ᵐ) | ..................... | 15°,5 |
| 185 — (300ᵐ) | ..................... | 15°,0 (1). |

Jonathas Williams reconnut le premier ce fait intéressant, que l'eau était plus froide sur les bas-fonds qu'en pleine mer ; Humboldt et John Davy ont confirmé cette assertion dont la navigation a déjà tiré profit. Ce refroidissement a été expliqué par le rayonnement des couches supérieures de la mer, rayonnement dont l'influence frigorifique se transmet à une certaine profondeur. Nous croyons que la soustraction du calorique enlevé aux couches d'eau par les fonds solides qu'elles recouvrent, doit aussi contribuer à la production de ce phénomène.

Les explorations scientifiques du *Porcupine*, du *Mercury*, du *Challen-*

(1) *Voy. au pôle Sud*, t. I, p. 8 et suiv.

*ger*, de l'*Hydra*, qui ont été si profitables à l'étude physique de la mer, n'ont pas négligé de prendre, dans les sondages et les dragages, les températures des divers fonds. La théorie de Clarke Ross, généralement acceptée jusqu'ici, et qui admettait pour les couches superficielles des températures variables, au-dessus et au-dessous de 4° centigrades, couches d'une épaisseur de 2,200ᵐ, sous l'équateur, et profondément une température uniforme de 4° centigrades; cette théorie, dis-je, a été renversée par les recherches entreprises à l'aide du thermomètre Miller-Casella. On a constaté que l'abaissement de la température augmentait progressivement avec la profondeur. « Le résumé de toutes ces observations, dit M. A. Reclus, montre que, dans l'Atlantique, à l'exception de quelques parages particuliers, les couches d'eau à différentes températures s'échelonnent de la façon suivante : à la surface, une mince couverture de 90 mètres (50 brasses) à température très-variable; au-dessous une couche d'eau chaude à 9° environ où le thermomètre s'abaisse insensiblement pendant 1000 mètres environ (515 brasses); puis une zone de mélange épaisse de 450 à 900 mètres (215 à 560 brasses) où le thermomètre tombe de 9° à 4°; et enfin les eaux froides où la température s'abaisse insensiblement de 4° par 2000 mètres environ jusqu'à 2°ᶜ, 4 sur le fond, par 4000 à 5000 mètres (1). »

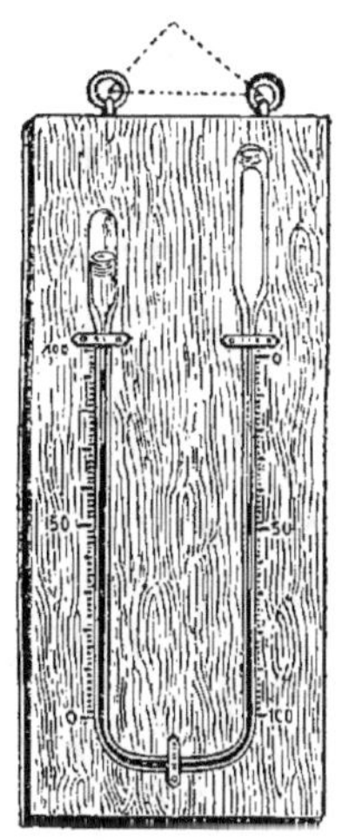

Fig. 67. — Thermomètre Miller-Casella, pour les grandes profondeurs.

Les isothermes océaniques, ou températures moyennes annuelles de la mer, présentent des inégalités qui sont en rapport, on le comprend, avec la distribution des courants chauds et des courants froids. Ainsi l'isotherme océanique de + 19°R (23° centigrades, 75) vient aboutir sur la côte orientale d'Australie, traverse la mer des Indes horizontalement de l'Australie à Natal, et sur la côte occidentale d'Afrique, se trouve à la hauteur du golfe de Guinée, aboutit à Bahia sur la côte est d'Amérique, au nord de Pavia sur la côte ouest, et passe par Taïti. L'inflexion de cette courbe de la température moyenne annuelle de la mer est due à l'existence du courant antarctique dans l'océan Atlantique sud.

2° La température de la mer dans ses couches superficielles est plus uniforme que celle de l'air, c'est-à-dire que ses variations, pour un nycthémère, s'exercent dans des limites moins étendues : elle est un peu moins élevée que celle de l'atmosphère ambiante. Cette question, envisagée au point de vue de l'emploi des bains froids, prend en hygiène navale un intérêt tout particulier.

(1) A. Reclus, *Les profondeurs de la mer* (*Rev. marit. et coloniale*, 1874, p. 147).

John Davy a fait de nombreuses recherches sur la comparaison de la température de l'air et de la mer ; le tableau suivant en indique les résultats (1).

### Température comparative de l'air et de la mer.

| DATES. | | LAT. N. | LONG O. | TEMPÉRATURE de l'air. | TEMPÉRATURE de la mer. |
|---|---|---|---|---|---|
| Juin... | 18 | 49°,25 | 1°,17 | 15°c,58 | 14°c,41 |
| | 19 | 49 ,04 | 6 ,45 | 16 ,67 | 16 ,11 |
| | 20 | 44 ,19 | 8 ,41 | 16 ,67 | 16 ,67 |
| | 21 | 41 ,07 | 12 ,56 | 16 ,67 | 16 ,67 |
| | 22 | 37 ,52 | 12 ,56 | 17 ,78 | 17 ,22 |
| | 24 | Madère | » | 21 ,11 | 18 ,33 |
| | 25 | 31 ,05 | 20 ,24 | 21 ,11 | 19 ,44 |
| | 26 | 29 ,32 | 23 ,54 | 21 ,67 | 21 ,11 |
| | 27 | 27 ,51 | 27 ,06 | 22 ,78 | 22 ,78 |
| | 28 | 26 ,09 | 30 ,37 | 23 ,33 | 22 ,22 |
| | 29 | 24 ,33 | 33 ,53 | 24 ,44 | 22 ,22 |
| | 30 | 23 ,02 | 36 ,38 | 24 ,44 | 23 ,89 |
| Juillet . | 1 | 21 ,25 | 40 ,13 | 25 ,56 | 24 ,44 |
| | 2 | 19 ,58 | 43 ,32 | 25 ,56 | 23 ,89 |
| | 3 | 18 ,37 | 46 ,42 | 26 ,11 | 25 ,56 |
| | 4 | 17 ,17 | 49 ,48 | 26 ,67 | 25 ,00 |
| | 5 | 15 ,55 | 52 ,59 | 26 ,67 | 26 ,67 |
| | 6 | 14 ,31 | 56 ,30 | 27 ,22 | 27 ,22 |
| Moyennes....... ... .. ........ | | | | 22°c,09 | 21°c,16 |
| Différence ......................................... | | | | | 0 ,93 |

On voit qu'il n'y a, en moyenne, que 0°,93 de différence entre la température de l'air, et celle de la mer et que dans cinq expériences l'eau avait absolument la même température que l'air. La différence des sensations que fait éprouver la même température dans l'air et dans l'eau

(1) *Observ. div. faites pendant un voyage de Southampton à la Barbade*, par John Davy, traduit par M. Guérard (*Ann. d'hyg.*, 1846, t. XXXVI, p. 318).

donne à ce fait quelque chose de paradoxal, mais qui disparaît, quand on songe à la différence de conductibilité de l'air et de l'eau qui fait que celle-ci soustrait à nos organes une quantité plus considérable de calorique.

Cette comparaison de la température de la mer et de l'air ambiant appelle du reste de nouvelles expériences et les médecins navigants ne sauraient mieux faire que d'imiter le savant anglais et d'employer, comme lui, à ces recherches et à d'autres analogues, les loisirs des longues traversées.

### § 6. — *Mouvements.*

La mer est agitée de trois sortes de mouvements :

1° Mouvements en nappes ou *courants ;* 2° mouvements en ondes ou de *houle ;* 3° mouvements de projection ou *vagues.*

1° — Les courants des mers, véritables fleuves qui les sillonnent en tous sens, jouent un rôle important en mitigeant les températures excessives et en produisant l'habitabilité de la plus grande partie du globe terrestre. Ce sont aussi, comme Pascal l'a dit des fleuves, « *de grandes routes qui marchent,* » et leur direction étudiée et utilisée avec industrie est devenue l'une des causes de la brièveté actuelle des traversées, fait si important au point de vue de l'hygiène de l'homme de mer.

De l'équateur au pôle et du pôle à l'équateur s'établit une double circulation, en sens inverse, de masses d'eau, les unes chaudes, et par cela même superficielles, les autres froides et par cela même plus profondes, et qui vont, d'une part, réchauffer les régions glacées des pôles et de l'autre attiédir les régions équatoriales. La température de ces courants devient pour les côtes qu'ils baignent une cause d'atténuation du froid. Tel est le rôle joué par les courants chauds étudiés sous les noms de *Gulf-Stream* dans l'Atlantique et de *courant de Tessan* dans le Pacifique septentrional.

Le Gulf-Stream va réchauffer le Labrador, la côte occidentale du Groenland, la côte occidentale du Spitzberg, l'Islande, le nord de l'Écosse, les côtes occidentales de la Norwége, enveloppe le cap Nord au delà du 70° de latitude et va se perdre sur la côte ouest de la Nouvelle-Zemble. A la hauteur du 46° de lat. N. environ, ce courant se bifurque au milieu de l'Atlantique : une de ses branches se dirige vers l'Irlande et suit la direction que je viens d'indiquer ; l'autre incline vers le sud, côtoie l'Espagne, le Portugal, la côte ouest d'Afrique et va rejoindre le courant équatorial ; mais au niveau du golfe de Gascogne, cette branche en envoie une seconde qui entre dans ce golfe, en lèche le littoral et vient, au niveau du cap Lizard, rejoindre la branche principale du Nord. Cette dérivation du Gulf-Stream joue un rôle considérable dans la formation des climats de toute la côte atlantique de la France ; c'est elle qui rend à la fois ces côtes tièdes par la chaleur qu'elle leur cède, et humides par l'évaporation active dont ce courant chaud est le siége.

De même aussi le courant de Tessan ou *Fleuve noir* ou *Kuro-Siwo*, qui forme dans le Pacifique Nord un immense circuit fermé dont Formose et les Sandwich occupent les points extrêmes, attiédit les côtes orientales du Japon et du Kamtchatka, aussi bien que les côtes occidentales de l'Amérique du Nord et va échauffer les eaux polaires par la branche qu'il envoie à travers le détroit de Behring ; mêlé au courant équatorial, il va, avec lui, s'insinuer entre les îles de l'Océanie et se refroidit au contact des eaux du courant polaire antarctique.

Ces courants d'eau chaude, d'une vitesse qui varie de 5 à 8 kilomètres à l'heure et dont la température moyenne est de 24° environ, ont des directions déterminées que la navigation a étudiées et qu'elle utilise.

Il faut opposer à ces courants chauds les fleuves d'eau froide qui sillonnent les mers dans les deux atmosphères et qui, se dirigeant des deux pôles vers l'équateur, vont rafraîchir les côtes des contrées torrides. C'est ainsi que le courant froid antarctique baignant le cap Horn et le cap de Bonne-Espérance, envoie dans l'océan Pacifique un courant secondaire, dit courant de Humboldt, qui baigne les côtes du Chili et du Pérou, rebrousse ensuite vers l'est et va mêler ses eaux avec les eaux chaudes du courant équatorial du sud ; de même le courant antarctique, arrivé à la hauteur du cap de Bonne-Espérance, remonte en partie le long de la côte occidentale d'Afrique et dans le voisinage de l'équateur, traverse l'Atlantique de l'est à l'ouest pour aller se mêler : d'une part avec le courant équatorial, d'une autre part avec le courant d'eau chaude qui baigne les côtes du Brésil et de la Plata.

Les courants froids arctiques, moins bien étudiés que les courants chauds de l'hémisphère Nord parce qu'il sont plus profonds, n'affectent pas de très-grands parcours. Tel est le courant froid qui sort du détroit de Behring, baigne la côte ouest de l'Amérique russe et semble arrêté par la digue des îles Aléoutiennes ; le courant qui baigne la côte ouest du Kamtchatka et fait le tour de la mer d'Okhotck, absolument comme le Gulf-Stream fait le tour du golfe du Mexique, et qui refroidit les côtes de la Mandchourie et de la Corée. On s'explique de cette façon pourquoi les côtes de la Corée sont plus froides que celles de la Californie, bien que les unes et les autres soient sensiblement sous les mêmes parallèles. De même aussi un courant froid sort de la mer de Baffin et suivant la côte est d'Amérique, descend jusqu'à la Floride, très-près du point d'où le Gulf-Stream sort du golfe du Mexique par le canal de Bahama ; un autre baigne la côte orientale du Groenland ; un autre contourne le Spitzberg, sillonne la mer de Barentz et va baigner les côtes de la Nouvelle-Zemble.

Il y a entre les courants froids et les courants chauds des deux hémisphères cette opposition que dans l'hémisphère Sud les courants froids baignent les côtes occidentales des continents et les courants chauds les côtes orientales, tandis que c'est précisément l'inverse pour l'hémisphère Nord (1).

2° — La *houle*, constituée par de longues ondulations marines qui ne déchirent pas la surface de la mer, et ne sont pas, par suite, écumeuses, est le produit de l'action impulsive de vents qui ont soufflé dans le point où elle se montre, mais qui ont été remplacés par le calme ou par des vents qui, soufflant encore à une grande distance, ne produisent plus, là où on observe la houle, qu'un ébranlement ondulatoire. Ce phénomène de la houle n'offre d'intérêt qu'au point de vue du roulis et de l'influence que ce mouvement, latéral, à double direction alternative, exerce sur la production du mal de mer. Les lames de la houle ont une largeur différente et qui influe sur la durée de leur oscillation (2). L'amplitude du roulis d'un navire est en raison inverse de la hauteur de son métacentre, c'est-à-dire du point qui, placé au-dessus du centre de gravité, est le pivot du mouvement de pendule que décrit le navire, et de l'excès de durée de l'oscillation de la lame sur la durée de l'oscillation propre du bâtiment (3).

Les constructeurs de navires à passagers ont à tenir compte de cette loi pour leur donner des mouvements de roulis aussi doux que possible. Le roulis dû à la houle sans vent donne des deux côtés des angles égaux; celui dû aux vagues poussées par le vent est plus fort sous le vent qu'au vent. D'expériences faites sur dix cuirassés il résulterait que l'angle maximum du roulis sous le vent, ayant été de 25°,1 en moyenne, l'angle maximum du roulis au vent a été de 19°,4 seulement. Je n'insiste pas davantage sur ces détails dont le caractère technique m'éloignerait trop du but de cet ouvrage.

3° — Les *vagues* offrent à considérer : leur hauteur, leur longueur, leur durée.

La *hauteur* des vagues a été très-diversement évaluée. La détermination de cette hauteur était l'une des questions du programme que l'Académie des sciences avait tracé pour le voyage de la *Bonite* (4). Là Commission faisait remarquer que les évaluations produites variaient dans une limite trop étendue (de 5 à 33 mètres) pour qu'elles ne reposassent pas sur une observation inexacte. Dumont d'Urville est, de tous les navigateurs, celui qui a assigné aux lames la hauteur maximum la plus élevée. Il employait le procédé indiqué par la Commission de l'Académie des sciences, c'est-à-dire qu'il montait le long du mât de manière

---

(1) Fonssagrives, *Dict. encyclopéd. des Sc. médicales*, 1875, 1re série, t. XVIII, art. Climat, p. 29.

(2) On a trouvé que la durée d'oscillation d'une lame est égale au carré du cinquième de sa longueur.

(3) *Du roulis des navires* (*Naval science*. July, 1872, trad. Risbec, *Rev. marit. et colon.*, 1874, t. XLI, p. 605).

(4) *Instructions de l'Acad. des sciences pour le voyage de la* Bonite.

à avoir sur la même ligne : l'œil, le sommet de la vague la plus voisine et l'horizon. Près de Tanger, il trouva, en opérant ainsi, une hauteur de 5 mètres ; et cependant, en rapportant ce chiffre, il fait remarquer que ces lames étaient de celles auxquelles on ne fait pas attention dans

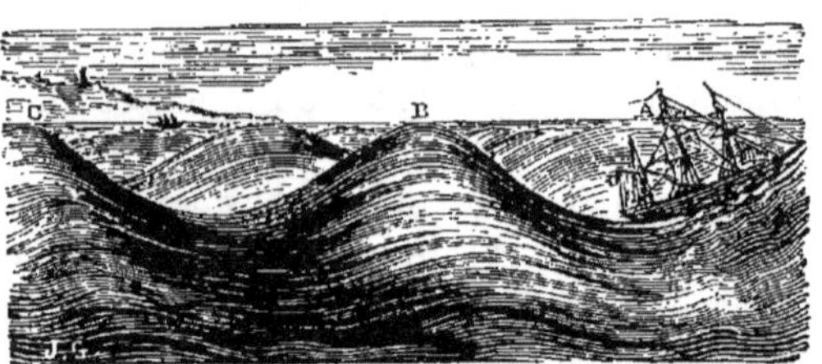

Fig. 68. — Moyen d'apprécier la hauteur des lames (J. Girard).

la navigation de l'Océan (1). Le 30 août 1826, ce navigateur étant sur les acores du banc des Aiguilles évalua approximativement à 80 ou 100 pieds (27 ou 33 mètres), la hauteur de certaines lames. Ces chiffres ont été vivement critiqués par Arago, qui considérait une hauteur de 6 à 8 mètres comme mesurant la plus grande élévation des vagues et s'é-tayait du maximum (7$^m$,50) trouvé dans le voyage de circumnavigation de la *Vénus*. A quoi Dumont d'Urville répondit en faisant remarquer que, dans le coup de vent que reçut l'escadre de l'amiral Hugon (1841) l'extrémité des basses vergues d'un vaisseau de 90 labourait la mer ; mais il faut ici faire la part de l'intensité du roulis.

M. E. Bertin, ingénieur de la marine, rapprochant de ces évaluations celle de Missiessy qui, sur le *Sylphe* et le *Cerf* naviguant de conserve, a observé des lames de 13 à 14 mètres, et de l'amiral Pâris qui en a mesuré de 11$^m$,50, croit que les vagues de 8 mètres de hauteur sont peu fréquentes, celles de 12 mètres très-rares, et que 16 mètres consti-tuent la hauteur maximum et très-exceptionnelle (2) des vagues, au large et éloignées de tout obstacle pouvant en accroître l'élévation. M. Pâris, lieutenant de vaisseau, a trouvé que, par une très-grosse mer, et avec une vitesse du vent de 28$^m$,5, la hauteur moyenne des vagues était de 7$^m$,76 ; que par une grosse mer et avec une vitesse du vent de 20 mètres, cette hauteur était de 5$^m$,04 ; par une mer dure, le vent ayant une vitesse de 13$^m$,4, la hauteur des vagues était de 3$^m$,54 ; par une grosse houle le vent faisant 9$^m$,2, cette hauteur atteignait 4$^m$,10 ; avec de la houle et un vent de 5$^m$,9, cette hauteur était de 2$^m$,40, et qu'enfin par une belle mer, avec 5$^m$,7 de vitesse du vent, la hauteur des vagues était de 1$^m$,60 (3).

(1) Dumont d'Urville, *Voyage au pôle Sud*, 1842, t. II, p. 7 et 192.
(2) E. Bertin, *Note sur l'étude expérimentale des vagues* (*Rev. marit. et colon.*, 1874, t. XI, p. 171).
(3) Voir E. Bertin, *mém. cité*, p. 183. L'amiral Coupvent-Desbois a formulé une loi

La *longueur* des lames nous présente moins d'intérêt que leur éléva-tion. Dumont d'Urville trouva que les plus longues lames avaient 120 mètres de longueur. Cette évaluation se rapproche de celle de M. Gourdin qui, à bord de l'*Astrolabe*, fixait à 100 mètres la plus grande longueur de la houle. Au plus fort de celle-ci, l'oscillomè-tre indiquait 41°; les porte-haubans trempaient dans l'eau. M. A. Pâris a trouvé, par une très-grosse mer, un maximum de longueur de 148 mè-tres, et M. Duhil de Benazé à bord de l'*Astrée* en 1870, un maximum de 260 mètres.

La *durée* des lames est enfin un élément de leur étude qui offre un cer-tain intérêt. On l'évalue en comptant le nombre de mouvements de des-cente et de montée exécutés par un flotteur tenu immergé à l'extrémité d'une longue ligne, et en corrigeant le résultat pour tenir compte de la vitesse du navire. M. A. Pâris a fait, à bord de la *Minerve* et du *Dupleix*, de nombreuses observations qui lui ont permis de fixer à un maximum de 8$^s$,20 et à un minimum de 4$^s$,90 la durée moyenne des vagues. Le maximum a été observé dans le Pacifique Ouest et le minimum dans la zone des alisés de l'Atlantique. Quelques houles d'une durée excep-tionnelle ont été observées : telle est celle étudiée par M. Mottez qui avait 23 secondes de durée (412 mètres de longueur), celle rencontrée par J. Clarke Ross et qui avait 28 secondes de durée ; mais ce sont là des faits insolites ; la limite extrême de la durée, d'après M. E. Bertin, ne dépasserait pas 24 secondes.

La *vitesse* des fortes vagues varie de 15 à 30 mètres par seconde.

## § 7. — *Composition.*

La composition chimique des eaux qui remplissent l'immense bassin des mers ne devrait pas nous occuper si, à la rigueur, l'hygiène navale n'avait point à rechercher parfois quels sont les produits divers de la putréfaction de ce liquide. M. Regnault assigne en moyenne à l'eau de la mer la composition suivante : Eau 96,470 ; chlorure de sodium 2,700 ; chlorure de potassium, 0,070 ; chlorure de magnésium, 0,360 ; sulfate de magnésie, 0,230 ; sulfate de chaux, 0,140 ; carbonate de chaux, 0,003 ; bromure de magnésium 0,002 ; perte, 0,025 (1).

On doit à M. J.-B. Roux, inspecteur du service pharmaceutique de la marine, un travail important sur la composition de l'eau de mer et qui infirme en quelques points les chiffres fournis par M. Regnault. Il est basé sur l'analyse de 88 échantillons d'eau recueillis dans l'Océan sous diverses latitudes. Il a trouvé, par des procédés rigoureux, que ces échan-

---

du rapport de la hauteur des lames à la vitesse du vent suivant laquelle le premier terme serait proportionnel au carré du second. Il admet que, loin des côtes, la hau-teur moyenne des vagues est de 2 mètres.

(1) Voy. Regnault, *Cours élém. de chimie.* Paris, 1851, t. II, p. 193.

tillons avaient une densité minimum de 10,269 et une densité maximum de 10,296, soit en moyenne 10,279, et que la moyenne des principes salins par litre était représentée par 3$^{gr}$, 626. Il a conclu de ses recherches que la chaux, la magnésie et l'acide sulfurique paraissent, dans l'eau de mer, être en proportion du degré de la salure. Celui-ci semble être plus élevé dans une zone de 10° étendue entre 36°, 32 lat. N. et 26°, 26 de lat. S. et ne pas augmenter à mesure qu'on s'éloigne des côtes. L'examen microscopique de ces échantillons lui a montré des flocons blanchâtres, bleuâtres, ou jaunâtres, différents d'aspect suivant le point de l'Océan où l'eau avait été puisée, et constitués par des granulations rétiformes et desquelles s'échappaient des zoospores animés de mouvements rapides (1).

La salure de la mer dont l'office principal est de préserver l'eau d'une corruption qui, à raison des quantités immenses de matières organiques mortes qu'elle renferme, la rendrait bientôt, sans cela, inhabitable pour les êtres vivants qui y pullulent, assez uniforme dans l'Océan, varie dans les mers intérieures suivant deux conditions : l'activité de l'évaporation ; le volume proportionnel des eaux douces qu'y versent les fleuves. La Méditerranée est plus salée que l'Océan, et la Caspienne, et la mer Noire et surtout la mer Rouge (2) le sont plus que la Méditerranée. La plus douce est la mer Glaciale, la plus salée est la mer Morte. M. B. Roux assigne à celle-ci la composition suivante :

| | |
|---|---:|
| Eau.................................... | 79,4 |
| Chlorure de sodium.................... | 6,12 |
| Chlorure de magnésium............... | 9,46 |
| Chlorure de potassium............... | 1,36 |
| Bromure de magnésium............... | 0,36 |

plus du sulfate de chaux, du chlorhydrate d'ammoniaque, de l'oxyde de fer, de l'alumine. Le résidu salin de cette eau est de 16$^{gr}$,94 sur 100 (3).

En dehors de ces substances fondamentales qui entrent dans la composition de l'eau de mer, on en trouve d'autres en petites quantités. C'est ainsi que MM. Malaguti, Durocher et Sarzeaud ont, en 1849, adressé à l'Académie des sciences un mémoire relatif à la présence du cuivre, du plomb et de l'argent dans l'eau de mer. Suivant ces observateurs, les fucus contiennent de l'argent : les fucus *serratus* et *cere-*

(1) B. Roux, *Étude sur l'eau de l'Océan, sa densité, sa composition chimique (Arch. méd. nav.,* t. II, p. 418).

(2) La salinité des mers est en moyenne : pour l'Océan 34 de sel pour 1000 ; pour la Méditerranée 38 ; pour la mer Rouge 43 ; pour la mer Morte 61. Celle-ci représente le maximum de salure et la mer Baltique le minimum ; sa salure n'est en effet que de 5 millièmes. De sorte qu'entre la mer la plus salée et la plus douce le rapport est de 12 à 1.

(3) B. Roux, *Analyse de l'eau de la mer Morte (Arch. de méd. nav.,* 1864, t. I, p. 98).

*moïdes* en renferment $\frac{1}{100,000}$ ; l'eau de la mer n'en contient qu'un peu plus de $\frac{1}{100,000,000}$. Récemment enfin on a signalé la présence accidentelle de l'or dans l'eau de mer (1).

## ARTICLE II

### L'ATMOSPHÈRE PÉLAGIENNE.

A l'Océan liquide sur lequel le génie de l'homme s'est frayé une route, il faut opposer cet océan aérien, comme l'appelle Humboldt, cette atmosphère qui a, elle aussi, ses courants et ses marées, ses tempêtes et ses calmes, ses alternatives de luminosité et d'ombre, ses scintillements sidéraux, et qui entretient avec la mer un perpétuel et réciproque échange d'éléments. Si l'Océan marin se compose surtout d'eau emprisonnant de l'air qu'il emprunte à l'atmosphère ambiante, l'océan aérien se compose surtout d'air emprisonnant de l'eau qu'il emprunte à la mer, pour la lui rendre ensuite privée de sa salure par une distillation naturelle dont le soleil est l'agent ; admirables harmonies, dont notre intelligence épelle laborieusement l'alphabet, et dont la révélation complète sera, sans doute, l'une des joies des élus de Dieu !... (2).

Etudions l'atmosphère maritime au point de vue de son influence sur l'hygiène de l'homme de mer, qu'elle soit dans son état ordinaire, ou qu'elle devienne le théâtre de divers phénomènes météoriques (3).

### § 1. — *Composition.*

1° — L'air marin est-il dans les mêmes conditions de composition chimique, de pesanteur, d'hygrométrie, de pureté que l'air continental ; les modifications qu'il présente sous tous ces rapports sont-elles de nature à influencer la santé de l'homme de mer ? Double question qu'il convient d'examiner ici.

La moyenne en oxygène de l'air atmosphérique recueilli à Paris est représentée par le chiffre 20,960 en volume ; les expériences faites par M. Lewy, dans l'océan Atlantique, à 400 lieues des côtes, donnent une moyenne d'oxygène représentée par 21,019 ; d'un autre côté, l'air de Paris contenant 79,19 d'azote, celui de l'Océan en renferme 78,94 ; enfin, l'acide carbonique du premier étant exprimé par le chiffre 3 dix-

(1) *Comptes rendus de l'Acad. des sc.*, 1839, t. XXIX, p. 788. L'argent est condensé par un zoophyte le *pocillopora*.

(2) Voir l'intéressant ouvrage de M. Marié-Davy : *Les mouvements de l'atmosphère et les variations du temps*. Paris, MDCCCLXXVII.

(3) Une conférence internationale de météorologie nautique a été tenue à Londres en septembre 1874, dans le but d'unifier, comme l'avait tenté la réunion de Bruxelles en 1853, les bases de l'observation de la météorologie maritime. Le programme des recherches proposé par cette conférence a été traduit du *Nautical Magazine* par M. de Saint-Blancard pour la *Revue maritime et coloniale*, 1875, t. XLVII, p. 698.

millièmes, celui du second l'est par le nombre 43 cent-millièmes. Cette composition de l'air marin n'est pas constante, du reste : les recherches de M. Lewy ont, en effet, démontré qu'elle variait aux diverses heures de la journée, comme l'indiquent les résultats suivants :

*Air recueilli sur l'océan Atlantique, le même jour, à 400 lieues des côtes, et par le même vent.*

| 1re épreuve. — 3 h. du matin. | | 2e épreuve. — 3 heures du soir. | |
| --- | --- | --- | --- |
| Acide carbonique..... | 3,346 | Acide carbonique..... | 5,420 |
| Oxygène............. | 2,096,139 | Oxygène............. | 2,106,099 |
| Azote................ | 7,900,515 | Azote................ | 7,888,481 |
| Volumes....... | 10,000,000 | Volumes....... | 10,000,000 |

C'est-à-dire que pour dix mille volumes d'air, la différence a été trouvée de 2,074 pour l'acide carbonique, de 9,960 pour l'oxygène, et de 12,034 pour l'azote (1).

Ces différences, on le voit, s'exercent dans des limites tellement restreintes, qu'il est difficile de leur accorder sur les phénomènes de la vie une influence de quelque valeur. Les proportions des éléments de l'air continental variant selon les localités où celui-ci est recueilli, il est permis de supposer que l'air marin doit aussi présenter quelques différences de composition suivant les zones océaniques, mais ce n'est là qu'une simple induction ; il appartient aux médecins de la marine, lorsqu'ils se seront familiarisés avec les procédés eudiométriques les plus abordables, de fournir à la science ces données qui lui manquent jusqu'à présent (2).

### § 2. — *Pesanteur.*

La hauteur moyenne du baromètre est de 761$^{mm}$,35 au niveau de l'Océan ; elle varie, du reste, suivant les mers où l'on observe. « A l'équateur, elle est de 758 millimètres seulement, et de là, va en augmentant jusqu'au 40° degré de latitude, où elle s'élève à 762 et même 764 millimètres. A partir du 40° degré, elle diminue sans cesse, et n'est plus que de 760 millimètres au 50°. Et enfin, dans les contrées plus septentrionales, la hauteur moyenne du baromètre descend à 756 millimètres. Dans l'hémisphère austral, le décroissement se manifeste déjà après le 25° degré. A latitude égale, la pesanteur moyenne de l'atmosphère est de 3$^{mm}$,50 plus forte sur l'océan Atlantique que dans la mer Pacifique. Ce défaut apparent d'équilibre dans la colonne aérienne n'a point été expliqué d'une matière satisfaisante (3).

(1) B. Lewy, *Rapport sur les collections faites dans la Nouvelle Grenade (Comptes rendus de l'Académie des sciences,* 1851, t. XXXIII, p. 374).

(2) Ils pourraient du moins rapporter des échantillons d'air recueillis sur divers points de l'Océan pour qu'ils fussent soumis à l'analyse dans les laboratoires de chimie des écoles de médecine navale.

(3) Foissac, *De la météorologie.* Paris, 1854, t. I, p. 457.

Les oscillations diurnes du baromètre, indice assuré de l'existence de marées atmosphériques régulières, et qui peuvent être rapportées en partie à l'action attractive de la lune, en partie à l'influence de la radiation solaire, se constatent également à la surface de la mer, mais leurs amplitudes varient suivant la position géographique ; elles diminuent à mesure qu'on s'avance vers les pôles, et cessent au 74e degré de latitude N. La colonne barométrique baissant de 1 millimètre par 10ᵐ,5 d'élévation, et le poids total de la pression atmosphérique sur le corps d'un individu de taille moyenne étant représenté, au niveau de la mer, par 17,000 kilogrammes environ, chaque millimètre d'abaissement correspond à une diminution de pression de 22ᵏ, 2. Un homme habitant à terre un lieu dont l'altitude est de 100 mètres, supportera donc une pression moindre de 2,200 kilogrammes que l'individu placé dans l'intérieur d'un navire. Ainsi, l'homme de mer est soumis constamment à la pression atmosphérique maximum ; le mineur seul porte une colonne d'air plus lourde que la sienne. Nous verrons tout à l'heure que cette circonstance est, en réalité, plutôt favorable que nuisible au maintien de la santé.

### § 3. — *Humidité.*

L'air marin est-il plus humide que l'air continental ? Il faut évidemment rapporter l'un et l'autre aux mêmes latitudes, pour pouvoir établir une comparaison.

L'immense surface d'évaporation que présente la mer, la double action du vent et des rayons solaires qui s'y exerce sans intermédiaire aucun, sont autant de raisons qui doivent rendre l'air de la mer plus humide que celui des continents ; mais cette humidité est répartie, dans l'atmosphère pélagienne, d'une manière égale, tandis que des accidents de sol ou de végétation concentrent souvent à terre l'humidité dans un espace restreint, dans une sorte d'atmosphère confinée dont des brouillards épais indiquent au loin la limite. L'humidité est beaucoup moindre au large que dans le voisinage des côtes et dans les mers intérieures. Kéraudren expliquait les brumes épaisses que l'on rencontre ordinairement dans ces cas, par la rencontre des deux atmosphères terrestre et maritime. Cet hygiéniste, qui a fait jouer à l'humidité, comme élément étiologique du scorbut, un rôle peut-être exagéré, se rendait compte du peu de fréquence de cette cachexie dans les mers polaires en remarquant que leur atmosphère devait être moins humide, par le fait de l'état de congélation de la mer et de la rareté des pluies (1). Dans les pays chauds, au contraire, et pour des raisons qu'il est facile de conce-

(1) Kéraudren, *loc. cit.*, p. 94. L'échec de l'expédition de l'*Alert* et la *Discovery*, dû en partie à l'invasion du scorbut, montre combien cette opinion de Kéraudren est contestable.

voir, l'humidité de l'atmosphère maritime est très-considérable : d'abord, parce que l'évaporation y est plus active, et en second lieu, parce que l'élévation de la température des couches d'air accroît leur capacité de saturation. Suivant Godineau, la moyenne de l'humidité pour l'archipel des Antilles est de 92° Saussure le matin, 81 à midi, et 87,5 le soir ; le maximum correspond à six heures du matin, le minimum à deux et trois heures de l'après-midi. La moyenne hygrométrique de chaque jour varie, aux Antilles, entre 86 et 87°, tandis que, à Paris, elle est de 74 à 76°. Par contre, si l'humidité est plus forte dans cet archipel qu'elle ne l'est à Paris, elle y varie dans des limites moins étendues : ces limites sont de 39 à 36° pour la Martinique et la Guadeloupe, et de 64 à 60° pour Paris (1). Ces données peuvent être considérées comme représentant les conditions hygrométriques habituelles de l'atmosphère pélagienne des pays chauds. Quelquefois cependant, dans certaines mers des régions torrides, l'état hygrométrique de l'air s'élève encore davantage, et il n'est pas rare de voir l'instrument accuser une saturation complète (2). Ce fait a de l'importance, au point de vue de l'hygiène.

### § 4. — *État électrique.*

L'atmosphère maritime paraît être habituellement dans un état de tension électrique moins considérable que l'atmosphère terrestre ; nous verrons, en effet, tout à l'heure, que c'est surtout au voisinage des terres que les navigateurs rencontrent les orages, et cela est tellement marqué, qu'on s'est préoccupé récemment encore de la question de savoir si à la plus grande distance possible de toutes terres, c'est-à-dire à six cents lieues, le tonnerre se fait jamais entendre.

Les phénomènes de la végétation, les exhalaisons animales et telluriques troublent à chaque instant la pureté chimique de l'atmosphère terrestre ; ces perturbations n'existent pas pour l'atmosphère pélagienne qui, d'ailleurs, s'entretient, par des courants plus mobiles et plus libres, dans un état à peu près parfait d'homogénéité ; c'est tout au plus si, sur les bas-fonds, la flore océanique imprègne l'air de cette senteur marine qu'on ne saurait comparer à rien, et si l'accumulation accidentelle, à sa surface, de ces myriades d'animaux auxquels elle doit ses teintes variées et sa phosphorescence, l'imprègne d'exhalaisons passagères.

### § 5. — *Salure.*

La salure de l'air marin est un fait positif sur l'explication duquel on ne s'accorde guère, mais qui ne saurait manquer d'intéresser l'hy-

(1) Godineau, *Hygiène des troupes aux Antilles*. Thèses de Montpellier, 1844, p. 32.
(2) M. Maher dit qu'à la Vera-Cruz les oscillations de l'hygromètre sont comprises entre 60 et 100°. Elles atteignent très-souvent cette limite extrême sur la côte occidentale d'Afrique.

giène. On ne peut évidemment admettre que l'évaporation entraîne la dissolution saline tout entière vers les espaces célestes ; c'est là une distillation naturelle dont le résultat condensé ne peut être que de l'eau douce, comme le prouve l'insipidité de la pluie. Il répugne moins aux lois physiques de croire que l'air tenu en dissolution par l'eau de mer s'en dégage sous l'influence du soleil, et que ses molécules demeurent mouillées d'eau salée ; le déplacement mécanique de l'eau de mer par le vent doit aussi contribuer à la production du phénomène. M. Touret, remarquant que lorsqu'on vient à se promener sur une plage d'où la mer se retire, et sur laquelle donne le soleil, l'air s'imprègne d'une quantité de sel assez grande pour que la langue en retrouve la saveur sur les lèvres, donne de ce fait une explication à peu près analogue (1). Le fait acquis (2), il n'est véritablement pas possible d'admettre que les 15 ou 16,000 litres d'air salé qu'un homme adulte fait passer chaque jour dans ses poumons ne présentent à l'absorption des quantités très-appréciables de sel marin. Quant à ces vapeurs balsamiques, à ces principes volatils auxquels les enthousiastes des vertus curatives de la navigation, Elbenezer Gilchrist, en particulier, ont attribué une influence toute spéciale, leur existence est aussi apocryphe que le sont leurs propriétés.

### § 6. — *Mobilité.*

L'atmosphère pélagienne, comme l'atmosphère terrestre, est rarement stagnante : le plus ordinairement, elle est parcourue par des colonnes aériennes mobiles qui se transportent avec une vitesse et une direction variables d'un point du ciel à l'autre, et qui constituent les vents : tantôt ceux-ci sont périodiques ou saisonniers, comme les alizés, les moussons, les vents étésiens : tantôt leur direction s'affranchit de toute règle et pourrait sembler commandée par le hasard, si nous ne savions pas que, pour notre intelligence bornée, ce mot cache toujours quelque loi physique méconnue. La navigation a, du reste, étudié ces directions habituelles des vents périodiques, elle sait où les chercher et comment en tirer profit pour les voyages de long cours. Les vents, étant produits très-vraisemblablement par des raréfactions aériennes dues à diverses causes, peuvent, à terre, recevoir leur direction de telle ou telle disposition locale, et chacun d'eux ne règne guère que sur une étendue restreinte ; à la mer, il en est autrement : ici les conditions qui les pro-

(1) Touret, *Considérations hygiéniques sur les côtes du Finistère, et leurs habitants.* Thèse de Montpellier, n° 85, 1832.

(2) M. Lemoine, pharmacien principal de la marine, a bien voulu, sur notre demande, faire jadis une expérience ainsi conçue : un tube partant d'un vase contenant de l'eau de mer abandonnée à l'évaporation spontanée aboutissait à une éprouvette à moitié pleine d'une solution d'azotate d'argent. Celle-ci ne s'est pas troublée. Cela prouve qu'une évaporation tranquille ne prend à la mer que de l'eau douce ; mais autres sont les conditions quand le vent intervient ; en même temps que l'évaporation, c'est-à-dire la *distillation*, s'opère un déplacement mécanique de l'eau de mer elle-même.

duisent étant peu diversifiées, le domaine de chacun d'eux est infiniment plus vaste.

Les vents pélagiens ont une vitesse éminemment variable, depuis ces brises légères qui parcourent environ 1 mètre par seconde, jusqu'à ces tempêtes ou ces ouragans dont la rapidité atteint quelquefois 30,35 et même 40 mètres (1), c'est-à-dire plus de trente lieues par heure. Auxiliaires de la navigation à laquelle ils prêtent une des forces naturelles les plus puissantes, alors qu'ils ont une vitesse modérée, les vents compromettent, au contraire, sa sécurité quand ils atteignent ces limites extrêmes.

Lorsqu'un navire est en pleine mer, à l'abri de toute influence tellurique, le vent qui le pousse lui apporte en même temps un élément de salubrité : réfléchi par les voiles, colligé dans les manches à vent, recueilli par les ouvertures aériennes, il pénètre dans ses parties intérieures par une sorte de ventilation naturelle dont l'efficacité varie suivant les aménagements intérieurs du navire, et suivant aussi qu'il a telle ou telle vitesse, telle ou telle allure. Cet air est vierge, il ne s'est nullement altéré dans son parcours; il serait donc dans de bonnes conditions pour fournir au navire une atmosphère salubre, si les moyens que nous avons déjà étudiés en assuraient convenablement le renouvellement et la répartition. Il ne faut pas oublier toutefois que les vents peuvent être à de grandes distances le véhicule de substances dont ils se sont chargés en passant sur les terres : c'est ainsi que nous avons vu, à plus de 90 lieues au large du Sahara, le vent d'est nous apporter et du sable et des essaims de sauterelles ; c'est ainsi que du pollen est transporté parfois à des distances plus grandes encore, et qu'enfin des germes infectieux peuvent également, après un parcours aussi long, conserver toute leur nocuité première. C'est probablement à des circonstances de ce genre qu'il faut rapporter les qualités nuisibles attribuées à certains vents dans diverses localités. Ainsi, aux Antilles, les vents humides du sud (S., S.-E., S.-O.) sont considérés comme éminemment favorables à l'éclosion du typhus amaril; c'est là un article de foi pour la plupart des colons. Lefort (2) était tellement convaincu de la réalité de cette influence, qu'il annonçait une épidémie de fièvre jaune quand il voyait les vents du sud se prolonger. Jolivet a pu constater cette influence des vents du sud sur la production de la fièvre jaune à bord de l'*Africaine* (3). Riou Kérangal, tout en admettant que la fièvre jaune coïncide avec les vents

---

(1) Notre ami M. Walter, aujourd'hui inspecteur adjoint du service de santé de la marine, a attribué au vent qui souffla pendant le mémorable ouragan de la Havane, une vitesse de plus de 40 mètres (*Quelques mots sur la fièvre jaune,* Thèse de Montpellier, 1855).

(2) Lefort, *De la saignée et du quinquina dans le traitement de la fièvre jaune.* Saint-Pierre, Martinique, 1826, p. 12.

(3) Jolivet, *Consid. sur la fièvre jaune d'Amérique.* Thèse de Paris, 1831.

du sud, se refuse à admettre que ceux-ci soient le véhicule d'un infectieux quelconque ; il en explique l'influence nuisible par les orages et
les pluies qui les accompagnent, et dément cette assertion que les lieux
abrités des vents du sud sont préservés de la fièvre jaune (1). Godineau,
médecin de la marine, a signalé également dans sa thèse l'action fâ
cheuse qu'exercent les vents du sud sur les dysentériques (2). Payen
père attribuait une certaine influence aux vents du nord sur la production de l'héméralopie ; il dit avoir vu la cécité nocturne apparaître avec
ces vents, cesser aux environs du cap de Bonne-Espérance, quand les
vents du S.-E. se manifestent, pour se montrer de nouveau dans les
mers de l'Inde avec les vents de N.-O (3). Ces assertions, dont quelques-
unes sont contradictoires, ne peuvent, bien entendu, reposer que sur
l'une ou l'autre de ces trois hypothèses :

1° Les vents sont nuisibles par les circonstances météoriques qui les
accompagnent ;

2° Ils se sont chargés d'un principe infectieux dans leur parcours ;

3° Leur danger est dû à une action propre, inconnue dans sa nature.

La troisième de ces hypothèses est trop mystique pour que nous n'a-
doptions pas de préférence les deux autres. Les vents très-secs, comme
l'harmattan, le khamsin (4), le sirocco, sont trop raréfiés, trop chauds,
pour entretenir convenablement la respiration ; ils déterminent de la
dyspnée en même temps qu'un état d'orgasme nerveux des plus pénibles. L'électricité surabondante dont ils sont chargés d'ordinaire ne
contribue pas peu d'ailleurs au malaise qu'ils font naître. Dans la
séance du 2 novembre 1840, Arago donna communication à l'Académie
des sciences d'une lettre qui lui avait été écrite par M. Ledinghen, lieutenant du génie, et dans laquelle cet officier racontait qu'étant en marche de Blidah vers Alger, il fut surpris la nuit par un coup de vent de
sirocco, et vit chaque bouffée faire jaillir des étincelles de la frange de
ses épaulettes (5). L'état de souffrance indicible dans lequel sont jetés,
pendant l'harmattan, les équipages des navires qui naviguent sur les
côtes O. et N. d'Afrique et dans la mer Rouge tient à la triple action de
la sécheresse, de la chaleur et de la surcharge électrique de l'air qu'ils
respirent. Il n'est pas rare de voir, sous cette influence, des matelots
condamnés à l'immobilité de l'inspection être pris soudainement de dé-

(1) Riou-Kérangal, *De la fièvre jaune, et particulièrement de l'épidémie qui a régné à Fort-de-France depuis septembre 1851 jusqu'en janvier 1853.* Thèse de Montpellier, 1853, p. 13.

(2) Godineau, *Hygiène des troupes aux Antilles,* 1844, Montpellier, p. 36.

(3) Ch. Payen, *Dissertation sur l'héméralopie ou cécité nocturne.* Thèse de Paris, n° 131, 1814, p. 9.

(4) Voir sur l'action de ce vent une étude très-bien faite de M. Vauvray, *Port-Saïd* (*Arch. de méd. nav.,* 1873, t. XX, p. 170).

(5) *Comptes rendus de l'Académie des sciences,* 1840, t. XI, p. 823.

faillance. Et encore l'action nuisible de ces vents est-elle singulièrement atténuée quand ils arrivent à bord et ne se fait-elle sentir avec toute son intensité qu'à terre.

La direction des vents influe sur leurs propriétés hygiéniques ; elle modifie leur température, leur état hygrométrique et leur pureté. C'est ainsi que des vents qui ont traversé dans leur parcours les immenses plaines de l'Océan sont plus mous, plus humides, plus tempérés; que ceux qui viennent de terre empruntent également des conditions particulières aux lieux qu'ils ont traversés : ici ils se refroidiront sur des cimes neigeuses ; là, au contraire, ils prendront sur les sables du désert leur chaleur et leur sécheresse ; ailleurs ils recueilleront, en passant sur des marais fétides, des germes infectieux qui, transportés au large, iront s'abattre sur un navire où ils ne tarderont pas à éclore. Le séjour dans les rades des pays torrides offre à chaque instant des exemples de transports infectieux de ce genre. Nous verrons que l'étude de la topographie hygiénique des lieux avoisinant le mouillage peut prémunir contre le danger, en indiquant l'utilité d'un embossage dans telle ou telle direction. Nous avons cité ailleurs un fait que nous observâmes à bord du brig *l'Abeille*, et qui démontre bien le transport au large du miasme paludéen recueilli par les vents qui soufflent de terre. Nous rangions d'assez près l'embouchure de la rivière marécageuse de Lagos, qui s'ouvre dans le fond du golfe de Bénin, et la brise de terre nous apporta, pendant dix minutes environ, des émanations agréables dont l'impression fut sentie de tout le monde ; nous reprîmes presque aussitôt le large, et le lendemain une dizaine de fébricitants (sur 114 hommes d'équipage) se présentèrent au poste qui, à cette époque, n'en contenait pas un seul (1). Il n'est pas un médecin de la marine qui ne trouve dans ses souvenirs de navigation quelques faits analogues ; ici la brise morbifère était odorante, et ce transport avait quelque chose de matériel qui le rendait évident ; mais combien de fois ces vents paludéens ne révèlent-ils leur action que par la seule explosion d'accès intermittents?

Si les vents, lorsqu'ils baignent le corps tout entier, ont une influence hygiénique favorable, il importe de remarquer que nulle habitation, plus que l'habitation nautique, n'expose à ces courants aériens, à ces douches d'air, qui agissent sur une partie localisée du corps, la refroidissent brusquement et produisent des affections diverses (angines, ophthalmies, douleurs rhumatismales, pneumonies, etc.). L'entrée de l'air par les sabords, la ventilation active que détermine, par les écubiers, la vitesse du navire, les courants d'air des panneaux, des hublots, des manche à vents, sont les causes déterminantes d'accidents de cette nature qu'il est facile de signaler, qu'il est presque impossible de prévenir. Sensible dans les régions chaudes, cet inconvénient devient in-

(1) J.-B. Fonssagrives, *Histoire médicale de la campagne de la frégate à vapeur* l'Eldorado. Thèse de Paris, 1851.

supportable dans la saison froide des climats tempérés ; et nos hôpitaux des ports sont encombrés tous les ans par les matelots des navires qui hivernent sur nos rades, et qui subissent l'influence pernicieuse de ces courants d'air froid.

## ARTICLE III

### MÉTÉORES.

### § 1. — *Hydrométéores.*

Les hydrométéores dont l'atmosphère pélagienne est le plus souvent le théâtre sont : les pluies, les brouillards et la rosée. Étudions les considérations d'hygiène auxquelles ils donnent lieu.

I. *Pluies.* — La pluie est le fléau de la navigation, l'ennemi le plus acharné de l'hygiène ; cette condition atmosphérique entraîne, en effet, forcément la fermeture des ouvertures aératoires, l'entassement de l'équipage dans les batteries ou le faux pont, et la production d'une humidité chaude et malsaine. Par malheur cet incident, si préjudiciable à l'hygiène, se reproduit plus fréquemment qu'à terre ; les observations udométriques prouvent en effet qu'il pleut davantage au niveau de l'Océan que sur un point plus élevé ; et que, dans les climats torrides, zones où s'accomplissent presque toutes les navigations des bâtiments de l'État, la quantité moyenne de pluie est très-élevée. Celle-ci diminue assez régulièrement à mesure que de l'équateur on remonte vers les pôles. L'abondance de l'évaporation des mers tropicales y entretient des pluies torrentielles qui sont presque constantes pendant l'hivernage. Au voisinage de l'équateur, et dans une zone de quelques degrés au-dessus et au-dessous, il pleut encore plus souvent et la différence de la saison sèche à la saison pluvieuse est simplement relative. Une série d'observations faites pendant une année entière (1850-51) dans ces parages nous a fourni le nombre suivant de jours de pluie par mois :

| | | | |
|---|---|---|---|
| Octobre | 17 | Avril | 13 |
| Novembre | 8 | Mai | 12 |
| Décembre | 7 | Juin | 5 |
| Janvier | 9 | Juillet | 1 |
| Février | 9 | Août | 5 |
| Mars | 13 (fleuve Gabon) | Septembre | 13 |
| | | | 112 jours. |

Tandis qu'à Paris la quantité annuelle des pluies est de 57 centimètres seulement, elle monte à 302 centimètres à la Guadeloupe, et à 205 à Calcutta (1). On le voit, les pays chauds, dans lesquels la navigation conduit le plus ordinairement, sont aussi les plus pluvieux ; mais les pluies y sont diluviennes et courtes, et il est bien rare qu'une journée entière se passe sans que le soleil ne brille dans tout son éclat.

(1) Foissac, *Traité de météorologie*, t. II, p. 84.

II. *Brouillards.* — Les brouillards, constitués par la suspension dans l'air de la vapeur d'eau à l'état vésiculaire, se montrent surtout avec fréquence dans les mers du Nord. Danger réel pour la navigation qu'il condamne souvent à des tâtonnements périlleux, cet hydrométéore n'a d'autre mauvaise influence que de donner à l'air une extrême humidité qui se communique aux vêtements des matelots et à l'intérieur du navire, et de priver l'organisme, pendant un temps quelquefois considérable, de cet excitant lumineux sans lequel il languit et s'étiole (1).

III. *Rosée.* — La rosée est certainement, de toutes les circonstances météorologiques, celle qui influence le plus l'hygiène des navires; les matelots, chassés des batteries par la chaleur et l'encombrement, vont, malgré une interdiction disciplinaire, trop absolue peut-être, chercher le sommeil sur le pont, et restent exposés aux conséquences nuisibles du rayonnement nocturne. La rosée qui inonde le pont d'un navire se produit par un mécanisme absolument identique avec celui de la formation de la rosée terrestre; le pont rayonne vers les espaces célestes, et avec une intensité d'autant plus grande que le ciel est plus pur, le calorique qu'il a absorbé pendant le jour; il se refroidit et l'air ambiant, entrant en équilibre de température avec lui, lui abandonne une certaine quantité de sa vapeur d'eau qui devient visible et liquide : aussi, sous les tropiques, n'est-il pas rare, par certaines nuits, de voir le pont humecté comme s'il avait été inondé par le lavage. La rosée se dépose sur les objets avec d'autant plus d'abondance qu'ils sont plus rapprochés du pont : à 1 mètre au-dessus, la rosée est déjà beaucoup moins forte; dans la hune elle est peu sensible, ce qui s'explique par la densité spécifique de l'air, dont les couches forment au-dessus du pont une atmosphère glacée qui favorise son refroidissement, et par suite le dépôt d'une nouvelle quantité d'eau (Melloni). Si les tentes ou les taudes concourent efficacement à diminuer la rosée, cela tient, d'une part à ce que la toile fait écran et réfléchit une partie de la chaleur que lui envoie le navire, et d'une autre part à ce que l'air se renouvelant plus difficilement, le pont est en contact avec une atmosphère moins saturée d'humidité. Des affections rhumatismales, l'héméralopie, des ophthalmies, des diarrhées, ont été considérées comme pouvant résulter du sommeil sur le pont lorsqu'il n'est pas recouvert par les tentes; et, de fait, l'action réfrigérante propre que détermine le sommeil doit rendre plus fâcheux encore le refroidissement dû à la rosée elle-même.

### § 2. — *Électrométéores.*

L'atmosphère pélagienne est quelquefois, quoique plus rarement que

(1) Les brouillards des pays chauds sont malsains. Desgenettes avait fait signaler, par un ordre du jour à l'armée d'Égypte, la nécessité de se prémunir contre eux, de ne dormir la nuit que bien couvert (Desgenettes, *Histoire médicale de l'armée d'Orient*, p. 304).

l'atmosphère terrestre, le siége de perturbations électriques qui peuvent gravement compromettre la sécurité de la navigation. L'isolement du navire à la surface de la mer, la masse de substances conductrices qui entrent dans sa structure, la rapidité de sa marche, sont autant de circonstances qui le désignent aux coups de la foudre.

I. *Orages.* — Les orages sont beaucoup moins fréquents, à latitude égale, lorsqu'on est au large que quand on navigue près des côtes. La distribution géographique des orages indique leur fréquence plus grande à mesure que l'on descend du pôle vers l'équateur. En Islande, c'est tout au plus s'il tonne une fois tous les deux ans; à Londres, il y a 8 jours environ d'orage par an; à Saint-Pétersbourg, 9; à Paris, 12; à Smyrne, 19; à la Martinique, 39; à Rio-Janeiro, 50; à Calcutta, 60, etc. Arago a cherché à préciser la nature et l'aspect des nuages orageux; il est inutile de faire ressortir quel avantage il y aurait pour les marins à reconnaître ceux qui recèlent la foudre. « Lorsque, par un temps calme, dit ce savant, on voit s'élever assez rapidement, de quelque point de l'horizon, des nuages très-denses semblables à des masses de coton amoncelées, c'est-à-dire terminés par un grand nombre de contours curvilignes brusquement et nettement arrêtés comme le sont les sommets des montagnes domiques couvertes de neige; lorsque ces nuages se gonflent en quelque sorte; lorsqu'ils diminuent de nombre et augmentent de grandeur; lorsque, malgré tous ces changements de forme, ils restent invariablement attachés à leur première base; lorsque ces contours, d'abord si nombreux et si distincts, se fondent peu à peu les uns dans les autres de manière à ne plus laisser bientôt à l'ensemble que l'aspect d'un nuage unique, on peut annoncer avec certitude qu'un orage s'approche. » Cette description ne peut, par malheur, être considérée comme très-générale. Les marins savent quelle est la variété infinie de formes qu'affectent les nuages fulgurants. Quelquefois, au lieu de nappes étendues, ce sont de ces petits nuages blancs qu'on désigne sous le nom de *rochers*, et qui lancent la foudre des divers points de leur étendue, ainsi que Duperrey en a cité un exemple remarquable; d'autres fois le ciel est recouvert d'un seul nuage uniforme au moment de la production des éclairs.

II. *Influence des orages sur l'économie.* — Alors même que l'électricité qui surabonde si souvent dans l'atmosphère pélagienne ne détermine pas des effets aussi effrayants, son influence se fait encore sentir sur l'organisme par une excitation vive, un état d'orgasme nerveux, une agitation qui, pénible dans l'état de santé, devient dangereuse dans quelques affections; de même aussi voit-on, sous l'influence des orages, la marche individuelle ou épidémique de certaines maladies perturbée d'une manière sensible. Ce fait a été noté, pour le choléra, par M. J. Ro-

chard, qui remarqua que presque tous les cas observés à bord se déclarèrent à la suite d'orages qui duraient d'ordinaire de sept heures du
soir à minuit (1). M. Le Roy de Méricourt a vu également à Rio-Janeiro
l'épidémie de fièvre jaune redoubler d'intensité après chaque orage (2).
M. Maher a fait la même remarque à la Vera-Cruz et à la Havane.
L'état de ses malades empirait toutes les fois qu'il y avait du tonnerre.
« Cette influence délétère a été quelquefois si marquée, dit ce médecin,
qu'on a été en droit de dire que les malades avaient été tués par la
foudre. » Nous avons été souvent à même d'observer des faits de ce
genre.

Nous ne dirons rien ici de la sidération à bord des navires, nous
exposerons les considérations qui s'y rattachent à propos des accidents
nautiques.

Lorsque l'air est traversé par de nombreuses étincelles électriques, la
combinaison de l'oxygène et de l'azote en résulte, et il y a formation
d'acide azotique. Les tornades de la côte ouest d'Afrique versent sur les
navires de ces pluies orageuses dont l'acidité produit sur la paille des
chapeaux une coloration rougeâtre.

III. *Feu Saint-Elme.* — Assez souvent, à bord des navires, la saturation
électrique de l'atmosphère se traduit par un phénomène lumineux que
les marins de l'antiquité désignaient sous le nom de *Castor et Pollux*,
que les matelots ont appelé *feu Saint-Elme* (ou mieux *Saint-Telme*) (Jal),
et auquel leur superstition naïve attache encore des idées de présages
tristes ou favorables. Ces feux mobiles qui voltigent, dans les nuits orageuses, sur les parties les plus hautes de la mâture, ne déterminant jamais ni explosion, ni incendies ni brûlures, sont indifférents à la sécurité du navire et à celle des équipages ; ils n'intéresseraient l'hygiène
que dans les cas, possibles encore aujourd'hui, où la nature crédule et
amie du surnaturel des matelots pourrait les porter à voir dans le *feu
Saint-Elme* un motif de frayeur ou de découragement.

### § 3. — *Photométéores.*

L'étude des influences exercées par la mer et par l'atmosphère pélagienne trouve son complément naturel dans celle des influences sidérales.
Or, celles-ci sont de deux sortes : ou bien elles dépendent de certains
rapports mal définis entre les corps célestes et les organismes qui vivent à la surface du globe, elles ont alors un côté mystique et un faux
air compromettant d'astrologie ancienne; ou bien ces influences,
s'exerçant par l'intermédiaire du rayonnement lumineux, modifient,
soit l'ensemble de l'organisme, soit seulement l'appareil de la vision.

(1) J. Rochard, *Rapport au gouverneur de Bourbon sur le choléra de l'Inde* (*Ann.
marit. et coloniales*, 1843, t. LXXXI, p. 352).
(2) Le Roy de Méricourt, thèse citée, p. 13.

I. *Lumière solaire.* — Nous nous sommes déjà expliqué sur la nécessité de l'excitant lumineux, non-seulement pour l'intégrité de la nutrition, mais encore pour le maintien harmonique des formes. Si les logements intérieurs du navire dispensent ce fluide avec une parcimonie regrettable, il imprègne abondamment, au contraire, l'atmosphère maritime, et le matelot, dont la vie se passe presque tout entière sur le pont, y trouve une compensation à l'obscurité du faux pont ou des batteries. Il y a, sous ce rapport, un rapprochement naturel à établir entre le matelot et le paysan : l'un et l'autre échappent en partie aux dangers de leurs logements insalubres par la nature de leurs travaux qui les font vivre une grande partie du jour dans un air vierge, librement renouvelé et pénétré de lumière. Il suffit d'opposer à la santé robuste de l'homme des champs, à son teint hâlé, à sa peau brune et colorée doublée d'un réseau capillaire où l'excitation de la lumière entretient une circulation active, les formes débiles, le teint blafard, la peau blanche et étiolée du citadin, pour se rendre compte du dédommagement que le séjour prolongé sur le pont fournit à l'hygiène du matelot, par ailleurs si compromise. Malheureusement cette influence, si elle a ses avantages, a aussi ses inconvénients, et l'intégrité de la vision trouve dans les conditions de la vie nautique une réunion de circonstances qui doivent la compromettre. La transition brusque, en dix ou quinze jours quelquefois, des atmosphères grises et brumeuses de nos côtes aux atmosphères resplendissantes des régions équatoriales ; la réflexion des nappes de lumière sur la surface des eaux ou sur celle des neiges dans les climats polaires ; le passage brusque et réitéré dans des parties du navire diversement éclairées ; le séjour du pont où le soleil darde d'ordinaire des rayons dont rien n'affaiblit l'éclat ; l'habitude d'explorer, soit machinalement, soit avec intention, un horizon parfois vivement éclairé pour y surprendre les lignes vagues d'une terre ou les linéaments d'une voile ; l'usage des instruments amplifiants ; la pratique des observations astronomiques ; dans les hautes latitudes, la permanence du soleil au-dessus de l'horizon ou son absence prolongée, etc., telles sont les principales conditions qui peuvent compromettre la sensibilité de la rétine.


II. *Lumières lunaire et stellaire.* — L'influence de la lumière stellaire et de celle de la lune, auxquelles les hommes de quart sont presque toutes les nuits exposés, n'est pas moins préjudiciable à la vue ; le scintillement de la première, sa réflexion dans l'eau ; la lueur blanche de la seconde, les teintes blafardes et argentées dont elle couvre la mer, son miroitement par l'agitation des lames, sont autant de circonstances qui fatiguent l'œil et peuvent amener à la longue son affaiblissement.

Quel rôle convient-il de faire jouer aux influences lumineuses dans l'étiologie de la cécité nocturne, cette névrose visuelle qui est l'une des affections les plus spéciales à l'homme de mer? C'est ce que nous examinerons bientôt.


Il est à peine besoin de faire ressortir aux yeux des médecins de la marine tout ce qu'il reste à faire relativement à l'étude de la météorologie nautique. La science attend beaucoup, sous ce rapport, de leur zèle désintéressé, et l'Institut, en récompensant dernièrement l'ouvrage de M. A. Borius sur la climatologie du Sénégal, leur a adressé un appel en même temps qu'un encouragement. Mais il faut autre chose que du zèle et du savoir pour coopérer à cette tâche honorable : il faut un programme, une méthode uniforme et un outillage suffisant d'instruments d'observation.

En ce qui concerne le premier point, tout est à faire et je ne concevrais guère que l'Institut ou la Société météorologique de France, si intéressés à ces recherches, ne rédigeassent pas, au plus vite, un programme de questions avec des indications afférentes.

Quant aux instruments, le vœu que j'ai formulé à ce propos il y a vingt ans, n'a encore reçu qu'une satisfaction insuffisante. Le 23 mai 1820, une dépêche du ministre Portal prescrivit de munir les officiers navigants des instruments ci-après: deux thermomètres, un baromètre, un hygromètre. Au mois de septembre de la même année, une dépêche restrictive de la première supprima le baromètre et restreignit l'hygromètre aux seuls bâtiments commandant les stations. C'était revenir bien promptement sur une bonne mesure. La nécessité de consulter journellement des instruments placés dans des logements particuliers où il n'a qu'un accès de tolérance, sera toujours pour le médecin du navire une entrave à ses projets d'observation : nous ne pouvons donc qu'insister sur la nécessité de lui confier des appareils suffisants, dont il ait le maniement propre, à la charge pour lui d'en être responsable. Deux thermomètres, un hygromètre, un baromètre arénoïde, un pluviomètre, un ou plusieurs électromètres, suffiraient aux observations qu'on exigerait de lui. Je n'ignore pas que les médecins de quelques navires reçoivent au départ des instruments d'observation, mais cette mesure devrait être généralisée. En attendant que le vœu que nous formulons soit exaucé, nous ne voulons pas cependant que les médecins de la marine se retranchent derrière l'absence d'instruments convenables pour se dispenser de toute observation météorologique ; si les résultats numériques sont surtout significatifs, l'observation médicale des climats est, à elle seule, d'une grande importance, et nous leur rappellerons à ce sujet ce mot de Desgenettes : « Nous manquions, dit ce médecin, de tous les instruments de physique, et cependant nous nous donnions bien de garde de nous livrer au découragement dans le cours de nos observations journalières sur les qualités sensibles de l'atmosphère, sachant que le Père de la médecine ne les connaissait pas et que nous serions trop heureux s'il nous était possible de marcher sur ses traces malgré les progrès des sciences (1). »

---

# CHAPITRE II

## Influences de la mer et de l'atmosphère pélagienne.

La mer ne peut agir sur la santé des marins que de trois façons : 1° par ses émanations propres; 2° par les qualités de l'atmosphère pélagienne; 3° par les mouvements qu'elle communique au navire. Je ne parle pas ici de l'humidité dont elle est la cause en s'introduisant de diverses façons dans l'intérieur du bâtiment; je suis en effet entré dans des considérations étendues sur tout ce qui a trait à l'humidité, en traitant du *Climat nautique* (2).

### ARTICLE PREMIER

#### ÉMANATIONS PÉLAGIENNES.

Les matières organiques qui pullulent dans la mer expliquent la corruptibilité de ce liquide et l'action délétère des miasmes qu'il exhale quand on ouvre un vase dans lequel il a séjourné longtemps.

Les émanations de la mer, fort inoffensives sans doute quand on est au large, si elles ne sont pas dotées des propriétés salubres que l'imagination leur a attribuées, perdent ce caractère sur les bas-fonds, là où la couche d'eau peu profonde se laisse facilement traverser par les gaz qui se dégagent des matières organiques putréfiées qu'elle recèle, et à plus forte raison dans les mouillages des ports à marées et surtout des embouchures de ces fleuves à atterrissements limoneux dont les deltas sont les foyers d'élaboration des miasmes paludéens, de la peste, du choléra et de la fièvre jaune. Les navires ancrés dans des ports malsains sont placés dans les mêmes conditions que les habitants de ces ports. « Le vieux port de Marseille, ai-je dit à ce propos, est le type de cette insalubrité créée aux habitants d'une ville maritime (je pourrais dire aussi à la population nautique qui la fréquente), par les conditions méphitiques de son port. M. S. Maurin a, dans une intéressante étude de topographie médicale (3), énuméré les principales causes de l'infection putride de ce port qui reçoit les égouts et les eaux industrielles de la ville et que contribuent activement à polluer les déjections de cette population de près de 20,000 matelots qui constituent une sorte de cité

---

(1) Desgenettes, *Hist. méd. de l'armée d'Orient*, 3ᵉ édit. Paris, 1831, p. 304.
(2) Voy. liv. III, ch. Iᵉʳ, art. III.
(3) S. Maurin, *Marseille au point de vue de l'hygiène*, 2ᵉ édit., 1864.

flottante à côté de la ville elle-même. Les matières organiques qui sont jetées dans le port, les dépôts limoneux qu'y apportent les eaux de la Durance en exhaussent le fond et contribuent à y entretenir une fermentation putride qui, par les temps calmes et chauds, prend une telle activité que le nez est offusqué par des exhalaisons infectes d'hydrogène sulfuré et que l'on voit des poissons empoisonnés flotter en grand nombre à la surface (1). » L'odeur fétide qui se dégage à marée basse des bancs de vase que l'eau laisse à découvert et que chauffe un soleil parfois intense ne saurait être considérée que comme insalubre. Am. Lefèvre a sans doute démontré que la mortalité considérable de certains points du littoral où se font des dépôts de vase provenant de dragages ne saurait être rapportée *directement* à cette cause (2), mais son influence (ou il faut récuser tout ce que nous savons en hygiène sur l'action des détritus organiques en voie de putréfaction) ne saurait certainement être considérée comme inoffensive. Or, les équipages des navires la subissent perpétuellement dans leurs mouillages et elle est habituellement aggravée par l'action du soleil des pays chauds. En résumé, les bénéfices de ces *senteurs marines* qu'Elbenezer Gilchrist considérait comme si salubres et dont Laënnec mourant recherchait l'impression, sont bien moins prouvées que ne le sont les inconvénients des émanations qui se dégagent des plages maritimes sous l'influence de la chaleur.

## ARTICLE II

### INFLUENCES DE L'ATMOSPHÈRE MARITIME.

De l'analyse des propriétés que nous avons reconnues, dans l'étude qui précède, à l'atmosphère pélagienne, nous pouvons en conclure qu'elle possède des qualités qui la distinguent des atmosphères continentales : elle est plus lourde, plus humide, plus égale comme température, plus homogène, pour des surfaces étendues, moins chargée d'électricité, moins mélangée de matières étrangères ; elle présente un élément que n'offre pas la première, le chlorure de sodium, elle contient des quantités à peu près semblables d'oxygène (3) et d'azote, mais des proportions plus fortes d'acide carbonique (4). L'influence plastifiante d'une

(1) Fonssagrives, *Hyg. et assainissement des villes.* Paris, 1874, p. 44. La police sanitaire des ports intéresse la sécurité des gens de mer comme celle de leurs habitants. Un service destiné à recueillir les immondices des navires devrait être assuré journellement par un bateau disposé à cet effet, allant de navire à navire, et tout rejet à l'eau de matières putrescibles devrait être considéré comme un délit.

(2) A. Lefèvre, *De l'influence que les dépôts de vase formés sur le littoral à Poullic-al-Lor et à Saint-Marc ont pu avoir sur l'accroissement de la mortalité dans la commune de Saint-Marc.* Ann. d'hyg., 2ᵉ série, 1867, t. XXVIII.

(3) L'absorption d'oxygène par l'eau dont l'air contient, on le sait, des proportions plus fortes d'oxygène que l'air de l'atmosphère semble en opposition avec ce fait ; mais il ne faut pas oublier que l'air est incessamment brassé par les vents dont l'office est de lui conserver, dans les diverses régions de l'atmosphère, une assez grande homogénéité.

(4) Cette particularité s'explique par l'absence de végétaux.

pression atmosphérique un peu élevée mise en relief par les recherches de Tabarié, Pravaz, Eug. Bertin, est un bénéfice dont jouit habituellement l'homme de mer; la rareté de la surcharge électrique de l'air marin, sa constance thermologique et hygrométrique, l'absence de ces miasmes infectieux qui altèrent toujours l'air qu'on respire à terre, sont autant de raisons qui nous portent à considérer l'atmosphère pélagienne comme plus salubre que l'air continental. Il faut aussi faire intervenir, pour expliquer ce fait, l'abondance plus grande de l'ozone dont la production s'explique par l'activité de l'évaporation et peut-être aussi par celle des phénomènes chimiques nombreux dont la mer est le siége. Il y a loin de là sans doute aux merveilleuses propriétés curatives que l'imagination a attribuées au climat marin, mais sa salubrité (toutes réserves faites des vicissitudes climatériques qu'entraîne la navigation) est un fait incontestable.

## ARTICLE III

### MOUVEMENTS DE LA MER ET MAL DE MER.

#### § 1. — *Mouvements de la mer.*

Un navire à la mer n'est jamais complétement immobile, même par les temps les plus calmes ; l'influence de la houle ou de son propre sillage, quand il est mû par la vapeur, lui communique toujours quelques oscillations ; sous l'action de la brise et des lames qu'elle soulève, ces mouvements s'accroissent et atteignent enfin dans les gros temps une violence qui menace sa sécurité.

Lorsque le bâtiment descend dans le creux d'une lame et remonte sur sa crête, sa ligne axuelle passe de l'horizontalité à l'inclinaison, s'élève et s'abaisse alternativement : c'est à ce mouvement que les marins ont donné le nom de *tangage;* dans le *roulis,* au contraire, c'est l'axe transversal qui descend et remonte au-dessus et au-dessous de l'horizon, et le navire oscille d'un côté à l'autre.

Pour concevoir la production du mouvement de tangage, supposons la mer parfaitement plane et calme, c'est-à-dire horizontale au moment où la lame qui doit produire le tangage soulève sa surface. La section verticale de cette lame figure une courbe dont la hauteur se mesure par la perpendiculaire abaissée du sommet de courbure sur le plan horizontal. Au fur et à mesure que la lame soulève l'arrière du navire, l'avant s'abaisse, et cette inclinaison s'accroît jusqu'au moment où la portion du bâtiment comprise entre le centre de gravité et l'arrière a dépassé la plus grande hauteur de la lame ; arrivé à ce point, le navire rencontre un plan incliné de l'arrière à l'avant sur lequel il glisse ; mais le sommet de courbure de la lame progresse incessamment, arrive sur l'avant du centre de gravité et soulève le navire de l'avant à l'arrière.

Une nouvelle ondulation marine engendre de nouveau ce double mouvement, et le tangage est ainsi produit. Nous venons de supposer que la mer vient de l'arrière : vient-elle de l'avant ou du plus près, le tangage initial se produira, bien entendu en sens inverse, c'est-à-dire que l'avant sera soulevé et l'arrière abaissé. Cette théorie du mouvement de tangage permet de se rendre aisément compte de l'influence qu'exercent, sur sa violence, la longueur du navire (1), l'accumulation des poids sur l'avant, la hauteur des lames, leur succession plus ou moins rapide, les formes de l'avant du navire, etc.

Dans le roulis, le navire oscille d'un côté à l'autre autour de son centre de gravité; ce mouvement, qui acquiert, sous certaines allures, son maximum d'intensité, principalement lorsque le vent vient de l'arrière, a des limites plus ou moins étendues, suivant la répartition des poids, le tirant d'eau, la forme de la carène, etc.

Les combinaisons variées de ces deux modes d'oscillation, auxquels il faut joindre la trépidation particulière qu'éprouvent les navires à vapeur, engendrent toutes les secousses dont le bâtiment est agité, et que subissent les gens qui l'habitent. Étudions l'influence hygiénique de ces mouvements.

Si rien ne semble admirable, en physiologie, comme l'art instinctif avec lequel l'homme équilibre le poids de ses organes et coordonne ses mouvements de manière à faire toujours passer, pendant la marche, son centre de gravité par le rectangle étroit que mesure l'écartement de ses pieds, ces efforts de mécanique instinctive ne sont rien auprès de ceux qu'exigent la station debout ou la progression sur le pont d'un navire à la mer. Les mouvements, combinés ou successifs, du roulis et du tangage ne permettent pas, en effet, aux muscles un seul instant de repos ; dans le sommeil même, des contractions commandées par l'instinct s'exécutent encore et luttent contre les forces de la pesanteur.

Dans le *tangage sur l'avant,* le corps, pour maintenir sa perpendicularité par rapport à la surface de la mer, s'incline fortement en arrière et l'angle dièdre qu'il forme avec le pont, au lieu d'être droit, devient obtus ; dans l'*acculée* ou tangage en arrière, le corps s'incline au contraire en avant, et le même angle devient obtus en sens inverse. De même dans le roulis, le corps, comme l'aiguille d'un oscillomètre, se penche alternativement dans un sens opposé à celui de l'inclinaison du navire; en même temps les pieds, s'écartant l'un de l'autre, élargissent la base de sustentation, et la flexion des genoux, l'extension forcée de

(1) Toutes choses égales d'ailleurs, on souffre plus du mal de mer sur un navire très-long que sur un navire court, et cette influence se fait sentir au maximum quand on est dans un point rapproché des extrémités de son axe longitudinal. L'emploi de la vapeur comme moteur a singulièrement accru la longueur des navires. Les longueurs égales à 5 largeurs ont été successivement accrues jusqu'à égaler 8 et 10 largeurs, conditions dont les dangers ont été accusés par plus d'un sinistre. (Voy. Fréminville, in *Rapports du Jury international sur l'Exposition de* 1867. Paris, 1868, t. X, p. 377.)

l'autre membre inférieur et l'inclinaison du torse en sens inverse du roulis, assurent, par un ensemble de laborieux efforts, le maintien mobile du centre de gravité.

La station debout sur un navire secoué par la mer est donc essentiellement active et exige l'intervention persistante de contractions musculaires. Les muscles qui étendent et fléchissent le tronc, ceux qui lui impriment des mouvements de torsion latérale, les leviers actifs que constituent les membres, entrent en action successive ou simultanée, et leur fonctionnement, dont le maintien d'un équilibre toujours menacé est le but, ne saurait se prolonger sans nécessiter une dépense considérable de forces et d'innervation.

S'il en est ainsi pour la station debout, que sera-ce, à plus forte raison, de la marche ? Combiner à chaque instant ses mouvements de manière à établir convenablement les diverses bases de sustentation qui se succèdent les unes aux autres, les varier selon que le roulis ou le tangage sont plus forts, suivant que ces deux mouvements élémentaires s'associent diversement entre eux, autant de problèmes de dynamique dont un volume de physiologie épuiserait à peine l'infinie variété, et que l'instinct, ce guide si sûr parce qu'il est ignorant, résout d'une manière facile.

L'habitude d'osciller à la façon d'un pendule autour de son centre de gravité donne d'ailleurs à la démarche de l'homme de mer, alors même qu'il progresse sur un sol fixe, un caractère tout spécial, et le balancement de son torse, l'écartement de ses pieds, la flexion habituelle de ses articulations, sont des attributs propres à son attitude.

Tous ces mouvements commandés par la mobilité du navire sont volontaires, il en est d'autres pour la production desquels l'organisme est entièrement passif, ce sont les mouvements communiqués ou ceux de *ballottement*, pour nous servir d'une expression empruntée à l'obstétrique. Les organes meubles de l'économie les subissent, et le foie, les viscères digestifs, le poumon, le cœur, les gros vaisseaux, la moelle épinière, le cerveau, les fluides en circulation, éprouvent sous cette influence des modifications qu'il est aussi impossible de mettre en doute qu'il est difficile d'en déterminer la nature. Nous verrons tout à l'heure que cette locomotion de certains organes intérieurs a été invoquée pour rendre compte des phénomènes du mal de mer.

### § 2. — *Mal de mer.*

Le mal de mer (*ivresse nautique, naupathie*) est, il est inutile de le dire, la plus spéciale de toute les maladies professionnelles du marin ; c'est la rude initiation de ce rude métier, et l'on compte les personnes privilégiées qui y échapppent.

L'étymologie grecque (ναῦς, *navire*) est trop évidente pour que l'on puisse admettre avec quelques auteurs que le mal de mer était inconnu des anciens, circonstance due, suivant eux, soit à la forme et aux dimensions de leurs navires, soit à la nature de leurs voyages. Cette opinion qui se base sur le silence que gardent et la poésie et la médecine antique au sujet de cette pénible névrose, ne mérite guère réfutation ; outre que des témoignages historiques irrécusables, empruntés aux auteurs anciens : Virgile, Horace, Sénèque, Cicéron, Pétrone, etc., indiquent très-clairement le mal de mer ; démontrer l'ancienneté de ce mal nous paraît aussi puéril que de défendre celle du coryza. Du jour où un passager novice a mis le pied sur un navire, le mal de mer a pris naissance (1).

I. *Symptômes.* —On a contracté assez volontiers l'habitude de ne considérer cette affection qu'au point de vue de son peu de gravité, et l'on a fort peu de pitié pour les souffrances qu'elle cause ; il en est peu cependant qui soient plus insupportables.

Le mal de mer est caractérisé essentiellement par des vertiges, des éblouissements, de la pâleur, des hallucinations de la vue qui prêtent à tous les objets environnants une mobilité imaginaire, une susceptibilité maladive de l'odorat par suite de laquelle des odeurs, inappréciées dans l'état ordinaire, deviennent insupportables et provoquent des nausées, un goût savonneux désagréable, etc. ; la peau est froide, le pouls faible, les traits tirés, la voix presque éteinte ; quelquefois la concentration des forces va jusqu'à un état semi-lipothymique. On assiste, en un mot, à toute la série des accidents que déroule l'action hyposthénisante de l'émétique ; les muscles tombent dans un état de torpeur remarquable ; il y a de l'inaptitude aux mouvements, le malade reste courbé comme s'il craignait d'exciter par la contraction des parois du ventre le soulèvement de l'estomac ; une salive abondante s'écoule des commissures ; la lèvre inférieure est inerte, pendante, et le visage exprime, dans l'intervalle des nausées, un affaiblissement profond. Peu à peu cependant les envies de vomir se rapprochent, deviennent plus impérieuses ; enfin le ventricule se soulève et chasse, par des contractions successives auxquelles le diaphragme coopère énergiquement, d'abord les matières alimentaires, si l'on est peu éloigné des repas, puis, dans les vomissements ultérieurs, les mucosités et la bile qui y sont versés en abondance. Après un ou plusieurs vomissements, il y a une détente ; le visage se colore un peu ; le pouls se ranime, et de profonds soupirs, des bâillements, diminuent pour un moment l'anxiété respiratoire qui n'a pas été jusque-là l'un des traits les moins pénibles de cette scène douloureuse. La peau devient moite, se réchauffe, un sentiment de mieux-être est perçu, jusqu'au moment où la sensation d'une odeur désagréable, un mouvement oscil-

(1) Voy. *Bulletin de thérapeutique,* 1843, t. XXIV, p. 20 ; et *Journal de médecine et de pharmacie* de **MM.** Fouquier, Trousseau et Beau, 1843, p. 148.

latoire plus marqué, le souvenir des premières souffrances, la vue d'une autre personne en proie au mal de mer, ramènent, avec les contractions de l'estomac, cet état nauséeux insupportable. Et alors, si l'on n'a pas eu soin d'ingérer des aliments ou des boissons dans l'intervalle des vomissements, les contractions de l'estomac, s'exerçant à vide, sont tellement douloureuses, que les spasmes les plus cruels de la gastralgie peuvent à peine leur être comparés ; elles aboutissent au rejet de matières filantes, parfois striées de sang ; à la suite s'établit encore une nouvelle période de calme momentané. Chez beaucoup de personnes il y a un tel brisement des forces, qu'elles gisent sur le pont comme des masses inertes sans s'inquiéter du lieu où elles sont, souillant leurs vêtements de leurs évacuations, et la vie cérébrale est tellement dominée par cet état d'angoisse, que les deux sentiments les plus puissants et les plus vivaces chez la femme, celui de la pudeur et celui de la maternité, sont quelquefois, comme on l'a fait remarquer, momentanément suspendus.

II. *Étiologie.* — Le mal de mer est le partage à peu près inévitable des gens qui n'ont pas encore navigué, et pour le plus grand nombre, la pratique de la navigation diminue, sans la faire complétement disparaître, l'aptitude à en ressentir les atteintes.

Il y a plus, les exemples d'inassuétude absolue ne sont rien moins que rares, et beaucoup de marins, après une lutte courageuse, mais inutile, contre les angoisses de la naupathie, se sont vus contraints de renoncer à une profession vers laquelle leurs goûts et leurs intérêts les portaient, et d'embrasser une autre carrière. On peut dire que l'accoutumance n'est complète que pour un très-petit nombre ; et ceux-là même qui sont le plus solidement *amarinés* éprouvent encore, par les gros temps, quelques atteintes de ce douloureux malaise. Les mousses, les novices, les surnuméraires, les passagers surtout, lui paient invariablement leur tribut, et le pont d'un navire de guerre qui transporte des troupes représente fidèlement cette scène de nausée universelle que le pinceau de Biard a reproduite avec une vérité aussi impitoyable que spirituelle. Alors que les matelots, fortifiés par un commencement d'acclimatation nautique, n'ont pas le mal de mer ou luttent efficacement contre lui, les malheureux soldats en éprouvent toutes les angoisses, gisent anéantis dans tous les coins du navire, et leurs souffrances, qui ne provoquent d'ordinaire que ces quolibets où se reflète l'antagonisme des professions, demandent en vain quelque soulagement à des remèdes impossibles, piége innocent que la verve railleuse des matelots tend au quart de vin de leur ration.

La plupart des femmes sont vouées à la naupathie d'une manière à peu près irrémédiable, mais les enfants rompent, sous ce rapport, la chaîne naturelle de l'étiologie, et le mal de mer est d'autant plus rare chez eux qu'ils sont plus jeunes.

On a dit aussi que les animaux y échappaient, mais nous en avons vu des signes irrécusables chez des chiens et chez des singes, et le mal de mer des poules est un article de foi pour le gaillard d'avant ; au reste, l'obscurité des expressions fonctionnelles chez ces êtres rend ce point assez difficile à décider. Peut-être l'immunité attribuée aux aliénés ne repose-t-elle également que sur une observation incomplète.

L'acclimatement nautique n'est pas toujours définitif : le privilége acquis par une longue navigation peut se perdre par un séjour prolongé à terre ; tel individu qui se croit à l'abri du mal de mer, le subit de nouveau, parce qu'il change de bâtiment, ou parce qu'il est sous le coup d'une prédisposition accidentelle. On résiste à un gros temps, et un roulis médiocre rend malade, si surtout, avec les oscillations du navire, coïncident un calme plat et l'action vive du soleil, etc. Malgré toutes ces particularités individuelles, on peut établir toutefois que la violence du tangage, la longueur du navire, la trépidation spéciale des bateaux à vapeur, les odeurs qui se dégagent de la cale ou de la machine, le séjour dans un compartiment peu aéré, sont autant de conditions qui donnent à la naupathie une intensité plus grande et font quelquefois perdre le fruit d'un laborieux noviciat.

III. *Pronostic*. — Le mal de mer disparaît ordinairement dès qu'on n'est plus soumis aux oscillations du navire, mais pas aussi complétement qu'on veut bien le dire ; les vomissements persistent quelquefois plusieurs jours après, ainsi que les vertiges et la faiblesse musculaire, et très-habituellement une illusion pénible continue pour le patient, lorsqu'il est à terre, pendant vingt-quatre ou trente-six heures, les oscillations qui lui ont donné le mal de mer (1).

On répète à loisir que le mal de mer est une indisposition passagère et sans gravité, et cette asertion a cela de commode qu'elle dispense en même temps et de plaindre ceux qui en sont atteints et de leur donner des soins. Elle ne saurait cependant être considérée comme d'une vérité absolue : des sujets atteints d'affections organiques de l'estomac, d'un ulcère chronique de ce viscère ou d'un cancer du pylore, par exemple, verront, sous l'influence des mouvements du navire, s'accroître leur tendance aux vomissements opiniâtres et au dépérissement ; l'avortement pourra résulter de la pression continue des muscles du ventre sur le globe utérin (2) ; une hernie s'étranglera et Forget a cité,

---

(1) M. A. Fournier a observé à bord de la *Flore* un cas de mal de mer très-grave et qui a obligé à débarquer le matelot chauffeur qui le présentait (*Arch. de méd. nav.*, 1874, t. XXI, p. 59).

(2) M. Foucaut croit aussi que le mal de mer peut être abortif (A. Foncaut, *La navigation transatl. de nos jours*, in *Arch. de méd. nav.*,1868, t. X). Il n'y a, reconnaissons-le, qu'un mal de mer prolongé et violent qui puisse produire ce résultat. Il faut le considérer comme tout à fait mécanique et ne pas faire intervenir, pour expliquer ce fait, l'action emménagogue que divers médecins de la marine, entre autres MM. Foucaut

d'après M. Allard, un cas d'encéphalite due aux vomissements répétés du mal de mer ; Mesnard a attribué à la même cause l'origine d'une gastro-entérite mortelle (1). On a rapporté également le fait d'une perforation de l'estomac ; M. Le Roy de Méricourt nous a dit avoir vu des accidents hystériques prendre leur source dans un mal de mer prolongé, etc., etc. Si donc la naupathie est un accident sans importance dans les traversées courtes, il faut lui attribuer plus de gravité dans des voyages de long cours, car sa persistance peut, sinon produire fréquemment des accidents mortels, du moins entraver d'une manière fâcheuse la nutrition.

IV. *Théories.* — Il était plus facile d'observer le mal de mer et d'en décrire les phénomènes que d'en donner une théorie physiologique satisfaisante. La question a été au moins laborieusement remuée si elle n'a pas été résolue.

Voici les principales explications qui ont été successivement proposées :

1° *Le mal de mer est dû au vertige que la mobilité des objets détermine* (Darwin).

Malheureusement pour cette théorie, ainsi qu'on l'a fait observer, les aveugles ont le mal de mer comme les autres, et d'ailleurs on ne l'évite pas complétement en maintenant les yeux fermés. M. Aronssohn, médecin militaire, a repris la théorie de Darwin : il considère le mal de mer comme n'étant qu'un véritable vertige, et sur cette théorie, il édifie une prophylaxie particulière du mal de mer, qu'il expose dans les termes suivants : « Dès que le navire se mit en marche, dit-il, je me plaçai sur le pont, les jambes écartées, faisant face à l'avant et prêt à suivre tous les mouvements du bâtiment. Je remarquai bientôt la manière dont les marins marchaient pendant les oscillations. Lorsque le navire s'abaissait devant eux, ils avaient l'air de descendre d'une montagne ; lorsqu'il se relevait, ils semblaient la gravir ; si l'inclinaison se faisait latéralement, ils semblaient monter ou descendre latéralement. Je comparai la position de leur corps avec l'horizon, et puisqu'ils restaient toujours dans la verticale, leur base de sustentation suivait seule le mouvement oscillatoire. Pour les mouvements latéraux, ils fléchissaient alternativement l'une ou l'autre jambe ; lorsque l'oscillation se fai-

(*loc. cit.*) et Leconiat (*Arch. de méd. nav.*, 1868, t. X, p. 351), attribuent au mal de mer. Quoi qu'il en soit, les voyages sur mer doivent être déconseillés aux femmes enceintes et ne leur être permis qu'entre la fin du quatrième et le commencement du huitième mois de leur grossesse. Dans cette période, la greffe fœtale est en effet assez solide pour qu'elle n'ait pas grand chose à redouter des mouvements du navire. Il n'y a que les cas d'impressionnabilité exceptionnelle au mal de mer qui offriraient des inconvénients. Il va sans dire qu'il ne peut s'agir ici que des navigations de nécessité et non pas des navigations d'agrément. Celles-ci doivent être interdites à toutes les périodes de la grossesse.

(1) Forget, *op. cit.*, t. I, p. 328.

sait dans le sens antéro-postérieur du corps, celui-ci s'inclinait en avant ou en arrière, de sorte que la verticale formait un angle plus ou moins aigu ou obtus avec la plante du pied... Pour maintenir ainsi le tronc dans une ligne verticale, quand on repose sur un sol mobile, il faut une ligne fixe de comparaison. Cette ligne fixe, c'est l'horizon. » En résumé, M. Aronssohn recommande de rester toujours dans la verticale par rapport au plan mobile de sustentation et de ne regarder ni les objets rapprochés, ni les vagues, mais d'avoir les yeux sur l'horizon. Il y a certainement quelque chose de fondé dans cette influence de la vue des objets rapprochés sur la production du vertige nautique, mais on a autre chose à faire qu'à regarder l'horizon, et en supposant que ce moyen fût aussi utile que le croit l'auteur, il lui manquera toujours d'être pratique (1).

2° *Le mal de mer est dû à l'agitation des viscères abdominaux* (Kéraudren).

Mais la naupathie n'a pas toujours une intensité proportionnelle à la violence des mouvements du navire ; d'ailleurs le saut, l'équitation, la gymnastique, impriment aux organes du ventre des secousses autrement brusques et fortes, et cela sans amener des nausées.

3° *Le mal de mer est dû à la continuité des contractions musculaires nécessaires pour le maintien de l'équilibre.*

Cette théorie, étant tout à fait inhabile à expliquer la persistance si fréquente du mal de mer pendant la position horizontale, ne supporte pas la discussion (2).

4° *Le mal de mer est une influence morale, la peur en est l'origine* (3).

M. Guépratte, médecin de la marine, a défendu cette théorie. Il invoque en sa faveur la prédisposition des femmes, des personnes timides, des gens n'ayant pas encore navigué et l'immunité prétendue des maniaques (4) et des enfants (5). Cette explication serait la dernière à

(1) *Union médicale*, 1860.

(2) On a sous ce rapport comparé la naupathie au *soroche* ou *mal de mer des Cordillères*, mais le mal de mer persiste, quoique atténué, dans la position couchée, et cette explication est en défaut. (Voir sur la nature *du mal de mer des Cordillères* l'article *Altitude* de M. Le Roy de Méricourt dans le *Dictionnaire encyclopédique des sciences médicales*, 1re série, 1865, t. III.

(3) La théorie de la production du mal de mer par l'impression morale remonte fort loin, elle est de Plutarque qui l'a développée dans son *Traité des causes naturelles*. Montaigne en parle en ces termes : « Moy qui y suis fort subiect, sçay bien que cette cause ne me touche pas et le sçay non par argument, mais par nécessaire expérience (*). » Nous avions employé le même mode d'argumentation avant d'avoir lu ce passage de Montaigne, il nous paraît péremptoire.

(4) Voir la discussion qui a eu lieu à l'Académie de médecine (séance du 24 octobre 1843) sur l'aptitude des aliénés à avoir le mal de mer. Esquirol n'a pas professé à ce sujet l'opinion qu'on lui prête ; Ferrus, tout en croyant à cette immunité, ne la considérait pas comme absolue ; MM. Gimelle et Métivié ont vu des fous en proie aux souffrances du mal de mer.

(5) L'immunité dont jouissent les enfants à la mamelle tient aussi, en partie, à ce que

(*) Montaigne, *Œuvres compl.* Paris, 1836, liv. III, ch. vi, p. 467.

laquelle nous nous arrêterions si nous étions obligé d'en choisir une. Nous avons eu le mal de mer, nous l'avons quelquefois encore, et à chacune de ses atteintes nous sentons bien qu'il ne dérive en rien d'une crainte rare chez ceux qui naviguent et presque d'ailleurs dénuée de motif.

5° *Le mal de mer dépend d'une modification survenue dans la circulation encéphalique* (Wollaston, Ch. Pellarin, Fischer) (1).

Wollaston, comparant le système circulatoire agité par le tangage à un tube barométrique dans lequel le mercure monte lorsque l'instrument est brusquement baissé, expliquait les phénomènes de la naupathie par un engorgement vasculaire de l'encéphale. Cette théorie a été suffisamment combattue ; rien ne ressemble moins en effet à une congestion cérébrale que l'état lipothymique où jette le mal de mer. Il y a bien plutôt anémie du cerveau, et ce qui le prouve, c'est que la position horizontale avec déclivité de la tête est une cause de soulagement. On ne peut s'empêcher de rapprocher sous ce rapport la syncope et le mal de mer. Il serait curieux d'étudier les effets de l'*inversion* pour combattre la naupathie.

En 1840, M. Ch. Pellarin, médecin de la marine, a dans sa thèse inaugurale fourni une théorie du mal de mer qui diffère notablement de celle de Wollaston. Le 25 janvier 1847, ce médecin, développant la même idée, a lu à l'*Académie des sciences* un mémoire dont il résume ainsi les conclusions :

*a*. Le mal de mer, le mal de voiture, celui que produit chez quelques personnes la balançoire, sont tous des phénomènes de la même nature, essentiellement déterminés par l'influence exercée sur la marche circulatoire du sang par les mouvements que le corps subit dans les diverses circonstances.

*b*. Cette influence a pour principal effet de diminuer la force ascendante du liquide excitateur dans l'aorte et dans les artères qui naissent de sa crosse ; de là résulte un état hyposthénique du cerveau par anémie.

*c*. L'insuffisante excitation de l'organe cérébral détermine sur-le-champ, par voie sympathique, des contractions spasmodiques du diaphragme, des vomissements qui ont pour objet de reporter, de faire refluer vers le centre nerveux, véritable chef hiérarchique de l'économie, le sang qui lui fait défaut, ce principal matériel de l'activité des organes (1).

leur mère ou leur nourrice leur fournit un système très-parfait de suspension qui atténue pour eux la violence des oscillations du navire.

(1) *Comptes rendus de l'Académie des sciences*, t. XXIV, p. 110. Le docteur Fischer a reproduit cette explication dans le *New-York Journal* en 1848. Il faut opposer à cette théorie celle du docteur Chapman qui voit au contraire dans le mal de mer le résultat d'une congestion des centres nerveux et le traite par l'application entre les épaules d'un sac de caoutchouc contenant de la glace.

**6° *Le mal de mer est une intoxication miasmatique.*** — Nous devons aussi, pour être complet, indiquer une théorie de M. Sémanas qui considère la naupathie comme une intoxication miasmatique que les riverains peuvent éprouver comme les navigateurs, qui ne revêt une intensité plus grande sur les navires à vapeur que parce que les roues agitent l'eau et favorisent la diffusion du *miasme marin*, lequel est justiciable du sulfate de quinine, etc. Nous n'avons pas besoin de démontrer combien peu satisfaisante est cette théorie, qui est d'ailleurs en désaccord flagrant avec les faits.

**7° *Le mal de mer est une commotion cérébrale.*** — Une dernière théorie est celle de la commotion cérébrale produite par les oscillations du navire (Gilchrist, Sper). Il y a bien longtemps, et alors que nous ressentions pour la première fois les atteintes du mal de mer, nous eûmes l'idée d'en expliquer tous les symptômes par des commotions répétées du cerveau et de la moelle épinière contre leurs enveloppes osseuses.

Nous jouissions en paix de cette théorie que nous trouvions, comme de raison, la meilleure de toutes, lorsque la lecture de l'ouvrage d'Elbeneser Gilchrist et de la thèse de Sper est venue nous démontrer que la priorité que nous nous attribuions ne nous appartenait en rien. L'un et l'autre de ces deux auteurs en effet font jouer à la commotion du cerveau un rôle essentiel dans leurs théories.

Dans la première édition de cet ouvrage je développais longuement cette explication des phénomènes de la naupathie, elle me satisfait beaucoup moins aujourd'hui et je ne la reproduirai pas ; elle n'est sans doute pas plus mauvaise que les autres, mais elle est loin de dire le dernier mot sur la nature du mal de mer. Je ferai remarquer cependant que le mal de mer de la balançoire, celui des mouvements du dromadaire (1), celui des machines tournantes, montrent que si les théories purement mécaniques sont inhabiles à expliquer tous les phénomènes du mal de mer, il y a cependant à leur faire une large part (2).

**V.** *Traitement curatif et préservatif du mal de mer.* — Voilà certaine-

_________

(1) Le général Carbuccia, dans un ouvrage spécial consacré à l'étude du dromadaire considéré comme animal de guerre, conteste un peu gratuitement la production du mal de mer sous l'influence de ses mouvements ondulatoires ; le fait est réel, seulement l'assuétude dans ce cas s'acquiert plus vite que sur le navire.

(2) Cette théorie avait été également esquissée par Larrey : « Ces mouvements contre nature, dit l'illustre chirurgien, impriment des secousses dont les effets se concentrent au cerveau, cette partie du corps la plus impressionnable par sa masse, sa mollesse et son peu d'élasticité. Les molécules de cet organe, après avoir éprouvé une sorte d'ébranlement, sont affaissées sur elles-mêmes, et de là tous les symptômes qui caractérisent le mal de mer. » Il explique ensuite la variabilité des dispositions au mal de mer par les différences individuelles de grandeur et de mollesse du cerveau (*Mémoires de chirurgie militaire*. Paris, 1812, t. I, p. 13).

ment bien des théories, le médecin et le physiologiste ont de quoi choisir; le patient qui a le mal de mer les dédaigne toutes et aimerait mieux un remède. Or chaque théorie lui présente le sien comme infaillible, et nonobstant ces promesses décevantes il continue à souffrir tant que par une lutte courageuse il n'a pas conquis l'assuétude nautique. Une fois le mal de mer établi, on peut, par un ensemble de soins, diminuer les souffrances qu'il cause, mais ce traitement est tout palliatif, et si l'habitude de la mer n'en débarrasse pas le patient, il n'a d'espoir de soulagement que dans l'arrivée à terre, « ce planchier des vaches, » après lequel Panurge, en proie aux nausées du mal de mer, soupirait si ardemment (1).

Nous penchons trop vers une théorie mécanique du mal de mer pour que nous ne soyons pas quelque peu sceptique à l'endroit de son traitement, et nous dirons avec Forget « que le remède spécifique et unique peut-être du mal de mer, c'est de mettre pied à terre. » Aussi avons-nous peu de foi dans l'efficacité de ces bonbons de Malte que le mercantilisme exploite; de cette ceinture abdominale dont MM. Kéraudren (2), Legrand (3). Jobart (de Bruxelles), Fischer, etc., ont préconisé l'usage (4).; de la précaution recommandée par M. Wollaston de faire une inspiration profonde à chaque tangage, de l'avant, remède qui, pour le dire en passant, nous paraît pire que le mal, etc.

Pour nous tous le traitement se résume dans les trois points suivants : 1° si la navigation est accidentelle et de peu de durée, atténuer les souffrances du mal de mer sans se préoccuper de l'assuétude ultérieure; 2° s'il s'agit d'un marin de profession, s'efforcer de l'aguerrir, dès le début, contre une souffrance dont la continuité menacerait son avenir; 3° combattre ceux des symptômes du mal de mer qui, par leur violence ou leur durée, peuvent devenir dangereux.

1° Le médecin d'un paquebot, si la traversée doit être courte, recommandera à ses passagers l'exercice sur le pont, en plein air, aussi longtemps que les nausées ne forceront pas à l'interrompre, l'aspiration de sels et des spiritueux pour ranimer la vie du cerveau et combattre la tendance syncopale ; la précaution de ne pas regarder le sillage ni de

---

(1) « Pleust à Dieu et à la benoiste Vierge que maintenant, ie diz toute à ceste heure, ie fusse en terre ferme, bien à mon ayse! O que troys et quatre foys heureux ceulx qui plantent choulx! O Parces, que ne me filastes-vous pour planteur de choulx!... (Rabelais, édit. Desoer. Paris, 1820, t. II. *Pantagruel*, liv. IV, chap. XVIII, p. 64.)

(2) Kéraudren, *Dict. des sc. médic.*, 1818, t. XXX, p. 134. Cet hygiéniste avait déjà recommandé cette pratique dans un mémoire antérieur inséré dans le *Journal de médecine, de chirurgie et de pharmacie*. Paris, 1812.

(3) Legrand, *Du mal de mer*. Thèse de Montpellier, 1814.

(4) Montaigne connaissait l'efficacité de la ceinture abdominale, comme le prouve ce passage : « Par cette légère secousse que les avirons donnent, desrobant le vaisseau sous nous, ie me sens brouiller, ne sccay comment, la teste et l'estomac. Les médecins m'ont ordonné de me presser et cengler d'une serviette le bas du ventre, ce que ie n'ai point essayé. » Liv. III, chap. VI, p. 168.

fixer les yeux d'une manière prolongée sur un objet mobile ; les distractions, la causerie, l'ingestion de quelques aliments tout en continuant à marcher (1) ; l'usage de pastilles aromatisées, menthe, cachou, etc., le port d'une ceinture médiocrement serrée, comprimant un peu l'abdomen, mais laissant toute liberté à la poitrine.

Si, malgré l'ensemble de ces précautions, les vomissements surviennent et qu'à leur suite la naupathie fasse des progrès, résister plus longtemps serait aussi pénible qu'infructueux, il faut se résigner à garder la position horizontale qui soulage toujours, si surtout on est placé dans un cadre ou un hamac bien suspendu et si l'aération de la cabine est convenable, et qui permet surtout, point capital, de prendre et de conserver des aliments. Les infusions théiformes, aromatiques, le grog auquel les passagères elles-mêmes des packets anglais recourent comme moyen prophylactique, ont, par la stimulation rapide qui en résulte, des avantages qu'il ne faut pas dédaigner. On attend ainsi ou bien que le temps se fasse meilleur, ou bien que l'arrivée au point de débarquement mette un terme à des souffrances avec lesquelles on a été obligé de composer.

2° L'assuétude nautique exige du courage et de la force de volonté, mais à moins d'une impressionnabilité exceptionnelle, vouloir en pareil cas, c'est pouvoir, et il est bien rare qu'une persévérance opiniâtre ne conduise pas à une immunité absolue ou relative. Tout le secret de cette assuétude réside dans ces deux mots : continuer à faire de l'exercice et s'alimenter dans l'intervalle des vomissements (2).

Il importe au début de ne point s'éloigner du centre du navire, endroit où les oscillations sont beaucoup moins sensibles ; mais au fur et à mesure qu'on s'aguerrit, il faut tenter davantage et essayer l'action de mouvements plus étendus. L'ascension dans la mâture est le degré le plus élevé de cette éducation nautique ; les mousses et les novices sont souvent obligés de commencer par là, et la rigueur de cette épreuve assure quelquefois d'emblée leur initiation.

3° Si le mal de mer dépasse des limites raisonnables, il peut entraîner à la longue des accidents contre lesquels il faut se prémunir. La persistance des vomissements est une de ces complications habituelles ; des boissons alcoolisées, de l'eau de Seltz, une potion de Rivière, des morceaux de glace, quelques grammes de poudre de colombo, l'emploi des opiacés à l'intérieur, ou en applications endermiques, l'inges-

---

(1) Mauran a conseillé dans son livre (*Avis aux gens de mer sur leur santé*. Marseille, 1786), de ne donner que des aliments liquides aux individus atteints du mal de mer. C'est une mauvaise pratique, il est d'observation, au contraire, que les aliments solides et secs sont plus habituellement supportés dans cet état.

(2) Byron disait que le meilleur remède du mal de mer est un beef-steak.

> The best of remedies is a beef-steak
> Against sea-sickness.

Il est certain que s'alimenter est la condition de l'assuétude à la naupathie.

tion d'aliments et de boissons glacés, etc., mais par-dessus tout, le champagne, constituent la série des ressources auxquelles il convient de s'adresser.

J'ai expérimenté sur beaucoup de passagers et sur moi-même l'efficacité du champagne comme moyen de *suspendre* ou d'*atténuer* le mal de mer et je conseille toujours cette boisson qui diminue les nausées, stimule le cerveau et réveille l'action cardiaque. Tout récemment encore allant à Ajaccio pour y voir un malade, j'indiquai ce moyen à un conseiller général de la Corse, passager comme moi, et qui put, grâce à lui, figurer au dîner, bien que la mer n'eût pas cessé d'être très-dure (1).

Le nitrite d'amyle en inspiration (3 gouttes sur un mouchoir) a été recommandé récemment comme un moyen très-utile contre le mal de mer, par le D<sup>r</sup> Crochley Clapham qui a essayé ce médicament ; dans 124 cas il a obtenu 121 succès. Ce serait bien beau si de pareilles promesses étaient tenues (2).

L'oxalate de cérium a aussi été recommandé à la dose de 2 grains anglais (0<sup>gr</sup>,12) par Faber (3) qui croit ce remède supérieur à tous les autres.

Le désir d'atténuer ou de faire disparaître le mal de mer ne devait pas s'arrêter à ces palliatifs insuffisants. Ne pouvant maîtriser la mer ni changer les lois de la stabilité et de la physiologie, on a cherché à faire des navires qui, par leurs dimensions et leur construction, épargnassent, autant que possible, à leurs passagers les souffrances du mal de mer. Les projets qui ont surgi à cet effet ont eu simplement pour objectif les traversées de la Manche. Le plus récent est celui dû à M. Dupuy de Lôme, qui avait mis au nombre des qualités de ses *navires porte-trains* leur peu de sensibilité aux mouvements de la mer. J'ai parlé de ces navires en étudiant sous le rapport de l'hygiène les types de bâtiments que j'ai qualifiés de paradoxaux. Les *navires porte-trains* ont perdu de leur intérêt depuis que le projet du tunnel sous la Manche est entré dans une voie de réalisation pratique.

VI. *Emploi thérapeutique du mal de mer.* — Le mal de mer a été très-

---

(1) Leconiat dit avoir obtenu de bons résultats de l'emploi de la faradisation cutanée de la région épigastrique et de l'usage intérieur de la strychnine. Ces moyens qu'il a employés à bord du paquebot *le Saint-Laurent* lui ont paru susceptibles de modérer les vomissements (*Arch. de méd. navale*, 1868, t. X, p. 351). Tout récemment M. Giraldès a signalé, après le docteur Pritchard, l'utilité de l'hydrate de chloral comme moyen prophylactique du mal de mer. Enclin aux souffrances de la naupathie, il a pu en atténuer les effets, bien que le temps fût très-mauvais, en prenant sous forme de sirop, une dose de 0,50 à 1,50 d'hydrate de chloral (*Journal de thérap. de Gubler*, 1874, 10 novembre, p. 812). C'est à essayer de nouveau.

(2) Crochley Clapham, *Nitrite of amyl in sea-sickness* (*The Lancet*, August 21, 1875).

(3) G.-B. Faber, *On the influence of sea-voyages on the human body and their value in the treatment of consumption* (*The Practitioner*, septembre, 1876, p. 188).

anciennement utilisé comme moyen curatif de diverses affections. Les anciens y recouraient souvent ; des essais analogues ont été renouvelés il y a peu de temps. Antyllus parle de cette médication dans les termes suivants : « De tous les mouvements passifs produits par un vaisseau, celui « qui se fait dans un navire à rames est ordinairement peu considérable ; on le fait près de la terre et dans une mer sans vagues, par conséquent il ne produit pas beaucoup de troubles ni de ballottement, aussi « convient-il à peu près dans les mêmes cas que le mouvement en voiture, seulement il a l'avantage de se faire dans un air pur qui contient « des évaporations sèches, âcres, et non pas humides ; par cette raison il « est préférable. Le mouvement passif dans un navire mû par le vent de « la haute mer est très-varié et se compose d'éléments diamétralement « oppposés ; car il se fait avec un mouvement incessant très-rapide « et très-intense par suite de la marche du navire, il est accompagné « à la fois de quiétude et de peur, puisqu'il amène des changements « très-faciles et très-rapides ; et de pareils changements guérissent de « toute disposition invétérée aux maladies. Le ballottement pendant « la navigation a le même effet qu'un traitement léger par l'ellébore « blanc (1). »

Gilchrist, van Swieten, le docteur Fischer après eux, notre confrère et ami le docteur Lévêque, chirurgien de la marine (2), se sont attachés à faire ressortir tout le parti que la thérapeutique peut retirer des voyages sur mer. C'est ainsi que les maladies du foie ou des canaux biliaires, les coliques hépatiques ou rénales peuvent, suivant ces auteurs, retirer des vomissements répétés de la naupathie un bénéfice appréciable ; que les dysentéries, comme Desgenettes en a cité des exemples, ou les diarrhées chroniques, se modifient sous l'influence des mouvements répétés que les oscillations du navire communiquent à la masse intestinale (Lévêque) ; que certaines névroses cérébrales, certaines vésanies, ont cédé à l'emploi du même moyen (Fischer), etc. Ces faits sont, il est vrai, peu démonstratifs en ce qui concerne l'efficacité curative du mal de mer, car celui-ci n'est qu'une des influences nombreuses auxquelles les voyages sur mer soumettent les malades, mais cependant il ne faut pas trop récuser la valeur de cette ressource perturbatrice, et nous croyons que les maladies cérébrales peuvent en effet se modifier sous l'influence des commotions répétées auxquelles le cerveau obéit dans les oscillations du navire. Par malheur ce traitement est le plus habituellement inapplicable, et nous pensons que le mouvement lent et graduel d'une balançoire pourrait aisément le suppléer.

(1) Antyllus, *in* Oribase, *Œuvres*, trad. Bussemaker et Daremberg. Paris, 1851, t. I, p. 517.

(2) Ch. Lévêque, *De la navigation considérée comme moyen thérapeutique dans certaines affections*. Thèse inaugurale, Montpellier, 1853.

La mobilité du navire, au lieu d'être une ressource médicale, constitue, au contraire, une entrave fâcheuse à la réussite des soins que l'on prodigue aux matelots malades. Ce n'est pas là, en effet, l'une des moindres misères de la médecine navale : les hommes alités, placés par la position de l'hôpital à l'extrémité du levier, reçoivent dans toute leur force les secousses du tangage, et ces chocs répétés, non moins que les craquements des boiseries et le bruit des manœuvres, les privent de sommeil ; les convalescents ne peuvent essayer leurs forces sur un sol aussi mouvant ; les fracturés subissent des oscillations préjudiciables à la conformation régulière de leur cal (1), et enfin la pratique des opérations chirurgicales, aux difficultés qui naissent des mouvements inconsidérés des patients, réunit celles produites par les mouvements du navire lui-même, par l'obscurité, l'exiguité de l'espace, obstacles accumulés que le talent et l'esprit d'initiative parviennent cependant presque toujours à vaincre.

# SECTION DEUXIÈME

### NAVIGATION.

On entend, par *navigation*, l'alternance du séjour à la mer et des relâches, dont l'ensemble constitue une campagne déterminée, et, par *campagne*, la durée de la mission militaire, commerciale ou scientifique d'un navire. Pour l'hygiéniste, c'est le mode, le temps, la forme suivant lesquels les influences des climats exotiques sont subies par un équipage. Nous allons étudier successivement les éléments de la navigation, dans ce qu'ils ont d'afférent à l'hygiène, à savoir : les traversées et les relâches ; cela fait, nous traiterons des *campagnes* envisagées au point de vue de leur nature, de leur durée, des influences climatériques auxquelles elles exposent l'homme de mer.

# CHAPITRE PREMIER

## Éléments de la navigation.

### ARTICLE PREMIER

#### TRAVERSÉES.

Une question très- controversée parmi les hygiénistes, et cela uniquement, peut-être, parce qu'elle a été mal posée, est celle relative à la

---

(1) M. Cauvy a donné la préférence pour le traitement des fractures à bord au cadre ordinaire muni de deux crocs à double effet garnis de caoutchouc vulcanisé (Cauvy, *Appareils employés dans les fractures de la jambe*. Thèse de Montpellier, août 1869.)

salubrité comparée du séjour à la mer et des relâches. Rouppe l'a tranchée dans un aphorisme trop absolu pour pouvoir être accepté : « *Docet experientia nautas melius se habere in mari quam in portu aut vado.* » Cela peut être vrai pour des navires qui stationnent dans les pays malsains, mais non pour toutes les navigations. Nous comprenons très-bien que, dans les localités marécageuses où les miasmes arrivent jusqu'au mouillage, que dans les rades fermées des pays chauds où l'on subit l'influence d'une chaleur énervante, et quelquefois aussi celle d'épidémies qui sévissent à terre, nous comprenons très-bien qu'entre cette atmosphère malsaine et celle vivifiante de la haute mer, le choix ne saurait être hésitant ; la navigation a ses bénéfices hygiéniques au nombre desquels il faut ranger : l'éloignement de tout foyer infectieux étranger au navire ; la ventilation naturelle que procurent la marche et la réflexion du vent sur les voiles ; l'animation morale que déterminent les manœuvres nautiques, le changement de lieu, les péripéties nombreuses de la navigation, l'idée d'un but à atteindre ; mais elle a aussi des inconvénients, et l'on ne saurait mettre en doute que la séquestration forcée, la privation de végétaux frais, la monotonie, les calmes (moins à craindre, il est vrai, aujourd'hui que la vapeur prédomine), la fatigue des coups de vent, l'occlusion, si fréquemment nécessaire, des ouvertures aératoires, etc., ne soient, en réalité, des préjudices pour la santé des équipages. Ne faut-il pas aussi faire entrer en ligne de compte, même chez les marins qui ont conquis l'assuétude nautique, la privation de toutes les influences terrestres dont la nature et l'habitude leur ont fait un besoin ? Sans vouloir chercher là, comme l'a fait M. A. Hubault, la cause véritable du scorbut des marins (1), puisque l'existence du scorbut terrestre ruine complétement cette opinion, il est cependant avéré que la longueur du séjour à la mer est l'*un* des éléments étiologiques nombreux qui concourent à la production du scorbut nautique, mais je crois cette influence indirecte et ne s'exerçant que par l'intermédiaire d'une alimentation privée de ses éléments frais, et aussi à titre accessoire, par l'action dépressive de l'ennui. En somme, je pense qu'on peut juger cette question par la proposition suivante : *La salubrité d'une campagne déterminée est en raison directe du nombre des traversées qu'elle embrasse, et en raison inverse de la durée de celles-ci.* En d'autres termes, des séjours courts sur les rades (2), alternant avec des séjours courts à la mer, constituent la navigation la mieux propre à conserver la santé des équipages.

Ces interminables traversées dont la marine actuelle n'a plus que

_________

(1) Hubault, *Du scorbut à la mer considéré surtout sous le rapport de l'étiologie.* Thèse de Paris, 1854.

(2) M. Bourel-Roncière a fait ressortir tout ce qu'ont d'insalubre, par leur monotonie, l'ennui et le défaut d'activité, les ancrages prolongés sur certaines rades, comme celle de Montevideo par exemple. Il faut les diversifier en prenant la mer de temps en temps (*Arch. de méd. nav.*, 1873, t. XX, p. 73).

le souvenir et qui maintenaient des navires à la mer pendant des séries de quatre à cinq mois, étaient une provocation manifeste au développement du scorbut. C'est encore là, comme l'a constaté l'enquête ouverte par le *Board of Trade* au sujet du scorbut dans la marine marchande anglaise, que gît la cause la plus efficace de la production de cette maladie, qui est à bord des navires un ennemi enchaîné, mais frémissant, *catenato, ma fremente*, comme disent les Italiens, et n'attendant qu'une occasion pour reparaître. Il ressort des chiffres recueillis dans cette enquête que les traversées de 100 jours en moyenne et de 184 au maximum sont celles qui ont offert le plus de cas de scorbut. La traversée de retour a paru surtout menacée par ce fléau, ce qui s'explique par l'état de fatigue et d'épuisement des hommes et aussi par l'humidité froide qu'ils subissent en revenant en Europe.

L'abréviation des traversées actuelles est donc saluée par l'hygiène comme un des plus grands progrès qu'ait réalisés la navigation, et en même temps comme l'une des plus heureuses applications de la science au bien-être et à la conservation de la vie humaine. Ce résultat est dû à l'emploi de la vapeur comme moteur nautique, au perfectionnement des formes des navires qui leur ont permis d'atteindre des vitesses qui eussent été jadis considérées comme fabuleuses ; au percement de l'isthme de Suez qui a mis l'Inde à proximité de la Méditerranée ; mais aussi à une étude scientifique du régime des vents et des courants océaniens qui permet d'éviter les conditions de retard, et de profiter des conditions de vitesse, de suivre, en un mot, des routes maritimes tracées scientifiquement et d'après des données à peu près certaines. On sait ce que la navigation doit, sous ce rapport, au génie observateur et à la ténacité laborieuse de Maury, qui a indiqué aux marins des routes abrégées, grâce auxquelles la traversée d'aller et de retour d'Angleterre à Sidney, qui était jadis de 250 jours, a été réduite à 130 jours ; la traversée des États-Unis à l'Équateur a été ramenée de 41 à 24 jours ; celle des États-Unis en Californie de 135 à 110 jours (1).

Où s'arrêtera d'ailleurs cette rapidité des traversées ? Des paquebots vont du Havre aux États-Unis en 14 jours, et un navire a pu voir dernièrement les côtes d'Angleterre le neuvième jour après son départ de New-York. En juillet dernier, le *Sindh* des Messageries franchissait en 11 jours 8 heures (dont il faut défalquer 51 heures 55′ d'escale à Naples, Port-Saïd et Suez) la distance qui sépare Marseille d'Aden, avec une vitesse moyenne de 13ⁿ,25, M. Lindsay a résumé dans un tableau les moyennes de la durée des traversées de Queenstown à Sandy-Hook (5,143 kilomètres) des paquebots des trois grandes compagnies White-Star, Cunard et Inman. La durée moyenne de 312 traversées d'Angleterre en Amé-

---

(1) Voy. Brault, *Du progrès que peut apporter l'étude du régime des vents dans la question des itinéraires maritimes. Mémoire lu au Congrès international de Géographie* (Rev. marit. et colon., 1876, t. XLVII, p. 805).

rique a été de 10 jours 3 heures, et celle des traversées en sens inverse, calculée sur 305 voyages, a été de 8 jours 19 heures. Le minimum pour aller en Amérique a été de 9 jours 22 heures, et le minimum pour en revenir de 8 jours 20 heures. Une traversée de Sandy-Hook à Queenstown, d'une durée de plus de 12 jours, a été considérée, et elle est citée, comme exceptionnelle. La *City of Berlin* de la ligne Inman a été d'Irlande en Amérique en 7 jours 18 heures et 2', parcourant 359 milles ou 665 kilomètres par jour ou 26ᵏ, 8 par heure. Ces chiffres ont même été dépassés. La traversée fabuleuse faite par l'*Adriatic* (1) de la ligne White-Star n'a été que de 7 jours 23 heures 12' et le *Germanic*, qui l'a distancé « d'une tête de cheval », comme on dit dans la langue du sport, renchérissant sur cette traversée d'une brièveté incroyable, a fait sa traversée en 7 jours 23 heures et 7 minutes, c'est-à-dire a mis 5 minutes de moins que son émule (2).

On comprend à quelles vicissitudes climatériques compromettantes soumettent des traversées d'une rapidité aussi vertigineuse, et l'on ne peut s'empêcher de penser que ce que l'on gagne en vitesse, on le perd en sécurité. C'est là le péril de ces traversées rapides et courtes, mais il n'en est pas de même des longues traversées dont on veut abréger la durée en en supprimant les relâches, comme il est arrivé de quelques navires affectés au transport des condamnés à la Nouvelle-Calédonie. J'ai signalé la nécessité de modérer ce zèle intempestif et de ne savoir gré de la brièveté comparative de ces traversées que quand elles ont été coupées par un nombre suffisant de jours de relâche.

En résumé, nous pensons que la navigation la plus salubre est celle qui diversifie souvent l'une par l'autre les influences terrestres et les influences de la mer lesquelles se servent réciproquement d'antidotes; l'hygiéniste qui sait les opposer les unes aux autres, et d'une manière opportune, peut en tirer un parti inestimable.

## ARTICLE II

### RELACHES ET MOUILLAGES.

Le choix des relâches est déterminé par leur position géographique qui n'éloigne que le moins possible de la route suivie, et partage la tra-

---

(1) Brassey, *La marine marchande considérée comme auxiliaire de la marine de guerre* in *Rev. des cours scientifiques*, n° du 30 septembre 1876. Tout récemment (novembre 1876) la *Britannia* de la ligne White-Star a fait la traversée de Sandy-Hook à Queenstown en 7 jours, 13 heures, 11 minutes. C'est la traversée la plus rapide qui ait été enregistrée. Or, la distance étant de 2,884 milles marins ou de 5,193 kilomètres, la vitesse moyenne a été de 15 nœuds (27ᵏ,78) à l'heure; c'est la vitesse des trains-omnibus.

(2) Les modes actuels de locomotion suppriment les distances et font passer l'organisme humain par des épreuves qui ne sont pas sans péril. Le *train-éclair* de New-York à San-Francisco vient de traverser de l'E. à l'O. le continent américain en 83 heures, et les Américains se promettent sans doute mieux que cela pour l'avenir.

versée en parties sensiblement égales ; par la facilité de leur accès ; par les ressources qu'elles offrent au ravitaillement ; j'ajouterai que leur salubrité dans la saison où on les aborde et les moyens qu'elles donnent d'isoler les matelots de la syphilis et de l'alcool doivent surtout entrer en ligne de compte. Depuis un certain nombre d'années, les médecins de la marine étudient avec soin les relâches à ces divers points de vue et les *Archives de médecine navale,* si habilement dirigées par M. Le Roy de Méricourt, contiennent déjà une foule de documents précieux propres à guider les navires dans le choix des relâches et les renseignant sur la valeur des divers mouillages et sur les ressources qu'ils offrent. On ne saurait trop les engager à persévérer dans cette voie.

S'il y a pour les capitaines de navires un art de choisir les relâches, il y a aussi un art de les utiliser, c'est-à-dire de prendre tel mouillage plutôt que tel autre, de se placer à une distance de terre qui, sans rendre les communications trop fatigantes, ne les rende cependant pas trop fréquentes ; d'en mesurer la durée de façon à ne pas les prolonger au delà de ce que commande l'intérêt du bien-être et de la salubrité. Quand la géographie médicale aura été plus complétement étudiée, on sera mieux édifié qu'on ne l'est aujourd'hui sur la valeur et les ressources des relâches et des mouillages ; mais on possède déjà sur ce point un certain nombre de faits dont on doit tirer parti dans l'intérêt des équipages.

---

# CHAPITRE II

## Vicissitudes climatériques.

Je rattache naturellement à l'étude de la navigation celle des vicissitudes climatériques : c'est là, en effet, dans cette succession sans fin d'acclimatements et de désacclimatements, dans cette accommodation et cette désaccommodation incessantes de l'organisme aux milieux climatériques si divers qu'il traverse que gît le secret de l'influence puissante, qu'elle soit secourable ou perturbatrice, que la navigation exerce sur la santé.

Les transitions répétées de température par lesquelles passent les navigateurs ne peuvent manquer d'exercer sur leur santé une influence fâcheuse. Il n'y a plus de saisons pour eux : à un hiver passé en France, succède sans interruption un hivernage passé sous les tropiques ; aux chaleurs de nos étés, les frimas des mers du Nord. S'il est vrai qu'à chaque saison nouvelle, notre machine subit des modifications intimes qui la mettent en rapport avec les conditions météorologiques nouvelles qu'elle va traverser ; si nous avons une physiologie de l'hiver, une physiologie de l'automne, une physiologie du printemps (et qui pourrait en douter ?), les changements brusques de climat tendent outre mesure cette aptitude d'accommodation et la maintiennent dans une perpétuelle mobilité. Et de là des tiraillements, des heurtements de toute nature et qui soumettent l'organisme à des épreuves très-critiques. Sans doute les constitutions saines et vigoureuses puisent dans cette sorte de gymnastique de la thermogénèse spontanée une élasticité qui est la source de certaines immunités, mais combien plus grand est le nombre des santés qui en souffrent! Je citais tout à l'heure des exemples de la brièveté à laquelle on a amené un bon nombre de traversées ; les navires même qui n'ont pas de vitesses aussi grandes sont aujourd'hui singulièrement plus agiles que leurs devanciers, et, passant rapidement d'une zone à l'autre, exposent leurs équipages à l'épreuve de vicissitudes climatériques très-brusques et très-étendues. Les départs de France et les arrivages de retour, surtout maintenant que la vapeur rapproche si bien les distances, prennent souvent un équipage dans la la neige d'un de nos ports, en plein hiver, et le transportent en huit ou dix jours sous un soleil torride dont la chaleur est presque insupportable, même pour les créoles et les indigènes. En 1843 j'ai fait en neuf jours sur l'*Asmodée* le trajet d'Alger au Sénégal. Dix ans plus tard, sur l'*Eldorado*, j'ai laissé Saint-Louis, où régnait une température qui atteignait à certains moments de la journée 35° c., pour trouver sur les côtes du golfe de Gascogne, dix jours après, une température de plusieurs degrés au-dessous de 0°. Et pour ne donner qu'un exemple des perturbations réelles que ces vicissitudes brusques causent dans l'économie, je rappellerai ce développement énorme des vaisseaux lymphatiques simulant des cordes noueuses qui forme souvent un réseau saillant sous les aisselles et à la partie interne des membres chez les individus qui passent rapidement d'un climat très-chaud à un climat très-froid. J'ai connu un capitaine de vaisseau (1) qui fut appelé successivement au commandement d'une canonnière à Terre-Neuve et en Islande, qui re-repartit immédiatement pour les Antilles où il arriva dans l'hivernage et effectua son retour en France pendant un hiver rigoureux. Les rhumatismes ont pris possesion de lui depuis ce moment et pour ne plus le quitter.

Cette question des changements brusques de climat envisagés dans leur action sur l'économie, tend à sortir du domaine de l'impression de surface et à entrer dans celui de l'analyse et de l'observation expérimentales. Je signalerai comme indices de cette tendance les recherches faites par un médecin anglais, M. A. Rattray, et celles d'un médecin de notre marine, M. J. Crevaux.

<hr>

(1) Le capitaine de vaisseau Chiron du Brossay, qui commandait le brig *l'Abeille* sur lequel j'ai fait une station dans le golfe de Guinée et à la mémoire duquel je donne ici un souvenir ému et affectueux.

M. Rattray, médecin-major de la frégate *le Salamander*, profitant de la traversée de ce navire d'Angleterre en Australie et du service des traversées de Sydney à Sommerset auquel il a été employé pendant son séjour de trois ans en Australie (1), a cherché à apprécier par des pesées auxquelles il a soumis divers groupes de son équipage les modifications de poids que le passage des climats tempérés aux climats chauds et réciproquement, a déterminées. Le navire part de Plymouth ; au bout de cinquante-cinq jours, c'est-à-dire de trente-quatre jours passés sous les tropiques, M. Rattray pèse 155 hommes et constate les résultats suivants : 8 n'avaient pas changé de poids; 45 avaient augmenté ; 103 avaient diminué; le maximum de gain avait été de 13 livres anglaises, le minimum de 1 livre, le maximum de perte de 23 livres et le minimum de perte de 1 livre. L'ensemble du voyage d'Angleterre au cap York (nord de l'Australie) a donné, au bout de sept mois, une moyenne de perte, par homme, de 6 livres et demie. Les hommes les plus jeunes paraissent avoir gagné du poids, les plus âgés en ont perdu (2). Le déchet a été plus considérable, et cela se conçoit, quand l'influence des salaisons est venue s'ajouter à celle du climat.

Ces faits n'ont certainement pas une signification très-démonstrative, les influences du changement de climat se compliquant ici d'influences voisines, d'autre nature et très-complexes, mais, comme je l'ai dit plus haut, l'influence des grands chiffres est corrective, dans une certaine mesure, de leurs défaillances, et les pesées générales des équipages divisés en catégories naturelles et dont les conditions d'hygiène sont analysées avec soin, peut, en somme, fournir sur leur prospérité nutritive des renseignements qui ne sont pas à dédaigner.

Le travail de M. J. Crevaux (3) est relatif à l'examen des modifications que présentent le pouls et la respiration quand on passe des climats tempérés aux climats chauds.

Le point de départ de ces observations sur le pouls était la détermination de son rhythme moyen dans la zone tempérée, sous l'influence d'une température variant de 13 à 25° c. M. Crevaux a déduit de 177 observations le chiffre de 68,58 pulsations comme représentant le rhythme moyen du pouls dans ces conditions de climat. Dans la zone torride, le chiffre moyen des pulsations a été plus élevé d'un quatorzième, ou de 4,18 pulsations, soit 72,76 pulsations par minute. Cette élévation du

_____

(1) La distance de ces deux points, placés l'un par 34° de latitude S., l'autre par 10° de latitude S., est de 1700 milles.

(2) A. Rattray, *Influence du régime, du climat et des longs voyages sur la santé des marins, déduite des variations de leur poids* . Traduit par Ad. Nicolas du *Statistical Report of the health of the Navy for the year* 1866, in *Arch. de méd. navale*, 1869, t. XII, p. 321.

(3) J. Crevaux, *Résumé de 1727 observations sur le pouls et de 2824 observ. sur la respiration prises sur 81 sujets pendant une traversée de France à Montevideo* du 14 janvier au 10 avril 1874. (Communication manuscrite.)

rhythme du pouls s'est accrue avec la température, comme le montre le tableau suivant.

| TEMPÉRATURE. | NOMBRE de pulsations. | NOMBRE d'observations. |
|---|---|---|
| 26° centigrades. | 71.18 | 91 observations. |
| 27°　— | 71.00 | 170　— |
| 28°　— | 72.44 | 225　— |
| 29°　— | 74.12 | 284　— |
| 30°　— | 75.75 | 2?7　— |
| 31°　— | 79.74 | ʊ　— |

M. Crevaux a étudié avec le même soin l'influence du passage de la zone tempérée dans la zone torride sur le rhythme respiratoire. Sur 81 sujets examinés sous ce rapport il a constaté les résultats suivants : 1° chez 15 le nombre moyen des respirations a été plus considérable dans la zone torride que dans la zone tempérée ; la différence moyenne a été de 3 respirations par minute ; 2° chez 20 autres, le nombre des respirations s'est accru de 3 et demi : 3° chez 27 autres, il n'y a pas eu de changement appréciable en passant de la zone tempérée dans la zone torride ; 4° chez les 19 autres, des circonstances perturbatrices ont traversé l'observation et n'ont pas permis de conclure.

Je dois rapprocher de ces recherches de MM. Rattray et Crevaux, celles antérieures de John Davy qui, dans un voyage de Southampton à la Barbade, étudia la marche de la chaleur organique au fur et à mesure que s'accroissait la température extérieure. Il trouva que la chaleur organique s'élevait et que cette élévation ne dépassait pas 1°,5, ce qui est déjà quelque chose (1). Comment expliquer ce phénomène? Y voir une simple transmission calorifique de molécule à molécule, une relation mobile d'équilibre de température entre l'air l'extérieur et le corps, c'est ne donner qu'une partie de l'explication de ce fait. Il faut aussi faire intervenir cette loi physique formulée par Newton, en vertu de laquelle le refroidissement d'un corps est proportionnel à l'excès de sa température sur celle du milieu ambiant, de telle sorte que les animaux doivent conserver plus aisément leur chaleur propre quand la température extérieure s'élève. Il faut sans doute ajouter à ces explications physiques la stimulation exercée sur l'économie par la chaleur

(1) John Davy, *Observ. div. faites pendant un voyage de Southampton à la Barbade*, trad. Guérard, *Ann. d'hyg. publ.*, 1ʳᵉ série 1846, t. XXXVI, p. 318.

et la lumière des atmosphères torrides. Quoi qu'il en soit, il serait bien intéressant de savoir si cette augmentation de la chaleur organique est durable ou bien si l'organisme rentre, par l'assuétude, dans ses conditions normales de température. Or, les recherches de Davy s'étant bornées à la seule traversée laissent complétement inexploré ce point de physiologie.

On le voit, il y aurait dans ces recherches, entreprises et conduites d'après une méthode uniforme, répétées dans les conditions les plus diverses, une mine de résultats intéressants à mettre au jour. La physiologie et l'hygiène des traversées étudiées non pas seulement la balance, la montre à secondes, et le thermomètre en main, mais en associant à ces moyens de précision toutes les ressources d'une analyse clinique attentive, voilà un beau sujet et que je recommande au zèle des médecins navigants.

Les maladies déterminées par les transitions de température auxquelles soumettent les vicissitudes climatériques sont peu nombreuses sans doute ; mais les imminences morbides qui en résultent sont innombrables. Les constitutions vigoureuses, celles que rien n'ébranle, traversent ces épreuves sans les sentir ; les organisations délicates, celles qui portent une épine diathésique ou une prédisposition morbide héréditaire y trouvent des dangers réels. « *Où la guêpe a passé, le moucheron demeure.* » Entre ces prédispositions je signalerai surtout la prédisposition tuberculeuse. Des faits nombreux sur lesquels mon attention est fixée depuis longtemps et empruntés surtout à l'observation de la classe des fonctionnaires, si constamment et si abusivement déplacés d'un bout à l'autre de la France, m'ont montré que la phthisie se développait fréquemment dans des familles indemnes jusque-là de cette tare quand on les envoyait soit du nord au midi, soit du midi au nord ; à l'encontre d'une opinion assez répandue, l'émigration vers le midi ne serait, pas sous ce rapport, moins dangereuse que celle en sens inverse si elle s'accomplit brusquement. La *phthisie des fonctionnaires*, résultat fréquent des heurtements climatériques, doit, à plus forte raison, menacer les plus instables et les plus voyageurs de ces fonctionnaires : les marins. Il y a là un point de vue étiologique qui a d'autant plus d'importance que les moyens actuels de locomotion nous font voyager « à la manière d'un boulet de canon, » pour me servir de la vive expression de H. Bennett.

Les maladies produites par la transition brusque du froid au chaud ont leur siége de préférence dans les organes de l'abdomen ; tandis qu'au contraire les aptitudes morbides créées par le passage dans les latitudes froides intéressent plus particulièrement la poitrine et produisent d'une façon générale les maladies ou indispositions *à frigore :* les bronchites, les laryngites, les pneumonies, la phthisie pulmonaire, le rhumatisme sous toutes ses formes, les névralgies (*frigus nervis inimi-*

*cum*). On a signalé également certaines récidives de fièvres paludéennes ou la transformation subite d'accès simples en accès pernicieux. Raoul, qui m'a précédé au Sénégal et qui était doué d'un excellent esprit d'observation, m'a dit avoir souvent fait cette remarque sur des bâtiments de commerce. Un séjour de plusieurs mois dans les rivières les plus infectes de la côte avait laissé quelquefois intacte la santé des équipages ; dès qu'ils reprenaient la mer et qu'ils trouvaient, avec une température plus fraîche, des conditions meilleures, la fièvre apparaissait à leur bord et souvent sous les formes les plus graves. Le commodore Jones, de la frégate anglaise *la Pénélope*, a été enlevé par un accès pernicieux en revenant en Europe après une longue station qui avait laissé sa santé intacte. Il est d'observation que les grandes brises des Açores, dont l'impression fraîche est si vive pour les organismes habitués aux chaleurs du Sénégal, ont souvent pour effet de produire des rechutes de fièvres intermittentes ou de transformer des accès simples en accès pernicieux. M. Swarz, médecin de la frégate autrichienne *la Novarra*, a vu son navire, qui avait séjourné impunément à Nicobar pendant un mois, envahi par les fièvres intermittentes au bout de huit jours de mer (1). De même M. Bourel-Roncière a constaté que, quand sa frégate, allant de Rio à Montevideo, atteignait des latitudes fraîches, des hommes qui, à Rio-Janeiro étaient restés indemnes de paludisme, payaient leur tribut à la fièvre (2).

Je crois qu'il n'y a qu'une seule explication à donner à ces faits d'où découlent des enseignements de prophylaxie : c'est que le poison paludéen, s'éliminant par les sueurs profuses, produit ses effets, et des effets parfois accumulés, dès que la fraîcheur de la température ferme cet émonctoire. J'ai remarqué que les fièvres contractées à la côte d'Afrique récidivent en France, surtout pendant les froids, c'est-à-dire au moment où il est le moins possible de faire intervenir une impaludation nouvelle et sur place. J'ai connu à Brest un lieutenant de vaisseau qui, subissant ces récidives hibernales des fièvres du Gabon, avait constaté qu'un certain nombre de matelots, ses compagnons de voyage, résidant également à Brest, étaient simultanément en butte à ces rechutes. Et ce fait est d'autant plus remarquable que Brest ne saurait être considéré comme une ville palustre, et qu'il ne s'agissait là, par conséquent, que d'un réveil de fièvres d'origine exotique.

(1) *Arch. de méd. nav.*, t. II, p. 563.
(2) Bourel-Roncière, *La station navale du Brésil et de la Plata* (*Arch. de méd. nav.*, 1872, t. XVIII et 1873, t. XIX et XX).

# SECTION TROISIÈME

## CAMPAGNES.

Les campagnes qui réunissent les influences complexes de l'habitation nautique, du séjour à la mer et des climats, subies par un équipage entre son départ de la métropole et son retour, offrent à étudier en hygiène navale : 1° leurs conditions de durée et d'excursion ; 2° leur nature suivant le but qu'elles se proposent ; 3° la zone géographique dans laquelle elles s'accomplissent.

---

## CHAPITRE PREMIER

### Durée et excursion des campagnes.

### ARTICLE PREMIER

#### DURÉE DES CAMPAGNES.

En hygiène navale, la question de la durée qu'il convient d'assigner aux campagnes se lie étroitement à celle de l'assuétude climatérique ou acclimatement. Si, dans les climats chauds, l'Européen ne fait que lutter, avec plus ou moins de succès, contre les influences combinées du climat et de l'impaludation, il faut assigner aux campagnes qui s'effectuent dans ces zones une durée maximum qui ne permette pas aux équipages d'atteindre cette limite où leur santé s'est appauvrie et n'a plus qu'une force insuffisante de résistance. La côte O. d'Afrique est peut-être le meilleur terrain sur lequel cette question de la nécessité de graduer la durée des stations en raison inverse de leur salubrité puisse être portée.

J'ai eu le loisir de l'étudier pratiquement dans deux stations successives admirablement adaptées à cette expérience : dans la première, la durée de la station des navires était fixée à trois ans ; dans la seconde, elle avait été réduite à dix-huit mois. La mortalité annuelle de celle-ci fut incomparablement moins forte ; il y a plus, il était facile de suivre, d'une année à l'autre, l'accroissement des maladies et des décès, et dans le cours de 1846, en particulier, les navires les plus maltraités furent ceux qui séjournaient depuis plus longtemps sur la côte. Ce fait fut surtout évident pour l'*Infatigable* qui, arrivé un an avant les autres navires, présenta sur un équipage de 81 hommes, 189 malades, eut 2 décès et dut renvoyer en France 8 de ses matelots, c'est-à-dire, eut, en morts et en réformés, dans une seule année, 12,1 pour 100 de son équipage. L'*Indienne*, qui avait aussi près de deux ans de station, essuya des pertes moindres, mais cependant de beaucoup supérieures (5 p. 100) à celles de la moyenne des autres bâtiments. Il nous arrivait bien souvent de visiter des navires partis de France à des époques diverses et, pour peu qu'il y eût six mois de différence entre la durée respective de leur séjour sur la côte d'Afrique, cela seul suffisait pour modifier d'une manière apparente la force et la santé de leurs équipages. Dans des stations de la nature de celle-là, la première année se passe assez bien ; mais dès que la plus grande partie de l'effectif a vu sa santé s'entamer, quelque légère qu'ait été l'atteinte qu'elle a subie, c'en est fait : « tout lui devient aquilon, » et la fragilité de la santé s'accuse par l'élévation de l'invalidité journalière et par l'accroissement de la mortalité. Il ne faut pas attendre cette usure progressive, et l'on doit pratiquer largement le système du rapatriement. Lésiner en cette matière, c'est souvent laisser passer le moment opportun et compromettre en même temps le salut des équipages et les intérêts du service. Trois mesures concilieraient ce double intérêt : 1° la limitation des campagnes à une durée très-courte ; 2° le renouvellement annuel des équipages par tiers ; 3° le roulement d'une station à une autre plus favorisée.

Jadis la durée des stations était uniforme et elle était fixée à trois ans, quand elle ne dépassait pas cette limite. Il y avait là un danger réel et qui a frappé tous les médecins qui ont étudié de près les effets de ces campagnes. En 1856, j'insistais sur la nécessité de ne pas prolonger ces stations insalubres au delà de dix-huit mois. Il a été donné satisfaction à ce vœu en ce qui concerne la côte occidentale d'Afrique ; les stations de Madagascar et de l'Indo-Chine exigeraient la même mesure si la possibilité de trouver dans les mers où elles se passent des points de rafraîchissements pour les équipages ne mitigeait heureusement les fatigues et l'insalubrité de ces campagnes.

Le renouvellement annuel des équipages par tiers dans les stations malsaines me paraît une mesure fertile en bons résultats et d'une application assez facile. Soit par exemple, et pour fixer les idées, un navire en station au Gabon ; chaque année, un transport partant de France échangerait un tiers de son effectif contre le tiers le moins valide du navire stationnaire. De cette façon le même navire pourrait séjourner pendant trois ans dans la même station ; un tiers de son équipage rompu à la pratique de cette station ou de cette croisière en inculquerait les traditions aux nouveaux-venus ; on aurait des équipages valides, rendant de bons services, et les pertes diminueraient dans une proportion considérable ; de plus la connaissance nautique d'une station serait ainsi répandue sur un plus grand nombre de marins au profit de leur instruction professionnelle ; enfin ces transports servant en même temps au matériel, la dépense de cette épuration du personnel serait minime et l'on conserverait ainsi un grand nombre d'existences précieuses.

Le roulement d'une station à l'autre (en commençant par la moins insalubre pour obtenir une sorte d'assuétude) est une pratique excellente qui récrée les équipages, les instruit et les met à l'abri de réels dangers. L'Angleterre a eu longtemps le monopole de ces stations mobiles ; la création pour notre marine d'une station de l'Atlantique sud qui mitige les influences de la côte O. d'Afrique par celles, relativement bénignes, de la côte E. de l'Amérique méridionale, est, chez nous, le premier pas fait dans cette voie, et l'hygiène ne peut qu'y applaudir.

## ARTICLE II

### EXCURSION DES CAMPAGNES.

Les campagnes se divisent sous ce rapport en : 1º grand et petit cabotage ; 2º grandes campagnes et long cours ; 3º circumnavigation.

### § 1. — *Grand et petit cabotage.*

Les petites pêches, le grand et le petit cabotage qui s'exercent, les premières sur nos côtes, les seconds sur le littoral européen compris, pour l'Océan, entre le détroit de Gibraltar et le Sund, isolent, en quelque sorte, les influences nautiques proprement dites de toutes les autres, et leur hygiène s'écarte peu de celle des autres professions. On pourrait même soutenir, avec quelque raison, que le métier de marin exercé dans ces conditions, obligeant comme les travaux agricoles à vivre en plein air, est plus salubre que la plupart des professions industrielles de nos villes. Le caboteur a, en effet, à peu de chose près, la nourriture qu'il se procurerait à terre ; s'il s'éloigne momentanément de son port, il est soutenu par l'espoir d'y revenir bientôt avec le lucre que lui aura rapporté une expédition volontaire ; il perd à peine les côtes de vue ; les lieux qu'il visite, assez analogues à ceux qu'il laisse, pour l'aspect, les mœurs, souvent même le langage, ne heurtent en rien ses habitudes ; il vit sous un climat presque semblable à son climat natal ; et d'ailleurs, des retours fréquents au lieu d'embarquement retrempent, s'il y a lieu, ses forces physiques et morales. En un mot, la navigation du littoral est une de ces professions qui ne prélèvent aucun tribut rigoureux sur la santé de ceux qui l'exercent. C'est là la pépinière féconde où l'État va puiser les marins qui arment ses flottes, et auxquels, en retour du contrat volontaire par lequel il se les approprie, il attribue le monopole exclusif de l'exploitation commerciale de la mer.

### § 2. — *Grandes campagnes et long cours.*

L'hygiène des grandes campagnes est, à proprement parler, celle que nous avons eue en vue dans tout le cours de cet ouvrage. Le *long cours* est, en effet, la navigation complète, avec ses immenses parcours, ses influences et ses vicissitudes climatériques, ses absences prolongées loin du sol natal, ses nécessités spéciales d'alimentation, ses périls d'encombrement et d'infection nautiques, etc. Les voyages de circumnavigation, entrepris exclusivement sous l'inspiration des gouvernements dans un but civilisateur, militaire ou scientifique, sont, de tous, ceux qui exigent le plus d'industrie et de soins assidus pour défendre l'hygiène contre les mille obstacles auxquels elle vient se heurter ; la longue durée de ces campagnes, la nécessité d'embarquer des approvisionnements considérables pour obvier à la difficulté de leur renouvellement ; l'encombrement forcé de ces navires ; l'impossibilité de les nettoyer aussi exactement qu'on le fait dans nos arsenaux ; la putridité extrême de leur cale au bout de deux ou trois ans de navigation, etc., autant de causes d'insalubrité auxquelles on ne songe que pour admirer davantage les résultats merveilleux auxquels étaient arrivés les Cook, les Bougainville, les Vancouver, les Lapeyrouse, etc.; ces grands capitaines dont le génie des découvertes a fait d'illustres marins, dont la sollicitude touchante pour l'existence des matelots qui leur étaient confiés a fait, d'instinct, des hygiénistes habiles.

Dans les stations, il y a beaucoup moins d'imprévu que dans les voyages d'exploration ; qu'elles aient pour théâtre nos possessions d'outre-mer ou des pays étrangers, l'action prévoyante du gouvernement s'exerce en leur faveur ; des approvisionnements alimentaires destinés à renouveler ceux embarqués au départ sont préparés d'avance dans les points de relâche ; des marchés passés par les agents consulaires procurent aux équipages le bénéfice hygiénique de vivres frais. Si la patrie est éloignée, on est rattaché à elle par des communications incessantes, par l'espoir de n'en être éloigné que peu de temps. C'est dans des campagnes de cette nature que l'initiative omnipotente laissée aux amiraux ou aux commandants peut tout pour la salubrité de leurs navires. Ne les laisser séjourner que peu de temps dans les endroits malsains ; les astreindre, sur des données topographiques certaines, à prendre tel mouillage de préférence à tel autre ; faire alterner fréquemment les appareillages et les relâches ; veiller à l'observance rigoureuse des prescriptions hygiéniques comme à toute autre partie du service ; pourvoir à l'arrivée fréquente de ces nouvelles qui adoucissent les rigueurs de l'éloignement : tels sont les moyens de préservation hygiénique qu'on n'omet pas sans s'exposer à de cruels avertissements. Une autre précaution dont l'observance est aussi de rigueur consiste à ne jamais envoyer, sans nécessité absolue, les navires prendre station dans une localité suspecte au commencement ou pendant le cours de la saison malsaine. L'acclimatement aux pays chauds est déjà assez difficile et assez pénible sans qu'on en augmente les dangers par ceux d'une température brusquement accrue et d'une infection paludéenne arrivée alors à son maximum d'intensité.

Les croisières puisent leurs dangers, non plus, comme les stations, dans l'action soutenue des influences climatériques, mais bien dans la persistance du séjour à la mer. Une croisière est une traversée interminable, aggravée de la monotonie qui dérive de l'absence de but ; de plus, destinée souvent à opérer le blocus des côtes qu'elle surveille, elle oblige les navires à vivre de leurs propres ressources, impose aux équipages des privations qui préparent l'éclosion du scorbut, lequel devient surtout inévitable quand à ces misères se joint l'action du froid et de l'humidité.

Quelques campagnes sont intermédiaires entre la croisière et la station, et les conditions hygiéniques qui leur sont propres participent à ce caractère mixte : telle était la navigation de ces nombreux navires que l'Angleterre et la France envoyèrent en 1845 pour protéger le littoral de l'Afrique contre les cupides et criminelles tentatives de la traite, et qui, aux influences insalubres de la côte, qu'ils ne perdaient guère de vue, joignaient celles d'un séjour permanent à la mer. Dans des croisières aussi étendues que celle-ci (de 14° lat. N. à 16° S.) où l'hivernage et la saison sèche ne se montrent pas en même temps dans les zones différentes qu'elles embrassent, il faut tenir compte de cette circonstance, ne permettre de croiser que pendant la saison favorable, et faire en sorte que le même navire n'affronte pas deux hivernages de suite. C'est ainsi qu'un bâtiment qui remonterait du sud de la côte vers le Sénégal pourrait, pour peu qu'il séjournât dans chaque zone de station, subir les premières pluies de l'hivernage en avril à Sierra-Léone, les retrouver en juin à Rio-Nunez, en juillet à Rio-Pongo, et de juillet en novembre entre Rio-Pongo et le Sénégal. Une continuité aussi longue de conditions défavorables ne serait sans doute point supportée impunément.

Les campagnes des navires de commerce seraient certainement plus inoffensives pour la santé des équipages que celles des bâtiments de l'État, à cause de leur peu de durée, si par malheur l'inobservance de toutes les règles de l'hygiène et l'aveugle stimulant du lucre, qui maintient souvent pendant tout un hivernage les navires du commerce dans des régions marécageuses où l'Européen ne saurait vivre, ne compensaient, et bien au delà, cet avantage.

## § 3. — *Circumnavigation.*

Les voyages de circumnavigation ne sont, par le fait, qu'une succession de traversées entremêlées de relâches et qui en occupent toute la durée. Sans doute les équipages des navires qui remplissent ces missions subissent, au plus haut degré, l'influence des vicissitudes climatériques, mais cette condition fâcheuse est contre-balancée par l'alternance fréquente de la navigation et des ancrages, les facilités que donnent au ravitaillement la multiplicité des points auxquels touche le navire, l'animation créée par la vivacité des impressions qu'éveillent dans l'âme du plus apathique la curiosité de voir et l'attrait de l'inconnu. Je ne prétends pas parler ici, on le conçoit, de ces voyages autour du monde qu'exécutent périodiquement entre la Nouvelle-Calédonie et la France un certain nombre de nos navires de guerre; ces voyages des deux caps ne sont, par le fait, que d'immenses traversées avec leurs inconvénients de fatigues, de privations et d'ennui. Les vrais voyages de circumnavigation sont ceux qui s'opèrent en deux ou trois ans, qui font visiter un grand nombre des points du globe et qui ont habituellement un but d'exploration géographique ou de recherches scientifiques.

Et à ce propos, qu'il me soit permis d'exprimer, après tant d'autres, un vif regret de voir notre marine, si bien pourvue d'hommes, de savoir, et de ressources, oublier les traditions qu'elle avait constamment suivies du commencement du dix-huitième siècle au milieu de celui-ci, et s'effacer alors que toutes les autres accusent une louable ardeur pour les voyages d'exploration et d'études. Ces traditions consacrées par les noms des Freycinet, des Duperrey, des Dumont d'Urville, mêlés à ceux des Quoy, des Lesson, des Gaymard, des Gaudichaut, des Souleyet, etc., vont-elles donc s'affaiblissant chez nous? L'Autriche a fait faire à la *Novarra* un voyage autour du monde, et envoyé le *Tegethoff* à la recherche du pôle Nord; l'Espagne a payé son tribut par le voyage de la *Numancia;* l'Angleterre a eu le *Challenger*, le *Porcupine* et, rivalisant avec son émule l'Amérique pour serrer de plus en plus près le problème du pôle Nord, elle avait naguère deux de ses navires. l'*Alert* et la *Discovery*, qui lui livraient un nouvel assaut. Où est celui de nos navires de guerre qui joue son rôle dans cette glorieuse émulation? Pourquoi nous désintéresser de ces entreprises? Nous avons chez nous des Bellot qui ne demanderaient pas mieux que d'aller à ces héroïques aventures les pieds sur le pont d'un navire français. Et pour parler d'un autre aspect de la science, ne serait-ce pas de l'argent bien placé, que d'avoir un navire de l'État, installé d'après les données les plus scientifiques, affecté à ce seul but, et servant de laboratoire flottant de zoologie, de botanique, d'anthropologie et de physique du globe, que le Muséum utiliserait pour le plus grand profit de ces sciences? Le génie de l'homme poussé par sa mission n'a pas créé la navigation seulement pour en avoir du café, du sucre ou des bois de teinture; elle est un peu destinée à cela, mais beaucoup à mêler les peuples dans un intérêt commun de civilisation et à reculer les limites du savoir humain. C'est prendre les choses par le petit bout que de ne voir dans un navire qu'un comptoir flottant ou un affût de canon. On nous dit de nous relever par la science; certes je ne crois pas plus à cette panacée qu'aux autres, le fait du relèvement d'un peuple est quelque chose de plus complexe et de plus malaisé que cela, mais il est certain que nous devons à notre passé, à nos traditions, à notre rang dans le domaine de l'intelligence de reprendre et de garder la tête du mouvement scientifique. On a toujours assez d'argent quand on l'emploie bien. M. Ch. Martins, qui a pris part en 1839 à l'expédition, un peu hybride sans doute mais bien intentionnée, de la corvette *la*

*Recherche* et qui y a joué comme naturaliste le rôle distingué que chacun sait, a signalé, en la déplorant, cette sorte d'éclipse de l'esprit d'exploration scientifique chez nous (1). Je m'associe complétement à son espoir de le voir enfin se réveiller. Le jour où un navire de l'État, appelé si l'on veut *le Muséum*, entreprendra chaque année un voyage de pure science, marquera un progrès auquel tout ce qui aime le travail et le pays applaudira des deux mains. Il est impossible que quelque ministre de la marine ne se laisse pas tenter par la gloire d'attacher son nom à une création pareille. Les médecins de la marine, qui ont donné tant de preuves de leur goût pour les sciences naturelles, trouveraient là un moyen utile d'affermissement de cette vocation (2) de *circumnavigateurs de la science*, pour me servir d'un mot de Humboldt.

---

# CHAPITRE II

## Zones climatériques des campagnes.

L'homme, essentiellement cosmopolite par ses goûts, par son ardeur de savoir et d'acquérir, usufruitier intelligent du globe sur lequel Dieu l'a fait naître, explore sans relâche son domaine et, luttant par son industrie contre les conditions climatériques qui renferment les autres espèces animales dans des zones géographiques qu'elles ne dépassent guère, peut, en un court espace de temps, subir tour à tour ou les influences bénignes des climats tempérés sous lesquels la vie et l'intelligence florissent sans effort, ou les chaleurs énervantes des régions équinoxiales, ou les frimats désolés des contrées polaires qui ont eu besoin de s'entourer d'une ceinture infranchissable de glace pour que l'homme n'en explorât point les dernières limites.

Les campagnes se divisent naturellement à ce point de vue en : 1° campagnes des climats tempérés ; 2° campagnes des climats chauds ; 3° campagnes des climats froids.

### ARTICLE PREMIER

#### CAMPAGNES DES CLIMATS TEMPÉRÉS.

L'hygiène de la navigation dans les climats tempérés offre en quelque sorte, par une analyse naturelle dont l'observation médicale peut tirer le plus grand profit, les influences du navire séparées de celles du mi-

---

(1) Ch. Martins, *Voyage scientif. autour du monde de la Corvette anglaise* Challenger (*Rev. des Deux Mondes*, n° du 15 août 1874).

(2) Ollivier, *Le médecin de la marine dans les voyages de découvertes autour du monde* (*Arch. de méd. nav.*, 1864, t. II, p. 489).

lieu climatérique dans lequel il séjourne. Cette hygiène, dans ces conditions, n'a évidemment rien de spécial : qu'un bâtiment stationne sur nos côtes ou sur un des points du littoral méditerranéen, son équipage, à part les influences nautiques, vit, à peu de chose près, sous les mêmes conditions climatologiques que dans les pays d'où il provient; son organisation subit là encore sans doute des modifications que la pensée conçoit, mais elles sont tellement insensibles que l'observateur ne saurait en déterminer la nature. Nous pouvons dès lors nous dispenser de nous en occuper et porter toute notre attention sur le mode suivant lequel les climats excessifs réactionnent les phénomènes de la vie et sur les moyens de défense que l'hygiène met à la disposition du marin pour se défendre contre les influences de ces climats.

## ARTICLE II

### CAMPAGNES DES CLIMATS CHAUDS.

Dans la première édition de cet ouvrage je suis entré dans de longs détails sur la climatologie physique des pays chauds. Je ne saurais ici aborder de nouveau cette étude, désireux que je suis de ne pas sacrifier à ces développements une place que je dois réserver pour des sujets qui sont plus directement afférents à l'hygiène navale. J'ai d'ailleurs dans un autre endroit indiqué les considérations de climatologie qui s'y rattachent (1). Un simple énoncé des faits les plus saillants de la climatologie tropicale suffira donc ici.

### § 1. — *Formule climatologique des pays chauds.*

Les pays chauds, théâtre le plus habituel des navigations, sont ceux dont les températures moyennes annuelles sont comprises entre 15° et 30° cent. Les deux lignes isothermes qui limitent cette bande affectent la direction suivante. Celle de l'hémisphère N. part du détroit de Gibraltar, traverse l'océan Atlantique, puis l'Amérique septentrionale à quelques degrés dans le nord du golfe du Mexique, sillonne le grand Océan et l'Asie presque parallèlement à l'équateur, atteint le 40° de latitude N., coupe la mer Caspienne, descend vers le sud en approchant de la Méditerranée, côtoie tout le littoral de cette mer intérieure et va aboutir au détroit de Gibraltar d'où nous l'avons fait partir.

La ligne isotherme de l'hémisphère S. part de l'extrémité méridionale de l'Afrique, traverse l'Australie, suit la mer Pacifique, se rapproche un peu de l'équateur en se dirigeant vers l'Amérique méridionale, s'infléchit vers le sud en traversant celle-ci, et va rejoindre à travers

---

(1) Fonssagrives, *Dict. encyclop. des sciences médicales*, 1875, 1ʳᵉ série, t. XVIII, art. CLIMAT.

l'Atlantique la partie de l'Afrique où nous avons placé son point de départ. Cette zone occupe dans sa plus grande largeur un espace de 60°
environ. Elle est divisée en deux parties inégales par la ligne des maxima
de température qui décrit au-dessus et au-dessous de l'équateur terrestre des ondulations irrégulières. Cet équateur de chaleur donne
27°,4 de moyenne dans le golfe de Guinée, 29°,6 dans la presqu'île de
Malacca, 30°,2 dans le sud de la Malaisie, 29°,3 et 27°,6 dans l'océan
Pacifique, 27°,2 à Panama, 28°,6 à son entrée dans l'Atlantique, 28° en
traversant celui-ci, et enfin 27°,4 au niveau du golfe de Guinée (carte de
Berghaus).

Cette zone des climats chauds se subdivise en trois parties : 1° climats
*chauds* (1) proprement dits d'une température annuelle moyenne variant entre 15 et 20° c. (Alger 17°,9 ; Buenos-Ayres 16°,9 ; Nangasaki 18°,3,
Ville du Cap 19°,1, Madère 18°,7, ; Montévidéo 19°,3 ; Ténériffe 17°,1) ;
2° climats *mésothermiques* d'une température moyenne annuelle comprise entre 20° et 25° c. (Tunis 20°,3 , Caracas 22° ; le Caire 22° ; Rio-
Janeiro 23° ; Honolulu 23°,7 ; Maurice 24°,9, etc.) ; 3° climats *hyperthermiques*, au-dessus de 25° c. (Madras 27° ; Bombay 26° ; Karikal 28° ; Para-
maribo 29°, etc.).

Si l'on compare ces points du globe, sous le rapport de la température à la moyenne annuelle d'un climat connu, celui de Montpellier
par exemple, qui est de 13°,2, on a une idée de la quantité proportionnelle de chaleur qui est versée annuellement par le soleil sur ces divers
points du globe.

Mais cette quantité de chaleur importe moins à l'hygiéniste que son
*régime*, c'est-à-dire sa distribution dans les diverses unités de temps. Or
les pays intertropicaux, dont je m'occuperai seuls dans cette étude, ont
un régime thermologique bien autrement stable que celui des climats
tempérés. C'est dire que l'écart entre le minimum et le maximum de
l'année y est beaucoup moins ample. C'est ainsi que le climat de Pau
ayant offert, de 1854 à 1864, un écart de 48° c. entre la plus haute et la
plus basse température de l'année ; celui de Nice un écart de 23°,2 ;
celui de Menton un écart de 21°,8 ; celui de Cannes un écart de 22°, et
l'écart entre le maximum et le minimum annuels à Montpellier ayant
été en moyenne, pour une période de 36 ans, de 48°,5 ; cet écart
moyen pour Surinam, Pondichéry, Madras, la Martinique a été
de 19°,5.

De même aussi dans les climats hyperthermiques, y a-t-il entre les
maxima et les minima mensuels des écarts beaucoup moins étendus
que dans les pays tempérés. Dutroulau a donné un tableau indi-

(1) M. Jules Rochard dans son remarquable article CLIMAT du *Nouveau Dictionnaire
de médecine et de chirurgie pratiques* a adopté pour limite des climats chauds, les isothermes de + 25° et + 15° (t. VIII, 1868). J'aime mieux établir une zone intermédiaire,
*mésothermique*, limitée par les isothermes de 20 et de 25°.

quant les maxima et les minima mensuels à la Martinique (1). Ils ne sont séparés, en moyenne, que par 8°,9 ; ce qui indique, en réalité, une température mensuelle très-uniforme. Les mois d'hivernage sous les tropiques, c'est-à-dire les mois de grandes chaleurs, de calmes et d'orages sont ceux qui ont la température la plus fixe, c'est-à-dire qui présentent la moindre différence entre les maxima et les minima de leur température. C'est ainsi que d'un tableau des écarts mensuels de la température à Brest et à Gorée, dressé par M. Borius (2), on peut tirer cette conclusion que cet écart moyen pour les douze mois de l'année ayant été de 14°,8 à Brest. a été de 8°,2 à Gorée. Et cependant le climat de Brest est un climat relativement constant. Les oscillations nycthémérales de la température sous les tropiques sont peu étendues (3). M. Borius, qui a mis ce fait en relief, a comparé sous ce rapport Gorée et Brest. Les moyennes des plus fortes oscillations nycthémérales de l'année 1859 ont été en effet à Brest de 10°,3 et à Gorée de 6°. Le maximum a été en septembre pour la première de ces deux localités (13°,6) et en février pour la seconde (10°) (4). Mais si, en temps ordinaire, la température nycthémérale est plus constante dans les pays intertropicaux que sous les climats tempérés, les perturbations atmosphériques accidentelles y produisent au contraire des écarts d'une grande amplitude. C'est ainsi qu'à Suez, M. Aubert-Roche a vu le thermomètre, abaissé par instants jusqu'à + 2°,4, monter, sous l'influence du *khamsin*, à 40° (5). A Moka et à Massouah (partie méridionale de la mer Rouge), quelquefois le thermomètre saute dans un même jour de 17 et 18° à 45 et même 50°. Dans le fleuve du Sénégal, la température s'élève parfois brusquement, quand souffle l'harmattan, de 21 ou 23° à 34 et 35°. Les tornades de la côte d'Afrique, débutant par un calme plat sous une température de 28 à 30°, amènent un abaissement si sensible de température que les nègres grelottent et se couvrent autant qu'ils le peuvent et que les colons de Sainte-Marie de Gambie font allumer des feux dans l'intérieur de leurs maisons. Nous avons souvent éprouvé ce qu'a de pénible ce brusque abaissement de température. Mais, en dehors de ces variations accidentelles, le régime nycthéméral de la chaleur est très-constant dans les pays chauds.

En résumé : 1° élévation considérable de la température moyenne annuelle ; 2° variations nychthémérales ordinaires, peu amples ; 3° va-

(1) Dutroulau, *De l'endémie dysentérique à Saint-Pierre* (*Martinique*), *Revue colon.*, 1852, t. VIII.

(2) A. Borius, *Rech. sur le climat du Sénégal.* Paris, 1875, p. 56.

(3) J'ai à rectifier ici une erreur que j'ai commise à ce sujet dans la première édition de cet ouvrage (p. 368), erreur due à ce que, possédant peu de renseignements thermométriques, je jugeais cette question par la sensation physiologique qui accuse en effet des différences sensibles entre le jour et la nuit.

(4) A. Borius, *loc. cit.*, p. 59.

(5) Aubert-Roche, *Acclimatement des Européens dans les pays chauds* (*Ann. d'hyg.* 1re série, 1843, t. XXXI, p. 45).

riations accidentelles considérables ; 4° variations mensuelles peu étendues ; 5° réduction des saisons à deux : l'hivernage et la saison fraiche : telle est, au point de vue de la température, la formule de la climatologie tropicale.

Les climats chauds sont humides ; on s'en rend aisément compte en songeant que dans les parties maritimes de cette zone la chaleur active l'évaporation et que l'air ayant une température élévée peut contenir une quantité considérable de vapeur d'eau à l'état invisible. M. A. Borius a établi que dans les mois de juin, juillet et août à Saint-Louis (Sénégal), la quantité absolue de vapeur d'eau est double de ce qu'elle est en France, et qu'à toutes les époques de l'année la tension de la vapeur y égale ou dépasse la tension de la vapeur dans les trois mois les plus chauds de l'année en France. Les pays intertropicaux ont, je viens de le dire, une grande constance thermologique, mais ils ont au contraire une grande inconstance hygrologique. Suivant M. Borius, la tension de la vapeur d'eau au Sénégal peut varier, dans l'année, de $1^{mm},78$ à $31^{mm},57$ ; et dans le même mois, de $1^{mm},78$ à $16^{mm},92$. C'est ce qui explique le désaccord qui existe entre l'indication thermométrique et l'impression physiologique de chaleur. A degré égal de chaleur, l'humidité exagère l'impression de chaleur, si la température est élévée, en diminuant l'évaporation cutanée, et exagère l'impression de froid, si elle est basse, en augmentant la conductibilité de l'air pour le calorique.

Les pluies y sont abondantes. A Paris, il ne tombe annuellement que $570^{mm}$ de pluie, et la moyenne udométrique de la France est de $810^{mm}$ (1) ; à la Basse-Terre (Guadeloupe) cette quantité s'élève à 300 centimètres ; à Cayenne, à $3^{m},513$ ; à Calcutta il tombe 205 centimètres d'eau, à Bombay 208 ; à Mathouba cette quantité s'élevait à 714 centimètres, et Cherrapunji, le pays le plus pluvieux du globe, au pied de l'Himalaya, par une altitude de 1250 mètres, reçoit sur son sol, chaque année, $14^{m},200$ de pluie (2). Dans les pays chauds, le régime des pluies y est violent et chaque pluie prenant le caractère torrentiel y atteint des proportions inconnues à celles des climats tempérés ; à Cayenne on a noté une pluie donnant $0^{m},28$ d'eau par heure ; à la Réunion on a constaté $0^{m},73$ d'eau en vingt-sept heures. Mais ces faits sont exceptionnels ; des averses qui donnent $0^{m},051$ comme celle de Saint-Louis, en octobre 1873, ont déjà ce caractère. Dans les climats intertropicaux la pluie ne tombe guère que dans l'hivernage qui correspond, pour le Sénégal, à juillet, août et septembre ; mais dans la zone qui embrasse deux ou

(1) Levasseur, *La France et ses colonies*. Paris, 1868, p. 3.
(2) Au Sénégal les pluies sont peu abondantes ; à Gorée, où il pleut beaucoup plus qu'à Saint-Louis, la pluie tombée annuellement est de $5^{m},327$. A Saint-Louis, la quantité d'eau tombée sur le sol est en moyenne de $0^{m},408$. En 1863, où la sécheresse a été excessive, il n'y a eu que $0^{m},141$ d'eau (A. Borius, *loc. cit.*). Il pleut aux Antilles quatre fois plus qu'au Sénégal.

trois degrés sud et deux ou trois degrés nord, les pluies, quoique plus fréquentes dans une saison, s'y montrent avec une certaine permanence : Ce sont alors, comme je l'ai vu au Gabon, des petites pluies de peu de durée alternant avec un soleil radieux. Ce sont ces successions continuelles de chaleurs vives et de pluies qui donnent aux régions de cette zone la végétation qui les orne, ce sont celles aussi qui favorisent la formation de ces miasmes qui font payer si cher la beauté de ces pays.

En France le nombre moyen des jours de pluie est de 113 ; à Gorée il ne pleut que 33 jours par an ; à Sainte-Marie de Madagascar il y a 136 jours de pluie ; aux Antilles 200 jours ; à Alger 95 jours, etc.

La rosée est abondante dans les pays chauds et dans une certaine zone, dite zone sans pluie, qui embrasse le Sahara, l'Arabie, une partie de la Perse, le Thibet, la Mongolie, le centre de la Nouvelle-Hollande, une partie du Chili, le Pérou, la rosée et le brouillard y remplacent les pluies.

L'électricité surabonde dans les pays chauds, et se traduit par des orages qui, dans certains parages, se produisent avec une intensité et une permanence qui ne peuvent manquer d'exercer sur la santé des équipages une influence très-réelle. La distribution géographique des orages indique qu'ils vont en augmentant de fréquence et d'intensité à mesure qu'on se rapproche de l'équateur ; à Paris il n'y a que 12 orages par an ; à Smyrne 19 ; à la Martinique 39 ; à Rio-Janeiro 60 ; à Calcutta 60 (1), au Sénégal 28. Mais il faut tenir plus compte des jours orageux qui tendent les nerfs et fatiguent outre mesure par la saturation électrique et hygrométrique et par la chaleur extrême qui les signalent, que des orages réalisés et qui amènent au moins, à leur suite, une détente plus ou moins longue dans la température. Or, la saison d'hivernage est presque entièrement orageuse. M. A. Borius a compté au Sénégal 87 jours orageux pendant la durée de l'hivernage. Pendant cette saison, à Sainte-Marie de Madagascar, le tonnerre se fait entendre presque tous les jours, principalement le soir ; on l'entend gronder au loin pendant l'après-midi ; le soir, au coucher du soleil, il se rapproche de la terre et chaque nuit le ciel est sillonné d'éclairs. Dans le golfe de Biafra, à Fernando-Pô, nous ne passions pas un jour sans orages. Au Sénégal les perturbations électriques de l'atmosphère sont intermittentes, mais elles se manifestent avec une violence inouïe par des ouragans qui ont une marche et une durée régulières, pendant lesquels les vents soufflant avec force et changeant incessamment de direction font habituellement le tour du compas, d'où les noms de *tornades* ou *tornados* par lesquels on les désigne. Il y a des tornades sans orages et des tornades sans pluie ou tornades sèches. Les pampères de la Plata se rattachent aussi à des phénomènes de saturation électrique.

(1) Foissac, *De l'influence des climats sur l'homme.* Paris, 1867.

Telle est la formule générale de la climatologie tropicale : elle peut
être ramenée à ces termes : permanence et intensité de la chaleur ; régime
thermologique constant ; humidité considérable et régime violent des
pluies ; luminosité abondante, saturation électrique de l'atmosphère.
Ces données relatives à la physique des climats chauds suffisent, quelque
incomplets qu'ils soient, pour faire comprendre l'influence qu'ils exercent sur la santé des équipages.

### § 2. — *Action physiologique des climats chauds.*

Avant que l'Européen se soit *indigénisé* (pour me servir de l'heureuse
expression de M. Celle), si tant est qu'il atteigne jamais ce résultat en-
viable, c'est-à-dire avant que sa santé se soit adaptée au milieu climatérique nouveau sous lequel il est appelé à vivre, des modifications
dont les unes sont lentes et insensibles, les autres brusques et apparentes, se sont opérées dans son organisme.

Une élévation sensible de la chaleur organique, comme je l'ai indiqué
plus haut d'après les observations de John Davy ; une dilatation générale
des fluides et des solides que les nouveaux-venus mesurent à l'étroitesse
insolite de leur pantalon et de leurs bagues et que Souty a considérée
non sans quelque raison comme une cause possible de troubles généraux, de congestions, parfois même d'hémorrhagies (1) ; une anémie,
variable quant au degré, mais s'étendant à tout le monde, et donnant au
teint cette pâleur mate qui est l'un des attributs organiques des créoles,
anémie qui ouvre la porte à une foule de maladies ou de prédispositions morbides et qui est la conséquence de causes complexes :
de la langueur de l'appétit et des aptitudes digestives ; de l'imperfection de l'hématose ne disposant que d'un air raréfié (2) ; de la séquestration à laquelle on est incité par la chaleur ; des déperditions sudorales
énormes et peut-être aussi de l'action directe de la chaleur, comme le
prouve la pâleur habituelle des gens de la machine ; une augmentation dans le rhythme du pouls, signalée déjà par Souty et démontrée
par les recherches plus récentes de M. J. Crevaux (3) ; une élevation
habituelle, mais non constante, du rhythme respiratoire ; une soif
ardente ; un allanguissement des fonctions digestives accusé par la

(1) J. A. Souty, *Consid. sur les maladies des Européens dans les pays chauds.* Thèse
de Montpellier, 1845, p. 10.

(2) Letellier a démontré que plus on respire dans un air chaud, moins l'exhalation de
l'acide carbonique est active (*Comptes rendus de l'Acad. des sc.*, 1845, t. XX, p. 795).
Je crois que l'accélération de la respiration dans les pays chauds est la conséquence
de cette imperfection de la dépuration du sang.

(3) *Ibid.*, p. 10. John Davy avait trouvé, au contraire, que dans les pays chauds, le
pouls n'avait que 60 pulsations en moyenne ; je concluais, comme lui, au ralentissement
de cette fonction et j'expliquais les résultats obtenus par Souty à ce qu'il avait compté
le pouls sur des anémiques. Le travail consciencieux de M. Crevaux me paraît juger cette
question dans un sens opposé.

diminution de l'appétit, ce balancier du mouvement de réparation nutritive ; la lenteur des digestions et la paresse de l'intestin ; une rupture de l'équilibre des sécrétions au détriment des muqueuses qui sont plus sèches, de la salive qui est plus épaisse, de l'urine qui est plus concentrée, et au profit des sueurs qui deviennent d'une incroyable abondance pour maintenir l'équilibre de la chaleur organique (1) et des sécrétions sébacée et pigmentaire ; une surexcitation nerveuse à laquelle concourent l'abondance des excitants calorifique et lumineux, l'appauvrissement du sang, la surcharge électrique de l'atmosphère, telles sont les modifications les plus saillantes que le climat des tropiques imprime aux constitutions européennes.

### § 3. — *Influence pathologique des climats chauds.*

Les affections des pays chauds peuvent être divisées, eu égard à leurs causes, en deux catégories : 1° maladies climatiques ; 2° maladies zymotiques.

I. — Il faut rattacher à l'influence de ces climats : la rareté des inflammations, leur peu de tendance à la suppuration, si ce n'est dans la peau et dans le foie appelés, par le fait du climat, à une grande exagération d'activité physiologique ; les allures chroniques qu'elles prennent ; leur fond d'asthénie qui obligerait les adeptes de la médecine broussaisienne à de singulières capitulations de système, et qui commande une extrême discrétion dans l'emploi des antiphlogistiques directs, des antiphlogistiques indirects ou hyposthénisants (2) et de la diète, — la fréquence des bronchites favorisée par l'abondance de la sueur et des occasions incessantes de répercussions sudorales, bronchites plus tenaces que celles des pays froids, fournissant aux épines tuberculeuses une provocation redoutable, reposant sur un fond d'anémie et d'éréthisme nerveux et s'accommodant mieux des toniques que des antiphlogistiques et des antimoniaux (3) ; — l'évolution rapide de la phthisie pulmonaire que l'on avait supposée, sous l'influence d'une croyance erronée, redressée victorieusement par M. Jules Rochard, devoir s'arrêter et guérir dans

(1) Suivant A. Guérard, un adulte produisant en moyenne 2,500,000 unités de chaleur par jour en perd les 3/5 par le fait de la double perspiration pulmonaire et cutanée (A. Guérard, *Effet des bains* et *Ann. d'hyg.*, 1841, t. XXXI, p. 355). On estime à 720 grammes environ par vingt-quatre heures la quantité d'eau fournie par la sueur. Dans les pays chauds cette quantité est doublée, si ce n'est plus.

(2) J'ai vu au Sénégal des hommes d'un riche développement sanguin être anémiés par une seule application de sangsues ou par l'emploi de la liqueur de van Swieten. Je ne saurais mieux comparer, sous ce rapport, la médecine des pays chauds qu'à celle des anciennes salles des condamnés de nos hôpitaux maritimes, et j'ai eu successivement sous les yeux les éléments de cette comparaison.

(3) Voy. Fonssagrives, *Hist. méd. de la campagne de la frégate à vapeur* l'Eldorado. Thèse de Paris, 1853.

les pays intertropicaux et qui, en réalité, s'en accommode fort mal ; la phthisie marche sous nos climats, elle galope sous les climats torrides (1) ; — la fréquence et la ténacité de ces *dyspepsies anémiantes* que j'ai décrites avec soin, contre lesquelles la médecine des pays chauds a constamment à lutter (2) et qui, après l'usage des vomitifs, nécessite l'intervention des ferrugineux et du quinquina, — la gastralgie qui, comme maladie principale ou comme complication, joue dans ces climats un rôle considérable, — les diarrhées diverses, mais surtout les diarrhées bilieuses, effet probable d'un accroissement de l'activité sécrétoire du foie, et peut-être aussi d'un changement survenu autant dans les propriétés que dans l'abandance de la bile que cette glande verse dans l'intestin, — des constipations d'une ténacité souvent incroyable et que l'exagération de la sueur, aussi bien que les conditions de la vie nautique, conspirent à faire naître (3) ; — la fréquence des névroses dues à la fois à l'appauvrissement du sang et à la surexcitation nerveuse ; — différentes maladies dont nous aurons occasion d'étudier les causes, telles que l'insolation, la calenture (?), la méningite de cause extérieure, etc., enfin diverses éruptions telles que le *lichen tropicus* ou bourbouilles, le prurigo, le pemphigus, les angioleucites superficielles, l'ecthyma, les abcès sous-cutanés, l'éczema, les furoncles, les herpès, etc., dus au surcroît de vitalité que présente dans les pays chauds l'enveloppe tégumentaire chargée d'une sécrétion sudorale abondante et stimulée incessamment par l'action d'une chaleur élevée et d'une lumière vive, etc., telles sont les maladies imputables aux influences climatiques.

II. — Les maladies zymotiques dans les pays chauds ne procèdent pas directement du climat, mais elles en dépendent par ces trois raisons : 1° que la fougue de vie végétale et animale qui se constate dans cette zone n'existerait pas sans la chaleur, la lumière, l'hmidité et l'électricité qui y surabondent ; 2° que la production de miasmes putrides est

___

(1) J. Rochard, *Infl. de la navig. et des pays chauds sur la marche de la phthisie* (*Mém. de l'Acad. imp. de méd.* Paris, 1856, t. XX, p. 75). L'Académie en couronnant ce remarquable travail a donné son adhésion aux propositions qui le résument. Je demande, en ce qui me concerne, à établir quelques réserves, relativement à l'influence de la navigation libre et confortable, du *yachting*, qui peut être aussi favorable *dans des cas cliniquement déterminés* que la navigation des navires de guerre est dangereuse pour les phthisiques, ou pour ceux prédisposés à le devenir. Quant à l'influence du climat intertropical, mon opinion est en tout conforme à celle de M. J. Rochard (Fonssagrives, *Lettre à M. A. Latour relativement à l'infl. des climats chauds. Union médicale*, 19 mars 1857, p. 137. — *Thérapeutique de la phthisie pulmonaire.* Paris, 1869).

(2) J'ai fait ressortir *l'élément nerveux* qui est le fond de ces dyspepsies comme il est celui des bronchites des pays chauds, et j'ai avancé que cette névrose des plexus viscéraux survenant à la suite de l'irritation prolongée de la muqueuse où les branches se distribuent est presque constant dans la pathologie de cette zone et a une immense portée thérapeutique (Voy. *Hyg. nav.*, 1re édition, 1856, p. 388).

(3) « Magna alvi adstrictione laborant quicumque maria peragrant » (Ramazzini, *De morbis artificum diatribá*, p. 286).

favorisée par les mêmes conditions ; 3° que l'appauvrissement de l'économie par l'action des chaleurs tropicales la laisse désarmée contre l'influence de ces poisons organiques.

L'infection palustre domine, on peut le dire, toute l'hygiène et toute la pathologie des pays chauds, et les maladies même qui n'en dérivent pas en accusent l'empreinte par leurs modalités de forme comme par leurs besoins thérapeutiques. L'homme de mer puise cet infectieux lymnéen à deux sources : le foyer tellurique, le foyer nautique. Ce dernier est sans doute bien restreint comme étendue et comme intensité d'action, mais je le dirai,bientôt, il serait dangereux de ne pas compter avec lui. Quant au premier, la fréquentation des rades palustres, la navigation dans les rivières ou le long des côtes, les expéditions mixtes sur le littoral ou dans l'intérieur, soumettent les équipages à leur action, et cette partie de leur hygiène préservatrice appelle, par suite, la plus persévérante attention.

L'influence combinée d'une température brûlante, d'une radiation lumineuse vive, d'une grande humidité et d'une surcharge électrique de l'air impriment à la végétation des tropiques une activité inouïe, et il est d'observation que là où la vie végétale se développe avec une fougue de séve que le génie humain ne maîtrise pas, là aussi l'homme ne peut que disputer misérablement sa vie à des influences morbifiques puissantes. La décomposition incessante des matières organiques est leur source la plus active : des myriades de plantes croissent à l'ombre d'arbres séculaires, végètent, meurent et enrichissent de leurs cadavres un humus vierge auquel l'agriculture ne demande rien et qui nourrit et abrite une quantité prodigieuse d'animaux inférieurs dont les débris deviendront eux-mêmes une source d'émanations infectieuses. L'humidité considérable versée dans l'air par les forêts des tropiques ; l'obstacle qu'elles opposent à la circulation de l'air et à la pénétration de la lumière, en font d'immenses laboratoires de décompositions putrides que les vents ne peuvent traverser sans acquérir des propriétés délétères. Mais ce sont surtout les *marigots*, ces dérivations pélagiennes que des apports sédimenteux ont peu à peu isolés de la mer et qui ne lui ont laissé avec elle qu'une communication insuffisante, qui reproduisent, sous des proportions gigantesques, l'état d'une partie du littoral de la Méditerranée (1), dans lesquels s'opère ce mélange si funeste d'eau douce et d'eau salée, surfaces immenses, bordées de mangliers fébrigènes et abritant dans leur sein, sous une couche d'eau que le soleil échauffe, des détritus de nombreuses générations végétales et animales, qui exercent sur l'insalubrité des pays chauds l'influence la plus redoutable. Les deltas des fleuves à dépôts limoneux, ces berceaux fangeux du choléra, de la fièvre jaune

____

(1) Regy et Dellon, *Assainissement du littoral méditerranéen du département de l'Hérault*. Rapport au Conseil général. Montpellier, 1868. — Fonssagrives, *Étude hygiénique sur les marais* (*Ann. d'hyg. publ.*, 2ᵉ série, t. XXXII, 1869, p. 67).

et de la peste, sont surtout, et en permanence, des foyers de paludisme, et la science sait, en particulier, ce que lui ont coûté de vies précieuses ces bouches méphitiques du Niger où tant de voyageurs emportés par la noble passion des découvertes ont trouvé dans le poison des marais un obstacle jugé insurmontable, mais que les progrès de l'hygiène préservatrice lèveront sans doute un jour.

Partout où une matière organique se putréfie, qu'elle procède d'une plante ou d'un animal, un germe infectieux prend naissance. L'habitant des marais, le bûcheron, le fossoyeur qui met à nue des couches de terre végétale (Lind), le paysan qui entr'ouvre la terre pour l'ensemencer, l'ouvrier qui exploite une tourbière, sont exposés à l'action de ces miasmes qu'on a confondus sous le nom générique de miasmes paludéens et que j'ai proposé il y a vingt ans de distinguer en deux catégories : 1° les miasmes qui proviennent des substances végétales et produisent l'infection *phyto-hémique ;* 2° ceux qui proviennent des détritus animaux et produisent l'infection *nécro-hémique.* Ces deux sortes de miasmes sont inséparables et procèdent du même foyer local, mais leurs productions morbides sont, j'en suis convaincu, parfaitement distinctes. On n'est tenté d'attribuer à ce miasme des marais que la seule production des pyrexies paludéennes, et de le considérer comme *un* et toujours identique à lui-même. Eh bien ! ce point de vue me paraît essentiellement faux : les miasmes marécageux sont complexes de leur nature ; ce sont des molécules cadavériques végétales et animales à la fois, empruntées aux espèces les plus variées ; rien ne dit qu'elles aient les mêmes propriétés pathogéniques, et l'on conçoit très-bien, au contraire, que des maladies de nature variée puissent être le résultat de leur absorption. Un marais alimenté principalement par des substances animales n'aura pas les mêmes propriétés infectieuses que celui où des matières végétales se putréfient seules. Il y a plus, on ne saurait évidemment affirmer que les infectieux qui procèdent de la putréfaction de deux espèces végétales ou animales différentes sont identiquement les mêmes. Ce point de vue éclaire singulièrement la pathologie des pays chauds ; il trace nettement au moins le domaine étiologique des maladies paludéennes et de la dysentérie coloniale.

Il serait superflu de démontrer l'origine infectieuse des fièvres paludéennes. On les voit naître dans le voisinage des marais, mais surtout dans ceux qui, mélangés d'eau douce et d'eau de mer, tuent à la fois les végétaux et les animaux d'eau douce et d'eau salée qui s'y développent et s'engraissent de leurs débris ; près des routoirs ; à bord des navires humides ; sur le littoral de la mer ; le long des rivières ; sur le bord des lacs, etc. ; partout, en un mot, où des détritus végétaux sont exposés, sous l'action du soleil, à l'influence alternative de l'eau et de l'air libre. Leurs différences de type, de forme, de gravité, dépendent-elles de l'espèce végétale d'où procède le miasme fébrigène *et qui a son cadavre spécial ?*

On peut ne pas admettre cette hypothèse ; on ne saurait dire qu'elle
blesse ni la vraisemblance ni l'analogie. Dix personnes se promènent sur
le bord d'un marais ; quatre sont impaludées : l'une contracte une fièvre
quotidienne, celle-ci une fièvre quarte, cette autre une fièvre double
tierce, cette dernière une pernicieuse cholérique. Dira-t-on que toutes les
quatre ont absorbé le même poison dont les effets n'ont emprunté leurs
formes diverses qu'aux conditions du terrain organique dans lequel il
est tombé ? N'est-il pas plus probable que chacune a, dans ce foyer commun, pris des miasmes qui n'étant pas de nature identique ont, comme
le dit la Genèse, produit chacun leur fruit différent, « *faciens fructum
juxta genus suum ?*» Le poison paludéen est-il introduit journellement dans
l'économie, peu à peu et à *doses altérantes*, si je puis m'exprimer ainsi,
il n'engendre pas de pyrexies ; il produit cette cachexie palustre qui se
manifeste si souvent dans les pays chauds soit d'emblée, soit à la suite
de quelques accès insignifiants et qui, dans les hautes latitudes, n'auraient laissé dans la santé qu'une trace insignifiante, et l'on voit se reproduire, trait pour trait, cet admirable portrait des *impaludés* du Phase
tracé de main de maître par Hippocrate il y a vingt-deux siècles. Est-il
pris à dose plus élevée, on voit se dérouler cette chaîne d'accès de types,
de formes, de gravités diverses qui forment le fond de la pathologie des
pays chauds ; ces fièvres larvées ou névralgies paludéennes ; toute cette
lignée, en un mot, de maladies qui, de même que les filles de Niobé,
conservent, sous une ressemblance d'origine, la diversité de leur physionomie propre. Le miasme qui produit cette scène morbide si variée est-
il toujours le même ? Je n'en crois rien.

Quant à la dysentérie coloniale, cette cruelle affection qui exerce des ravages lents et continus, auxquels les désastres brusques mais passagers
du choléra et de la fièvre jaune ne sauraient certainement être comparés,
nous croyons sans doute qu'elle est infectieuse, mais que le miasme qui
la produit ne procède plus de la putréfaction végétale, mais bien de la
décomposition des matières animales, qui se putréfient dans les marais
des pays chauds. La vie est un réactif délicat et qui dissocie des éléments que l'analyse est inhabile à séparer. Il serait superflu de rappeler
les cas où la dysentérie épidémique est née d'un foyer apparent de putréfaction animale : les ouvrages en fourmillent : ici c'est un champ de
bataille ; là, une industrie maniant des matières organiques ; un cimetière mal disposé, etc. Le fait rapporté par Collas et observé par lui à
bord de la *Triomphante* est loin d'être isolé (1). Le *miasme dysentérique*,
comme l'appelait Kreysig, peut, pour produire la dysenterie, pénétrer
par deux voies : par l'air, par les aliments. M. Léon Colln a récemment
défendu cette opinion que l'ingestion des eaux marécageuses, inhabile
à produire l'empoisonnement palustre, était au contraire une cause très-

_______________

(1) Collas, *loc. cit.*

habituelle de dysentérie (1). J'admets ce dernier fait, démontré qu'il est par des exemples nombreux, empruntés à la pratique des médecins de l'armée et de la marine, mais je ne voudrais pas qu'incriminant l'eau des marais comme cause de dysentérie, on innocentât l'air de ces marais qui peut aussi faire pénétrer par la respiration le poison dysentérique comme il y fait pénétrer le germe des pyrexies paludéennes. Si l'on se rappelle que l'intestin est la voie d'élimination que recherchent de préférence les matières putrides d'origine animale (la diarrhée d'amphithéâtre chez les étudiants non habitués à cette atmosphère se produit de cette façon), on sera plus disposé encore à voir dans la dysentérie (2) des pays chauds paludéens le résultat de l'absorption de la *partie animale* du miasme complexe qui se dégage des marais. La *fièvre pernicieuse dysentérique* me semble être le type de l'action simultanée des deux éléments de ce miasme.

Je devais insister sur ce point parce qu'il me paraît être la clef de la pathologie des pays chauds, partagée aussi, dans ce qu'elle a de général, en maladies climatiques et en maladies infectieuses, celles-ci étant subdivisées à leur tour en maladies produites par l'infection *phyto-hémique* et en maladies produites par l'infection *nécro-hémique*.

### § 4. — *Hygiène des campagnes dans les pays chauds.*

L'hygiène des équipages des navires stationnés dans les pays chauds doit se proposer les fins suivantes : 1° résister à la chaleur ; 2° résister aux miasmes infectieux ; 3° atténuer l'influence des vicissitudes climatériques. Le but de l'ensemble des moyens qui se rangent sous ces rubriques diverses est la conquête d'une assuétude, au moins relative.

1. *Résistance à la chaleur.* — Les moyens propres à atténuer l'impression de la chaleur des pays torrides sont tirés : 1° de la nature des vêtements ; 2° du genre de nourriture ; 3° du renouvellement et de la réfrigération de l'air ; 4° d'un bon gouvernement de l'activité physique ; 5° de l'emploi des ablutions froides et des bains froids.

1° *Vêtements.* — La liberté et l'ampleur des vêtements ; une disposition telle de ceux-ci qu'un bain d'air isole les diverses couches vestimentaires les unes des autres et, grâce à son action isolante, prévienne la pénétration du calorique extérieur ; de la laine sur la peau (3) pour

_______

(1) Léon Colin, *De l'ingestion des eaux marécageuses comme cause de la dysentérie et des fièvres intermittentes* (*Ann. d'hyg.*, 2° série, 1872, t. XXXVIII, p. 241).

(2) Je n'ai pas besoin de dire que je sépare complétement cette dysentérie, maladie infectieuse, du catarrhe du gros intestin, de la colite simple qui est une maladie produite par la seule influence des variations de la température. Il y a entre ces deux maladies une distance égale à celle qui sépare la dothiénentérie de l'entérite villeuse.

(3) J'ai déjà fait ressortir la nécessité de la flanelle pour les matelots (liv. 1ᵉʳ, chap. I, p. 207) et j'ai renouvelé le vœu formulé déjà par Pingeron, il y a cent ans, de voir des gilets de flanelle entrer dans la composition réglementaire du sac.

absorber la sueur et prévenir ces répercussions si communes dans les pays chauds ; et par-dessus des vêtements légers de fil ou de coton, avec cette restriction que les pantalons de drap doivent être portés la nuit ou dès que la température se rafraîchit sensiblement ; le choix, de préférence, de la couleur blanche qui réfléchit davantage la chaleur, appelle moins la rosée et qui enfin, suivant les recherches de M. James Stark, absorbant moins les odeurs aurait la propriété (encore à démontrer) de s'imprégner moins facilement des miasmes (1), telles sont les particularités les plus saillantes de l'hygiène vestimentaire dans les pays chauds. J'ajouterai que la chaussure doit être large pour éviter les compressions douloureuses que produit le gonflement du pied et les excoriations qui en sont la suite, et que les officiers doivent éviter les chaussures en cuir verni qui s'échauffent sous le soleil et peuvent produire des brûlures véritables. J'ai parlé déjà de la coiffure des matelots en vue des nécessités de la vie coloniale. Les *straw-hats* des officiers, qu'ils les empruntent à notre chapellerie ou à la paille élégante de Panama (*Carludovica palmata*) doivent, par leur légèreté, l'ampleur de leurs ailes, l'élévation de leur cuve munie de ventouses, l'addition d'enveloppes blanches et de couvre-nuques, s'inspirer des nécessités des climats torrides. L'interposition d'un mouchoir humide ou, suivant le conseil de Tissot, de feuilles fraîches entre le fond du chapeau et la tête, est une bonne précaution qui ne fait, en rien, courir le risque de l'alopécie, quoi qu'on en ait dit, et qui n'aurait d'inconvénients que chez les personnes dont le crâne est découvert et qui sont en butte aux douleurs d'un rhumatisme épicrânien.

Le parasol, cette tente mobile, est dans les pays chauds une nécessité, et les officiers qui vont à terre en dehors des obligations de service devraient toujours en être munis. M. Maher a exprimé le regret que l'étiquette en défendît l'usage dans la tenue de service. Les matelots ne pouvant en bénéficier, il est juste que les officiers en soient privés aussi. C'est une raison seulement pour n'exposer les équipages à l'action d'un soleil ardent que quand le service l'exige d'une manière impérieuse.

2° *Renouvellement et réfrigération de l'air.* — La ventilation qui est, sous tous les climats, une condition de santé, devient, dans la navigation des pays chauds, une nécessité absolue de bien-être, et si les navires étaient ventilés, on ne verrait plus se reproduire ces accidents qui signalent souvent la traversée de la mer Rouge et que M. Texier, entre autres, a décrits dans son travail (2). Le *panka*, sorte de grand éventail constitué par un cadre en bois de 2 mètres de long sur 1 mètre de large,

_______

(1) James-Stark, *De l'influence de la couleur sur le calorique et les odeurs* (*Ann. d'hyg.*, 1<sup>re</sup> série 1834, t. XII, p. 54).

(2) Texier, *Consid. sur plusieurs cas de mort subite dans la mer Rouge en juillet* 1862, Thèse de Montpellier, 1866.

tendu de toile ou de coton, suspendu au plafond par des cordes et que l'on meut à la main ou en l'enchaînant au mouvement de la machine, rend sans doute des services dans ces conditions, mais ses effets sont trop limités.

Quant à la réfrigération de l'air intérieur des navires, elle s'obtient par l'arrosage des ponts, mais cette mesure, prescrite dans l'intérêt de la conservation matérielle du navire comme dans celui du bien-être de l'équipage, fait payer la fraîcheur par l'humidité. Il est certainement permis d'affirmer que les moyens de préparer de la glace se perfectionnant et devenant plus économiques, on en arrivera à rafraîchir l'air poussé par des tarares en lui faisant traverser de l'eau à une température de 8 à 10° c. Je suis étonné que les paquebots de l'Inde, si intéressés à donner du bien-être à leurs passagers, n'aient pas encore inauguré ce progrès.

3° *Ablutions et bains froids.* — Les ablutions sont le pivot de la tolérance pour la chaleur sous les tropiques, et les médecins navigants feront bien d'en inaugurer les pratiques pour leurs équipages, et sauf bien entendu les exceptions commandées par certaines conditions de la santé. Les officiers savent le parti qu'ils en tirent, pourquoi les équipages n'auraient-ils pas aussi le bénéfice d'une pratique aussi simple, aussi facile à réaliser? J'ai indiqué plus haut l'utilité d'installer à bord un ou deux cabinets à jets d'eau pour irrigations; une pompe mue à bras suffirait à faire arriver l'eau à la partie supérieure et elle s'écoulerait ensuite à la mer. Avec deux cabinets-armoires de ce genre on soumettrait 120 hommes, par heure, à ces irrigations. M. Faucherand a démontré que les ablutions froides pratiquées le soir constituent le meilleur moyen de combattre l'insomnie, si commune dans les pays chauds (1), et M. Bestion, à bord de la *Décidée,* dans le Para, attribuant la même utilité à cette pratique, y soumettait tous les soirs son équipage et s'en trouvait très-bien (2). A défaut d'une installation plus confortable, on pourrait au moins, sur les navires, embarquer un certain nombre de grosses éponges affectées à cet usage des ablutions.

La pratique des ablutions ne contre-indique ni ne remplace celle des bains froids. C'est un moyen de soustraire à l'économie, accablée par une chaleur surabondante, une quantité considérable de calorique (3). La baignade est de règle dans les pays chauds, que les équipages s'y livrent sur le bord de la mer, ou dans des bonnettes basses disposées le

---

(1) Faucherand, *Consid. sur les mœurs et les habitudes des indigènes de la basse Cochinchine.* Thèse de Montpellier, 1863, p. 31. Les Annamites se servent pour ces affusions d'un seau en feuilles de palmier qu'ils remplissent d'eau et avec lequel ils se coiffent; un certain nombre d'Européens ont adopté cette pratique et s'en trouvent bien.

(2) Bourel-Roncière, *loc. cit. (Arch. de méd. nav.,* 1872, t. XVII, p. 122).

(3) A. Guérard a calculé que le corps d'un adulte immergé dans 160 litres d'eau à 18° perd 19,000 unités de chaleur par kilogr. d'eau ou 1,140,000 unités en admettant (ce qui n'est pas) que le corps humain et l'eau aient la même capacité pour le calorique (Guérard, *Effets phys. des bains. Ann. d'hyg.,* 1844, t. XXI, p. 358).

long du navire, dans les parages à requins ou à courants rapides. M. Celle blâme les bains froids le soir, cette interdiction ne me paraît en rien justifiée; j'y vois l'avantage, au contraire, de préparer un meilleur sommeil. Les bains doivent d'ailleurs, surtout quand on ne nage pas, être très-courts et consister dans de simples immersions. On a accusé les bains froids pris par un temps d'orage de provoquer des accès de fièvre intermittente; je n'ai rien vu de semblable et je crois qu'on a confondu des rechutes avec une première atteinte. Cependant il ne répugne pas de croire que, dans les rivières intertropicales, la saturation électrique de l'air peut rendre plus active la décomposition putride des substances organiques qui fourniraient alors à l'absorption pulmonaire et cutanée des miasmes plus abondants. Jusqu'à ce que ce fait ait été bien observé, il sera prudent de choisir de préférence pour les baignades les jours exempts d'orages.

Une question plus importante est de savoir si les bains froids sont contre-indiqués quand le corps est couvert de bourbouilles, et nous profiterons de cette occasion pour dire quelques mots de cette maussade éruption qui constitue un supplice véritable pour les Européens que la navigation conduit dans les pays chauds.

Cette éruption, tantôt simplement papuleuse, tantôt vésico-papuleuse, naît sous l'influence de la chaleur humide et devient d'autant plus confluente et plus générale que les sueurs sont plus copieuses; étendu, d'ordinaire, à toutes les régions du corps, le *lichen tropicus* affecte de préférence les poignets, les aisselles, le devant de la poitrine, la partie interne des cuisses; ses papules, isolées au début, se réunissent bientôt et forment, par leur agglomération, de larges plaques érythémateuses, saillantes, qui sont le siége d'un prurit incommode, peuvent devenir humides et sécréter à la manière des eczémas. La mobilité des bourbouilles est leur caractère le plus saillant : elles disparaissent et reviennent avec une très-grande rapidité, au gré des modifications atmosphériques et sans que leur rétrocession s'accompagne d'accidents. Leur abondance est en rapport avec la quantité des boissons ingérées; un verre d'eau suffit quelquefois pour ramener cette sensation inopportune de picotement et de chaleur qui indique une *poussée*.

Suivant Bienvenue, chirurgien-major de la frégate *l'Aréthuse*, une température de 26° c. est la limite où se manifestent les bourbouilles; au-dessous elles disparaissent (1). Ce fait serait intéressant à vérifier. La constance de la chaleur paraît être une condition de *bourbouilles*. La température dans le midi de la France atteint souvent 30° cent, les bourbouilles y sont relativement rares.

Cette éruption a été considérée comme salutaire et on lui a attaché, bien à tort, des idées de dépuration. Fleury ayant remarqué qu'à bord

_______________

(1) Bienvenue, *Rapp. sur la camp. de l'*Aréthuse, 1819-1820 (Collect. de Brest).

de la *Zélée*, à une époque où tout le monde était couvert de bourbouilles, ce bâtiment avait pu séjourner impunément dans un foyer cholérique,
attribua à l'éruption cette immunité (1). Le respect des bourbouilles et
la crainte de leur répercussion, inspirés par des analogies éloignées
avec la rougeole, la scarlatine, la miliaire, etc., sont des préjugés qu'il
importe de combattre. Rouppe avait déjà démontré l'inanité de ces
craintes que Lind et Duhamel, cédant à des préoccupations théoriques,
ont manifestées à l'endroit des bains froids. L'expérience a prononcé
sur ce point. Fleury cite un cas où des bourbouilles confluentes ayant
déterminé chez un officier une véritable suppuration de tout un bras,
des lotions avec l'eau ferrugineuse du fond des caisses tarit promptement cette sécrétion au grand avantage du malade. Outre la gêne extrême que détermine cette éruption, l'agitation nerveuse et la perte
de sommeil qui résultent d'un prurit incessant, les bourbouilles peuvent suppurer dans les points où la peau est en contact avec elle-même,
y produire de véritables intertrigos et devenir ainsi la cause d'une
incommodité persistante, il faut y remédier avant que les choses en
soient arrivées à ce point. Les bains froids, les ablutions froides et la
discrétion dans l'usage des boissons sont les meilleurs moyens à leur
opposer. Nous les avons employés sur nous-même, nous les avons conseillés souvent et sans jamais voir le moindre inconvénient résulter de
leur emploi.

4° *Boissons.* — La soif, que de Haën appelait « cette croix des malheureux malades (*illa crux miserorum ægrotorum*), » n'est pas une moindre
croix pour les Européens dans les pays chauds. « *Le meilleur moyen
d'étancher sa soif dans les pays chauds est de ne pas boire entre ses repas.* Je
maintiens la parfaite justesse de cette proposition sous l'apparence paradoxale qu'elle revêt. Quand on boit, on transpire ; quand on transpire,
on devient anémique ; quand on est anémique, on est la proie de toutes les
endémies tropicales; il y a là une génération d'effets de plus en plus
graves qui procèdent d'un fait en apparence insignifiant. C'est le *clou du
fer à cheval* dont parle Franklin. L'anémie entre d'ailleurs par une autre
porte : celle de l'affaiblissement de l'appétit et des aptitudes digestives
qui se produit sous la même influence. Je n'hésite pas à affirmer (et je
voudrais bien qu'on se le persuadât) que l'extrême sobriété dans l'usage
des boissons, des boissons aqueuses comme des autres, est la clef de
l'acclimatement dans les pays chauds. J'ai expérimenté par moi-même
combien cette habitude était efficace, et combien, en même temps, il
était peu laborieux de l'acquérir. La soif s'accroît, en effet, par les concessions qu'on lui fait, « *elle vient en buvant*; » on ne gagne donc rien
de ce côté et on perd tout du côté de la sécurité. L'ivrognerie de l'eau
n'est pas la moins redoutable ; celle des acides, je le dirai bientôt, a

(1) Fleury, *loc. cit.*

aussi ses dangers; l'eau vineuse, le café très-étendu et la bière sont, dans les pays chauds, les boissons les plus inoffensives et les plus désaltérantes. Je signalerai surtout la dernière, qui étanche la soif, nourrit et excite par son amarescence l'appétit qui est toujours languissant dans les pays chauds ; augmentant les urines, elle a d'ailleurs, par ce fait, l'avantage de ne pas pousser aux sueurs comme fait l'eau qui transforme presque instantanément le corps en une sorte d'alcarazas (1). Le thé froid, très-léger et peu sucré, est aussi une excellente boisson dans les pays chauds. Quant aux spiritueux, pas n'est besoin d'en démontrer les dangers. Les vins austères de bonne qualité, c'est-à-dire les vins de Bordeaux surtout, sont, au contraire, parfaitement adaptés aux besoins de la vie créole.

Boire froid, ou tout au moins frais, dans les pays chauds, est une nécessité de la vie. Les navires à passagers ont des glacières ; beaucoup de navires de l'État embarquent maintenant pour le service des malades et pour celui des tables des appareils à fabriquer de la glace. Les Anglais ont tiré de ces appareils, dont l'usage ira se généralisant de plus en plus, un excellent parti dans leurs expéditions d'Abyssinie et des Aschantis. Mais il y a une mesure dans cet usage des boissons froides qui sont moins inoffensives dans les pays torrides qu'elles ne le sont sous nos climats tempérés. Guérard a publié un excellent travail sur les accidents qui peuvent succéder à l'ingestion des boissons froides quand le corps ruisselle de sueur. Il démontre que des lésions fonctionnelles du système nerveux pouvant aller de simples troubles passagers jusqu'à une sidération (2) véritable ; des vomissements incoercibles ; des accidents cholériformes (3) ; une péritonite aiguë, une ascite brusque, des hémoptysies, des pleurésies (4), des pneumonies, etc., peuvent être la conséquence de l'usage des boissons froides dans ces conditions. L'eau très-fraîche, à 10 ou 12° par exemple, est plus dangereuse que l'eau à 0°, sans doute parce qu'on la boit plus rapidement et que son action est plus brusque. La précaution de boire à petites gorgées (5), l'usage du chalumeau, de la *bombilla* dont on se sert dans l'A-

---

(1) Cette expression imagée est de Tavernier qui comparait le corps, dans ces cas, à une véritable gargoulette.

(2) J'ai expliqué ces accidents de sidération par une anesthésie du plexus solaire sous l'influence du froid qui s'exerce sur eux à travers la face postérieure de l'estomac.

(3) **M.** Bienvenue, chirurgien-major de l'*Aréthuse*, a observé en 1819 des accidents cholériformes chez un officier qui, après une longue course, avait bu deux verres d'eau glacée (Antilles, 1819-1820, *Rapport*, Collect. de Brest).

(4) J'ai vu un jeune homme qui, buvant au milieu de l'été un grand verre d'eau frappée, fut pris instantanément d'une violente douleur au côté droit. C'était le début d'une pleurésie.

(5) **M.** Colle a fait cette remarque intéressante que, dans les pays chauds, les animaux qui boivent en lappant comme le chien ne sont jamais incommodés par l'eau fraîche, tandis que ceux qui boivent en humant, comme le bœuf, le cheval et le mulet, contractent souvent, dans ces conditions, des maladies de la poitrine et du ventre.

mérique du Sud pour prendre le *maté*, sont des moyens des conjurer ces accidents (1).

Quant aux aliments, quand j'aurai indiqué l'appétence instinctive qui, dans les pays chauds, porte de préférence vers une nourriture végétale et vers les condiments de haut goût, et que j'aurai signalé l'opportunité de la suivre, dans une certaine mesure, j'aurai dit à peu près ce qu'il est essentiel de savoir sur cette partie de l'hygiène des pays chauds.

5° *Exercice, sieste et sommeil.* — Dans les pays chauds, on est excité au repos par l'énervement que détermine la chaleur, et la nonchalance proverbiale des créoles est la conséquence de cette inactivité qui, de besoin, devient à la longue habitude. Il faut y résister de son mieux, et le capitaine d'un navire peut, par un choix judicieux des heures où se font les travaux du bord et le batelage, donner à ses matelots le bénéfice d'une activité qui est un puissant moyen d'hygiène, et en l'affranchissant de tout péril.

M. Bourel-Roncière a traité d'une manière très-judicieuse et très-pratique, cette question de la suppression de stravaux maritimes pendant les heures chaudes de la journée.

« En toute saison, dit-il, sauf peut-être dans les deux ou trois mois les plus frais et lorsque l'état sanitaire du pays n'indique rien de suspect, il y aura lieu de suspendre pendant la partie chaude de la journée tous les travaux de force, les exercice des voiles et les travaux de mâture sous l'ardeur du soleil. Sur les frégates espagnoles qui ont stationné en même temps que nous sur cette rade (2), les exercices de voiles avaient lieu à 6 heures du matin et n'étaient pas repris dans la journée. On se rend trop esclaves, sur nos navires, de règlements appropriés à nos climats tempérés et qui deviennent inapplicables sous les latitudes chaudes. Les hommes affectés aux travaux de l'extérieur : ratiers, peintres, calfats, etc., ne seront pas envoyés le long du bord, passé 8 heures du matin ; on aura soin de les faire travailler du côté de l'ombre, ce qui est toujours facile en raison des évitages réguliers du navire sur les rades de Rio et de Baia ; de défendre aux patrons de séjourner en plein soleil dans leurs canots pendus en abord où ils se réfugient ordinairement pour échapper, autant que possible, à la surveillance du capitaine d'armes ; de ne pas laisser sans tentes les canots amarrés sur les tangons ; de n'envoyer les canots au sable que de grand matin et de les faire rentrer pour 8 heures au plus tard ; à Montevideo, en été, plusieurs cas d'érythème, suite d'insolation du tronc, se sont produits parmi les canotiers envoyés au sable sous le Cerro. On devra éviter les corvées de chaloupe sous le soleil et les faire exécuter par le grand canot à vapeur si le navire

_______________

(1) Voir A. Guérard, *Mémoire sur les accidents qui peuvent succéder à l'ingestion de boissons froides* (*Ann. d'hyg.*, 1862, t. XXVII, p. 43 et suiv.).

(2) Rio-Janeiro.

en a un ; enfin la tenue doit s'adapter aux circonstances de la saison et du pays (1). »

La sieste est, dans les pays chauds, un moyen excellent de rafraîchissement et de restauration des forces et je m'y arrêterai un instant.

L'étymologie du mot *sieste* (*siesta*, repos) indique l'origine castillane de l'habitude à laquelle il s'applique. C'est le sommeil diurne et généralement périodique des pays chauds. Dans les climats tempérés ou froids, le sommeil de la nuit suffit à la réparation des forces ; dans les pays torrides, au contraire, où la vie ne commence, en quelque sorte, pour l'Européen, qu'après le coucher du soleil, les quelques heures qu'il consacre au repos de la nuit seraient inhabiles à réparer les pertes considérables que l'action de la chaleur impose à l'organisme, et le sommeil de la journée, la *sieste*, devient un besoin impérieux ; elle est comme un aveu de l'impuissance des organisations européennes à lutter contre ce climat énervant : aussi son usage dans les pays chauds est-il très-général.

Ce n'est pas que cette habitude n'ait ses détracteurs, et beaucoup de médecins la considèrent comme propre à faire naître des accidents variés, et notamment à entraver la marche régulière des digestions, quand on s'y livre aussitôt après le repas. M. Celle (2), entre autres, croit que si la *sieste* est salutaire dans les pays chauds et secs, elle devient une habitude fâcheuse dans les pays chauds et humides. Nous croyons, pour notre compte, et pour l'avoir souvent éprouvée, à l'influence bienfaisante d'une *sieste* de peu de durée. Elle est, du reste, fort en usage à bord de la plupart des navires qui stationnent entre les tropiques, surtout dans les campagnes où la rareté des distractions invite à ne pas lutter contre le besoin du sommeil. L'officier s'y livre étendu sur sa couchette ou sur le canapé du carré, le matelot choisit un poste à canon, et les uns et les autres goûtent les douceurs de la méridienne jusqu'à ce que les exigences du service viennent leur en indiquer le terme.

On a reproché à la sieste : 1° d'énerver et de maintenir dans une sorte de torpeur physique et intellectuelle ; 2° de s'opposer à la perfection du travail digestif ; 3° de compromettre, au profit d'un repos factice, le repos naturel et réparateur du sommeil nocturne ; 4° de constituer une habitude qu'on ne peut plus interrompre sans malaise. Voyons ce qu'il faut penser de ces inconvénients.

Quand on n'est pas encore rompu aux habitudes des pays chauds, les premières séances de sieste jettent, il est vrai, dans un état de malaise caractérisé par de la pesanteur de tête, un fonctionnement intellectuel difficile, de l'anorexie, etc., malaise tout à fait analogue à celui que produit, dans nos climats, un sommeil prolongé au delà de son terme

(1) Bourel-Roncière, *La station navale du Brésil et de la Plata* (*Arch. méd. nav.*, 1872, t. XVII, p. 33). Ces conseils sont applicables au service en rade dans tous les pays chauds.

(2) Celle, *op. cit.*, p. 267.

habituel ; mais cette initiation est courte, et quelques jours ne se sont pas écoulés que la sieste a perdu ses inconvénients et a développé tous ses avantages. Quand elle laisse après elle de la fatigue et de la torpeur au lieu d'une sensation délicieuse de calme et de rénovation corporelle et mentale, c'est qu'elle a été faite en temps inopportun, ou que sa durée a été trop longue.

L'opinion qui considère la méridienne comme une entrave à la digestion n'est pas plus fondée ; la plupart des animaux tombent, après leur repas, dans un état de torpeur digestive, et leur estomac n'en digère pas moins des aliments parfois très-réfractaires ; les enfants qui se livrent au sommeil aussitôt après le repas du soir, tant dans nos maisons que dans les colléges, les paysans qui passent de la table au lit, n'en mènent pas moins à bonne fin leurs digestions. La sieste, il faut bien le remarquer, ne ressemble qu'en apparence au sommeil proprement dit ; si celui-ci éteint l'activité cérébrale au point même d'exclure souvent ces opérations mentales avortées qui constituent les rêves, la sieste, au contraire, ne fait en quelque sorte qu'émousser la vie sensorielle et cérébrale, et, pour peu qu'on en ait l'habitude, on en arrive à ne pas perdre complétement conscience de son être, et à conserver la connaissance de l'état d'anéantissement délicieux dans lequel on est plongé. La sieste est une diminution de la vie cérébrale, le sommeil en est l'anéantissement temporaire. Dans l'une et dans l'autre, les rouages de la vie organique, au lieu de s'arrêter, semblent prendre au contraire une activité insolite, et les opérations qu'ils exécutent sont plutôt activées qu'elles ne sont suspendues.

Quant à la crainte de voir la sieste compromettre l'intégrité du sommeil normal de la nuit, elle ne serait fondée que si l'on prolongeait sa méridienne au delà d'un temps assez court, mais ce serait à l'abus seulement que le reproche s'adresserait.

Il est bien vrai que la sieste est une habitude tyrannique dont on ne saurait se sevrer sans ressentir un malaise et une fatigue inusités, sans même éprouver quelques atteintes de migraine ; mais, dans le cas où accidentellement on ne pourra s'y livrer, une tasse de café noir préviendra ces légers inconvénients, et quand il s'agira d'y renoncer tout à fait, le retour dans des climats frais et l'abandon de l'existence nonchalante des pays chauds pour une vie plus active et plus intellectuelle opéreront tout naturellement la désassuétude.

A bord des navires qui stationnent dans les pays chauds, l'heure la plus convenable pour la sieste est de une heure à deux de l'après-midi ; elle est indiquée de préférence par l'énervation plus grande que produit alors la chaleur, et parce qu'un intervalle égal la sépare des deux repas principaux.

La durée de la sieste varie suivant les habitudes, mais on peut, en général, donner le conseil de ne pas la prolonger au delà d'une heure. On arrivera facilement à se régler sur ce point en se faisant réveiller au bout de ce terme pendant quelques jours. Nous avons vu des personnes ne faire durer leur sieste que dix minutes ou un quart d'heure, et en retirer néanmoins un bien-être très-sensible. Une courte sieste repose le corps et rafraîchit l'esprit, une sieste de plusieurs heures fatigue l'un et alourdit l'autre. C'est là un contraste qu'il ne faut pas oublier.

Une question très-controversée, et qui se rattache directement à l'hygiène des campagnes sous les tropiques, est celle relative au sommeil sur le pont. M. Lagarde, médecin-major de la frégate *la Vengeance* dans les mers de Chine, a soutenu qu'il y avait avantage à autoriser les hommes qui ne sont pas de quart à coucher sur le pont à l'abri des tentes. Il dit que, pendant trois ans, son équipage a profité de cette tolérance et que, bien que son navire ait passé par les latitudes les plus diverses du nord de la Chine à Saïgon, il n'a eu ni rhumatismes, ni héméralopies, ni bronchites. Le besoin de respirer primant tous les autres et ce besoin n'étant nullement satisfait, en l'absence d'une ventilation méthodique, je crois aussi que, pendant les nuits très-chaudes, lorsqu'il n'y a ni pluie ni forte humidité, les tentes faites, et les hommes s'enveloppant de leur couverture, il y a avantage pour eux et bénéfice pour ceux qui sont dans leur hamac, à ce qu'on leur permette de coucher sur le pont, sauf à donner le signal de descendre si le temps changeait et ne justifiait plus cette tolérance. Pendant près de dix-huit mois, dans le golfe de Guinée, j'ai passé la plupart de mes nuits sur la dunette, fuyant une chaleur accablante et cédant ma chambre aux cancrelas qui l'avaient envahie, et je n'en ai éprouvé aucun inconvénient. On a certainement exagéré les dangers de cette pratique.

J'ajouterai enfin que la reprise temporaire de la haute mer est un moyen de rafraîchir les équipages et dont il faut user le plus souvent qu'on le peut, et que l'envoi, ne fût-ce que pour quelques jours, de portions de l'équipage choisies parmi les anémiques, les convalescents, dans des *sanitarium* de hauteurs, organisés d'une manière permanente ou improvisés, les refait et leur procure souvent les bénéfices d'une assuétude qu'ils n'atteindraient pas sans cette précaution (1). La libérale et aimable hospitalité d'un propriétaire portugais de l'île du Prince, dans le golfe de Guinée, M. Carneiro, nous a permis souvent de constater les effets heureux de cette habitation temporaire des hauteurs.

II. *Résistance aux miasmes paludéens.* — Ce que nous avons déjà dit de l'active reproduction des miasmes des marais dans les pays chauds, indique suffisamment le prix des précautions qu'il convient de prendre pour se garantir de leurs effets. Le choix des relâches et des mouillages,

_________

(1) L. V. Carpentin, *Étude hyg. et médicale du camp. Jacob, sanitarium de la Guadeloupe. (Arch. méd., nav.,* 1873, t. XX, p. 433).

la séquestration à bord et l'administration prophylactique du quinquina ou de la quinine résument les moyens de préservation dont on dispose.

1° *Choix des relâches et du mouillage.* — Il importe tout d'abord d'acquérir, si on ne les possède déjà, des connaissances suffisantes sur la topographie médicale de la rade où l'on jette l'ancre : étudier les gisements des marécages, les obstacles que les miasmes trouvent sur leur passage ou les circonstances de terrain qui leur permettent au contraire d'arriver jusqu'au mouillage, la direction habituelle des vents qui doivent leur servir de véhicule ; autant de soins dont on comprend tout d'abord l'importance et qui incombent naturellement au médecin du navire.

Il est des rades où un mouillage peut mettre au vent d'un marécage infect ; il faut le préférer à tout autre. Un embossage peut procurer la même immunité, il devient de rigueur. Des deux rives d'un fleuve, l'une est basse, inondée, couverte de palétuviers, l'autre est abrupte, sèche, et par conséquent salubre : c'est celle-ci qu'il faudra choisir, à moins d'exigences bien impérieuses, pour y mouiller. Une île s'interpose entre le navire et une plage marécageuse, il conviendra de profiter de cet abri naturel, etc. (1).

Les navires de commerce n'ont pas toujours le choix des saisons pour séjourner dans les pays marécageux ; les époques de récoltes ou de troque sont celles de leur arrivée, et ils subissent presque fatalement des influences morbifiques auxquelles ils n'échapperaient qu'en sacrifiant leurs intérêts de spéculation. Les navires de guerre ne sont pas dans le même cas ; à moins de missions pressées, ils peuvent, dans les croisières étendues, sur la côte ouest d'Afrique par exemple, fuir en quelque sorte les hivernages et trouver partout cette saison sèche pendant laquelle l'activité des miasmes palustres est à son minimum. Un chef de station qui, gratuitement, s'affranchirait de cette préoccupation, encourrait une grave responsabilité morale, si ce n'est officielle. Le séjour prolongé dans des rades insalubres ne pouvant être que nuisible, il importe de prendre de temps en temps le large, ne fût-ce que pour quelques jours : c'est un moyen de ventiler le navire, de distraire les hommes que la monotonie du service en rade fatigue constamment, et d'interrompre la continuité de cette intoxication paludéenne que l'équipage subit tout entier, alors même qu'elle ne se révèle que chez un certain nombre de matelots.

2° *Séquestration à bord.* — Si l'on s'est conformé aux précautions d'hygiène que nous venons d'indiquer tout à l'heure, relativement au mouillage, le navire deviendra un abri d'une efficacité relative, contre

---

(1) M. Bourel-Roncière rapporte que, en 1868, à Rio, deux frégates espagnoles ayant mouillé trop près de la plage marécageuse de Santo-Domingo, eurent des fièvres intermittentes, tandis que les autres navires furent épargnés (Bourel-Roncière, *Stat. nav. du Brésil et de la Plata (Arch. de méd. nav.*, 1872, t. XVII, p. 36).

l'infection palustre, et les excursions à terre, détruisant cette immunité, ne devront plus être permises qu'avec une certaine réserve.

C'est une question grave d'hygiène que celle qui, mettant en parallèle les dangers du séjour à terre pour les équipages et ceux d'une séquestration à peu près absolue à bord des navires, fixe un choix entre ces deux partis.

La sécurité n'est pas dans la solution absolue qu'on lui donne dans l'un comme dans l'autre sens. Elle doit être déterminée par les conditions où l'on se trouve. On sait que si la fréquentation de la terre pendant le jour dans des lieux marécageux présente des dangers habituels qu'il est licite d'affronter pour l'accomplissement d'un service ou la satisfaction d'un plaisir, le séjour de nuit dans les mêmes lieux doit être absolument interdit. Sous l'influence de l'abaissement nocturne de la température, une rosée miasmatique véritable couvre les vêtements, le refroidissement que subit l'organisme pendant le sommeil, aussi bien que l'activité plus grande que prend alors l'absorption cutanée et pulmonaire, ouvre aux miasmes palustres un accès dangereux. Il ne serait pas difficile de citer des exemples de la nocuité du séjour dans les lieux marécageux pendant la nuit. Les cuisiniers ou maîtres d'hôtel qui passent la nuit à terre pour y réunir les approvisionnements de bouche du lendemain, ou les canotiers-majors qui attendent quelquefois les officiers jusqu'à une heure assez avancée de la nuit, mais surtout les charbonniers, sont exposés principalement aux dangers de l'infection palustre (1).

Le fait de l'équipage du *Phénix* cité par Lind démontre surabondamment le danger des émanations marécageuses pendant la nuit. Il faut donc, autant que possible, ne pas envoyer d'embarcation à terre après le coucher du soleil (2). Par une dérogation bien malheureuse à cette règle d'hygiène, c'est presque toujours ce moment que les officiers, affranchis des exigences de service, choisissent pour leurs excursions ou leurs promenades ; heureusement leur prudence, fruit d'une culture intellectuelle plus élevée, et la facilité qu'ils ont de se vêtir chaudement les prémunissent contre des dangers qui trouvent les matelots désarmés.

3° *Administration prophylactique du quinquina et de la quinine.* — Le miasme paludéen qui a son antidote dans la quinine trouve-t-il aussi un préservatif dans ce médicament? Cette opinion adoptée par un petit nombre de thérapeutistes est au contraire accréditée parmi les médecins de la marine et elle a une telle importance qu'on me permettra d'y insister un peu longuement. Lind recommandait aux Européens qui se livrent à quelque occupation dangereuse dans les pays marécageux

---

(1) Celle, *Hygiène des pays chauds.*
(2) Lind, *Essai sur les maladies des Européens dans les pays chauds.* Paris, t. I, p. 298.

l'usage d'une infusion composée de quinquina, de rhubarbe et d'ail (1).
Gonzalès recommandait de faire macérer de l'écorce de quinquina dans
de l'eau, et il rapporte qu'au siége de Belgrade, le comte de Bonneval et
ses gens qui usaient de ce moyen se préservèrent de la fièvre au milieu des
autres troupes qu'elle décimait (2). La Peyrouse, sur le conseil de son
chirurgien-major, fit aussi distribuer du grog au quinquina à ses matelots ; mais comme on s'arrangea de manière que l'équipage ne s'aper-
çût pas de l'addition de ce médicament, il est permis de douter qu'il
ait été donné à une dose suffisante pour avoir une action prophylactique
bien réelle (3). Raoul a recommandé de prendre matin et soir pendant
deux ou trois jours, à la suite des corvées de nuit à terre, une dose de
50 centigrammes de sulfate de quinine comme moyen préservatif (4),
l'usage du vin de quinquina lui paraissait aussi indiqué lorsque le bâtiment mouille près d'une terre marécageuse dont les émanations lui sont
apportées par les brises régnantes où quand il sort des rivières pour
prendre le large, condition dans laquelle cet excellent observateur
avait remarqué, je l'ai dit plus haut, que les accès simples se transformaient aisément en accès pernicieux. Ch. Huet avait soutenu la même
opinion et en avait fait l'une des propositions de sa thèse inaugurale (5).
Nous tenons de M. Gestin, médecin en chef de la marine, un fait on ne
peut plus démonstratif en faveur de l'action préservatrice de la quinine.
A Assinie (côte ouest d'Afrique), les officiers de la *Pénélope* firent une excursion dans la rivière marécageuse, le Tanoë, qui vient se jeter dans
le lac d'Ahy : tous avaient pris par précaution du sulfate de quinine ;
un seul, M. L***, commissaire de division, se fiant à son immunité habituelle, s'en abstint ; huit jours après, il fut pris de violents accès de
fièvre intermittente bilieuse ; deux seulement parmi les autres éprouvèrent un léger malaise. M. Siciliano a également préconisé l'administration prophylactique de la quinine (6). M. W. Van Buren, dont l'ouvrage
fait partie de la collection de la *Commission sanitaire des États-Unis*, a
publié un traité sous ce titre : « *Quinine as a prophylatic against malarious
diseases.* » Les médecins américains croient à cette vertu préservatrice
de la quinine à des doses journalières de 15 à 20 centigrammes (7).

(1) Cet emploi de l'ail était basé sur les propriétés *alexipharmaques* attribuées à cette
substance.

(2) H. Rey, *Les médecins navigateurs*. Gonzalès, (*Arch. de méd. nav.*, 1871, t. XV,
p. 202). M. Rey dit s'être bien trouvé lui-même de l'usage du vermouth quininé (1 gramme
de sulfate de quinine pour une bouteille de vermouth) et paraît croire, dans une certaine mesure, à la vertu prophylactique de ce moyen (H. Rey, *loc. cit.*).

(3) La Pérouse, *Voyage, op. cit.*, p. 104.

(4) Raoul, *Guide hyg. des navires de commerce à la côte occidentale d'Afrique*. Paris,
1851, p. 8 et 25. Cette dose me paraît exagérée.

(5) Ch. Huet, *Prop. de méd. et de physiologie*. Thèse de Paris, 1848, p. 9.

(6) Siciliano, *Quelques consid. sur l'infection palustre à bord des navires*. Thèse de
Montpellier, 1870.

(7) Berchon, *Étude crit. sur la Commission sanitaire des États-Unis*, in *Arch. de méd.
nav.*, 1866, t. VI, p. 108.

Au dire du directeur de la Compagnie du chemin de fer de Panama, cet emploi de la quinine a permis aux équipages de fréquenter sans danger le port si insalubre d'Aspinwall. La ligne de bateaux qui dessert une fois par mois treize points de la côte occidentale d'Afrique entre Madère et Fernandô-pô n'aurait pas, en prenant cette précaution, perdu un seul Européen en sept ans. Dans l'expédition des Ashantis, le général Wolesley put faire faire à ses troupes 33 kilomètres sous un soleil ardent et dans des terrains inondés, sans avoir un seul malade grâce à la précaution de donner à ses hommes une dose de quinine au départ (1), etc.

Voilà une grande masse de témoignages. M. Brassac a combattu mais timidement cette opinion. « Cette méthode, dit-il, a des faits en sa faveur, mais ces faits ne sont pas assez nombreux pour lui donner une base sérieuse; que de fois cette méthode est restée sans résultats (Expédition du *Niger* en 1841, voyage de Livingstone au Zambèse), et dans ces cas négatifs *ou à peu près négatifs* n'est-ce pas épuiser sans aucun bénéfice l'action physiologique ou thérapeutique du médicament sur un sujet exposé à la fièvre, mais encore indemne (2)? » Cette argumentation par les faits négatifs n'est pas de nature à impressionner l'esprit dans un sens défavorable à cette opinion, et le mot : « *Rhetor non semper suadebit, nec medicina semper sanabit*, » est applicable ici. Il suffit, et le fait est démontré, que, dans un bon nombre de cas, cette action prophylactique ait été constatée pour qu'on doive en invoquer le bénéfice. Quant à l'argument d'une assuétude préjudiciable aux effets curatifs de la quinine, il perd sa valeur si, à la dose curative, on ajoute la dose prophylactique. De cette façon tout inconvénient serait écarté.

Arrivera-t-on par cet ensemble de précautions à un acclimatement absolu, c'est-à-dire à une *indigénisation* complète? Non sans doute. Je crois qu'on peut s'acclimater dans une certaine mesure aux miasmes palustres, mais qu'on ne s'acclimate pas à l'action des chaleurs torrides, lesquelles affaiblissent et usent peu à peu les organismes européens et les obligent à aller retremper leur vigueur dans l'air des pays froids ou sur les hauteurs. M. Celle nie l'acclimatement, même relatif, aux miasmes des marais (3). Boudin ne croit pas non plus à cette assuétude, et il établit son opinion sur des faits d'accroissement, chaque année, du nombre des malades dans une localité où des travaux de terrassement venaient de créer un marais (4). Nous croyons cette opinion trop

---

(1) *Rev. marit. et colon.*, 1874, t. XL, p. 681.

(2) Brassac, *Revue des thèses des médecins de la marine (Arch. de méd. nav.,* 1874, t. XXII, p. 333).

(3) Celle, *Hygiène des Européens dans les pays chauds*, p. 100.

(4) Boudin, *Colonisation française en Algérie (Annales d'hygiène*, 1848, t. XXXIX, p. 347).

absolue ; un miasme doit à la longue, quand il ne modifie pas assez
puissamment la vie pour la compromettre, produire une sorte d'assuétude analogue à l'assuétude médicamenteuse ; une dose d'infectieux
insuffisante pour produire une maladie chez un individu qui l'absorbe
journellement la fera évidemment éclore chez un nouveau venu. Le
paysan de la Saintonge et de la Sologne ne résiste-t-il pas dans des localités où un étranger sera nécessairement voué aux accidents de l'infection palustre ? La fièvre jaune, dont l'origine infectieuse est si voisine
de celle qui produit les fièvres intermittentes, ne montre-t-elle pas,
dans toutes les épidémies, son respect pour les assuétudes anciennes ?
le colon n'y est-il pas moins disposé que l'équipage d'un navire qui arrive de France ? Le *mithridatisme palustre* (qu'on me pardonne cette expression) est un fait que l'expérience et les analogies les plus puissantes
ne permettent pas de tenir en doute. Mais cet acclimatement, plus réel
que celui à la chaleur, n'est que relatif ; et les équipages après deux ou
trois ans de séjour dans les pays chauds sont énervés, ont une moindre
résistance vitale et ont réalisé des aptitudes morbides dont l'imminence
s'accroît avec le temps. Quand on arrive de France, on apporte avec
soi sa provision de santé, de vigueur et de résistance ; il ne faut pas attendre, pour revenir, qu'elle soit usée.

## ARTICLE III

### CAMPAGNES DANS LES LATITUDES ÉLEVÉES ET EXPÉDITIONS POLAIRES.

#### § 1. — *Campagnes dans les latitudes élevées.*

Les climats froids sous lesquels la navigation et la pêche conduisent
le plus souvent nos navires (mer Baltique et mer du Nord, mer Blanche,
voisinage des mers antarctiques) ne leur offrent d'autres dangers que
ceux qui résultent de l'inclémence d'une température qui, bien qu'elle
ne s'abaisse pas, en moyenne, au-dessous de zéro, présente cependant
au-dessus de cette limite des oscillations assez étendues. Ainsi au cap
Nord la température moyenne annuelle étant de + 1, celle de l'hiver
est de — 4°,6, et celle de la saison chaude de 6°,4. A Reikiavik (Islande)
la moyenne annuelle est de + 4° ; la moyenne hivernale de — 1°,6, ; la
moyenne estivale de 12° c. A Terre-Neuve (Saint-Jean), on trouve :
moyenne annuelle 3°,5 ; moyenne hivernale — 4°,9 ; moyenne estivale
— 12°,2. A Saint-Pétersbourg, moyenne annuelle 3°,5 ; moyenne hivernale — 8°,4 ; moyenne estivale + 15°,7. En résumé il y a, entre la
moyenne de l'hiver et de l'été un écart de 11° au cap Nord, de 13°,6 en
Islande ; de 17°, 1 à Terre-Neuve ; de 24°,1 à Pétersbourg. Or l'écart
entre ces deux saisons est, pour Londres, de 12°,4 seulement. Les variations diurnes dans les pays froids sont au contraire peu étendues et il y
a une certaine constance nycthémérale. Les vents y sont fréquents et leur

vitesse ne le cède en rien à celle des vents dans les régions tempérées, et de là une sensation physiologique de froid qui excède souvent l'indication du thermomètre. La diminution des pluies dans les latitudes élevées (à Saint-Pétersbourg il ne tombe que 460 millimètres d'eau par an); leur remplacement par des brumes qui augmentent l'impression du froid et atténuent l'intensité d'une lumière qui n'est déjà versée qu'avec parcimonie dans ces latitudes froides, etc., tels sont les traits de la climatologie générale des mers contenues dans ce que j'ai proposé d'appeler la *zone hypothermique* comprise entre les isothermes de + 5° à + 10°. Si la navigation dans ces mers n'offrait des fatigues exceptionnelles, elle serait plus salubre que celle des pays chauds, la température basse qui y règne supprimant toute influence zymotique sur leur littoral pendant la plus grande partie de l'année. Mais il y règne un froid humide qui, coïncidant avec peu de lumière, y produit une atonie générale étrangère au contraire aux climats secs et froids, et crée une prédisposition au scorbut. Les médecins de la marine qui pendant la guerre de Crimée ont croisé dans la mer Glaciale, M. Gallerand en particulier, ont constaté cette tendance du scorbut maritime à se développer dans ces conditions de climats et ont été heureux d'avoir à leur disposition, dans le *lime-juice*, un moyen de le tenir en bride.

Les moyens de résistance au froid et à l'humidité, cette double condition qui ne produit sans doute pas le scorbut, mais qui y prédispose, résument l'hygiène des campagnes dans le Nord. Il faut, de toute nécessité, que les équipages soient munis de vêtements imperméables ; il faut aussi que les compartiments habités soient chauffés. Les grands paquebots affectés aux navigations des hautes latitudes doivent être munis de calorifères à vapeur destinés à échauffer non-seulement les chambres, mais aussi les postes de l'équipage placé sous le spardeck avant (1). La combinaison de la ventilation et du chauffage est une nécessité de la navigation dans les hautes latitudes, et on ne l'a pas encore assez senti.

### § 2. — *Expéditions polaires.*

Les mers dans lesquelles s'accomplissent ces navigations où l'homme donne la dernière mesure de son audace et de son génie appartiennent aux climats que j'appellerai *athermiques* et dont la température moyenne annuelle est inférieure à + 5°.

---

(1) Je ferai une observation pratique à ce sujet, c'est qu'il faudrait recouvrir complétement de bois les tuyaux de calorifère au lieu de les protéger simplement par un treillis en cuivre. A bord du *Weser*, paquebot américain acheté il y a une quinzaine d'années par notre marine de guerre au commerce américain, j'ai vu, pendant une traversée, fort laborieuse du reste, entre Cherbourg et Brest, une lame déplacer la clair-voie et faire irruption dans les logements arrière pendant la nuit. L'eau de mer, au contact de ces tuyaux, se vaporisa et remplit cette partie du navire d'une vapeur asphyxiante.

Les voyages tentés à la recherche du passage Nord-Ouest ont donné une idée de la limite inférieure de température que l'organisation humaine peut affronter impunément, au moins pendant quelque temps. Pendant l'hivernage de Parry et de ses compagnons à l'île Melville, au mois de novembre 1819, le soleil resta 84 jours au-dessous de l'horizon ; la température varia de — 20 à — 40° c.; elle atteignit un jour — 47°. A ce degré, de l'eau versée de la mâture à travers une passoire était convertie en grêle en arrivant sur le pont; le contact d'un métal enlevait l'épiderme comme eût pu le faire une brûlure ; le vinaigre se prenait en une gelée acide ; le rhum avait la consistance du miel ; on faisait des balles avec du mercure congelé et avec de l'huile d'amandes douces. Le capitaine Back a constaté au fort *Reliance* en 1834 une température de — 56°,7. « Les variations de température, dit M. J. Rochard (1) qui a fait des climats polaires une étude très-intéressante, y sont aussi brusques que partout ailleurs. Souvent le thermomètre s'abaisse en quelques heures de 10, 15 et même 20°. Lorsque ces oscillations s'effectuent pendant l'hiver et par un temps calme, elles sont à peine senties ; ce ne sont plus que des différences entre un froid rigoureux et un froid excessif, que des nuances d'une même sensation. Il n'en est pas de même quand le vent souffle. Parry raconte qu'à l'île Melville ses compagnons pouvaient se promener à l'air libre par une température de — 46°, mais la plus faible brise leur faisait éprouver à la fois une douleur brûlante, bientôt suivie d'un mal de tête insupportable (2). Le temps est d'une inconstance remarquable dans les régions polaires ; on voit succéder à un calme plat des coups de vents aussi brusques que violents. Tous les navigateurs parlent de ces bourrasques qui disloquent les montagnes de glace et menacent d'engloutir les navires sous leurs débris. En quelques heures, le ciel, jusque-là serein, se couvre de nuages quand la température s'abaisse ; l'atmosphère est obscurcie par des brumes tellement épaisses qu'on ne distingue pas les objets à quelques pas devant soi. Des brouillards froids et pénétrants mouillent comme la pluie. Les orages sont inconnus dans ces parages ; et, même pendant l'été, jamais le bruit du tonnerre ne trouble le silence de ces mers désertes. Aux approches de l'automne, les brumes augmentent et la neige tombe avec abondance. On en observe, du reste, dans tous les mois de l'année. Les variations diurnes du baromètre sont beaucoup moins marquées que dans les régions tempérées; les oscillations irrégulières y sont au contraire très-prononcées. Rien ne peut peindre l'aspect sinistre de ces solitudes. L'œil n'y rencontre que des mers immobiles, des glaciers surplom-

_____

(1) J. Rochard, *Nouveau dict. de méd. et de chirurgie pratiques*, t. VIII, 1868, article Climat, p. 218.

(2) Bellot compare l'impression qu'on éprouve quand le vent s'élève à celle d'un homme dont on cinglerait la peau avec des lanières de cuir ; il semble que chaque bourrasque emporte des lambeaux d'épiderme (J. Bellot, *Journal cité*, p. 223).

bant d'immenses champs de neige à la surface desquels se dressent des rochers nus et dépouillés où se dessine de loin en loin la silhouette d'un renne ou d'un ours blanc. Les rayons d'un soleil oblique traversant avec peine un épais rideau de brume, viennent se réfléchir sur ces grandes surfaces d'un blanc uniforme et les éclairent d'un jour douteux. Cette lueur monotone remplit le ciel pendant le cours d'un long été sans nuits et disparaît ensuite pour faire place pendant plusieurs mois à la clarté blafarde de la lune, à l'éclat des aurores boréales. Au cap Nord, le soleil reste pendant deux mois de suite au-dessus de l'horizon, pendant trois mois au Spitzberg, et au pôle, un jour de six mois succède à une nuit de même durée (1). »

Dans les climats froids l'abaissement de la température hivernale change l'aspect des mers qui charrient d'immenses glaçons entre lesquels la navigation peut encore, à la rigueur, se frayer un passage ; mais, à une distance bien éloignée des pôles, se dressent des glaces éternelles contre lesquelles l'esprit entreprenant des explorateurs est allé se heurter et qu'ils ne dépasseront peut-être pas. Si, dans les mers tropicales, l'excès de la chaleur ne modifie en rien la physionomie de la nature, l'excès du froid bouleverse, au contraire, la nature polaire et lui donne cette sauvage et menaçante grandeur dont la rude poésie parle à tous les esprits, même aux plus incultes. Ici la nature met peu de couleurs sur sa palette : avec le blanc éblouissant des neiges, la transparence verdâtre des *ice-bergs* ou montagnes de glace, le gris uniforme des brumes, les magnifiques teintes orangées du ciel, la splendeur des aurores boréales, elle forme des paysages austères d'une variété d'aspects infinis. L'émule futur des Parry, des Franklin, des Richardson, etc., Bellot, dont nous nous honorons d'avoir été le camarade d'enfance, a dépeint ces horribles magnificences avec un enthousiasme de style et une naïveté de poésie qui répandent sur son livre un charme indéfinissable. Nous voudrions reproduire cette page qu'un grand écrivain ne désavouerait pas. mais l'espace nous manque et nous invite à revenir aux réalités de ce sujet (2).

Si la vie surabonde dans les pays chauds, elle ne semble étendre qu'à regret son empire dans les régions polaires. Au lieu de ces végétaux gigantesques dont les proportions accusent la richesse du sol où ils germent, des mousses et des lichens rares et rabougris ; au lieu d'une atmosphère resplendissante de lumière et inondée de chaleur, un ciel brumeux et glacial ; au lieu d'un océan qui ouvre à l'industrie un essor facile et libre, une mer à laquelle les froids hyperboréens ont donné l'immobilité de la mort ; telles sont les régions polaires qui étendent entre le génie de l'homme et le pôle une barrière qu'il finira par fran-

(1) J. Rochard, *loc. cit.*
(2) Joseph Bellot, *Journal d'un voyage au pôle*. Paris, 1854, p. 45.

chir. Il n'y a pas loin des 82°,5, Nord où le lieutenant autrichien Peyer, du *Tegethoff*, a posé le pied le 12 avril 1874 et des 83°,26 qu'ont atteint plus récemment les matelots du capitaine Nares à ce quatre-vingt-dixième degré plein de mystère et d'inconnu, mais où la science géographique annonce avec une grande vraisemblance une atténuation dans les sévérités de la nature polaire. On y arrivera, et puisse cet honneur insigne être réservé à mon pays !

On meurt de froid et de misères dans les expéditions arctiques, on n'y meurt guère de maladies. Toutes les relations des voyages polaires constatent la salubrité de cette zone désolée ; le D<sup>r</sup> Hayes considère les régions arctiques comme salubres en elles-mêmes. Les Esquimaux n'ont ni le scorbut ni la phthisie ; la privation prolongée de la lumière paraît la plus nuisible des influences polaires : on peut en effet, nous le verrons tout à l'heure, se défendre contre le froid, on est au dépourvu en présence de la pénurie de la lumière. M. A. Bellot a relevé les pertes éprouvées par les 30 expéditions arctiques qui se sont opérées depuis le voyage de l'*Enterprise* dirigée par M. J. Ross en 1848-1849, jusqu'à celle du steamer américain *le Polaris* en 1871 ; elles se montent à 36 morts, en y comprenant celles dues à des accidents (1). « Kotzebue, dit M. J. Rochard, a passé quatre ans dans les mers polaires sur le navire russe *le Rurik* et n'a pas perdu un seul de ses 27 compagnons. Sur les 23 hommes qui formaient son équipage, Ross n'en a vu mourir que 3... Une des dernières expéditions envoyées à la recherche de Franklin, celle de la *Resolute*, se composait de 10 navires formant ensemble un effectif de 300 hommes. Ils ont eu à subir des fatigues et des souffrances sans nom et pourtant il n'en est mort que 8 qui, presque tous, ont succombé à des affections du cœur (2).

Il est donc bien établi que l'homme ne trouve dans les régions polaires qu'un ennemi contre lequel il ait à lutter, ennemi âpre et sans merci il est vrai, c'est le froid, et que toute l'hygiène des navigations arctiques n'a qu'un seul objectif : lui résister. Le succès de ces expéditions est à ce prix. Les installations du navire ; le choix de l'équipage, les vêtements, le chauffage, le genre spécial de nourriture qui convient à ces régions sont les principaux moyens de résistance au froid.

1° *Installation du navire.* — Les expéditions nombreuses qui se sont succédé ont formé un fonds d'expérience pratique qui s'est augmenté à chacune d'elles, et qui a progressivement accru leurs chances de réus-

<hr>

(1) A. Bellot, *La prochaine expédition arctique anglaise* (*Revue marit. et colon.*, 1875, t. XLV).

(2) J. Rochard, *loc. cit.* Sur les 30 expéditions arctiques que j'indiquais tout à l'heure 19 ont ramené leurs équipages intacts. M. Rochard a fait ressortir ce double fait de la rareté de la phthisie dans les régions polaires et de l'apparition de rhumes avec courbature analogues à la grippe quand la température s'y élève au-dessus de 0° et quand cette circonstance coïncide avec une grande humidité.

site. L'*Alert* et la *Discovery* naguère engagés dans les mers polaires résument ce que la pratique de la navigation dans ces mers a suggéré de mieux adapté à ce but.

L'*Alert* est un aviso à hélice d'une longueur de 48^m,80, d'une largeur de 9^m,80, muni d'une machine de 300 chevaux. Pour lui permettre de résister à la pression des glaces, on lui avait appliqué un matelas de teck portant l'épaisseur de ses parois à 0^m,30 ; des arcs-boutants très-solides augmentaient la force de résistance des baux. L'avant avait été renforcé par des couches épaisses de chêne consolidées par de fortes bandes de fer de manière à lui permettre de se frayer un chemin au travers des glaces. Afin de préserver les mains des hommes contre les brûlures que détermine le contact du métal glacé, toutes les manœuvres avaient été garnies de toile ou de drap. Toutes les parties du navire, telles que les cabines, dans lesquelles on avait jugé utile d'attiédir la température, étaient tapissées d'une couche de feutre ayant 4 centimètres d'épaisseur. Les œuvres mortes étaient élevées afin de mettre à l'abri d'un froid trop intense et on avait disposé des tentes épaisses, faites d'une matière chaude et peu conductrice, pouvant être mises en place ou enlevées, exhaussées ou baissées à volonté ; on pourrait ainsi habiter le pont supérieur sans éprouver les atteintes trop rigoureuses du froid ; l'*Alert* était muni de 5 tonneaux d'esprit-de-vin pour cuire les aliments, de 10 tonneaux de pain et de 85 tonneaux de bœuf, porc, jambon, sucre, farine, viandes conservées. Les tuyaux des cheminées étaient enveloppés d'un manchon et l'espace qui les séparait était destiné à être rempli de neige dans les hautes latitudes. De cette façon, on avait constamment une provision d'eau. Les canots (partie essentielle de ce matériel spécial) étaient deux yoles de 25 pieds de long, deux canots de 20 pieds, six baleinières de 25 pieds et six traîneaux. Les yoles et les canots étaient construits avec une planche épaisse d'acajou recouverte d'une couche de glu marine et ayant par-dessus un revêtement de forte toile ; ils étaient absolument étanches. Des *ice-boats*, trois étaient des yoles construites comme les autres canots, et trois avaient un revêtement de liége, recouvert d'une feuille de sapin et d'orme. La fausse quille pouvait être enlevée par les glaces sans compromettre le canot et sans y produire de voie d'eau. Ces canots étaient destinés à être portés sur des traîneaux lorsque les navires auraient été définitivement arrêtés par les glaces (1).

La *Discovery*, conserve de l'*Alert*, offrait des installations analogues et devait s'arrêter au lieu d'hivernage du *Polaris* en 1871-1872, tandis que l'*Alert* devait pousser sa course plus avant (2).

Telles sont les précautions prises pour cette expédition dont les résultats n'ont sans doute pas été ceux qu'on avait rêvés pour elle, mais

_________

(1) *The Engineering. Our Arctic Expedition*, 16 avril 1875, p. 322.

(2) Voy. A. Roussin, *Les dernières expéditions au pôle Nord* (*Rev. marit. et coloniale* 1875, t. XLVI, p. 5).

qui a reculé les limites des points explorés jusqu'ici (1) et fourni aux futures explications arctiques des faits d'expérience dont elles sauront profiter.

2° *Choix de l'équipage.* — Les Anglais ont une *marine arctique* leur offrant des hommes rompus aux dangers et à la pratique de cette étrange et dangereuse navigation, et ils n'ont que l'embarras des choix quand une nouvelle expédition se prépare. Pas n'est besoin de dire qu'il faut choisir les hommes un à un et avec le soin le plus méticuleux; examiner leur poitrine; interroger leurs antécédents et rejeter tous ceux qui n'offrent pas des garanties exceptionnelles de vigueur (2) de santé et aussi de trempe morale. Les malades, dans des expéditions de cette nature, sont des impédiments dont on n'a que faire. Des hommes assez jeunes pour avoir la plénitude de leurs forces et produire aisément de la chaleur organique, mais assez faits cependant pour supporter sans en être émus les luttes qu'ils vont aborder; donnant aux essais dynamométriques et spirométriques des garanties rassurantes; à gencives et à dents intactes; n'ayant jamais subi d'atteintes du scorbut; d'une grande activité corporelle; allègres, vifs; s'associant par l'attrait autant que par l'intérêt à ces expéditions, tels sont les vrais matelots arctiques. Les marins du Nord sont, bien entendu, par leur assuétude, leurs aptitudes nautiques et leur tempérament, mieux adaptés à ces expéditions (3).

*Conditions d'hygiène.* — a. *Vêtements.* — Pour cette navigation, l'usage de vêtements épais de laine ou de fourrures, de flanelle, directement appliqués sur la peau; de coiffures abritant la nuque ou les oreilles; de chaussures épaisses et fourrées, est absolument indispensable; l'imparfaite conductibilité des tissus de laine s'oppose, en effet, au rayonnement du calorique animal, et prévient les congélations. Bellot reproche cependant à ces tissus, quand le froid est excessif, de retenir dans leurs aspérités les particules de neige qu'y chasse le vent, et d'être toujours imprégnés d'humidité; il donne la préférence aux vêtements de peau de daim. L'usage du cache-nez de laine, si précieux pour se défendre contre la brise glacée du cap Horn ou contre les froids modérés des mers du Nord, lui semble aussi, pour les voyages aux pôles, avoir plus

______

(1) L'expédition a atteint 83°,26 de latitude.

(2) Chaque homme pouvait avoir à traîner, après avoir laissé le navire, 250 livres environ à raison de 10 à 15 milles par jour (de 16 à 24 kilom. par jour). Rochefort, *L'expédit. angl. du pôle Nord* (*Arch. de méd. nav.*, 1875, t. XXIV, p. 452).

(3) Boudin a bien cherché à faire ressortir ce fait que les Méridionaux résistaient mieux au froid que les gens du Nord et il a invoqué à l'appui de sa thèse la résistance du Canadien d'origine française qui semble plus grande que celle du Canadien d'origine anglaise; l'opinion de Larrey, qui a vu dans la retraite de Russie les Hollandais, les Hanovriens, les Russes même succomber au froid auquel résistaient les petits soldats du Midi de l'Europe. Cette opinion heurte trop la grande et générale loi de l'assuétude pour qu'on n'admette pas que, dans les faits observés, les immunités d'origine ont été neutralisées par d'autres conditions incomplétement appréciées (Boudin, *Essai de pathologie ethnique*, Ann. hyg., 1861, t. XVI, p. 30).

d'inconvénients que d'avantages, à cause de la congélation des vapeurs qui se dégagent du nez et de la bouche. Les longues barbes ne rendent pas non plus, dans ces conditions climatériques, les bons offices qu'on serait en droit d'attendre de cet abri naturel pour les joues; elles s'entremêlent de glaçons, se pliquent, en quelque sorte, se fixent quelquefois, en se congelant, sur la poitrine, et les ciseaux doivent en faire justice. Les matelots du *Prince-Albert* furent obligés de s'en débarrasser. Keraudren a discuté jadis avec beaucoup de sagacité la nature des vêtements qui doivent être embarqués pour les régions polaires. Il recommande l'usage de gilets de peaux de chèvre ou de mouton encore garnies de leur laine, et fait remarquer que les indigènes eux-mêmes de ces latitudes élevées s'astreignent à l'usage des fourrures. Il indique aussi la nécessité de bottes fourrées ou fabriquées avec des peaux dont le côté velu est retourné en dedans, et l'utilité de gants de même nature; il pense enfin que l'usage d'un masque préviendrait ces congélations fâcheuses qui atteignent souvent le visage; et afin d'atténuer l'action qu'exerce sur la vue la blancheur éblouissante des neiges, il propose d'adapter à ce masque, au niveau des yeux, deux trous fermés par des verres colorés. Il ne faut pas que l'étrangeté de cette idée fasse tort à ce qu'elle a de réellement utile. Un voyage aux pôles est une lutte incessante contre les âpretés d'un climat destructeur, toutes armes sont bonnes pour lui résister. « Pour l'expédition de l'*Alert* et de la *Discovery*, dit M. Rochefort, l'habillement a été très-soigneusement étudié. L'étoffe adoptée pour les vêtements est une sorte de molleton de laine d'un tissu très-serré qui s'épaissit au lavage et qu'on désigne sous le nom de *duffle*. On utilisera également les vêtements de peau de phoque et même les fourrures, malgré leurs inconvénients connus de tous les hommes compétents. Dans ces climats en effet, chaque poil de la fourrure ne tarde pas à devenir le centre et le noyau d'un glaçon; le vêtement est rendu, par suite, imperméable à la transpiration cutanée, d'où une humidité nuisible du corps et des habits. L'expédition possède des bottes de divers modèles, les unes à semelle de cuir, les autres à semelles de liége; toutes ont les tiges garnies de molleton, assez hautes pour dépasser le genou et protéger les cuisses. Pour marcher dans la neige, on pourra faire usage du mocassin en forte peau de chamois.

« Voici le détail du costume adopté pour les voyages en traîneaux : la tête est enveloppée d'une sorte de perruque en molleton dite *welsh wig* qui couvre le front, la nuque et qui est analogue à ces coiffures en usage chez certaines populations de la côte de Bretagne, à Roscoff et au bourg de Batz par exemple (1). Un bonnet de peau de phoque recouvre le tout. La face est protégée par une sorte de voile en molleton, et les yeux par des lunettes bleues entourées de toile métallique et dont

_____________

(1) C'est ce qu'on appelle dans certains pays un *phese-montagnes*.

la monture est garnie de peau de chamois. Deux ou trois vareuses de laine ou de flanelle et un large vêtement de molleton couvrent le tronc. On passe ensuite un ample pardessus de forte toile de Hollande. Les membres inférieurs sont protégés de la même manière : les pieds sont enveloppés de deux paires de bas dépassant le genou, et par-dessus tout cela la vaste botte arctique. Chaque homme porte sur la poitrine deux paires de bas de rechange. Les mains sont couvertes de deux paires de mitaines : l'une en laine, l'autre en molleton, le tout est enfermé dans des gants de peau de phoque. Les traîneaux n'emporteront qu'une simple tente de toile pouvant couvrir six ou douze hommes. Dès qu'elle sera dressée, on étendra sur la neige une toile cirée, puis une large pièce de molleton ; chaque homme tirera ses bottes, les placera à son chevet pour lui servir d'oreiller et se glissera dans un sac de forte toile doublée de molleton (1). »

b. *Chauffage.* — Le chauffage des navires et des tentes est, bien entendu, dans ces conditions de climat, une nécessité absolue. Les six couches qui constituent les parois de l'*Alert* et du *Discovery* leur sont déjà de puissants moyens de se préserver du froid, mais il a fallu les chauffer directement au moyen de calorifères à air chaud dont les tuyaux se distribuent le long des parois intérieures. Il est bien à regretter que la ventilation n'ait été l'objet d'aucune installation spéciale sur ces navires ; c'est une lacune que les expéditions à venir feront sans doute disparaître. Quant au chauffage des tentes ou des *hummocks* de neige, les lampes à alcool sont destinées à y pourvoir.

c. *Alimentation.* — L'hygiène des expéditions arctiques a eu l'heureuse chance d'être représentée dans la deuxième tentative des États-Unis par un médecin distingué, en même temps que par un navigateur intrépide, le Dr Hayes qui a étudié avec soin les conditions du régime qui convient à ces, régions désolées. Un premier fait sur lequel il a insisté, c'est le danger de l'alcool qu'il proscrit sous toutes ses formes et d'une manière absolue ; il a été même jusqu'à déclarer inaptes aux voyages polaires les marins qui ont l'habitude, même modérée, des alcooliques. Les recherches de M. Perrin, en démontrant que l'alcool, même à petites doses, diminue de 5 à 22 p. 100 la quantité d'acide carbonique exhalée par les poumons et modère par suite l'activité de l'oxydation interstitielle, ont démontré en effet qu'on ne pouvait demander à l'alcool un moyen *permanent* de résister au froid (2). Les Américains ne recrutent leurs matelots arctiques que parmi les abstèmes d'alcool, les *tesetotalers*. Je crois le principe vrai, mais il ne faut pas oublier que le vin n'est pas de l'alcool, et qu'un peu d'eau-de-vie, *employée comme médicament*, peut à un moment donné

(1) Rochefort, *loc. cit.*, p. 454.
(2) Perrin, *Rech. expérim. sur l'infl. des boissons alcooliques à doses modérées sur le mouvement de la nutrition* (*Gaz. des hôp.*, 1864).

réchauffer les matelots d'une manière utile ; l'usage permanent est seul incriminable.

Un second fait intéressant est l'appétence instinctive que l'on a pour les matières grasses dans les régions polaires. Les Esquimaux doivent de résister aux rigueurs de leur affreux climat à l'abondance et à la nature de leur alimentation qui est exclusivement animale. Hayes évalue de 12 à 15 livres de viandes, contenant un tiers de graisse, la ration quotidienne d'un Esquimau en chasse. « Plus, dit-il, nous nous accoutumions au régime des Esquimaux, plus nous devenions capables de supporter avec facilité les basses températures. Nous étions insatiables de nourriture animale et surtout des graisses qui, dans nos latitudes, nous semblent si dégoûtantes. L'huile de baleine gelée, elle-même, me paraissait un mets agréable. » Ce fait est très-correct au point de vue de la chimie physiologique, qui nous enseigne la nécessité, dans les pays froids, d'user surtout d'aliments hydrocarbonés ou respiratoires. Les marins en étaient arrivés, pendant la dernière partie de la campagne, à vivre comme les Esquimaux et s'en trouvaient très-bien (1). Le capitaine Weyprecht du *Tegethoff* se loue de la valeur inestimable qu'eut pour eux, au moment où ils abandonnèrent le navire, le large approvisionnement de chocolat qu'ils devaient à la libéralité de M. Klüge, de Prague (2). En fait d'aliments spéciaux, je signalerai le *pemmican* préparé avec de la viande de bœuf dégraissée, cuite, desséchée lentement, puis imprégnée de graisse, desséchée de nouveau, pulvérisée et réduite en pains de 50 livres environ (3) ; du biscuit-viande dont la farine a été mélangée de pemmican, la saucisse aux pois, ce mets expérimenté par l'armée allemande dans la dernière guerre et dont le capitaine Weyprecht a constaté l'utilité. Le thé et le café ont été essayés avec succès. Kane préférait le café le matin ; il lui semblait diminuer l'engourdissement produit par le froid et émousser la sensation de faim ; le thé était réservé pour le soir. On peut dire que le thé est la véritable boisson arctique. L'*Alert* et la *Discovery* ont emporté des marmites ingénieuses doublées de molleton et qui leur permettaient de procurer dans toutes les conditions à leurs équipages le bénéfice de cette boisson salubre.

d. *Régime moral.* — Si le froid est un ennemi des explorateurs arctiques, l'ennui en est un autre avec lequel il faut aussi compter. La

(1) Hayes, *De l'alimentat. dans les régions polaires* (*Americ. Journal of Sciences.* July 1859, traduit par Beaugrand, in *Ann. d'hyg. publ.*, 2ᵉ série, t. XV, p. 218).

(2) *Bullet. de la Soc. de géographie*, octobre, 1874, p. 367.

(3) La ration est d'une livre par homme et par jour. On évalue son pouvoir nutritif à celle de 3 livres de bœuf (?) (Rochefort, *loc. cit.*).

(4) L'*Alert* et la *Discovery* ont laissé Plymouth le 29 mai 1875. L'Angleterre les a vus avec une certaine déception revenir il y a deux mois sans avoir atteint les grands résultats qu'on s'était promis de cette expédition nouvelle. Le scorbut et des obstacles exceptionnels opposés par les glaces ont causé l'insuccès relatif de cette tentative préparée avec tant de soin et conduite avec tant d'énergie.

gaieté, l'alacrité du caractère sont des conditions à rechercher dans le recrutement des équipages destinés à cette navigation, et les Ross, les Parry, les Franklin, les Kane, ont compris l'importance de ce grand intérêt et ont soutenu le moral de leurs matelots en les distrayant pendant les longues heures des voyages polaires et en élevant leur âme par les consolations et les pratiques religieuses à la hauteur des grandes luttes auxquelles ils les conduisaient. C'était là encore de l'hygiène et ils le savaient bien. Nous reviendrons au reste sur cette question en nous occupant du rôle que jouent les influences morales dans l'hygiène de l'homme de mer.

# LIVRE SIXIÈME

## PATHOLOGIE ET ACCIDENTS NAUTIQUES

—

## SECTION PREMIÈRE

### PATHOLOGIE NAUTIQUE.

L'homme de mer, en mettant le pied sur un navire, y apporte les maladies qu'il a déjà réalisées ou qui sont contenues en germe dans ses prédispositions personnelles ou héréditaires ; les influences de l'habitat nautique et de la navigation agiront sur elles dans le sens d'une amélioration, d'une aggravation ou d'une prédisposition. Cette action préservatrice, corrective ou aggravatrice de la vie de mer sur les maladies communes offre encore, malgré ce qui a été fait à ce propos, un champ d'observations ou d'études dans lequel une foule de points sont inexplorés. Ce n'est pas le lieu d'aborder ici un sujet qui ressortit à la thérapeutique et non pas à l'hygiène. Le marin subit, de plus, les influences morbigènes du navire lui-même. Les diverses maladies exotiques trouvent en lui un terrain d'autant plus favorable que sa vie errante ne lui permet pas de profiter des bénéfices de l'assuétude. Il faut enfin faire entrer en ligne de compte, pour expliquer sa fragilité hygide, sa vie cosmopolite qui, le faisant changer incessamment de climats, lui crée, par cela même, une santé mobile et toujours menacée. En résumé : maladies communes ; maladies nautiques ; maladies exotiques ; maladies climatiques, tel est le milieu hasardeux dans lequel se passe cette vie si agitée.

Existe-t-il donc une pathologie nautique, au sens rigoureux du mot ? Non, si l'on veut entendre par là un ensemble de maladies spéciales à l'habitation maritime et qui n'existent pas en dehors de son rayon d'influences ; oui, si l'on donne à ce mot le sens d'une pathologie différant sensiblement par sa forme, sa fréquence et sa gravité de celle des autres milieux. Et même, en se maintenant dans ces limites étroites de spécialité nosologique, le groupe des maladies que l'on peut considérer comme trouvant à bord leurs conditions génératrices les plus favorables est-il assez restreint. Essayons toutefois de le déterminer et de rapporter à chacune de ces maladies les conditions d'étiologie qui la produisent.

# CHAPITRE PREMIER

## Maladies d'origine principalement nautique.

Le typhus, le scorbut, le béribéri, l'héméralopie, une forme très-opiniâtre de constipation résument, à proprement parler, les maladies qui peuvent sans doute se rencontrer en dehors de ce milieu restreint, mais qui affectent pour lui une prédilection manifeste.

1° J'ai longuement insisté dans une autre partie de ce livre sur les conditions génératrices du *typhus* à bord des navires, attribuant à l'encombrement le rôle considérable qu'il joue dans la production de cette *fièvre des vaisseaux*, comme on l'appelait jadis, et j'ai montré que si ce fléau des anciennes navigations était dompté par les ressources actuelles de l'hygiène, il tend toujours à reparaître dès qu'on se relâche d'une vigilance assidue. Je n'ai pas à revenir sur cette question (1).

Sans aucun doute également, le scorbut se rencontre ailleurs qu'à bord des navires, et le scorbut terrestre des prisons et des camps est substantiellement le même que le scorbut nautique, mais il n'en est pas moins vrai que le navire est son terrain de prédilection et que si les progrès de l'hygiène navale ont fait reculer ce fléau, il y est aussi plutôt contenu que dompté et il y manifeste lui aussi tous les jours par sa tendance à reparaître, la permanence des causes qui lui donnent plus volontiers naissance.

L'étiologie du scorbut maritime a été laborieusement étudiée. Tous les éléments de l'hygiène ont été successivement incriminés à ce propos et la discussion académique soulevée par le travail de M. Villemin (2), qui considère le scorbut comme une maladie infecto-contagieuse voisine du typhus, a remis au jour les controverses nombreuses qu'a suscitées de tout temps l'étiologie de cette grave affection. On sait la façon victorieuse dont M. A. Le Roy de Méricourt a combattu cette doctrine et rattaché le scorbut à sa véritable cause en en faisant une maladie procédant de l'alimentation, une cachexie nutritive, les autres conditions n'agissant que comme prédisposition ou aggravation. Nous avions nous-même soutenu cette opinion, qui était du reste celle de Kéraudren, et le travail, si riche de faits, de notre ami M. Le Roy de Méricourt n'ayant fait que nous affermir dans les idées que nous exposions à ce propos dans la première édition de cet ouvrage il y a vingt ans, nous croyons devoir, comme intérêt historique, reproduire intégralement ce passage.

« Nous avons eu déjà l'occasion de dire que, pour nous, la cause du scorbut ayant ses racines un peu partout : dans un air vicié ou insuffi-

(1) Voy. livre IV, chap. III, p. 310.
(2) J. A. Villemin, *Causes et nature du scorbut* (*Bullet. Acad. de méd.*, 2ᵉ série, t. III, p. 680). Voir pour les discours de M. Le Roy de Méricourt la même collection, séances du 20 et 27 octobre 1874.

sant, dans l'obscurité, dans la privation prolongée des influences telluriques, dans des passions dépressives, comme dans une alimentation incomplète, il n'y a pas, à proprement parler, de médicaments *antiscorbutiques*, comme il y a des médicaments *antisyphilitiques*. Le remède du scorbut se trouve dans toutes les influences hygiéniques favorables, comme son origine peut se trouver dans toutes les influences hygiéniques défavorables. Et cela est tellement vrai, que les différents éléments de l'hygiène ont été tour à tour, et à bon droit, accusés dans l'étiologie des diverses épidémies du scorbut nautique. Que de fois n'a-t-on pas vu un navire peu encombré payer son tribut au scorbut parce qu'il manquait depuis longtemps d'une alimentation fraîche! Combien de fois, par contre, n'a-t-on pas vu l'abondance des végétaux frais ne pas conjurer le fléau, si elle coïncidait avec des conditions hygiéniques par ailleurs désavantageuses! Deux bâtiments d'une même station sont nourris de la même manière : l'équipage de l'un, soumis à un régime disciplinaire doux et paternel, trouve dans sa gaieté un élément efficace de résistance; l'équipage de l'autre languit dans une torpeur nostalgique et le scorbut le décime. Cette comparaison n'est pas une fiction, elle s'est réellement offerte à nous. Qu'on ne croie pas cependant que nous cherchions à atténuer l'influence, pour la production du scorbut, d'une alimentation insuffisante ou mal composée ; personne plus que nous ne comprend l'importance de cet élément étiologique, mais nous ne voulons pas qu'on lui attribue, non plus qu'aux autres, un rôle exclusif qui ne lui revient pas. Le scorbut est une grave perversion du travail nutritif; or, la nutrition doit son intégrité ou ses déviations à d'autres causes qu'à la nourriture : toutes les influences extérieures et les influences morales y coopèrent en même temps, il faut donc chercher dans toutes à la fois et la cause et le remède du scorbut; et la ventilation, le désencombrement, l'asséchement du navire, la brièveté des traversées, la fréquence des relâches, la douceur du joug disciplinaire, la gaieté, l'arrivée fréquente des nouvelles et des lettres, sont des *antiscorbutiques* qui, à notre sens, ont plus de valeur curative que le cresson, le cochléaria ou les sels de potasse du docteur Garrod. Nous n'avons à nous occuper ici que de la catégorie des ressources que l'hygiène peut emprunter à la bromatologie pour défendre les équipages contre les atteintes du scorbut.

Il est un fait auquel, nous le croyons, on n'a pas assez réfléchi quand on a édifié l'étiologie de cette affection, et qui, pour notre compte, nous a toujours vivement frappé. C'est que la nutrition souffre toujours, de quelques ressources alimentaires qu'elle dispose par ailleurs, si ces aliments *sont soustraits depuis longtemps à l'influence de la vie*. Il y a dans le sang qui vient de vivre (nous en demandons pardon aux pythagoriciens), comme dans la séve qui vient de circuler, ce sang incolore des végétaux, une puissance analeptique et restauratrice que rien ne remplace. Viandes et végétaux *récents* sont les deux antidotes du scorbut ; son apparition est imminente toutes les fois qu'ils manquent depuis longtemps. Qu'on le remarque bien, en effet : du moment que la vie a abandonné une substance organique alimentaire, la chimie y a pris sa place ; ses opérations moléculaires s'y font d'une manière sourde, occulte, lente, mais réelle, et produisent des changements que la santé apprécie à merveille bien avant cette grossière limite de la putréfaction commençante qui frappe seule nos sens. Les conserves les plus parfaites sont dans ce cas ; leur état chimique n'est pas celui des aliments frais, et la nutrition s'en aperçoit vite. Là est la part qu'il faut faire aux aliments dans la production du scorbut : une nourriture insuffisante, mais *fraîche*, engendrera l'anémie ; une nourriture suffisante, mais *en voie de décomposition chimique lente*, engendrera le scorbut (1). »

M. Le Roy de Méricourt n'a pas eu de peine à renverser, dans sa pressante argumentation, chacune des propositions étiologiques formulées par M. Villemin et à ramener le *froid humide*, l'*encombrement*, les *passions dépressives*, les *fatigues*, etc., au rôle secondaire qui leur revient dans la genèse du scorbut. La théorie zymotique du scorbut ne se relèvera vraisemblablement pas des coups qui lui ont été portés dans cette remarquable discussion, qui aura eu un autre résultat plus utile encore, c'est de montrer la direction dans laquelle l'hygiène navale doit porter ses efforts pour conserver les positions qu'elle a conquises.

Le scorbut était jadis l'effroi de la navigation tant à raison de la forme grave qu'il revêtait sur les navires que de son extrême fréquence, et les expéditions militaires, comme les voyages d'exploration, trouvaient dans ce fléau une pierre d'achoppement qui les faisait souvent avorter. L'atténuation du scorbut tel que l'ont connu les Rouppe, les Lind, les Kéraudren, etc., est la meilleure preuve des progrès immenses qu'a réalisés l'hygiène navale depuis l'époque où observaient ces médecins navigateurs : une meilleure disposition des logements dans les navires ; moins d'entassement ; plus de propreté ; une nourriture meilleure ; des traversées moins longues, etc., sont autant de conditions heureuses qui ont sinon dompté complétement le scorbut, du moins en ont singulièrement atténué la rigueur. Il ne faudrait pas cependant s'endormir dans une sécurité trop grande ; le scorbut est *chez lui* à bord des navires et et s'il y est réfréné par les mesures d'hygiène qu'on lui oppose, il est toujours prêt à reparaître quand, dans certaines mers surtout, on laisse s'établir quelques-unes de ses causes génératrices. C'est ainsi que M. Le Roy de Méricourt nous montre le scorbut en permanence ou en imminence sur les navires de Terre-Neuve. C'est là une des maladies qui alimentent l'hôpital de Saint-Pierre. La marine de guerre elle-même n'est pas à l'abri des atteintes du scorbut, et cet hygiéniste rappelle, à ce

_________

(1) Fonssagrives, *Traité d'hyg. navale*, 1856, p. 684.

propos, les épidémies de scorbut de notre escadre de Crimée. La marine de guerre anglaise a vu le scorbut, qui en 1860 était représenté par 80 cas sur 10,000 matelots, devenir moitié plus rare en 1868. Sur les navires de commerce de cette nation au contraire une enquête spéciale dirigée sur ce point a constaté que de 1852 à 1863 il y avait eu une moyenne de 4,2 scorbutiques sur 100 matelots, ou de 420 sur 10,000, et que des navires ont été quelquefois désarmés par ce fléau. Elle met du reste, à la charge de l'incurie des capitaines qui allongent les traversées, n'embarquent pas de *lime-juice* ou en embarquent de mauvais, ce déplorable état de choses (1).

Sur nos navires de guerre le scorbut est devenu d'une rareté très-consolante. J'en donnerai pour preuves les chiffres suivants. La frégate *le d'Assas* montée par un épuipage de 250 hommes ayant eu pendant trois ans de station dans les mers du Sud 1,334 malades n'a compté parmi eux que 5 scorbutiques (2), et la marine anglaise, dans une période de 17 ans, de 1856 à 1872, n'a eu que 311 scorbutiques sur 873,310 hommes, soit en moyenne par an, 18 scorbutiques sur un effectif moyen de 50,194. Dans cette longue période il n'y a eu qu'un seul décès. Quand on compare ce résultat aux calamiteux ravages du scorbut, à 50 ans en arrière, on a la mesure du progrès réalisé en hygiène navale.

Il faut en rapporter l'honneur en grande partie à l'introduction du *lime-juice* dans l'alimentation nautique sans oublier de réserver à l'ensemble des autres améliorations une part secondaire, il est vrai, mais très-réelle.

Le scorbut sur un navire est une étrangeté; les lois maritimes anglaises en font presque un *délit* et prescrivent une enquête; si elle démontre que les précautions d'usage, en particulier l'emploi du jus de citron, ont été omises, la responsabilité du capitaine se trouve sérieusement engagée.

Le scorbut nautique est donc réfréné dans ce qu'il avait d'excessif et de fatal, mais son éradication n'est que relative, et de temps en temps il apparaît encore, sous une forme atténuée, il est vrai, et comme pour tenir la vigilance en éveil. Je citerai comme exemples récents l'épidémie de l'*Emily-Flinn* en 1876, celles du *Sovereign* et du *Westridge*, celle de la frégate *la Blanca* qui, détachée de l'escadre espagnole après le bombardement du Callao, eut, en doublant le cap Horn, dans la mauvaise saison, c'est-à-dire en mai et juin, une épidémie de scorbut qui atteignit 272 hommes et lui en enleva 28; les épidémies du vaisseau *le Henri IV* en 1854, de l'*Iphigénie*, de l'*Orne* qui eut à un moment donné 321 scorbutiques, etc. (3).

<hr>

(1) V. Le Roy de Méricourt, *État sanitaire de la marine marchande anglaise* (*Arch. de méd. navale*, 1867, t. VII, p. 216).

(2) C. Girard, *Thèse de Montpellier*, 27 mars 1868.

(3) Voy. Le Roy de Méricourt, *loc. cit.* Cette épidémie de l'*Orne* ne fournit que deux décès; preuve manifeste de l'atténuation de gravité du scorbut actuel.

Entre les campagnes celles des hautes latitudes semblent prédisposer au scorbut (1). Endémique dans les mers du Nord, il y atteint les équipages dès que la longueur des traversées ou des croisières les condamne à la privation de végétaux frais. C'est ainsi que les escadres française et anglaise, croisant en 1854 dans la mer Blanche, ont payé à cette maladie un tribut qui a été visiblement allégé par l'emploi du jus de citron (2). Et enfin, pour invoquer un exemple tout récent, l'*Alert* et la *Discovery*, dans la dernière expédition anglaise au pôle Nord, ont dû, en partie, l'insuccès de leur entreprise à l'invasion du scorbut (3). Nous verrons bientôt en traitant de l'alimentation du marin comment il faut la diriger pour mettre autant que possible les équipages à l'abri des atteintes du scorbut.

2° Le *beriberi* est encore une de ces maladies que l'on peut rencontrer à terre, M. Le Roy de Méricourt l'a démontré surabondamment dans un intéressant travail sur cette maladie exotique (4), mais il n'en est pas moins bien établi qu'il se plaît sur les bâtiments plus qu'ailleurs et que, quand des passagers de race jaune sont entassés sur des navires pour y faire de longues traversées, l'explosion de cette redoutable maladie est toujours à craindre. Les nombreux écrits des médecins de la marine qui ont navigué sur les bâtiments affectés à l'émigration indo-chinoise sont unanimes pour faire ressortir l'influence de l'habitat nautique sur la production fréquente du beriberi. Je dois, au reste, renvoyer le lecteur à un autre endroit de ce livre où j'ai déjà traité de l'étiologie de cette maladie, laquelle me paraît avoir plus que des analogies avec le scorbut (voy. p. 394).

3° L'*héméralopie* ou cécité nocturne n'est certainement pas non plus une maladie exclusivement maritime, mais on ne saurait cependant douter de sa fréquence beaucoup plus grande à bord des bâtiments que dans d'autres conditions. Est-elle due, comme le croyait Audouy, à l'action successive et habituelle d'une radiation lumineuse trop vive et d'une grande humidité, deux conditions que réalise la vie sur les navires (5) ? Faut-il, comme je l'ai fait jadis (6), faire jouer dans sa production un

---

(1) Voy. Swarz, *Relat. méd. du voyage de la* Novarra, trad. van Lier (*Arch. méd. nav.*, t. II, p. 561). Ce médecin a émis cette opinion singulière, que le scorbut est plus fréquent et plus grave dans les traversées en latitude que dans celles en longitude. Si ce fait est vrai, il met en relief l'influence du froid sur la production du scorbut.

(2) Gallerand, *Rapp. sur la croisière de la* Cléopâtre *dans la mer Blanche*, 1854 (collect. de Brest).

(3) Nicolas, *le Scorbut de l'expédition anglaise au pôle nord* (*Gaz. hebd. de méd.*, 1877, 5 janvier, p. 7 et suiv.).

(4) Le Roy de Méricourt, *Dict. encycl. de sciences médicales*, 1re série, 186 , art. Beriberi.

(5) Audouit, *De l'héméralopie.* Thèse de Paris, 1855. — Du même, *De l'héméralopie observée dans les voyages de circumnavigation*, in *Arch. d'ophthalmologie*, 1855, t. IV, p. 85.

(6) Fonssagrives, *Hyg. nav.*, 1re éd., p. 355. M. Lacroix, qui a soutenu, après moi, la doctrine étiologique de l'influence de la lumière réfléchie sur la production de l'hé-

rôle important à l'action de la lumière réfléchie sur la rétine? Doit-on enfin avec Grenial, Guenau de Mussy, Dutroulau (1) admettre que l'héméralopie n'est que la conséquence d'une perversion nutritive générale et établir entre le scorbut et cette névrose visuelle une relation constante?

4° Je ne dirai rien de la *calenture*, le travail critique remarquable de M. Le Roy de Méricourt ayant démontré, d'une manière inattaquable à mon avis, que cette entité avait été édifiée à l'aide d'éléments divers empruntés à la pathologie commune des pays chauds (2).

5° Je signalerai en terminant comme une maladie de toutes les conditions et de tous les lieux, mais revêtant à bord une ténacité insolite, cette constipation souvent invincible à laquelle sont sujets les marins, comme Ramazzini l'avait remarqué et comme tous les médecins navigateurs ont eu l'occasion de le constater.

C'est l'un des fléaux de la vie maritime. Sans méconnaître l'influence des autres causes qui la produisent, on peut se demander si cette constipation quelquefois si opiniâtre (3) ne dépend pas en partie de la contraction du sphincter anal à chaque effort d'équilibration, si les hypertrophies du foie et les maladies intestinales, si fréquentes à bord des navires qui naviguent dans les pays chauds, n'ont pas une de leurs causes prédisposantes dans les chocs et dans les ébranlements qui ne peuvent manquer de congestionner tout le système de la veine porte ; si, d'un autre côté, la fréquence des hémorrhoïdes et des varices, des ulcères atoniques des jambes chez les matelots, ne se rattache pas également pour quelque chose au mode spécial de station et de locomotion auquel la mobilité du navire les soumet? Quelque cas que l'on fasse de ces hypothèses, on ne saurait au moins disconvenir que la persistance des contractions musculaires, l'entraînement, pour ainsi dire, de tout le système nerveux qui les exécute, doivent exercer sur l'ensemble des fonctions une influence, sans doute inappréciée jusqu'ici, mais cependant très-réelle.

méralopie, a invoqué en sa faveur ce fait que, à bord de la *Thisbé*, il a vu l'héméralopie disparaître quand le ciel se couvrait et reparaître quand il était brillant (Lacroix, *Journal du voyage de la* Thisbé, *Thèse de Paris*, 1861, n° 63).

(1) Dutroulau, *Étude sur les malad. marit.* (*Gaz. méd. de Paris*, 1850).

(2) Le Roy de Méricourt, *Existe-t-il une individualité morbide qui puisse justifier le maintien de la calenture dans le cadre nosologique?* (*Arch. gén. de méd.*, 1857, 5ᵉ série, t. X, p. 130.)

(3) Ce n'est pas là évidemment la seule cause de la constipation nautique, le peu d'exercice que font les marins contribue aussi à la produire; de plus dans les pays chauds, il faut tenir compte également de la diminution des sécrétions intestinales sous l'influence antagoniste des sueurs abondantes; Gonzalès qui a beaucoup insisté sur cette incommodité si commune à bord des navires a cité le fait d'un aumônier maritime qui passait quinze et vingt jours sans aller à la selle et qui se débarrassait de cette constipation dès qu'il séjournait à terre. (Rey, *Les médecins navigateurs*; Gonzalès, in *Arch. de méd. nav.*, 1871, t. XV, p. 170.) Toute l'ancienne marine a connu le fait de cet officier qui succomba à une constipation qui s'était prolongée pendant toute une traversée de France aux Antilles et dont l'intestin effroyablement distendu est conservé dans les collections anatomiques du Musée de Rochefort.

M. Rey, qui a insisté sur la fréquence de la constipation à bord des navires, recommande de les combattre par les lavements froids et prescrit
le soir, avant de se mettre au lit, une ou deux cuillerées à café de mélange d'Hufeland (2 parties de crème de tartre soluble et une partie de
soufre sublimé). On prend ensuite un verre d'eau froide. La belladone,
le podophyllin, sont des moyens plus sûrs, mais encore faut-il seconder
leur effet par des conditions autant que possible opposées à celles dans
lesquelles la constipation s'est produite.

Sans avoir la prétention d'expliquer l'influence hygiénique de ces
séries de mouvements, de cette gymnastique en permanence, nous pouvons nous demander si la constipation (1) que produisent si ordinairement les oscillations du navire ne dépend pas en partie de la contraction
habituelle du sphincter anal.

# CHAPITRE II

## Endémicité nautique.

Il y a une endémicité nautique comme il y a une endémicité nosoco-
miale et pour les mêmes raisons. Un hôpital peut avoir des causes d'insalubrité qui dérivent de sa mauvaise construction, de son aménagement
vicieux, de sa propreté équivoque, du défaut de chômage de ses salles,
de son encombrement ; ces causes *organiques*, si je puis ainsi dire,
réagissent d'une façon permanente sur sa salubrité, compliquent les
maladies, retardent les convalescences, et alors même qu'elles ne s'é-
lèvent pas jusqu'à un degré d'action qui les rende génératrices de maladies spéciales à chacune d'elles, elles constituent à l'hospital une
forme d'*état valétudinaire* qui persistera tant que des mesures efficaces
d'assainissement n'y auront pas pourvu. D'un autre côté, qu'une épidémie ait passé sur cet hôpital et qu'elle y ait laissé des germes, ceux-ci
manifesteront leur activité quand l'ensemble des conditions dont ils ont
besoin pour évoluer sera réalisé. En troisième lieu, qu'un foyer infectieux se forme dans quelqu'une de ses parties, comme il arrive de
l'Hôtel-Dieu quand ses caves ont été inondées par la Seine, et il accusera
sa présence, jusqu'à ce qu'on l'ait tari, par des effets en rapport avec sa
nature. Ainsi donc : endémicité de mauvaise hygiène ; — endémicité
contagieuse ; — endémicité infectieuse, telles sont les trois formes par

(1) Bien que je n'aie pas à m'occuper ici de thérapeutique, je dois signaler l'action
si curieuse et si réelle des fumigations de foie de bœuf bouilli sur l'héméralopie. Il est
difficile de ne pas rattacher ce fait, sur lequel tous les auteurs anciens ont insisté, à la
tradition biblique de Tobie, et de ne pas être frappé d'une autre part du lien qui
semble exister entre ce moyen et l'utilité de l'huile de foie de morue contre l'héméralopie, constatée par quelques médecins de la marine et en particulier M. Dupont.

lesquelles se révèle l'insalubrité d'un hôpital. Nous les retrouvons également sur les navires. Chacun d'eux a sa santé propre qui est la résultante : 1° de ses qualités *natives* sous le rapport de l'hygiène ; 2° de sa bonne tenue actuelle ; 3° des germes que *ses maladies* antérieures lui ont laissés.

Je dis que chaque navire a sa santé ; et de même qu'il serait d'un haut intérêt de conservation que l'histoire hygide et morbide de chaque individu pût être édifiée à l'aide de renseignements écrits et recueillis depuis son enfance, ainsi que j'ai cherché à le démontrer ailleurs, mais, hélas! sans beaucoup de succès (1), de même aussi il y aurait à tenir le compte courant de la santé de chaque navire, à savoir quel a été son degré de salubrité ordinaire ; quelles maladies s'y sont montrées de préférence ; quelles épidémies il a eu à subir ; quelles influences endémiques ou permanentes s'y sont révélées. Sans doute la mobilité des deux autres facteurs de la salubrité nautique : nature des campagnes et des climats, valeur hygide des équipages qui s'y sont succédé, rend cette analyse délicate, mais si l'on n'abordait que les choses faciles en médecine, on s'endormirait dans une paresse infructueuse. Chaque bâtiment devrait, comme chaque régiment, avoir son histoire écrite, et il appartient aux médecins des navires, soucieux de s'éclairer sur les conditions actuelles et anamnestiques du milieu dans lequel ils vont pratiquer, de faire cette enquête si leur navire n'en est pas à sa première campagne, et d'en conserver les résultats pour ceux qui viendront après eux.

L'endémicité nautique a des aspects divers et qui sont loin d'avoir été bien mis en relief. Elle peut s'accuser : 1° par des furoncles ; 2° par des érysipèles, des lymphangites, des phlébites ; 3° par des ophthalmies contagieuses ; 4° par des fièvres éruptives ayant ce caractère ; 5° par des typhus ; 6° par des accidents palustres.

Il y a des navires à furoncles et à panaris. Quand on voit par exemple la *Persévérante* présenter, pendant sa campagne, 431 cas de furoncles, 136 panaris et 16 anthrax (2), on ne peut que céder à la pensée que l'étiologie banale des changements de température ne mérite pas grand crédit et qu'une cause locale endémique peut seule produire des effets aussi multiples. Des faits analogues observés sur d'autres navires : l'*Archimède*, la *Bayonnaise*, l'*Eurydice*, etc., montrent qu'il y a à bord des navires une endémicité furonculeuse. Elle semblerait particulièrement liée à l'infection sulfhydrique de la cale, et l'on s'expliquerait ainsi pourquoi les parages du cap Horn pour les navires qui vont dans les mers du Sud, semblent prédisposés à cet accident, et aussi pourquoi le retour en France en provoque le retour. Ne serait-ce pas que les navires fortement agités, dans ces deux conditions, par l'état de la mer, voient leur

---

(1) Fonssagrives, *Livret maternel pour prendre des notes sur la santé des enfants.* Paris, 1870.

(2) Saurel, *Traité de Chirurgie navale.* Paris, 1861.

infection sulfhydrique s'accuser avec plus d'activité? Ce qu'il y a de certain, c'est que les navires dont la cale est infecte exhalent, quand la mer est grosse, une odeur bien plus insupportable. A bord de l'*Archimède*, pendant une trombe près de Rio-Janeiro, on met en place les capots; des torrents d'acide sulfhydrique se répandent dans le faux pont, noircissent la peinture et ternissent les objets métalliques (1). M. Payen, chirurgien-major de la gabare *la Girafe* en 1840, a rapporté que, dans un coup de vent, il se dégagea de la cale une grande quantité d'acide sulfhydrique qui noircit tout à bord ; ces émanations délétères résistèrent aux fumigations de chlore, au renouvellement fréquent de l'eau de la sentine, et *ne cessèrent que lorsque la mer devint calme.* Sous leur influence apparurent un grand nombre d'embarras gastriques avec anorexie, enduit lingual et des angines diphthéritiques, des bronchites, quelques pneumonies ; au bout de dix jours un grand nombre d'hommes se présentèrent, se disant atteints de gale : ils portaient de petits boutons saillants, rouges, avec prurit ; cette éruption parut à M. Payen être de nature éliminatrice (2). Cette infection sulfhydrique, que M. Chevreul a, le premier, expliquée par la décomposition des sulfates au contact de matières organiques, est très-commune à bord des navires, principalement des navires en fer dans la cale desquels se rencontrent, au contact de l'eau, des matières grasses venant de la machine et des débris d'escarbilles riches en pyrites. Est-ce l'hydrogène sulfuré qui produit ces accidents ? Ne sont-ils pas plutôt imputables à l'absorption de matières organiques constituant un infectieux dont le gaz sulfhydrique n'est que l'étiquette?

Il y a des navires à érysipèles, à lymphangites, comme il y a des hôpitaux entachés de cette endémicité ; il y en a aussi pour lesquels le typhus accuse une prédilection marquée ; quant aux endémicités des contages (variole, rougeole, scarlatine), il faut prudemment, quand un navire a subi une fois les atteintes de ces fièvres éruptives, admettre que quelques germes qui n'attendent qu'une occasion pour éclore ont pu se conserver à bord de ce navire, et, comme nous ignorons la limite au bout de laquelle la réviviscence de ces contages n'est plus possible, il est prudent d'insister, pour ce navire plus encore que pour les autres, sur les mesures de prophylaxie spéciale qu'indique la nature de ces contages.

M. A. Fournier nous a conservé l'histoire, fort intéressante à plus d'un titre, d'une endémo-épidémie d'ophthalmies observée à bord du vaisseau-école des navires *l'Inflexible* (3). Ce médecin distingué a rappelé, à ce propos, la fréquence et la gravité avec laquelle l'ophthalmie

_______

(1) A. Le Roy de Méricourt, *loc. cit.*

(2) Payen, *Rapp. sur la campagne de la Girafe à Terre-Neuve,* 1840 (Collect. de Brest).

(3) A. Fournier, *Une endémo-épidémie de conjonctivite catarrhale à bord du vaisseau-école des mousses* l'Inflexible (*Arch. méd. nav.,* 1871, t. XV, p. 5).

purulente, dite d'Égypte ou des armées, s'est montrée à bord des na-vires ; il a rappelé le fait du négrier *le Rôdeur*, du *Léon*, de la frégate hollandaise *l'Eversten* qui, en 1860, arriva à Toulon desemparée par ce fléau ; de l'épidémie de la *Sémiramis* en 1860 (1), de celle du *Dupleix*, de celle de *l'Élan*, etc. L'endémo-épidémie de l'*Inflexible* éclata en dé-cembre 1868, et au milieu de juillet 1871 elle n'était pas encore éteinte. Dans le cours de l'année 1869 il y eut 611 cas nouveaux et 90 réci-dives (2). M. Fournier a attribué cette épidémie à l'encombrement aggravé par les conditions du milieu météorologique dans lequel s'est trouvé l'*Inflexible* en rade de Brest.

L'endémicité paludéenne à bord des navires offre un intérêt très-grand et qui me paraît justifier les développements dans lesquels je vais entrer à ce sujet.

J'ai pu, en me fondant sur des faits et des analogies, établir en 1856 qu'il existait dans les profondeurs du navire un véritable marais que j'ai proposé d'appeler le *marais nautique*, dont l'activité varie suivant une foule de conditions et qui peut, en dehors de toute influence des marais terrestres, donner lieu à toutes les formes morbides qui résultent de l'infection palustre. Sans doute, j'ai à en séparer aujourd'hui la colique sèche des pays chauds que j'inclinais, à cette époque, à considérer comme une fièvre larvée paludéenne fixée de préférence sur le grand sym-pathique abdominal, et que je rattache aujourd'hui, sous la pression impérieuse des faits, à une intoxication saturnine (3), mais, cette réserve faite, je maintiens l'assimilation complète d'une cale mal tenue et hu-mide avec un marais de peu d'étendue.

Comparons les marais *gâts* ou non exploités au marais nautique et nous verrons que toutes les circonstances qui constituent la perniciosité des premiers se trouvent également réunies dans la cale d'un bâtiment.

---

(1) Desombes, *De l'ophthalmie purulente spontanée*, etc. Montpellier, 1866.

(2) Sur 699 cas, il y a eu 12 cas compliqués : 6 de kératite ulcéreuse ; 4 de blépha-rite chronique ; 1 d'iritis et d'abcès intra-cornéen ; an dernier cas est passé à l'état chronique.

(3) J'avais émis en 1856, en ce qui concerne la participation de miasmes paludéens engnedrés dans la cale à la production de la colique sèche une opinion très-dubitative comme le montre le point d'interrogation qui en terminait l'exposition (*). On s'est empressé de lui donner un caractère absolu qui n'était pas dans ma pensée. J'admet-tais la possibilité du fait, mais je n'ai nullement attribué une sorte de spécificité, sous ce rapport, au marais nautique. M. Villette dans un mémoire très-bien fait (**) a com-battu par des arguments dont la valeur m'est aujourd'hui démontrée, l'opinion des partisans de la non-identité de la colique sèche et de la colique de plomb ; mais l'un de ses arguments est renversé par les faits : « Si ce miasme, dit-il, est, comme le sup-pose M. Fonssagrives, l'analogue de celui des marais, pourquoi produirait-il seulement la colique sèche et jamais la fièvre intermittente (***). » L'aptitude de la cale à pro-duire l'infection palustre n'est plus mise en doute.

(*) Fonssagrives, *Hyg. nav.*, 1856, p. 218.

(**) E. Villette, *De l'identité de la colique de plomb et de la colique sèche d'après des documents et des observ. recueillis au Sénégal* (*Arch. de méd. nav.*, 1866, t. V, p. 81).

(***) Villette, *ibid.*, p. 85.

Le mélange d'eau douce et d'eau salée est surtout insalubre ; la cale
d'un navire est aussi un marais *mixte*, contenant de l'eau saumâtre, et il
doit à cette circonstance un accroissement d'activité. Et on se rend
compte de ce fait en songeant que les plantes marines, comme les animaux marins, ne pouvant vivre que dans l'eau de mer, et les plantes et
les animaux d'eau douce répugnant à ce milieu, il y a dans le mélange
de ces deux eaux une cause de destruction rapide des êtres qui les habitent et par conséquent une source abondante d'émanations putrides.
Une température élevée accroît et la production et la diffusion des
miasmes marécageux ; or, cette condition aggravatrice est réalisée dans
la cale des navires. Le remuement d'un sol marécageux par la pioche
augmente la puissance et la sphère d'action de ses effluves ; de même
aussi les oscillations du navire par le passage de la rade à la mer, par le
gros temps, exercent-elles une influence bien reconnue sur l'activité du
marais nautique, comme Mairet à bord de *la Jeanne-d'Arc*, M. Siciliano
à bord de *la Cérès*, etc., en ont fait la remarque. De même aussi le désarrimage, partiel ou total, de la cale d'un navire a-t-il souvent révélé la
présence d'un infectieux limnéen demeuré jusque-là inactif. Il y a là,
avec le défrichement d'un sol marécageux, cette opération parfois si
insalubre que Lind a pu dire que le fait seul de creuser une tombe dans
un sol vierge peut devenir mortel pour un Européen, une analogie
qui saisit l'esprit. M. Franquet, médecin-major de la corvette hôpital
*l'Adour*, stationnée au Gabon, nous a rendu compte d'un fait de ce
genre : le désarrimage de ce navire opéré pour faciliter l'aveuglement
d'une voie d'eau fut, malgré l'emploi des précautions d'usage, l'occasion
du développement d'accès, les uns simples, les autres pernicieux, chez
plusieurs des hommes employés à cette besogne. Mairet à bord de la
*Jeanne-d'Arc* a constaté aussi qu'un désarrimage partiel de la cale opéré
à la mer, sous l'équateur, dans une traversée des Seychelles à Bourbon,
fut suivi d'une épidémie de fièvres intermittentes qui atteignit les cambusiers, les hommes qui travaillaient dans la cale, les officiers qui les
surveillaient. On remarqua que les accidents eurent d'autant plus de
gravité que le séjour dans la cale avait été plus prolongé (1). Le D^r Wilson
fait remarquer qu'aux Indes occidentales on voit fréquemment éclater
des fièvres intermittentes sur les navires auxquels on vient de faire subir
une opération de nettoiement général. Ce sont, comme il le dit avec
raison, des égouts (il aurait pu dire des *marais*) que l'on remue.

Voilà des analogies bien saisissantes entre le marais nautique et les
marais ordinaires : mélange d'eau douce et d'eau de mer entraînant la
mort et la décomposition cadavérique des flores et des faunes qui habitent normalement chacun de ces milieux, et par suite fournissant des
miasmes nuisibles ; stagnation pendant les repos du navire favorisant.

(1) Le lieutenant qui demeurait sous la dunette, mais qui avait surveillé ces travaux,
n'eut que des accès bénins.

sous l'influence d'une température chaude, la production du miasme palustre ; mouvements du bâtiment à la mer disséminant ces miasmes dans toutes ses parties. J'ajouterai enfin que l'alternance de la mise à nu du fond du navire et de son immersion par le jeu alternatif des pompes et des robinets de cale est une analogie de plus. Voilà les preuves d'induction, voyons celles fournies par les faits.

Le fait de *l'Adour*, cité plus haut, est déjà un grave enseignement, mais on peut objecter que ce navire étant mouillé au Gabon, l'imprégnation marématique a eu son origine au dedans du navire ; encore est-il étonnant qu'elle ait attendu, pour réaliser ses effets, le moment précis où on a désarrimé le navire, et qu'elle ait atteint exclusivement les hommes occupés à ce travail. Le fait de *la Jeanne-d'Arc* n'est pas moins probant. Cette frégate part de Bourbon où il n'existait pas de fièvres intermittentes, arrive aux Seychelles, pays libre de toute endémie paludéenne ; après une relâche de huit jours, elle reprend la mer, une épidémie de diarrhée dysentérique grave attribuée à la chaleur, à l'humidité, aux variations de température et aux exhalaisons de la cale, se déclare à bord et s'accompagne de quelques cas de fièvre intermittente. Ceux-ci deviennent bientôt plus nombreux, et dix à quinze hommes entrent presque simultanément au poste avec des accès rémittents qui sont parfaitement enrayés par la quinine. Cette bouffée d'infection palustre dura près de deux mois : elle produisit, en outre des accès simples, trois accès pernicieux à forme apoplectique, dont deux entraînèrent la mort. L'épidémie (remarque importante) atteignit de préférence les caliers, les cambusiers, les élèves, c'est-à-dire les personnes habitant les profondeurs du navire, et par conséquent, le voisinage du marais nautique. M. Mairet, de qui nous tenons ce fait intéressant, a observé que c'était toujours au moment des départs que les recrudescences se manifestaient comme si le repos de la rade favorisait la génération du miasme, et les mouvements de la mer, sa diffusion. Cette production d'effluves palustres put être expliquée, en partie, par la putréfaction d'un nombre considérable de cercles de barrique munis de leur écorce et qu'on trouva entassés dans la cale (1).

M. Sabatier, médecin-major de la frégate *la Forte*, a observé en 1859 sur ce navire, pendant une traversée de Cherbourg en Chine, une épidémie qui tua quatre de ses hommes et qu'il rapporta à des fièvres per-

---

(1) M. E. Martineau a montré dans un travail intéressant quelle était l'insalubrité des tonnelleries établies au milieu même d'une ville, et il est impossible de ne pas rapprocher le fait de la *Jeanne-d'Arc* de ceux qu'il allègue. Suivant lui, la macération des feuillards revêtus de leur écorce, constitue une sorte de rouissage qui a les mêmes inconvénients que le rouissage du chanvre (C. Martineau, *De l'insalubrité des tonnelleries à Saint-Pierre (Martinique)*, *Ann. hyg.* (1869, t. XXXII, p. 320). Il est possible que les tonnelleries de nos climats soient moins insalubres que celles des Antilles, mais comme la température de la cale des bâtiments est toujours assez élevée, il convient de veiller à ce que, lorsqu'on démolit des boucauts ou des barriques, les cercles d'osier qui en reliaient les douvelles soient jetés à la mer et ne macèrent pas dans l'eau de la cale.

nicieuses paludéennes de forme délirante (1) M. Le Roy de Méricourt a émis la pensée qu'il s'était agi là d'une épidémie de typhus née sous l'influence d'un encombrement personnel et matériel accrue par les conditions de la navigation qui, pendant quinze jours, avaient obligé à la fermeture des sabords; mais en présence de 123 cas de fièvre intermittente simple qui se montrèrent pendant cette traversée sur un équipage parti de Cherbourg (localité non paludéenne), et en plein hiver (mois de décembre), on ne saurait voir dans ces fièvres le fait d'une incubation prolongée et il faut les rattacher manifestement à l'existence d'un marais nautique sur ce navire. Et cela devient plus probable encore par ce double fait : que la cale de la frégate était en très-mauvais état et que des débris de toute nature pourrissaient sous les futailles qui encombraient la batterie.

L'épidémie de l'hôpital flottant *la Thisbé* au Gabon doit vraisemblablement aussi être rapportée à un fait de marais nautique (2). C'est là l'opinion du médecin de ce navire, M. Quéland, qui attribua cette épidémie à un foyer pestilentiel de la cale. Les autres navires sur rade furent épargnés. Sur 76 hommes d'équipage, 52 furent atteints, il y eut 22 morts. Ces fièvres, manifestement palustres, présentèrent les trois formes : délirante, ataxo-adynamique et comateuse. Cette dernière, comme il arrive dans les cas de perniciosité paludéenne, fut la plus grave (3).

M. Siciliano a cité à l'appui de cette doctrine du marais nautique qui rencontre peu de dissidents parmi les médecins de la marine le fait très-intéressant du transport hôpital *la Cérès* (4) qui, affecté longtemps aux voyages du Gabon, des Antilles, de la Guyane, part de Toulon le 28 octobre 1868, à la suite d'un armement précipité et dans des conditions d'extrême encombrement, avec 300 passagers, dont 180 forçats arabes. La cale était en mauvais état et l'eau de la sentine infecte. Le *lendemain* du départ une voie d'eau se déclare et l'eau pompée exhale une odeur fétide qui rend presque inhabitable l'arrière du navire et le carré des officiers. Des accès nombreux de fièvre intermittente avec complicat on d'embarras gastrique se manifestent aussitôt. On examine la cale et on y trouve une énorme quantité de boue noirâtre mélangée de graisse, de peinture, de détritus de toute espèce. « C'était, dit l'auteur de cette observation, un véritable marais (5). » L'épidémie sévit surtout sur les officiers et les élèves qui habitaient la batterie basse et le faux pont, dans le voisinage des pompes d'épuisement. Quatre élèves sur quatre

(1) Sabatier, *Quelques consid. sur les maladies observées pendant une campagne dans les mers de la Chine*, de 1859 à 1863. Thèse de Montp., 1864.

(2) *Arch. de méd. nav.*, janvier 1864.

(3) Quétand, *Topographie médic. de quelques contrées de la côte occid. d'Afrique.* Thèse de Montp., 1871.

(4) A. Siciliano, *Quelques consid. sur l'infection palustre à bord des navires.* Montp., 1870. Thèse n° 64.

(5) Siciliano, *loc. cit.*. p. 10.

et six officiers sur six lui payèrent leur tribut. En partant de Ténériffe, et probablement sous l'influence des mouvements du navire, il y eut une recrudescence. On exécuta des travaux d'assainissement, l'odeur de la cale disparut et l'état sanitaire s'améliora. Il est difficile de donner à ce fait une autre interprétation.

L'aviso *le Renauldin*, employé à une exploration dans le Congo, revient au Gabon et il est pris dans cette rivière, l'état sanitaire du comptoir n'étant pas modifié, d'une épidémie de fièvres à forme ataxo-adynamique qui frappent 20 matelots et en tuent 7. S'agissait-il d'accès pernicieux, de fièvre typhoïde, de typhus? Toutes les probabilités me paraissent en faveur de la première hypothèse. En tout cas, la cale dont l'odeur était fétide et impressionnait péniblement ne pouvait être mise hors de cause.

Je citerai enfin la relation plus ancienne, mais non moins démonstrative, qui a été faite par un médecin américain, Holden, d'une épidémie de fièvre intermittente survenue à la mer sur un bâtiment dont la cale était infecte (1). M. Vallin qui cite cette observation (2), y voit un fait de marais nautique.

Il me paraît inutile d'insister davantage sur cette question de l'existence *permanente* à bord des navires des conditions génératrices de l'infection palustre, et de l'éclosion *accidentelle*, à bord, d'accidents paludéens qui ne sauraient être imputés à l'influence des marais terrestres. Les faits qui précèdent me semblent pleinement démonstratifs. On les multipliera aisément à bord des navires qui partent de ports indemnes de paludisme ou qui séjournent dans des stations jouissant du même privilége, celles de quelques ports de l'hémisphère austral en particulier. On sait que beaucoup de médecins de la marine, Erhel (3) et M. Gallerand en particulier (4), ont avancé que les fièvres intermittentes étaient inconnues dans l'archipel des *Iles de la Société*, malgré l'existence des conditions apparentes de leur manifestation. M. Bourgarel a soutenu la même opinion pour la Nouvelle-Calédonie (5), M. Le Roy de Méricourt s'est inscrit contre ce qu'elle a de trop absolu, mais il ressort de son travail critique que les fièvres intermittentes sont au moins très-rares dans ces parages (6). C'est donc là surtout qu'il y aurait lieu d'étudier de plus près encore cette question du marais nautique. Il est bien regrettable

(1) Holden, *Americ. Journal of the medical sciences*, january 1866.
(2) E. Vallin, *Dict. encyclop. des sciences médicales*, 2ᵉ série, t. IV, p. 734, art. Marais.
(3) D. Erhel, *Quelques consid. sur la constit. médic. de l'île de Taïti. Bull. de l'Acad. de médecine*, 1850.
(4) Gallerand, *Rapp. médic. sur Taïti pendant les années* 1847-48-49. Collect. de Brest.
(5) *Bull. de la Société d'anthropologie*, 1862, t. II, p. 375.
(6) Le Roy de Méricourt, *Contribut. à la géographie médicale, Archipels de la Société et des Marquises* (Arch. méd. nav., 1865, t. IV, p. 206). — Du même auteur, *Dict. encyclop. des sc. méd.*, 3ᵉ série, t. V, 1872, art. Marquises.

que, dans les statistiques d'Erhel, de Comeiras, de M. Guillasse, etc., on n'ait pas indiqué la provenance des Européens qui ont présenté des cas d'accès simples ou pernicieux ; s'ils avaient été fournis en majorité par les navires, l'influence de ceux-ci en recevrait une démonstration que je considère, au reste, je le répète, comme un peu superflue. Il serait cependant curieux de recenser les quantités de sulfate de quinine consommées par les navires en station dans ces parages.

En résumé, on voit des fièvres intermittentes se déclarer sur des navires en rade alors que la terre n'offre pas de cas de cette affection — des navires sont atteints isolément, au milieu d'autres navires épargnés — l'infection de la cale et son agitation par les mouvements de la mer, ou son remuement par des opérations de désarrimage sont des causes avérées d'infection palustre ; — des navires à la mer voient apparaître des accès paludéens longtemps après le départ, et, sous peine d'admettre des incubations d'une durée dépassant de beaucoup celle admise pour l'imprégnation marématique, il faut bien admettre que l'équipage a subi l'imprégnation du *marais flottant*. Voilà, je le crois, des faits importants sous le rapport de la prophylaxie et sur la réalité desquels ne doit peser actuellement aucun doute.

Le marais nautique étant admis, quelles peuvent être ses productions, en d'autres termes, quelles maladies peuvent dériver de ce foyer ?

Il y a dans ce laboratoire intérieur du navire deux sortes de substances qui se putréfient : 1° des substances végétales : bois du navire, débris végétaux de toute sorte, aliments, cordages, futailles, thalassophytes, etc.; 2° des substances animales : parasites, cancrelas, tarets, thalassozoaires, etc.; il y a dès lors place dans ses effets pour les deux sortes d'infection que j'ai décrites sous les noms d'infection *phyto-hémique* (de φυτόν, *plante*, αἷμα sang, contamination du sang par un infectieux végétal) et d'infection *nécro-hémique* (de νεκρός, cadavre, αἷμα sang, contamination du sang par un infectieux cadavérique). Je rattacherai à la première toutes les formes possibles du paludisme sous ses modalités diverses de types (intermittentes, rémittentes, continues) de degrés de gravité (intermittentes simples, pernicieuses) de manifestations (paludisme fébrile, paludisme névralgique, paludisme cachectique, etc). Je signalerai comme rentrant dans la sphère *possible* d'activité de l'infectieux nécro-hémique qui s'élabore dans la cale, la dysenterie non puisée à un foyer extérieur, certaines diarrhées d'élimination, des épidémies de furoncles, des accidents de septicémie ou de typhisme imprimant leur cachet à des maladies diverses, etc.

S'il était démontré, comme l'a pensé Chervin (1), que la fièvre jaune a

<hr>

(1) Chervin, *Bull. de l'Acad. de méd.*, Paris, 1842, t. VII, p. 1045. Ceux-là même qui n'admettent pas que la fièvre jaune dérive d'un foyer palustre surexcité par les conditions du climat tropical (et je suis du nombre) sont bien obligés cependant de remarquer comme faits intéressants : la coexistence, dans toutes les épidémies, de cas de fièvre jaune et d'accidents franchement palustres ; la ressemblance d'une fièvre jaune

avec le paludisme un laboratoire commun, il serait permis d'admettre que le marais nautique peut, comme le *marais libre*, engendrer l'infectieux d'où elle procède. Ainsi s'expliquerait la création de certains foyers nautiques de fièvre jaune (1). Mais arrêtons-nous sur la pente de cette hypothèse, à laquelle cependant se sont ralliés quelques bons esprits, que la fièvre jaune peut naître sur un bâtiment (Audouard avait admis qu'elle était de création nautique); il ne répugne au moins en rien d'admettre que le marais nautique ne peut, dans les localités à fièvre jaune, que réactionner la santé dans un sens préjudiciable à sa résistance au typhus amaril (2).

La doctrine du *marais nautique* a donc pour elle les plus fortes présomptions de vraisemblance; et ce qui vaut mieux, elle repose sur des faits on ne peut plus démonstratifs. Elle a d'ailleurs une extrême utilité en pratique, en ramenant l'esprit à la notion des dangers que présente une cale mal tenue, et à la nécessité de l'observance des précautions dont l'ensemble constitue l'assainissement permanent de cette partie du navire qui est, je ne saurais trop le répéter, le fondement, le pivot de sa salubrité.

L'endémicité nautique n'a pas toujours sa source dans l'intérieur du navire; elle peut procéder du milieu dans lequel telle ou telle campagne a maintenu le bâtiment. Il ne répugne en rien d'admettre en effet qu'un bâtiment qui a baigné dans des atmosphères qu'imprègnent le poison paludéen, celui du typhus amaril, ou le miasme cholérique, les a emmagasinés, comme corps poreux et à compartiments multiples, et que ces germes n'attendent pour se réveiller qu'une occasion favorable; et de là cette question qu'il est permis de se poser : à savoir, s'il n'y a pas d'inconvénients à faire faire au même navire plusieurs voyages dans les mêmes parages insalubres, alors même qu'on changerait chaque fois son équipage, et, s'il ne faudrait pas appliquer aux bâtiments le principe du roulement, c'est-à-dire du changement de campagnes, que les Anglais mettent à profit pour leurs troupes coloniales; et pour mieux spécifier,

légère avec une fièvre rémittente bilieuse grave; l'influence transformatrice de l'acclimatement qui, dans une épidémie, donne des accès intermittents aux anciens résidents et aux créoles, et la fièvre jaune aux Européens nouvellement débarqués; tous ces faits montrent que si l'infectieux palustre et l'infectieux amaril ne sont pas de même nature, ils entretiennent au moins entre eux des rapports assez étroits.

(1) Voy. Encoguère, *Quelques mots à propos de sept cas de fièvre jaune survenus à bord du navire anglais* le Rienzi *pendant son mouillage dans le port du Carénage* (Arch. de méd. nav., 1867, t. VII, p. 364).

(2) Fribourg, chirurgien-major de l'*Antilope*, cité par M. Maher, rapporte qu'en 1826 l'obligation où l'on fut de désarrimer la cale fut immédiatement suivie de l'explosion d'une épidémie de fièvre jaune, bien qu'il n'y en eût point alors à Fort-Royal. Des observations analogues ont été faites par le brig *l'Abeille*, la goëlette *le Topaze*, la frégate *l'Astrée*. En 1856 la corvette *la Recherche* laisse Cayenne où sévissait la fièvre jaune. Un mois après elle est brusquement envahie par le fléau sur rade de Fort-de-France, localité dont l'état sanitaire était excellent, et l'épidémie qui décime son équipage ne l'abandonne qu'à Brest. Est-ce un fait d'incubation prolongée, est-ce un fait de création d'un foyer nautique de typhus amaril?

s'il ne faudrait pas soumettre à l'action purificatrice d'une campagne dans le Nord ceux des navires qui, provenant du Sénégal par exemple, y ont été le plus éprouvés : j'ai déjà indiqué ce moyen d'assainissement nautique.

---

# CHAPITRE III

## Épidémicité nautique.

Deux significations peuvent être données au mot *épidémie* : l'une étymologique (ἐπὶ δήμιος) comprend sous ce nom toutes les maladies qui sévissent en même temps sur un grand nombre d'individus, qu'elles soient infectieuses ou effluviennes, contagieuses, accidentelles ; l'autre scientifique prétend spécifier par ce nom un attribut particulier des maladies qu'elles revêtent temporairement ou d'une manière constante, sous l'influence d'une cause occulte et qui se révèle dans leur manière d'être : 1° par le grand nombre des cas simultanés de cette maladie ; 2° par son cosmopolitisme ou aptitude à se déplacer ; 3° par son émancipation apparente des causes morbides ordinaires dérivant du milieu extérieur ; 4° par une certaine ressemblance des cas entre eux ; 5° par leur impressionnabilité plus spéciale, dans telle épidémie que dans telle autre, aux médicaments qu'on leur oppose.

L'épidémicité ainsi comprise est tantôt l'attribut essentiel de certaines affections qu'elle n'abandonne jamais (choléra, acrodynie, grippe), tantôt ce n'est qu'un attribut éventuel qui se surajoute à des maladies d'ordinaire sporadiques (angines, pneumonies, névroses diverses, etc.).

Cette doctrine mystique du *génie épidémique*, du *quid divinum*, du τί θεῖον qui avait jadis séduit mon esprit ne le satisfait plus aujourd'hui et je considère l'épidémicité vraie comme un fait de contagion à un degré élevé et rien de plus. Tout ce qui est épidémie se rattache à ces deux conditions étiologiques : 1° sphère d'action étendue d'une cause commune (atmosphérique, alimentaire, toxique) qui frappant un grand nombre d'individus en même temps crée l'accumulation morbide ou la fausse épidémie ; 2° contagiosité extrême d'une maladie habituellement contagieuse à un moindre degré, ou même d'ordinaire non contagieuse, et qui explique sa diffusion très-rapide dans une agglomération. Dans les fausses épidémies chacun des cas qui constituent la collectivité morbide sont isolés les uns des autres ou n'ont entre eux que le lien d'une cause qui leur est commune ; les vraies épidémies se propagent par contagion d'un individu à l'autre et par création de centres plus ou moins nombreux de contagion. Dans les premières, il n'y a d'autres rapports entre les individus atteints que l'influence morbigène qui leur est commune ; dans les secondes, l'influence morbigène a pour véhicule les individus eux-mêmes agissant les uns sur les autres par le contact ou à distance.

Jadis l'ergotisme était considéré comme épidémique ; la découverte du champignon du seigle a montré que ce n'était qu'une maladie accumulée. L'acrodynie reste une épidémie jusqu'à ce qu'il soit démontré (1) (et nous n'en sommes pas loin) que cette singulière maladie n'est aussi qu'un fait de parasitisme. Les épidémies de coliques du Poitou, du Devonshire, de coliques sèches, ont paru mériter ce nom, au sens ancien qu'on lui donnait, jusqu'au moment où on a découvert la cause très-concrète, l'empoisonnement spécial, qui les produit. Ainsi en sera-t-il de toutes les autres au fur et à mesure que leur étiologie s'éclaircira. Il ne restera, j'en suis convaincu, pour répondre à l'idée d'*épidémie* que la notion d'une accumulation de cas morbides semblables, par la soumission des individus qui les présentent à l'action *simultanée* d'une même cause (exemple : l'ergotisme) ou par la propagation de cette cause par voie de contagion (exemple : la variole). L'épidémie vraie n'est donc pour moi que la contagiosité à un degré intense et produisant ses effets dans une population dense. Ce n'est pas le lieu de développer cette vue personnelle qui fait rentrer l'épidémicité dans la contagion.

Mais si du terrain des doctrines je passe à celui des faits, je ferai remarquer combien les progrès de l'hygiène, c'est-à-dire la prévoyance et du bien-être ont mitigé, à bord des navires, les rigueurs des épidémies. La comparaison de la sévérité avec laquelle ces fléaux pesaient jadis sur les expéditions maritimes et de leur bénignité actuelle est certainement l'une des pensées dans lesquelles la philanthropie peut se complaire avec le plus de douceur et le plus de raison. J'ai décrit jadis l'épidémie de *fièvre des vaisseaux* qui ravagea, il y a cent ans environ, une de nos escadres et j'ai pu montrer ce qu'était l'hygiène navale à une époque où l'on admettait sans se récrier la possibilité de trouver en désarmant les navires contaminés, « quelques cadavres cachés sous les plans d'arrimage (2). » Les choses ont bien changé depuis et la pensée mesure avec une indicible satisfaction la puissance qu'a prise l'hygiène sur ces fléaux pour les prévenir ou les réfréner. (3)

(1) Le Roy de Méricourt, *Note tendant à démontrer l'identité probable de l'acrodynie et de la trichinose* (*Bullet. Acad. de méd.*, 1865, t. XXXI, 53).

(2) Foussagrives, *Rech. hist. sur l'épidémie de typhus qui, en 1760, ravagea l'escadre de Dubois de la Mothe et la ville de Brest* (*Annales d'hyg. publ.*, 2e série, t. XII, p. 241).

(3) J'ai indiqué plus haut les mesures qu'il convient de prendre à bord des navires assaillis par une épidémie soit dans un port, soit à la mer (*Voy.* liv. IV, chap. i et ii, p. 462).

# CHAPITRE IV

## Contagion nautique.

Le navire ne crée par de contages, mais il facilite leur diffusion par le rapprochement forcé des individus ; et, constituant pour ceux qu'il a puisés du dehors un appareil de condensation, il les transporte au loin, intacts, vivants, si je puis ainsi dire, et aptes par suite à se transmettre hors du navire au point d'arrivée si des conditions de climat ne les frappent pas d'inertie. Et de là deux points de vue de la contagion nautique : 1° la contagion personnelle s'exerçant sur l'équipage du navire ; 2° la contagion matérielle se servant du navire comme d'un véhicule. La seconde peut être créée par la première, mais le navire peut, à la rigueur, avoir puisé des contages au dehors et ne faire que les transporter, sans que l'équipage en ait accusé les atteintes.

## ARTICLE I

### IMPRÉGNATION PERSONNELLE.

On peut définir la contagion : l'élaboration, par un organisme sain ou par un organisme spécifiquement malade, d'un ovule ou graine morbide qui, appliquée directement par le contact, ou indirectement par l'air à des organismes sains, y développera une affection analogue à celle qui l'a produite et apte à fournir elle-même des germes de reproduction.

La contagion ainsi entendue est une véritable germination pathologique : l'organisme malade est le terrain ; la maladie est l'arbre ; le virus est sa graine reproductive ; que celle-ci soit ensemencée dans un organisme propre à son développement, elle y produira un nouvel arbre et de nouveaux fruits : « *Omne contagium ex ovo.* »

Et de même que la dissémination des graines végétales s'accomplit dans des circonstances variées, de même la dissémination des contages a d'autres moyens que le contact direct et peut se faire par transport aérien. De même aussi qu'une semence ne produit qu'une plante analogue à celle dont elle s'est détachée, de même aussi la semence contagieuse ne peut-elle fournir qu'une maladie identique avec celle d'où elle procède. Les caractères de l'espèce végétale sont contenus dans la graine, comme ceux de l'espèce morbide le sont dans le contage. Et l'analogie est si profonde que l'on peut dire que la *reproduction végétale* ou *animale* est un acte de spécificité à sa suprême puissance et que la *reproduction morbide* est un acte de pure génération.

Les contages ne sont donc qu'une sorte de fructification d'organismes spécifiquement malades ; mais la maladie contagieuse, qui est *cause*, ayant primordialement précédé le contage qui n'est qu'*effet*, on est bien obligé d'admettre que, dans le principe, les maladies les plus franchement contagieuses (variole, scarlatine, syphilis) ont dû se développer par génération spontanée au lieu de procéder d'un germe ; mais il semble que, ce fait primordial et nécessaire une fois accompli, ces maladies contagieuses n'aient pu se développer ensuite que par un germe. Il ne faut pas en effet prendre pour des faits d'*hétérogénie virulente* (si je puis m'exprimer ainsi) ces réveils d'une maladie contagieuse, la variole par exemple, au sein de populations qui en avaient subi les atteintes dix ans, quinze ans auparavant, et qui ne paraissent avoir reçu du dehors aucune contamination nouvelle. Les graines morbides, comme les graines végétales, ont une vie latente dont la durée ne saurait être précisée ; on a pu faire germer, de notre temps, des grains de blé trouvés dans des tombeaux égyptiens, qui peut mesurer le temps au bout duquel les contages doivent mourir ? N'y a-t-il pas pour eux, comme pour les rotifères et les anguillules de nos toits, une aptitude à des reviviscences successives quand ils trouvent le milieu extérieur, à conditions complexes sans doute, qui les ramène de la virtualité à l'activité ?

Les maladies contagieuses nées dans le principe par génération spontanée ne se sont plus ensuite transmises que par le mode ordinaire, c'est-à-dire par des contages, mais ceux-ci ont été doués, dans la jeunesse des maladies qui les produisent, d'une puissance de transmission et de pullulation dont nous avons peine à nous faire une idée aujourd'hui qu'elle s'est affaiblie au point où nous la voyons. Nous nous expliquons ainsi ces épidémies meurtrières qui, au moyen âge, suivant la vive expression du professeur Anglada, « comme autant d'anges exterminateurs, conchaient des populations entières dans la tombe (1). » et dont la sévérité s'est depuis si heureusement adoucie. La syphilis qui au quinzième siècle frappait des coups tellement généralisés qu'elle a dû être considérée comme se propageant *more epidemico*, indépendamment de son mode habituel de transmission, est une preuve de l'insénescence (2) des contages ; la variole, le typhus, en offrent des exemples analogues, et la peste enfin, dont les germes veillis et usés disparaîtront peut-être pour toujours, est une démonstration dans le même sens. Ne voyons-nous pas également, et sous nos yeux, le choléra, dont l'importation est si récente, accuser déjà une atténuation de sévérité de plus en plus marquée, comme si son principe (je pourrais dire son contage) tendait visiblement aussi vers la caducité ?

(1) Ch. Anglada, *Études sur les maladies éteintes* et les *malad. nouv.* Paris, 1876.
(2) Je donne ici au mot *insénescence* la signification étymologique de *vieillissement* (*insenescere, vieillir*). Lordat lui a attribué le sens opposé et M. Littré a fait comme lui. Je crois qu'il y a inconvénient à détourner ce mot de son sens naturel.

La longue durée de l'incubation des contages; l'absence ordinaire de récidives des maladies contagieuses ; l'affaiblissement successif des contages au fur et à mesure qu'il ont traversé un plus grand nombre d'organismes, leur transmission facile des animaux à l'homme, et la difficulté habituelle de leur transmission en sens inverse, sont autant de caractères qui les distinguent.

Disons enfin que la *contagiosité* d'une maladie quelle qu'elle soit, n'est pas un attribut permanent de cette maladie ; elle peut le dépouiller accidentellement, de même que des maladies auxquelles il n'appartient pas d'ordinaire peuvent, sous l'influence de causes dont le mystère nous échappe, le revêtir à l'occasion. C'est là le secret de ces interminables discussions qui sont encore ouvertes, et ne seront jamais fermées, sur la contagiosité ou la non-contagiosité de certaines maladies.

Ces idées générales étant exposées je reviens à la contagion à bord des navires. Elle s'opère par le contact personnel (et dans quel milieu est-il plus facile ?), mais surtout par le *contact aérien*, ce procédé de contagion que l'on a voulu, je ne sais pourquoi, décrire à part et rattacher à l'infection, perpétuant ainsi, par cette confusion malheureuse des mots, une obscurité dans les idées qui leur est surtout imputable. Qu'importe que le pont jeté entre le contagifère et le contaminé soit solide ou liquide plutôt que gazeux? Cela change-t-il quelque chose à la nature de l'objet transmis et à l'acte de la transmission? Si l'on veut bien solidifier par la pensée une colonne d'air qui porte des contages, on verra qu'il s'agit là d'un *contact* tout aussi réel que le serait celui opéré par une couverture, un vêtement.

La scarlatine, la rougeole, la variole, la peste et toutes les affections incontestablement contagieuses sont susceptibles de s'établir et de se propager à bord. On comprend que, dans un milieu d'une densité pareille, il n'y a pas un contage de perdu ; chacun d'eux recherche un organisme apte à être imprégné et devient centre de transmission, et les contages agissent comme ces pierres qui, projetées à la surface d'une eau tranquille, deviennent chacune le centre de cercles ondulatoires dont les bords respectifs ne tardent pas à se toucher. La contamination par le contact pourrait, dans une certaine mesure, être conjurée ; celle par transmission aérienne est en quelque sorte fatale dans l'atmosphère confinée d'un navire et si l'on ne prend des mesures énergiques de dissémination, quand elles sont applicables, tout ce qui n'est pas réfractaire par sa forme de santé, par son idiosyncrasie, ou par une imprégnation antérieure, à l'action des contages en subit les effets. Alors, et très-habituellement, aux effets du contage se joignent ceux du méphitisme engendré par la réunion, dans un espace restreint, d'un grand nombre d'organismes malades et les maladies contagieuses ajoutent à leur aptitude à pulluler un cachet insolite de gravité individuelle.

Nous avons beaucoup de *varioles* et nous n'avons qu'une *vaccine*. Les espérances qu'ont données jusqu'ici les essais d'inoculation de la scarlatine et de la rougeole n'ont pas duré et si ce progrès est promis à l'avenir (nul ne pourrait raisonnablement en douter), nous sommes actuellement à peu près désarmés en face d'une menace de ces fièvres éruptives. Je dis à *peu près* parce que, en ce qui concerne la scarlatine, l'action préservatrice de la belladone est reconnue, non pas certaine, mais très-probable. L'hygiène navale doit s'approprier ce fait. La belladone jouit en Allemagne comme moyen de préservation de la scarlatine d'une réputation bien établie. Hufeland croyait à son efficacité. Des statistiques de Schenk, Camper, Bernd, Behr, Velsen, on peut, en rapprochant les résultats constatés dans diverses épidémies, tirer cette conclusion que sur 1051 individus soumis à l'usage préventif de la belladone, 32 seulement ont eu la scarlatine, ou 1 sur 33 environ. Si l'on songe que ces essais ont été faits dans des milieux personnels très-aptes à l'imprégnation scarlatineuse, on leur accordera une valeur réelle. Hahnemann, on le sait, a préconisé ce moyen dont l'action dans ce cas lui paraissait servir les intérêts de sa doctrine (1). Guersant et Blache ont eu recours au même médicament. Le rapport lu à l'Académie par Martin-Solon sur un travail de M. Stiévenart de Valenciennes (2) ne saurait laisser de doutes sur l'utilité de ce moyen. Quand on voit sur 250 personnes d'un village ravagé par la scarlatine, 200 soumises à l'usage de la belladone, être épargnées et les 60 autres offrir 14 cas de scarlatine dont 4 mortels, on se demande jusqu'où il faudra pousser la démonstration pour arriver à convaincre. Aussi Martin-Solon concluait-il à la nécessité d'employer ce moyen inoffensif en temps d'épidémie, surtout dans les petites localités « où les effets sont plus facilement observables. » Quelle *petite localité* mieux qu'un navire convient à des recherches de ce genre ? Je crois pour mon compte, et pour l'avoir constatée, à l'efficacité préservatrice de la belladone, et Huet (3) a porté sur ce point un jugement confirmatif du mien. Je ne saurais donc trop engager les médecins navigants à employer ce moyen de préservation sur les hommes de leur équipage qui n'ont pas eu la scarlatine, et si un seul cas se présentait à bord. Les mousses exigeraient d'une façon plus particulière l'emploi de ce moyen (4).

(1) Hahnemann, *Études de médecine homœopatique*. Paris, 1855, t. I, p. 598.
(2) Martin Solon, *Rapport sur un mémoire intitulé* : De l'emploi prophylactique de la belladone (*Bull. de l'Acad. de méd.*, 13 déc. 1842, t. VIII, p. 567).
(3) Ch. Huet, *Prop. de méd. et de physiologie*. Thèse de Paris, 1848.
(4) On pourrait utiliser pour eux la formule de Stiévenart qui consiste à faire dissoudre 0,15 d'extrait de belladone dans 30 grammes d'eau de canelle en ajoutant 2 grammes d'alcool rectifié. On donne, matin et soir, autant de gouttes de cette mixture sur du sucre ou dans un peu d'eau que l'enfant a d'années d'âge, mais sans dépasser 12 à 15 gouttes. On continue pendant trois semaines ou un mois à moins de signes d'atropisme, ce qui est exceptionnel (*Bull. de thérap.*, 1843, t. XXIV, p. 142). Schneemann a attribué aux onctions graisseuses une double influence pour prévenir les suites fâcheuses de la scarlatine et pour abréger la durée de la période pendant laquelle la scarlatine est susceptible de se transmettre par contagion. Webster a attribué la même

La rougeole indique-t-elle aussi l'emploi prophylactique de la belladone? Les auteurs se taisent sur ce point qu'il importerait cependant d'éclaircir. En l'absence d'une inoculation possible chez les scarlatineux et morbilleux cette propriété de la belladone serait un bienfait immense si elle lui était décidément reconnue.

Pour la variole heureusement nous n'en sommes pas aux conjectures. Bien que des esprits chagrins aient voulu, dans ces derniers temps, imputer au vaccin la diffusion contemporaine de certaines affections graves et voir en lui l'une des causes de la dégénération humaine, l'admirable découverte de Jenner a son avenir assuré, et les générations futures la béniront encore qu'elles auront oublié depuis longtemps les noms de ses contempteurs.

Dès que l'influence préservatrice de la vaccine fut mise hors de doute, des dispositions ministérielles assurèrent sa propagation dans les rangs des armées de terre et de mer, et la présence d'un certificat de vaccine devint la condition indispensable de l'admission sous les drapeaux et à bord des navires. Peu à peu, cependant, on se relâcha de la rigueur de cette mesure, et des dépêches durent rappeler à son observance. C'est ainsi qu'en 1819, le ministre Portal, par des dépêches datées du 7 avril et du 20 juillet, invita les capitaines et les armateurs à se conformer à cette prescription et à munir de boîtes à vaccin ceux de leurs navires qui partaient pour nos possessions d'outre-mer; enfin, le 19 janvier 1820, le ministre adressa aux intendants de la marine les ordres les plus sévères pour que toute personne embarquée, de quelque âge et de quelque sexe qu'elle fût, justifiât d'un certificat de vaccine ou de variole.

A plusieurs reprises depuis cette époque, de sévères injonctions ministérielles sont venues rappeler à la stricte observance des pratiques de l'inoculation vaccinale. C'est ainsi que l'article 102 du décret du 5 juin 1856 imposait la vaccination à tout matelot admis à la Division des équipages de ligne alors même qu'il portait des traces d'une vaccination antérieure. Une circulaire du 10 juin 1858 exigeait que mention de cette vaccination fût faite sur le livret et la feuille de compagnie. En 1865 le *Bulletin officiel de la marine* rappelait à l'observance de ces prescriptions à propos d'une épidémie de variole qui s'était développée sur un transport à la côte O. d'Afrique. Une dépêche du 23 décembre 1868 interdisait d'accorder le passage gratuit à tout individu ou à tout enfant non vaccinés (1). Enfin le 30 novembre 1869, le ministre de la marine adres-

---

efficacité aux lotions vinaigrées. On peut employer ces ressources pour diminuer à bord les chances de dissémination de la scarlatine.

(1) M. Beaumanoir a insisté avec raison sur les dangers de l'omission de cette mesure. Il a eu, à bord du *Rhin*, des passagers non vaccinés qui ont été pris de variole. Il fait remarquer judicieusement que, les passagers embarquant à la dernière heure, et quand le bâtiment a quelquefois levé l'ancre, il est difficile de prendre cette précaution ; le vaccin fait d'ailleurs défaut et quand on en a, c'est du vaccin en tubes ou en plaques d'origine incertaine, et en tout cas faillible. Il émet le vœu que le soin de vacciner les passagers soit commis au médecin-major de la Division des équipages de ligne.

sait aux préfets maritimes une circulaire qui contient les prescriptions les plus récentes relativement à la vaccination. Nous croyons devoir la reproduire *in extenso* à raison de son importance.

LE MINISTRE DE LA MARINE ET DES COLONIES

A MESSIEURS LES PRÉFETS MARITIMES.

Paris, le 30 novembre 1869.

*Rappel des prescriptions relatives aux vaccinations et revaccinations.*

Messieurs, la circulaire du 29 décembre 1860 (*Bulletin officiel*, page 567), résumant les dispositions adoptées par les départements de la guerre et de la marine, en ce qui concerne les vaccinations et revaccinations a établi les règles auxquelles il y avait lieu de se conformer à l'avenir pour la pratique de ces mesures prophylactiques.

Par suite de faits observés récemment à bord de certains bâtiments, où la variole s'est déclarée à l'état épidémique, il me paraît nécessaire de renouveler d'une manière formelle les prescriptions relatives à la vaccine et d'en étendre l'application à diverses catégories de personnel, qui n'y avaient point été astreintes jusqu'ici.

Après avoir pris à cet égard l'avis du Conseil supérieur de santé, j'ai donc décidé ce qui suit :

1° Tout homme admis dans la marine, à quelque titre que ce soit, et quelle que soit sa provenance, devra être vacciné dans les huit jours qui suivront son entrée au service, alors même qu'il offrirait des traces de vaccinations antérieures ; il n'y aura d'exceptions que pour les hommes présentant des cicatrices nombreuses et incontestables de variole ;

2° La vaccination sera, autant que possible, pratiquée de bras à bras, et on devra toujours choisir comme sources de virus vaccinal des pustules appartenant à des hommes de constitution vigoureuse et *indemnes de contamination syphilitique ou autre* ;

3° Il sera fait à chaque bras, trois piqûres avec un instrument abondamment chargé de virus vaccinal, et toutes les précautions seront prises pour assurer la marche régulière de cette inoculation ;

4° L'indication de cette opération, avec sa date et ses résultats, sera inscrite au livret de toute personne sur laquelle elle aura été pratiquée ;

5° Tous les ans, les médecins chargés du service de santé dans les divisions des équipages de la flotte, les corps de troupes, etc., devront, indépendamment des rapports généraux qu'ils ont à fournir, exposer séparément dans une note spéciale, à la date du 31 décembre, les conditions dans lesquelles ce service a été accompli pendant l'année, et les résultats positifs, douteux et négatifs, dont ces opérations auront été suivies. En ce qui concerne particulièrement les divisions des équipages de la flotte, les commandants de ces divisions continueront à faire connaître, dans leurs rapports trimestriels, les résultats des vaccinations et revaccinations opérées pendant le cours de chaque trimestre ;

6° Seront particulièrement soumis aux règles indiquées ci-dessus :

Les élèves du *Borda*, au moment de leur entrée à bord du vaisseau école ; les étudiants des écoles de médecine navale, lors de leur inscription pour suivre les cours, ou lors de leur admission dans le corps de santé, pour ceux qui ne passent pas par lesdites écoles, et, en général, tout le personnel appelé à embarquer sur les bâtiments de la marine impériale ;

7° A bord de tout bâtiment armé, le commandant fera vérifier par le médecin-major quels sont les officiers, mariniers, marins et agents qui se trouvent dans le cas d'être vaccinés de nouveau. L'attention du médecin-major sera appelée plus particulièrement sur les agents inférieurs des vivres et les agents de service, qui, pour la plupart, passent directement de la vie civile sur un bâtiment de guerre. Les revaccinations reconnues nécessaires seront opérées le plus promptement qu'il sera possible.

Je vous invite à donner les ordres les plus précis pour que la présente circulaire soit rigoureusement exécutée, et vous aurez à adresser, à ce sujet, des recommandations spéciales aux commandants des bâtiments qui prendront armement.

Recevez, Messieurs, l'assurance de ma considération la plus distinguée.

*L'amiral ministre secrétaire d'État*
*au département de la marine et des colonies,*

Signé : RIGAULT DE GENOUILLY.

Il n'est plus nécessaire aujourd'hui de démontrer la nécessité des revaccinations. Le question est jugée par tout le monde et cette pratique, comme le montre la circulaire précitée, a pénétré dans les règlements maritimes et avec un caractère obligatoire. En 1865 M. Bouffler a pratiqué à Toulon 1692 revaccinations et il a obtenu : 575 vaccines vraies ; 500 fausses vaccines ; 492 fois le résultat a été négatif ; 125 fois il n'a pu être observé. C'est une belle démonstration de l'utilité des revaccinations (1).

Et elles sont d'autant plus inoffensives sur ce terrain que l'instruction des médecins qui les pratiquent et les précautions dont ils s'entourent les affranchissent de tout danger de syphilis vaccinale.

Quant aux périls imaginaires attribués par certains médecins à la vaccine et dont la crainte s'est très-injustement et très-malheureusement propagée dans le public, je n'ai rien à en dire ici et je ne puis que renvoyer le lecteur à un travail spécial que j'ai entrepris pour armer l'opinion publique contre ces sophismes dangereux (2).

Une question très-délicate, et à laquelle je ne suis point en mesure de donner une solution pratique, est celle-ci. La variole se manifestant sur un navire *qui ne peut relâcher et qui n'a pas de vaccin,* faut-il *inoculer* les hommes de l'équipage ou les passagers qui n'ont pas été vaccinés ou dont les stigmates vaccinaux ou varioliques ne donnent pas de garanties ? Dans ces conditions, et à terre, il n'y a pas d'incertitude ; à bord, au sein d'une population aussi dense, ne courrait-on pas les risques de multiplier les foyers varioliques, car la variole inoculée est contagieuse comme la variole ordinaire, et ne vaut-il pas mieux s'abstenir en pratiquant un isolement relatif ? Je serais disposé à le croire.


## ARTICLE II

### IMPRÉGNATION NAUTIQUE.

L'imprégnation nautique transforme le navire en un réceptacle, un véhicule, si ce n'est un appareil de condensation pour les contages ; il est susceptible de les transmettre au loin et il devient ainsi un moyen de

(1) *Arch. de méd. nav.,* 1866, t. V, p. 135.
(2) Fonssagrives, *La Vaccine devant les familles.* Paris, 1870. La pratique des revaccinations est d'autant plus indispensable dans la marine que les équipages sont incessamment conduits par les exigences de la navigation dans des pays qui ne connaissent pas le bienfait de la vaccine ou qui ne savent pas en profiter et qu'ils trouvent là des occasions fréquentes d'imprégnation variolique.

propagation des maladies contagieuses d'une contrée à une autre. L'hygiène navale touche par ce côté à l'hygiène internationale et leurs intérêts sur ce terrain sont complétement solidaires.

On comprend que nous ne puissions qu'indiquer ici les traits essentiels de cette grande question d'hygiène publique qui subordonne étroitement la santé des populations du littoral à la bonne tenue et à la salubrité des navires qui viennent aborder sur leurs côtes. Jadis, comme je l'ai dit plus haut, les traversées étaient longues, les germes contagieux avaient le temps de s'user ou de mourir en route ; aujourd'hui ils sont apportés vivants de leur foyer d'origine aux populations qui doivent en subir les atteintes, et le secret du cosmopolitisme actuel de maladies jadis confinées dans leurs foyers exotiques n'a pas d'autre cause que la fréquence et surtout la rapidité merveilleuse des communications nautiques.

La fièvre jaune nous en est, du reste, une preuve frappante. Les causes qui devaient la produire existaient dans la mer des Antilles et le golfe du Mexique, bien avant la découverte de l'Amérique par les Espagnols, et n'attendaient que l'arrivée d'une race apte à en recevoir l'impression pour manifester ses effets. Du seizième siècle à une époque très-rapprochée de nous, la fièvre jaune reste cantonnée dans son foyer originel, et l'Amérique, elle-même, sauf les points indiqués tout à l'heure, reste indemne du typhus amaril. La navigation à vapeur apparaît ; les courants et les vents sont mieux étudiés ; les qualités nautiques des voiliers se perfectionnent dans un sens favorable à leur vitesse, et le contage de la fièvre jaune (car nul ne doute de sa contagiosité) se met non pas à voyager mais à être transporté rapidement, et cette maladie apparaît au sud de l'Équateur, que Levicaire croyait être pour elle une limite infranchissable, atteint le Brésil, la Plata, et traversant l'isthme de Panama va porter ses ravages sur la côte ouest d'Amérique. L'Afrique, longtemps à l'abri du typhus amaril, en reçoit à son tour les atteintes : l'épidémie de Gorée, celle récente de Sainte-Croix de Ténériffe, apportée en 1862 à cette île par *la Nivaria* y ont intronisé la fièvre jaune. L'Espagne en relations fréquentes avec les Antilles avait eu longtemps le privilége d'être le seul pays d'Europe visité par la fièvre jaune. Les huit épidémies de Cadix échelonnées de 1705 à 1819, celles de Malaga en 1741 et en 1803, celle mémorable de Barcelone en 1821, celle du *Passage* en 1823, celle de Lisbonne en 1827 ; celle de Gibraltar etc., ont eu toutes pour cause déterminante l'arrivée dans ces points de navires contaminés. Celle de 1804 à Livourne a présenté la même particularité. Les essais avortés de la fièvre jaune à Marseille en 1821, à Saint-Nazaire en 1863, à Brest en 1856 où deux hommes employés sur *la Fortune* arrivée récemment des Antilles furent pris de fièvre jaune, ont montré que ces germes peuvent être transportés vivants en Europe et que leur pullulation y est seulement tenue en bride par la température qu'ils y rencontrent. Le navire ne fait-il que les transporter; peut-il les créer de toutes pièces, comme Lefort et beaucoup d'autres l'ont cru? La première de ces deux interprétations me paraît de beaucoup la plus vraisemblable, malgré la valeur des faits qui ont été fournis en faveur de l'autre opinion.

Quant à ce fait que le littoral méditerranéen semble aujourd'hui moins justiciable qu'il ne l'était jadis de l'action du contage de la fièvre jaune, et qui paraît en désaccord avec ce que je disais tout à l'heure du danger attaché aux traversées rapides, il s'explique naturellement par une meilleure tenue des navires, une pratique plus rationnelle et plus scientifique des mesures d'assainissement et de quarantaines, et aussi par une meilleure hygiène des ports où ils arrivent et qui assurent à leurs populations des garanties qu'elles n'avaient pas jadis.

Le choléra est trop manifestement importé par les mouvements d'agglomérations humaines, caravanes, armées, pèlerinages, pour qu'on puisse douter que le navire ne soit et par lui-même, et par son équipage, un véhicule habituel de cette maladie. D'ailleurs, la façon dont il s'est propagé dans les diverses épidémies, la prédilection avec laquelle il attaque les pays maritimes par leur littoral, met hors de doute le rôle des navires dans la dissémination du choléra. Aussi la légitimité des mesures quarantenaires appliquées aux navires venant des localités cholériques, établie par la conférence internationale de Constantinople en 1852, me paraît-elle hors de doute. L'argument tiré de l'absurdité de permettre entre deux ports des relations par chemins de fer, tandis qu'on apporte une entrave à leurs communications par mer, ne me semble ni logique ni sérieux : le navire est un appareil de condensation des contages, le rail-way est pour eux un appareil de dissémination, voilà ce que prouve l'expérience. Ne pouvant fermer les deux portes par lesquelles peut passer l'ennemi, il est légitime de tenir au moins close celle qui offre le plus de prise à ses agressions.

L'intérêt qui s'attachait au transport maritime de la peste tend heureusement à s'affaiblir pas suite de l'atténuation contemporaine de ce fléau. Mais si le delta du Nil, son principal foyer, semble inactif depuis longtemps, il ne faut pas s'endormir dans une dangereuse sécurité, et le retour de la peste, qui paraît aujourd'hui avoir laissé l'Égypte pour l'Asie, n'est rien moins qu'impossible, et Marseille a appris à ses dépens que la peste était transportable par voie maritime. Mais j'estime avec M. Proust que, dans l'état de sommeil où paraît être aujourd'hui ce fléau, il y a lieu d'imposer des quarantaines non pas aux navires qui viennent de provenances habituellement suspectes au point de vue de la peste, mais seulement à ceux qui laissent des ports du littoral de l'Asie ou de l'Égypte qui sont ou atteints ou menacés de près par ce fléau. Comme pour la fièvre jaune, on a agité la question de savoir si la peste ne pouvait pas dériver d'un foyer nautique, mais les quelques faits invoqués à l'appui de cette opinion ne sont pas démonstratifs (1).

L'imprégnation d'un navire par des contages peut-elle, sans que son équipage en accuse les atteintes, produire ses effets sur la population du port d'arrivée? La raison ne répugne pas à l'admettre, et, d'ailleurs le navire lui-même étant mis hors de cause, les marchandises qu'il transporte sont des agents de transmission et de dissémination des contages dont mille faits attestent l'influence.

Qui pourrait douter maintenant de l'influence décisive que la bonne tenue des navires, c'est-à-dire leur assainissement permanent, peut exercer sur la santé publique? Les quarantaines bien appliquées, dépouillées de leurs rigueurs inutiles, sont une excellente chose; mais on doublerait, leur efficacité, et on pourrait, j'en suis convaincu, atténuer leur sévérité si les navires étaient dotés d'un bon système de ventilation. Ce point de vue spécial ne paraît pas avoir attiré, autant qu'il l'eût fallu, l'attention des hommes éminents qui ont pris part aux conférences sanitaires internationales. La ventilation des navires est cependant, j'en suis convaincu, le moyen le plus puissant pour prévenir le transport et la dissémination des maladies contagieuses, et nul autre ne saurait le remplacer.

---

# DEUXIÈME SECTION

## ACCIDENTS NAUTIQUES.

La vie maritime est certainement une de celles qui ont le caractère le plus hasardeux et que traverse le plus grand nombre d'accidents. Tout la menace dans ce milieu fertile en dangers et qui constitue, par cela même, une si grande école de courage, de dévouement et de stoïcisme : les conditions exceptionnelles de l'habitation à laquelle le matelot est étroitement attaché et dont il partage fatalement le sort; les hasards de la mer et de l'atmosphère; les dangers propres aux pays dans lesquels la navigation le conduit : dangers du climat, dangers de l'alimentation insolite qu'il y trouve, dangers même des animaux dangereux ou parasites avec lesquels il entre en commerce, etc. Nous laisserions notre tâche incomplète si nous ne signalions les principaux de ces accidents qui, s'ajoutant aux causes permanentes de morbidité ou de mortalité spéciales aux marins, prélèvent sur leur vie un tribut onéreux. L'hygiène ne protége qu'en avertissant et elle reste ici strictement dans son rôle.

Je diviserai les accidents nautiques en : 1° ceux qui dépendent du na-

(1) A. Proust, *Essai sur l'hyg. internationale, ses applications coutre la peste, la fièvre jaune, le choléra asiatique.* Paris, 1873.

vire; 2° ceux qui dérivent de la mer; 3° ceux qui ont leur point de départ dans l'atmosphère extérieure; 4° ceux produits par des faits d'intoxication.

# CHAPITRE PREMIER

## Accidents dépendant du navire.

Les accidents imputables au navire sont : les traumatismes divers; les explosions, et les incendies. Nous allons les étudier rapidement dans cet ordre.

### ARTICLE I

#### TRAUMATISME NAUTIQUE.

Il suffit de se représenter les conditions de la vie et de l'activité à bord des navires, pour se rendre compte de la gravité et de la multiplicité des lésions traumatiques dont ils sont le théâtre : mobilité générale du navire et instabilité créée, par ce fait, à la station et à la marche, — mobilité partielle des pièces multiples qui constituent ses organes de mouvement, de déplacement et de défense : ses manœuvres; les pièces de sa machine; son artillerie; ses approvisionnements, etc., et qui fait vivre le marin dans un milieu auprès duquel celui d'une usine en fonctionnement offre une sécurité relative; où les poulies grincent; les chaînes et les cordes courent et s'entremêlent; — dangers des pièces des machines en mouvement, d'autant plus menaçants que l'exiguïté de l'espace et les mouvements du navire exposent davantage à leurs atteintes; — menace perpétuelle de la chute des objets nombreux qui peuvent se détacher de la mâture; — dangers des modes spéciaux de communication du pont avec la mâture et des différents étages du navire entre eux — accidents de guerre ou de simulacre de guerre dans les exercices; — travaux incessants de chargement, de déchargement, d'arrimage ou de désarrimage, etc. En voilà, ce me semble, plus qu'il n'en faut pour expliquer la complexité de la scène chirurgicale qui se déroule à bord d'un navire, et l'excellente école d'expérience, d'industrie et d'initiative à laquelle sont formés, comme chirurgiens et comme opérateurs, nos médecins de la marine appelés à exercer sur un théâtre pareil.

Le plan de cet ouvrage ne me permet pas d'aborder même la simple énumération des accidents traumatiques les plus usuels à bord des navires. Je ne puis que renvoyer le lecteur curieux de détails sur ce point au livre de Saurel complété par le travail de M. J. Rochard (1) et

(1) Saurel, *Traité de chirurgie navale suivi d'un résumé de leçons sur le service chirurgical de la flotte*, par le D' Jules Rochard. Paris, 1861.

au travail intéressant que M. Barthélemy a inséré dans les *Archives de médecine navale* (1). J'ai d'ailleurs indiqué quelques-uns de ces traumatismes, en parlant des services et des travaux professionnels à bord des navires (2).

## ARTICLE II

### EXPLOSIONS.

Les explosions des chaudières constituent un des plus graves accidents de la navigation et bon nombre de navires qui ont disparu à la mer ont dû sans doute leur perte à des faits de ce genre. Ces explosions sont déterminées par le défaut d'alimentation des chaudières qui surchauffe les parties à sec, et permet, quand l'eau touche les points surchauffés, le développement d'une quantité de vapeur dont la force élastique dépasse la résistance des parois (3) ; par le mauvais fonctionnement des soupapes de sûreté ; par des dépôts salins abondants qui permettent à la tôle de s'échauffer et qui, se fendillant, laissent arriver à son contact de l'eau qui engendre une grande quantité de vapeur. Les machines à haute pression, très-rarement employées dans la marine de guerre, sont plus exposées que les autres aux chances d'explosion. Les anciennes canonnières à vapeur (*Flamme, Grenade, Avalanche, Éclair*, etc.) étaient dans ce cas, et l'une d'elles a sauté par suite de l'explosion de ses chaudières. Le *Nautical Magazine* signalait, il y a un an, une explosion singulière due, sur un bâtiment à hélice, à la déchirure de tubes encroûtés de sels, donnant dans la boîte à feu ; la porte des fourneaux de babord fut arrachée, et projetée dans la cale ; deux hommes furent grièvement blessés. J'ai rappelé plus haut (Voy. page 100) les calamiteuses conséquences de l'explosion des chaudières du *Comte-d'Eu* et du *Roland*. Le sinistre le plus récent de ce genre est celui du *Thunderer* qui, le 14 juillet 1876, procédant à ses expériences à Stok's bay, vit éclater l'une de ses chaudières : 15 hommes furent tués sur le coup ; 4 moururent dans le trajet du bord à l'hôpital ; 59 blessés furent portés à terre et fournirent encore 24 décès, et comme la relation de ce sinistre effroyable s'arrêtait à un moment où il y avait encore quatre hommes en danger, il faut évaluer à 50 environ le nombre des victimes de ce terrible accident. Comme sur *le Roland* et *le Comte-d'Eu*, la gravité des lésions a été constituée surtout par la brûlure de la muqueuse aérienne par la vapeur d'eau surchauffée (4).

Les explosions de chaudières ne sont pas le seul accident de ce genre

(1) Barthélemy, *Études sur la nature et les causes des lésions traumatiques à bord des bâtiments de guerre suivant les professions* (*Arch. de méd. nav.*, 1865, t. III).

(2) Voy. liv. II, section deuxième, chap. I, p. 169.

(3) On sait aussi que la tôle chauffée au rouge n'a plus que les 0,30 de la ténacité qu'elle a à zéro.

(4) *The Lancet*, july 1876.

qui menace la vie des marins ; les soutes elles-mêmes peuvent se remplir d'un gaz inflammable qui détonne au contact de l'air et d'un corps enflammé. Ce gaz n'est autre chose que le *grisou* des mines. En 1874, une explosion de ce gaz eut lieu dans une des soutes de la frégate cuirassée anglaise *Devastation*. Un cuisinier de ce navire fut grièvement brûlé pour avoir introduit une lumière à nu dans la soute où il venait chercher du charbon (1). La fermeture des soutes est une cause d'accumulation de gaz explosible. Le journal *The Engineering* relatant l'accident de *la Devastation*, se demande s'il ne serait pas rationnel d'établir par des tuyaux d'évent une communication entre l'atmosphère de la soute et l'air libre. Je le crois volontiers.

Je ne dois pas omettre de signaler ici un accident d'explosion survenu à bord du *Louis XIV*, au moment où l'on procédait à la visite de l'un des réfrigérants, et par suite du voisinage d'une lampe qui servait à éclairer le mécanicien chargé de cette opération. Notre ami, M. Hélet, pharmacien en chef de la marine, recueillant le mélange gazeux dans le réfrigérant du côté opposé, constata qu'il était principalement composé d'hydrogène formant avec l'air un mélange explosible. Cet hydrogène lui a paru provenir de la décomposition de l'eau au contact du fer et du zinc (ces réfrigérants sont en tôle zinguée, reliée par des boulons en fer non galvanisé). Les conclusions de ce travail ont été d'éviter, autant que possible, dans la confection de ces réfrigérants la réunion de métaux d'ordre électro-chimique différent ; de veiller à tenir les réfrigérants entièrement pleins ou complétement vides ; enfin quand les réfrigérants sont restés longtemps sans servir, de les faire traverser par un courant d'eau, par le jeu alternatif de robinets destinés à cet effet (2). J'ajouterai la recommandation de se servir de la lampe de Davy pour des travaux de ce genre.

## ARTICLE III

### INCENDIES.

L'incendie est certainement le plus terrible des accidents nautiques ; c'est aussi l'un des plus fréquents (3) surtout depuis que la navigation à vapeur s'est généralisée et qu'aux autres causes ordinaires d'incendie à bord sont venus se joindre le feu de la machine et les chances de combustion spontanée du charbon. En 1874, une statistique du Lloyd nous a appris que, sur 31,116 chargements de charbon de terre, il y a eu 70 cas d'incendies spontanés, c'est-à-dire 1 incendie sur 444 voyages.

(1) *The Engineering*, 1876.

(2) Hélet, *Note sur les causes de l'explosion du réfrigérant du vaisseau* le Louis XIV (*Arch. de méd. nav.*, 1864, t. II, p. 113).

(3) Le bureau *Veritas* a indiqué sur 10,960 navires perdus en quatre ans, de 1866 à 1870, 349 sinistres de ce genre par incendies en mer ou 1 incendie sur 131 sinistres maritimes. Cette proportion a dû certainement augmenter depuis cette époque.

La combustion du charbon a été vingt fois plus fréquente sur les navires allant dans les pays chauds que sur ceux naviguant dans les mers tempérées. La Commission royale instituée en Angleterre pour étudier cette grave question et qui vient de déposer son rapport, attribue la combustion spontanée du charbon à l'oxydation de ses pyrites et à l'absorption de l'air par sa porosité, et par suite à la condensation de l'oxygène. La désagrégation de la houille en menus morceaux et son humidité sont des conditions défavorables. La Commission établit que l'accès de l'air dans les soutes par les ventilateurs augmenterait les chances d'incendie. Cette assertion est grave et mériterait certainement des recherches plus attentives. Je crois, jusqu'à plus ample informé, qu'en établissant des tuyaux d'évent et en ventilant méthodiquement les soutes à charbon, on se placerait au contraire dans d'excellentes conditions pour empêcher la température des soutes de s'élever au point de produire la combustion du charbon. Il serait certainement très-illogique de voir dans cette assertion dénuée de preuves expérimentales et de vraisemblance scientifique, un argument à opposer à la ventilation des navires.

Le feu déclaré à bord d'un bâtiment, on oppose à sa propagation et à ses ravages un ensemble de mesures techniques sur lesquelles je n'ai pas à m'étendre longuement. L'eau ne suffit pas toujours et l'on a imaginé, pour combattre ce sinistre, des expédients divers plus ou moins ingénieux et qui ont pour but de renfermer le foyer de l'incendie dans une atmosphère impropre à entretenir la combustion. Tels sont : 1° le procédé Babcock qui consiste à avoir à l'avant du navire deux récipients contenant du bicarbonate de soude anhydre ; en cas d'incendie on introduit dans ces récipients de l'acide sulfurique, et l'acide carbonique qui se produit est conduit dans la cale par des tuyaux (1) ; 2° le procédé Ch. Tellier qui emploie le soufre en combustion, à raison de 15 kilogrammes par 100 mètres cubes de cale, et qui a l'inconvénient d'exposer à une nouvelle cause d'incendie et en même temps de remplir le navire d'un gaz irrespirable ; 3° le système Thompson qui combine l'action de la vapeur d'eau et de l'acide carbonique (fig. 69). Un tuyau de prise de vapeur part de l'une des chaudières de la machine, de la machine de déchargement, ou du cabestan. Si on veut employer la vapeur seule on abouche le tuyau à d'autres tuyaux pouvant la conduire dans le compartiment où est le feu. Si on juge opportun de joindre à l'action de la vapeur celle de l'acide carbonique on fait traverser à la vapeur un générateur de ce gaz. L'appareil Thompson qui a été installé

(1) Le lieutenant Barber de la marine américaine a proposé d'embarquer sur les navires, dans des récipients de 0ᵐ,91 sur 0ᵐ,30, 45 litres d'acide carbonique liquide. Un système de tuyautage ramifié dans l'intérieur du navire et dont les branches principales sont rendues indépendantes par des robinets, part du sommet du récipient et permet de former dans telle ou telle partie du navire des atmosphères d'acide carbonique gazeux. Le gaz acide carbonique liquide se conserve indéfiniment.

sur *la Britannia* et *la Germania*, deux grands paquebots de la ligne *White-Star Line*, ne revient qu'à 5,000 francs.

Je rappelerai ce que j'ai dit plus haut de la nécessité de poursuivre la recherche d'un procédé propre à rendre incombustibles les matériaux inflammables du navire (1) et de rendre obligatoire l'usage de la lampe de Davy pour les travaux de soute. Resteront toujours les chances redoutables de la combustion spontanée des chargements, mais encore pourront-elles être atténuées par les conditions de l'arrimage et par une bonne ventilation.

Le complément des moyens de préservation est l'établissement de systèmes avertisseurs de l'incendie. Tels sont les appareils électriques établis dans ce but à bord des navires de guerre américains le *Swatara* et le *Tennessee;* le système Perceval consistant en des tubes de fer ramifiés dans les divers compartiments suspects du navire, se terminant par des tubes en caoutchouc contenant des mèches vives et allant aboutir dans une boîte commune à autant de lampes que ces mèches sont destinées à allumer indiquant ainsi celui des compartiments du navire où l'incendie est déclaré ou qui est menacé. L'imaginative et la science n'ont certainement pas dit leur dernier mot en cette matière.

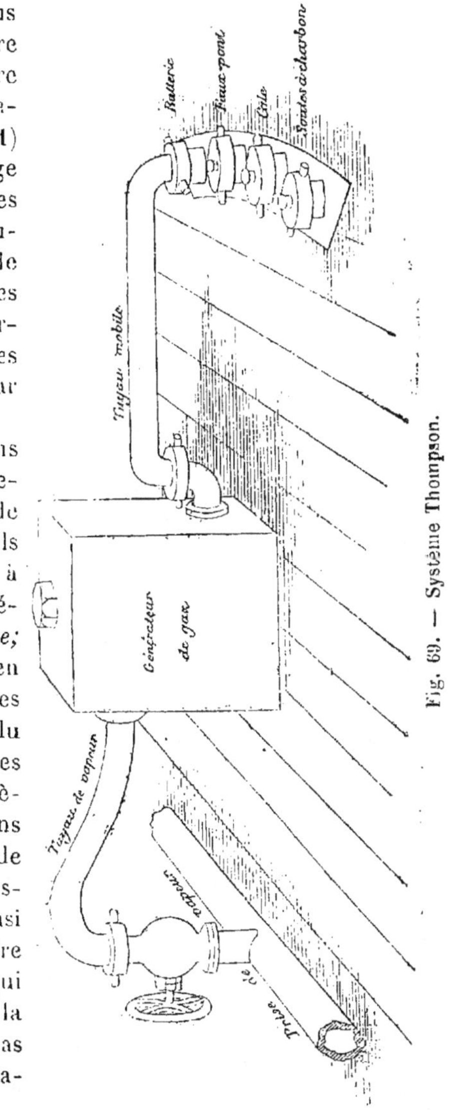


Fig. 69. — Système Thompson.

(1) Le procédé Jackson qui a été essayé récemment pour rendre le bois incombustible paraît assez bien atteindre le but. J'ignore quelle est la substance qui imprègne le bois.

# CHAPITRE II

## Accidents de mer, sauvetage et submersion.

### ARTICLE PREMIER

#### ACCIDENTS DE MER ET SAUVETAGE.

Le naufrage, cet accident suprême dans lequel viennent se résumer tous les hasards de la navigation, est un des chapitres les plus onéreux des dépenses de la vie humaine, et l'un de ceux sur lesquels il est le plus urgent d'opérer des économies. Aussi y travaille-t-on avec une ardeur digne d'éloges. Les nations maritimes en perfectionnant les études d'hydrographie, en multipliant les feux sur leurs côtes, en établissant des conventions de signaux, y tendent de plus en plus; les sociétés de sauvetage, ces institutions qui font tant d'honneur à l'esprit philanthropique de notre siècle (1); les congrès, ayant pour but la conservation de la vie humaine, conspirent au même résultat, et il y a tout à espérer de tant d'efforts et de tant de sacrifices. L'invention stimulée par l'humanité est aussi entrée activement en jeu, et les signaux de brume, tels que les gongs, les cloches, le canon, les trompes de brume à air comprimé, les sifflets à air ou à vapeur, la syrène de Holmes, etc., employés par les navires eux-mêmes pour s'avertir, ou servant à signaler des dangers le long des côtes, constituent des moyens de sécurité qui doivent, quand ils auront été perfectionnés, affranchir la navigation d'un certain nombre de risques d'échouage ou d'abordage.

### § 1. *Accidents de mer.*

Les causes qui produisent les naufrages sont, en dehors de l'incurie : 1° les temps forcés; 2° les abordages; 3° l'innavigabilité; 4° les incendies; 5° les voies d'eau; 6° les erreurs de route.

1° Les accidents de mer qui, désemparant un navire, lui enlèvent ses

---

(1) La Société nationale anglaise de sauvetage n'a pas préservé de la mort, pendant la seule année 1874, moins de 543 personnes, et elle a sauvé 15 navires du naufrage. Depuis sa fondation elle a contribué à sauver 22,866 naufragés; elle a distribué 947 médailles d'or ou d'argent et 1,090,000 francs en récompenses pécuniaires (*Rev. marit. et coloniale*, 1875, t. XLIV, p. 829). Son émule, la *Société centrale du sauvetage des naufragés*, fondée en France en 1865, a pris déjà un grand développement et peut se glorifier des services qu'elle a rendus. En 1875 ses recettes étaient de 165,800 francs et elle disposait de 50 stations de canots de sauvetage, de 70 postes de canon porte-amarres, de 191 postes de fusils de rempart, de 71 postes de 3ᵉ classe, et dans la séance du 26 mai 1876, elle pouvait se féliciter d'avoir, depuis sa fondation, sauvé 1,286 personnes et secouru ou enlevé au naufrage 347 navires (Voy. *Annales du sauvetage maritime*, 1876, t. XI, p. 74 ; Jules de Crisenoy, *Le sauvetage des naufragés, Études sur l'exposition de 1867*).

moyens de se diriger, gouvernail ou hélice, et le livrent sans défense aux dangers des coups de mer ou aux périls d'être jeté à la côte, sont certainement ceux qui déjouent le plus les prévisions ; mais un redoublement de soins dans la construction des navires, dans leur armement et leur direction, peut diminuer les pertes que les diverses marines subissent de ce chef.

2° Les abordages constituent une des causes les plus fréquentes des sinistres maritimes. En 1873, sur la seule côte d'Angleterre, il y a eu 409 sinistres qui provenaient d'abordages, ou 1 abordage contre 4,8 des autres causes de naufrage. En 1872, le nombre des personnes noyées sur ces mêmes côtes par accident de mer a été de 590 (487 sur des navires anglais et 108 sur des navires d'autres nations). Ce chiffre se décompose ainsi : 87 appartenaient à des navires ayant sombré ; 67 à des navires abordés, et 325 à des navires ayant fait côte. Le rapport de l'amiral Jaurès, au nom de la Commission parlementaire chargée d'élaborer un projet de loi tendant à prévenir les sinistres maritimes, évalue à 11,021 les abordages qui se sont produits de 1867 à 1871, c'est-à-dire une moyenne annuelle de 2,200. Sur les 12,042 navires qui se sont abordés, 5,412 ont été sérieusement avariés, et 854 ont été coulés. Ce projet de loi, n'entrant dans aucune considération technique sur la valeur des procédés de sauvetage appliqués à ce genre de sinistre, s'est contenté d'accroître, dans une mesure nécessaire, la responsabilité légale des capitaines qui ont provoqué un abordage par leur incurie et d'assimiler à des délits justiciables de peines très-sévères ceux qui, ayant abordé un navire, ne font pas, comme il est arrivé pour les naufrages du *North-fleet* et du *Général-Abattucci*, etc., tout ce que leur commandent l'honneur et l'humanité.

3° L'innavigabilité est une cause très-fréquente de naufrages. M. Ingouf a établi que, sur une moyenne de 371 naufrages sur les côtes de France, 74 ont été dus aux mauvaises conditions de construction, d'équipement et de chargement (1). On peut affirmer que la proportion est la même pour les autres marines marchandes, et que les États-Unis, où la vie humaine paraît de médiocre valeur, et où, sous le vain prétexte de liberté, on n'exige aucune preuve d'aptitude de celui qui conduit un navire, les naufrages par innavigabilité sont encore bien autrement fréquents. Il se fait, en ce moment, de l'autre côté de la Manche, un mouvement d'opinion auquel cèdent le gouvernement et la Chambre des communes, et qui a pour formule le nom de *Plimsoll question*. En 1873 parut en Angleterre, sous ce titre : *Our seamen*, un ouvrage dans lequel M. Plimsoll signalait ce que coûtait chaque année à la vie humaine et à la richesse publique, en Angleterre, l'absence d'une législation per-

(1) Ingouf, *Recherches sur les moyens de prévenir les accidents à la mer, leur législation et leur influence sur la marine marchande en France (Revue marit. et colon.*, 1874, p. 343).

mettant de rechercher l'innavigabilité des navires de commerce et de les frapper d'interdiction, le cas échéant. M. Hautefeuille a publié une très-bonne étude sur cette question, qui excite à un haut degré l'émotion publique en Angleterre. Il classe ainsi les causes d'innavigabilité des bâtiments marchands : vétusté; défaut de réparation ; vices de construction; mauvaises conditions de chargement ; insuffisance en nombre, et surtout en capacité, des équipages. J'ajouterai à cette énumération : l'innavigabilité accidentelle par maladie et qu'on peut prévenir, dans une certaine mesure, en surveillant les conditions d'hygiène dans lesquelles sont placés les équipages. Les remèdes proposés à cet état de choses, véritablement affligeant, sont, dit M. Hautefeuille, l'inspection obligatoire des navires marchands; le tracé d'une ligne de flottaison réglant leur charge; l'interdiction des chargements sur le pont; l'interdiction de chargements de grains en grenier (1) ; la surveillance des chantiers de construction et l'épreuve des fers; des modifications dans la législation relative à la détermination du tonnage et dans celle des assurances; la suppression des avances (*advances-notes*) faites aux matelots; l'interdiction d'embarquer d'autres hommes que des matelots munis d'un certificat d'aptitude nautique (2).

Les Anglais, en adoptant l'*Act* provisoire de 1875 sur la marine marchande, ont montré une fois de plus que, tout amoureux qu'ils sont de la liberté et quelque désir qu'ils aient de ne pas embarrasser l'initiative individuelle des liens d'une réglementation étroite, ils savent, en gens pratiques, ne pas se tenir dans l'absolu de la théorie abstraite et plier les idées aux nécessités.

Je ferai une remarque, c'est que cette innavigabilité des navires (*unseaworthiness*) a aussi son côté qui regarde l'hygiène et qu'une législation serait incomplète qui négligerait cette face de la question. Le *coefficient de sécurité* d'un navire, comme on dit en Angleterre, admet cet élément, et il faut compter avec lui.

(1) Les chargements de grains en grenier ont été signalés en Angleterre comme une cause fréquente de sinistres, d'autant plus que ces navires ont très-souvent un lest d'eau contenu dans un double fond.

(2) Hautefeuille, *Sur la législation de la marine marchande en Angleterre*, Revue marit. et colon., 1876, t. XLVII, p. 902. On a fait ressortir l'influence exercée sur les pertes de vie humaine pendant les naufrages, par l'insuffisance des canots à bord des navires. En Angleterre, de 1847 à 1871, la moyenne des passagers par navire a été de 281 individus qui ont péri dans la proportion de 9 sur 10,000. On a réglementé à 10 le nombre des canots à embarquer sur les paquebots. L'adoption des canots Berthon résout bien le problème ; l'amirauté anglaise a adopté ce canot qui ne tardera pas sans doute à être accepté dans toutes les marines, non pas pour se substituer aux canots ordinaires, mais comme réserve en cas de sinistres. Ce canot est formé de couples longitudinaux garnis en dedans et en dehors de forte toile à voile ; les bancs, les épontilles et le plancher cessant de maintenir les couples écartés ; ils se rapprochent et le volume se réduit au dixième ; les canots sont rendus insubmersibles par des casiers à air ; ils se ferment automatiquement (Voy. *Revue marit. et coloniale*, 1876, t. XLVIII, p. 598) ; les embarcations ont 9$^m$,75 de longueur, 3$^m$,35 de large; on a pu y faire entrer 100 hommes et le plat-bord était encore à 0$^m$,75 de la surface de l'eau. Les transports de l'Inde vont être munis de ces canots.

## § 2. *Sauvetage et secours aux noyés.*

1° Le navire dominé par les forces de la nature, ou plutôt opprimé par elles, incendié, abordé ou jeté à la côte, doit pourvoir à son propre sauvetage quand il est au large ou sur une côte inhospitalière, ou combiner ses efforts avec les secours qui lui viennent de terre dans des circonstances moins défavorisées. Les divers procédés de sauvetage ont été singulièrement multipliés et perfectionnés dans ces derniers temps, et le Congrès de Bruxelles a récemment accusé l'état où en est arrivée cette question, humanitaire au premier chef. L'*Exposition universelle* de 1867 avait déjà montré un progrès assez rapide dans le matériel de sauvetage; il n'a fait que s'accentuer depuis cette époque. La France, démeurée longtemps en arrière de l'Angleterre sous ce rapport, entre résolûment dans la voie que lui a indiquée son émule. La *Société de sauvetage* multiplie ses stations et perfectionne son outillage, et elle aura bientôt couvert notre littoral de ses postes de secours. Les *life-boats* insubmersibles sont arrivés à une grande perfection et les moyens d'envoyer des amarres à bord des navires naufragés ou en perdition s'écartent aussi peu que possible de l'incertitude qui est leur lot. Je ne veux dire ici que quelques mots des ressources de sauvetage que le navire porte avec lui ou qu'il organise avec ses propres moyens.

L'existence à bord d'un *life-boat*, à caisses à air, à bouclier recouvrant l'avant et l'arrière ou formant pont complet, à redressement spontané par l'effet d'une fausse quille en fer et de la disposition des caisses extrêmes, devrait être obligatoire sur tous les navires, même les navires marchands; ce bateau est indispensable, en effet, pour porter une amarre et établir un va-et-vient par du gros temps, pour aller au secours d'une homme tombé à la mer, etc.

Les moyens d'aveugler une voie d'eau à bord d'un navire ou de la franchir sont trop du domaine technique pour que je m'y arrête. Je ne m'occuperai que des moyens de prévenir la submersion individuelle ou d'en conjurer les effets quand elle s'est produite.

Les moyens collectifs de sauvetage en cas de naufrage sont, indépendamment des canots pouvant contenir l'équipage d'un navire et le transporter en lieu de sûreté, les radeaux, dits de sauvetage, dont les modèles ont été multipliés dans ces derniers temps; on peut citer entre eux : 1° le radeau White, qui sert en même temps au débarquement et au sauvetage, d'un poids de 4 tonnes, de $0^m,305$ de tirant d'eau, et élevé en charge de $0^m,457$ au-dessus du niveau de la mer, pouvant porter 210 hommes, muni de 16 avirons de côté et 2 avirons de queue, et portant sur les côtés et aux extrémités des chambres à air; 2° le radeau Christie, qui est à deux faces, pouvant être lancé d'un côté ou d'autre, muni de lisses à charnières pouvant se relever et garantissant les naufragés; 3° le radeau Stockwell, qui est circulaire, d'un diamètre de $1^m,52$, entouré de caissons à air et à provisions, surmonté d'un pont à caille-bottis ; ce radeau a des mâts, des voiles, une quille mobile, une étrave ; des flotteurs en liége permettent aux naufragés, qu'entraînerait un coup de mer, de s'y cramponner et de remonter à bord ; 4° le radeau Raper, qui ne diffère du radeau White que par la façon dont il est mis à l'eau, par une coupée pratiquée dans les bastingages (1) ; 5° le radeau-passe-rélle Labastie, d'un poids de 2,693 kilogrammes, muni de 1,194 kilogrammes d'objets d'armement, pouvant recevoir de 60 personnes à 140 maximum (2) ; 6° le radeau Parott constitué par une tourelle en bois ou en fer, servant de magasin, et supportée par des sacs en caoutchouc ayant, quand ils sont gonflés d'air, 6$^m$,90 de long, sur 3$^m$,60 de large ; un filet et une forte toile à voile forment le pont ; au dehors sont des flotteurs en liége. Le poids total est de 254 kilogrammes ; il peut porter de 60 à 70 personnes.

Les moyens individuels de sauvetage peuvent se diviser en deux catégories : ceux qui, lancés du bord, permettent au naufragé de flotter un certain temps et d'attendre des secours ; ceux qui, ajoutés à ses vêtements, lui permettent de surnager et de se diriger par la natation.

Dans la première catégorie se placent : 1° le matelas de liége du système Rider ; 2° les bancs, caillebottis et autres objets mobiliers placés sur le pont et auxquels, en prévision de cet usage accidentel, on a, comme l'a conseillé M. Hamilton, ajouté des caisses à air qui les font surnager, et permettent, en les reliant par des chaînes, quand le danger approche, d'en faire une sorte de radeau de sauvetage improvisé ; 3° les bouées de sauvetage.

Ces appareils flotteurs ont singulièrement exercé l'imagination des sauveteurs. La bouée classique, plateau de liége à tige verticale, munie à sa périphérie de cordes qui permettent de la saisir, a reçu de MM. Seyfert et Silas une importante modification, et qui consiste dans ce fait que la bouée en tombant détermine par frottement l'inflammation d'un artifice qui indique l'endroit où elle se trouve. Aux bouées en plateaux ont succédé les bouées en rouleaux, puis les bouées à sphères métalliques creuses, réunies par une barre transversale et portant une autre barre maintenue verticale par un lest convenablement disposé ; les bouées en caisse à air, à parois métalliques ; celles à cavité centrale fermée par en bas par un treillis métallique, et pouvant recevoir le naufragé qui y trouve un moyen de repos et un abri contre les requins, etc. M. Hamilton, qui a proposé récemment une bouée de sauvetage ne différant que par des détails de celle usitée dans notre marine, a formulé ainsi le programme que cet appareil doit réaliser : 1° soutenir un homme sur l'eau sans efforts de sa part ; 2° avoir une lumière d'une du-

(1) Voy. *Rev. marit. et colon.*, 1876, t. XLVIII, p. 898.
(2) Labastie, *Le Radeau-passerelle* (*Rev. marit. et colon.*, 1875, t. XLIV, p. 646).

rée minimum de 20 minutes (1). Mais ce qui importe autant, si ce n'est plus, que la disposition des bouées, c'est leur système de chute. Quelque célérité qu'on y mette, et en ne tenant pas compte des retards causés par l'émotion, pour peu que le bâtiment ait une certaine vitesse, il se passe assez de temps entre la submersion d'un matelot et la chute de la bouée, pour que celle-ci soit souvent hors de son atteinte. Un médecin de la marine, M. E. Garnier, a imaginé, en 1871, pour remédier à ce grave inconvénient, un ingénieux mécanisme d'échappement ; la bouée et le traînard (2) sont fixés par un anneau courant à un bras de levier coudé, susceptible de tourner autour d'un point fixe et d'incliner sa branche verticale quand un effort est exercé sur lui. Un homme tombé à la mer et saisissant le traînard fait jouer ce levier, l'anneau glisse et le traînard et la bouée, se détachant, sont entraînés par lui ; s'il a manqué le traînard, une corde tirée par le factionnaire suffit à manœuvrer le levier. Je ne sache pas que cet appareil, dont l'auteur m'a communiqué le dessin, ait été essayé ; cela est regrettable, parce qu'il paraît bien conçu et adapté convenablement au but qu'il se propose.

Le flotteur Pignon-Blanc imaginé en 1870 n'est autre chose qu'une barrique ordinaire dont on a élargi la bonde pour permettre l'introduction du corps et dont l'ouverture est munie d'une manche en toile serrée sous les bras et empêchant l'introduction de l'eau ; cet appareil est lesté au moyen d'une gueuse suspendue par deux cordes au-dessous de la barrique. Le but que s'est proposé l'inventeur, c'est d'organiser aisément, avec les ressources du bord, un appareil de sauvetage et de pouvoir porter, en cas de naufrage, une amarre à terre pour établir un va-et-vient.

Les vêtements flotteurs sont partiels ou ils embrassent la totalité du corps ; les premiers sont désignés sous le nom de ceintures et colliers de sauvetage. Les ceintures sont à air ou à liége. On a renoncé aux premières, malgré leurs avantages, à raison de leur fragilité si dangereuse. La ceinture Ward adoptée par la *Société centrale de sauvetage* (3) est composée de plaques de liége cousues sur une bande de toile formant ceinture serrée à la taille et à bretelles se croisant sur le dos. Le grand modèle destiné aux sauveteurs est calculé de façon à pouvoir supporter deux hommes. Les colliers natatoires en caoutchouc élèvent la tête au-dessus de l'eau mais ne sont que d'un secours médiocre. Le vêtement de sauvetage de Gondie, fait de caoutchouc et de toile, recouvre le dos, le devant de la poitrine et le cou. Il présente en avant un tube qui permet de l'insuffler quand il est en place. Il peut, étant vide, être porté

(1) Voy. *Rev. marit. et coloniale*, 1874, t. XLI, p. 339.

(2) On sait que le *traînard*, conservé par tradition, n'est bon à rien ; il suffit d'une vitesse de 4 ou 5 nœuds pour que l'on soit obligé de l'abandonner à cause de la violence de la traction et du remous.

(3) La grande ceinture Ward coûte 13ᶠʳ,50 et le petit modèle 6ᶠʳ,30 seulement.

et dissimulé sous les vêtements. Il est capable de supporter un poids de 22 kilogrammes (1) et peut, par suite, servir aux sauveteurs.

Ces appareils sont en progrès et leur utilité n'est pas douteuse, mais il ne faudrait pas croire que leur intervention puisse diminuer l'importance qu'il y a à acquérir l'art de nager. Un nageur profite d'un de ces appareils comme moyen d'allégement ; un homme qui ne sait pas nager se livre à des mouvements désordonnés et tumultueux qui peuvent compromettre l'intégrité de la ceinture, la déplacer, et des faits nombreux empruntés aux derniers sinistres maritimes ont montré que bien des gens munis d'un appareil excellent se noient sur place, faute de savoir s'en servir. Et puis, comme ces appareils font défaut trop souvent, il faut compter surtout sur la natation. L'art de nager n'est pas seulement une excellente pratique d'hygiène qui joint au bénéfice des bains froids celui d'une gymnastique très-utile, mais il est aussi, et surtout, la condition d'une assistance efficace donnée aux autres. La natation est donc une partie indispensable de l'éducation physique et je ne puis que renouveler ici le regret que j'ai exprimé ailleurs, de voir cet exercice ainsi négligé même par un certain nombre de gens que leur profession maritime expose constamment aux périls de la submersion. « Se noyer pour ne pas avoir appris à nager, ai-je dit à ce propos, est déjà quelque chose sans doute, mais ce n'est rien auprès de la souffrance qu'éprouve un homme de cœur qui ne peut répondre à un appel désespéré ou qui, y répondant par un généreux mais fol instinct, aggrave une opération de sauvetage au lieu de l'aider (2). » Sans doute il n'est pas nécessaire de savoir nager comme Léandre ou comme Byron ou de pouvoir renouveler les exploits récents du capitaine Boynton, mais il y a en cela un minimum qui est indispensable et que beaucoup de marins ne possèdent pas.

2° Les divers moyens de sauvetage que nous venons d'indiquer rapidement ne manquent que trop souvent leur but, et les médecins de la marine sont fréquemment en présence de cas d'asphyxie par submersion; il n'est donc pas hors de propos d'indiquer ici les règles méthodiques du traitement de ce redoutable accident.

La submersion est en effet le péril incessant dans lequel viennent se résumer tous les hasards de la vie maritime ; aussi, quand le cri lugubre qui annonce qu'un homme est tombé à la mer vient à retentir, tous les cœurs battent de la même angoisse, et ce silence des grands drames auxquels il faut avoir assisté pour en comprendre la solennité terrible, n'est plus troublé que par des commandements énergiques auxquels le dévouement répond toujours, dont il compromet même quelquefois

(1) On sait que le poids du corps d'un adulte dans l'eau n'est en moyenne que de 5 kilogrammes.
(2) Foussagrives, *l'Éducation physique de garçons*. Paris, 1870, p. 298.

l'exécution par une ardeur qu'il ne sait contenir. Pendant que les officiers et l'équipage luttent d'héroïsme pour organiser les moyens de sauvetage, le médecin du navire a, lui aussi, son poste de combat ; et ici
encore, comme au moment d'une bataille, il lui faut s'armer de ce courage d'abstention qui, pour passif qu'il soit, n'en est pas moins héroïque ;
et, pendant que tous les yeux suivent avec anxiété les péripéties du sauvetage, il doit stoïquement veiller à ce que tous les soins qui dépendent
de lui soient activement préparés. Cela fait, son poste est sur le pont
pour recevoir l'asphyxié, et lui donner là, s'il y a lieu, les premiers secours de la médecine.

Le rétablissement du mécanisme respiratoire est l'objectif que se propose le médecin et qu'il doit poursuivre avec persévérance. Les stimulations de la peau par la chaleur, les frictions, les secousses imprimées
aux parties latérales de la poitrine par le choc des mains, la faradisation
de la peau, etc.; sont, des moyens accessoires dont l'importance serait
médiocre si l'on n'y joignait les pratiques de la respiration artificielle.

La méthode vulgaire ; celle de Marshall-Hall perfectionnée par Sylvester, celle de Paccini, et l'emploi du spirophore de Woillez résument
les procédés qui tendent tous à stimuler le jeu respiratoire en imitant
ses deux temps inspiratoire et expiratoire.

La méthode vulgaire consiste, le noyé étant étendu sur le dos, la tête
un peu inclinée à droite, à faire comprimer simultanément avec les mains
de deux aides la base du thorax et l'abdomen pour simuler une expiration, et de solliciter, en cessant cette compression, un acte inspiratoire
en ayant soin que cette succession du double mouvement se fasse avec
régularité et lenteur. De cette façon, on n'obtient qu'une circulation
aérienne très-insuffisante.

La méthode de Marshall-Hall consiste à placer alternativement le corps
du noyé, la face contre terre, la poitrine reposant sur une couverture
roulée de façon à provoquer par compression la sortie de l'air, et à le
retourner sur le côté, mouvement dans lequel une inspiration se produit. La répétition de ce double mouvement provoque ainsi une respiration complète. M. Le Roy de Méricourt, à qui nous devons une bonne
étude critique sur les moyens de pratiquer la respiration artificielle
chez les noyés, a reproché justement au procédé de Marshall-Hall: de
ne faire pénétrer qu'une petite quantité d'air ; de pouvoir obturer la
bouche pendant le premier temps ; de provoquer le passage des aliments
ou des liquides de l'estomac dans la trachée.

Le procédé Sylvester est d'une valeur bien plus grande. Il consiste :
1° à donner au patient une position convenable, c'est-à-dire à le placer
sur le dos, les épaules soulevées et soutenues par un vêtement replié et
les pieds appuyés ; 2° à maintenir libre l'introduction de l'air dans la
trachée, en nettoyant la bouche et les narines et en maintenant la langue
du noyé tirée au dehors ; 3° en se plaçant derrière lui et en écartant

ses bras de façon à les amener d'abord perpendiculairement à l'axe du corps, puis parallèlement, de manière à les mettre sur le prolongement des jambes et en ligne droite avec elles ; dans cette position qui est maintenue deux secondes, la poitrine s'élargit et il se fait une inspiration artificielle ; 4° l'expiration est opérée en ramenant les bras, repliés au coude, sur les parties latérales de la poitrine qu'ils compriment et en faisant en même temps déprimer les parois du ventre par un aide placé entre les jambes du patient.

L'auteur de ce procédé de respiration artificielle, qui n'exclut du reste, ni l'insufflation de bouche à bouche ni l'emploi des stimulations périphériques, lui attribue l'avantage d'introduire plus d'air dans la poitrine que celui de Marshall-Hall ; de le répartir également des deux côtés ; d'être d'une application facile, d'un mécanisme absolument physiologique, de ne nécessiter aucun appareil, et je crois, avec mon ami M. Le Roy de Méricourt, que ce procédé, imaginé en 1865 par le docteur Sylvester, et qu'une commission de la *Société médico-chirurgicale de Londres* a expérimenté avec succès, est préférable à celui de Marshall-Hall et que les pratiques en doivent être popularisées (1).

Le professeur Pacini ayant remarqué que quand les garçons d'amphithéâtre transportent un cadavre d'une table à l'autre en le tenant par les jambes et par les épaules, on perçoit très-souvent un bruit inspiratoire, remplacé par une expiration au moment où on le pose, imagina un nouveau procédé de respiration artificielle. Il consiste, le noyé étant placé sur un plan légèrement incliné, la bouche ouverte et débarrassée de tout obstacle, la poitrine et le ventre bien libres, de se placer derrière lui et, saisissant à pleines mains les moignons de l'épaule, de les attirer vers soi, en haut et en dehors ; le bruit laryngé de l'inspiration se produit et quand on abandonne les épaules à elles-mêmes l'élasticité des côtes ramène la poitrine à ses dimensions primitives, et l'air est expiré. Une succession méthodique de ces mouvements réveille le jeu respiratoire si l'asphyxie n'est pas irrémédiable. Dans cette méthode, la clavicule est le pivot du mécanisme ; dans celle de Sylvester, ce sont les muscles qui attachent les bras à la poitrine. Le procédé de Bain ne diffère de celui de Pacini, que par un changement dans le mode de préhension des épaules. Le rapport de la *Société royale médico-chirurgicale* de Londres sur la valeur comparative des méthodes Pacini-Bain et Sylvester a attribué la supériorité à la première.

Les choses en étaient à ce point satisfaisant en matière de traitement de l'asphyxie par submersion, lorsque M. Woillez proposa son *spirophore*, appareil ingénieux dont nous reproduisons ici le dessin, et qui a pour but de provoquer mécaniquement, par l'action d'une atmosphère

---

(1) Voy. Le Roy de Méricourt, *Traitement de l'asphyxie par submersion suivant la méthode physiologique du D<sup>r</sup> Marshall-Hall perfectionnée par le D<sup>r</sup> Sylvester (Arch. de méd. nav.*, 1865, t. III, p. 348, et *Ann. d'hyg. publ.*, 2<sup>e</sup> série, 1865, t. XXIV, p. 209).

circonscrite, alternativement exprimée et raréfiée, le double jeu du soufflet respiratoire. Voici, en résumé, en quoi il consiste : un cylindre en
tôle, ouvert par une de ses extrémités, est muni sur une de ses faces
d'une glace permettant d'observer ce qui se passe dans son intérieur. Ce

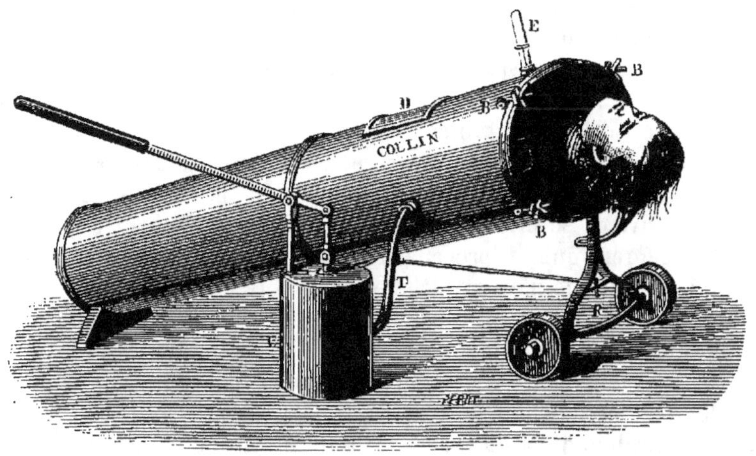


Fig. 70. — Spirophore de Woillez.

cylindre communique avec un fort soufflet mû par un levier et qui in-
suffle et aspire alternativement de l'air dans le cylindre. Une tige mobile
indicatrice glissant dans un tube clos repose sur la poitrine du noyé et
traduit au dehors les mouvements automatiques de dilatation et de retrait
qu'elle subit. L'asphyxié est introduit dans le manchon, et un diaphragme
disposé autour de son cou isole complétement ce manchon de l'air
extérieur, la tête restant ainsi au dehors. Si, à ce moment, on fait fonctionner le soufflet qui contient vingt litres d'air, et si on écarte ses valves, un vide relatif se fait dans le cylindre et l'air pénètre dans la poitrine
qui se dilate ; rapproche-t-on alors les valves, l'air du cylindre est comprimé et il presse sur la poitrine qui, se rétrécissant, opère une expiration.
L'air est ainsi alternativement aspiré et expiré et la respiration artificielle est établie avec le rhythme normal, c'est-à-dire quinze ou dix-
huit fois par minute.

La présentation de l'appareil de M. Woillez à l'Académie de médecine
a été le point de départ d'une discussion fort intéressante (1) sur la valeur comparative de cette méthode et de celles de Pacini, Sylvester, etc.,
discussion à laquelle MM. Depaul, Collin et Le Roy de Méricourt ont
pris part et qui a fourni à M. Woillez l'occasion de défendre vaillamment
son idée et son appareil (2). On avait reproché au spirophore de pro-

(1) Woillez, *Bullet. de l'Acad. de médecine*, 1875.
(2) Voyez pour plus détails *Arch. de méd. nav.*, 1875, t. XXIV, p. 305.

duire dans l'appareil une raréfaction susceptible de perturber la circulation superficielle. M. Woillez a fait remarquer que ni lui, ni le fabricant de son appareil, M. Collin, ni plusieurs de ses ouvriers qui ont essayé l'appareil sur eux-mêmes, n'ont éprouvé rien de semblable, et c'est là un argument qui a certainement sa valeur démonstrative. Quant à l'inconvénient de faciliter l'introduction de l'air dans l'estomac, la béance de l'arbre respiratoire appelle trop naturellement ce courant pour qu'il aille se dériver ainsi. Un reproche plus sérieux adressé au spirophore est d'être volumineux et peu portatif. C'est une raison sans doute pour qu'il ne pénètre pas partout ; ce n'est pas une raison pour que les navires, les postes de sauvetage, les établissements de bains de mer ou de rivière se privent de ses services s'il est démontré qu'il agit plus efficacement que les procédés Sylvester ou Pacini-Bain. Là en effet est la question et elle n'est que là. Le spirophore ne peut revendiquer en sa faveur que des présomptions singulièrement favorables en effet, mais il faut attendre, pour le juger, qu'il ait été assez souvent essayé sur des animaux asphyxiés par submersion pour que sa supériorité sur les autres procédés soit définitivement établie. M. Le Roy de Méricourt, dans la discussion académique soulevée à propos du spirophore, a adressé à cet ingénieux instrument le seul reproche qu'il ne puisse éluder, et ce médecin distingué, d'un jugement et d'un esprit critiques si sûrs, a mis le doigt sur le côté faible de ce procédé qui a l'inconvénient de soustraire le corps du noyé, pendant qu'il y est soumis, aux moyens divers propres à le réchauffer et à exciter sa sensibilité. Mais encore faut-il suspendre ici son jugement jusqu'à une expérimentation suffisante. Ces derniers moyens sont d'une efficacité si incertaine et l'établissement d'une respiration artificielle est d'un tel intérêt que si le spirophore y pourvoit plus sûrement que les autres moyens, il doit prendre le pas sur eux. On peut d'ailleurs, dès que le noyé est retiré de l'eau, et en attendant que le spirophore soit apporté et disposé, préluder à son emploi par l'application des procédés Sylvester ou Pacini.

Une remarque qui s'applique au spirophore comme aux autres procédés de respiration artificielle, c'est que la condition du succès est la persévérance, et que si, dans la grande majorité des cas, un séjour de plus de cinq à six minutes sous l'eau a amené une asphyxie irrémédiable, il y a des cas où des noyés ont pu être rappelés à la vie au bout de deux, de quatre et même de six heures. Ces faits sont, il est vrai, malheureusement exceptionnels ; mais comme rien d'extérieur ne les distingue des faits ordinaires, il faut se guider sur eux et n'interrompre l'administration des secours que quand leur inutilité est devenue absolument certaine. Il est cruel de se dire que bien des noyés, abandonnés trop tôt et par découragement, auraient pu revenir à la vie s'ils avaient été instrumentés avec plus de persévérance. C'est là cependant un fait qu'il n'est pas permis de mettre en doute.

La respiration rétablie, les indications se tirent de la forme et de la localisation de la réaction qui suit ; il y a là une *maladie* consécutive à un *accident* et qui demande à être traitée par des moyens spéciaux, variables suivant les cas particuliers, et dont le médecin seul peut apprécier l'opportunité.

# CHAPITRE III

## Accidents dont l'atmosphère est le point de départ.

L'action intense du froid, de la chaleur, celle de la lumière sont susceptibles de déterminer chez l'homme de mer des accidents plus ou moins graves ; enfin la fulguration peut être la conséquence de la surcharge électrique de l'atmosphère. Nous allons étudier ces divers accidents dans cet ordre :

### ARTICLE PREMIER

#### CONGÉLATION.

Le froid, quand il ne dépasse pas le degré de fusion de la glace, a sur la santé une influence plutôt favorable que nuisible, surtout quand il s'allie avec peu d'humidité ; il met en exercice cette fonction de production de chaleur organique à l'aide de laquelle l'homme résiste à des températures assez basses ; l'appétit est en éveil ; le besoin d'aliments spécialement destinés à fournir à la combustion respiratoire se fait sentir ; le système locomoteur est invité à une activité nouvelle ; toutes les actions organiques, en un mot, prennent un surcroît de vitalité. La température excède-t-elle de beaucoup ces limites, le pouvoir thermogénésique de l'économie ne suffit plus, et des altérations générales ou locales, plus ou moins graves, résultent de ce froid excessif (1).

### §1. — *Congélations locales.*

Les congélations locales (*frost-bites* des Anglais) atteignent de préférence les extrémités découvertes du corps et celles éloignées du centre circulatoire : les orteils, les doigts, les oreilles, le nez (2). Une sensation de fourmillement et d'engourdissement des tissus, leur teinte violacée, puis blanchâtre, comme si le sang s'en retirait, annoncent la congélation d'une partie du corps. M. Ad. Morio, qui a eu l'occasion d'étudier

(1) J. Bellot, *Journal d'un voyage au pôle*, 1854, p. 45.
(2) On prévient les congélations imminentes par des frictions avec de la neige. Suivant M. Gras on emploie, avec une efficacité réelle à Miquelon des applications d'oignon cru sur les parties congelées (Gras, *Une note sur Miquelon*, 9 janvier 1867).

cet accident sur un grand nombre de soldats revenant de l'expédition de Kabylie du général Bosquet, lui attribue cinq degrés suivants, calqués sur la division classique des brûlures : 1<sup>er</sup> degré : simple rougeur avec engourdissement ; mouvements difficiles dans la partie ; 2<sup>e</sup> degré : formation de phlyctènes ; mouvements plus difficiles ; 3<sup>e</sup> degré : eschares grisâtres occupant toute l'épaisseur du derme ; 4<sup>e</sup> degré : eschares occupant tout le derme et les tissus sous-jacents jusqu'à l'os exclusivement ; la pression sur elles ne détermine aucune douleur ; 5<sup>e</sup> degré : le membre est gelé dans toute son épaisseur ; les os se nécrosent.

Les congélations locales annoncées par l'engourdissement, le fourmillement et la décoloration des parties atteintes, ont leur remède tout trouvé dans des frictions faites avec de la neige ; la sensibilité revient-elle, on pratique alors sur elles des lotions avec de l'eau dont on élève graduellement la température ou avec des substances légèrement stimulantes. L'exposition immédiate à la chaleur serait le plus sûr moyen d'achever la congélation, l'asphyxie locale, et d'amener ultérieurement le sphacèle de la partie lésée.

### § 2. — *Congélation générale.*

Sous l'influence d'un froid intense, l'économie éprouve des modifications opposées à celles que détermine la chaleur des tropiques : la température animale s'abaisse ; le sang, chassé par l'astriction de la peau, engorge les vaisseaux profonds et les viscères ; la transpiration sudorale est au minimum et l'activité physiologique des reins la supplée ; la sensibilité générale s'émousse, etc. L'influence antivitale du froid ne peut se prolonger sans que les changements qu'il suscite dans l'économie fassent franchir promptement à celle-ci la limite qui sépare l'état physiologique de l'état morbide. Les désastres de la glorieuse retraite de Russie ont fourni les éléments trop nombreux d'une description de l'asphyxie par le froid : la tuméfaction de la face, l'engourdissement des jambes, l'accélération, puis l'embarras de la respiration, une tendance invincible au repos, un état comateux conduisant promptement à la mort, ont été les phénomènes les plus généralement observés.

En ce qui concerne le traitement qu'exige l'asphyxie par le froid, nous ne pouvons mieux faire que de reproduire la partie de l'instruction du Conseil de salubrité de la Seine qui y a trait :

1° On portera l'asphyxié le plus promptement possible de l'endroit où il aurait été trouvé au lieu où il devra recevoir des secours. Pendant ce transport, on enveloppera le corps avec des couvertures, ou, à défaut de couvertures, avec de la paille ou du foin ; on laissera la face libre. On évitera aussi d'imprimer au corps, surtout aux membres, des mouvements brusques.

2° Dans l'asphyxie par le froid, il est de la plus haute importance de de ne rétablir la chaleur que lentement et par degrés. Un asphyxié par le froid qu'on approcherait du feu, ou que, dès le commencement, on ferait séjourner dans un lieu échauffé, même médiocrement, serait irrévocablement perdu. Il faut, en conséquence, le porter dans une chambre sans feu, et là lui administrer les premiers secours que réclame sa position.

3° Si l'asphyxie a eu lieu par un froid de plusieurs degrés au-dessous de zéro, et que le malade conserve de la souplesse, on le déshabillera et l'on couvrira tout le corps, y compris les membres, de linges trempés dans l'eau froide, qu'on rafraîchira encore en y ajoutant des glaçons concassés.

4° Si le corps était tellement frappé par le froid qu'il fût dans un état de rigidité prononcée, il y aurait avantage à le plonger dans une baignoire contenant assez d'eau pour que le tronc et les membres en fussent couverts. Cette eau devrait être aussi froide que possible, et l'on en élèverait la température par degrés, de dix en dix minutes.

5° Lorsque les membres auront repris leur souplesse, on fera exécuter à la poitrine et au ventre des mouvements dans le but de provoquer la respiration. On continuera en même temps des frictions sur le corps et les membres, soit avec de la neige, si l'on a pu s'en procurer, soit avec des linges trempés dans de l'eau froide.

6° Lorsque l'asphyxié commence à se réchauffer, ou qu'il se manifeste quelques signes de vie, on doit l'essuyer avec soin et le placer dans un lit qui ne soit pas plus chaud que le corps lui-même. Il ne faut pas non plus allumer du feu dans la pièce avant que le corps ait recouvré entièrement sa chaleur naturelle.

7° Aussitôt que le malade peut avaler, on peut lui faire prendre un demi-verre d'eau froide dans laquelle on a ajouté une cuillerée à café d'eau de mélisse, d'eau de Cologne, ou tout autre spiritueux.

8° Si au contraire l'asphyxié avait de la propension à l'engourdissement, on lui ferait boire de l'eau vinaigrée (1), et si cet engourdissement était profond, on lui administrerait des lavements irritants avec de l'eau salée ou avec de l'eau de savon. Il est utile de faire remarquer que de toutes les asphyxies, l'asphyxie par le froid est celle qui laisse, selon l'expérience des pays septentrionaux, le plus de chances de succès, même après douze ou quinze heures de mort apparente ; mais d'un autre côté cette asphyxie exige aussi, plus que toute autre, une grande précision dans l'emploi des moyens destinés à la combattre, notamment dans le réchauffement du malade.

J'ajouterai que la congélation étant une asphyxie ou mieux une *apnée*, au sens étymologique de ce dernier mot, c'est-à-dire un enchaînement de la respiration par suite de la rigidité contracturale des muscles char-

(1) Le café à très-hautes doses conviendrait beaucoup mieux, à mon avis.

gés de mouvoir la poitrine, les pratiques de la respiration artificielle instituées dans le traitement de la submersion et dont j'ai parlé plus haut sont indiquées ici, concurremment avec les moyens précités.

La chaleur revenue, la réaction générale et locale qui suit, constitue une maladie dont le traitement ne saurait être fixé par avance et qui doit encore être dirigé par un médecin.

## ARTICLE II

### INSOLATION.

L'insolation (*sun-stroke* des Anglais) est un mot synthétique qui embrasse toute la série des accidents qui peuvent être la conséquence de l'action d'un soleil ardent, soit sur une partie du corps, soit sur l'ensemble de l'économie.

L'érythème solaire qui se manifeste sur les bras, le visage, le cou, quelquefois aussi sur le dos, comme on le voit chez les paysans qui travaillent courbés vers la terre, ou sur les pieds comme les matelots en offrent des exemples fréquents, est tantôt simple, borné, sans réaction générale et se termine par une légère desquamation ; dans des cas où l'action solaire a été plus vive et plus prolongée, il y a production de bulles phlycténoïdes qui laissent souvent à leur suite, si le traitement en est mal conduit, des ulcérations atoniques difficiles à guérir. Ce fait se constate plus habituellement dans les pays chauds. L'insolation grave prend la forme de la méningite, de la syncope, de la sidération nerveuse due vraisemblablement au contact avec la substance du cerveau, de la moelle et des nerfs d'un sang dont la température est élevée. Les médecins de la marine ont des occasions fréquentes d'observer les diverses formes, légères ou graves, de l'insolation dans les campagnes des pays chauds, et non moins qu'eux les médecins qui exercent dans l'Inde anglaise. Sir Joseph Fayrer (1), à qui nous devons une bonne étude de cet accident, a insisté sur l'aptitude qu'ont les Européens non acclimatés à contracter l'insolation, et sur l'action plus dangereuse, sous ce rapport, des vents chauds et humides que des vents chauds et secs. On y est plus exposé sur les lieux élevés que dans les plaines, le matin et le soir qu'au milieu de la journée, lorsque le ciel est parsemé de nuages jouant l'office d'écrans réverbérateurs que quand il est complétement découvert.

Le traitement préventif du coup de soleil consiste à se préserver par un parasol, par l'usage du couvre-nuque adopté dans l'Inde, ou, à défaut de cette pièce de vêtement, par de larges feuilles fraîches introduites dans le chapeau et débordant sur le cou. Je me suis souvent servi, je l'ai dit, au Sénégal d'un mouchoir humide appliqué sur la tête, les bords tombant sur les épaules et que recouvrait un chapeau de paille ordinaire ; cette

(1) Sir J. Fayrer, *On Sunstroke* (*The Practitionner.* March 1876, p. 177).

pratique qui atteint bien le but m'a paru inoffensive ; mais elle aurait des inconvénients chez les personnes sujettes aux rhumatismes ou aux névralgies de la tête. La précaution de ne pas travailler sous l'ardeur du soleil, les moyens propres à diminuer dans les parages où cet accident est le plus menaçant, la mer Rouge, par exemple (1), la chaleur intérieure du navire, sont des moyens de préservation que j'ai indiqués dans une autre partie de ce livre (Voy. page 219).

Dans ces cas d'insolation grave sans lésion locale apparente, que les Anglais désignent par les expressions d'apoplexie et d'asphyxie de chaleur (*Heat-apoplexy*, *Heat-asphyxia*), il faut soumettre le malade à l'usage des ablutions froides ou des affusions, stimuler la peau et les muqueuses de toutes façons et instituer, quand la vie est revenue, un traitement consécutif dont la nature est indiquée par la forme de la réaction et par la nature et par les fonctions de l'organe qui en est l'instrument principal.

## ARTICLE III.

### ACCIDENTS PRODUITS PAR LA LUMIÈRE.

La lumière peut, déviée de ses conditions normales, devenir aggressive pour la vue et déterminer dans les climats extrêmes des accidents plus ou moins graves. Le *snow-blindness* ou cécité polaire (de *snow* neige, et *blindness*, cécité) et l'héméralopie résument, à proprement parler, ces accidents. La cécité polaire est due à la réflexion de la lumière sur les neiges, au contraste de leur éclat avec la teinte brumeuse de l'atmosphère et la ligne noirâtre qui annonce à l'horizon la présence de la mer libre. L'éclat momentané du ciel, la transition d'une longue obscurité à des jours sans nuits, les météores lumineux : halos, parhélies, aurores boréales, dont l'éclat anormal est offensif pour la vue, sont autant de conditions qui expliquent cette sorte d'amaurose, laquelle se complique souvent de la blépharite toute mécanique que produit la neige en agglutinant les cils entre eux par la congélation de la neige et en les tiraillant.

Quant à l'héméralopie, j'ai indiqué sa nature et ses causes probables en esquissant la pathologie nautique, et je ne puis que renvoyer le lecteur à ce que j'en ai déjà dit (Voy. page 571).

Je dois signaler à ce propos les dangers que peuvent faire courir à la vue les éclairs qui, dans les pays chauds, sillonnent quelquefois le ciel sans interruption. L'habitude de regarder fixement ces éclairs, qui est une des bravades les plus habituelles du gaillard d'avant, peut avoir les inconvénients les plus fâcheux. Il n'est personne qui n'ait éprouvé

_______________

(1) Texier, *Consid. sur plusieurs cas de mort subite dans la mer Rouge en juillet* 1860. Thèse de Montpellier, 1862.

sous l'influence de l'éclair électrique un éblouissement passager ; dans certains cas une cécité amaurotique irrémédiable peut en être la conséquence, comme j'en ai vu et cité un exemple.

## ARTICLE IV.

### FULGURATION.

La fulguration des bâtiments est un accident qui n'est rien moins que rare. Arago a réuni dans sa notice la plupart des faits de sidération nautique (1). M. Meriam, cité par Boudin (2), a relevé, tant en Angleterre qu'en Amérique, 301 cas de fulguration de navires ; sur ce nombre 43 ont eu des incendies partiels ou complets ; 1 a sauté ; 7 ont coulé ; 137 ont eu des avaries plus ou moins graves ; les autres ont été préservés par leurs paratonnerres, ou n'ont eu que des avaries médiocres ; 17 ont été fulgurés plusieurs fois. Sur 101 navires frappés par la foudre 12 personnes ont été tuées et 36 plus ou moins grièvement blessées. Les navires à vapeur, et surtout les navires en fer, paraissent jouir par rapport à la foudre d'une immunité à peu près complète. Il ne semble pas douteux que, dans bien des cas, la disparition de certains navires à la mer a été due à des accidents, directs ou indirects, de sidération. En résumé, des avaries graves dans la mâture ; des voies d'eau ; des incendies ; l'explosion des poudres ; des perturbations magnétiques pouvant neutraliser les boussoles ou en renverser les pôles (3) et déterminer ainsi des naufrages par erreur de route, enfin la sidération humaine, tels sont les dangers dont la foudre menace la sécurité de l'homme de mer.

Les moyens de préservation contre cet accident se résument dans les précautions à prendre en temps d'orage et dans les garanties relatives que les paratonnerres offrent aux navires.

La marche rapide du navire est, par la raréfaction de l'air qu'il traverse, une circonstance qui appelle la foudre ; aussi est-il de règle de prudence, quand la navigation le permet, de rester en panne pendant les orages violents ou de diminuer considérablement la voilure.

Une opinion qui était jadis très-accréditée dans la marine, et que les recherches d'Arago ont battue en brèche, consistait à admettre que le bruit du canon a pour effet de dissiper les orages. Les mémoires du comte de Forbin signalent ce fait avec des exemples à l'appui. Certains agriculteurs eurent l'idée d'employer ce moyen comme paragrêle. Arago oppose à son efficacité des faits on ne peut plus démonstratifs, tels que l'orage violent qui éclata en 1711 sur l'escadre de Duguay-Trouin au moment même où tonnait l'artillerie de ses navires forçant

<hr>

(1) Arago, *Œuvres, Notices scientifiques. — Le Tonnerre*. Paris, 1854, t. I, p. 7.
(2) Boudin, *Traité de géographie et de statist. médic.* Paris, 1857, t. I, p. 496.
(3) Arago, *loc. cit.*, t. I. p. 128.

l'entrée de Rio-Janeiro ; la sidération du vaisseau anglais *le Duke*, en 1793, pendant qu'il engageait avec un fort de la Martinique une canonnade violente ; la nullité de l'influence du tir de Vincennes sur l'éloignement des nuages, etc. On ne saurait donc fonder aucun espoir sur cette pratique qui ne mérite pas d'être conservée (1).

La seule garantie sérieuse consiste dans la bonne installation et le bon fonctionnement de paratonnerres. Il est bien démontré aujourd'hui, malgré les reproches adressés à ces précieux appareils, que l'existence de paratonnerres à bord d'un navire rend beaucoup moins nombreuses ses chances de fulguration. Les cas de sidération de bâtiments munis de paratonnerres, étudiés de près, montrent que ceux-ci avaient des vices de construction, soit que leur conducteur eût un diamètre insuffisant, soit que leur continuité fût interrompue par quelque rupture.

Les paratonnerres des navires sont de deux systèmes : 1° les paratonnerres analogues à ceux de nos édifices composés d'une flèche de fer terminée par un cône de platine, et d'un conducteur composé de fils de laiton entrelacés en forme de câble, et destiné à conduire le fluide dans la mer. Ce câble (2), partant de la flèche, est isolé de la hune et de la mu-

(1) Il semble, bien au contraire, comme le prouvent la tempête qui se déclara le soir de Trafalgar et l'orage violent qui éclata le 24 juin 1859 sur le champ de bataille de Solférino, que l'ébranlement de l'atmosphère par de nombreuses décharges d'artillerie est de nature à produire des orages.

(2) Le câble du paratonnerre des navires a 1 centimètre carré de section, un poids de 200 grammes par mètre et il est formé par des fils de cuivre de 1 millimètre de diamètre, cordés à trois torons. Les chaînes conductrices sont éminemment vicieuses ; en effet, les anneaux ne se touchent que par des surfaces excessivement réduites, et une couche d'oxyde au point de contact peut interrompre la continuité du conducteur et faire dévier la foudre. En juin 1854, sur la rade de Baltchick (Roumélie), le vaisseau *le Jupiter* fut foudroyé ; la chaîne du paratonnerre vola en éclats ; le gaillard d'arrière, la dunette, les porte-haubans, furent couverts de débris, et plusieurs hommes furent blessés. Pouillet a attribué cet accident à la mauvaise construction du conducteur qui était formé de fils de laiton de 1/2 à 2/3 de millimètre ; ces fils n'étaient probablement pas en contact direct les uns avec les autres, car la foudre semblait n'avoir trouvé d'écoulement que par un certain nombre d'entre eux. Il y aurait avantage, après avoir étamé séparément ces fils, à les souder ensemble aux deux extrémités, dans une étendue de 1 décimètre environ, de manière à en assurer la parfaite continuité ; on les réunirait aux deux bouts en un cylindre commun. L'extrémité de ce conduit pénétrerait dans un trou de la tige du paratonnerre, et serait ramenée sur celle-ci pour être cordée avec le reste ; on remplirait ensuite le trou d'une soudure qui imprégnerait les fils du câble et formerait, à ses points d'entrée et de sortie, une sorte de large hémisphère. Le même physicien recommande également de réunir les fils à leur partie inférieure par une pièce de cuivre mise en communication avec le doublage, ce qui dispenserait d'isoler la chaîne du porte-haubans et de la jeter à la mer au moment des orages ; condition dont il fait ressortir tous les inconvénients (*). A bord d'une frégate anglaise, qui présentait dans le conducteur de son paratonnerre une solution de continuité de $0^m,025$, on vit pendant deux heures et demie que dura un orage, cet intervalle couvert d'étincelles vives et presque continues. Sur un autre bâtiment, placé dans les mêmes conditions, on vit également, pendant trois heures, un jet de flamme, remplir tout l'espace où le métal manquait (**).

(*) *Supplément à l'instruction sur les paratonnerres* (Becquerel, Babinet, Desprez, Cagnard de Latour, Pouillet, rapporteur), *passim*.

(**) Arago, OEuvres, *Notices scientifiques*, t. I, p. 332.

raille du navire par des arcs-boutants, et doit être immergé au moment des orages ; 2° les paratonnerres anglais, formés de fortes bandes de cuivre incrustées dans des rigoles creusées le long des mâts ; elles se soudent avec une plaque de cuivre rouge fixée sur la carlingue, et mise en communication avec le doublage par trois boulons de cuivre qui traversent la quille ; le bâtiment est ainsi armé en permanence contre la foudre, et tout à fait à l'abri des dangers qui naissent de la surprise ou de l'incurie (1).

Nous avons signalé plus haut les dégâts occasionnés le plus ordinairement par la foudre quand elle s'abat sur un navire. La nature des dangers qu'elle fait courir aux matelots n'a rien de spécial à leur profession, si ce n'est que l'accumulation des hommes dans un espace restreint multiplie forcément les accidents. Ceux-ci peuvent être produits ou par fulguration directe ou par choc en retour. Dans le premier cas, il y a traumatisme, brûlures, perforation des tissus, décollement de l'épiderme ; dans le second, la mort survient sans aucun désordre matériel qui puisse l'expliquer ; la fluidité persistante du sang, l'état de condensation et la dureté de la pulpe cérébrale, sont des signes nécroscopiques qui ont été notés, mais qui ne jettent guère de jour sur le mécanisme de la sidération. Le traitement de la sidération se confond avec celui des autres asphyxies et se résume dans les trois chefs suivants :

1° Réveiller la sensibilité par les affusions froides et les excitations cutanées ;

2° Chercher à rétablir la respiration ;

3° Lorsque la vie revient, faire la médecine des symptômes et déférer aux indications hiérarchisés dans leur ordre d'importance.

Le traitement des accidents que celle-ci laisse à sa suite, quand elle est incomplète, ne saurait être indiqué par avance ; l'occurrence des symptômes le détermine.

Lorsqu'un orage éclate sur un navire, il est prudent de faire descendre les hommes qui ne sont pas de service, de recommander à ceux que la manœuvre appelle sur le pont de se tenir éloignés des masses métalliques, et de conserver autant que possible l'immobilité. Jusqu'à ce que le système anglais ait été adopté sur tous nos navires, la chaîne doit être mise de très-bonne heure à la mer, d'abord parce que l'orage peut arriver rapidement à son apogée, et ensuite parce que, au moment où la tige soutire insensiblement l'électricité, on s'exposerait, en touchant la chaîne, à des secousses quelquefois dangereuses.

(1) Voir pour les détails relatifs aux dispositions que doivent présenter les paratonnerres, les instructions successives rédigées en 1823 ; celle de Pouillet en 1854 et celle récente publiée par l'Académie des sciences.

# CHAPITRE IV

## Intoxications alimentaires.

On peut diviser les accidents produits à bord des navires par des aliments vénéneux en trois groupes : 1° accidents déterminés par des substances qui, habituellement comestibles, revêtent accidentellement des propriétés toxiques ; 2° accidents produits par des animaux toxicophores ; 3° accidents dus à des végétaux alimentaires doués de propriétés vénéneuses.

### ARTICLE PREMIER.

#### ALIMENTS ALTÉRÉS.

Les viandes sont susceptibles de produire des accidents d'indigestion cholériforme, avec ou sans accidents nerveux, dans certains états de décomposition intermédiaire n'ayant pas atteint la limite chimique de la putréfaction. Les viandes grasses, et en particulier la viande de porc, sont surtout suspectes à ce point de vue : les charcuteries, les boudins, les saucisses, sont particulièrement dangereux et les empoisonnements que déterminent ces aliments, absolument distincts de ceux que le cuivre et l'infection trichineuse peuvent produire, dépendent d'une altération spéciale de la matière organique, que la chimie n'a pu encore préciser ; l'*aposépédine* invoquée à ce propos est en effet une substance fort énigmatique.

Les conserves offrent quelquefois les aliments dans cet état dangereux. En 1866, M. Ad. Nicolas, médecin major du *Magellan*, a observé au Mexique un empoisonnement déterminé par l'usage de conserves de bœuf qui avaient contracté un goût aigre : 19 hommes furent atteints de coliques, de diarrhée cholériforme avec vomissements, algidité, épigastralgie, douleurs de tête, faiblesse des jambes. A cette période en succéda une autre de réaction vive. Au bout de trois jours, les accidents avaient pris fin ; nul homme ne sucomba (1). D'un autre côté, M. Mesnil a relaté en 1874 un fait d'empoisonnement de 11 détenus de la prison de Lorient qui, ayant fait usage d'une boîte de conserve, vieille de deux ans et étant demeurée ouverte pendant cinq jours, et au mois de juillet, furent pris d'accidents très-graves auxquels deux de ces malheureux succombèrent (2). En présence de faits de cette nature on ne peut qu'approuver le décret de 1874 sur la ration, qui interdit de livrer

(1) Ad. Nicolas, *Accidents d'empoisonnements produits par l'usage de conserves de bœuf altérées, Arch. de méd. nav.*, 1867, t. VIII, p. 468.

(2) Mesnil, *Thèse pour le doctorat*, avril 1874, et *Ann. d'hyg. publ.*, 2ᵉ série, 1875, t. XLIII, p. 472.

à la consommation des conserves de bœuf provenant de boîtes dont l'ouverture remonterait à plus de vingt-quatre heures (1).

Je dois signaler aussi les accidents que peut produire la consommation de la *graisse de coq* quand elle a pris des caractères de rancidité. Vancouver, au dire de Delivet, vit, à la fin d'une longue campagne, le scorbut se déclarer dans son équipage dès qu'il fit usage de graisse de coq (2). Le même auteur accusait cette graisse de produire la dyssenterie et conseillai d'en interdire sévèrement l'usage.

## ARTICLE II.

### ANIMAUX TOXICOPHORES.

Il est des animaux dont la chair est imprégnée de principes toxiques qui doivent la faire bannir de l'alimentation. Or, il est une remarque à faire, c'est que les aliments de cette catégorie sont exclusivement fournis par les classes zoologiques inférieures, et qu'on trouve d'autant plus d'animaux toxicophores qu'on descend plus bas dans l'échelle. Les zoophytes, les mollusques, les crustacés, les poissons, présentent cette gradation croissante de vénénosité ; c'est à peine si, dans les reptiles, on peut signaler quelques animaux toxicophores ; les oiseaux et les mammifères n'en présentent pas un seul. Est-ce difficulté qu'a l'organisme humain à s'assimiler, par l'alimentation, des tissus qui sont, chimiquement et histologiquement, si dissemblables des siens ? N'est-ce pas plutôt que les animaux inférieurs ne vivent en quelque sorte que pour la génération, comme le prouvent les proportions de leur appareil reproducteur, et que, dès lors, à chaque époque de frai, à laquelle se lie probablement leur vénénosité accidentelle, leurs tissus acquièrent des qualités préjudiciables ? L'une et l'autre de ces explications peuvent avoir quelque chose de vrai.

### § 1. — *Zoophytes.*

Les zoophytes ne sont guère utilisés pour l'alimentation ; l'étrangeté de leurs formes, la mollesse de leurs tissus, leur goût nauséeux et fade, inspirent pour ces animaux inférieurs une répulsion légitime ; aussi cette classe fournit-elle peu d'espèces toxicophores. Certaines physalies, notamment la *physalie pélagique* (*Physalia pelagica*), de la famille des Acalèphes et de la tribu des Cystisomes, vulgairement désignée sous le nom de *galères* (fig. 71), paraissent, sinon douées de propriétés réellement

(1) *Décret sur la composition des rations dans le département de la marine*, 16 décembre 1874. p. 5.

(2) Delivet, *Principes d'hyg. navale*, 1808, p. 259. La privation d'aliments frais aurait été plus justement mise en cause en ce qui concerne le scorbut ; l'autre chef d'accusation peut être retenu.

vénéneuses, du moins susceptibles de déterminer une irritation très-vive des points de la peau ou des muqueuses que leurs tentacules viennent à toucher. Dutertre et Leblond ont beaucoup insisté sur les propriétés toxiques de la galère. Ils rapportent avoir éprouvé l'un et l'autre des douleurs violentes dans les membres, avec tendance syncopale, pour avoir touché sans précaution de ces ani-maux. Lesson, premier pharmacien en chef de la marine, a fait, en 1823, à la Guadeloupe, un assez grand nombre d'expériences qui lui ont permis de con-stater, en même temps, et la réalité de l'irritation locale que détermine la phy-salie pélagique et l'innocuité de ce zoo-phyte pris comme aliment (1). Aux An-tilles, cependant, on considère la galère comme pouvant empoisonner. M. Rufz a démontré qu'elle était inoffensive pour les animaux (poules, chiens), et que, par conséquent, on ne saurait souscrire à l'opinion qui considère cette substance comme un moyen d'empoisonnement que les nègres utilisent (2). Les *méduses*,

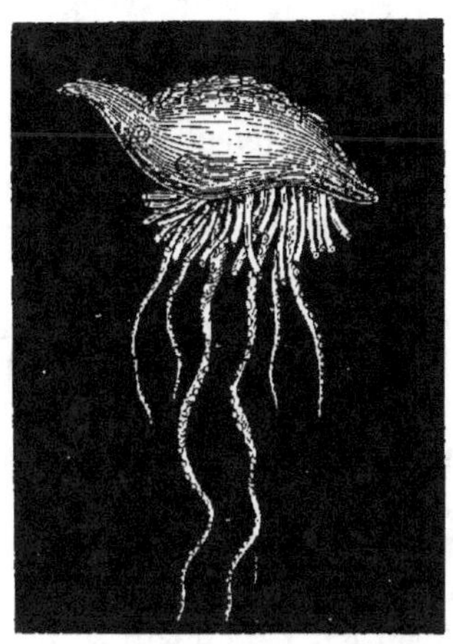

Fig. 71. — Physalie pélagique.

appelées aussi *orties de mer* à cause des démangeaisons cuisantes et de l'espèce d'urticaire qu'elles produisent; la *cyanée belle* (*Cyana cali-parea*), de la rade de Pondichéry, qui sécrète également un fluide des plus âcres et des plus irritants, sont des zoophytes qui ont les proprié-tés caustiques de la physalie pélagique, mais qui paraissent aussi inhabiles qu'elle, quand on s'en est nourri, à produire des accidents d'empoisonnement. Malgré tout, il importe de les tenir en suspicion et de s'en abstenir. Quelques actinies, notamment l'*actinie verte* (*Actinia viridis*), de la Méditerranée, et un petit nombre d'*holothuries*, sont co-mestibles(3); mais ce sont là des exceptions qui n'infirment guère le fait très-général de l'insignifiance bromatologique de cette classe tout en-tière d'animaux.

## § 2. — *Mollusques.*

Il n'en est pas de même des mollusques. Beaucoup d'entre eux peu-vent revêtir des propriétés toxiques et il est important de les signaler. J'indiquerai en particulier les huîtres, les moules et les escargots.

Les huîtres, qui constituent un manger si sain et si savoureux, sont

(1) R. P. Lesson, *Histoire des zoophytes acalèphes.* Paris, 1843, p. 553.
(2) Rufz, *Empoisonnements pratiqués par les nègres* (*Ann. d'hygiène*, t. XXXI).
(3) *Ann. d'hyg. publ.*, 2ᵉ série, 1864, t. XXI, p. 219.

susceptibles malheureusement de produire d'une façon marquée des accidents qui sont de deux sortes : les uns dépendent d'une modification opérée dans leurs tissus sous des influences diverses, mais à laquelle le frai ne paraît pas indifférent : ainsi les huîtres laiteuses, sans pouvoir être réputées mauvaises, doivent-elles au moins être considérées comme suspectes ; les autres viennent de ce que les huîtres contiennent du cuivre ; c'est un véritable empoisonnement cuprique. MM. Chevallier et Duchesne, Cuzent, Ferrand, etc., ont étudié ces empoisonnements par les huîtres contenant du cuivre, qu'elles doivent quelquefois, comme les huîtres de Falmouth, à ce que leurs bancs reposent sur un gisement de cuivre et reçoivent les eaux pyriteuses de certaines mines. M. Ferrand a retiré d'une seule huître pesant $4^{gr}$, 50, et par l'incinération, 12 milligrammes de bioxyde de cuivre représentant 9 milligrammes de cuivre métallique (1). M. Cuzent, pharmacien de la marine, a indiqué deux moyens d'expertise très-simples pour déceler la présence du cuivre dans les huîtres. Le premier consiste à verser sur l'huître suspecte une certaine quantité d'ammoniaque pure. S'il y a du cuivre, il se manifeste une couleur bleue caractéristique. Par le second procédé, on implante une aiguille à coudre dans la chair de l'huître et on l'arrose de vinaigre de table ; s'il y a du cuivre, ce métal se précipite sur l'aiguille et la recouvre d'une couche rouge. Le même chimiste signale comme suspectes les huîtres dont le foie ou les lobes du manteau sont d'un vert malachite ou vert clair ; celles dont la nuance est foncée ou vert bleuâtre sont au contraire probablement inoffensives (2).

Les huîtres de manglier (*Ostrea mytiloïdes*) ont une réputation fébrigène que notre expérience personnelle n'a pas confirmée, mais que, par prudence, nous ne voulons pas mettre en doute.

Les *moules* peuvent produire dans les pays chauds les accidents qu'elles développent quelquefois chez nous. Ces accidents sont-ils, sous les tropiques, plus fréquents et plus graves que sous les climats tempérés ?

Les *escargots* amènent quelquefois, dans les pays chauds, des empoisonnements qui tiennent, de toute évidence, à la nature des substances végétales dont ces mollusques se nourrissent. Grimal, chirurgien-major de la *Belle-Poule*, a vu des accidents graves survenir à Sainte-Marie de Madagascar chez un matelot qui avait mangé des escargots qui abondent dans l'île. Les symptômes relatés par ce médecin ne ressemblent

(1) Voir A. Chevallier et E. Duchesne, *Mémoire sur les empoisonnements par les huîtres, les moules et les crabes, etc.* (*Ann. d'hyg.*, 1851, t. XLV, p. 387, et t. XLVI, p. 108). — Balbaud, *Empoisonnements par les moules et autres coquillages.* Thèse de Paris, 1870.

(2) On sait que la couleur verte des huîtres n'indique nullement une variété particulière, mais tient aux conditions de milieu et de nourriture de l'animal. Les uns l'attribuent à la présence dans l'eau d'une ulve de couleur verte, les autres à un infusoire de même couleur, le *Vibrio ostrearius*.

en rien à ceux des empoisonnements *froids* produits par les animaux toxicophores : il constata une céphalalgie atroce, un tremblement nerveux général ; le regard était fixe, la face pâle, le pouls d'une fréquence extrême ; il survint un mutisme prolongé ; au bout de deux jours, tous ces accidents disparurent. On a signalé, il y a peu d'années, des cas d'empoisonnement par l'ingestion d'escargots trouvés sur des feuilles de redoul (*Coriaria myrtifolia*) ; il nous semble très-probable que l'accident signalé par Grimal avait une origine analogue (1).

En 1854, notre collègue Quesnel, médecin en chef de la marine, fut appelé à faire une expertise médico-légale relative à un empoisonnement par des *bucardes sourdon* (*Cardium edule*) (2). Il citait à ce sujet, dans son rapport, le fait de deux hommes qui, l'année précédente, avaient été empoisonnés à Terre-Neuve par des *pétoncles :* cette toxicité était tout accidentelle ; de temps immémorial, en effet, ces coquillages étaient consommés dans le pays, et sans inconvénient aucun. Il semble donc que, pour ces mollusques, comme pour les huîtres et les moules, il est des époques auxquelles leurs organes sécrètent un principe vénéneux.

### § 3. — *Crustacés.*

Certains crustacés comestibles (crevettes, langoustes, homards) produisent quelquefois des accidents, sinon d'empoisonnement, au moins d'indigestibilité, qui sont encore plus fréquents sous le climat des tropiques. Les *crabes* sont surtout dans ce cas. Le *tourlourou* des Antilles (*Cancer ruricola*) a été principalement incriminé, et l'on a encore accusé les fruits du mancenillier de rendre sa chair vénéneuse. En 1819, la frégate *l'Aréthuse* eut, sur rade d'Annapolis (États-Unis), une partie de son équipage empoisonnée par des crabes. En peu d'heures, plus de cent hommes entrèrent au poste des malades ; le deuxième maître d'équipage qui avait, il est vrai, ingéré du melon d'eau en même temps que des crabes, succomba au bout de vingt-quatre heures. Bienvenue, chirurgien-major de *l'Aréthuse*, fait remarquer que ces crustacés sont suspects dans le pays (3). Le 23 novembre 1819, le ministre Portal crut devoir informer, par une dépêche, les commandants de la marine des accidents survenus à bord de cette frégate. Nous ne croyons pas qu'ils se soient reproduits sur un autre bâtiment.

### § 4. — *Poissons.*

Les cas d'empoisonnement des équipages par des poissons toxiques s'étant singulièrement multipliés dans ces derniers temps, nous devons,

(1) Grimal, *Rapport cité.* M. le Dr Ad. Dumas (de Cette) a publié il y a peu de temps un fait intéressant d'empoisonnement de ce genre.
(2) C'est le coquillage appelé vulgairement *coque.*
(3) Bienvenue, *Rapport cité* (Collect. de Brest).

à raison de l'importance pratique de ce sujet, l'étudier avec certains développements. Cette étude, à laquelle M. Le Roy de Méricourt et moi avons consacré en 1861 un mémoire spécial (1), a réuni depuis cette époque un certain nombre de faits nouveaux dus en particulier à MM. Gauthier la Boulaye, Corre (2), Beaumanoir, de Rochas, et l'on peut aujourd'hui tracer de cet empoisonnement spécial un tableau, sinon complet, au moins au courant actuel de son étude.

On peut ranger, jusqu'ici, dans les groupes suivants les poissons des pays chauds auxquels on a reconnu des propriétés toxiques : 1° les Perches ; 2° les Trigles ; 3° les Carangues ; 4° les Spares ou pagres ; 5° les Gobioïdes ; 6° les Clupées ou Sardines ; 7° les Diodons ; 8° les Tétrodons ; 9° les Scombéroïdes ; 10° les Squammipennes.


I. *Perches.* — Cette famille renferme généralement des poissons à chair saine ; cependant on a indiqué comme dangereux :

1° Le *Mérou arara* (*Serranus arara*), appelé aussi *perche de mer*, qui habite principalement la Havane (3).

2° *Mérou petit nègre* (*Serranus nigriculus*). Il habite les Antilles, notamment la Martinique où il est connu sous le nom de *petit nègre, grande gueule* et *vieille* (4).

3° *Sarde à dents de chien* (*Mesoprion jocu*), poisson très-vénéneux qui habite la mer des Antilles. Il est de grande taille et atteint quelquefois le poids de quinze livres (5).

4° La *Sphyrène bécune* (*Sphyræna picuda*). Elle habite les Antilles, les côtes du Brésil et de la Havane et ressemble beaucoup à celle d'Europe, vulgairement appelée *Spet* (*Sphyræna vulgaris* ou *bécune de la Méditerranée*). Ce poisson atteint souvent 3 ou 4 pieds de longueur (6). La

---

(1) Fonssagrives et Le Roy de Méricourt, *Rech. sur les poissons toxicophores exotiques des pays chauds* (*Ann. d'hyg. publ.*, 2ᵉ série, 1862, t. XVI).

(2) Corre, *Note pour servir à l'histoire des poissons vénéneux* (*Arch. de méd. nav.*, 1865, t. III, p. 136).

(3) *Signalement :* Grande taille — très-petites écailles à la mâchoire inférieure seulement — couleur obscure parsemée de taches plus claires, d'un brun doré — nageoire d'un noir bleuâtre — bord de la portion molle de la dorsale, bord de l'anale et de la caudale d'un noir foncé — pupille noire.

(4) *Signalement :* Taille assez grande — corps oblong, brun violacé — taches arrondies, serrées, de couleur pâle — yeux saillants — préopercule arrondi — épines de l'opercule assez faibles — nageoire tachetée comme le corps.

(5) *Signalement :* Dentelure en forme de scie sur le milieu de chaque côté de la tête — corps de couleur rosée ainsi que les nageoires pectorales — dorsale ventrale et anale jaunes — tête couleur d'ocre vif — tache d'un gris pâle à la joue — préopercule dentelé — opercule terminé en pointe aplatie, obtuse.

(6) *Signalement :* Corps fusiforme (largeur contenue 9 ou 10 fois dans la longueur — tête formant un peu plus du tiers du corps — robe argentée sur les côtés et sous le ventre et plombée ou noirâtre sur le dos — dorsales et caudales brunes ; pectorale grise ; ventrales et anale jaune clair — iris argenté — œil rond, voisin du profil supérieur et dirigé latéralement — mâchoires formant une pointe conique, la supérieure échancrée légèrement et plus courte, l'inférieure un peu recourbée en bas ; dents cani-

bécune a produit, en 1866, à bord du *Marceau*, en rade de Canala (Nouvelle-Calédonie), un empoisonnement dont M. Beaumanoir a bien voulu nous communiquer les détails. Cette bécune, pêchée par 13 mètres de fond, pesait 10 kilogr., et avait 1ᵐ,30 de longueur. Elle est servie sur la table des maîtres: treize personnes en mangent, onze sont fortement atteintes; le maître amurier, qui n'a mangé qu'un petit morceau de la queue, n'a offert que des accidents insignifiants; le maître canonnier seul n'a rien éprouvé. Les accidents débutèrent une heure après le repas. Les deux malades qui avaient mangé la tête du poisson ont été les plus malades; le poisson avait été vidé avec soin. Au bout de trois jours il ne restait plus trace de ces accidents. Les habitants de Canala faisaient usage de ce poisson et sans inconvénients.

5° *Grosse Sphyrène* (*Sphyræna barracuda*) (fig. 72), très-répandue

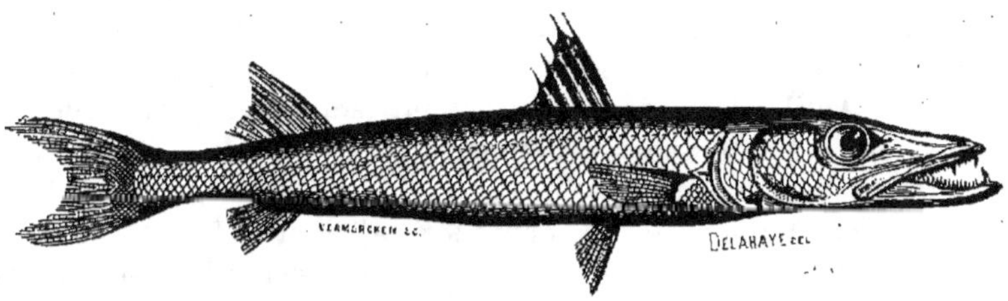

Fig. 72. — Grande bécune (*Sphyræna barracuda*).

dans les mers des Antilles et au Brésil (1). Gauthier, médecin principal de la division navale des mers du Sud, a observé, en 1862, à bord de la frégate *la Pallas*, en rade de Rio, des accidents produits par un poisson acheté au marché et nommé dans le pays *caçao*. Sur treize personnes qui en avaient mangé, quatre furent très-malades, trois furent indisposées et cinq ne ressentirent rien. Malheureusement la description de ce poisson fait défaut. M. Le Roy de Méricourt suppose qu'il s'agissait soit de la bécune ordinaire, soit de la grosse bécune, ces deux poissons habitant les côtes du Brésil.

II. *Trigles*. — Les Trigles appartiennent à la famille des Acanthoptérygiens et à la tribu des Acanthoptérygiens à joues cuirassées. Ils sont re-

_______

nes aux deux mâchoires, tranchantes, arquées ; palatins armés de trois ou quatre dents tranchantes non arquées ; pas de dents au vomer, dents en carde sur les os pharyngiens.

(1) *Signalement* : Elle atteint 0ᵐ,90 à 1ᵐ,20 — sa largeur est d'un tiers plus considérable que celle de la bécune ordinaire — dents plus larges, non arquées aux deux mâchoires — de 5 à 11 dents aux palatins — préopercule arrondi, lisse — opercule terminé par deux pointes, la supérieure mousse, l'inférieure aiguë — ventrales et première dorsale moins en arrière que chez la bécune — même nombre de rayons dans les diverses nageoires.

marquables par la forme et l'armature de leur tête et par les rayons libres placés au-dessous de leurs pectorales. Nous ne trouvons à signaler dans ce groupe qu'un seul poisson toxicophore, c'est le scorpène à longs tentacules (*Scorpæna grandicornis*) (1). Connu à la Martinique sous le nom de *crapaud de mer*, à la Havane sous celui de *rascacio* et à Saint-Domingue sous celui de *rascasse vingt-quatre heures* (par allusion à la rapidité des accidents qu'on lui attribue dans cette île), ce poisson a été l'objet des jugements les plus opposés : à Cuba sa chair passe pour excellente, mais on redoute beaucoup la piqûre de ses aiguillons ; à Haïti, au contraire, il est très-redouté, comme nous venons de le dire. Cette divergence d'opinions laisse l'impression qu'il faut s'en défier.

III. *Carangues.* — Les carangues sont des Acanthoptérygiens de la famille des Scombéroïdes ; MM. Chevallier et Duchesne indiquent comme vénéneuse la carangue vraie (*Caranx carangus*) et rapportent, d'après Janière et Moreau de Jonnès, des exemples d'empoisonnements produits aux Antilles par ce poisson. Ils font remarquer que ce sont des carangues prises à de grandes profondeurs et de *grande taille* qui causent de préférence ces accidents. Il y a eu évidemment confusion de leur part entre la carangue vraie, toujours inoffensive, et la fausse carangue (*Caranx fallax*), qui est vénéneuse. Valencienne insiste avec soin sur les caractères qui servent à distinguer ces deux espèces.

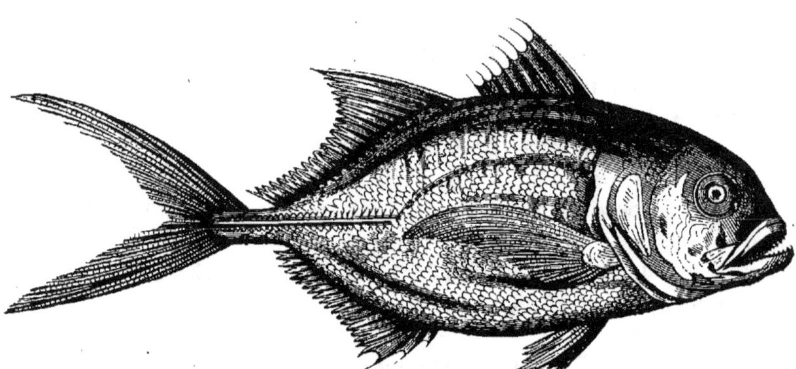

*Fig*. 73. — Fausse carangue (*Caranx fallax*).

La fausse carangue (2) (fig. 73) (*Caranx fallax*), figurée dans l'ouvrage de Seba (t. III, pl. XXVII, fig. 3), habite la mer des Antilles et du Brésil.

(1) *Signalement :* Couleur brunâtre mélangée de brun plus foncé ; ventre blanchâtre — tache brune semée de petits points blancs dans l'aisselle de la pectorale ; bande brune sur la partie épineuse de la dorsale — appendices ou lambeaux tégumentaires remarquables par leur longueur.
(2) *Signalement :* profil tranchant et en arc de cercle — crête du crâne relevée et

Elle se distingue de la carangue vraie : 1° par son volume et par son poids qui peut atteindre 25 livres ; aussi, à la Havane, où ce poisson porte, comme la vraie carangue, le nom de *jurel*, interdit-on la vente des individus qui excèdent le poids de deux livres ; 2° par l'absence de la tache noire qui se remarque à l'échancrure de l'épaule de la vraie carangue ; 3° par la présence constante de 22 rayons mous à la deuxième dorsale ; 4° par la disposition de la ligne latérale dont la courbure antérieure est plus arquée et qui prend brusquement la direction droite ; 5° par le nombre des boucliers de la partie droite de la ligne latérale qui atteint quelquefois 35 ou 36 ; 6° par l'état de la poitrine qui est écailleuse au lieu d'être nue comme dans la vraie carangue (1).

IV. *Spares ou pagres.* — Le pagre (*Sparus pagrus*) a été considéré comme vénéneux depuis l'observation, on ne peut plus incomplète, de Forster, mais il est permis de douter de l'exactitude de la détermination taxonomique du poisson qui aurait produit des accidents dans l'équipage de Cook. Quant au *perroquet* ou *gueule pavée* de l'île de France (*Chrysophrys sarba*), cette daurade qui abonde à Pondichéry où elle est connue sous le nom de *kaloury* présente une chair très-recherchée et semble n'avoir jamais déterminé d'accidents. Au reste, il existe pour les poissons de ce groupe une synonymie si riche et si confuse qu'on ne saurait ni les innocenter complétement ni songer à déterminer les espèces suspectes. Il faut en appeler à des recherches ultérieures, plus rigoureuses que celles dont ils ont été l'objet jusqu'ici. La daurade commune des mers tropicales est un des meilleurs poissons qui servent au ravitaillement des navires. M. Payen nous a communiqué un fait très-curieux d'une épidémie d'hématurie survenue dans l'équipage de son navire, sous l'influence de l'ingestion copieuse de daurade salée. Le même poisson frais n'avait rien produit de semblable. L'interdiction de cet aliment arrêta l'épidémie. Nous ne consignons ce fait qu'à titre de document.

V. *Lethrinus.* — Le genre *Lethrinus*, de la famille des Acanthoptérygiens, renferme une espèce toxique, le *mambo*, dont nous devons la connaissance à M. V. de Rochas (2) et qui a été déterminé (3) par le P. de Montrouzier. Ce poisson atteint jusqu'à 0^m,70 à 0^m,80 ; arrivé à cette taille,

comprimée, — ligne latérale formée de deux parties : l'une droite, qui s'étend du milieu du corps, et qui est armée de pièces écailleuses formant bouclier ; l'autre, courbe, est inerme ; — pectorales longues en forme de faux ; — épine couchée, mais souvent cachée dans la peau en avant de la première dorsale (Valencienne).

(1) Voyez Cuvier et Valencienne, *Hist. nat. des poissons*, t. IX, p. 71. La fausse carangue habite aussi la Nouvelle-Calédonie. Ce poisson, qui est le plus savoureux de ces parages, a déterminé, chez un matelot du *Cyclope*, des accidents graves, mais dont on put heureusement se rendre maître.

(2) De Rochas, *La Nouvelle-Calédonie et ses habitants*. Paris, 1862, p. 65.

(3) *Signalement :* corps comprimé, d'un bleu violacé supérieurement, d'un bleu pâle et argenté sous le ventre ; à bandes longitudinales, alternativement plus foncées et

il est très-vénéneux et les missionnaires français à la Nouvelle-Calédonie ont été gravement incommodés pour en avoir mangé ; les individus de 0^m,13 à 0^m,14 sont inoffensifs.

VI. *Gobioïdes*. — Les Gobioïdes, dont notre goujon (*Cyprinus gobio*) est le type, sont des poissons Acanthoptérygiens de petite taille (1). Cuvier et Valencienne indiquent le gobie à soies (*Gobius setosus*) de Pondichéry, vulgairement appelé *calou-oulouvé*, comme un poisson auquel on attribue

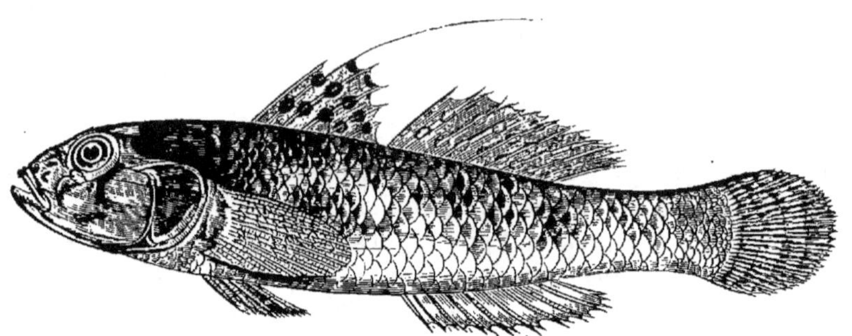

*Fig. 74. — Gobius criniger.*

des propriétés toxiques. En 1861 Collas a observé à Pondichéry des accidents dus à l'usage d'un gobie (2) qu'il rapporte au *gobius criniger* (fig. 74) de Cuvier et Valencienne (3). A. Collas ayant observé des empoisonne-

plus pâles — préopercule arrondi, sans dentelures, bordé de jaune et de bleu — joue non écailleuse — dents coniques sur les côtés des mâchoires — mâchoires rosées, l'inférieure présentant une tache rouge foncée à son extrémité — nageoires jaunes (*).

(1) *Signalement :* ventrales attachées sur les pectorales, ou un peu en avant, et réunies par leur bord interne de manière à ne former qu'une seule nageoire, qui devient une sorte de ventouse pour le poisson — épines dorsales grêles et flexibles, pas de vessie natatoire.

(2) *Signalement :* longueur du corps de 0^m,075 chez les individus les plus grands, longueur de la tête de 15 millimètres — profil arrondi, comme busqué — yeux au sommet du profil, à une longueur d'œil de l'extrémité du museau — iris d'un jaune doré très-pâle — partie supérieure de l'orbite colorée en noir — bouche grande — mâchoire inférieure dépassant la supérieure — dents très-petites, égales — dos brunâtre tacheté — ventre argenté — nageoire ventrale blanche, arrondie, allant jusqu'au voisinage de l'anus, transparente, non maculée — dorsale antérieure transparente, à dix rayons, le second, dans la majeure partie des individus, se prolongeant en un point d'une longueur au moins égale à la partie du rayon inséré dans la membrane de la nageoire ; cette nageoire est bordée de noir — dorsale postérieure à onze rayons, bordée de noir — mêmes particularités pour l'anale — caudale arrondie, lisérée de noir, avec taches noires disposées sur quatre lignes — en arrière du crâne, espace dépourvu d'écailles — ailleurs, écailles triangulaires partout ; à leur sommet, deux épines acérées (Collas).

(3) Collas, *Note sur les propriétés dangereuses d'un poisson* (Gobius criniger), *qui se vend dans les bazars de Pondichéry* (*Moniteur des établissements français dans l'Inde* 1861).

[ (*) Corre, *loc. cit.*, p. 111.

ments produits par le *Gobius criniger*, l'essaya sur des poules et des chiens et constata sa toxicité; la tête, le foie et les intestins sont les parties les plus dangereuses de ce poisson (1).

VII. *Clupées.* — Ce n'est pas d'aujourd'hui que des cas d'empoisonnement par des clupées des pays chauds ont été signalés. Pouppé-Desportes raconte qu'à Saint-Domingue, plusieurs personnes furent empoisonnées par une sorte de petite sardine (2). MM. Chevalier et Duchesnes indiquent aussi le cailleu-tassart ou sardine dorée (*Clupea thrissa*), qui habite

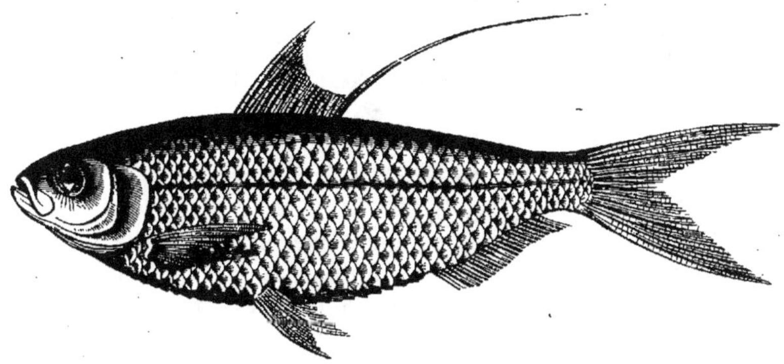

Fig. 75. — Cailleu tassart (hareng de la Martinique).

les mers de Chine et des Antilles, comme susceptible de devenir dangereux à l'époque du frai (3). Enfin M. Payen a vu aux Seychelles des empoisonnements produits par une sorte de sardines.

Le cailleu-tassart (4) est quelquefois désigné sous le nom de *hareng de la Martinique*. D'après Chisholm il serait assez toxique pour déterminer quelquefois la mort en dix minutes. Nous n'avons pas de renseignements précis sur ce poisson dangereux.

La Melette vénéneuse (*Meletta venenosa*) est une clupée toxique qui a appelé justement l'attention des médecins de la marine depuis les accidents produits par ce poisson à bord du *Catinat* stationné à Balade (Nouvelle-Calédonie) et relatés par le médecin de ce navire, M. La-

(1) Je rappellerai un cas d'empoisonnement survenu à Paris, chez des personnes qui avaient mangé une friture de goujons, mais c'est là un fait de toxicité accidentelle tandis que le *Gobius criniger* est réellement toxicophore (*Union médicale*, 20 décembre 1856).
(2) Pouppé-Desportes, *Hist. des malad. de Saint-Domingue*. Paris, t. I, p. 108.
(3) *Ann. d'hyg.*, 1851, t. XLV, p. 387 et t. XLVI, p. 108.
(4) *Signalement :* corps en ovale assez régulier, hauteur égalant le quart de la longueur — tête courte et comprise un peu plus de cinq fois dans la longueur totale — couleur verdâtre sur le dos, argentée sur les flancs, tâche noirâtre sur l'épaule — mâchoire supérieure échancrée, sans dents — mâchoire inférieure dépassant un peu la supérieure, également sans dents — rangée longitudinale de très-petites dents sur la langue — dorsale à dix-neuf rayons : les premiers six fois plus élevés que les derniers, mais le dernier prolongé outre mesure — anale vingt-trois — ventrales, huit — caudale fourchue (Cuvier et Valencienne, cités par Corre).

croix (1). Des échantillons de ce poisson vénéneux ont été déterminés par M. Valencienne sur la demande qui lui en a été adressée par M. Quoy. Voici les faits les plus saillants de l'empoisonnement produit à bord du *Catinat* par la melette vénéneuse. Ce navire était à Balade (Nouvelle-Calédonie) ; il faisait depuis quatorze jours usage de poissons qui *sem -*

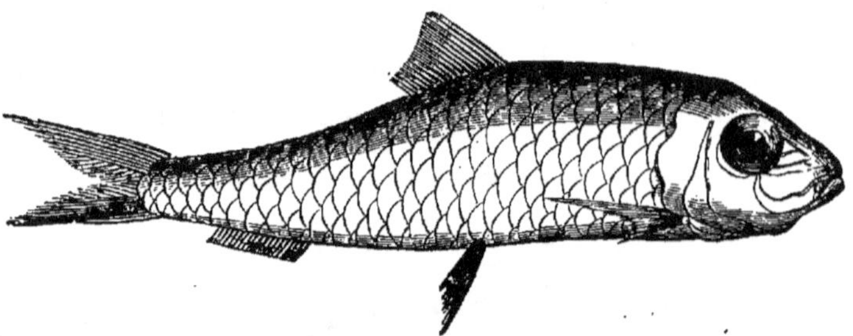

*Fig.* 76. — *Meletta venenosa.*

*blaient* identiques à ceux qui devaient amener bientôt des accidents. Cinquante hommes mangent un matin de cette sardine à laquelle, paraît-il, on trouva un goût âcre et métallique. Sur ce nombre trente sont pris de symptômes d'empoisonnement et cinq sucombent. Le *Prony*, qui était mouillé dans le voisinage, eut, sous l'influence de la même cause, dix malades, mais personne ne mourut. Des crampes, des douleurs atroces de la nuque et de l'épigastre, de l'algidité, de la dilatation des pupilles, de la cyanose, des vomissements, des selles séreuses infectes avec ténesme caractérisèrent la première période. La réaction prit dans les cas graves une forme ataxo-adynamique avec délire, coma. Sur les cinq matelots qui succombèrent, trois moururent dans la première période et deux dans la seconde. Dans les cas de moyenne gravité, il y eut une persistance remarquable des douleurs articulaires, des crampes et de la faiblesse.

La melette (2) vénéneuse ressemble beaucoup à une clupée très-voisine et habitant les mêmes mers ; la *Dussumiera acuta* (fig. 77) qui paraît être complétement inoffensive. Il serait donc d'un grand in-

(1) Lacroix, *Rapp. sur la campagne de la corvette à vapenr* le Catinat, *dans l'océan Pacifiqne ; fièvres intermitt., épid. à Taïti.* — *Poissons vénéneux à Balade* (Nouvelle-Calédonie). *Rev. col.*, 1856, t. XV, p. 254.

(2) *Signalement :* longueur de 12 centimètres — corps trapu, moins élancé que celui de la sardine ordinaire — hauteur à peine supérieure à la longueur de la tête, contenue 4 fois et 1/2 dans la longueur totale du corps — nageoire dorsale à 18 rayons, durs à la base, mous au sommet — abdominale à 18 rayons — pectorale à 16 — caudale profondément bifurquée, divisée en deux faisceaux symétriques, dont chacun est composé de 9 rayons durs et parallèles — museau obtus, gros, mâchoire inférieure un peu relevée — écailles petites au nombre de 44, entre l'ouïe et la caudale — le tiers supérieur de la tête et du dos est de couleur ardoise, à reflets argentés ; le reste du corps est revêtu d'écailles blanches argentées ; l'extrémité antérieure des lèvres est d'un bleu foncé.

térêt de les distinguer l'une de l'autre ; malheureusement, les analogies sont très-fortes, et M. Valencienne n'a pu que signaler les différences suivantes : la *Dussumiera* a la hauteur plus courte que la tête, et contenue 5 fois 1/2 dans la longueur totale. L'œil est recouvert d'une paupière adipeuse assez épaisse, son diamètre mesure le 1/3 de la longueur de

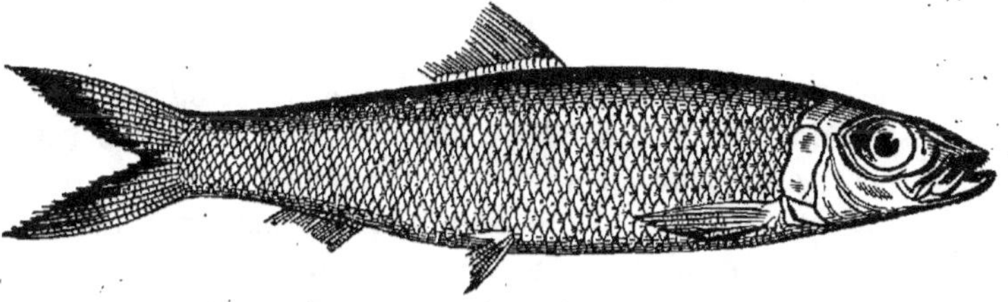

*Fig. 77. — Dussumiera acuta.*

la tête. Les nageoires ventrales sont petites, triangulaires, et ont entre elles une écaille assez large qui dépasse les rayons ; la pectorale a aussi une large écaille dans son aisselle (Valencienne). M. Léon Vaillant m'a indiqué, comme le caractère différentiel le meilleur, la forme des écailles ventrales, médianes, qui forment, chez la melette, une carène fortement dentelée en scie, tandis que chez la *Dussumiera*, ces écailles ne forment pas de dentelure sensible. De plus, dans cette clupée, le museau est égal, ou même un peu supérieur au diamètre de l'œil, tandis que dans la melette le museau est plus court que le diamètre de l'œil. Enfin, dans la *Dussumiera* la hauteur n'est que le 1/4 de la longueur totale.

L'*Engraulis japonica*, sorte d'anchois, de la famille des Clupéoïdes, est un poisson toxique très-abondant dans la baie de Nangasaki et qui paraît dangereux, surtout de juillet à septembre. Sa couleur est sale, sans éclat, sa peau comme mucilagineuse. Quand on fait prendre de sa chair à des chiens, la mort survient deux fois sur trois. Chez l'homme, elle produit de la diarrhée, des vomissements (1).

Je signalerai enfin l'*Enorantis japonica*, que M. H. Wawra, médecin de la frégate autrichienne *Donau*, a indiqué comme un des poissons de la rade de Nangasaki, susceptible de produire des accidents (2). Peut-être est-ce le cailleu-tassart ou *hareng de la Martinique*, ou la sardine dorée (*Clupea thrissa*).

VIII. *Diodons.* — Les propriétés toxiques des diodons des pays chauds ont été indiquées à plusieurs reprises, mais leur étude n'a été l'objet d'aucun travail. Cette lacune, que nous signalions, M. Le Roy de Méricourt et moi, aux médecins de la marine, en 1861 (3), existe encore tout entière

(1) *Arch. de méd. nav.* 1866, t. V, p. 280.
(2) L. Vincent, *Analyse du rapport du D<sup>r</sup> H. Wawra* (*Arch. méd. nav.*, 1872, t. XVIII, p. 75).
(3) *Mém. cit.*, p. 23.

aujourd'hui. M. V. de Rochas nous apprend qu'à la Nouvelle-Calédonie, il existe un diodon fort redouté des indigènes. Il en a expérimenté le frai et les intestins sur un chat qui a présenté de graves accidents d'empoisonnement (1). Le *Diodon tigrinus* (Orbe, Poisson armé) est un poisson dangereux par ses piqûres, mais rien ne dit que sa chair soit toxique.

IX. *Tétrodons.* — Les tétrodons sont des poissons plectognathes, de la famille des Gymnodontes, très-rapprochés des diodons, dont ils diffèrent par ce caractère spécifique que les lames des mâchoires sont divisées au milieu par une suture, ce qui leur donne l'apparence de quatre dents. Ils peuvent se gonfler comme les diodons.

Il règne une certaine confusion relativement aux variétés de tétrodons toxiques auxquelles il convient de rapporter les divers empoisonnements dont les annales de la navigation ont conservé le souvenir. N'y a-t-il qu'un tétrodon toxique, et le *Tetrodon sceleratus*, auquel Forster attribua l'empoisonnement qui se manifesta dans l'Océanie, à bord des navires de Cook ; le *Tetrodon maculatus*, qui produisit à bord du *Styx* les accidents observés par M. de Rochas, ne sont-ils autre chose que le tétrodon du Cap, le *toad fish*? Cela me paraît vraisemblable, aussi ne décrirai-je que celui-ci.

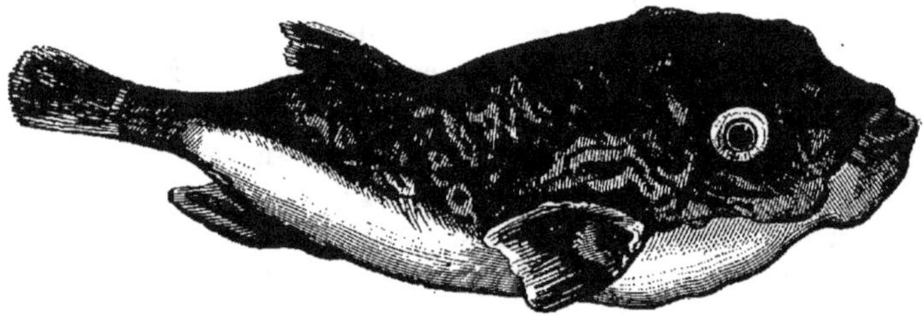

Fig. 78. — Tétrodon du cap de Bonne-Espérance (*Geneion maculatum*).

Le tétrodon du cap de Bonne-Espérance (fig. 78) (*Tetrodon sceleratus, Geneion maculatum* de Bibron) habite les deux baies du Cap, spécialement Simon's bay (2). Dans la première édition de ce livre, je signa-

(1) V. de Rochas, *op. cit.*, p. 65.
(2) Quand un navire arrive sur cette rade, le bateau du port lui remet une notice imprimée ainsi conçue : CAUTION. *There is a fish in Simon's bay, commonly called* toad-fish ; *it is about six inches long, black dark, with deep black striper, belly white, with faint yellow patches ; it swims near the surface and is a constant attendant on lines employed for fishing ; when taken from the water, it puffs out considerably. Should any portion of this fish be eaten, death ensues in a few minutes.* (Il y a, dans les eaux de Simons-Bay, un poisson appelé vulgairement *poisson-crapaud ;* il a environ six pouces (0m,152) de long ; le dos est noir, sillonné de bandes d'un noir plus foncé ; le ventre blanc, mélangé de taches jaune pâle ; il nage près de la surface et surveille constamment les lignes de pêche ; quand on le tire de l'eau, il se gonfle considérablement. Si l'on mange de ce poisson, même en petite quantité, la mort survient en quelques minutes.)

lais la toxicité de ce poisson, et j'exprimais le regret de ne pouvoir communiquer, à son sujet, des détails plus complets et plus précis. M. le docteur Prœger, enlevé récemment à la science, répondit à cet appel et voulut bien nous adresser spontanément, et les renseignements qui nous manquaient et une aquarelle faite avec beaucoup de soin, et représentant ce tétrodon. Nous nous empressâmes de recourir aux lumières du savant et regretté professeur C. Duméril, qui détermina ce poisson, et reconnut que ce n'était pas un *diodon*, comme on l'avait pensé d'abord, mais bien un *tétrodon*, le *geneion maculatum* de Bibron, seule espèce connue de ce genre. Duméril fit de la note que nous lui avions adressée une communication à l'Académie de médecine (1). M. de Rochas sur le *Styx*, et M. Combes sur l'*Audacieuse*, ont eu l'occasion d'étudier ce tétrodon ; enfin, je dois à l'obligeance de M. A. Borius des détails intéressants sur ce poisson, qui est d'autant plus dangereux, qu'il nage à la surface et qu'il est l'un des premiers à mordre à l'hameçon. C'est à l'aide de sa description, rapprochée de celle de Prœger, que je puis donner ici le signalement exact de ce poisson vénéneux (2).

Les empoisonnements par le tétrodon du Cap ne sont rien moins que rares. M. Prœger nous citait dans sa lettre quatre faits de ce genre : en 1826, un mousse danois du navire *le Christian-Laon* succomba à cet empoisonnement ; deux matelots du brick hollandais *le Postillon* moururent également, en 1845 ; enfin, un matelot de la corvette française *l'Oise*, en relâche au Cap, fut également victime de cet empoisonnement. Dans tous les cas, la mort fut rapide. M. Combes, médecin-major de l'*Audacieuse*, dit que peu de temps avant son passage au Cap, une de nos canonnières eut des accidents de cette nature. Je n'ai pu me procurer de renseignements sur ce fait.

En 1857, quatre hommes de l'équipage du *Styx* furent pris au mouillage de Port-de-France (Nouvelle-Calédonie) d'accidents très-graves d'empoisonnement pour avoir mangé du tétrodon ; deux succombèrent. M. de Rochas essaya le frai de ce poisson sur deux chats : l'un d'eux

(1) *Bullet. de l'Acad. de méd.*, 1857-1858, t. XXIII, p. 1059.
(2) *Signalement :* longueur de 0,15 à 8,20 centimètres — partie antérieure du corps lourde, obtuse, massive — partie postérieure courte, effilée, conique ; une section faite au niveau de la nageoire pectorale donne exactement à cette partie du corps la forme d'une bouteille dont la nageoire caudale est le goulot — tête grosse — mâchoire supérieure immobile, nasiforme, courte — mâchoire inférieure prognathe — deux dents à chaque mâchoire, pas de barbillons — yeux gros à iris bruns, munis d'un sphincter cutané qui sert de paupière et se contracte rapidement quand on irrite l'animal — ventre mou, pendant, dilatable — nageoires pectorales larges, courtes, presque quadrangulaires — nageoires dorsale et anale étroites, triangulaires — nageoire caudale presque rectangulaire — robe noire sur le dos, recouverte de petites taches irrégulièrement rondes, gris jaunâtre ou verdâtre, et parcourue de bandes noir foncé. Sur les côtés, la teinte foncée se fond en un jaune pâle qui tranche sur la couleur blanc mat du ventre. Les nageoires ont une couleur ardoisée, bordée et mélangée de brun ; la nageoire anale est moins foncée. Il se gonfle quand on le sort de l'eau en déglutissant de l'air, et quand, se dégonflant, il rejette celui-ci, on entend une sorte de faible cri que M. Borius représente par le son *crô-crô*.

fut empoisonné par 6 grammes de cette substance. Am. Lefèvre a fait à Brest deux essais sur des chats avec ce même frai conservé dans l'alcool; il y eut des signes non équivoques d'intoxication. J'ajouterai enfin, pour être complet, le fait observé à bord de la frégate américaine *le Winchester* sur deux matelots qui, sachant que le *toad-fish* était toxique, avaient voulu étudier sur eux-mêmes les effets de ce poison. Le premier mourut au bout de dix-sept minutes, le second au bout de vingt minutes. Ils avaient mangé à eux deux le foie, dont le poids était de 4 drachmes environ (16 grammes) (1).

X. *Scombéroïdes.* — Dans cette famille de poissons, se trouvent des espèces sinon décidément et absolument toxiques, au moins dans lesquelles il faut signaler une certaine tendance toxique. Je citerai à ce propos : 1° le thon (*Thynnus vulgaris*) qui a produit quelquefois, mais très-rarement, sous nos climats des accidents d'indigestibilité plus ou moins graves, mais qui sous les tropiques, aux Antilles en particulier, est considéré comme dangereux. M. Corre faisant remarquer que ces thons sont transportés de l'anse du Prêcheur où ils sont pêchés à Fort-de-France, sous un soleil ardent, attribue les inconvénients qui résultent de l'emploi de leur chair à une simple altération; 2° le *tassard* (*Cybium caballa*) qui a déterminé à bord de l'*Achéron*, dans le bassin du Carénage à Fort-de-France, des accidents chez quinze matelots; 3° la *bonite* (*Scomber pelamys*) qui a produit à bord du navire de guerre hollandais *le Montrado*, deux empoisonnements observés par M. Vernhout, médecin de ce navire.

XI. *Squammipennes.* — On a signalé comme toxique dans cette famille le *chœtodon de Java*, mais il est souvent inoffensif, et on attribue sa toxicité accidentelle au corail dont il se nourrit (2).

Je citerai, pour compléter cette énumération des poissons toxicophores :

1° La Vieille (*Scarus vetula*) de l'île de France, indiquée par Saineval comme un poisson vénéneux; celle des Antilles, appelée vulgairement *patate verte;*

2° L'Orphie (*Belone caribœa*) qui passe pour vénéneuse aux Antilles, surtout à la Guadeloupe, et dont M. Cheval, médecin de la marine, aurait constaté, à ses dépens, les propriétés toxiques (3);

3° Une baudroie, du genre Lophius, très-analogue au *Lophius setigera* des mers de Chine et du Japon, et à la chair de laquelle les Européens

(1) Wilson, *Naval Hygiene*, p. 104.
(2) *Arch. de méd. nav.*, 1867, t. VIII, p. 95.
(3) Corre, *Note pour servir à l'histoire des poissons vénéneux (Arch. méd. nav.*, t. III, p. 145).

habitant la Nouvelle-Calédonie, et les indigènes eux-mêmes, attribuent des propriétés toxiques. M. Clouet, médecin-major de l'*Isis*, en a rapporté un échantillon pour le Musée de Brest (1).

Quelle que soit l'espèce de poissons qui détermine des accidents, ceux-ci ont une physionomie assez uniforme. Nous avons proposé, M. Le Roy de Méricourt et moi, d'adopter pour cette *maladie toxique*, le mot de *siguatera*, employé par les colons espagnols. La siguatera revêt deux formes distinctes : 1° celle d'accidents d'indigestion grave ou d'empoisonnement gastro-entéritique ; 2° celle d'algidité cholériforme avec dépression, et symptômes d'ataxie nerveuse. Chaque sujet peut présenter, dans une proportion variable, le mélange de ces deux ordres de phénomènes.

Quelle est la cause prochaine de la *siguatera*? Plusieurs faits sont à noter ici : 1° la localisation ou la concentration plus grande du poison dans certaines parties du corps de l'animal : la tête, le tube intestinal, les œufs, le foie ; 2° l'influence de l'âge du poisson sur sa toxicité, les jeunes poissons étant surtout inoffensifs, alors que les poissons adultes sont vénéneux. M. V. de Rochas croit que le frai seul est toxique. Pour mettre hors de doute cette opinion, qui a pour elle certaines vraisemblances, il faudrait une série d'expériences qui manquent encore.

Le traitement de la *siguatera* est essentiellement symptomatique, il repose sur l'emploi de vomitifs dès le début (en préférant la titillation de la luette à l'émétique pour ne pas déprimer l'économie); de la pompe gastrique (2); sur l'usage des stimulants diffusibles : alcooliques, éther, associés à l'opium ; des moyens de caléfaction : révulsifs cutanés, bains sinapisés, frictions, etc. Les indications consécutives dépendent de la forme de la réaction, et ne peuvent être tracées par avance.

« Quant à la prophylaxie, il serait vivement à désirer que dans toutes les rades des pays civilisés, hantées par des poissons suspects, l'administration locale eût le soin de prévenir les nouveaux venus des dangers qui les menacent, soit par une notice, soit, mieux encore, par des dessins bien faits et, autant que possible, coloriés. Quand nous posséderons des notions plus précises sur ce point de toxicologie, qui est d'un si haut intérêt pour l'hygiène navale, il y aurait certainement grande utilité à ce que les chambres de commerce fussent munies d'un certain nombre d'exemplaires de dessins représentant les poissons toxiques, qu'elles distribueraient aux bâtiments, suivant la nature de leur campagne. Quant aux navires de l'État, les médecins de la marine ont non-seulement la mission de prémunir leurs équipages contre les chances d'empoisonnement de ce genre, mais encore de vérifier les faits acquis et d'instituer des expériences pour combler les lacunes si nombreuses

_______

(1) Clouet, *Relat. méd. d'un voyage autour du monde*. Thèse de Montpellier, 1873.
(2) L'apomorphine, employée par voie hypodermique, aurait ici son indication.

qui existent encore sur ce sujet. Le bâtiment arrive-t-il dans des localités où l'absence d'établissement européen permanent ne lui permet pas de recevoir des avertissements salutaires, il est un certain nombre de précautions qui sont dictées par la prudence et dont on doit s'entourer. Nous les résumerons ainsi :

« 1° Se renseigner auprès des indigènes, et, dans le cas où ils signaleraient des espèces dangereuses, se les procurer et les montrer à l'équipage pour qu'il en connaisse bien le signalement et puisse s'en défier à l'occasion (1);

« 2° Dans les cas suspects, faire, avant toute consommation, des expériences sur des animaux, principalement sur les chats et les poules, en ayant soin de leur faire ingérer surtout le foie, le tube intestinal et les œufs ;

« 3° Il sera prudent, en tout cas, dans les pays chauds, de ne jamais manger de poisson qui n'ait été préalablement vidé et débarrassé avec soin des moindres parcelles de foie (2). »

J'ajouterai, en terminant, qu'il importe que les médecins de la marine rapportent des échantillons des poissons toxiques, en les conservant dans la glycérine ou l'alcool, et qu'ils notent soigneusement les détails, tels que la couleur, qui peuvent se modifier dans ces liquides.

## ARTICLE III.

### RACINES, FEUILLES ET FRUITS VÉNÉNEUX.

La flore tropicale abonde en poisons qui sont d'autant plus dangereux qu'elle les dissimule sous l'attrait de la forme et la séduction des couleurs. Il ne saurait entrer dans notre plan d'énumérer toutes les plantes vénéneuses qui abondent dans les régions où la navigation conduit le plus habituellement l'homme de mer ; mais nous devons au moins le prémunir contre ces substances qui, par leur forme, leur goût, leurs ressemblances, peuvent être prises pour des matières alimentaires, et qui sont, par cela même, plus dangereuses que celles dont la vénénosité n'est déguisée par aucun semblant de propriétés utiles. Dans une énumération de cette nature, l'ordre d'affinité botanique serait parfaitement insignifiant, nous lui préférerons le classement par organes, qui a au contraire une utilité pratique réelle, et nous diviserons ces substances toxiques en : 1° racines ; 2° feuilles ; 3° fruits.

### § I. — *Racines.*

Les racines peuvent produire assez fréquemment des méprises funestes, et cela se conçoit: formées généralement d'une masse plus ou

______

(1) C'est ce que fit **M.** Combe à bord de l'*Audacieuse*, pour le *Tetrodon maculatum*.
(2) Fonssagrives et Le Roy de Méricourt, *Mém. cit.*, p. 35.

moins considérable de fécule au milieu de laquelle les poisons les plus
subtils ne décèlent souvent leur présence ni par le goût ni par l'odeur,
elles offrent tout l'attrait d'un aliment abondant et savoureux ; de plus,
elles sont ordinairement assez amorphes pour que rien dans leur aspect
ne puisse faire distinguer les végétaux d'où elles proviennent ; enfin,
beaucoup de plantes vénéneuses, sous le climat des tropiques comme
sous le nôtre, semblent condenser, en quelque sorte, leurs principes toxiques dans leurs racines.

Les Aroïdées ont des racines féculentes dont quelques-unes doivent
être évitées avec le plus grand soin : telle est la racine tubériforme du

*Draconte polyphylle*. Arrondi, brunâtre, avec des
stries horizontales, ce tu-
bercule (fig. 79), du sommet duquel part une hampe
courte, supportant une fleur
à odeur fétide et cadavé-
reuse, a quelquefois produit
des accidents toxiques. Descourtilz dit avoir observé, à
Saint-Domingue, un em-
poisonnement déterminé
chez des matelots par la racine du draconte polyphylle
employée en guise de *chou*
caraïbe (1). La racine du
*gouet arborescent* (*Arum ar-*
*borescens*) est également toxique ; mais la saveur âcre et
brûlante qu'elle possède
prémunit contre le danger
de la faire servir à l'alimentation. Il en est de même
de la racine du *gouet véné-*

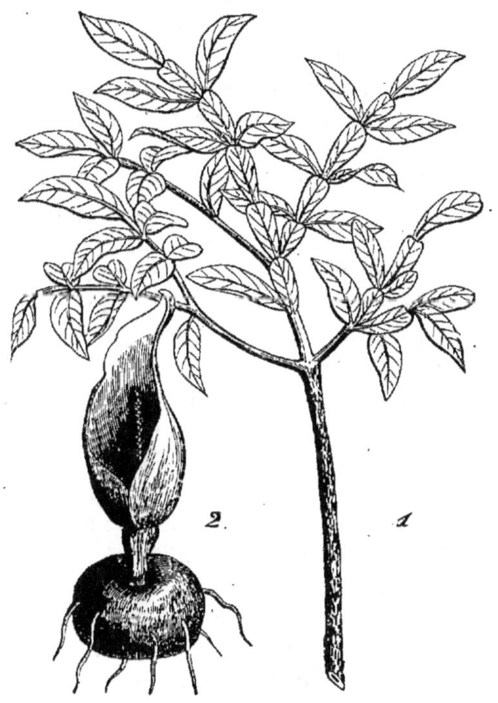


Fig. 79. — Draconte polyphylle (2).

*neux*, qui est imprégné d'un suc caustique dont les propriétés sont justement redoutées aux Antilles ; de celle du *gouet hédéracé* (*Arum he-*
*deraceum*) ou *herbe à méchants;* de la *colocasie hédéracée* ou *gouet liane*
*brûlante*, etc. Règle générale: dans les pays chauds, toute racine provenant d'une plante à spathe monophylle, ventrue inférieurement, ouverte en cornet à sa partie supérieure, contenant un spadice droit, cy-

(1) Descourtilz, *Flore médicale des Antilles*, 1827, t. III, p. 68, pl. 165.
(2) Fig. 53. — Draconte polyphylle. — *Caractères botaniques :* Racine tubéreuse de
laquelle part un pétiole vert, pointillé de pourpre, portant des folioles nombreuses.
Hampe courte. Spathe en capuchon, verte extérieurement, violette en dedans. Spadice jaune.

lindrique, renflé à sa base, ayant assez la forme d'un gland très-allongé, à cupule inférieure, doit être considérée comme toxique et évitée avec le plus grand soin. Le *taro* (*Arum esculentum*), Aroïdée dont la racine féculente paraît un excellent aliment, fait seul exception ; mais encore renferme-t-il, comme la plupart des Aroïdées, un principe âcre et toxique que la cuisson détruit ou volatilise.

Les racines des liserons des pays chauds contiennent presque toutes un suc laiteux purgatif. Telles sont les racines du *quamoclit purgatif* ou *liane purgative*, celle de la *liane à Minguet* (*Convolvulus macrorrhizos*), dont les racines tubéreuses ont un goût assez agréable, des divers *méchoacans,* etc. La tige grimpante, volubile, les feuilles généralement cordiformes ou hastées, les corolles hypocratériformes des plantes de ces familles, servent, au reste, à les faire reconnaître.

Les *bryones*, et surtout la *bryone d'Amérique* ou *couleuvrée serpentine*, de la famille des Cucurbitacées, sont particulièrement suspectes quand elles n'ont pas été débarrassées, par le lavage ou l'action du feu, de leur principe toxique. Mais ce sont les Euphorbiacées surtout qu'il faut tenir en suspicion ; la plupart de ces plantes condensent leur principe actif dans les amandes de leurs fruits : nous n'avons pas à nous en occuper ici, mais nous devons entrer dans quelques détails au sujet de la racine alimentaire et toxique à la fois d'une plante de cette famille, le *jatropha manihot*, ou manioc.

Le *jatropha manihot* présente cette particularité, qui d'ailleurs n'est pas rare dans la flore tropicale, d'une substance alimentaire et d'un poison subtil réunis dans le même organe, dans la même cellule végétale. Ce poison paraît de la nature des cyaniques. Pelouze, qui l'a étudié avec soin, a retrouvé de l'acide cyanhydrique dans le produit de la distillation du suc du manihot ; et comme les dernières distillations en contenaient autant que les premières, il en a conclu que l'acide prussique du manihot s'engendrait dans la racine par un mécanisme analogue à celui qui produit l'acide cyanhydrique des amandes amères par la réaction de l'amygdaline et de la synaptase au contact de l'eau. Un médecin excessivement distingué de la Martinique, M. le docteur Rufz, a soumis ce poison à une étude approfondie ; il a constaté l'extrême énergie toxique du jus de manioc, mais aussi la perte facile de ses propriétés nuisibles par l'action de la chaleur, la seule évaporation, le mélange avec du sirop de sucre, du café, de la fécule de manioc elle-même. Il assimile cet empoisonnement à celui produit par l'acide cyanhydrique ; décrit comme ses principaux symptômes, de la pesanteur de tête, des vertiges, des étourdissements, des mouvements convulsifs, du ballonnement du ventre, des nausées, de la diarrhée, et attribue au café

___

(1) O. Henry et Boutron-Chalard, *Recherches sur le principe vénéneux du manioc amer* (*Mémoires de l'Académie de médecine.* Paris, 1836, t. V, p, 212). — Pelouze, *Note sur l'eau distillée de manioc* (*Ann. d'hygiène*, t. XXXII, p. 416).

quelques propriétés antidotiques (1). Quoi qu'il en soit, les capitaines du commerce n'oublieront pas de prévenir leurs hommes des accidents terribles d'empoisonnement auxquels ils s'exposeraient s'ils mangeaient de la racine crue de manihot, ou de la racine mal préparée, et s'ils buvaient de l'eau ayant servi au lavage de cette fécule. Nous croyons qu'en cas d'empoisonnement, le traitement doit être le même que celui de l'intoxication par les cyaniques. Le poison est si subtil, que l'indication d'évacuer ne se montre que rarement; toutefois, si les accidents étaient d'origine récente, si une quantité considérable de racine crue ou de farine contaminée avait été ingérée, il faudrait en solliciter le rejet par les vomitifs. Quant aux neutralisants chimiques, en lesquels nous avons ici une foi médiocre, on pourrait, si l'on en avait le loisir, essayer de l'antidote ferroso-ferrique de Smith, mais la neutralisation dynamique du poison est surtout la partie importante du traitement; or, quand on a réveillé la vitalité défaillante par les affusions froides, moyen héroïque que le docteur Herbst, de Gœttingue, a justement préconisé, il y a plus qu'une thérapeutique de symptômes à faire, c'est-à-dire une thérapeutique variable, et que le médecin seul peut instituer.

### § 2. — *Feuilles*.

Les feuilles des végétaux sont rarement employées dans l'alimentation humaine, trop rarement peut-être, car on dédaigne ainsi une masse de

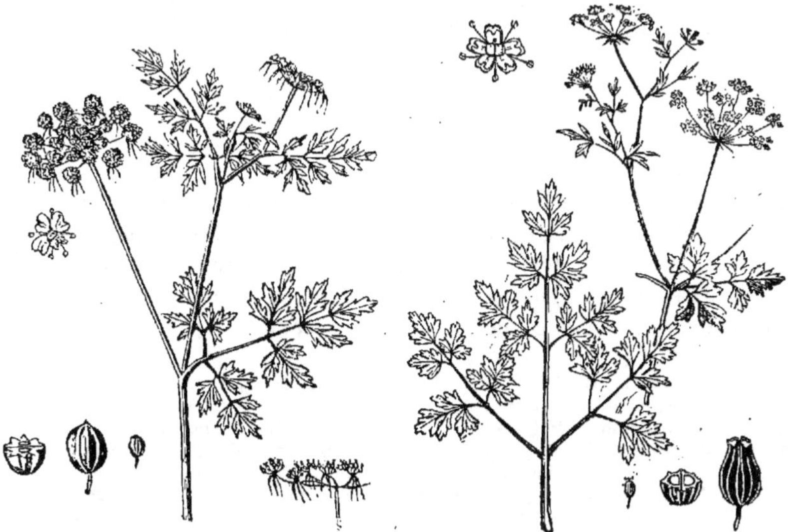

Fig. 80. — Ache des chiens.          Fig. 81. — Persil.

substances nutritives qui pourraient être fructueusement utilisées. Le

(1) Rufz, *Empoisonnements pratiqués par les nègres* (*Ann. d'hygiène*, t. XXXII, 1844, p. 382).

chou, les épinards, diverses ombellifères ou crucifères aromatiques, employées à titre de condiments, et les Chicoracées mangées crues sont à peu près les seules feuilles comestibles. Des accidents nombreux commandent la prudence aux marins, et invitent à n'utiliser des feuilles comme aliment, que si des connaissances botaniques précises ont permis d'en déterminer la nature, et surtout si la notoriété et l'expérience locales ont démontré qu'elles sont réellement inoffensives comme elles l'ont fait, par exemple, pour les brèdes morelles (1). Je n'ai pas besoin de prémunir contre les erreurs botaniques qui peuvent faire prendre certaines feuilles toxiques pour des feuilles alimentaires : la ciguë pour le persil (fig. 80, 81), le *phellandre aquatique* (fig. 82) arrangé en guise de céleri, la lobélie à longues fleurs (*Lobelia longiflora*) confondue avec les feuilles de pissenlit ainsi que Descourtilz en a vu un exemple à Saint-Domingue, etc.; tous ces faits commandent une prudente réserve dans l'usage alimentaire de feuilles qu'on ne connaît pas et la nécessité de recourir, en cas de doute, aux conseils spéciaux des médecins du navire.

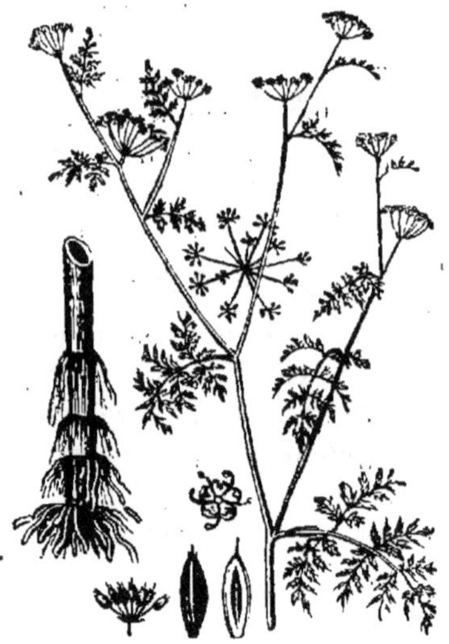

Fig. 82. — Phellandrie.

### § 3. — *Fruits.*

La Pomone exotique est une sirène dont il faut se défier ; ses séductions sont, en effet, de deux sortes : ou bien elle excite, par l'attrait de la sensualité, à abuser de fruits qui ne sont préjudiciables que par l'excès qu'on en fait ; ou bien elle expose, par l'appât de la ressemblance, à des méprises souvent fâcheuses. La tempérance prémunit contre le premier danger ; la défiance met à l'abri du second.

(1) On donne, aux Antilles et à Bourbon, le nom de *brèdes* à des légumes herbacés divers, qui servent d'assaisonnement aux viandes. On les distingue en brèdes à calalou, ce sont les feuilles de l'*Amarante oleracea*, et en *brèdes morelles*. Ces dernières offrent cette particularité singulière d'une plante toxique, la morelle (*Solanum nigrum*) devenant inoffensive et alimentaire. Elle constitue un mets usuel à Maurice et à la Réunion. Cette innocuité ne paraît pas spéciale à la morelle des pays chauds. M. Turpin a mangé sans inconvénient des brèdes de morelle recueillies aux environs de Paris. Je tiens de l'ancien conservateur du Jardin botanique de Brest, qu'il avait procuré, il y a quelques années, une certaine quantité de ces feuilles à un officier de marine, lequel avait rapporté des colonies un goût prononcé pour cet aliment équivoque. Cette innocuité est peut-être due à ce que le principe actif de la morelle, la *solanine*, étant soluble, reste dans l'eau qui a servi à la confection des brèdes (Fonssagrives, *Dict. de la santé*, art. BRÈDES, p. 171).

Le nombre des fruits toxiques est très-considérable dans les pays chauds. Un ouvrage spécial qui consacrerait à chacun d'eux, et une description exacte et un dessin figuratif, rendrait aux navigateurs des services dont ils sentiraient vivement l'importance. De quelle utilité leur serait une énumération botanique dont l'aridité les rebuterait, et qui, par contre, resterait stérile pour eux au moment où il leur faudrait reconnaître un fruit suspect pour prévenir un empoisonnement ou pour lui opposer des moyens convenables? Cette considération nous engage à ne pas surcharger cet article de détails auxquels nous répugnons, parce que leur utilité ne nous frappe pas; aussi indiquerons-nous simplement ces fruits toxiques des pays chauds qui, à notre connaissance, du moins, n'ont jamais produit d'empoisonnements dans nos équipages : le fruit du *mancenillier à feuilles de houx* ou *pomme zombi*, dont la couleur jaune d'or ou rouge-vermillon appelle la vue et le désir ; celui du *momordique nexiquen*, qui ressemble assez à nos prunes de mirabelle ; celui de l'*apocin citron* qui, détaché de sa branche, peut, à la rigueur, être pris pour un citron à écorce raboteuse, etc. Nous devons laisser de côté ces poisons équivoques et ne nous occuper que d'un petit nombre de fruits qui déterminent des empoisonnements plus usuels, et dont les effets ont été mieux étudiés. Tels sont: 1° le *sablier élastique ;* 2° le *mancenillier;* 3° le *calebassier vénéneux ;* 4° la *morelle mammiforme* ou *pomme-poison.* Nous ne ferons qu'indiquer le *brinvilliers* (*Spigelia anthelminthica*), poison pur, qui ne donne lieu à aucune méprise, et les amandes drastiques des Euphorbiacées (*petit pignon d'Inde, ricin, jatropha curcas*), qui ont une saveur âcre, comme strangulante, qui prémunit contre leurs dangers (1).

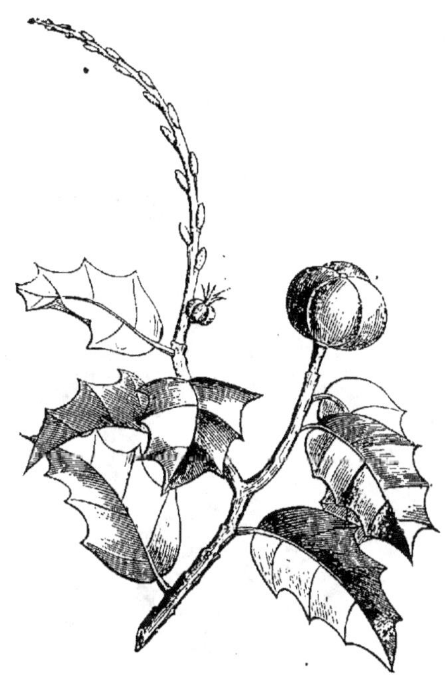

Fig. 83. — Mancenillier à feuilles de houx (*).

(1) Il n'en est pas toujours ainsi, cependant, même sous nos climats. M. Pécholier, agrégé de la Faculté de médecine de Montpellier, a cité quatre faits d'intoxication par des semences de ricin, observés aux environs de cette ville (Pécholier, *Étude sur les*

(*) *Caractères botaniques :* Feuilles à teintes variées, vert foncé, jaunes, rougeâtres. Fleurs sessiles. Pommes à côtes, jaune d'or ou rouges.

Le *sablier élastique* (*Hura crepitans*) (fig. 84) est une Euphorbiacée originaire de l'Inde ; son port est à peu près celui de l'amandier de nos pays. Son fruit est très-reconnaissable ; il est aplati, formé de douze côtes rayonnantes, renfermant chacune une graine qui ne remplit pas complétement sa loge, dans laquelle elle produit, quand elle est

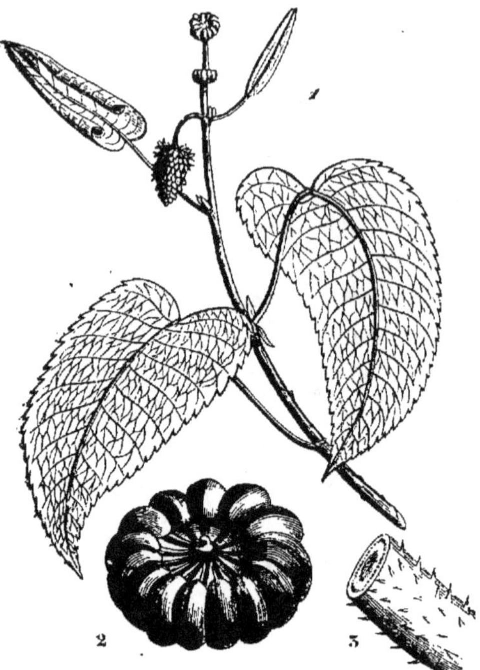

mûre, un bruit caractéristique. Cette graine est toxique ; on a vu des accidents très-graves survenir chez des enfants à la suite de l'ingestion de quelques-unes des amandes du *sablier*. Delioux nous a dit avoir observé un fait de ce genre. Le *sablier* est un des fruits que l'on considère aux Antilles comme l'instrument habituel de la vengeance des nègres. M. Rufz, qui a étudié ce poison avec soin, infirme un peu sa réputation de toxicité. Il dit avoir administré à un chien, sans produire la mort, 12 grammes de semences. M. La Porterie, pharmacien de Saint-Pierre (Martinique), a re-

Fig. 84. — Sablier élastique (*).

tiré de ces graines une huile qui paraît vénéneuse à la dose de 4 grammes (1). Du malaise, un état syncopal, des vomissements, de la chaleur à la gorge, des selles abondantes, du ténesme, sont les symptômes attribués à cet empoisonnement, qui ressemble tout à fait à celui produit par les autres Euphorbiacées.

Le *mancenillier* est le plus illustre, s'il n'est le plus dangereux des poisons végétaux. L'imagination renchérissant sur son activité toxique, qui

---

*empoisonnements par les semences de ricin.* Montpellier, 1869). J'ai vu moi-même, au Gabon, un officier qui avait mangé quelques-unes de ces semences, être pris d'une superpurgation qui n'eut pas d'autres suites.

(1) Rufz, *Empoisonnements pratiqués par les nègres* (*Ann. d'hygiène*, 1844, t. XXXII, p. 306).

(*) Sablier élastique (*Hura crepitans*). — *Caractères botaniques :* Feuilles lancéolées, lactescentes. Fleurs mâles en chaton ; fleurs femelles isolées : les unes et les autres sont d'un beau rouge.— 1, rameau fructifère et florifère. — 2, fragment d'une grosse branche. — 3, fruit.

est, il est vrai, très-réelle, on en a fait une sorte de substance intangible, de végétal empoisonnant par ses seules émanations et frappant de mort ceux qui cherchent un abri sous son feuillage. Il y a eu là de l'exagération comme nous allons le voir.

Il existe plusieurs espèces de mancenillier : le *gluttier des oiseaux*, ou *mancenillier à feuilles de laurier*, le *mancenillier à feuilles de houx* (fig. 84), le *mancenillier vénéneux*. C'est sur ce dernier que s'est concentré tout l'intérêt des toxicologistes.

Le *mancenillier vénéneux* (*Hippomane mancenilla*) est imprégné d'un suc lactescent dans lequel paraissent résider toutes ses propriétés toxiques. Les fruits de ce végétal ont avec nos pommes d'api une ressemblance qui a souvent été l'origine de méprises funestes. Toutes les parties de l'arbre sont toxiques, irritent fortement la peau et produisent des éruptions vésico-pustuleuses avec gonflement érythémateux et cuisson très-douloureuse. Il faut distinguer soigneusement cette action irritante, topique, que le mancenillier partage avec les autres Euphorbiacées, de l'action générale de ce poison. Ricord-Madiana dit avoir éprouvé sur lui-même la causticité du suc de mancenillier, quand il touche la peau ou les muqueuses (1). Plusieurs officiers de la frégate *la Terpsichore*, surveillant un abatage de mancenilliers qui les gênaient pour des relèvements, ont pu, nous a-t-on dit, constater à leurs dépens l'extrême causticité de ce suc. M. Rufz a eu l'idée d'utiliser cette propriété du suc de mancenillier à titre de moyen de vésication et d'épilatoire. On avait prétendu que l'inoculation du suc de mancenillier par des piqûres amenait des accidents mortels ; Ricord-Madiana et Rufz nient ce fait. Les symptômes de

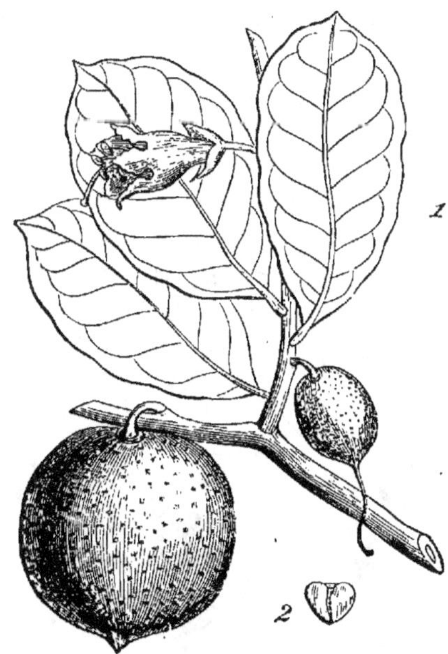

Fig. 85. — Calebassier vénéneux (*).

l'empoisonnement par le mancenillier sont les suivants : ardeur et sécheresse de la bouche et de la gorge, vomissements, selles sangui-

(1) Ricord-Madiana, *Recherches et expériences sur les poisons d'Amérique*. Bordeaux, 1826, in-4°, p. 91.

(*) *Caractères botaniques* : Feuilles alternes, larges, vert foncé. Fleurs blanches personnées. Fruit plus gros qu'un citron, vert jaunâtre, maculé de points noirs. Graines cordiformes nombreuses. 1, rameau florifère et fructifère. — 2, semences.

nolentes, dyspnée, titubation, pouls petit, fréquent, syncopes, etc. Les *Archives de médecine navale* relataient en 1864, d'après un journal hollandais, le fait d'un matelot qui éprouva à Curaçao les accidents les plus graves pour avoir mangé une quarantaine de petits fruits d'un vert jaunâtre que l'on reconnut être des fruits de mancenillier. Il y eut des accidents locaux de vive irritation dans la bouche, la gorge et le long de l'œsophage, et, pour les conjurer, on fut obligé de recourir à plusieurs applications de sangsues. L'opium arrêta les vomissements et la superpurgation ; la guérison fut assez prompte (1).

Descourtilz indique l'infusion des feuilles du *médicinier multifide* et du *cèdre blanc* (*Bignonia leucoxylon*), végétaux qui croissent à côté du mancenillier, comme des antidotes de ce poison (2). Le fait est des plus contestables. Après qu'on a sollicité le rejet du poison par les vomissements, il ne reste plus qu'à instituer un traitement d'*indications*, dont la formule ne saurait être tracée par avance.

Le *calebassier vénéneux* (*arbre à couis* des Antilles) (fig. 85) est une solanée exotique dont les fruits, de la grosseur d'un citron, vert jaunâtre, à sommet pointu, renferment une pulpe blanche mélangée de graines nombreuses, orbiculaires, comprimées. Ce fruit a été pris quelquefois pour des concombres ; il est excessivement dangereux. Descourtilz rapporte, d'après M. Tussac, que cinq soldats s'empoisonnèrent à Saint-Domingue, en faisant bouillir des couis dans leur soupe (3).

La *morelle mammiforme*, ou *pomme-poison* (fig. 86), fournit également un fruit

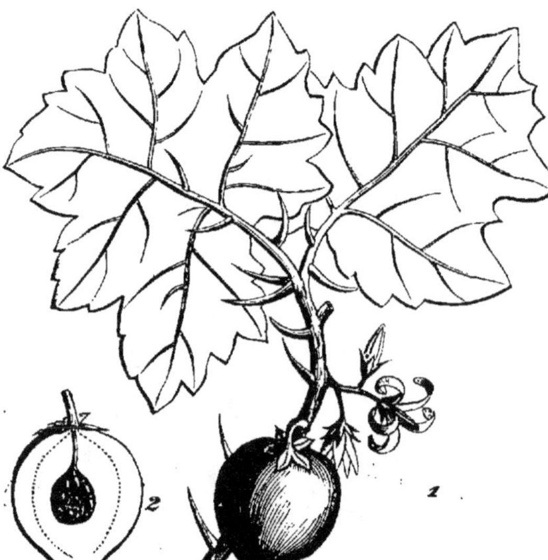

Fig. 86. — Morelle mammiforme (*).

dangereux. Elle est reconnaissable à ses feuilles lobées, velues, à ses

(1) *Arch. de méd. nav.*, 1864, t. II, p. 458.
(2) *Loc. cit.*
(3) *Op. cit.*, t. III, p. 17.

(*) Morelle mammiforme (*Solanum mammosum*). — *Caractères botaniques :* Feuilles cordiformes, lobées. Tige épineuse. Fleurs bleu sombre à pétales étroits, recourbés, à faisceau staminal jaune. Baie jaune à sommet pointu. — 1, rameau florifère et fructifère. — 2, section verticale du fruit.

fleurs bleuâtres, à ses fruits jaunes, acuminés, charnus, renversés, ayant un peu l'aspect de la corme. Ce fruit doit probablement ses propriétés toxiques à la *solanine*. Est-ce à lui qu'il faut rapporter l'empoisonnement qui se manifesta, il y a quelques années, dans l'équipage de la gabare *le Rhin*, à la Nouvelle-Zélande, et qui, par la forme des symptômes, semblait se rattacher à l'ingestion de fruits de solanées?

On le voit, si le marin peut trouver dans les productions végétales ou animales des pays qu'il visite des ressources précieuses pour diversifier son régime et le rapprocher de ce qu'il devrait être normalement, ce bénéfice hygiénique est lui-même entouré de périls, et toute la vigilance des capitaines ne suffit pas quelquefois pour prémunir les équipages contre des empoisonnements auxquels la pénurie de substances alimentaires fraîches les expose d'une manière toute particulière.

---

# CHAPITRE V

## Intoxications venimeuses.

L'homme de mer peut, dans les circonstances diverses où le place la navigation, soit à bord, soit à terre, dans ses excursions ou ses expéditions, subir des piqûres ou morsures virulentes dont nous devons indiquer rapidement l'origine. Je signalerai tout d'abord les *oursins* dont quelques espèces, telles que l'*echidnus mamillatus* de la mer des Indes et de la mer Rouge, à épines assez grosses munies de piquants très-fins à leur base ; l'*echidnus esculentus*, etc., reposant sur les fonds sablonneux, sont susceptibles, quand les hommes se jettent à l'eau pour haler les embarcations ou pour nager, de produire aux pieds des piqûres extrêmement douloureuses ; beaucoup d'arachnides hémophages qui ne retirent pas seulement du sang des points sur lesquels il se fixent, mais qui y insèrent en même temps un venin ; tels sont l'*argas de Perse* (1) (*Argas persicus*) ou punaise de Miana ; le *micromate sparassus*, de la Nouvelle-Calédonie, arachnide noire tachetée de rouge-sang et dont la piqûre détermine une douleur vive et des accidents fébriles (2) ; les *mygales*, en particulier la *mygale aviculaire* qui verse son poison par un canal débordant à l'extrémité des mandibules ; la *galéode vorace* du Bengale ; l'*araignée orange* de Curaçao et l'*araignée crabe* de Madagascar ; les *scorpions* des pays chauds, en particulier le scorpion tunisien ou scorpion d'Afrique (*Scorpio tunetanus*) qui a 0$^m$,06 de longueur et dont la piqûre paraît, dans des cas rares, il est vrai, susceptible de déterminer la mort ; le *scorpion flavicaude* du midi de la Méditerranée et du nord

(1) *Op. cit.*, t. III, p. 145.
(2) *Arch. de méd. nav.*, 1866, p. 15.

de l'Afrique. Dans la classe des Myriapodes se trouvent la *scolopendre* insigne (*Scolopendra insignis*) qui a 0$^m$,20 de long et qui détermine quelquefois des accidents au Sénégal et aux Antilles; la scolopendre cingulée appartient au midi de l'Europe. Le *malfaisant* des Antilles et le mille-pattes de la côte ouest d'Afrique ne sont autre chose que la scolopendre mordante (*Sc. morsitans*). Les Muscides ou mouches ne sont pas dangereuses par elle-mêmes, mais quand elles se sont imprégnées de matières septiques ou virulentes, elles peuvent, surtout les mouches armées, comme le *stomoxe piquant*, les introduire

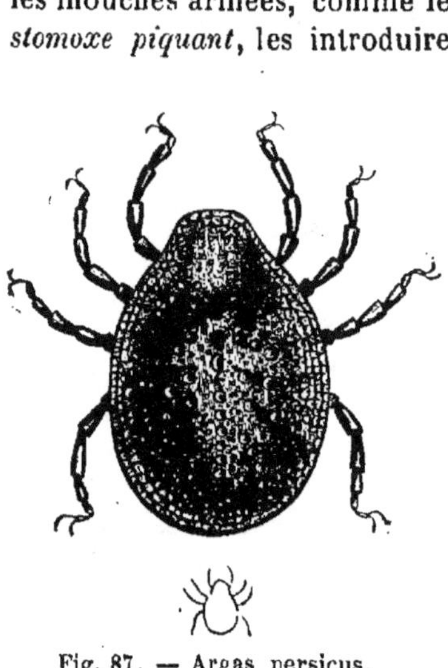

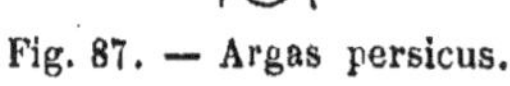

Fig. 87. — Argas persicus.

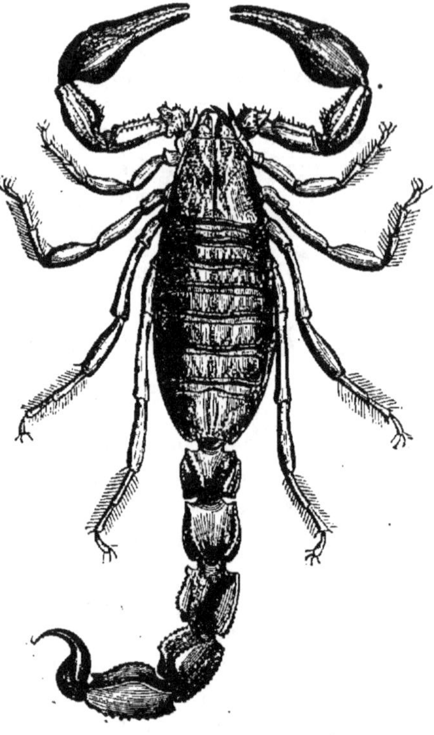

Fig. 88. — Scorpion tunisien ou scorpion funeste (de grandeur naturelle).

dans les piqûres qu'elles font ou dans des érosions accidentelles de la peau et produire ainsi des accidents plus ou moins graves. Je ne parle pas ici des cousins; j'ai indiqué plus haut leurs agressions dans les pays chauds, et l'assuétude que l'on contracte peu à peu au venin que leurs morsures introduisent dans la peau. Les chenilles à peau velue sont tantôt venimeuses comme les processionnaires (*Bombyx processionea*), tantôt inoffensives, ce qui prouve que dans l'action irritante de leurs poils il y a autre chose qu'un traumatisme, et qu'un venin intervient. Beaucoup de fourmis sécrètent un venin qu'elles inoculent par un aiguillon anal canaliculé.

L'intérêt qu'offrent les reptiles comme animaux venimeux se concentre tout entier sur les Ophidiens. Si quelques autres reptiles : le crapaud, la rainette (*Hylas viridis*), sécrètent par là peau un liquide agissant comme venin, celui-ci est peu actif et ces animaux ne disposent pas d'instruments de pénétration. Les ophidiens des pays chauds élaborent les poisons les plus actifs et ce sont ceux aussi aux morsures desquels les matelots sont fréquemment en butte dans leurs campagnes. Ils trouvent dans l'Inde le *naja tripudians*, appelé aussi *serpent à lunettes;* le *cobra di capello* ou *aspic indien*, reconnaissable à sa tête large, recouverte de grandes plaques écailleuses, à sa langue très-extensible et bifide, à la propriété qu'il a d'élargir considérablement son cou par redressement des premières côtes ; un serpent corail (*Ophiophagus elaps*) ; différentes espèces de *callophis* et d'*hydrophydes;* des vipères telles que la *daboia Russellii* et l'*echis carinata;* des crotales moins venimeux que leurs congénères d'Amérique et d'Afrique (1). En Afrique c'est l'aspic (*Naja*

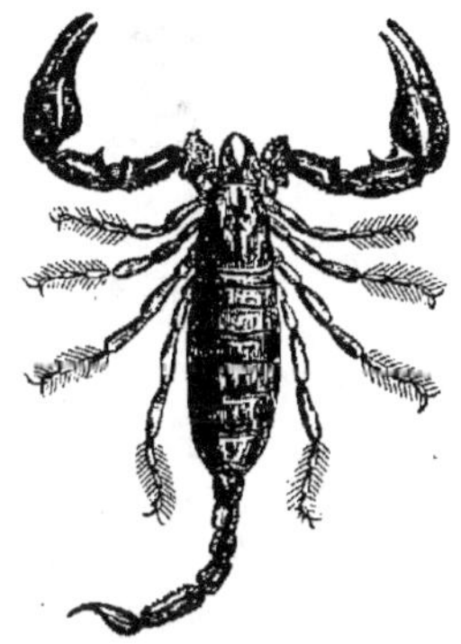

Fig. 89. — Scorpion flavicaude (de grandeur naturelle).

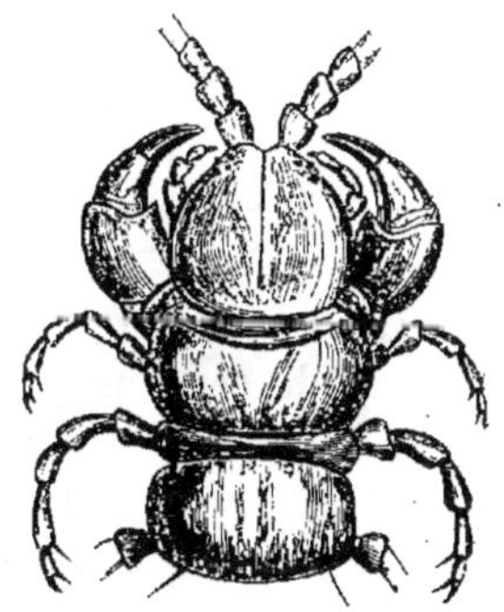

Fig. 90. — Scolopendra insignis (la partie antérieure, de grandeur naturelle).

*Haje*), le céraste d'Égypte (*Cerastes ægyptiacus*), l'Échidne heurtante (*Echidne arietans*) du Cap, appelée aussi *vipère-minute* à raison de la rapidité, comme fulgurante, des effets de son venin, ou *serpent cracheur;* l'échidne du Gabon (*Echidne gabonica*), etc. L'Amérique nourrit un grand nombre de serpents venimeux parmi lesquels se distinguent : 1° les crotales dont une espèce, le crotale horrible (*Crotalus horridus*) habite le Mexique, le Brésil et la Guyane, connus aussi sous le nom de serpents à sonnettes qu'ils doivent au bruit que font, quand ils marchent, des productions épidermiques emboîtées les unes dans les autres ; 2° les trigonocéphales, en particulier le *bothrops fer de lance* ou vipère jaune de la Martinique ; 3° le serpent corail (*Elaps coralinus*) qui habite la Guyane, la Caroline ; 4° l'*élaps* de Marcgrave qui habite Cayenne et qui est très-redoutable, etc. Dans l'Océanie habitent des Naias, des Elaps, des Hydrophys à habitudes aquatiques, le serpent noir (*Acanthopis tortor*), le serpent fouet (*Whip-snake*), etc. On voit que, en quelque endroit qu'aillent nos navires,

. (1) Lauder Brunton and Fayrer, *On the nature and physiological action of the poison of Naja tripudians and other indian venimous snakes*, 1874.

ils ont à compter avec les serpents venimeux qui fourmillent à terre et dont quelques espèces (les *Hydrophys* sont dans ce cas), peuvent même venir à bord à la nage.

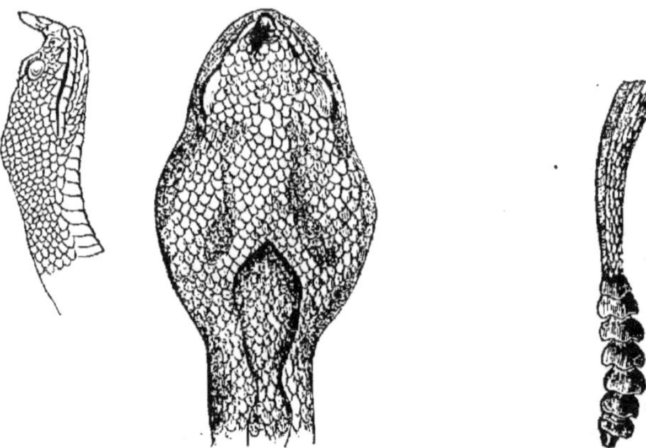

Fig. 91. — Naja ou Haye (l'aspic des anciens).    Fig. 92. — Sonnette caudale de crotale.

J'insisterai plus longuement sur les piqûres produites par les rayons des nageoires de certains poissons de nos mers ou par ceux des pays chauds. Les poissons dont on redoute le plus les piqûres sont : la moringue (*Muræna moringa*), le chirurgien (*Acanthurus phlebotomus*), la raie pastenague (*Raia pastinaca*), le machoiran (*Bagrus barbatus*), le poisson

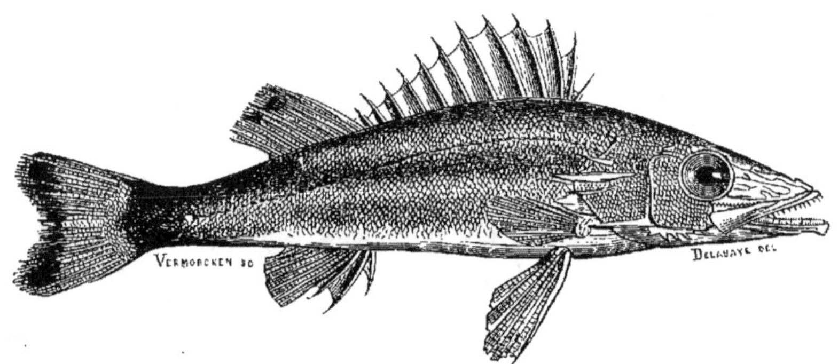

Fig. 93. — Niphon épineux.

armé (*Diodon orbicularis*), le diable de mer ou scorpène (*Scorpæna diabolus*), le hideux (*Synancea bracchio*), le *trachinus aranea* (1), le niphon épineux (fig. 93). M. Dupont a observé plusieurs cas de piqûres par le premier rayon de la nageoire dorsale du machoiran. Il les croit moins dangereuses qu'on ne le pense, et, en tout cas, il n'a pas constaté de faits

(1) Corre, *Note pour servir à l'histoire des poissons venimeux* (*Arch. de méd. nav.* Paris, 1865, t. III, p. 136.

de tétanos par cette piqûre (1). M. Van-Leent, de la marine néerlandaise, a signalé le danger des piqûres du *Plotosus lineatus* de Java. Il a vu deux cas de blessure au pied par ce poisson ; il y eut des douleurs atroces et du trismus ; dans un autre cas, chez un indigène, il se déclara un tétanos véritable ; les trois blessés guérirent (2).

Les Acanthoptérygiens (de ἀκανθὴ, épine, πτέρυξ, aile), dont le nom est tiré du caractère épineux de leurs nageoires, sont particulièrement susceptibles de causer ces piqûres et il n'est pas rare de voir des abcès, des panaris, des phlegmons de mauvaise nature et même, comme je viens de le dire, le tétanos être la conséquence de ces piqûres. S'agit-il, dans ces cas, d'une simple dilacération qui emprunte sa gravité aux tissus serrés qui la subissent ou bien y a-t-il introduction d'un venin dans la blessure ? MM. Nadaud (3) et Günther ont découvert chez quelques poissons à piqûres dangereuses une vésicule à venin communiquant avec une épine canaliculée de telle sorte que ces piquants agissent par le même mécanisme que les crochets à venin des ophidiens, que les dards des abeilles et des Arachnidés et j'ajouterai que les poils des chenilles venimeuses et des végétaux urticants. Tels sont le nohu (*Synanceia bracchio*) qui a, à la base de la nageoire dorsale, une poche à venin dont le contenu se vide par redressement de cette nageoire et à l'aide d'un canal qui règne dans toute la longueur de chaque rayon (4) ; le *thalassophryne reticulata* de Panama dont l'appareil venimeux est la représentation exacte de celui des serpents à crochets, etc.

La possibilité de ces accidents exige de la prudence et c'est une raison de plus, ajoutée à celles que j'ai déjà fait valoir (Voy. page 208) pour insister sur les inconvénients qu'a pour les matelots l'habitude de marcher pieds nus.


# CHAPITRE VI

## Intoxications méphitiques et asphyxies.

Je ne ferai que rappeler comme se rattachant à cette catégorie d'accidents les faits que j'ai eu l'occasion de signaler déjà dans le cours de cet ouvrage, à savoir, celui survenu à bord de la flûte *le Chameau* et cité

---

(1) Dupont, *Notes et observ. sur la côte orientale d'Amérique* (Thèse de Montpellier, 1868).

(2) *Arch. de méd. nav.*, 1867, t. VIII, p. 10.

(3) Nadaud, *Plantes usuelles des Taïtiens* (Thèse de Montpellier, 1664).

(4) J'ai eu entre les mains un *synanceia bracchio* de Taïti, et que je dois à l'obligeance d'un médecin de la marine. Je regrette de ne pouvoir en reproduire la figure. La tête est grosse, obtuse, égale en longueur à plus du tiers du corps, recouverte en dessus de plaques dures très-irrégulières constituant des saillies et des anfractuosités profondes ; le museau est relevé, la bouche grande, garnie de dents. Les nageoires pectorales sont larges, égales en longueur à plus de la moitié du corps, figurant des sortes de bras ou moignons que terminent des rayons égaux. Ces nageoires se réunis-

par Duhamel du Monceau ; celui observé à bord du *Bisson*, par M. Bourel-Roncière ; celui cité par Gonzalès, etc. J'ai déjà relaté les deux premiers (1). Le dernier observé à bord du vaisseau *le Triomphant*, sur rade de Carthagène, est raconté par Gonzalès dans les termes suivants : « Le vaisseau venait de mouiller ; depuis longtemps, on n'avait pompé l'eau de la cale, l'ordre est donné de mettre le monde aux pompes, et on commence à vider l'eau. Mais les chaînes sont emmêlées, et il faut tenir bon en attendant que les calfats les aient démêlées. Le calfat qui, le premier, passe la tête par le panneau de la cale est asphyxié du coup et tombe au fond comme un corps inerte ; un second se présente et perd connaissance également, mais il tombe heureusement en travers du panneau, et on peut le retirer de cette bouche pestilentielle. Cinq hommes viennent successivement tenter de porter secours au malheureux calfat ; sur ce nombre, quatre sont précipités comme lui à fond de cale ; le cinquième, par un heureux hasard, reste un instant retenu par les pieds sur le bord du panneau, on a le temps de le saisir et de le ramener. Il fallut défendre toute tentative nouvelle dans la crainte de plus grands malheurs. Après plusieurs jours, et moyennant certaines précautions, on peut enfin descendre dans la cale et en retirer quatre cadavres. Quant aux deux hommes qui n'avaient fait qu'à moitié cette terrible épreuve, ils en furent quittes pour quelques mois d'hôpital (2). »

J'ai indiqué plus haut (3) les précautions dont il faut s'entourer pour pénétrer dans des atmosphères suspectes et pour procéder au sauvetage des asphyxiés ou plutôt des empoisonnés qui en ont subi les atteintes.

# CHAPITRE VII

## Intoxications métalliques.

En dehors des empoisonnements par le cuivre qui peuvent survenir à bord des navires, comme partout, par le fait de la préparation ou de la conservation des aliments dans des vases de cuivre dont l'étamage a disparu en partie ou qui ont été mal récurés ; de ceux par le mercure qui peuvent se manifester sur des navires transportant cette substance, comme le fait si souvent cité du *Triomphant* et celui de la *Surveillante* l'ont démontré (4) ; en dehors, dis-je, de ces faits exceptionnels les

---

sent au-dessous de la mâchoire inférieure ; dans leur intervalle se trouve une nageoire abdominale large et bilobée. Nageoires anales petites ; nageoire caudale courte, en éventail. La nageoire dorsale est triangulaire à trois ou quatre rayons saillants. Ceux-ci sont canaliculés et leur base repose sur des poches à venin. Le *synanceia bracchio* a bon goût et se mange après qu'on en a enlevé la peau.

(1) Voy. pages 39 et 313.

(2) H. Rey, *Analyse critique du Traité des maladies des gens de mer* par Gonzalès (*Arch. de méd. nav.*, t. XIV, 1870, p. 221).

(3) Voy. pages 193 et suiv.

(4) Voyez livre Ier, chap. III, p. 42. Je ne dois pas oublier de signaler à ce propos le

intoxications métalliques à bord se réduisent toutes à l'empoisonnement saturnin. Je me bornerai, en ayant parlé souvent déjà en plusieurs endroits de ce livre, d'indiquer les différentes sources de l'intoxication saturnine à bord, à savoir : 1° plomb métallique employé au revêtement des hublots, cédant au courant d'air qui les traverse des parcelles friables de carbonate de plomb (1); revêtement du plancher des cuisines pouvant produire, quand il est altéré par des liquides gras ou acides, une intoxication directe par absorption opérée par les pieds nus (2) ; 2° peinture au minium, et litharge entrant comme siccatif dans la préparation de la peinture noire dont on fait à bord un véritable abus ; 3° manipulation du mastic au minium ; 4° cuisines distillatoires étamées à l'étain plombifère (3) ou dont le tuyau éjecteur est en plomb ; 5° tubes en plomb des charniers ; 6° vases en étain impur servant aux malades ; 7° boîtes de conserves pouvant céder du plomb aux aliments qu'elles contiennent ou à ceux qu'on y renferme après coup, etc.

Je n'ai pas besoin de rappeler une fois de plus que c'est à la sagacité et à la persévérance scientifiques d'Amédée Lefèvre que l'on doit la notion complète des dangers que peut faire courir le plomb à bord des navires (4). Les mesures qu'il a provoquées ont tari, en partie, les sources de cet empoisonnement, mais tout n'est pas fait, en cette matière, et je signalerai, en particulier, l'urgente nécessité de trouver au mastic de minium un substitutif ayant les mêmes qualités techniques et affranchi de ses inconvénients. Je m'en occupe et je ne désespère pas d'y arriver.

Je voulais faire suivre cette étude de la pathologie et des accidents nautiques d'un chapitre sur l'invalidité, la morbicité et la mortalité dans la marine française et dans les principales marines étrangères; mais les documents statistiques, surtout en ce qui concerne notre marine, m'ont fait défaut. Je lègue cette tâche à ceux que l'avenir mettra par la création d'un *Bureau central de statistique*, en possession des chiffres qui m'ont manqué. Je hâte de mes vœux le jour où sera comblée cette lacune véritablement choquante.

danger qu'il y aurait à conserver dans une chambre de bord du mercure métallique, même en petites quantités. M. Merget a montré l'extrême diffusion des vapeurs de ce mercure aux températures ordinaires. On a vu la salivation mercurielle se produire dans une chambre où une eau parasiticide contenant du mercure avait été employée pour détruire des punaises; un baromètre cassé a produit des faits analogues, etc.

(1) M. Vincent, ancien pharmacien-inspecteur de la marine, a constaté qu'un courant d'air, en traversant un tube de plomb, se chargeait à la longue de molécules plombiques.

(2) M. Manouvrier de Valenciennes a signalé ces intoxications locales par le plomb et en a fait l'objet d'intéressantes recherches.

(3) Les quantités de plomb contenues dans l'étain d'étamage peuvent varier de 10 à 50 p. 100.

(4) Am. Lefèvre, *Recherches sur les causes de la colique sèche*, etc. Paris, 1859, *passim*.

# LIVRE SIXIÈME

## RÉGIME DE L'HOMME DE MER

Ce sujet a une telle importance que je lui consacrerai un livre entier, au risque de rompre l'harmonie du plan de cet ouvrage qui eût exigé que l'alimentation fût rapprochée des autres conditions de la vie maritime.

Si, jusqu'à présent, nous avons vu, à chaque pas, des impossibilités tenant à l'essence même de la navigation, et par conséquent irrémédiables, enfermer l'esprit de progrès dans des limites qu'il ne saurait franchir, ici, au contraire, l'hygiène est plus à l'aise : elle peut, tout en mesurant de l'œil les améliorations incontestables qu'elle a réalisées depuis cinquante ans, supputer, sans crainte de blesser des intérêts antagonistes, celles qu'il lui reste encore à conquérir. Aussi, nulle partie de l'hygiène navale ne présente-t-elle un intérêt égal à celle-ci, et nous nous sentons pleinement justifié par son importance des développements que nous lui avons accordés. Nous aurons, d'ailleurs, la satisfaction de constater, à chaque pas, les progrès considérables qui ont été réalisés, et qui le sont tous les jours, dans cette partie de l'hygiène maritime.

Les boissons, les aliments proprement dits, la ration : telles sont les divisions naturelles de ce sujet.

---

## SECTION PREMIÈRE

BOISSONS.

---

## CHAPITRE PREMIER

### L'eau.

Lorsqu'on songe au poids infime que présente le corps humain quand on l'a réduit par la dessiccation à ses seuls éléments solides, on comprend toute l'importance du rôle alimentaire de l'eau potable et l'influence qu'elle exerce sur la bonne construction et l'entretien de l'édifice organique. Cette partie de la bromatologie nautique, si défectueuse naguère, a réalisé de nos jours des progrès considérables. Nos connaissances en hydrologie sont excessivement avancées ; l'expérience des

siècles a déterminé les caractères physiques et physiologiques des eaux
potables, et les conditions dans lesquelles il faut les rechercher ; enfin
des procédés chimiques d'une exquise sensibilité permettent de reconnaître aisément la nature et la composition des eaux. Le médecin de la
marine appelé à chaque instant, comme l'étaient les médecins anciens
alors qu'une ville se fondait, à se prononcer sur la valeur d'une
source, et sur l'opportunité de la préférer à une autre, doit, moins que
personne, demeurer étranger aux notions hydrologiques les plus essentielles. Cette considération justifie les développements dans lesquels
nous allons entrer.

L'importance d'une eau salubre pour le maintien de la santé des équipages a été mise en relief par l'origine de trop d'épidémies pour qu'il
soit nécessaire d'insister longuement sur ce point. Les rapports de fin de
campagne des médecins de la marine étaient, avant la généralisation de
l'emploi des appareils distillatoires, remplis de doléances à ce sujet.
L'apparition des épidémies de scorbut, de dysentérie, de typhus des
vaisseaux, était aussi habituellement rapportée par eux à la pénurie,
mais surtout à la mauvaise qualité de l'eau, qu'à l'encombrement, à
l'humidité ou au défaut d'air.

A l'origine de la navigation, alors que les côtes n'étaient jamais perdues de vue, l'approvisionnement en eau potable ne s'étendant pas au
delà d'un jour ou deux, les récipients employés à terre pour la contenir
étaient aussi ceux que l'on embarquait pour ces excursions, qui représentaient assez bien le petit cabotage de notre temps ; mais lorsque le
génie explorateur de l'homme se fut ouvert, par l'invention de la boussole, la voie des expéditions lointaines, il fallut bien, ne pouvant compter sur la ressource précaire des eaux pluviales, s'approvisionner d'eau
pour l'intervalle d'un mois ou deux, quelquefois plus, qui séparait
deux relâches successives. C'est probablement alors que l'usage des récipients de bois, usage qu'une routine opiniâtre a perpétué si longtemps dans une partie de notre marine marchande, fut généralement
adopté ; c'est alors aussi qu'effrayés par les épidémies qui décimaient
leurs navires, les capitaines accusèrent, à bon droit, la qualité de l'eau
que buvaient leurs équipages, et provoquèrent des essais de conservation ou de purification, qui devaient aboutir aux deux innovations les
plus importantes que l'hygiène navale moderne ait réalisées : l'emploi
des caisses à eau, et la distillation de l'eau de mer.

## ARTICLE PREMIER.

### DES DIFFÉRENTES SORTES D'EAUX POTABLES.

Les navires consomment, soit de l'eau potable prise au point de départ,
soit de l'eau recueillie dans leurs relâches, soit de l'eau de pluie, soit,
enfin, de l'eau obtenue par distillation.

1° *Eau de fontaine.* — L'eau dont on s'approvisionne en France, étant puisée à des fontaines ou des cours d'eau dont la bonne qualité est notoire, offre toute garantie de salubrité, et il serait bien désirable que les navires n'en bussent jamais de moindre qualité (1).

2° *Eau de pluie.* — L'eau de pluie est de l'eau beaucoup plus pure que celle des fontaines, des puits, des rivières ; elle provient, en effet, d'une évaporation lente qui s'est produite sous l'influence de la chaleur solaire ; c'est de l'eau distillée, qui s'est chargée dans sa chute de diverses substances qu'elle a empruntées aux couches de l'atmosphère, savoir : de l'oxygène, de l'azote, de l'acide carbonique, de l'acide azotique, du carbonate et de l'azotate d'ammoniaque, de l'iode.

L'acide azotique et l'azotate d'ammoniaque ne paraissent s'engendrer dans l'atmosphère qu'à la faveur des surcharges électriques ; c'est aussi dans les pays chauds, et par les temps d'orages, que les eaux de pluie en contiennent des quantités considérables. Quand on fait passer une série d'étincelles électriques dans un eudiomètre renfermant de l'air atmosphérique, au contact d'une base salifiable, de l'ammoniaque, par exemple, on réalise en petit le phénomène de la production spontanée de l'acide azotique et de l'azotate d'ammoniaque dans l'air. M. Barral a trouvé que l'eau de pluie renfermait, en moyenne, $0^{gr},0022$ d'azotate d'ammoniaque par litre. Elle ne contient pas en réalité de substances salines et ne saurait être considérée comme un type d'eau potable, à l'encontre de l'opinion d'Hippocrate, qui la considérait comme la meilleure de toutes (2).

On a reproché à l'eau de pluie que les navires recueillent et consomment à la mer, des inconvénients qui sont très-réels ; elle est d'ordinaire fade, lourde, difficile à digérer, et cause fréquemment des flux de ventre (3); l'air ne lui manque pas, mais l'absence des sels rend facilement compte de ses qualités insalubres ; l'eau de pluie recueillie au mouillage, dans des localités où des marais remplissent l'atmosphère d'effluves infectieux, est encore plus délétère, puisqu'elle a dissous, en tombant, une partie de ces miasmes ; il faut donc rigoureusement s'en abstenir.

Les médecins des bâtiments sont fréquemment consultés sur l'innocuité de l'usage de l'eau de pluie ; certainement, si des circonstances

(1) Les navires romains recherchaient l'eau de Brindes pour leurs approvisionnements : « *Brindusii in portu, fons incorruptus præstat aquas navigantibus.* » Pline, *Hist. nat.*, MDCCLXXI, t. I, liv. II, p. 310.

(2) Hippocrate, *Œuv. comp.*, trad. Littré, 1840, t. II, p. 35. Le Père de la médecine recommandait de la faire bouillir pour en prévenir la corruption ; pratique équivoque et qui augmente encore les inconvénients de cette eau en la privant d'air.

(3) M. Courbon a attribué l'extrême fréquence des diarrhées peu graves qui règnent quelquefois épidémiquement dans la Plata, à l'usage des eaux de pluie conservées dans des citernes. En l'examinant au microscope, il y a trouvé des myriades d'animalcules microscopiques, tels que des vibrions, des cyclidiums, des colpodes, etc. (Corbon, *Rapport sur la campagne du brick* le Chasseur, *dans la Plata*).

spéciales de navigation obligeaient à réduire la ration d'eau attribuée à chaque homme, mieux vaudrait user de cette ressource, car alors nécessité fait loi ; mais, en temps ordinaire, il faut frapper l'eau de pluie d'interdiction absolue et veiller à ce que les hommes de l'équipage, déjouant la surveillance exercée sur eux, ne recourent à une boisson d'autant plus dangereuse, que l'eau de pluie tombant des régions élevées de l'atmosphère, présente au moment où on la recueille une température assez basse. Si cette eau ne convient guère à l'alimentation, elle n'en a pas moins une utilité hygiénique bien précieuse, puisqu'elle fournit aux matelots le moyen d'assurer leur propreté personnelle et celle de leurs vêtements ; aussi doit-elle être recueillie avec le plus grand soin. -

3° *Eau de neige.* — L'eau provenant de la fonte des neiges est insalubre comme l'eau de pluie, et pour la même raison. En effet, quand l'eau se congèle, elle abandonne les substances salines qu'elle tient en dissolution ; aussi, l'eau de neige, encore plus radicalement privée de sels que l'eau de pluie, est, par cela même, plus fade, plus lourde et plus malsaine. On sait quelle influence fâcheuse exerce sur certaines populations des vallées l'usage de l'eau provenant de la fonte des neiges. Cette eau contient de l'air, et un air plus riche en oxygène que celui de l'atmosphère, mais l'absence de matières salines en fait un aliment insuffisant. Si l'on se voyait forcé, par disette d'eau, à bord d'un navire, d'utiliser la neige fondue, comme boisson, il faudrait n'employer qu'une chaleur très-douce pour la ramener à l'état liquide de peur de la désaérer, battre ensuite l'eau en plein air, et y ajouter la quantité de substances salines que nous indiquerons plus loin, afin de rapprocher sa composition de celle des eaux parfaitement potables ; l'addition d'un correctif quelconque, vin, eau-de-vie, jus de citron ou vinaigre, serait enfin une garantie d'innocuité de plus.

4° *L'eau de glace.* — Dans les voyages polaires on a fait fréquemment usage d'eau provenant de la fonte des glaces ; elle est encore plus insalubre que l'eau de neige, par ce double motif qu'elle contient moins de sels et qu'elle ne renferme qu'une quantité peu considérable d'air. Cook rapporte qu'ayant rencontré par 61° 12′ latitude S. et 31° 47′ longitude E. un banc de glace, il mit en panne, et envoya des embarcations qui, en quelques heures, rapportèrent de quoi remplir quinze tonneaux. Cette eau était douce et d'un bon goût, sa salure avait disparu ; mais les hommes qui en burent ne tardèrent pas à en éprouver de mauvais effets, et furent pris d'une enflure des glandes de la gorge, ce que Cook expliquait par le dégagement de l'air fixe pendant la fusion (1). Keraudren

(1) *Premier voyage de Cook*, t. I, p. 115. — A Terre-Neuve, les engorgements glanduleux du cou sont très-fréquents pendant la saison froide, où l'on ne fait usage que d'eau provenant de la fonte de la glace. On sait que M. Nivet, de Clermont, a fait jouer récemment un rôle à l'eau froide prise par affusion, ou *à la réga-*

attribuait aussi quelques dangers à l'usage de l'eau de glace, et pensait qu'il ne faut la boire que par petites quantités, et mélangée d'eau-de-vie ou de vin (1). L'eau de glace, comme l'eau de neige et l'eau de pluie, n'est donc qu'une ressource extrême et rien de plus (2).

3° *Eau d'aiguade.* — L'eau d'aiguade, dans les parages peu fréquentés, demande à être choisie avec soin. Cet office incombe naturellement au médecin du navire, et l'une des prescriptions des règlements sur le service à la mer l'en charge expressément. Il faut donc que, revêtant à son bord, dans cette société flottante, le rôle élevé que la médecine antique attribuait dans les premières sociétés aux hommes qui la pratiquaient, il soit muni de connaissances précises sur ce sujet.

Quatre sources d'informations peuvent être interrogées par lui : les conditions physiques de l'aiguade : source, ruisseau ou eau stagnante ; les propriétés organoleptiques de son eau ; son analyse physico-chimique ; la nature des plantes qui croissent dans ces eaux.

Hippocrate a écrit, il y a vingt-trois siècles, une admirable page sur les qualités que doivent présenter les aiguades et leurs eaux, et les médecins de la marine ne sauraient encore chercher, en cette matière, un guide plus sûr et plus précis (3). Une source courant sur un fond sablonneux ou caillouteux, à bords creusés à pic et dénués d'arbres qui puissent y laisser tomber leurs feuilles, germes d'une corruption inévitable, ou leurs fruits à propriétés quelquefois toxiques, doit être recherchée de préférence ; des barrages établis de distance en distance dans des aiguades, constituant des cascades en petit, très-propres à augmenter l'aération de l'eau, à la rendre plus vive, sont une condition favorable ; il faut enfin tirer des habitudes des indigènes, de leur santé, aussi bien que de l'instinct des animaux, qui vont s'abreuver à telle source plutôt qu'à telle autre, des indices que la sagacité médicale peut mettre à profit.

La nature de la végétation et des animaux qui se développent dans les eaux fournit aussi des indications précieuses. M. Gérardin a prouvé, dans un travail récent, que la détermination botanique des plantes d'eau peut servir à établir, avec autant de précision que d'élégance, leur degré de pureté ou d'impureté. C'est ainsi que le cresson de fontaine, les épis d'eau et les véroniques ne croissent que dans les eaux excellentes ; que les roseaux, les patiences, les ciguës, les menthes, les salicaires, les scirpes, les joncs, les nénuphars ne vivent que dans les eaux médiocres ; que l'*arundo phragmites* caractérise les eaux les plus infectes. De même

lade, sur la production du goitre épidémique (Nivet, *Du goitre épidémique*, Clermont-Ferrand, 1873).

(1) Keraudren, *Observations médico-hygiéniques sur les expéditions maritimes aux pôles (Ann. d'hygiène*, 1838, t. X, p. 87).

(2) « Je regarde les eaux de neige et de glace, et les eaux analogues comme les eaux les plus mauvaises pour quelque usage que ce soit » (Hippocrate).

(3) Hippocrate, *Œuv. compl.*, trad. Littré. Paris 1840 : *Des Airs, des Eaux et des Lieux*, II, p. 27 et suiv.

aussi la constatation de tels ou tels mollusques classe-t-elle les eaux d'après leur valeur : la *physa fontinalis* signale les eaux très-pures; la *valva piscinalis* les eaux saines ; les *limnea ovata* et *stagnalis*, le *planorbis margitatus* caractérisent les eaux ordinaires ; la *cyclas cornea*, la *bythinia impura* et le *planorbis corneus* les eaux médiocres. M. Gérardin fait la remarque curieuse qu'aucun mollusque ne vit dans les eaux infectes (1). Les médecins navigants qui sont munis de connaissances suffisantes en histoire naturelle feront bien d'appliquer ces recherches aux aiguades des pays chauds; il est probable que les plantes et les mollusques exotiques appartenant aux mêmes genres que ceux indiqués plus haut, auraient la même valeur comme signalement de la qualité des eaux (2).

L'éloignement des aiguades des lieux habités donne aussi quelques garanties en ce qui concerne la transmission des germes parasitaires par les eaux consommées en boissons.

J'ajouterai enfin qu'il faut éviter de puiser l'eau des sources avant qu'elle se soit réchauffée et aérée par son parcours.

Si les aiguades vives sont presque toutes susceptibles de fournir une eau salubre, les aiguades mortes ou stagnantes sont, au contraire, suspectes et il ne faut y recourir qu'en cas de nécessité absolue, et seulement après les avoir filtrées si elles sont de qualité médiocre, et après les avoir filtrées et transformées en thé si elles sont décidément mauvaises. Refroidies par leur immobilité quand elles ont de l'ombre, ou attiédies par le soleil quand il darde, sans intermédiaire, ses rayons sur elles ; privées d'air par le fait de leur stagnation ; désoxygénées par la décomposition des détritus végétaux qu'elles contiennent; abondant en matériaux organiques en voie de désagrégation chimique, ces eaux sont, de toutes, les moins potables. Bien souvent nos soldats d'Afrique, campés sur le bord d'étangs ou forcés de s'abreuver à des puits saumâtres et à des citernes infectes, ont payé par des accidents graves immédiats ou par des dysentéries consécutives, cette infraction forcée aux prescriptions de l'hygiène (3). M. le docteur Armand rapporte le fait d'une mort subite par tympanite observée chez un tirailleur indigène qui s'était gorgé de l'eau saumâtre et corrompue d'une citerne du Sahara (4). Si l'usage d'une pareille eau ne décèle pas toujours, par des exemples aussi effrayants, son horrible insalubrité, il ne saurait, dans aucun cas, être considéré comme dépourvu de périls.

Les médecins navigants sont, à chaque instant, appelés à constater

---

(1) A. Gérardin, *Altération, corruption et assainissement des rivières* (*Ann. d'hyg. publique*, 2ᵉ série, 1875, t. XLIII, p. 260.

(2) J'engage les médecins de la marine qui n'auraient pas de connaissances botaniques suffisantes pour déterminer les plantes d'aiguades ou de rivière, à en rapporter des échantillons.

(3) Les sinistres de la Dobrutscha, en 1854, ont montré jusqu'à quel degré l'eau des marais peut devenir nuisible.

(4) Armand, *Algérie médicale*. 1854, p. 485.

des faits analogues. Ainsi Ragot, qui a consigné dans son rapport sur une campagne de quatre années dans l'Indo-Chine des recherches hydrologiques pleines d'intérêt, rapporte que l'eau de Manille, fournie par une lagune riche en plantes et en mollusques fluviatiles qui flottent à sa surface, est très-malsaine, et qu'à plusieurs reprises, l'équipage de l'*Érigone* éprouva sa mauvaise qualité. Nous verrons bientôt comment il convient de purifier des eaux de cette nature, dans les cas où les nécessités de la navigation forcent à y recourir (1).

Dans ces derniers temps, M. L. Colin a dénié aux eaux stagnantes marécageuses, prises en boisson, la propriété de produire des fièvres intermittentes ; mais il a démontré, par des faits nombreux, l'influence exercée par ces eaux sur la production des maladies intestinales (2).

M. Lalluyaux d'Ormoy a insisté sur l'aptitude des eaux de la Cochinchine à produire la dysentérie ; M. Foucaut a signalé le même fait pour les eaux du Cambodge (3). Dazille, Thévenot, etc., avaient déjà fait la même observation, et il n'est guère de médecins de la marine qui nient le rôle des eaux corrompues dans la production des flux de ventre.

Ce sont surtout les marigots de la côte ouest d'Afrique, dont l'eau est à redouter. Ce sont des *diverticulum lacustres* qui se mélangent parfois sur le littoral avec de l'eau de mer, que bordent des palétuviers fébrigènes, et dans lesquels se putréfient, sous l'influence d'un soleil ardent, d'abondantes matières organiques. En 1831, Gabert, chirurgien-major du brick *le Cuirassier*, rapportait, d'après des médecins de Sierra-Leone, que, pendant l'hivernage, l'eau indispose les indigènes eux-mêmes et cause la dysentérie. Ragot a pu constater par lui-même que l'eau de Hong-kong, qui sert à l'approvisionnement des navires, est très-insalubre, et que celle de Macao, encore plus mauvaise, se corrompt sous une température extérieure de 25° centigrades aussitôt qu'une caisse est en vidange. Suivant le même médecin, l'eau du Yang-tse-kiang (fleuve de Nankin) était si mauvaise, quand on la puisait pendant le flot, que le commandant de l'*Érigone*, M. Cécile, prévenu par des officiers anglais, interdit formellement à son équipage l'usage de cette eau.

Des recherches faites en Angleterre sur des eaux provenant des diverses rivières de la côte ouest d'Afrique ont montré qu'elles contenaient toutes des quantités considérables d'acide sulfhydrique, dû probablement à la décomposition des sulfates alcalins par les matières végétales. Des observations analogues ont été faites relativement aux eaux de la rivière des Amazones, de la Plata, du Parana, du Congo ; nous avons été à même d'apprécier la qualité des eaux de ce dernier fleuve et de celles de la plupart des rivières de la côte occidentale d'Afri-

---

(1) Ragot, *Campagne de l'Érigone, dans l'Indo-Chine*, 1841-1844 (Collect. de Brest).

(2) L. Colin, *De l'ingestion des eaux marécageuses comme cause de la dysentérie et des fièvres interm.* (*Ann. d'hyg. publ.*, 1872, t. XXXVIII, p. 241, 2ᵉ série.

(3) Foucaut, *Essai sur les eaux du Cambodge* (*Arch. de méd. nav.*, 1865, t. IV, p. 228).

que ; toutes nous ont paru suspectes, chargées de détritus marécageux, promptes à s'altérer, de nature à produire des flux intestinaux, et nous avons toujours conseillé de leur préférer, pour l'usage alimentaire, l'eau fournie par nos appareils distillatoires. Il est, du reste, une règle dont il ne faut pas dévier : c'est que, toutes les fois que l'eau que l'on trouve au dehors n'est pas de bonne qualité, il faut y renoncer et n'employer pour la table que de l'eau distillée. M. Foucaut n'a pas hésité à conseiller d'utiliser cette ressource dans le Cambodge. Je crois aussi cette pratique très-réalisable, et avec de grands avantages, dans des postes malsains, disposant d'eaux médiocres ; je voudrais qu'on les munît d'un appareil distillatoire, et je me demande pourquoi les résidents européens ne considéreraient pas cette dépense comme aussi justifiée que celles qu'ils font pour se procurer de la viande ou du vin. M. Le Roy de Méricourt, dans l'étude critique qn'il a faite sur l'état sanitaire de la marine marchande anglaise, a cité, d'après le journal *the Lancet*, le fait d'un navire ayant séjourné six semaines au mouillage dans la rivière Hooghly, en pleine saison chaude, et qui n'eut pas un cas de choléra, tandis que cette maladie sévissait à bord des navires qui l'entouraient et qui puisaient leur eau d'approvisionnement dans la rivière, tandis qu'il ne donnait que de l'eau distillée à son équipage (1). Ce que l'on sait de l'aptitude de certaines maladies contagieuses, et notamment du choléra, à se transmettre par l'eau, explique suffisamment l'immunité dont jouit ce navire. Et il ne faudrait pas croire que les rivières des pays chauds offrent seules une eau dangereuse ; la pollution des rivières sur les bords desquelles s'élèvent les cités populeuses des contrées de l'Europe est poussée à un tel point que l'usage de leur eau expose aux plus grands périls, comme je l'ai montré dans un autre livre (2).

Il y a quelque chose de douloureux à penser qu'en Europe, la plupart des rivières convenablement aménagées et placées hors de l'atteinte des eaux ménagères et industrielles qui vont s'y mélanger, pourraient fournir la meilleure eau potable, et qu'elles sont presque toutes souillées et polluées à plaisir. Dans les pays chauds, les conditions ne sont pas les mêmes, rien ne peut prévaloir contre la putridité de ces eaux, et leur usage doit être interdit.

Les qualités organoleptiques de l'eau dont on s'approvisionne, son aptitude à cuire les légumes et à dissoudre le savon, sont des indices de bonne qualité, mais cette information serait insuffisante si on ne la complétait par une analyse chimique de ces eaux. Je place à la fin de cet ouvrage, sous forme d'appendice, une instruction pratique qui permettra aux médecins de la marine d'analyser les eaux lorsqu'ils voudront s'approvisionner. Je ne puis ici qu'insister sur la nécessité de mu-

(1) *Arch. de méd. nav.*, 1867, t. VII, p. 219.
(2) Fonssagrives, *Hygiène et ossainissement des villes.* Paris, 1874, p. 319.

nir les navires d'une boîte à réactifs pour l'analyse hydrologique, et je demande qu'au retour de leurs campagnes, ils publient dans la *Revue maritime et coloniale* et dans les *Archives de médecine navale,* les analyses recueillies par eux dans les divers parages. Les navires de guerre et aussi les navires marchands puiseraient là des renseignements d'un grand intérêt pratique. On les avertit avec soin d'un phare qui les guide, d'un récif qui les menace, ne serait-il pas excellent aussi de les avertir des dangers qu'une eau insalubre peut leur faire courir?

## ARTICLE II.

### MOYENS DE CONSERVATION DE L'EAU.

1° *Barriques.* — L'eau embarquée à bord des navires était, jusqu'à une époque très-rapprochée de nous, renfermée dans des barriques de bois (*woden-casks*) placées dans la cale ou sur le pont; dans ces conditions elle se conservait mal, et, au bout d'un ou deux mois, elle acquérait une odeur hépatique repoussante. Les expériences de M. Chevreul ont permis d'expliquer le dégagement d'acide sulfhydrique au sein de l'eau contenue dans des récipients de bois, par la transformation des sulfates alcalins en sulfures au contact désoxydant de la matière organique enlevée au bois des tonneaux. Ce chimiste ayant placé dans un flacon de verre bouché à l'émeri de l'eau de puits de Paris (eau très-riche en sulfate de chaux) avec des copeaux de chêne, la vit prendre une odeur fétide, tandis que la même eau renfermée dans un flacon, sans addition de copeaux, resta inaltérée; de l'eau distillée, au contact du bois de chêne, se colora sans prendre d'odeur; enfin, ayant placé dans de l'eau distillée une petite quantité de fleurs de tilleul et du sulfate de chaux, il put constater la formation de monosulfure de calcium (1).

L'eau qui s'est putréfiée dans des barriques est susceptible de recouvrer ses qualités premières, probablement par le fait d'une oxydation qui change les sulfures alcalins en sulfates inodores; mais la dissolution d'une nouvelle quantité de matière extractive du bois produira de rechef une action désoxydante, et la même eau pourra ainsi s'altérer et se purifier d'elle-même, par trois ou quatre reprises; les matelots du commerce qui ont constaté empiriquement ce fait, disent que l'eau des barriques a besoin de *pourrir* trois fois avant d'être potable; il arrive, en effet, un moment où elle dissout trop peu de substances organiques pour que la génération de l'hydrogène sulfuré puisse être abondante.

Avant qu'on songeât à remplacer les pièces à eau ordinaires par des caisses de tôle, on s'était efforcé d'atténuer les inconvénients hygiéni-

(1) *Mémoire sur plusieurs réactions chimiques qui intéressent l'hygiène des cités populeuses* (*Ann. d'hygiène.* Paris, 1850, t. I, p. 6).

ques des premières par des précautions qui n'atteignaient qu'incomplétement le but. Hales, au commencement du XVIIIe siècle, recommanda le *soufrage* des tonneaux comme moyen de retarder la putréfaction de l'eau. Un morceau de soufre étant brûlé dans une futaille, on y versait quelques pintes d'eau, et l'on agitait fortement; on faisait brûler une nouvelle quantité de soufre et l'on remplissait la futaille à moitié ou au tiers; on continuait ainsi jusqu'à ce qu'elle fût remplie, et l'on ajoutait ensuite trois gouttes d'huile de soufre (acide sulfurique) par pinte (1). Ce soufrage introduisait dans l'eau un gaz désoxydant, l'acide sulfureux, qui absorbait, pour passer à l'état d'acide sulfurique, l'oxygène, sans lequel nulle fermentation ne peut se produire; l'addition d'acide sulfurique avait pour but théorique d'empêcher la génération de ces animaux microscopiques auxquels on attribuait la corruption de l'eau. Ce procédé, dont la priorité doit, au reste, être revendiquée en faveur de notre compatriote Deslandes, conservait, à ce qu'il paraît, l'eau douce pendant un temps assez long (2).

Une pratique plus facilement réalisable que celle-ci, et qui a sur elle l'avantage de n'introduire dans l'eau aucune substance étrangère, est le *charbonnage* intérieur des tonneaux, procédé recommandé par Berthollet, et dont l'amiral russe Krusenstern eut beaucoup à se louer pendant son voyage de circumnavigation. Comme le fait remarquer M. Chevreul, c'est en décomposant la matière organique du bois, et en empêchant la dissolution de ses principes extractifs, que la carbonisation conserve l'eau. Il nous semble également que la destruction des capillaires ligneux doit s'opposer à la pénétration de l'air par les porosités du bois et éloigner ainsi l'une des conditions indispensables de toute fermentation putride. Le moyen recommandé par Berthollet est réellement utile, et mérite de rester dans l'hygiène navale jusqu'au moment peu éloigné, sans doute, où tous les navires de commerce, même les plus petits, seront munis de caisses à eau en tôle.

En 1819, le ministre de la marine prescrivit d'expérimenter à Brest un procédé de conservation de l'eau dû à M. Perrinet, pharmacien en chef adjoint de l'hôpital royal des Invalides. Ce procédé consistait à ajouter à l'eau 1/166 de *peroxyde de manganèse*, en ayant soin d'agiter tous les quinze jours. En 1821, une nouvelle dépêche ministérielle ordonna la reprise de ces expériences, et une commission, composée de : de Courcy, capitaine de vaisseau, président ; Grimes, deuxième pharmacien en

---

(1) Boërrhaave avait indiqué l'emploi de l'acide vitriolique : «*Summi utique atque saluberrimi usus observatum, quo salies servatur navigantibus, sub æquatore, atque intrà tropicos ubi aquæ putrent horrendæ atque vermiscunt, tamen sic potandæ.*» (Boërrh. *Chimic.*, vol. I, p. 598, cité par Clerc, *Hist. nat. de l'homme, considéré dans l'état de maladie.* Paris, 1767, vol. II, p. 486).

(2) Voir le travail de Deslandes (*Mém. de l'Acad. roy. des sciences.* Amsterdam, 1272, p. 14).

chef, et Legris-Duval, deuxième médecin en chef, fut nommée par l'intendant de la marine, le 10 février 1822, pour essayer le procédé Perrinet. La commission, examinant quatre pièces carbonisées, dont deux
contenaient de l'eau additionnée de peroxyde de manganèse, les deux
autres de l'eau sans intermède, et qui séjournaient depuis trente-quatre
mois dans la cale de la frégate *la Nymphe*, désarmée dans le port, put
s'assurer que les premières renfermaient une eau pure et très-bonne,
mais produisant une sensation comme métallique sur le goût, tandis que
l'eau des dernières était altérée. Une analyse d'une eau ayant séjourné
six à huit mois sur du peroxyde de manganèse, démontra que la dix-
millième partie de celui-ci avait été à peine dissoute. Désirant s'édifier
sur l'innocuité d'une pareille eau, la commission soumit à son usage
quatre forçats « qui avaient été mis à sa disposition pour cet effet (*sic*). »
Pendant toute la durée de l'expérience ils ne burent que de l'eau manganésée, qui servit également à la préparation de leurs aliments, et
toute cause capable d'altérer l'évidence des résultats fut soigneusement
écartée. Au bout de quarante-cinq jours, la santé des forçats mis en
expérience, au lieu de trahir la moindre altération, s'était, au contraire,
sensiblement améliorée ; résultat tout à fait en désaccord avec celui obtenu par les premiers expérimentateurs de ce procédé, Chatelain et
Roupenel, qui prétendaient avoir observé sur eux-mêmes une irritation
vive des organes digestifs et urinaires pendant qu'ils étaient soumis à
l'usage de l'eau conservée par le procédé Perrinet. En définitive, tout
en admettant que l'eau manganésée était absolument inoffensive (1),
la commission émettait l'avis que la nécessité de filtrer l'eau que le
roulis mélangé de poudre de manganèse, constituait un grave inconvénient à la généralisation de ce moyen à bord des navires (2).

Nous ne parlerons que pour mémoire des autres procédés qui ont été
successivement employés pour retarder ou prévenir la putréfaction de
l'eau des pièces, car ils sont ou inefficaces ou inapplicables : enduit
huileux ou goudronné, lavage des pièces avec un lait de chaux, application extérieure d'une sorte de ciment, etc. Forget, qui les énumère,
ne semble pas leur attacher plus d'importance que nous (3).

(1) La minute du rapport de cette commission est déposée aux archives du Conseil
de santé de Brest.

(2) La découverte de l'existence du manganèse dans le sang et des propriétés restauratrices de ce métal, est de nature aujourd'hui à rassurer plus complétement encore
sur l'innocuité de ce moyen de conservation.

(3) Art. 42 du règlement du 1ᵉʳ janvier 1786 : « Lorsque les futailles à eau auront été
combugées à l'ordinaire, on les remplira d'eau douce, et l'on mettra dans chacune une
certaine quantité de chaux vive ; on laissera les futailles dans cet état pendant cinq à
six jours, ensuite on les videra, on les rincera à deux reprises différentes, et enfin on
les remplira de l'eau destinée à faire campagne ; après quoi on y mettra quelques livres de vieux fer, on goudronnera la partie extérieure de ces pièces, on couvrira la
bonde d'un morceau de toile, sur laquelle on mettra une plaque de fer-blanc léger, seulement pour empêcher les rats de se jeter dans les futailles. On mettra 3 onces de
chaux vive par barrique. »

2º *Caisses de tôle (iron-water casks)*. — Les hygiénistes semblaient fatigués de l'inanité de leurs recherches et se résignaient à l'insalubrité notoire de l'eau dont se servaient les équipages, lorsque l'idée de renfermer l'eau dans des caisses de tôle se produisit en Angleterre (1) (1815), fut appliquée chez nous vers l'année 1820 (2), et devint réglementaire le 13 février 1825. Il appartenait à nos industrieux voisins, qui tendaient déjà à substituer le fer au bois pour la confection des objets d'utilité domestique ou pour les œuvres d'art, d'inaugurer les premiers cette mémorable innovation. Aujourd'hui cette découverte est jugée, et nulle autre n'aura eu sur la santé de l'homme de mer une influence plus heureuse. Tous les navires de guerre ont actuellement des caisses de tôle qui leur servent, du même coup, et de lest et de récipients d'eau ; leur forme, en parallélipipède complet ou tronqué, lorsqu'elle doit s'adapter aux façons du navire, permet de les arrimer plus facilement que des futailles de bois, et économise l'espace.

Les officiers qui ont navigué à une époque antérieure à celle de l'introduction des caisses à eau dans la marine, et ceux qui, comme nous, ont pu, dans de longues traversées sur des bâtiments de commerce, comparer l'eau salubre et limpide des réservoirs de tôle à l'eau bourbeuse et hépatique des pièces de bois, peuvent seuls apprécier les bienfaits de cette innovation, en faveur de laquelle des suffrages à peu près unanimes se réunissent d'ailleurs. On a bien reproché aux caisses de tôle de s'oxyder, d'être d'un nettoyage difficile, de s'user promptement et de coûter très-cher (3), mais ces deux derniers inconvénients, purement administratifs, ne doivent pas trouver d'écho parmi les hygiénistes, puisque le gouvernement ne s'en est pas embarrassé ; resteraient les reproches isolés qui ont été bien injustement adressés aux qualités de l'eau des caisses, et dont nous ferons justice aisément.

Il est bien vrai que, quoi qu'on fasse, l'oxydation des caisses marche assez vite, et qu'une bouillie ocreuse en tapisse constamment le fond ; il est bien vrai aussi que l'agitation du navire communique à l'eau une coloration rougeâtre ; mais ce fait, très-préjudiciable aux deniers de l'État, nous paraît, par contre, favorable à l'hygiène du navire. Qui ne sait que dans les pays chauds, zones où s'accomplissent les trois quarts des navigations, l'anémie imprime sur toutes les constitutions son cachet irrécusable ? Qui ne sait aussi que les propriétés reconstituantes du fer sont éminemment propres à combattre cette tendance ? Pendant deux longues campagnes que nous avons faites successivement au Sénégal,

(1) Suivant Rattray, cette date se rapporte, non pas à l'apparition des caisses à eau, mais à la généralisation de leur emploi dans la marine anglaise.

(2) La corvette *l'Uranie*, armée en 1817, eut la première des caisses de tôle. Quelques mois après, le vaisseau *le Colosse*, qui avait inauguré l'importante innovation des hublots d'entre-pont, reçut aussi des caisses à eau.

(3) *Gazette médicale de Paris*, 1850, p. 862.

nous nous sommes toujours applaudi des services que l'eau ferrugineuse des caisses nous rendait, en procurant à notre équipage les bénéfices d'une médication qui lui était nécessaire, et à laquelle nous n'eussions pu le soumettre en masse. Dans un mémoire lu à l'Académie de médecine de Bruxelles, M. Martens (1) a proposé de faire entrer une certaine quantité de fer dans la confection du pain destiné aux classes nécessiteuses, comme moyen d'obvier à l'insuffisance de leur nourriture habituelle, et ce projet a été pris en considération. Pour nous, loin de redouter l'action du fer, absorbé ainsi journellement, nous engagerions bien plutôt les médecins de la marine, lorsque des chaleurs prolongées et une alimentation peu réparatrice auront appauvri le sang des matelots, à utiliser pour la confection du pain d'équipage l'eau très-fortement ocreuse qui séjourne au fond des caisses, et qui en constitue le dernier septième environ.

C'est évidemment sous l'influence d'idées broussaisiennes, qu'il a dû répudier depuis, que Forget a pu attribuer à l'eau ferrugineuse des caisses quelques accidents, tels que soif, chaleur, douleur épigastrique, constipation ou diarrhée (2). Un lieutenant de vaisseau, M. Mercier (3), évaluait à 18 livres environ la quantité de fer que les caisses perdaient par année en s'oxydant; il pensait qu'un doublage intérieur de plomb serait inoffensif et économique : économique, soit ; inoffensif, nous avons dit que nous n'en croyions rien. M. Mercier émettait l'avis que le contact immédiat des caisses était pour elles une cause de détérioration, et il citait le fait du vaisseau *le Colosse*, dont les caisses de fer, qui étaient séparées les unes des autres par des bouts de planche, se trouvaient, au retour d'une longue campagne, en assez bon état, pour que 6 seulement sur 88 dussent être réparées.

Si les intérêts de l'hygiène étaient seuls en cause, nous dissuaderions de chercher un remède à cette prompte oxydabilité des caisses de tôle; mais cette question d'économie a aussi son côté hygiénique, car si l'on parvenait à retarder l'usure des caisses à eau, et, par suite, à diminuer la dépense qu'elles occasionnent, il serait permis d'espérer que tous les bâtiments marchands s'en munissent à leur tour. A ce titre, ce sujet mérite de nous occuper.

Kéraudren, inspecteur général du service de santé de la marine, signalait (4), il y a déjà longtemps, les inconvénients de la prompte oxydabilité du fer, et émettait l'avis que cette usure était la condition même

---

(1) Le Helloco, dans sa thèse, s'attache à réfuter les reproches adressés à l'eau ferrugineuse des caisses, et la croit propre à combattre les inconvénients d'une alimentation peu réparatrice. Cette oxydation serait, suivant d'autres hygiénistes, de nature à annihiler, au contraire, la qualité des eaux saumâtres qui sont souvent embarquées sur les navires (*Loc. cit.*, p. 19).

(2) Forget, *Méd. navale*, t. I, p. 266.

(3) Mercier, *Quelques idées sur la marine.* Paris, 1821.

(4) Keraudren, *Ann. d'hygiène publique.* Paris, 1830, t. IV, p. 307.

de la conservation de l'eau, la tôle décomposant une partie de celle-ci pour en absorber l'oxygène. Pour le dire en passant, nous croirions bien plutôt que cette oxydation se fait aux dépens de l'oxygène de l'air dissous dans l'eau, et nous nous expliquons ainsi comment, faute de cet élément gazeux, la décomposition putride des matières organiques est arrêtée. Kéraudren, pour étayer son opinion, fait remarquer que si l'on recouvre les caisses à l'intérieur d'un enduit inattaquable, l'eau ne tarde pas à se corrompre, mais qu'elle se maintient au contraire en bon état, si on laisse des morceaux de fer au fond d'une caisse ainsi préparée. Dès cette époque, Kéraudren se préoccupait de l'idée de chercher un remède à la prompte altération des caisses de tôle, et ouvrait à ce sujet l'avis, à coup sûr étrange, de remplacer les caisses ordinaires par des caisses de bois doublées de feuilles de plomb ; il arguait de l'innocuité habituelle des eaux qui traversent des tuyaux de conduite de plomb. Nous avons peine à comprendre, nous l'avouerons, qu'un projet aussi antihygiénique ait pu être conçu par un aussi bon esprit. Outre que l'innocuité qu'il invoque, au lieu d'être démontrée, est infirmée au contraire par des faits nombreux d'empoisonnement (celui du château de Claremont en est un exemple), il importe de ne point oublier qu'actuellement les caisses de tôle sont surtout destinées à renfermer de l'eau distillée. Or, qui ne sait que le plomb métallique, peu oxydable dans de l'eau contenant des sels, et notamment du sulfate de chaux, se recouvre promptement, au contraire, d'une couche d'hydro-carbonate de plomb quand il est au contact de l'eau distillée, et que l'acide sulfhydrique décèle alors promptement dans celle-ci des traces du poison saturnin. Il ne paraît pas, du reste, que cette proposition de Kéraudren ait trouvé beaucoup d'écho dans la marine (1).

En 1840, cet hygiéniste, poursuivant la même idée, proposait de faire des caisses de zinc, ou de les zinguer à l'intérieur, et citait plusieurs témoignages de nature à prouver que la couche blanche d'hydrate de zinc, qui nage à la surface de l'eau contenue dans des réservoirs de cette nature, est complétement inoffensive.

Le 20 novembre de l'année suivante, Langonné, pharmacien de première classe de la marine, adressa au Conseil de santé de Brest un rapport intéressant sur un essai de caisses déposées à bord du stationnaire *le Robuste*. D'une longue série d'expériences faites avec tout le soin désirable, Langonné tirait les conclusions suivantes :

1° Le zingage recouvre la tôle des caisses d'une couche ayant 9 centièmes de millimètre d'épaisseur ;

2° Le zingage extérieur ne préserve pas complétement d'oxydation l'intérieur des caisses. Au bout de treize mois, de l'eau douce placée

(1) Kéraudren, *Moyens de conserver l'eau* (*Ann. d'hygiène et de méd. légale*, 1830, t. IV, p. 307).

dans une caisse ainsi disposée contenait 0,10 d'oxyde de fer hydraté par litre ; au bout de huit mois, de l'eau de mer en contenait 0,20 ;

3° Les caisses zinguées intérieurement et extérieurement fournissent à l'eau de l'hydrate d'oxyde de zinc, dont une partie se dépose en flocons, dont l'autre partie se dissout ou se divise dans l'eau, de telle manière que le filtre ne l'en sépare plus ;

4° La présence de l'air est indispensable pour la formation de l'hydrate d'oxyde de zinc ; une caisse remplie entièrement ne s'altère pas ; l'action alternative de l'air et de l'eau sur les tôles zinguées est exclusivement favorable à leur oxydation ;

5° Cet hydrate d'oxyde de zinc se transforme à la longue en hydro-carbonate ;

6° Au bout d'une année de séjour dans la cale, le zingage extérieur est déjà attaqué et blanchi par suite de la formation de carbonate de zinc ;

7° La présence du zinc en dissolution dans l'eau est démontrée par les précipités que le prussiate de potasse et l'acide sulfhydrique font naître dans ce liquide ;

8° On peut admettre que l'eau douce contenue dans une caisse de tôle zinguée renferme en moyenne, au bout d'un an, environ $0^{gr},07$ d'hydrate d'oxyde de zinc (1).

La mauvaise conservation des caisses galvanisées intérieurement, et les inconvénients hygiéniques que peut présenter l'ingestion quotidienne d'une certaine quantité de zinc, en ont empêché l'adoption dans la marine. « Nous ne le regrettons guère, disions-nous en 1856 ; les travaux de Blandet, Landouzy, etc., ont en effet un peu ébranlé la réputation d'innocuité dont le zinc avait joui jusque-là. » Nous nous montrions donc, à cette époque, peu favorable à cette innovation, mais depuis, un examen plus attentif de cette question nous a amené à des conclusions opposées.

Chargé en 1856, au nom d'une commission spéciale, de faire un rapport sur les avantages et les inconvénients du zingage des caisses à eau, nous exprimions, dans les termes suivants, notre pensée sur cette question qui intéresse l'hygiène générale autant que l'hygiène nautique :

1° Les préparations solubles de zinc (acétate, sulfate, malate, nitrate), jouissent, à doses suffisantes, de propriétés émétiques ; mais quand celles-ci sont émoussées par l'exiguïté des quantités, rien n'autorise à admettre que ces composés puissent, à la longue, exercer sur l'économie une action fâcheuse. Toutefois, le zinc ne peut servir, ni à la confection, ni au revêtement des vases destinés aux opérations culinaires ;

2° Les préparations insolubles de zinc ne produisent de troubles digestifs qu'à des doses extrêmement fortes ; elles ne paraissent pas non plus s'accumuler dans l'économie ;

(1) Keraudren, *De la conservation de l'eau et du remplacement des caisses de fer* (*Ann. d'hygiène*, 1840, t. XXIII, p. 143).

3° L'eau en contact avec le zinc métallique se charge de composés à peu près insolubles (hydrate d'oxyde, hydro-carbonate, ulmate de zinc). L'eau pluviale passant sur les toits peut, de plus, renfermer une petite quantité de zincate d'ammoniaque;

4° Ces composés existent dans l'eau en quantité si minime qu'on ne saurait leur attribuer aucune action fâcheuse sur l'économie;

5° Les données fournies par la toxicologie, l'hygiène publique, l'hygiène navale et la thérapeutique, attestent cette innocuité de l'eau qui a séjourné sur le zinc;

6° En conséquence, avec les données actuelles de l'hygiène, on ne saurait considérer comme dangereux l'usage des toitures de zinc et des gouttières qui collectent ou conduisent les eaux pluviales dans des réservoirs ou citernes. Les caisses de tôle zinguée en usage dans la marine sont à tous les titres préférables aux caisses de tôle ordinaire. L'eau s'y conserve plus limpide en même temps que le zingage préserve ces caisses d'une altération très-rapide et très-dispendieuse.

Nous croyons, en résumé, que c'est là une question à soumettre de plus près à l'examen et à l'expérimentation (1). »

3° *Charnier* (2). — Nous ne laisserons pas ce sujet sans dire quelques mots du charnier, récipient de bois placé sur le pont et contenant de l'eau simple ou une boisson désignée par le nom générique d'*acidulage*, destinée à désaltérer l'équipage. Am. Lefèvre a adressé au charnier, tel qu'il est installé depuis 1830, c'est-à-dire depuis l'abandon du charnier à robinet, avec gobelet en corne ou en fer-blanc, un reproche grave. Il a accusé le charnier à siphon de plomb ou de fer-blanc d'être l'une des causes de l'intoxication saturnine à bord. Au reste, les mesures qu'il a proposées l'ont exonéré de toute inculpation de ce genre (3). M. Aug. Lefèvre a proposé de remplacer le charnier par un récipient en tôle émaillée, revêtue extérieurement d'une feuille de bois pour en garantir la solidité et maintenir fraîche l'eau qu'il contient. Il a aussi suggéré l'idée d'y adapter un robinet s'ouvrant par pression de la main suivant le système employé pour les bornes-fontaines de nos villes.

La promiscuité de l'usage des siphons du charnier est susceptible d'avoir des inconvénients et de transmettre certaines maladies contagieuses ; aussi convient-il d'y adapter des embouts mobiles retenus par une chaînette et pouvant être lavés avant de s'en servir.

Le charnier est-il indispensable et doit-il être maintenu? Un médecin

---

(1) Fonssagrives, *De la valeur hygiénique du zinc employé pour la confection ou le revêtement des récipients destinés à contenir de l'eau potable, et en particulier des caisses de tôle en usage dans la marine* (in *Ann. d'hygiène publique*, 2e série, t. XXI, p. 85-86).

(2) Le mot *charnier* vient, dit-on, de ce que, dans le voisinage de ce récipient, se trouvait un charnier ou garde-manger dans lequel les matelots déposaient ce qui leur restait de leur ration (Voir les dessins publiés par Am. Lefèvre, *Recherche sur les causes de la colique sèche*. Fig. 1 et 2, p. 63 et 64.

(3) Am. Lefèvre, *op. cit.*

de la marine, M. Beaumanoir, croit qu'il n'est conservé que par les traditions d'une époque où l'eau était l'objet d'une parcimonie nécessaire, et il
estime que des récipients dans lesquels les hommes iraient puiser librement pour étendre leur vin ou se désaltérer dans l'intervalle des repas,
vaudraient mieux que le charnier ; il propose donc d'inaugurer le régime de la libre consommation de l'eau, convaincu qu'il est que les matelots, avertis de l'inconvénient de l'abus, n'y arriveraient pas. Je ne
crois pas que cette opinion reflète celle du plus grand nombre des
commandants et des médecins des navires. Je la signale aux uns et aux
autres comme devant être pratiquement mise à l'étude (1).

## ARTICLE III.

### AMENDEMENT DE L'EAU.

On peut amender l'eau de diverses façons : 1° en la rafraîchissant ;
2° en l'aérant ; 3° en la salifiant ; 4° en la dépurant ; 5° en la faisant bouillir ; 6° à l'aide de certains correctifs. Étudions ces divers procédés.

### § 1. — *Réfrigération de l'eau.*

La chaleur nuit à la conservation de l'eau ; elle active la décomposition de ses matières organiques, la désaère, l'affadit et la rend indigeste
et lourde. La température toujours très-élevée de la cale hâte la corruption de l'eau, et celle-ci s'imprègne en même temps des gaz fétides
qui séjournent dans cette partie basse des navires. L'altération de l'eau
douce placée dans ces conditions peut aller jusqu'à produire des gaz
susceptibles de déterminer l'asphyxie ou de s'enflammer avec explosion
quand on approche un fanal des pièces qui la contiennent. Encore une
raison puissante qui milite en faveur de l'établissement d'un système de
ventilation qui rafraîchisse la température de la cale, et préserve les
approvisionnements qu'elle renferme.

Dans les pays chauds, la fraîcheur de l'eau potable est une de ses qualités les plus essentielles. Forget a conseillé d'entourer le charnier de
morceaux de toile à voile imbibée d'eau et de le placer dans un lieu aéré,
afin que la soustraction du calorique par évaporation en refroidisse le
contenu. Les officiers rafraîchissent l'eau de leurs tables soit en immergeant les carafes dans des baquets d'eau de mer souvent renouvelée, soit
en la plaçant dans des gargoulettes ou alcarazas en terre poreuse suspendues dans un courant d'air et qui rafraîchissent l'eau par l'évaporation qui s'opère à leur surface. Les gargoulettes de *Dagana* et de *Saint-
Martin* jouissent, sous ce rapport, d'une réputation justement méritée,

(1) Aug. Lefèvre, *Étude hygiénique sur les moyens d'approvisionnement, de conservation et de distribution de l'eau alimentaire à bord des navires.* Thèse de Paris, 1868.

et l'eau peut y descendre jusqu'à une température très-fraîche, si surtout on active l'évaporation en les suspendant dans un courant d'air. Forget voulait qu'on les plaçât à l'ouverture des hublots et qu'on les entourât d'un mouchoir imbibé d'eau; ces précautions atteignent en effet complétement le but. Nous recommandons aux officiers de surveiller minutieusement la propreté de ces vases, de ne jamais les remplir que d'eau provenant de la cuisine distillatoire, et de les laver fréquemment soit avec de l'eau bouillante, soit, ce qui vaut mieux, avec de l'eau acidulée fortement par l'acide sulfurique. Pour peu qu'on ait mis, en effet, dans une gargoulette, de l'eau riche en matières organiques, celles-ci se déposent dans ses pores par une filtration naturelle, imprègnent le vase d'une odeur marécageuse désagréable, et il devient susceptible de communiquer des propriétés insalubres à l'eau qu'il contiendra ensuite. Lorsque l'évaporation a enlevé l'eau sulfurique, il faut la remplacer par de l'eau ordinaire, et ne se servir de la gargoulette que lorsque celle-ci n'offre plus de goût acide appréciable.

La fabrication artificielle de la glace a fait, dans ces derniers temps, des progrès considérables et toutes les tables des navires devraient être munies d'un appareil à congeler. Je ne puis qu'applaudir à la libéralité qui concède aux grands navires, pour l'usage des malades, un appareil à frapper l'eau, et je voudrais qu'elle fût étendue à tous les navires de guerre. Dans les pays chauds, boire frais est une nécessité ; d'ailleurs, la glace devient souvent un médicament et l'on se trouve désarmé si l'on n'en a à sa disposition. La disposition, dans les grandes chambres des navires, d'un réservoir à enveloppes multiples dont la plus intérieure reçoit de la glace et les autres des substances peu conductrices est le complément de cet appareil, en ce sens qu'il permet de refroidir pour toute une journée 20 ou 30 litres d'eau avec 1 kilogramme de glace.

## § 2. — *Aération.*

L'eau ordinaire contient d'habitude, quand elle est fraîche, une certaine quantité d'air, et il n'y a pas à pourvoir à lui en donner ; mais l'eau distillée n'est pas dans le même cas, et son aération artificielle est une précaution indispensable. Hales avait imaginé, pour aérer l'eau, un long tube terminé à une de ses extrémités par une calotte hémisphérique percée en écumoire et à travers laquelle on soufflait dans l'eau. D'après Chardon de Courcelles, un quart d'heure de ventilation suffirait pour purifier l'eau la plus infecte (1). Ce procédé était singulièrement primitif. Je dirai à propos de l'eau distillée par quel moyen on arrive à l'aérer.

(1) Chardon de Courcelles, *Mém. sur le régime végétal des gens de mer.* Nantes, 1784.

### § 3. — *Salification.*

La salification de l'eau distillée proposée par M. Louyet de Bruxelles et par nous-même, a pour but de rendre à l'eau les sels qui lui manquent et qui doivent la rendre complétement potable. Je renvoie également à plus loin les détails dans lesquels j'entrerai à ce sujet.

### § 4. — *Décantation et dépuration.*

La décantation simple consiste à laisser en repos l'eau qui abandonne les matières qu'elle tient en suspension. La dépuration fait intervenir dans ce but des agents chimiques. La première est d'un usage borné sur les navires à cause de leur mobilité qui ne la favorise guère; on peut toutefois, dans certaines circonstances, en faire usage, comme fit habituellement la *Capricieuse* en 1854-1855 dans le fleuve Bleu. Les rivières à cours rapide, comme le Congo, charrient des sédiments abondants qui rendent nécessaire cette opération. La dépuration chimique a employé jadis le sel de tartre ou bitartrate de potasse. Aaskow s'en servait pour clarifier l'eau demi-putréfiée des pièces en bois (1). L'alun a été beaucoup plus employé. Ragot prétend que les Chinois, qu'ils y aient été conduits par l'empirisme ou la théorie, emploient l'alun comme moyen de purification de l'eau du Yang-tse kiang (fleuve de Nankin), et peuvent, grâce à cette précaution, en faire immédiatement usage. A bord de l'*Érigone*, on y eut recours dans le même but; 10 centigrammes d'alun lui ont paru suffisants pour dépurer 1 litre d'eau trouble (2). M. Foucaut a signalé également cette pratique de l'alunage comme usuelle en Cochinchine, et il ne la croit pas inoffensive (3). Arago a reproché à l'alunage de mal précipiter les matières terreuses, d'obliger à une filtration ultérieure; de coûter assez cher quand elle est employée en grand (ici ce reproche n'a plus sa raison d'être), enfin d'introduire dans l'eau une substance qui n'est pas inactive (4). Je suis de cet avis et j'estime que de l'eau *médicamentée* cesse d'être de l'eau potable.

### § 5. — *Ébullition.*

L'ébullition de l'eau est la ressource extrême des gens réduits à une eau suspecte, mais c'est une ressource puissante et dont il faut tirer parti, le cas échéant. Cette pratique de l'usage de l'eau sous forme de thé est générale en Chine et en Cochinchine où les eaux sont mauvaises,

(1) Le Roy de Méricourt, *Journal médical d'Aaskow* (*Arch. de méd. nav.*, 1866, t. V, p. 337).

(2) Ragot, *loc. cit.*

(3) Foucaut, *Essai sur les eaux du Cambodge* (*Arch. de méd. nav.*, 1865, t. IV, p. 235).

(4) Arago, *Rapport à l'Acad. des sciences, sur les appareils de filtrage*, de M. Henri de Fonvielle, séance du 11 août 1857 (*Ann. d'hyg. publ.*, t. XXI, p. 224).

chargées de détritus organiques et de germes d'entozoaires. L'ébullition
de l'eau tue les germes vivants et chasse les gaz putrides dont les eaux de
mauvaise qualité sont imprégnées. L'addition d'eau-de-vie à cette eau en
masque le goût, mais n'en change pas les propriétés. Je suis convaincu
que les explorateurs du continent africain qui ne boiraient que du thé et
qui emploieraient de la quinine à titre préventif mettraient de belles
chances de leur côté. Dans l'expédition des Ashantis, le général Wolesley
ne permit à ses hommes que l'eau filtrée et bouillie et il s'en trouva très-
bien (1). Diodore de Sicile semble avoir fait allusion à cette propriété
de l'ébullition de l'eau quand il a dit qu'il était de l'essence du feu d'*a-
doucir l'eau* (2). Quoi qu'il en soit, le conseil est bon et il faut l'utiliser.

## § 6. — *Correctifs.*

L'amendement ou correction de l'eau potable y ajoute des substances
qui en changent la saveur et en modifient les propriétés. L'amendement de l'eau en hygiène navale a reçu le nom d'*acidulage* quoique les
substances employées ne soient pas toujours des acides. On amende
aussi en effet l'eau en l'alcoolisant ; l'addition d'une petite quantité de
thé ou mieux de café me paraît de beaucoup préférable. Ici il ne faut
pas oublier que de même qu'on ne désinfecte pas l'air en le désodorant,
de même aussi on n'enlève pas à une eau malsaine ses propriétés nuisibles en en changeant le goût. Au reste, je ne puis ici que faire remarquer que l'abstention des boissons dans l'intervalle des repas étant pour
moi, comme je l'ai dit plus haut, l'une des précautions les plus essentielles de l'hygiène des pays chauds, je ferais volontiers le sacrifice de
l'eau du charnier et des moyens qui servent à l'amender. Quant à l'eau
employée dans les expéditions à terre, son emploi sous forme de thé
donne seul, quand elle n'est pas de très-bonne qualité, des garanties
suffisantes.

## ARTICLE IV.

### EAU DISTILLÉE.

Il semble que l'idée de distiller l'eau de mer pour la rendre potable
ait dû naître, dès les temps les plus anciens, de la contemplation du
mécanisme à l'aide duquel le soleil aspire les vapeurs des eaux marines,
qui se résolvent ensuite en eaux de pluie dépourvues de salure ; il n'en
est rien cependant, et il faut s'éloigner du berceau des sociétés pour
trouver la première trace de cette mémorable découverte. Si jusqu'ici

(1) Voy. *Revue marit. et coloniale*, 1874, t. XL, p. 681.
(2) Diodore de Sicile, liv. Iᵉʳ, XL, « τοῦ πυρώδους πᾶν τὸ ὑγρὸν ἀπογλυκαίνουντος. »
M. Ferd. Hœfer insinue dans son *Histoire de la chimie*, que Diodore de Sicile, qui
était contemporain de César, avait indiqué, dans ce passage, la distillation de l'eau
de mer.

nous nous sommes montré, à dessein, sobre de citations historiques, afin de ne point étendre outre mesure les limites de cet ouvrage, nous nous écarterons, pour cette fois seulement, de la règle que nous nous étions tracée ; la distillation de l'eau de mer a introduit, en effet, dans l'hygiène navale un progrès si réel, qu'il nous paraît indispensable de rapporter à qui de droit l'honneur de cette découverte, de fixer les droits de priorité de chacun, et de suivre les phases que cette invention a traversées depuis son origine jusqu'à l'époque actuelle.

### § 1. — *Historique.*

Saint Basile rapporte, dans sa quatrième homélie (1), qu'ayant fait naufrage dans une île où il était impossible de se procurer de l'eau potable, il enseigna à ses compagnons d'infortune le moyen d'en recueillir une quantité suffisante pour étancher leur soif; de l'eau de mer était chauffée dans un bassin de fer, et la vapeur se condensait sur des éponges qui fournissaient de l'eau douce quand on les exprimait. Le germe de la découverte est évidemment renfermé dans ce procédé de nécessité. L'histoire naturelle de Pline indique en même temps et le vœu de voir l'eau de mer transformée en eau douce, et un moyen inexécutable d'opérer cette transformation ; enfin les essais infructueux de Lister, de Leibnitz et de l'abbé Nollet ferment cette période d'aspiration qui de saint Basile s'étend jusqu'au physicien Hauton, et embrasse une durée de plus de douze siècles. De 1670 à 1841 s'ouvre une phase laborieuse de recherches, d'essais la plupart avortés, mais qui tous avançaient d'un pas la solution du problème, et auxquels se rattachent les noms de Hauton, Walcot, Fitz-Gérard, Gauthier, Lind, Hales, Josué Appleby, Irving, Poissonnier, Clément-Désormes, Freycinet, Peyre et Rocher. Les générations à venir conserveront religieusement la mémoire de ces hommes dont les efforts persévérants ont affranchi la navigation d'un des périls les plus grands qui puissent peser sur elle.

Nous ramènerons tous les procédés de transformation de l'eau de mer en eau douce aux quatre catégories suivantes :

1° Procédés mécaniques ;

2° Procédés chimiques ;

3° Procédés calorifiques;

4° Procédés frigorifiques.

1° *Procédés mécaniques.* — Ils consistent en une simple filtration.

(1) Le texte de saint Basile est formel : « *Quin etiam et ipsam maris aquam a navigantibus coqui cernere licet : qui spongiis suscipientes vapores, necessitatis tempore, non mediocriter subveniunt vitæ.* » (*Sancti patris nostri Basilii magni Cæsareæ Cappadociæ archiepiscopi opera omnia quæ reperiri potuerunt.* Parisiis, CICICXVIII, Tomus primus, Homelia quarta. *De aquarum congregatione,* p. 53). Je donne ici, du reste, le texte grec de ce passage si curieux : ἀλλὰ καὶ αὐτό ἐστιν ἰδεῖν τὸ τῆς θαλάσσης ὕδωρ παρὰ τῶν ναυτιλλομένων ἐψόμενον ; οἱ τοὺς αἱμουο σπόγγοις ὑποδεχόμενοι τὴν χρείαν μετρίως ἐν ταῖς ἀναγχαῖς παραμυθούνται.

Pline avait observé que l'eau de mer, en filtrant à travers des corps poreux, pouvait se dessaler, et il indiquait des boules de cire creuses plongées dans la mer comme un moyen de se procurer de l'eau douce. L'immersion de bouteilles vides à de grandes profondeurs, recommandée également par Pline, n'a pas mieux réussi ; les essais de M. de Cossigny ont, en effet, démontré que des bouteilles immergées à 130 ou 140 brasses de profondeur sont brisées par la pression de l'eau quand le bouchon résiste, et sont ramenées pleines d'eau de mer quand le bouchon cède. Leibnitz a indiqué la filtration à travers différents intermèdes, notamment la litharge, comme susceptible de dessaler l'eau ; pas n'est besoin de faire ressortir le danger d'une pratique pareille. L'abbé Nollet et Réaumur ont enfin fait filtrer l'eau de mer à travers un long tube recourbé plusieurs fois sur lui-même et plein de sable, mais cet essai ne paraît pas avoir été plus heureux.

2° *Procédés chimiques.* — Ces procédés reposent sur le fait de la précipitation des substances salines de l'eau de mer par divers sels; eau de savon (Butler), chaux vive (Alston), craie pulvérisée (Hales), moyens dispendieux, insuffisants, dangereux mêmes, et qui ne sortiront jamais de l'enceinte spéculative des laboratoires.

3° *Procédés frigorifiques* (1). — En 1697, Samuel Reyer remarqua que l'eau de mer devient douce en se congelant; nous avons dit plus haut quel parti la navigation dans les mers polaires peut tirer de ce fait.

4° *Procédés calorifiques.* — Ce sont les procédés de distillation de l'eau de mer. Pline, en recommandant de placer autour des navires des toisons qui, s'imprégnant des vapeurs de la mer, procureraient de l'eau douce quand on les exprimerait, a sans doute mis le premier sur la voie de la découverte de l'eau distillée ; mais saint Basile s'en est plus approché encore, à notre sens, en signalant le premier la chaleur d'un foyer pour vaporiser l'eau de mer. D'après Hales, Jean-Antoine Gadesden (Jean Anglicus) indiqua le premier, et dès 1516, la distillation comme un moyen de rendre l'eau de mer potable (2). En 1560, un Sici-

(1) Baumé, *Chimie expérimentale.* Paris, 1773, t. III, p. 574.

(2) Les Espagnols revendiquent en faveur d'un des leurs, André Laguna, de Ségovie, médecin du pape Jules II, qui a vécu de 1499 à 1560, l'honneur de cette mémorable découverte. (Antonio Ruiz de Valdivia. Don Pedro-Maria Gonzalez, trad. Rey, in *Arch. de méd. nav.*, 1870, t. XIV, p. 128.) Si la date de 1516, attribuée à la découverte de Gadesden, est exacte, Laguna ne peut lui en disputer la priorité, puisqu'il n'aurait eu que 17 ans au moment où cette idée fut appliquée. Les Espagnols maintiennent, non-obstant, que la distillation de l'eau de mer fut mise en pratique, en 1605, par don Pierre-Fernand de Quiros, pendant un naufrage en Océanie (*). Gadesden et Sébastien

(*) Ruiz de Lazarriaga a publié, dans les *Mémoires de l'Acad. de méd. de Madrid*, un travail pour démontrer que la distillation de l'eau de mer est une découverte espagnole, et Gonzalez cite, dans son livre, le passage suivant du journal de Fernand de Quiros, portant la date du 6 février 1606, et contenant ce passage : « Nous faisons route à l'ouest, à environ 350 lieues des îles de Mendoza. Aujourd'hui on a monté la machine à distiller et on dispose tout pour faire de l'eau douce avec de l'eau de la mer. On a allumé le feu sous la machine et commencé à faire de l'eau douce sans difficulté. A la fin de la journée, trois jarres du Pérou étaient remplies d'une eau parfaitement limpide, douce, et, de l'avis de tous, très-bonne à boire. » (H. Rey, *Les médecins navigateurs.* — Gonzalès, *Arch. de méd. nav.*, 1870, t. XV, p. 196.)

lien, Sébastien de la Pollère, suggéra au duc de Medina-Cœli, vice-roi de Sicile, assiégé par les Turcs dans un fort dont les citernes étaient épuisées, l'idée de distiller l'eau de mer dans des alambics, et parvint à en préparer jusqu'à 35 barriques par jour. Que Sébastien de la Pollère ait connu ou non le travail de Jean Anglicus, il ne lui en revient pas moins l'honneur d'avoir fait passer la distillation du domaine des spéculations théoriques dans celui des faits, et d'avoir démontré pratiquement l'inutilité des intermèdes. Ces deux faits étaient oubliés ; aussi lorsque, plus de deux siècles après (1670), Hauton conseilla, pour rendre douce l'eau de mer, de la distiller sur l'alcali fixe, puis de filtrer cette eau après l'avoir mélangée avec une terre particulière, lui attribua-t-on sans conteste la priorité de cette découverte. L'Anglais Walcot, sous le règne de Charles II, puis peu après Fitz-Gérard, proposèrent l'un et l'autre des procédés secrets et réputés nouveaux, mais qui, de même que celui de Hauton, exigeaient l'emploi d'intermèdes. Depuis cette époque jusqu'à 1717, la fièvre de recherches qu'avait excitée le désir de rendre l'eau de mer potable s'apaisa un peu, et tous les projets proposés semblaient oubliés, lorsque notre compatriote Gauthier, médecin de Nantes, imagina un appareil distillatoire qui fut essayé à la mer par ordre du Régent. On lui attribua les inconvénients suivants :

1° Pendant le roulis, l'eau de mer passait de la curcurbite dans le serpentin ;

2° La machine établie dans la cale encombrait et produisait une chaleur importune ;

3° Elle pouvait donner des appréhensions d'incendie ;

4° L'eau qu'elle fournissait avait un goût désagréable.

De 1717 à 1761 la question de la distillation de l'eau de mer n'avança pas d'une ligne (1). C'est alors que Lind annonça, dans son remarquable ouvrage (2), qu'il avait découvert que l'eau de mer distillée sans intermède pouvait devenir aussi potable que l'eau douce. Ce que nous avons dit plus haut montre combien cette priorité peut lui être légitimement contestée. Il proposait de faire bouillir l'eau de mer dans les chaudières qui servent à la cuisson des aliments, d'adapter un tuyau au couvercle, et de le faire passer dans un tonneau d'eau froide. « Cette manière simple de distiller, dit cet auteur, peut communément fournir assez d'eau pour tous les hommes qui sont à bord. Si l'on en voulait une quantité plus considérable, on pourrait se la procurer en appliquant

---

de la Pollère l'avaient devancé l'un et l'autre. Au reste, n'attribuons à ces revendications de priorité qu'un intérêt de justice personnelle. Quand une découverte comme celle-là honore et sert l'humanité tout entière, le pays où a été son berceau importe peu.

(1) Entre les recherches de Gauthier et celles de Lind se placent, en effet, des procédés autour desquels on fit plus de bruit qu'ils ne valaient : celui de Hales (1739), qui proposait de laisser putréfier l'eau avant de la distiller ; celui de Josué Appleby, de Durham, qui distillait l'eau sur un mélange de pierre infernale et d'os calcinés, etc.

(2) *Maladies des Européens dans les pays chauds*, t. II, p. 220.

sur la chaudière, au lieu d'un couvercle, le chapiteau d'un alambic ordinaire, et en faisant usage d'un réfrigérant convenable. » Il ajoutait que, pour économiser le combustible, on pourrait, en même temps, faire cuire les aliments dans l'eau salée et recueillir les vapeurs, et que l'eau qui en proviendrait n'aurait d'autre inconvénient que de présenter un peu le goût des substances alimentaires.

Il nous semble impossible de ne pas voir dans ce passage la première idée de la réunion de l'appareil à cuire les aliments et de l'appareil distillatoire (1). Plus loin Lind propose d'employer l'une des deux chaudières à la cuisine de l'équipage, et l'autre à la distillation de l'eau de mer (2).

Poissonnier ne présenta à l'Académie des sciences son mémoire sur les moyens de dessaler l'eau de mer qu'en 1764 (3), c'est-à-dire trois ans après la publication de la première traduction française de Lind. Bien qu'il pensât que la seule distillation pouvait suffire, cependant il proposait, pour plus de perfection, un intermède qui consistait dans un mélange d'alcali végétal et minéral dans la proportion de six onces par barrique. Une contestation de priorité, dans laquelle le nom du véritable inventeur, de Gauthier, ne fut même pas prononcé, s'éleva entre Poissonnier et Lind, et, l'esprit d'antagonisme national aidant, prit des formes assez passionnées. Nous jugerons ce débat en disant qu'à Lind revient incontestablement le mérite : 1° d'avoir démontré, après Gauthier, de Nantes, que l'emploi des intermèdes était inutile ; 2° d'avoir travaillé avec ardeur à la généralisation de l'emploi de l'eau de mer distillée ; 3 d'avoir suscité l'idée utile de recourir, dans des cas de nécessité pressante, au premier appareil venu (le *Dorsetshire*, en 1769, manquant d'eau douce, en obtint 19 pintes, en quatre heures, en se servant du pot à goudron du charpentier, au bec duquel on avait adapté un canon de fusil) ; 4° d'avoir enfin conçu et formulé l'idée de réunir dans un même appareil la cuisine et la chaudière distillatoire.

« On peut, dit Lind, faire cuire dans la vapeur d'eau de mer mise en ébullition, aussi bien que dans l'eau douce, toute espèce de comestibles, comme bœuf salé ou récemment tué, porc, volailles, riz, etc., et à cet effet il faut les suspendre dans un filet ou dans une passoire placée à l'embouchure du vase qui contient l'eau de mer bouillante : ces aliments se cuisent de la même manière que les Turcs préparent le pilau, leur

---

(1) Gonzalès, médecin espagnol, a été sans doute devancé par Lind dans l'idée de réunir, dans le même appareil, la cuisson des aliments et la distillation de l'eau de mer ; mais le premier paraît l'avoir réalisée pratiquement en 1787, à bord du vaisseau *le Saint-Sébastien*. Du reste, on a renoncé à ces appareils à deux fins, et les machines distillatoires sont presque toutes aujourd'hui indépendantes des cuisines.

(2) Lind, *Maladies des Européens dans les pays chauds*, t. II, p. 227.

(3) La *Gazette de France* du 15 octobre 1763 signalait déjà les avantages de l'appareil Poissonnier-Despérières. (Am. Lefèvre, *Hist. du service de santé de la marine*, ch. VIII.)

mets favori. On peut encore les soutenir avec des crochets au-dessus de l'eau, etc. (1). » MM. Peyre et Rocher ne se sont-ils pas inspirés de ce passage pour la conception de leur appareil?

Poissonnier et Lind ont certainement bien mérité de l'hygiène navale en travaillant activement à démontrer les avantages de la distillation de l'eau de mer ; mais un sentiment de justice bien plutôt qu'un de ces intérêts d'amour-propre national au-dessus desquels la science, domaine de l'humanité tout entière, doit toujours se maintenir, nous oblige à placer avant leur nom celui de notre compatriote Gauthier (2) qui a laissé bien peu de chose à faire à ses successeurs.

En 1763, le ministère de la marine s'émut des promesses séduisantes des préconisateurs de l'eau distillée, et prescrivit au port de Brest de construire des cucurbites en nombre égal à celui des vaisseaux existants. Ces cucurbites étaient faites sur le modèle de la machine de Poissonnier, qui s'occupait ardemment alors à défendre la priorité de sa découverte contre les prétentions de l'Anglais Irving. Baumé, qui décide en faveur du premier la question d'antériorité, dit que les cucurbites distillatoires déposées à bord, soit des navires de guerre, soit des bâtiments de la Compagnie, fournirent une eau qui fut de beaucoup préférée par les équipages à l'eau de la cale, et que l'expérience démontra être tout à fait inoffensive (3).

Bougainville, qui avait utilisé dans son voyage de circumnavigation la machine de Poissonnier, ne savait, entre autres, lui prodiguer trop d'éloges.

De 1763 à 1816, la question de la distillation de l'eau de mer traversa une phase d'indifférence, qui fut à peine diversifiée par les essais de Cook, Phipps, Hamelin, du médecin espagnol Gonzalès (4) qui modifia heureusement l'appareil de Gauthier, par le travail de Baud, chirurgien de première classe de la marine, et celui de Rochon sur la distillation dans le vide. Il appartenait à Kéraudren de rajeunir cette question, et de

---

(1) Lind, *op. cit.*. p. 270.

(2) C'est le 20 mars 1717 que Gauthier fit à bord du *Triton,* à Lorient, une expérience démonstrative sur la distillation de l'eau de mer ; il en retira 324 pintes d'eau douce en vingt-quatre heures, et l'équipage de ce navire en but un mois sans en être incommodé. C'est donc à bon droit que M. Le Roy de Méricourt a montré combien étaient peu fondées les prétentions de Lind à avoir résolu pratiquement ce problème, puisque Lind annonça sa prétendue découverte 44 ans après qu'elle avait été faite par Gauthier (de Nantes). Le même auteur défend avec autant de justice les droits de Gauthier contre ceux de Pierre Poissonnier-Despérières, à qui la distillation de l'eau de mer rapporta plus de considération et d'honneurs qu'il ne convenait. « Il y a loin, comme le dit M. de Méricourt, du perfectionnement d'un alambic à la gloire d'une véritable découverte. » (Le Roy de Méricourt, *Pierre Poissonnier et Antoine Poissonnier-Despérières. Étude bibliographique et littéraire (Arch. de méd. nav.,* 1865, t. III, p. 166). C'est toujours l'éternel : *Sic vos non vobis.*

(3) Baumé, *Chimie expér. et raisonnée,* t. III, p. 588.

(4) Gonzalès, *Notice biographique,* traduite par Rey (*Arch. de méd. nav.,* 1870, t. XIV, p. 128).

donner le signal de nouvelles recherches par une série d'articles sur les propriétés physico-médicales de l'eau de mer, articles qui respirent ce bon goût littéraire, cette parfaite convenance de discussion, et cette érudition de bon aloi qu'on retrouve dans toutes les productions de cet éminent hygiéniste (1). L'année suivante, le travail de MM. Clément et Freycinet (2) vint, en même temps qu'il résolvait certaines questions de détail, faire ressortir les avantages incontestables que la navigation devait retirer de la distillation de l'eau de mer, et il les ramenait aux chefs suivants :

1° Économie d'emplacement, et par suite, possibilité de prendre un chargement plus considérable ;

2° Amélioration dans l'hygiène alimentaire et la propreté ;

3° Exemption des travaux pénibles et dangereux que nécessite dans les relâches le ravitaillement d'eau ;

4° Navigation plus prompte, plus directe, moins coupée par des relâches, etc.

Les travaux de Kéraudren, Clément Désormes et Freycinet, éveillèrent enfin la sollicitude du ministre de la marine, et, le 21 juillet 1817, le maréchal Gouvion Saint-Cyr adressa aux conseils de santé des ports, en même temps qu'une note de M. l'inspecteur général Kéraudren, portant réfutation d'une brochure de M. Sage (3), l'ordre de soumettre cinq ou six forçats « *qu'on dispenserait de la fatigue* » à l'usage exclusif de l'eau distillée pendant vingt-cinq ou trente jours. Cette expérience, que son innocuité pouvait seule légitimer, fut faite dans les trois ports, et nous tenons d'Am. Lefèvre, ancien directeur du service de santé de la marine, et alors simple étudiant en médecine à Rochefort, que, dans ce dernier port, on poussa le scrupule de l'exactitude jusqu'à confiner les forçats soumis à l'eau distillée, au milieu de la rade, sur l'île d'Enet, complétement démunie de citernes. Il est à peine besoin d'ajouter que ces malheureux sortirent sains et saufs de cette épreuve. Le 29 décembre 1817, Kéraudren publia dans le *Moniteur* le résultat de ces essais, et l'eau distillée fut complétement vengée du reproche d'insalubrité que lui avait adressé M. Sage.

La cause de la distillation de l'eau de mer paraissait définitivement gagnée, et l'on eût pu s'attendre, dès 1818, à voir tous les navires munis d'appareils à faire de l'eau douce, et cependant, tant est laborieux l'enfantement des choses utiles, cette innovation devait, avant de vain-

---

(1) Kéraudren, *Aperçu physico-médic. sur l'eau de mer* (*Annales maritimes et colon.*, 1816, 2ᵉ partie, p. 459).

(2) *Mémoire sur la distillation de l'eau de mer et sur les avantages qui en résultent pour la navigation* (*Ann. marit. et colon.*, 1818, 2ᵉ partie).

(3) B.-G. Sage, *Expériences qui font connaître qu'on ne peut admettre l'innocuité de l'eau de mer distillée*. Paris, 1817, mémoire de 32 pages.— Diatribe contre l'eau distillée ; arguments peu concluants présentés sous une forme peu scientifique.

cre tous les obstacles de la routine, traverser encore une longue période d'oubli.

Deux ans après les expériences que nous venons de relater, le 16 février 1819, le ministre Portal prescrivit dans les ports d'essayer le procédé imaginé par Perrinet, pharmacien en chef de la succursale des Invalides à Arras, et qui consistait dans le traitement préalable de l'eau de mer par un mélange à parties égales de peroxyde de manganèse et de charbon. Il employait 2 kilogrammes par hectolitre pour une macération de vingt-quatre heures. Nous voilà encore retombés dans la distillation par intermèdes. La dépêche ministérielle ne respirait pas toutefois une grande ferveur de confiance dans le procédé nouveau. « Les essais déjà tentés au port de Brest, Toulon et Rochefort, disait-elle, ont démontré que l'eau de mer, après sa distillation, pouvait être employée comme boisson ; ces résultats étaient assez satisfaisants, et il est permis de douter que le procédé proposé en fournisse de meilleurs, d'autant plus que l'addition de toute matière à l'eau avant sa distillation a déjà été jugé plus nuisible que favorable à cette opération. » Deux ans après, en 1821, une commission fut appelée à juger un appareil distillatoire de M. Perrinet ; elle lui adressait de nombreux reproches, tels que longueur du chapiteau, encombrement, peu de solidité au roulis, condensation imparfaite, etc.

A partir de cette époque, interruption complète des recherches et des projets ; la distillation de l'eau de mer est considérée comme un point intéressant dans l'histoire de la navigation, et rien de plus ; on ne songe même pas qu'elle puisse soulever jamais l'indifférence qui pèse sur elle, lorsque tout à coup, en octobre 1841, MM. Peyre et Rocher, profitant des travaux de leurs devanciers, et résolvant avec bonheur le problème qui n'avait été qu'agité jusque-là, présentèrent à l'Académie des sciences un appareil nouveau, plus parfait, plus économique que les autres, et servant en même temps à la distillation de l'eau et à la cuisine de l'équipage. MM. Chevallier, Chevreul, Lebas, etc., patronnèrent cette tentative de leur autorité, et le 4 mars 1850, l'Institut, en accordant à M. Rocher un prix de 2,500 fr. pour les perfectionnements qu'il avait introduits dans la distillation de l'eau de mer, sanctionna publiquement la haute utilité de son appareil, qui a fonctionné longtemps, au grand bénéfice de l'hygiène, sur presque tous les navires de guerre et qu'on trouve aujourd'hui sur le plus grand nombre des bâtiments de commerce.

Nous nous sommes peut-être un peu étendu sur l'historique de cette découverte, mais nous n'avons pu résister au désir de suivre, à travers la filière des siècles, l'évolution pleine de vicissitudes d'une découverte à laquelle l'humanité a touché vingt fois, et dont vingt fois, obéissant à cette loi impérieuse qui fixe l'heure des inventions utiles, elle a confié la réalisation à l'avenir.

## § 2. — *Appareils.*

Nous reculerions sans utilité les limites de ce travail si nous faisions passer sous les yeux de nos lecteurs les descriptions des nombreux appareils qui ont été successivement employés pour opérer la distillation de l'eau de mer; une simple énumération suffira pour donner une idée des transformations que cette machine a subies depuis les premiers essais jusqu'à la création des chaudières distillatoires actuellement en usage.

1° Machine du Sicilien Sébastien de la Pollère (1560). Sorte d'alambic analogue à celui imaginé par les Arabes.

2° Machine de Hauton (1670). Cucurbite surmontée d'un chapiteau, duquel partait le tuyau qui portait l'eau distillée dans le récipient. Ce tuyau plongeait dans la mer, et, dès lors, il n'y avait plus besoin de réfrigérant. Nous verrons plus tard que cette idée de Hauton est reprise aujourd'hui, et touche à sa réalisation pratique.

3° Machine de Gauthier (1717) (fig. 94). La machine de Gauthier était construite de manière à reproduire le mécanisme de la distillation naturelle de l'eau de mer par les rayons solaires; le feu était placé au-dessous de l'eau. Elle était incommode; dans les mouvements du navire, la cucurbite pouvait lancer l'eau de mer dans le chapiteau, et l'on ne recueillait plus que de l'eau saumâtre.

4° Machine de Lind (1761). Son appareil se rapprochait beaucoup de celui qui devait résoudre plus tard le problème de la distillation de l'eau de mer. Il se composait d'une cucurbite, d'un chapiteau et d'un réfrigérant.

5° Machines de Poissonnier (1764) (fig. 95 et 96). Le premier appareil proposé en 1764 renfermait le fourneau dans la capacité même de l'alambic; l'eau de mer baignait les parois du foyer

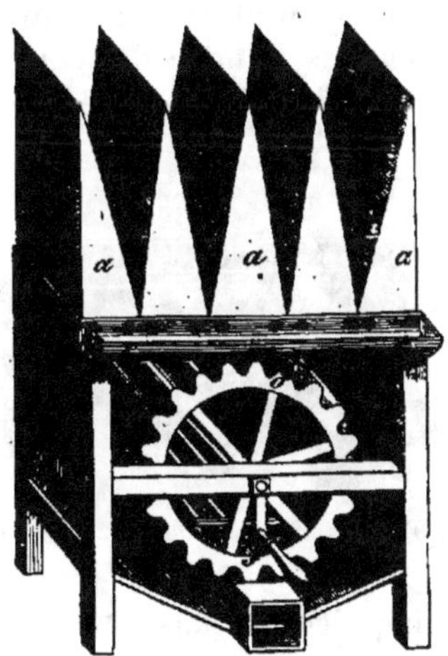

Fig. 94. — Machine distillatoire de Gauthier (d'après Pingeron) (*).

que surmontait un long tuyau; la vapeur passait dans un chapiteau, puis de là dans un serpentin plongé dans un tonneau. L'appareil avait sept pieds de haut du cendrier au sommet du tuyau, et un peu moins de six pieds dans sa plus grande largeur. Le deuxième appareil, ima-

(*) $a, a, a, a, a$, cinq chapiteaux réunis ensemble, contenant chacun une gouttière qui débouche dans la gouttière générale $c$. — $o$, robinet de cette gouttière. — $ee$, tambour cannelé. — $f$, manivelle au moyen de laquelle il tourne. — $m$, plate-forme placée au-dessous du tambour et qu'on chauffe à sa face inférieure. Le tambour, en tournant, active l'évaporation. La vapeur se dirige vers les chapiteaux $a, a$ et s'y condense.

giné l'année suivante, c'est-à-dire en 1765 (1), se composait de deux alambics placés l'un à côté de l'autre, entrant dans la cavité d'un fourneau séparé de celui de la cuisine par une cloison de briques. Chaque

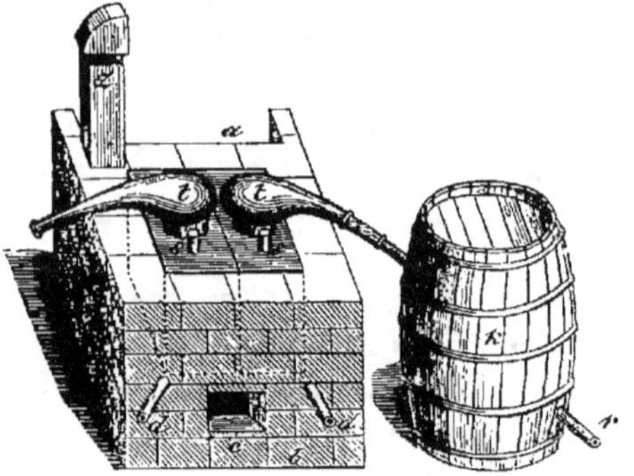

Fig. 95. — 1re machine de Poissonnier-Despérières pour la distillation de l'eau (*).

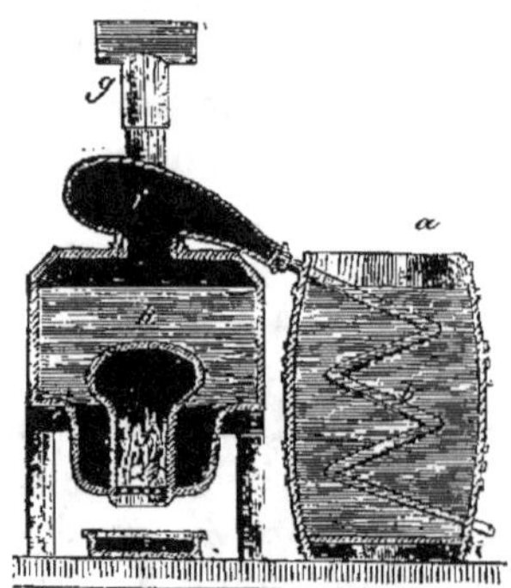

Fig. 96. — 2e machine de Poissonnier-Despérières (**).

alambic pouvait alternativement servir à la distillation de l'eau ou à la cuisson des aliments de l'équipage (2).

6° Machine d'Irving. Elle était des plus simples. Elle consistait en un tuyau métallique formé de deux parties, l'une très-large et très-courte, verticale, destinée à s'adapter à la cucurbite, l'autre horizontale, ou même inclinée, recouverte de morceaux de toile qu'on maintenait incessamment mouillés. Ce tube avait cinq pouces de diamètre dans sa portion verticale, trois pouces seulement à son extrémité la plus amincie ; sa longueur était de cinq pieds anglais. Du reste, lorsque l'exiguïté de l'espace ne per-

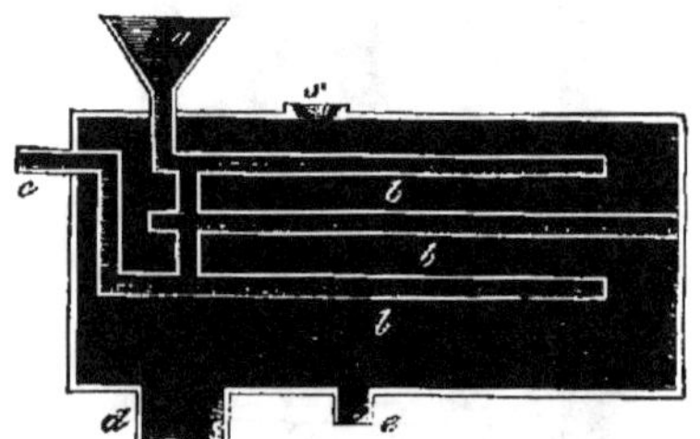

Fig. 97. — Alambic du docteur Irving (***).

(1) C'est probablement ce second appareil qui fonctionnait à bord du *Marquis-de-Castries*, navire sur lequel Bernardin de Saint-Pierre effectua, en 1768, son voyage à l'île de France. Il en parle en termes peu élogieux : « Quant à la machine à dessaler l'eau de mer, les marins la croient peu salutaire ; d'ailleurs, il faut embarquer beaucoup de charbon de terre, qui tient beaucoup de place, qui est sujet à s'enflammer de lui-même, et elle a l'inconvénient dangereux d'entretenir un fourneau allumé nuit et jour. » (J.-H. Bernardin de Saint-Pierre, *Œuvr. compl.* Paris, 1839, p. 53.)

(2) Voy. Baumé, *Chimie expérimentale*, t. III, p. 575 et suiv.

(*) *a, b*, hauteur de l'appareil. — *c*, ouverture du fourneau. — *s,s*, les alambics. — *d, d*, tuyaux par lesquels on les vide. — *t, t*, chapiteaux. — *z*, cheminée. — *k*, tonneau servant de réfrigérant et contenant le serpentin. — *r*, tuyau par lequel coule l'eau distillée.

(**) *a*, réfrigérant. — *b*, serpentin. — *f*, foyer. — *g*, cheminée. — *h*, eau de mer chauffée. — *i*, cornue en chapiteau.

(***) *a*, entonnoir communiquant avec les tubes horizontaux *b, b* très-minces et pleins d'eau froide. — *c*, ouverture d'écoulement pour celle-ci. — *d*, ouverture d'entrée pour la vapeur. — *e*, ouverture d'écoulement pour l'eau distillée. — *s*, soupape de sûreté.

mettait pas d'adapter au navire des appareils de cette dimension, Irving se servait pour réfrigérant (fig. 97) d'une caisse rectangulaire de cuivre de vingt-sept pouces de long sur sept de large; un tube étamé s'y repliait plusieurs fois sur lui-même, il était parcouru incessamment par un courant d'eau froide, et la vapeur qui arrivait dans la caisse se condensait à son contact. C'était, comme on le voit, un alambic renversé, puisque le serpentin y servait de réfrigérant. Cook employa cet appareil dans son deuxième voyage; Constantin Phipps, dans une expédition au pôle boréal, essaya l'appareil d'Irving et il en parlait en ces termes : « Des expériences réitérées nous ont donné la preuve la plus satisfaisante de son utilité; l'eau que nous distillâmes était parfaitement dessalée et très-saine; nous nous en servions pour cuire les provisions de l'équipage. La quantité que produisait chaque jour la machine à distiller variait suivant diverses circonstances, mais elle était ordinairement de 30 ou 40 gallons sans qu'il fallût augmenter beaucoup le feu. Dans une nécessité pressante, je ne doute pas qu'on ne puisse en tirer une bien plus grande quantité sans consommer plus de charbon qu'à l'ordinaire (1). »

7° L'appareil de MM. Clément et Louis de Freycinet se composait d'un foyer fumivore sur lequel se plaçait une chaudière cylindrique dans laquelle deux diaphragmes criblés et horizontaux se superposaient à une certaine distance l'un de l'autre. Le chapiteau présentait trois ouvertures : l'une centrale, admettant un tube qui portait l'eau de mer au fond de la cucurbite; deux latérales, allant se rendre dans chacun des deux condenseurs, lesquels consistaient en des serpentins d'étain plongés dans l'eau de mer entretenue froide par un courant ascendant continu. Cette machine produisait, pour 100 de combustible, 678 en poids d'eau douce. Nous verrons tout à l'heure que ce résultat est, à peu de chose près, celui des appareils de MM. Peyre et Rocher. Chaque litre d'eau coûtait environ un centime, tous frais d'installation, d'entretien et de combustible compris. Le problème se présentait, comme on le voit, dans le travail de MM. Clément et Freycinet, sous un séduisant aspect d'utilité et d'économie (2).

8° En 1819 (3 décembre), une dépêche du ministre Portal à l'intendant de la marine, à Brest, annonçait que des expériences avaient été faites au port de Lorient sur un appareil distillatoire imaginé par M. Le Breton, sous-ingénieur de la marine, « appareil plus avantageux que ceux déjà connus, » et ordonnait de l'essayer sur le premier bâtiment qui devait partir de Lorient et de construire dans les autres ports des appareils analogues.

(1) Phipps (Constantin-James), *Voyage au pôle boréal fait en 1773 par ordre du roi d'Angleterre*. Paris, 1775, p. 24.

(2) Clément et de Freycinet, *Mémoire sur la distillation de l'eau de mer et sur les avantages qui en résultent pour la navigation* (Annales marit. et colon., 1817, 2ᵉ partie, p. 267).

9° L'ordre chronologique (1) nous conduit enfin à l'appareil distilla-

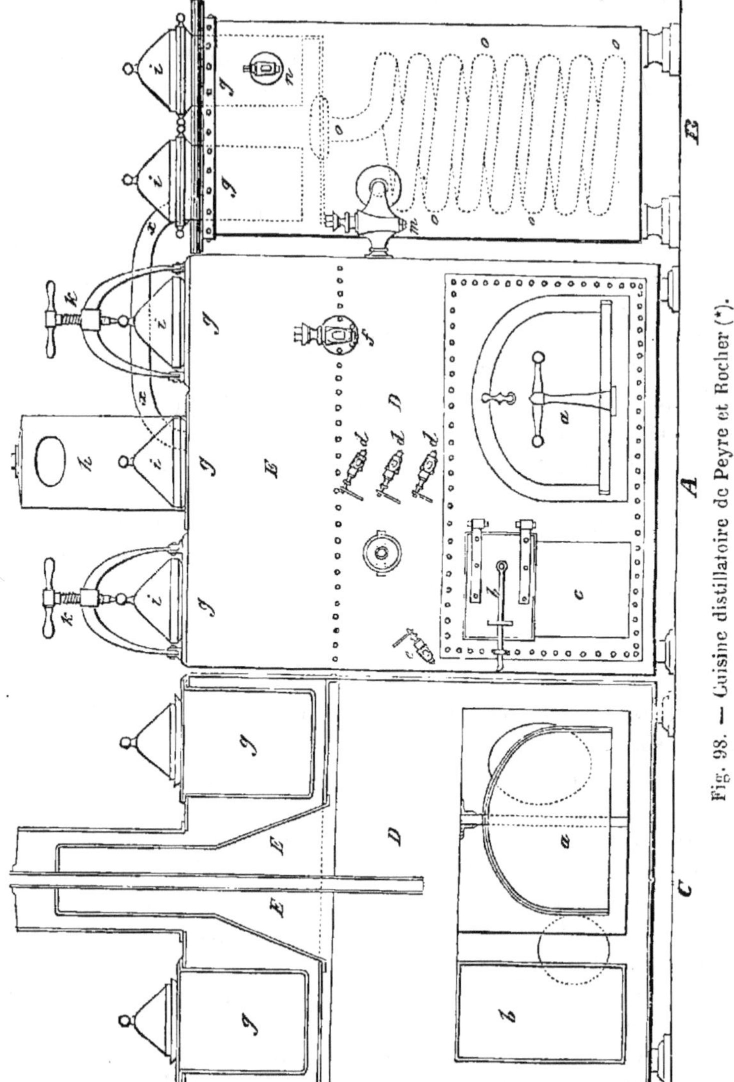

Fig. 98. — Cuisine distillatoire de Peyre et Rocher (*).

(1) C'est à partir de 1840 que les appareils distillatoires de Peyre et Rocher ont été adoptés par la marine française. La corvette de charge l'*Aube*, qui partit de Brest à

(*) A, élévation de l'évaporation. — B, réfrigérant. — C, coupe verticale de l'évaporateur. — a, four. — b, foyer. — c, cendrier. — d, d, d, robinets de jauge. — e, robinet d'eau de mer chaude. — D, eau de mer. — E, chambre de vapeur. — f, robinet d'eau douce chaude. — g, g, g, chaudières. — i, i, i, couvercles des chaudières. — k, k, k, vis de fermeture des chaudières. — h, coffre de vapeur. — m, robinet d'alimentation conduisant l'eau de mer déjà échauffée du condenseur à l'évaporateur. — n, robinet d'évacuation. — ooo, serpentin. — x, conduit de vapeur de l'évaporateur dans le réfrigérant.

toire de MM. Peyre et Rocher (fig. 98), que la plupart des navires de
commerce utilisent encore aujourd'hui, mais auquel les navires de

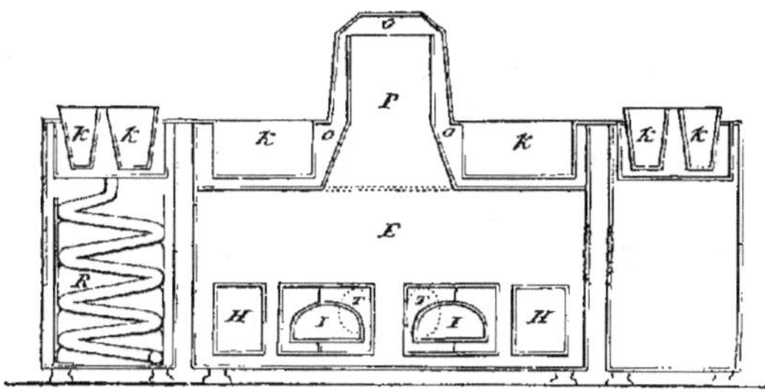

Fig. 99. — Cuisine distillatoire, coupe verticale (*).

guerre ont presque tous substitué des appareils alimentés par la vapeur
des chaudières et alimentant automatiquement leurs réfrigérants et

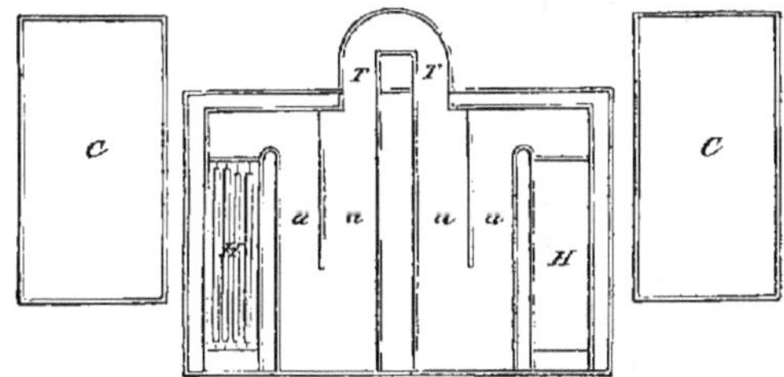

Fig. 100. — Cuisine distillatoire, coupe horizontale (**).

dont la disposition est trop connue pour que nous pensions devoir le décrire. Disons seulement que cette machine distillatoire avait résolu
heureusement la plupart des éléments du problème tel qu'on l'envisageait il y a vingt ans :

1° Réunion de la cuisine et de l'appareil distillatoire ;
2° Économie de combustible ;

destination de la Nouvelle-Zélande, et qui avait pour médecin-major le regrettable
Raoul, paraît avoir eu le premier de ces appareils. Elle mit à la voile le 19 février 1840 ;
l'*Archimède*, l'*Ariane*, le *Berceau*, l'*Héroïne*, en furent également munis. A. Lefèvre,
dans un travail qui porte le cachet magistral de toutes les œuvres de cet observateur
éminent, a fait ressortir ce fait que l'usage des appareils de Peyre et Rocher a coïncidé
avec l'apparition de la colique sèche à bord de nos navires, ou du moins avec un accroissement fort singulier de sa fréquence, et il en a tiré, quant à la nature saturnine
de cette affection, des conséquences contre lesquelles je me suis révolté jadis, mais
qui me paraissent parfaitement légitimes aujourd'hui que je suis mieux informé (A. Lefèvre, *De l'emploi des cuisines et appareils distillatoires dans la marine*, Ann. d'hyg.
publ., 2ᵉ série, 1862, t. XVII, p. 241). Quelques années plus tard, vers 1853, l'usage des
appareils distillatoires de Peyre et Rocher s'introduisit dans la marine marchande.

(*) *l*, *I*, fours, — *H*, *H*, foyers et cendriers. — *T*, *T*, courants de flamme. — *E*, eau de mer. — *k*, *k*, *k*, *k*, marmites. — *oo*, coffre de vapeur. — *R*, réfrigérant. — *P*, chambre d'évaporation.
(**) *H*, *H*, grilles des foyers. — *a*, *a*, *a*, courants de flamme faisant retour en *TT*. — *c*, *c*, caisses des
   réfrigérants.

3° Peu d'encombrement;

4° Solidité;

5° Fonctionnement prolongé sans chômage.

La grandeur des appareils se graduait suivant le rang des navires auxquels ils étaient destinés. L'appareil distillatoire d'un vaisseau de premier rang avait 4$^m$,86 de longueur, 2$^m$,36 de largeur, et 1$^m$,35 de hauteur, évaporateurs et réfrigérants réunis. Les dimensions de la cuisine d'une goëlette étaient 1$^m$,44 de longueur, 1$^m$,18 de largeur, et

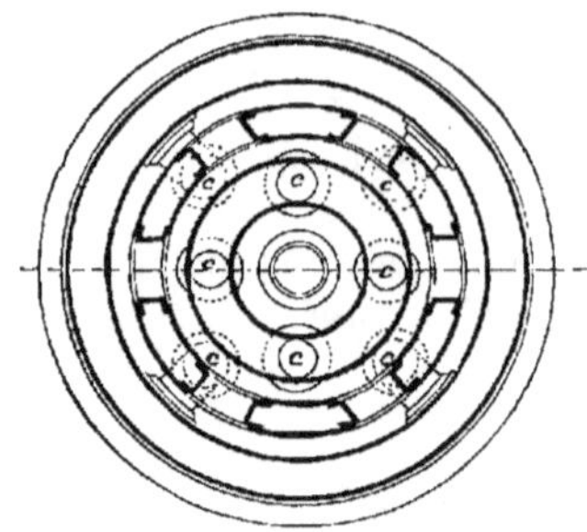

Fig. 102. — Coupe horizontale de la chaudière distillatoire du vaisseau *la Bretagne* (**).

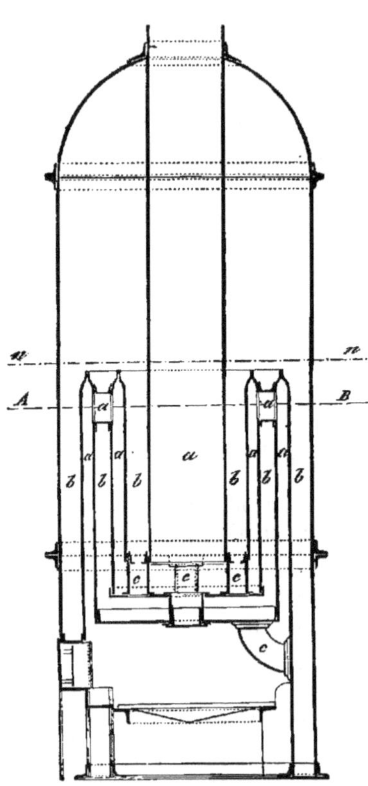

Fig. 101. — Coupe verticale de la chaudière (*).

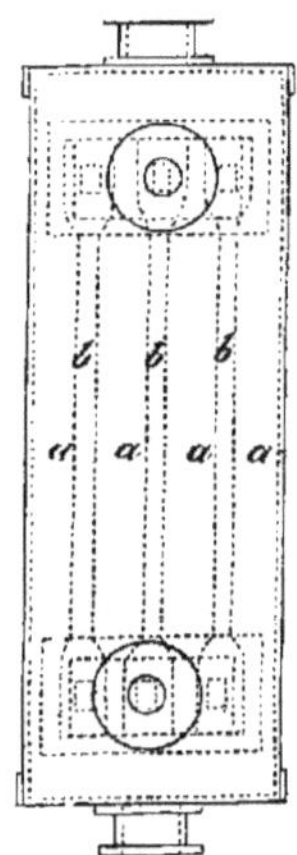

Fig. 103. — Projection verticale du réfrigérant (***).

1$^m$,05 de hauteur. Les grandes chaudières contenaient de 1,053 litres maximum, à 50 litres minimum. Le nombre des marmites qui surmontaient l'appareil variait également suivant la force des équipages. Aux

(*) $a, a, a, a$, conduits de flammes et cheminée. — $b, b, b, b$, espaces occupés par l'eau. — $c, c, c, c$, tuyaux servant à faire communiquer entre eux les espaces $b, b, b$. — $nn$, niveau de l'eau. — $AB$, ligne suivant laquelle est faite la section horizontale représentée à la fig. 19.

(**) $c, c, c, c$, tuyaux servant à faire communiquer entre eux les espaces occupés par l'eau.

(***) $a, a, a$, espaces occupés par l'eau froide. — $b, b, b$, espaces occupés par la vapeur.

termes du marché passé le 4 juillet 1848 les appareils devaient fournir 7 kilogrammes d'eau par kilogramme de charbon, et l'État payait chaque cuisine distillatoire à raison de 5 fr. le kilogramme.

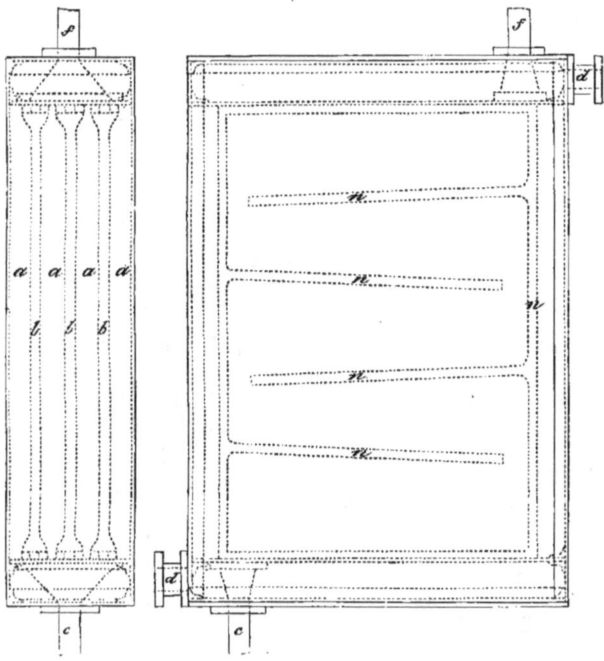

Fig. 104 et 105. — Détails et coupes du condenseur (*).

10° Entre les anciens appareils et les appareils nouveaux se placent les chaudières distillatoires séparées des cuisines que j'appellerai chaudières du type *Bretagne*, du nom du navire auquel elles ont été appliquées, et qui consacraient la séparation définitive des appareils à distiller l'eau et de ceux à cuire les aliments. Les figures ci-contre donnent une idée de la disposition de ces appareils (fig. 101, 102, 103, 104, 105).

11° L'appareil imaginé par M. Perroy, ingénieur de la marine, et employé actuellement sur la plupart des navires de guerre et sur un certain nombre de navires marchands, se compose : 1° d'un aérateur constitué par deux cônes emboîtés l'un dans l'autre ; l'intérieur apporte la vapeur, l'extérieur aboutit au réfrigérant et communique avec l'air par deux robinets. Quand la vapeur entre et que les robinets sont ouverts, il y a appel d'air qui brûle certaines matières empyreumatiques et qui, se mélangeant à l'eau, lui donne une légèreté favorable à sa sapidité et

<hr>

(*) *a, a, a, a*, espaces occupés par l'eau froide. — *b, b, b*, espaces occupés par la vapeur. — *c, c*, tuyau par lequel l'eau distillée va aux caisses à eau. — *ff*, prise de vapeur. — *dd*, tuyau de prise d'eau de mer pour la condensation. — *nnnnn*, cadre de fer sur lequel sont rivées les tôles qui forment les rectangles pleins d'eau froide.

à sa digestibilité ; 2° d'un réfrigérant ou condenseur formé de tubes de laiton étamé contenus dans une caisse par la partie inférieure de laquelle pénètre l'eau de mer qui circule en sens inverse du mouvement de la vapeur, et s'échappe après avoir produit son effet de condensation.

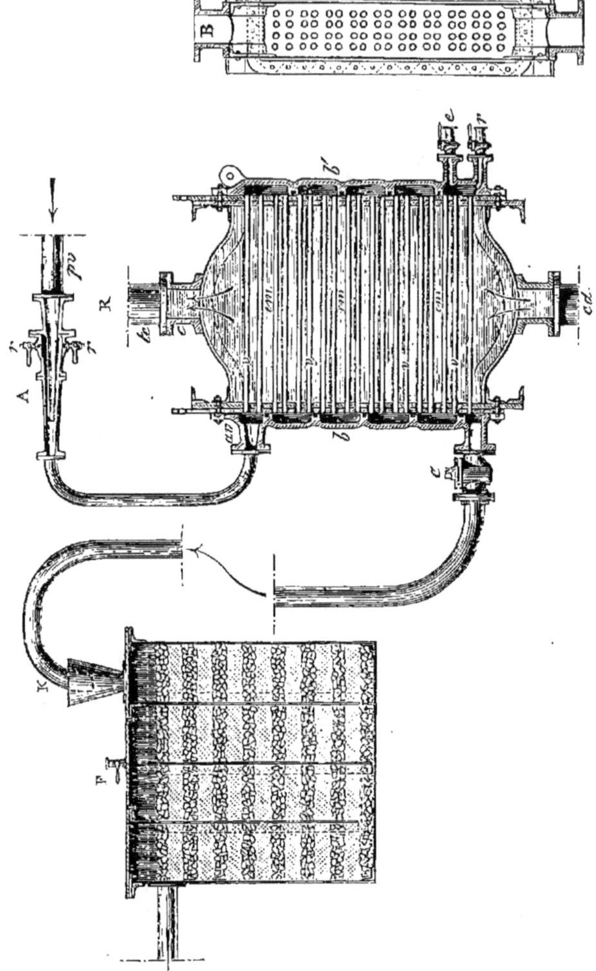

Fig. 106. — Disposition intérieure de l'appareil Perroy (*).

Les choses sont réglées de telle façon que l'eau produite n'ait pas une température supérieure à 35°°, ce qui a le double avantage de ne pas désaérer l'eau et de ne pas remplir la cale de vapeurs humides. L'eau

(*) A, aérateur — *pr*, prise de vapeur. — *r, r*, robinets de prise d'air extérieur. — R, réfrigérant. — *cd*, prise d'eau de mer. — *te*, tuyau d'évacuation. — *av*, arrivée de la vapeur. — *v, v*, tubes. — *em*, eau de mer dans laquelle baignent les tubes. — *b, b*, parois de la caisse du récipient. — *c*, tuyau d'évacuation de l'eau distillée. — F, filtre. — *k*, tuyau d'apport de l'eau distillée.

circule dans le récipient par le fait de son échauffement qui l'entraîne de
bas en haut ; 3° d'un filtre dans lequel l'eau pénètre au sortir du réfrigérant et se purifie au contact du noir de fumée.

L'appareil Perroy fournit, suivant ses dimensions, de 3,500 à 10,000
litres par vingt-quatre heures de marche.

Les figures qui suivent feront comprendre aisément le fonctionnement
de cet appareil distillatoire. La première (fig. 106) montre la disposition
intérieure de l'appareil ; la seconde (fig. 107) le représente en place.

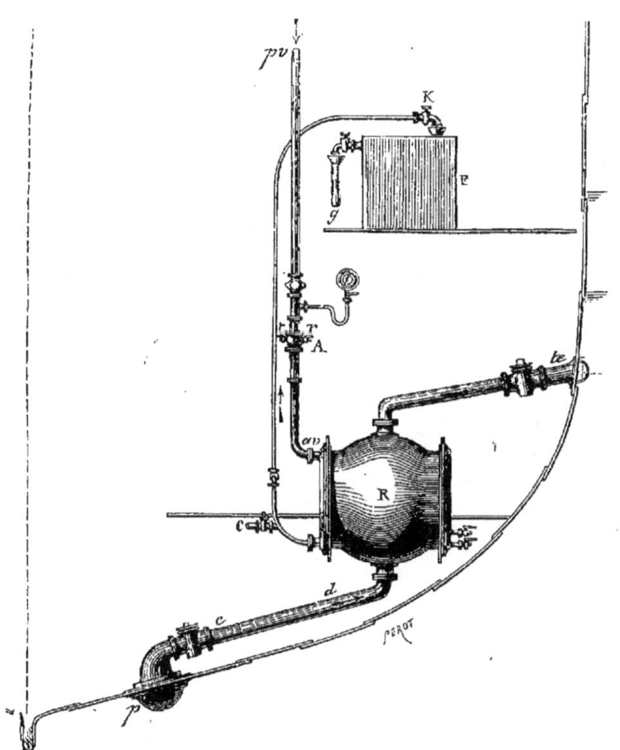

Fig. 107. — Appareil Perroy, vu dans son ensemble et en place.

Pour faire fonctionner l'appareil Perroy, on ouvre le robinet de prise
d'eau et celui d'évacuation à la mer, puis le robinet $c$ qui fait communiquer le condenseur avec le filtre ; on ouvre les robinets $r,r$ de l'aérateur, le robinet de purge d'air qui se trouve à la partie supérieure du
réfrigérant ; on règle l'ouverture du robinet par lequel l'air s'échappe
en excès. Au repos, on ferme tous les robinets, excepté ceux qui apportent l'air dans l'aérateur et ceux qui permettent la vidange complète de
l'appareil.

12° M. Bourel-Roncière a fait ressortir les avantages d'un appareil

distillatoire embarqué à bord de la frégate *la Circé*, système primitivement essayé sur la *Diligente* et qui lui paraît fournir des résultats en-

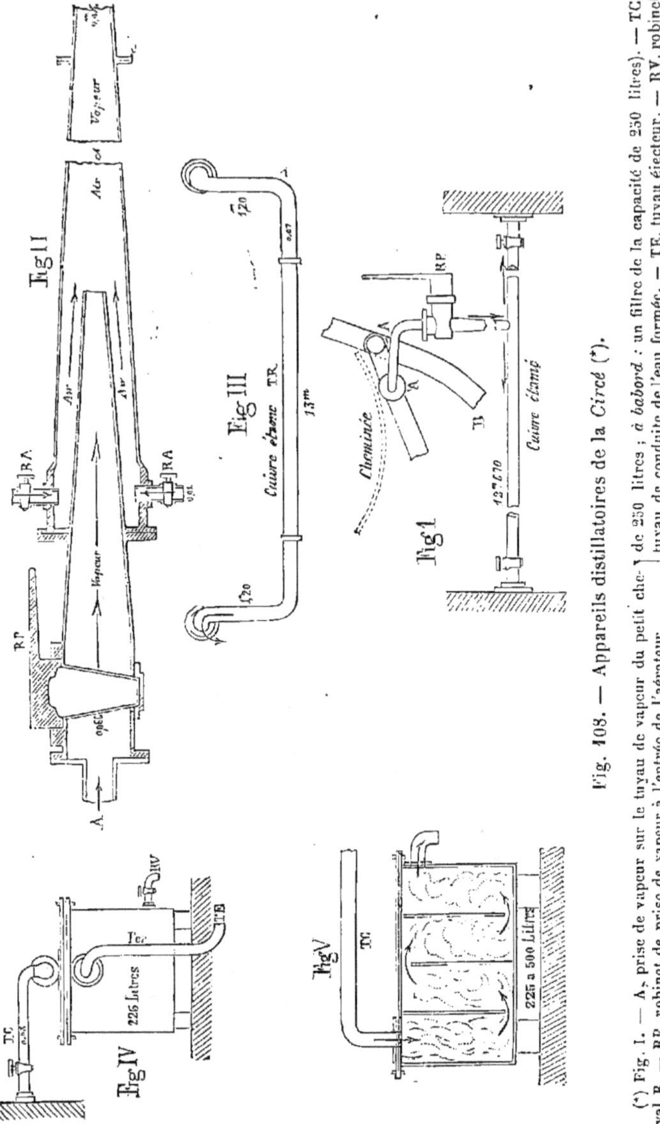

Fig. 108. — Appareils distillatoires de la *Circé* (*).

(*) Fig. I. — A, prise de vapeur sur le tuyau de vapeur du petit cheval B. — RP, robinet de prise de vapeur à l'entrée de l'aérateur.
Fig. II. — Aérateur. — R, A, robinets de prise d'air. — RP, coupe du
robinet de prise de vapeur.
Fig. III. — Tube extérieur du réfrigérateur TR.
Fig. IV — Filtre dépurateur ; à tribord : deux filtres de la capacité
de 250 litres ; à babord : un filtre de la capacité de 250 litres). — TC,
tuyau de conduite de l'eau formée. — TE, tuyau éjecteur. — RV, robinet
de vidange du filtre.
Fig. V. — Coupe verticale d'un filtre. Les flèches indiquent le trajet
parcouru par l'eau à travers le charbon.

core plus avantageux que l'appareil Perroy. Les figures ci-jointes, que
j'emprunte au travail de M. Bourel-Roncière, donneront mieux que ne
le ferait une description minutieuse une idée du fonctionnement de

cet appareil. Chaque litre d'eau douce est traversé par 20 litres d'air.
L'eau douce parcourant un tube placé à l'extérieur du navire et immergé (1) se refroidit assez pour conserver l'air qu'elle contient et ne pas remplir la cale de vapeur, quand elle arrive aux caisses, elle n'accuse, en effet, jamais plus de 35°°. Cet appareil peut donner 20 kilolitres par vingt-quatre heures, et chaque tonneau de charbon fournit 3,000 litres d'eau distillée. Le tonneau d'eau douce revient donc à 15 francs environ, et le litre à 0$^{fr}$,015. L'eau, comme dans les autres appareils, traverse des filtres Perroy qui sont placés très-près de l'orifice éjecteur des réfrigérants. L'eau, prise au sortir du distillateur, ne diffère que peu par sa température de celle de l'eau de mer ; cette différence varie de 0°,5 à 3°,5. Au mouillage, l'eau qui baigne le tube extérieur se renouvelant avec lenteur, la production est moins abondante. Cette diminution est de 2 litres par minute ou de plus de 3,000 litres par vingt-quatre heures. La moyenne de la température de l'eau au sortir des condenseurs a été de 26°° (2).

On peut reprocher à ce système la vulnérabilité de son tube condenseur placé au dehors, la difficulté de le réparer et de l'étamer, et enfin le peu de pureté de l'air qui entre dans l'aérateur et qui vient du fond du navire.

Je dois dire qu'il n'a pas prévalu et que l'appareil Perroy règne dans notre marine, et fait son chemin dans les marines étrangères.

### § 3. — *Valeur de l'eau distillée.*

Il est à peine besoin, aujourd'hui, de défendre l'eau distillée contre les attaques virulentes dont elle a été l'objet. Un enthousiasme véritable entoura le berceau de cette découverte, et les rapports de Cook, de Bougainville, de Phipps, de Baudin, d'Hamelin, de Freycinet, etc., semblèrent d'abord de nature à assurer son intronisation définitive dans la marine ; mais bientôt à ces louanges succédèrent des récriminations vives dont le résultat fut de jeter quelque discrédit sur l'emploi hygiénique de l'eau distillée : les unes prenaient leur source dans l'imperfection des appareils, les autres dans des préventions chimiques irréfléchies ; les autres, enfin, il faut bien le dire, dans des sentiments de mauvaises passions. Deslandes trouva à l'eau distillée par Gauthier un goût spécial et la vit déposer, par le repos, une sorte de sédiment salin ; d'autres ont accusé ce liquide d'avoir un goût âcre, empyreumatique et d'exercer sur l'estomac une action corrosive ; d'autres la trouvèrent lourde et

---

(1) Ce tube, étamé au dedans et au dehors, est double de chaque côté ; il a 3 mètres de longueur et 5 à 65 centimètres de diamètre. Il représente une surface condensante de 6 mètres. (Hétet.)

(2) Bourel-Roncière, *Étude sur les appareils distillatoires de la* Circé, système *Diligente* (*Arch. de méd. nav.*, 1868, t. X, p. 192).

indigeste. Mais nul n'attaqua plus violemment les qualités hygiéniques de ce liquide que Sage : il signala dans l'eau distillée la présence d'un principe âcre, irritant, provenant de la décomposition des matières organiques contenues dans l'eau de mer ; il donna à cette substance le nom bizarre et peu chimique de gaz *oléaginé neptunien* et lui attribua gratuitement les dangers les plus imaginaires. Nous avons vu plus haut comment l'opinion publique s'émut de ce travail, et nous avons dit que le ministre Portal ordonna dans tous les ports une enquête sur les faits annoncés.

L'eau distillée sortit, bien entendu, victorieuse de cette épreuve. En même temps que l'analyse chimique entre les mains de Chatelain, Réjou, Vasse, etc., pharmaciens de la marine, démontrait la pureté extrême de cette boisson et l'absence de tout principe ammoniacal, quelques-uns de ces expérimentateurs constataient sur eux-mêmes que cette eau n'exerçait sur la muqueuse buccale, même par un contact prolongé, aucune action irritante ; on fit plus, on soumit dans les trois ports 41 forçats à l'usage exclusif de cette boisson. Quelques-uns d'entre eux, notamment ceux de Brest et de Rochefort, accusèrent au début de l'expérience une sorte de pesanteur à l'estomac, mais il ne fut pas difficile de voir que cette souffrance était simulée ; une réduction de régime donna bientôt gain de cause à la vérité, et l'état florissant de la santé de tous ces hommes au bout d'un mois vint plaider éloquemment la cause de la distillation. Un seul eut quelques coliques et de la diarrhée pendant le cours des essais, mais l'eau distillée était si bien étrangère à cette indisposition tout accidentelle, que celle-ci disparut sans qu'on interrompît l'expérience (1).

Le plus grave reproche qui ait été fait aux appareils distillatoires est le rôle qu'on leur a attribué dans la production de l'empoisonnement saturnin à bord des navires. Amédée Lefèvre qui a, comme chacun sait, étudié à fond cette question de l'origine du saturnisme à bord des navires, a démontré que les cuisines de Peyre et Rocher pouvaient devenir dangereuses par les quantités de plomb ou de cuivre qu'elles cédaient à l'eau. Ses expériences, confirmatives de celles instituées par A. Chevallier en 1859, ont mis hors de doute ce fait de la production de la colique sèche des navires par le plomb contenu dans les cuisines distillatoires. L'*Amazone*, l'*Achéron*, dont les cuisines étaient surtout incriminables, se sont signalés par la sévérité avec laquelle ils ont subi les atteintes de la colique sèche (2).

Au reste, cette relation est établie maintenant sur des faits nombreux. Je citerai, entre autres, celui relaté par M. Crevaux, médecin-major

<hr>

(1) Keraudren, *Expériences faites à Brest, Toulon et Rochefort sur l'eau de mer distillée employée en boisson et dans la préparation des aliments* (*Ann. marit. et colon.*, 1818, 2ᵉ partie, p. 12 et suiv.).

(2) Am. Lefèvre, *Recherches sur les causes de la colique sèche*, etc. Paris, 1859.

du *Lamothe-Piquet*, qui a vu, à bord de la *Caldera*, du Havre, douze cas de colique de plomb déterminés par un étamage fait avec un alliage contenant parties égales de plomb et d'étain. Les officiers de ce navire qui buvaient de l'eau filtrée avaient été épargnés (1). Le remplacement du tuyau d'éjection qui conduit l'eau du filtre dans les caisses par un tuyau en caoutchouc, l'usage d'un filtre à charbon et l'obligation de l'étamage à l'étain pur sont autant de précautions qui éviteront la reproduction de faits de ce genre et affranchiront l'emploi des appareils distillatoires du seul reproche qu'on pourrait faire peser sur lui. Ces mesures, qui ont si bien réussi à bord des navires de l'État, devraient être rendues obligatoires sur les navires marchands et placées sous la garantie d'une surveillance assidue.

Un inconvénient moins grave, il est vrai, mais qui préjudicie à la saveur de l'eau, c'est son mélange avec des acides gras formés dans les conducteurs à surface (2). La vapeur condensée est devenue une sorte d'émulsion qui retourne aux chaudières pour les alimenter. Aussi, la vapeur dirigée vers le condensateur de l'appareil distillatoire a-t-elle un goût très-désagréable que le charbon du filtre ne lui enlève pas et qui la rend souvent impotable. M. Hétet, pharmacien en chef de la marine a cru, trouver dans une solution de chaux au 1000ᵉ un moyen de saponifier ces acides gras et de remédier, par suite, à cet inconvénient. Il y parvint en interposant entre le réfrigérant de l'appareil Perroy et le filtre au charbon de ce même appareil un réservoir d'eau de chaux ; le débit de l'eau de chaux est réglé à raison d'un litre de cette eau pour 90 litres d'eau à purifier. L'eau distillée, ainsi mélangée à l'eau de chaux, se rend dans un compartiment dit *épurateur*, et là s'établit pendant 10 ou 15 minutes, temps que le liquide met à traverser l'épurateur avant d'arriver au filtre de charbon, entre l'eau distillée et l'eau de chaux, le contact qui doit débarrasser la première des acides gras qu'elle contient (3).

M. Hétet attribue aussi le mauvais goût que prend quelquefois l'eau distillée des navires à la présence de l'*azotite de trimétylamine* qu'elle renferme ; l'eau de chaux décompose ce sel.

Je reproduis ici (fig. 109) la disposition de cette épuration par l'eau de chaux telle qu'elle a été conçue par M. Hétet et réalisée avec succès par M. Risbec, ingénieur de la marine, à bord du *Beautemps-Beaupré*.

On se préoccupait beaucoup, au début de la distillation de l'eau de

---

(1) J. Crevaux, *Douze cas d'empoisonnement par le plomb* (*Gaz. des hôpitaux*, 1874, p. 930).

(2) Dans ces condenseurs, l'eau de réfrigération et la vapeur ne sont pas en contact, celle-ci circulant dans des tubes fermés immergés dans l'eau qui la condense.

(3) M. Hétet fait remarquer que l'oxyde de fer des caisses à eau est susceptible, en formant un margarate de fer, de debarrasser l'eau distillée du goût et de l'odeur de graisse surchauffée qu'elle présente souvent (Fr. Hétet, *Cours de chimie générale élémentaire*. Paris, 1875, t. I, p. 215).

mer, de lui donner l'air qui lui faisait défaut et sans lequel elle manquait, en effet, de sapidité et par suite de digestibilité. J'avais proposé d'aérer l'eau au moyen d'un vanneur dont j'ai indiqué la disposition sommaire. La disposition nouvelle des appareils de distillation munis d'un aérateur rend cette pratique inutile, mais peut-être pourrait-on

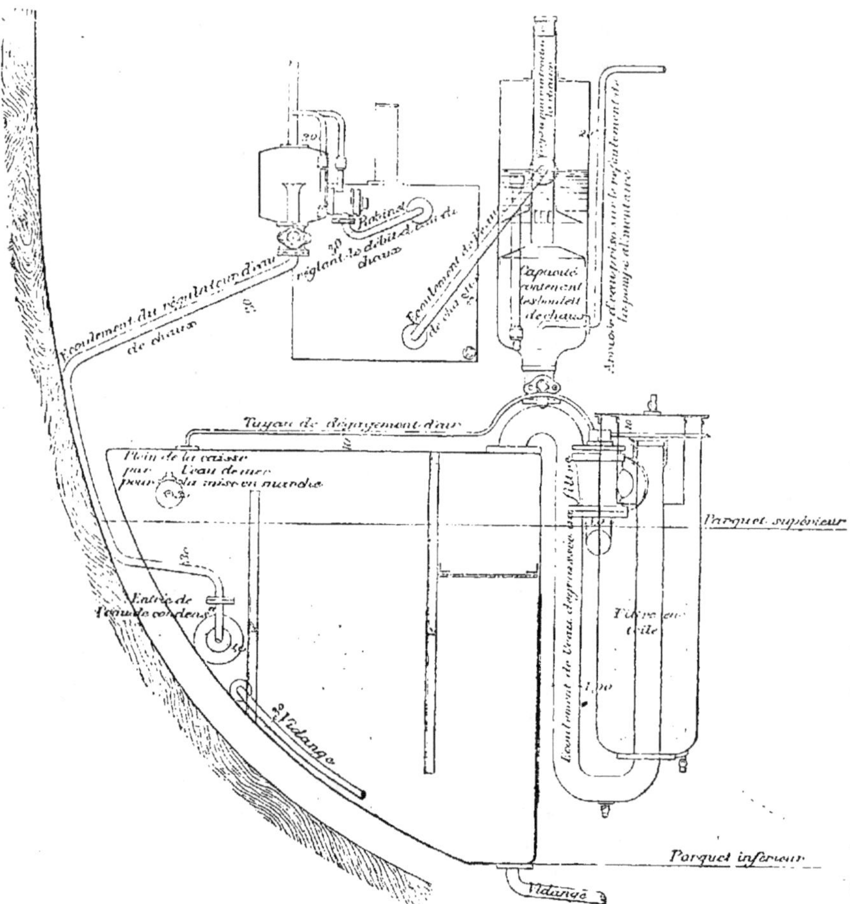


Fig. 109. — Épuration par l'eau de chaux.

y recourir sur les bâtiments marchands qui en sont encore aux cuisines distillatoires du système Peyre et Rocher. Un cylindre muni d'un vanneur à aubes serait mis en mouvement par une roue à main ; sa paroi supérieure serait traversée par trois tubes dont l'un s'adapterait à la douille d'un récipient d'eau, les deux autres, évasés en entonnoir à leur extrémité, serviraient à l'introduction de l'air. Un robinet, percé dans un point rapproché de la base et d'un diamètre égal à celui qui amène l'eau dans le tarare aérateur, servirait à la conduire dans les caisses. Le mouvement rapide des ailes du vanneur agiterait l'eau comme le fait la roue d'un moulin, et la mélangerait fortement à l'air qui serait appelé par les deux tubes inspirateurs. Les dimensions du ventilateur Brindejonc seraient plus que suffisantes pour notre appareil, et l'inconvénient d'encombrement ne saurait conséquemment lui être adressé.

Un seul reproche peut être fait à l'eau distillée : elle est trop pure; elle reste muette à tous les réactifs : teinture de tournesol, sirop de violette, chlorure d'or, nitrate d'argent, oxalate d'ammoniaque, etc. Or nous avons vu que l'eau, pour devenir un bon aliment, doit renfermer et de l'air et des substances salines. Qu'on rende à l'eau distillée ces deux éléments, et elle deviendra la plus salubre de toutes.

Je viens d'indiquer les moyens de rendre à l'eau distillée l'air dont elle a besoin. On peut aussi lui rendre les sels qui lui manquent et qui doivent entrer dans la composition d'une bonne eau. En 1850 dans un rapport sur le service médical de la croisière des côtes occidentales d'Afrique, je signalais la facilité avec laquelle on pourrait amender l'eau distillée en y dissolvant certains sels. J'ignorais alors que M. Louyet, professeur de chimie au Musée de l'industrie de Bruxelles, avait proposé dès 1845 d'ajouter à l'eau produite par l'appareil Scheidtweiler, une petite quantité de bicarbonate de chaux afin de la rendre tout à fait potable. Plus tard, revenant sur cette idée, en 1856, j'ai indiqué, en prenant pour type une eau de rivière considérée comme excellente, d'ajouter à l'eau distillée et par kilolitre un paquet de sels assortis contenant chacun $4^{gr},8$ de chlorure de sodium ; $3^{gr},4$ de sulfate de soude ; 48 grammes de bicarbonate de chaux (1) et 14 grammes de carbonate de soude.

J'ai insisté et j'insiste encore sur la nécessité de cette addition dont l'importance ne semble pas avoir été appréciée chez nous, mais que la marine russe a rendue obligatoire sur ses navires. Cette amélioration est aussi simple qu'elle est utile, et nous la croyons de nature à rendre l'eau distillée préférable à toute autre, puisque, contenant les mêmes éléments utiles que les eaux potables les plus estimées, elle renfermera, de moins qu'elles, certains éléments nuisibles, les matières organiques en particulier. Tout prétexte de récrimination sera ainsi enlevé aux quelques esprits chagrins qui voient avec peine cette innovation prendre pied dans la marine, et qui attribuent encore à l'eau distillée, dont un usage exclusif pendant plusieurs années nous a démontré, pour notre compte, la parfaite innocuité, des inconvénients illusoires et des périls imaginaires.

(1) Le carbonate de chaux n'étant soluble que dans de l'eau chargée d'acide carbonique, on pourrait le remplacer par du chlorure de calcium ou du nitrate de chaux.

(2) Fonssagrives, *Hyg. nav.*, 1856, p. 473.

# CHAPITRE II

## Boissons fermentées.

Toutes les fois que des matières sucrées se trouvent, sous une température convenable, au contact de l'eau et d'un ferment, elles se dédoublent, ajoutent au liquide organique dans lequel ce dédoublement s'opère, de l'alcool et de l'acide carbonique, et une boisson dite fermentée ou alcoolique est créée. A cette fermentation *sensible* ou *tumultueuse*, en succède une autre, la fermentation *lente* ou *insensible*, laquelle s'opère dans les vases où les vins sont contenus et qui, produisant une combinaison nouvelle et plus intime des éléments constitutifs de ces liquides, leur donne des qualités nouvelles.

### ARTICLE PREMIER.

#### VINS.

§ 1. — *Vins de la ration.*

Notre marine utilise des vins du Bordelais, de la Saintonge, du Midi, et, pour le seul usage des malades, du marsala et du bagnols.

I. *Bordeaux.* — Les vins du Bordelais, ces types des vins austères, dans la catégorie desquels ils se placent à côté du bourgogne, ont une richesse moyenne en alcool. Ils ne sont ni sucrés ni spiritueux et ont une sorte d'âpreté avant d'avoir vieilli. En prenant de l'âge, ils acquièrent un bouquet, un parfum qui varie suivant le terroir, l'exposition, l'espèce de la vigne, la fabrication même, qui tient probablement à la formation d'une huile essentielle spéciale, et qui différencie les crus entre eux.

Le bordeaux renferme des quantités d'alcools qui varient entre 8 et 12 pour 100, et qui ne déterminent nullement sa qualité, puisque le bordeaux ordinaire contient 10 centièmes d'alcool environ, le château-margaux 8,75, et le château-laffite 8,70 seulement.

La marine emploie deux sortes de bordeaux : l'un pour campagne, plus fin, susceptible d'une meilleure conservation ; l'autre dit *vin de journalier*, destiné à être consommé sur rade ou dans les casernes, et qui est d'une qualité un peu inférieure. Tantôt ce dernier vin est du bordeaux seul, tantôt il résulte d'un coupage fait avec du vin blanc et du vin teinturier du Midi. Le *bordeaux de campagne* renferme des quantités d'alcool qui varient un peu suivant les années, mais qui ne doivent jamais être au-dessus de 12.

Autrefois on embarquait, pour être employé dans les premiers temps de la campagne, du vin de journalier ; le règlement du 5 février 1823

supprima fort heureusement cette disposition, et l'on ne consomme actuellement qu'une même qualité de vin pour toute la campagne.

II. *Saintonge, Béarn et Beaugency.* — Le *vin de Saintonge* est de qualité bien inférieure aux vins du Bordelais ; il se conserve mal, passe facilement à l'acescence, et ne supporte pas le transport nautique : aussi
ne peut-il être employé qu'en journalier. Dès 1808, Delivet signalait son
inaptitude à faire campagne; aujourd'hui on n'y a recours qu'accidentellement, et pour la seule consommation de journalier des navires de
guerre stationnés à Rochefort ou en armement dans ce port.

En 1854, les ravages que causait l'oïdium élevèrent tellement le prix
des vins qu'on songea à remplacer au port de Brest le bordeaux par le
*saintonge*, et une dépêche ministérielle en date du 23 mai 1854 prescrivit de faire des essais relatifs à cette substitution. La commission conclut que ce vin doit être considéré comme une ressource de nécessité
pour les années où le vin fait défaut ; mais s'il peut accidentellement être
délivré aux équipages des navires en rade, il ne faut pas songer à lui
fait faire campagne; au bout de quelques mois les pièces ne contien-
draient que du vinaigre. Les acides et les tartrates de potasse et de chaux
que le saintonge renferme en abondance lui donnent, au reste, des
propriétés hygiéniques malencontreuses qui rappellent, quoique à un
moindre degré, celles du suresnes. Le *beaugency*, essayé également à
Brest en vertu d'une dépêche ministérielle du 29 mai 1854, ne reçut
pas de la commission un meilleur accueil; quant au vin du Béarn,
d'une spirituosité moyenne de 12,3, il lui parut adapté uniquement à
des usages restreints, comme le service des malades (1).

III. *Provence.* — Le *vin de Provence*, comme la plupart des vins du
Midi, est capiteux, riche en couleur, susceptible, pour quelques crus,
d'acquérir en vieillissant des qualités qui le font estimer des gourmets ;
mais il demande, pour cela, des traitements et des soins multipliés, et il
n'arrive que très à la longue, à cause de la durée de sa fermentation in-

(1) Dans la première édition de cet ouvrage, je demandais qu'un vin spécial fût
donné aux malades (*). Il a été déféré à ce vœu, et l'article 22 du décret du 16 décembre 1874, sur la composition des rations dans le département de la marine, prescrit
d'embarquer, par 100 hommes et par an, pour toute la durée de la campagne, 8 bouteilles de vin de Bordeaux, 8 de vin de Marsala, 8 de vin de Bagnols, ce vin étant mis
à la disposition des médecins-majors et employé par eux à titre de médicaments. C'est
une mesure excellente, mais il faut à côté du *vin-médicament*, songer aussi au *vin-aliment*,
et il n'est pas de médecin navigant qui n'ait déploré souvent de voir ses malades réduits au vin de tout le monde, vin qui, en passant des magasins au gobelet du malade,
est loin, on le sait, de s'être amélioré. Je renouvelle donc le vœu que j'ai exprimé, de
voir, au départ, mettre en bouteilles un certain nombre de barriques de vin, choisies
dans les magasins (parmi le meilleur et le plus vieux), ce qui se fait du reste pour la
consommation des états-majors, et de créer ainsi, au profit des malades, une cave dont
leur estomac tirerait le meilleur profit.

(*) *Hyg. nav.*, p. 507.

sensible, à son état de constitution 'définitive. Son goût relevé et chaud plaît généralement aux équipages. Mais il se conserve trop mal pour pouvoir servir aux approvisionnements de campagne, et il doit être uniquement destiné aux distributions de journalier.

IV. *Vins de crus divers.* — Il semblerait que le *bourgogne*, plus riche en alcool que le bordeaux, pût être employé utilement aux approvisionnements des navires; eh bien, l'expérience a démontré que, pour la conservation pendant les voyages maritimes, il le cède infiniment au bordeaux. En mai 1819, M. Latour, négociant en vins à Beaune (Côte-d'Or), a cherché à disculper le bourgogne de ce reproche d'altérabilité facile. Il expédia à New-York deux caisses de vin du premier cru : l'une, arrivée à sa destination, fut dégustée et trouvée intacte ; l'autre revint en France, et sortit également victorieuse de l'épreuve de ce double voyage. Mais lorsqu'on songe que ce vin était du premier choix, qu'il était en bouteilles, double circonstance qui, de l'avis même de M. Latour, est indispensable pour sa conservation, on se demande quel parti la bromatologie nautique peu tirer d'un résultat qui ne s'achète qu'à ces conditions (1).

En résumé, nous voyons que, hors les années nécessiteuses, le bordeaux doit avoir la préférence pour les approvisionnements de la marine. Mais nous estimons qu'il est de bonne hygiène de se contenter pour le journalier d'un vin médiocre, mais sain, afin de reporter sur les vins de campagne un accroissement de dépenses qui donnera, pour cette partie si importante de la ration à la mer, toutes garanties de qualité et de conservation. Le matelot, sur nos rades, vit, à l'encombrement près, dans les mêmes conditions que le soldat. Si le vin bonifie son régime, il ne faut pas cependant exiger que l'État fasse trop de sacrifices pour lui en procurer.

§ 2. — *Traitement des vins.*

I. *Vinage.* — Les vins du Bordelais destinés à faire campagne doivent avoir au moins deux ans, afin qu'on puisse mettre immédiatement les futailles sur bonde; une certaine verdeur, une certaine astringence que le transfert nautique corrigera, est pour eux une condition favorable. Il faut qu'ils aient été traités avec soin, que leur limpidité soit parfaite et qu'ils aient une spirituosité suffisante. Cette spirituosité ne doit jamais être au-dessous de 10 p. 100 et on la ramène à 13 p. 100, par le vinage, pour les vins qui doivent être transportés aux colonies. On sait avec quelle passion a été discutée, dans ces dernières années, cette question du vinage qui touche, il est vrai, à des

_______

(1) Voy. *Annales maritimes et coloniales*, 1820, 2ᵉ partie, p. 918.

intérêts d'hygiène et de commerce du premier ordre. M. Bergeron, au nom d'une commission composée de MM. Béclard, Bouchardat, Gubler, Wu. tz et Bergeron, a lu en 1870 sur cette question un volumineux et savant travail (1) qui, après une longue discussion, a conduit l'Académie de médecine à adopter les conclusions suivantes :

1° L'alcoolisation des vins faits, plus généralement connue sous le nom de *vinage*, lorsqu'elle est pratiquée méthodiquement avec des eaux-de-vie ou du trois-six de vins, et dans des limites telles que le titre alcoolique des vins de grande consommation ne dépasse pas 10 p. 100, est une opération qui n'expose à aucun danger la santé des consommateurs ;

2° L'Académie reconnaît que le vinage peut être pratiqué avec tout alcool de bonne qualité, qu'elle qu'en soit l'origine ; toutefois elle a tenu à marquer sa préférence pour les eaux-de-vie et les trois-six de vins parce qu'elle pense que des vins ainsi alcoolisés se rapprochent davantage des vins naturels ;

3° Quant à la suralcoolisation des vins communs qui, pour la vente au détail, sont ramenés par des coupages (2) au titre de 9 à 10 p. 100, l'Académie reconnaît qu'elle peut donner lieu à de fâcheux abus, mais aucune preuve scientifique ne l'autorise à dire que les boissons ainsi préparées, bien que différant sensiblement des vins naturels, soient compromettantes pour la santé publique (3).

La pratique du vinage dans la marine, exécutée avec désintéressement et sincérité, comme elle l'est toujours, est affranchie, bien entendu, des inconvénients qu'elle a dans le commerce, où sous ses deux formes d'*alcoolisation* ou de *coupage*, elle sert trop souvent, moins à conserver les vins, qu'à en dissimuler les qualités défectueuses. Le chiffre de 13 p. 100 auquel le vinage ramène les vins qui doivent naviguer me paraît un maximum qu'il serait dangereux de dépasser. J'estime que ce vinage doit, suivant le vœu émis par M. Bergeron, se faire avec des eaux-de-vie dans lesquelles l'alcool est engagé dans une combinaison plus intime et plus inoffensive, et non pas avec des trois-six, et il me paraîtrait utile, en cours de campagne, si les vins paraissaient en voie d'altération, de les viner encore, sauf à en réduire la ration, pour ne pas dépasser, dans l'usage de cette denrée, la quantité normale d'alcool, c'est-à-dire 4 centil. 6, contenue dans les 46 centilitres par jour de vin, à 10 p. 100, que la ration de campagne attribue à chaque homme.

2° *Chauffage* (4). — En 1868 fut instituée au ministère de la marine

_________

(1) Bergeron, *Ann. d'hyg. publ.*, 1870, t. XXXIV, p. 5.
(2) Le coupage consiste dans le mélange de vins pouvant corriger leurs imperfections réciproques.
(3) *Bullet. de l'Acad. de méd.* Paris, 1870, t. XXXV, p. 696.
(4) J'ai démontré, dans un travail spécial, que la pratique du chauffage des vins pour

une commission dont M. de Lapparent fut le rapporteur et qui avait pour but de rechercher dans quelle mesure le procédé de vieillissement des vins, sous l'action de la chaleur, imaginé par M. Pasteur, serait utilement applicable à la marine. Elle proposait de soumettre à ce procédé la plus grande partie d'un chargement de vin expédié au Gabon, en en réservant une petite partie comme témoin, de porter ce vin à une température de 55 à 60°c et de le viner de 1 et demi p. 100 pour le ramener au titre de 13 p. 100 (1).

Il est certain que si le chauffage, en augmentant les qualités du vin, lui donnait plus de fixité chimique et par suite en augmentait la conservation, ce serait un bienfait inestimable. On peut dire en effet que la marine dépense autant par le vin qu'elle condamne que par celui qu'elle boit. Pendant que j'étais au Gabon, j'avais le cœur serré quand, faisant partie de commissions, j'étais obligé de faire rejeter à la mer des vins aigres, achetés et expédiés à grands frais à leur destination. A bord du *Rhin*, pour ne citer qu'un exemple, M. Leconiat a vu condamner en une seule séance 30 à 35,000 litres de vin passés au vinaigre. Si l'on évalue à 1 fr. (chiffre minimum de l'achat et du transport) la valeur d'un litre de ce vin, on voit ce que des avaries pareilles et qui se renouvellent à chaque instant, coûtent aux deniers de l'État.

3° *Transport et ouillage.* — Il importe que les futailles transportées des magasins ne séjournent que peu de temps sur les quais avant l'embarquement ; qu'on choisisse de préférence un temps couvert pour cette opération ; qu'on laisse, autant que possible, dans l'arrimage de la cale au vin des couloirs intervallaires, quelque étroits qu'ils soient, pour que sa température ne soit pas trop élevée ; qu'on y fasse descendre fréquemment des manches dans le même but et qu'on lui procure surtout le bénéfice de cette ventilation qui manque aux navires, ventilation que nous avons déjà si souvent demandée pour eux, et qui répond à tant de besoins à la fois de l'existence nautique. Il serait bien important de ouiller fréquemment les pièces, ce serait même le moyen le plus utile pour la conservation des vins ; mais, par malheur, le remaniement de la cale au vin ne peut être que partiel, et, dans l'impossibilité où l'on se trouve de faire le plein de toutes les pièces, il faut au moins, dès qu'un plan est à découvert, s'empresser de ouiller les futailles qui le constituent. Il y aurait, sans aucun doute, avantage d'économie, et peut-être aussi de bonification, à recouvrir extérieurement les pièces d'un enduit, de goudron par exemple, qui préviendrait et l'évaporation et le coulage.

les faire vieillir était connue des anciens (Fonssagrives, *Le Vin chez les anciens, Étude d'hygiène archéologique, Gaz. hebd. de méd.*, 1867, t. IV, p. 385 et 438).

(1) *Arch. de méd. nav.*, 1868, t. X, p. 314. Le ministre a adopté ces conclusions et a déclaré la permanence de la commission désignée pour suivre les résultats du chauffage des vins. Je n'ai pu savoir ce qui est advenu de ces essais.

Les vins fournis par les magasins d'approvisionnement de nos ports sont *achevés*, c'est-à-dire que leur fermentation insensible est complète, et qu'ils ont subi toutes les opérations par lesquelles passe le vin, depuis sa mise en tonneaux jusqu'au moment où il peut être conservé : le ouillage, le soutirage, le soufrage, la clarification par coagulation, ou collage, etc. Ces vins, ainsi travaillés, se conserveraient intacts pendant un assez grand nombre d'années, s'amélioreraient même s'ils étaient placés à terre dans des caveaux bien disposés, présentant une température convenable et uniforme. Mais des causes nombreuses hâtent leur détérioration à bord des navires, et c'est chose véritablement triste que de voir, dans certaines campagnes, cette denrée précieuse se décomposer en partie, passer à l'acidité, et perdre la plupart des avantages hygiéniques qu'elle doit présenter.

4° *Coupage.* — Lorsqu'une livraison est faite aux magasins des subsistances de nos ports, la qualité doit en être examinée avec soin, car les vins, quelque purs de sophistication qu'ils soient, peuvent, pour le même cru, présenter d'année en année des qualités variables, suivant que la saison a été chaude ou sèche, froide ou pluvieuse, et l'on peut, par un mélange habile de deux récoltes, dont l'une a fourni un vin plat peu spiritueux, l'autre un vin très-alcoolique et un peu astringent, obtenir un produit très-satisfaisant. Cette pratique qui, du reste, est très-autorisée par la loi, puisque celle-ci ne fait résider la sophistication que dans le mélange d'eau ou de substances autres que le vin, est d'une bonne économie et d'une bonne hygiène à la fois (1).

5° *Correction de l'acidité.* — Lorsque le vin subit la fermentation acétique (ce qui malheureusement arrive trop souvent à bord des navires), il ne faut pas cependant en désespérer, et il convient de s'efforcer de conserver, malgré tout, à la consommation, cet aliment précieux. Divers moyens ont été recommandés pour corriger l'aigreur des vins ; nous n'indiquerons ici que ceux qui peuvent être employés sur les bâtiments. Berzelius a proposé, pour désacidifier les vins, de les traverser par le courant d'air d'un soufflet ; l'acide acétique se volatilise et est entraîné par l'air. Le *tartrate neutre de potasse* est un bon correctif de l'acidité ; il se forme de l'acétate de potasse et du bitartrate de potasse qui cristallise. Il serait à désirer qu'une certaine quantité de tartrate neutre de potasse fût embarquée dans ce but (2). L'emploi du *carbo-*

(1) Nous voudrions que l'administration des subsistances exigeât des commis aux vivres embarqués quelques connaissances pratiques et positives sur les soins à donner aux substances alimentaires, notamment aux vins embarqués, et qu'on leur remît au départ une note indicative des récoltes qui ont fourni l'approvisionnement de leur navire, de leurs qualités générales, des moyens de bonification à employer, et de l'ordre suivant lequel il faut consommer les pièces afin de réserver pour la fin celles qui paraissent le plus susceptibles de se conserver.

(2) Cette quantité varie de 200 à 400 grammes par pièce de 230 litres, suivant le degré d'acidité des vins.

*nate de chaux* a l'inconvénient d'introduire dans le vin des sels calcaires et doit être évité. Nous ne dirons rien non plus de l'emploi du lait dans la proportion d'un litre pour 50 litres de vin, d'une dissolution de *miel* ou de *réglisse;* ces moyens sont d'une efficacité douteuse et se placent d'ailleurs en dehors des ressources des navires à la mer (1).

6° *Correction de l'état graisseux.* — L'état graisseux des vins, dû à la présence d'une substance azotée particulière, la gliadine, beaucoup plus rare que l'acidité, tient à l'insuffisance de leur tannin, et se corrige par l'addition de cette substance dans la proportion de 13 grammes par 250 litres de vin. Pourquoi ne donnerait-on pas au commis aux vivres une quantité de tannin suffisante pour *dégraisser* huit ou dix futailles pendant la campagne? Cette dépense serait à peu près insignifiante.

7° *Correction du goût de fût.* — Le goû de fût, dû à une huile essentielle qui provient des moisissures du tonneau, se combat en versant un litre d'huile d'olive par barrique, et agitant pour opérer le mélange. Le changement de futaille est nécessairement indispensable.

8° *Correction de l'état trouble.* — Lorsque, sous l'influence d'une température élevée, comme cela arrive souvent dans les pays intertropicaux, le vin devient trouble, il faut le soutirer, le placer dans un fût qui vient d'être soufré et le coller. Le *collage* peut s'opérer de différentes manières : il se pratique le plus souvent soit avec 15 grammes de colle de poisson par barrique, soit avec cinq ou six blancs d'œufs, soit encore avec la gomme arabique dans la proportion de 50 grammes par pièce. Ces substances s'étalent dans le liquide, enveloppent et précipitent les matières diverses qui en altéraient la limpidité.

## § 3. — *Conservation des vins.*

I. *Cale au vin.* — Énumérer les conditions du local où doivent être placés les vins pour se bien conserver, c'est faire ressortir, par cela même, combien la cale d'un navire est peu propre à en retarder l'altération. Les œnophiles recommandent de choisir une cave exposée au nord pour que la température soit peu variable, assez profonde pour que la chaleur y soit toujours à peu près la même; l'humidité et la lumière doivent y être modérées; elle doit être à l'abri des secousses qui augmentent la tendance qu'ont les vins à devenir acides; il faut éloigner d'elle, enfin, toutes les substances qui peuvent fermenter ou dégager des exhalaisons fétides, bûchers, égouts, latrines, etc. La cale au vin présente le contre-pied de toutes ces circonstances préservatrices : l'humidité y est considérable; le bois des barriques y subit promptement une décomposition préjudiciable au vin qu'elles renferment; il y règne

(1) Voy. Chevallier, *Diction. des altér. et falsif. des subst. alimentaires.* Paris, 1852, t. II, p. 513. — Léon Soubeiran, *Nouveau Dictionnaire des falsifications et des altérations des aliments.* Paris, 1874.

une température qui, dans les pays chauds, s'élève habituellement jusqu'à 25 et quelquefois 30° ; les vibrations du navire par la marche,
les exercices, le tir du canon ; ses oscillations par le fait du roulis ou du
tangage ; les émanations fétides qui se dégagent, soit de l'eau de la sentine, soit du bois moisi ou carié, soit des autres approvisionnements en
voie de décomposition, que de causes d'altérations accumulées en
même temps !

II. *Pièces à vins.* — Les vins embarqués pour campagne sont tous en
cercles, et les pièces qui les contiennent sont logées dans un compartiment spécial de la cale auquel est affecté un panneau qui sert à l'aération
et au maniement des futailles. La qualité et la conservation des vins
dépendent essentiellement de la nature des récipients qu'on emploie.
Or, ces récipients sont de deux sortes : les uns sont complétement inaltérables, les vins n'exercent sur eux aucune action chimique ; les autres,
au contraire, cèdent à ce liquide certains de leurs principes, et modifient par suite ses propriétés. M. Fauré, de Bordeaux, a démontré que
les barriques neuves influencent la couleur, la saveur et le velouté des
vins suivant la nature du bois avec lequel elles ont été faites. Chaque
vin exige, pour se bonifier, un merrain d'une origine spéciale : tel vin
s'accommodera mieux de merrain du Nord, tel autre de merrain d'Amérique, tel autre de chêne de nos pays. Les deux premiers, contenant
moins de principes solubles, ont moins d'action sur les liquides spiritueux ; cette action est plus sensible pour les vins blancs que pour les
vins rouges, pour les vins fins que pour les vins généreux et corsés (1).
Les futailles de bois au contact d'un liquide qui contient à la fois et de
l'eau, et des acides, et de l'alcool, c'est-à-dire les trois dissolvants les
plus généraux de la chimie, doivent nécessairement lui céder et des
matières extractives, et des résines, et des sels, et des bases ; mais ce
n'est là qu'un de leurs inconvénients : leur porosité permet à une
partie de leur contenu de s'évaporer, d'où un déchet inévitable, d'où
aussi l'entrée d'une certaine quantité d'air, dont l'impureté ne peut
manquer de se communiquer au vin ; enfin, l'imperfection des joints
expose à un coulage inévitable. Ces inconvénients ont été tellement
sentis, qu'on a proposé d'employer, pour la conservation des vins à bord,
des caisses de fer, soit ordinaires, soit galvanisées intérieurement. Nous
n'avons pas besoin de faire ressortir ce que ce projet aurait d'anti-
hygiénique. Le tannin des vins constituerait avec le fer une encre qui
lui communiquerait une couleur noirâtre et un aspect bourbeux ; des
malates, tartrates et acétates de fer prendraient naissance et produi-
raient une saveur atramentaire ; la constitution chimique des vins serait, en un mot, profondément perturbée. Le remède serait évidem-

(1) *Annales d'hygiène*, 1848, t. XL, p. 475.

ment pire que le mal. Le zingage des caisses à vins ne ferait qu'en augmenter les inconvénients. M. Schaueffèle a reconnu, en effet, qu'au bout de quinze jours de contact, un litre de vin a dissous $3^{gr},95$ d'oxyde de zinc dans un vase de zinc, et $4^{gr},10$ dans un vase de fer galvanisé. Il est bien évident qu'un vin ainsi altéré serait d'un usage dangereux. Le problème est donc encore à résoudre. Nous nous demandons si les procédés d'émaillage de la tôle ne deviendront pas un jour d'un prix assez abordable pour pouvoir être appliqués à la conservation des vins à bord des navires. Avant de se laisser effrayer par la perspective d'une dépense assez considérable, il importe de ne pas oublier que les futailles ordinaires, constamment renouvelées, coûtent déjà fort cher à l'État, que la fréquente acescence des vins, leur coulage, admis comme prévisions nécessaires dans l'équilibre des comptes administratifs, seraient des inconvénients complétement écartés, et qu'enfin la durée des pièces émaillées serait, sinon indéfinie, du moins très-longue.

En marine, comme un peu partout, du reste, la voie qui conduit aux économies réelles est souvent dispendieuse en apparence, et il faut confier à l'avenir le soin de dédommager le présent.

III. *Foudres.* — Si la proposition que nous venons de faire paraissait inacceptable pour l'ensemble de l'approvisionnement de campagne, on ne saurait lui adresser le même reproche en ce qui concerne les récipients temporaires où le vin qui doit servir à la consommation de quelques jours, est mis en réserve. Ces vases, désignés sous le nom de *foudres*, et placés dans la cambuse sur des chantiers de bois qui les exhaussent au-dessus du pont, sont au nombre de quatre : deux contiennent l'approvisionnement de détail du vin, et deux plus petits celui de l'eau-de-vie. La contenance de ces foudres varie, bien entendu, suivant l'effectif de l'équipage, mais généralement ils renferment du vin pour trois à cinq jours. A bord des vaisseaux de $1^{er}$ rang, les *foudres* ont une capacité de 840 litres et contiennent l'approvisionnement de trois jours. C'est là que le vin, qui a traversé quelquefois impunément les conditions fâcheuses qu'il a rencontrées dans la cale, vient invariablement passer à l'acidité ; on peut même dire, sans exagération aucune, que la seconde épreuve, si courte qu'elle soit, lui est encore plus funeste que la première. Indépendamment des manœuvres à l'aide desquelles le vin est pompé, et qui s'exécutent avec un sans-façon dont un œnophile s'indignerait à bon droit, le vin qu'on dépose dans ces foudres les trouve d'ordinaire tapissés intérieurement d'une couche de lie de vin et de matières fermentescibles qui ne peuvent que l'altérer. Le nettoyage de ces récipients se fait plus ou moins souvent, suivant la nature des vins qu'ils renferment : avec ceux de Provence, il faut récurer et soufrer les foudres toutes les fois qu'on les remplit ; avec ceux de Bordeaux, il est moins indispensable de répéter ces opérations. Nous nous demandons pourquoi les foudres ne sont pas, de temps en temps, montés sur le pont, soumis à un lavage à grande eau et exposés ensuite à l'air; on les nettoierait ainsi d'une manière bien plus complète et le vin s'y conserverait mieux. Il nous semble que la quantité de vin mise dans les foudres ne devrait jamais dépasser la consommation de deux jours; on assurerait ainsi sa conservation, qui serait encore bien mieux garantie si ces pièces étaient confectionnées avec de la tôle émaillée intérieurement, ainsi que nous le proposions tout à l'heure (1).

IV. *Bouteilles.* — Les tables privilégiées du navire, pouvant faire soigner leurs vins, en boivent d'une qualité réellement très-bonne, et ce n'est pas sans d'amers regrets que l'hygiéniste songe que ce vin est de la même nature que ce liquide louche, acescent, sans bouquet, que la gaieté du poste des aspirants a décoré d'un surnom qui lui restera.

Les états-majors des navires prennent habituellement par barriques la ration de vin que le règlement leur concède, et confient à des agents dont la négligence et l'incurie sont à peine imaginables, le soin de mettre en bouteilles le vin qui doit ordinairement alimenter leur table. C'est une mission qui cependant a son importance, et que l'officier, qui exerce la pacifique et élective royauté de la *gamelle,* pourrait, sans déroger, surveiller par lui-même. Huit jours au moins doivent séparer le collage de la mise en bouteilles; le robinet doit être placé à deux pouces environ au-dessus du fond, et il faut le garnir d'un morceau de gaze ou de crêpe pour tamiser le vin et retenir la colle. Il faut faire rincer les bouteilles à l'eau douce chaude et les égoutter exactement; y passer un peu d'eau-de-vie; tremper également dans ce liquide l'extrémité du bouchon qui doit pénétrer dans le goulot et l'enfoncer avec force pour que la clôture de la bouteille soit hermétique; s'assurer, en la renversant, qu'il ne sort pas de liquide, et tremper le goulot dans de la cire fondue, et non pas dans du goudron, comme les profanes maîtres d'hôtel le font trop souvent; réserver les dernières bouteilles, qui contiennent toujours un peu de lie, pour la consommation immédiate; choisir enfin, pour cette opération, le séjour dans une rade fermée, afin de la pratiquer dans une immobilité relative du navire : telles sont les précautions dont il faut s'entourer pour peu qu'on soit jaloux de boire un vin franc, droit en goût et libre de toute acidité.

(1) On a essayé sur quelques navires, imputant la mauvaise qualité du vin à son séjour dans les foudres, de supprimer ceux-ci. C'est ce que l'on a tenté à bord de la *Flore*, où le vin destiné à la consommation journalière, était puisé directement dans les pièces à l'aide d'une pompe munie d'une manche. M. Fournier a vu employer ce système à bord de la *Flore*, dans les mers du Sud, et il lui a paru défectueux; le vin s'altérait dans les pièces en vidange, et la manche, imperméabilisée par l'huile ou la colle de poisson, communiquait au vin un goût très-désagréable, qui provoqua des plaintes dans l'équipage. Les foudres, soigneusement combugés et soufrés, lui semblent encore ce qu'il y a de moins mauvais. (Fournier, *Rapport sur la campagne de la frégate* la Flore, Collect. de Brest.)

Il faudrait trouver des pièces à vin offrant plus de garanties que les barriques ordinaires et remplacer les foudres par des dames-jeannes en verre entourées d'un clissage. Cette idée, à laquelle je songeais depuis longtemps, a été aussi formulée récemment par M. Nielly. On fabriquerait aisément en verre fort des dames-jeannes contenant 30 à 40 litres, et les petits navires, au moins, tireraient parti de ces récipients, que l'on pourrait tenir dans un état irréprochable de propreté. Peut-être même des caisses en verre, également clissées, seraient-elles d'une fabrication aisée. On embarque sur les navires des touques d'acide sulfurique, dont le bris n'est pas redouté ; à plus forte raison, ces touques de vin n'auraient-elles pas d'inconvénients. Ce qu'il y a de certain, c'est que l'État dépense beaucoup d'argent pour donner du vin médiocre aux matelots. Il est urgent d'aviser (1).

### § 4. — *Valeur hygiénique du vin.*

Le vin a eu ses détracteurs, J.-J. Rousseau en tête, qui déclare que, la nature « ne fournissant rien de fermenté, il n'est pas à croire que l'usage d'une liqueur artificielle importe à la vie de ses créatures (2). » Pure boutade philosophique qui nous obligerait à préférer le moût au vin, à manger du blé moulu comme nos ancêtres des villages lacustres, et qui n'a sans doute pas conduit Rousseau à demeurer abstème.

Les détracteurs du vin comme aliment ne se rencontreront certainement pas, du reste, parmi les médecins de la marine qui comptent surtout sur cet agent pour neutraliser les influences débilitantes de l'encombrement nautique et du séjour prolongé dans les pays chauds. Il y a un certain nombre d'années, un médecin de la marine anglaise, M. Bryson, comparant dans une même station le nombre des scorbutiques à bord des navires français et anglais, ne pouvait s'expliquer l'immunité remarquable dont avaient joui nos marins que par l'usage du vin qui leur est donné en ration (3). Nous n'hésitons pas à le dire, l'État est largement indemnisé des sacrifices que lui impose la concession du vin aux matelots navigants par une diminution sensible dans le nombre des malades, qui consomment sans produire, et dans celui des rapatriements, toujours dispendieux. Aussi, nous pensons que si cette partie du régime de l'homme de mer devait être modifiée, ce serait uniquement dans le sens d'une augmentation.

Qu'on fasse au moins tout ce qu'il sera possible de faire pour main-

---

(1) Signalons l'application ingénieuse qui vient d'être faite de l'aspiration par le vide pour embarquer le vin à bord, en le soustrayant, pendant ce transvasement, à l'action de l'air. Le transvasement à bord s'opérera sans doute plus tard par le même mécanisme.

(2) J.-J. Rousseau, *Œuvr. compl.*, *Émile*, liv. Iᵉʳ, p. 381. Paris, 1839.

(3) La séve que contient le vin associée aux acides végétaux en fait une sorte de *lime-juice*, qui en a les propriétés antiscorbutiques.

tenir cette denrée précieuse dans un bon état de conservation. A l'avantage de désaltérer et de nourrir, elle joint en effet un office de stimulation cérébrale qui a aussi son utilité. Cette exhilaration que déterminent des doses modérées d'un vin généreux, entièrement opposée aux ignobles jouissances de l'ivresse, serait inutile dans la vie habituelle, qu'il faudrait encore la rechercher pour des hommes voués, comme le sont les matelots, à une existence rude, comprimée, monotone, de nature à engendrer le découragement et l'ennui. Que de consolations pour l'avant dans ce magique quart de vin, dont le retrait ou la concession sont les deux ressorts essentiels de la discipline intérieure ! Que de reconfort pour le gaillard d'arrière, que de gaieté expansive, que de baume jeté sur les plaies irritées qu'ont produites les frottements de la vie commune, dans ces fioles de saint-julien ou de champagne que la libéralité du chef de gamelle dispense aux jours de fête !

## ARTICLE II

### CIDRES.

Le cidre, véritable vin de pommes (1), n'est aujourd'hui utilisé qu'accidentellement pour l'alimentation nautique, et seulement comme approvisionnement de journalier de port et de rade, dans les localités où ce produit est de consommation habituelle. La ration de cidre est le double de celle du vin, c'est-à-dire de 46 centilitres par repas. Le cidre de pommes est le seul employé, celui de poires ou *poiré* est beaucoup plus alcoolique, plus généreux, mais son prix de revient est aussi plus élevé. Ce n'est pas d'aujourd'hui que le cidre est employé comme boisson nautique. Des documents historiques nous apprennent, en effet, que sous Charles VIII « des cidres » étaient embarqués sur les navires neustriens, et que la quantité en était réglée « à l'équipollent » de l'équipage, de manière que chaque homme en eût par jour « ung pot et demi. » Les *aduitaillements* des navires de l'escadre de Monsieur l'admiral de Bourbon et de son vis-admiral Coulon, sous Louis XII (1512), embarquaient aussi du cidre à proportion de six vingts pipes pour une nef de 300 tonneaux approvisionnée pour deux mois. Chacun de ces navires s'approvisionnait également de 8 pipes de vin et de 24 pipes de bière ; mais le cidre seul servait à la ration de l'équipage, le vin et la bière étant réservés pour le capitaine, les maîtres, contre-maîtres et officiers de la nef (2).

L'encombrement que produit une boisson semblable dont la ration doit être fort élevée, est un obstacle à son introduction dans le régime

(1) Voy. Lucien Rabot, *Du cidre, de son analyse, de sa préparation, de sa conservation et des falsificat. qu'on lui fait subir* (*Ann. d'hyg. publ.*, 1861, t. XVI, p. 111).

(2) Voy. Jal, *op. cit.* Du temps de Lind, on embarquait du cidre sur les navires de guerre, et cet auteur attribuait, non sans raison sans doute, à cette boisson d'éminentes qualités antiscorbutiques.

des matelots des navires de l'État, quand ils sont à la mer. D'ailleurs, elle n'est pas de bonne conservation, elle subit promptement la fermentation acéteuse, brunit au contact de l'air, *se tue* (comme on le dit d'ordinaire), et dès lors ne tarde pas à aigrir. Le cidre de pommes est, de plus, susceptible d'une décomposition spontanée qui consiste dans la putréfaction des matières fermentescibles azotées qu'il renferme et qui le rend impropre à tout usage alimentaire. Il importe de ne pas oublier que le cidre est souvent dulcifié par la craie, la céruse ou la litharge, que les vases de zinc ou de cuivre lui cèdent des principes toxiques, et que de faux cidres, ou boissons économiques, sont souvent vendus pour du cidre de pommes. Les commissions de recettes des ports de la Manche doivent avoir présentes à l'esprit ces diverses sophistications qu'il est, d'ailleurs, facile de reconnaître. Le cidre est assez riche en alcool ; il en contient en moyenne 6 p. 100. Ce principe y est associé à de l'eau, de la glycose indécomposée, de la dextrine, des acides malique et pectique, des substances azotées, des huiles essentielles, de l'acide carbonique, etc. C'est un bon aliment quand il est préparé soigneusement, avec des pommes arrivées à un degré suffisant de maturité, et que la saison n'a pas été trop humide. S'il cause quelquefois des flux de ventre, il faut imputer cet inconvénient, contre lequel l'assuétude prémunit assez vite, à l'imparfaite séparation des matières azotées qui ont joué le rôle de ferment. La bière qui n'est pas purgée de levûre produit identiquement le même effet. Somme toute, le bon cidre est salubre, meilleur marché que le vin de *journalier*, et s'il ne justifie pas précisément le nom de *nectar neustrien* dont on l'a gratifié, il n'en est pas moins très-bien accueilli par les matelots riverains de la Manche, et très-bien subi par ceux qui proviennent des autres points du littoral.

ARTICLE III

BIÈRES.

L'étude de la bière nous arrêtera plus longtemps. Cette boisson, en effet, est appelée, sans aucun doute, à jouer dans l'alimentation de l'homme de mer un rôle excessivement utile aussitôt que, reprenant des essais abandonnés trop tôt, on sera arrivé à formuler un bon procédé de fabrication extemporanée. Cette question a vivement préoccupé les navigateurs de tous les temps, et nous nous étonnons que, de nos jours, on ne songe plus à un intérêt hygiénique aussi puissant. Les recherches persévérantes de Cook (1), Faxe, Sinclair, Wilson, Kéraudren, etc., avaient à moitié résolu le problème. Pourquoi s'est-on arrêté en chemin ?

1° *Composition.* — « La bière, dit Payen, renferme les produits

---

(1) Aaskow, dans le *Journal médical de l'expédition danoise contre Alger*, en 1770, a fourni également un témoignage en faveur des propriétés antiscorbutiques de la bière (*Arch. de méd. nav.*, 1866, t. V, p. 346).

solubles du malt et du houblon, plus l'alcool et une faible partie de l'acide carbonique provenant de la transformation de la glycose. La bière contient donc de l'eau, de l'alcool, de la dextrine, de la glycose, des matières azotées, des traces des substances grasses et de l'huile essentielle de l'orge, des essences aromatiques, un principe amer, des substances gommeuses, colorantes et d'autres principes immédiats du houblon, une quantité variable de gaz acide carbonique et d'acide acétique, des phosphates de potasse, de magnésie et de chaux, des chlorures de sodium et de potassium, de la silice (1).

La bière contient un maximum de 2,25 p. 100 d'alcool (bière blanche de Louvain) et de 8 p. 100 (ale de Londres). Quant aux proportions d'extrait qui mesurent, pour les bières non sophistiquées, leur pouvoir nutritif, le maximum est de 12 p. 100 pour la bière Salvator de Munich et le minimum de 4 p. 100 pour les bières fortes de Lille, de Strasbourg et l'uytzet simple de Gand (Lacambre). La pesanteur spécifique de la bière varie entre 1,004 et 1,030 ; elle est, en moyenne, de 1,017.

La bière de bonne qualité renferme environ 48 grammes par litre de substances solides constituées par la dextrine, la glycose, des matières azotées, des sels minéraux, aussi est-elle douée de propriétés nutritives assez remarquables. M. Payen attribue aux 48 grammes de matières solides que renferme un litre de bière un pouvoir nutritif équivalent à celui d'un poids égal de pain (2).

2° *Altérations*. — Les altérations spontanées de la bière sont l'*acidité*, la platitude (absence d'acide carbonique), l'état filant dû à la production de la *gliadine* par la fermentation dite *visqueuse*, la *putridité*. Elle peut contenir accidentellement du *cuivre*, du *zinc* ou du *plomb*; ce dernier provient, ou des récipients, ou d'une tentative blâmable de dulcification. Les sophistications portent surtout sur le principe aromatique de la bière, le houblon, auquel on substitue diverses substances amères : feuilles et écorces de buis, feuilles de ményanthe, fleurs de tilleul, gentiane, têtes de pavot, bois de gaïac, jus de réglisse, jusquiame, graines de Paradis, coque du Levant, poivre d'Espagne ; quelques-unes de ces substances sont ajoutées à la bière pour l'amarifier, d'autres pour la colorer, d'autres, enfin, pour lui communiquer des propriétés enivrantes plus actives. Il y a peu d'années, Payen signalait l'envoi en Angleterre d'une quantité considérable de strychnine destinée, disait-on, à communiquer aux bières pauvres en houblon une amertume très-prononcée ; cette assertion a provoqué de la part des brasseurs de Londres une protestation énergique. Il paraît cependant que la

(1) La bière contient aussi des acides tannique ou gallique, de l'acide malique et des malates, de l'acide acétique et des acétates.

(2) Payen, *Substances alimentaires*. Paris, 1854, p. 265 à 267. J'ai fort peu de confiance dans ces équivalences nutritives déterminées par la chimie, quand l'épreuve physiologique n'en a pas garanti l'exactitude.

fève de Saint-Ignace et la coloquinte ont servi quelquefois à amarifier la bière (1).

3° *Bières nautiques.* — Les qualités alimentaires et antiscorbutiques de la bière, en même temps que l'aptitude de la *drèche*, ou malt pulvérisé, à se conserver longtemps à la mer, si elle est mise dans un endroit exempt d'humidité, ont inspiré divers essais de fabrication de la bière à bord des navires en cours de campagne. Cette boisson, comme le cidre, occupe, en effet, trop de place pour qu'on puisse songer à en approvisionner les bâtiments destinés à de longs voyages. Les expériences les plus intéressantes qui aient été faites à ce sujet sont celles de Cook. A son départ, il avait reçu d'un certain M. Pelham, secrétaire du commissaire du bureau des vivres, 31 barils de moût de bière. 19 furent mis à bord de la *Résolution*, et le reste sur l'*Aventure*. L'illustre navigateur rend compte en ces termes de ses expériences :

« Je fis trois poinçons avec le jus épaissi de la drèche; je mis dix mesures d'eau pour une de jus. Quinze des dix-neuf barils de jus épaissi que nous avions à bord avaient été extraits du moût de bière de houblon avant d'être épaissi; les quatre autres provenaient d'une bière qu'on avait composée avec du houblon et fait fermenter avant de l'épaissir. Pour se servir de ce dernier jus, tous les préparatifs consistent à le mêler avec de l'eau froide dans les proportions de 1 à 8 ou de 1 à 12, ou dans telle autre proportion qu'on voudra ; on bouche ensuite le vase, et en peu de jours, la bière est forte et potable. Mais après qu'on a mêlé dans de l'eau, de la même manière, l'autre espèce de jus, on pensait qu'il fallait le faire fermenter avec de la levûre, comme lorsqu'on brasse la bière; l'expérience nous a appris cependant que cette précaution n'est pas toujours nécessaire, car, par les temps chauds et au milieu du roulis du bâtiment, les deux sortes de jus se mettaient dans la plus grande fermentation, et, avec tous nos efforts, nous ne sommes jamais venus à bout de l'arrêter. Si l'on pouvait empêcher ce jus de fermenter, il serait certainement très-précieux en mer. » C'est là, en effet, un grave inconvénient, et qu'on ne saura sans doute pas écarter complétement dans les pays chauds. Cook rapporte qu'il fit monter sur le pont quelques barils de bière, la fermentation prit une activité nouvelle et plusieurs futailles se défoncèrent d'elles-mêmes avec un bruit comparable à l'explosion d'un fusil. Ses essais dans des climats plus froids dépassèrent au contraire son attente. Délayé dans l'eau chaude dans la proportion d'un douzième, et additionné d'un reste de bière suppléant la levûre, ce jus fournit une bière saine et agréable que les équipages des deux navires apprécièrent infiniment (1).

Les expériences de Cook éveillèrent l'attention des navigateurs, et, en

(1) Chevallier, *Dictionnaire des falsifications*, t. I, p. 117. — Soubeiran, *Nouv. Dict. des falsifications.* Paris, 1874.

(2) *Troisième voyage de Cook.* Paris, 1782, préf., p. XXXI, t. I, p. 27 et 101.

mars 1777, M. Dupuy, médecin en chef de la marine au port de Rochefort, chargé de faire un rapport sur le mémoire du capitaine Cook, relatif
à l'hygiène navale, émettait l'avis qu'il était important de faire de nouvelles expériences sur la drèche (1). Nous ne savons s'il fut donné suite
à cette idée ; mais, en tout cas, nous croyons que la fabrication des
bières nautiques est d'un trop grand intérêt hygiénique pour qu'on doive
s'en tenir à ces essais incomplets. Le jus de bière épaissi est évidemment
trop fermentescible, trop altérable, pour qu'on puisse songer à en embarquer pour les voyages dans les pays chauds ; mais le malt ne présente
pas les mêmes inconvénients, il se conserverait indéfiniment, et, pour le
faire servir à la fabrication d'une bière extemporanée, il suffirait de le
moudre, de délayer la drèche dans de l'eau à 80° centigrades environ, et
d'ajouter soit une infusion des cônes femelles du houblon (1 kilogramme
par hectolitre si la bière doit être consommée immédiatement, ou
2 kilogrammes si elle doit être conservée), soit une teinture renfermant,
dans un grand état de concentration, les principes aromatiques et amers
de cette urticée. Nous ne proposerions évidemment pas de faire de cette
boisson un aliment habituel pour les matelots, les conditions de l'encombrement à bord d'un navire s'y opposeraient invinciblement, nous le
savons ; mais nous ne voyons pas en quoi il serait impraticable de leur
donner à la mer deux repas de bière par mois, et nous comprenons
très-bien quels avantages présenterait cette boisson à la fois nutritive,
antiscorbutique et rafraîchissante, qui interviendrait dans le sens de ce
principe lequel domine, suivant nous, l'hygiène alimentaire des matelots, « variété plus encore que quantité d'aliments. »

A une époque où le scorbut exerçait d'affreux ravages sur les navires,
on rattachait cette affection à tel ou tel élément étiologique isolé : ici
l'encombrement, là la mauvaise nourriture, ailleurs l'humidité, au lieu
de ne voir dans sa production que la résultante des mille défectuosités
de l'hygiène navale à la fois ; à cette époque aussi, on croyait (tentatives
dont l'inanité fut révélée par l'expérience) que certaines substances à
saveur forte et âcre, décorées gratuitement du nom d'*antiscorbutiques,*
pouvaient, par elles-mêmes, arrêter les progrès du scorbut. Aujourd'hui
on est revenu de ces illusions, et, pour notre compte, nous ne connaissons que quatre antiscorbutiques en lesquels nous ayons confiance :
1° courtes traversées; 2° alimentation fraîche et suffisante ; 3° propreté ;
4° ventilation. C'est sous l'influence de ces idées que l'on s'est mis à la
recherche de bières antiscorbutiques. Les Anglais, privés, pour leur
marine, de la ressource de cépages nationaux, devaient tout naturelle-

(1) A. Lefèvre, *Histoire du service de santé de la marine.* Paris, 1867. L'emploi du
malt, dans la marine, comme moyen anti scorbutique, paraît remonter à l'année 1767,
et appartenir à Macbride. Aaskow recourut à la formule de Macbride, pendant l'expédition danoise de 1770 contre les États barbaresques. Elle consistait en une digestion
d'un litre d'orge pour 2 litres d'eau bouillante (Le Roy de Méricourt, *loc cit.*, p. 352).

ment s'occuper les premiers de cette question. Cook, arrivé à la Nouvelle-Zélande, chercha à imiter les bières résineuses fabriquées au Canada. Il trouva à terre un arbre qui ressemblait beaucoup au sapinette noir ou spruce de l'Amérique du Nord, et dont il donne le dessin dans son ouvrage (t. I, pl. 5), et, mélangeant des feuilles et branches de cet arbre avec du moût de bière et de la mélasse, il obtint une sorte de bière sapinette (1). Plus tard, comme cette bière était trop astringente, il la fabriqua avec moitié sapinette et moitié *plante à thé*, végétal dont les feuilles sont savoureuses et d'un aigrelet agréable quand elles sont fraîches. Il se loue beaucoup des avantages de cette boisson. « Dès l'instant de notre arrivée à la Nouvelle-Zélande, dit-il, les brasseurs travaillèrent à nous faire de la bière. Les bois étaient remplis de cette espèce de pin appelé *spruce*, d'où l'on tire une bière très-bonne ; cette boisson saine ne nous manqua pas pendant notre séjour, et nous en eûmes plusieurs semaines après notre départ. La bière de pin nous fut très-salutaire ; elle extirpa le scorbut parmi nous, et il n'en resta pas le plus léger symptôme (2). »

Comme, dans la plupart des localités où conduit la navigation, il est impossible de se procurer les éléments de la fabrication des bières résineuses, on a essayé de concentrer les principes actifs du pin. Faxe prépara dans ce but, en 1780, un extrait résineux susceptible de se conserver sans altération pendant plusieurs années : c'est ce que les Anglais nomment *essence de spruce*. En 1807, un bâtiment anglais, le *Woodbine*, étant venu s'échouer sur les côtes de France, on trouva à son bord une assez grande quantité d'essence de spruce que M. Kéraudren soumit à l'examen de l'Académie de médecine ; l'état dans lequel elle était ne justifiait en rien sa réputation d'inaltérabilité. L'essence obtenue par Wilson de la sapinette noire était une substance de même nature (3).

Forget a reproduit dans son ouvrage la formule d'une bière antiscorbutique préparée à Terre-Neuve et qui peut rendre des services, en cas d'épidémie de scorbut. Dans une chaudière ayant la capacité d'une demi-barrique, on jette une brassée de copeaux, de branches et de feuilles de sapin avec deux poignées de genévrier ; on fait bouillir pendant une demi-heure, puis on retire le bois. On jette alors dans la chaudière une livre de biscuit écrasé, dix livres de mélasse délayée dans un seau de la décoction, et un autre seau d'eau froide pour compenser le vide causé par le bois retiré, et par l'évaporation ; on brasse pour incorporer le mélange, et l'on verse le tout dans une barrique qu'on achève de remplir avec de l'eau : la fermentation s'opère, et au bout de vingt-quatre heures la liqueur est potable. M. Bergeron

(1) La bière sapinette est employée depuis très-longtemps à Terre-Neuve et dans le nord de l'Europe. Lind la considérait comme un préservatif du scorbut.

(2) *Troisième voyage de Cook*, op. cit.

(3) *Dictionnaire des sciences médicales*, art. Bière, t. III, p. 109.

dit que cette boisson fit beaucoup de bien à l'équipage de la *Seine* (1).

En Chine, beaucoup de bâtiments de commerce remplacent l'acidulage par une bière préparée à bord avec de l'essence de spruce et une substance susceptible de fermenter. Cette bière ne coûte pas plus cher que l'acidulage (2).

## ARTICLE IV

### BOISSONS ÉCONOMIQUES.

Toutes les substances contenant des matières sucrées et des principes capables de jouer le rôle de ferments, mises au contact de l'eau et placées dans une température convenable, subissent la fermentation alcoolique et sont susceptibles de fournir des boissons économiques analogues aux cidres et aux bières. Cette propriété pourrait être mise à profit, dans les relâches, pour procurer aux équipages des boissons pour lesquelles, par amour de la nouveauté, ils manifesteraient cette appétence qui est la condition essentielle de la bonne utilisation des aliments. Nous reproduisons ici quelques formules d'une facile application à bord des navires :

1° Mélasse de canne mélangée d'eau, de manière à marquer 6° à 7° à l'aréomètre de Baumé, additionnée de bourgeons de sapin et de levûre sèche (Chevallier).

2° Eau ordinaire, 1 hectolitre ; sucre brut, 3$^{kil}$,700 ; crème de tartre, 750 grammes ; eau-de-vie, 1 hectolitre ; aromate quelconque, 40 grammes.

3° Eau ordinaire, 1 hectolitre ; bière ordinaire, 5 litres ; sucre brut, 750 grammes ; vinaigre, 1$^{lit}$,25 ; caramel, 150 grammes.

4° Eau ordinaire, 1 hectolitre ; sucre brut, 8$^{kil}$,650 ; acide tartrique, 160 grammes ; esprit trois-six, 1 litre ; fleurs de sureau, 120 grammes.

Pour fabriquer toutes ces boissons économiques, on suit identiquement le même procédé. On fait une infusion des aromates, on dissout le sucre, la crème de tartre, l'acide tartrique, etc. ; on passe à travers un linge, on verse dans un tonneau ; on ajoute le vinaigre, l'eau-de-vie, puis la levûre ou la bière, et on laisse fermenter. Au bout de cinq ou six jours, sous une température de + 15 ou 20°, la boisson est faite et peut être consommée. Dix jours de séjour en bouteille la bonifient et la rendent fortement mousseuse (3).

Ces formules peuvent être très-avantageusement utilisées, d'une manière accidentelle, à bord des navires de guerre privés de vin pour une cause ou pour une autre ; mais elles rendraient principalement des ser-

---

(1) Forget, *Médecine navale*, t. I, p. 276.
(2) Leconiat, *Campagne du* Rhône.
(3) Girardin, *Instructions pour le peuple ; Fabrication du vin et des boissons*. **Paris**, 1818, p. 2194.

vices aux bâtiments du commerce, mieux disposés pour ces sortes de manipulations, et notamment aux baleiniers, qui pourraient ainsi se procurer, dans leurs longues navigations, le bénéfice hygiénique de l'usage de boissons fermentées et lutter avec plus de succès contre le scorbut qui décime leurs équipages.

## CHAPITRE III

### Eaux-de-vie et alcools.

#### § 1. — *Eaux-de-vie.*

Le vin et l'eau-de-vie sont les deux seules boissons alcooliques qui entrent dans la composition réglementaire de la ration du matelot. Sur les bâtiments de guerre, six centilitres d'eau-de-vie sont attribués à chaque homme pour le repas du matin, et, à moins d'impossibilité absolue, il leur est délivré entre le dîner et le souper $0^{lit},46$ de vin. Nous ne nous occuperons ici que de l'usage alimentaire des eaux-de-vie ; nous avons déjà fait ressortir, en effet, le danger dont l'abus des boissons enivrantes menace la santé des gens de mer.

La marine s'approvisionne, en fait d'alcools, dans l'Angoumois, la Saintonge et le Languedoc. Les eaux-de-vie de Cognac et d'Armagnac, lorsqu'elles ont vieilli, ont un parfum qui les fait rechercher dans le monde entier ; leur couleur, complétement blanche quand elles viennent d'être distillées, passe assez promptement au jaune doré par suite de la dissolution des principes extractifs et colorants des pièces qui les renferment ; elles ont une saveur chaude sans mélange d'âcreté ; leur arome est agréable, et elles exercent sur la muqueuse de l'estomac une action calorifiante qui s'irradie promptement au reste de l'économie. Dans les colonies, l'eau-de-vie française est habituellement remplacée par l'eau-de-vie de mélasse ou de jus de canne qui présente à peu près le même degré alcoométrique que l'eau-de-vie de vin, et que les matelots acceptent très-volontiers. L'une et l'autre rentrent dans la catégorie des *alcools bon goût*, et cette substitution n'a rien de nuisible, tandis que la santé des équipages souffrirait du remplacement de l'eau-de-vie de Saintonge par les eaux-de-vie de grain, de fécule de pomme de terre, etc. Il y a donc grand intérêt pour le médecin de la marine à distinguer ces divers alcools les uns des autres.

C'est une très-grave question d'hygiène navale que celle qui a trait à l'opportunité de conserver l'eau-de-vie dans la ration nautique. On me permettra de la traiter ici, et dans un sens plus absolu que je ne l'ai fait en 1856, quoique derrière les ménagements dont j'entourais mes récriminations contre l'usage traditionnel de l'eau-de-vie perçât visiblement l'idée d'en demander la suppression. Au reste, cette cause a déjà fait quelque progrès dans les idées puisque la Commission chargée de réviser l'instruction du 11 août 1838 sur la comptabilité des vivres à bord des bâtiments de l'État a été d'avis de supprimer les 6 centilitres d'eau-de-vie alloués par le décret du 21 juillet 1860 pour le déjeuner des équipages, et d'augmenter, dans une certaine proportion, les quantités de sucre et de café. Cette idée n'a pas prévalu et le décret du 16 décembre 1874 a maintenu l'eau-de-vie, le rhum ou le tafia dans la ration, tant de journalier que de campagne (1). Il y a tant de raisons pour ne pas la maintenir que je compte sur le prochain décret sur la ration pour en faire bonne et entière justice. La marine américaine a déjà supprimé les spiritueux à bord, et ses médecins se louent beaucoup de cette réforme, d'autant plus rigoureuse cependant que les matelots des États-Unis n'ont pas de vin et en sont réduits au thé. Les médecins de la marine française accepteraient volontiers cette suppression. C'est ainsi que M. Le Roy de Méricourt demandait, dès 1853, que le boujaron d'eau-de-vie fût remplacé par 23 centilitres supplémentaires de vin, mesure excellente sans doute, mais que la capacité des cales rendrait difficilement d'une application générale (2). De même, à bord de la *Flore*, M. Fournier a constaté que beaucoup de matelots venaient demander qu'on remplaçât leur ration d'eau-de-vie par une ration de vin, et il a émis le vœu que cette substitution fût pratiquée toutes les fois qu'elle est possible (3).

Il ne faut pas oublier du reste que l'alcool est un aliment équivoque et que depuis les recherches de MM. Ludger-Lallemand, Perrin et Duroy (4), il est contesté qu'il subvienne aux dépenses organiques; le voilà donc à peu près dépossédé de ce pouvoir *thermogène* que la célèbre mais fort ébranlée dichotomie bromatologique de Liebig lui avait attribué. C'est en réalité un médicament qui traverse et impressionne l'économie et qui est ensuite éliminé en nature. Il paraît aussi prouvé, d'après l'expérience des navigateurs arctiques, de Hayes en particulier, comme nous l'avons vu plus haut, qu'il diminue plutôt qu'il ne stimule la thermogénèse organique. Que lui reste-t-il donc ? le patronage d'un usage traditionnel et d'une appétence qu'il faudrait plutôt combattre que favoriser. L'habitude du *boujaron* prise à bord, ou tout au moins consolidée sur ce terrain, se conserve à terre et l'on peut la considérer

---

(1) La ration d'eau-de-vie *donnée au déjeuner* (c'est une aggravation) est de 0¹,0·). Les mousses, non plus que les femmes, les transportés et les condamnés, ne reçoivent pas de ration d'eau-de-vie.

(2) Le Roy de Méricourt, *Hist. médicale de la campagne de l'*Archimède. Paris, 1853, in-4°.

(3) Fournier, *Rapport méd. sur la campagne de la frégate* la Flore (collection de Brest).

(4) Ludger-Lallemand, Maurice Perrin et Duroy, *Du rôle de l'alcool et des anesthésiques dans l'organisme*. Paris, 1860.

comme une incitation à l'ivrognerie. N'est-il pas choquant en particulier de voir le mousse, abstème hier et ne s'en portant pas plus mal, recevoir aujourd'hui, et parce qu'il a atteint seize ans, une ration d'eau-de-vie. Combien d'enfants ont été poussés ainsi sur la pente de l'ivrognerie ? En maintenant l'eau-de-vie dans la ration du matelot, on cède à une routine dangereuse, je l'affirme, et l'on va à l'encontre des intérêts de sa santé et de sa tempérance.

Il faudrait, en tout cas et comme mesure de transition, ne jamais donner l'eau-de-vie à jeun.

Forget a émis le même avis : ne sait-on pas, en effet, que les boissons alcooliques, lors même qu'on en use modérément, prises dans l'état de vacuité de l'estomac, entraînent assez ordinairement, à la longue, des accidents de dyspepsie et de flatulence, et produisent le plus aisément le tremblement choréique ? Les conséquences de l'habitude populaire et antihygiénique de *tuer le ver* par l'eau-de-vie prise à jeun sont plus fâcheuses qu'on ne se l'imagine (1). Nous voudrions donc que la ration d'eau-de-vie fût donnée seulement à la suite du déjeuner au café ou à la turlutine, ou, pour plus de précaution, que la liqueur alcoolique fût versée dans le café au moment de sa distribution (2). Nous tenons, du reste, assez peu à cet aliment pour croire qu'il y aurait grand avantage à le supprimer au repas du matin, et à le réserver pour ces occasions fréquentes où l'équipage, fatigué par des travaux excessifs ou glacé par la pluie, a grand besoin d'un cordial. Des distributions générales d'une ration d'eau-de-vie seraient ainsi faites en temps opportun, et les économies seraient employées à l'alcoolisation de l'eau du charnier. Il faudrait, bien entendu, que cette boisson ne pût jamais servir d'appât au zèle ou de récompense, et ne reçût qu'une destination hygiénique.

En résumé, embarquer de l'eau-de-vie pour des distributions individuelles ou générales commandées par des circonstances accidentelles de travaux et de navigation, et la faire disparaître de la ration ; réduire en un mot son rôle à celui non plus d'un *aliment*, mais d'un *médicament*, telle est la réforme que je demande et qui est promise à l'avenir. Celui qui la réalisera ne se rendra pas très-populaire dans le monde des matelots, mais il leur sera utile, ce qui a plus d'importance (3).

Si les inconvénients de l'eau-de-vie de bonne qualité sont réels dans nos climats tempérés, même quand l'usage n'en est pas poussé très-

(1) M. Cl. Bernard a expliqué ce fait d'observation, en démontrant expérimentalement que l'alcool pris dans l'état de vacuité de l'estomac entrave, s'il ne l'arrête, la sécrétion des sucs gastriques.

(2) Personne n'ignore que les matelots, pour prémunir leur boujaron contre les éventualités d'un coup de roulis, le mettent en sûreté en l'avalant dès qu'il leur est servi, et ne prennent leur café que lorsqu'ils se sont donné cette garantie.

(3) Le gin a été essayé en 1855 dans la marine, mais malgré la réputation qui a été faite à cet alcool d'être antiscorbutique, il ne s'est pas maintenu dans la ration.

loin, que dire de l'action, dans les pays chauds, de ces alcools âcres et frelatés que les cabarets, comme autant de toiles d'araignée, tendent à la sensualité peu exigeante de nos matelots?

Quel est le médecin de la marine qui n'a eu souvent à déplorer l'influence des eaux-de-vie de grain, de l'arack et surtout de *l'eau-de-vie de traite* sur la santé des matelots? Cette dernière principalement, destinée au trafic avec la côte d'Afrique, est une source d'abrutissement et de maladies pour nos équipages. Les Locustes de cette drogue immonde pourraient dire ce qu'elle renferme : de l'alcool de grain, de l'eau, du poivre, du piment, du gingembre ou peut-être pis encore.

A côté des dangers de ces alcools que consomment nos matelots dans les cabarets exotiques, nous devons aussi prémunir les officiers contre les dangers non moins grands dont l'usage de l'absinthe, dans les pays chauds, menace leur santé. Les médecins militaires ont, d'une voix unanime, signalé les ravages que cette drogue a causés dans notre armée du nord de l'Afrique. Nous la croyons, nous aussi, excessivement dangereuse : parce que des eaux-de-vie de basse qualité servent à sa préparation ; parce que la « *traîtreuse accoutumance* » engage à augmenter graduellement la dose du poison, afin de maintenir l'impression gustative au même degré ; parce que cet alcool produit l'ivresse plus facilement qu'un autre, et que l'ivrognerie d'absinthe porte une atteinte toute spéciale à la santé ; parce qu'enfin la sophistication de l'alcool d'absinthe, soit par le sulfate de cuivre (Derheims), soit par le chlorure d'antimoine (Stanislas Martin), n'est rien moins que rare. Nous avons si souvent déploré les effets meurtriers produits par l'abus de l'absinthe, que nous avons vu avec une vive satisfaction le vermouth de Turin, macératum vineux de substances amères, se substituer, à titre d'apéritif, à l'eau-de-vie d'absinthe dans les habitudes de la gastronomie fashionable. Les états-majors des navires stationnés dans les pays chauds font actuellement de cette boisson un usage assez habituel ; elle nous paraît éminemment propre à exciter l'appétit et à donner à l'estomac, pourvu qu'elle soit prise uniquement avant le repas du soir, cette tonicité que l'influence continue d'une haute température éteint assez ordinairement. Rappelons enfin aux officiers que, si le curaçao, le kirsch, le marasquin de Zara, l'anisette, les diverses liqueurs sucrées, celles où des fruits ont été confits, viennent agréablement varier la monotonie des desserts que la navigation leur permet, ils ne doivent pas oublier que c'est, au fond, de l'alcool déguisé, dont leur estomac opère très-bien la distillation, et que la sobriété, en pareille matière, est une des règles essentielles de l'hygiène des pays chauds. Que d'affections graves du foie naissent en effet dans les colonies sous l'influence des boissons alcooliques dont l'usage cependant paraît contenu dans les limites d'une tempérance relative !

# CHAPITRE IV

## Boissons aromatiques.

Le café, le thé et le cacao sont trois boissons aromatiques que les règlements concèdent aux matelots : la première comme boisson usuelle ; la seconde comme boisson spéciale à certaines navigations ; la troisième sous forme de chocolat comme aliment de malades. Nous avons à examiner successivement leur valeur.

## ARTICLE PREMIER.

### CAFÉ.

Si le chocolat et le thé sont des boissons qui ne figurent qu'à titre accessoire et éventuel dans la composition de la ration nautique, le café, au contraire, y joue un rôle important (1), et il est entré si avant aujourd'hui dans le goût et dans l'estime des matelots, qu'il ne saurait, à notre sens, être remplacé par rien.

L'introduction du café dans la ration du matelot ne remonte pas à une époque éloignée. Le décret du 13 janvier 1806 qui réglemente l'alimentation de l'homme de mer, ne fait pas mention de cet aliment, non plus que l'instruction du 1er avril 1813 relative au même objet. Jusqu'en 1823, le café n'était délivré qu'éventuellement aux navires affectés à des campagnes spéciales : c'est ainsi que, M. Roussin ayant signalé cette denrée comme le plus puissant antiscorbutique dont il pût être fait usage, une dépêche ministérielle en date du 23 novembre 1818, se fondant sur ce témoignage, prescrivit d'embarquer une certaine quantité de café à bord du brig *le Favori*. Le règlement du 5 février 1823, qui a constitué la ration nautique sur ses bases actuelles (ou à peu de modifications près), introduisit le café dans l'alimentation habituelle du matelot, et le repas très-insuffisant du matin, constitué jusqu'alors par du biscuit et du vin ou de l'eau-de-vie, fut changé en un déjeuner chaud à la panade ou au café. Cette amélioration répondait à un vœu trop souvent exprimé pour n'être pas accueilli avec la plus grande faveur, et certainement aujourd'hui le matelot renoncerait à tout autre des aliments que lui concède la ration avant de faire le sacrifice de son café. Nous verrons tout à l'heure, en effet, que cette boisson aromatique est parfaitement adaptée à ses besoins (1).

La chimie, de laquelle tous les arts, humbles ou élevés, sont depuis

---

(1) Le café entre pour 20 grammes dans la ration du matelot, auquel sont concédés en même temps 25 grammes de sucre. Sur les navires américains, le matelot reçoit 32 grammes de café par jour, et cette quantité est considérée comme trop minime (Wilson, *Naval Hygiene*, p. 55).

quelques années devenus tributaires, n'a pas dédaigné de jeter sa lumière sur quelques faits demeurés jusqu'ici dans le domaine vulgaire de la cuisine, a théorisé certains de ces procédés routiniers, et a perfectionné certains autres. La torréfaction du café et la confection de ce breuvage aromatique ne sauraient, sans compromettre sa suavité, s'éloigner aujourd'hui des règles scientifiques qu'elle leur asssigne, et que Payen a formulées dans une série de mémoires publiés sur cet aliment (1). Je regrette que la spécialité de cet ouvrage ne me permette pas d'entrer dans les détails de cette étude si intéressante.

Le coq des navires (comme du reste les cuisinières de nos maisons) ne se préoccupe guère du tort qu'il fait au café en le torréfiant outre mesure, et il n'a de repos que quand il a transformé cette graine suave en un charbon poreux imbibé d'essences âcres et empyreumatiques, fournissant une boisson fortement imprégnée d'une saveur d'empyreume et de marc, un breuvage en un mot duquel Brillat-Savarin a dit, dans un élan de verve et d'indignation gastronomiques, qu'il semblait bon tout au plus « à gratter le gosier d'un Cosaque. » Le gosier du matelot n'est pas plus exigeant ; nous voudrions cependant qu'on entourât de plus de soin la confection de cette boisson, que la précieuse fève de l'Yémen ne fût pas bouillie comme un vil légume, que le café fût torréfié au degré le plus avantageux, qu'il fût moulu très-fin et que la décoction du marc servît à sa préparation.

Nous ne consacrerons pas de longs développements à l'étude des avantages hygiéniques du café ; l'expérience a triomphé des préventions systématiques ; aujourd'hui une bonne partie du monde, rendant hommage à cet aliment calomnié, *s'empoisonne lentement* à la manière de Fontenelle, et, nonobstant la prédiction de madame de Sévigné, ne s'est pas jusqu'ici plus dégoûté du café que de *Britannicus* ou d'*Esther*. Nous ne saurions trop, pour notre compte, faire ressortir les avantages hygiéniques que cette boisson aromatique présente dans les pays chauds. Qu'on interroge le créole, juge compétent des nécessités de la vie sous le climat des tropiques ; le matelot, qui, par appétence et par instinct, lui a voué une faveur durable ; le médecin de la marine, qui juge scientifiquement et pratiquement cet intérêt d'hygiène, et tous seront unanimes pour reconnaître la haute utilité de cet aliment. Les conditions climatériques sous lesquelles la navigation conduit ordinairement sont aussi celles qui indiquent le plus impérieusement l'usage du café. A Bourbon comme aux Antilles, au Sénégal comme dans l'Inde, les Européens trouvent dans le café un instrument de réaction contre les effets d'une température accablante ou d'une intoxication miasmatique continue. Suivant M. Aubert-Roche, les habitants du littoral de la mer Rouge ne sortent jamais le matin avant d'avoir pris plusieurs tasses de

(1) Payen, *Comptes rendus Acad. des sc.*, 1846, 3ᵉ mémoire, 249.

café (1). M. Celle considère également cette boisson comme éminemment utile dans les pays chauds et humides (2). Les médecins militaires sont unanimes pour reconnaître les avantages de cette boisson dans les pays chauds. Les créoles de nos Antilles en font leur premier aliment du matin et lui attribuent des avantages non équivoques de restauration des forces, etc. Somme toute, l'utilité du café est une question qui est encore plus complétement jugée aujourd'hui en bromatologie générale qu'en hygiène nautique.

Je n'insiste pas davantage, désireux que je suis d'éviter tout détail n'offrant pas d'intérêt technique, et je renvoie le lecteur à l'étude plus complète que j'ai faite ailleurs de ce précieux aliment (3). Je comparerai seulement au point de vue de leur composition le déjeuner au café à celui à la *turlutine* (panade de biscuit préparée au beurre). La turlutine renferme en azote, 4,596; en carbone, 69,05; en matières grasses, 15,30; le café additionné de biscuit, de sucre et d'eau-de-vie fournit de son côté la composition élémentaire suivante : azote, 5,82; carbone, 88,60; matières grasses, 2,70.

Il faut en conclure que la panade de biscuit, très-inférieure au café quant aux quantités d'azote et de carbone, renferme 7 fois plus de matières grasses que lui, ce qui explique pourquoi la commission dont faisaient partie MM. Payen et Dumas a cru devoir proposer de remplacer pour les campagnes du Nord le déjeuner au café par la turlutine. Nous sommes certainement pleins de respect pour les arrêts de la chimie quand ils sont formulés par des autorités pareilles, mais nous l'avouerons, il y a quelque chose que nous mettons au-dessus de ces balancements atomiques, quelque ingénieux qu'ils soient, c'est l'appétence et le goût des matelots : nous les avons toujours vus se prononcer en faveur du café.

## ARTICLE II.

### THÉ.

Le thé n'entre que pour les campagnes exceptionnelles dans la composition de la ration réglementaire du matelot. Une dépêche ministérielle du 16 mars 1850 avait fixé à 65 grammes par homme, et pour toute la campagne d'Islande, la quantité de thé qui devait être fournie en complément d'armement, et à 2 kilogrammes la quantité de sucre en pains destiné à édulcorer cette boisson aromatique (4). On ne saurait trop

(1) Aubert-Roche, *Acclimatement dans les pays chauds* (*Ann. d'hyg.*, p. 23).
(2) Eug. Celle, *Hygiène pratique des pays chauds.* Paris, 1848, p. 244.
(3) Voy. Fonssagrives, *Entretiens familiers sur l'hygiène.* Paris, 1870. *Dixième entretien : Les aliments discutés.* — *Dictionn. encyclop. des sc. méd.*, 1re série, 1869, t. X, art. CAFÉ. — *Dictionn. de la santé.* Paris, 1875, art. CAFÉ.
(4) Aujourd'hui, le thé n'est donné qu'aux seuls bâtiments de la station d'Islande, et il est alloué aux équipages 30 grammes de thé et 1 kilogramme de sucre en pain par homme

applaudir à cette amélioration, comme à toutes celles, du reste, qui rompent la regrettable uniformité de l'alimentation de l'homme de mer, et la rapprochent du genre de nourriture des peuples au milieu desquels il est momentanément appelé à vivre. L'usage du thé s'est trop universellement répandu parmi les nations du Nord pour qu'il ne réponde pas, chez eux, à un besoin réel. Les Anglais, les Hollandais, les Russes en font une consommation énorme, et suppléent ainsi à la lacune que l'absence du vin laisse dans l'alimentation de leurs matelots. La stimulation active que le thé imprime aux fonctions de l'estomac, l'excitation cérébrale et sensorielle qui naît sous son influence est éminemment propre à neutraliser les inconvénients d'une nourriture monotone, à secouer la torpeur nostalgique, et à exciter cette force intérieure de calorification par laquelle l'organisme résiste à l'influence antivitale des froids hyperboréens. C'est dans les hautes latitudes une boisson excellente et qui a une bien autre valeur, comme nous l'avons dit, que les boissons alcooliques.

Il est bien démontré aujourd'hui que les thés verts et les thés noirs proviennent d'une même plante et ne doivent leurs qualités différentes qu'à des procédés de manipulation.

Quoi qu'il en soit, les thés verts sont plus excitants et paraissent exercer à la longue, sur le système nerveux, une action spéciale caractérisée par des spasmes variés, des palpitations, des tremblements musculaires, une débilité consécutive, et que ne produisent en rien les thés noirs dont les effets se réduisent à une stimulation cérébrale légère, à une réfocillation gastrique et à une expansion favorable des forces du centre à la périphérie. La composition des deux sortes de thés est, au reste, assez différente. D'après Mulder, le thé vert contient plus d'huile essentielle (0,79 au lieu de 0,60 pour 100), plus de tannin (17,80 au lieu de 12,82), moins de théine (0,43 au lieu de 0,46). Suivant Péligot, les thés verts renferment moins d'eau (8 pour 100 au lieu de 10 pour 100) et plus de matières solubles (40 à 48 pour 100 au lieu de 31,3 à 41,5). Pour le dire en passant, ces résultats montrent que l'opinion qui considère la théine comme le principe excitateur du thé n'est rien moins que fondée, et qu'il convient bien plutôt d'attribuer ce rôle à l'huile essentielle. La quantité de théine est très-variable; fixée par Mulder à 0,43 ou 0,46, par M. Stenhouse à 1 ou 1,27, elle a atteint dans les analyses de M. Péligot le chiffre de 2,34 à 3 pour 100.

L'espèce de thé qui doit être délivrée aux navires de guerre destinés

et pour la durée de la campagne. C'est manifestement insuffisant. Pourquoi d'ailleurs les navires de Terre-Neuve, et ceux qui naviguent au delà des 50° degrés de latitude boréale et australe ne participent-ils pas à cette faveur? Je ferais volontiers le sacrifice des 2 litres d'eau-de-vie que les règlements accordent aux navires d'Islande, pour voir augmenter la ration de thé. Sur les navires anglais, le thé, qui est de distribution journalière, figure dans la ration pour la quantité quotidienne de 8 grammes. Le matelot reçoit 60 grammes de sucre destinés en partie au thé, en partie au cacao.

pour les campagnes du Nord n'a pas été déterminée; mais ce que nous venons de dire montre qu'il faut, autant que possible, donner la préférence au thé noir, notamment aux thés noirs pekoe ou souchong, ou au moins à un mélange à parties égales de thé noir et de thé vert.

Suivant M. Payen, il faut pour une infusion d'un litre, 20 grammes environ de thé, qui donnent 6 grammes de matières dissoutes, si c'est du thé vert, ou 4$^{gr}$,55, si c'est du thé souchong. Les gourmets, qui ne demandent au thé que son arome, peuvent se guider sur cette évaluation dans la préparation de leur liqueur favorite; mais pour la ration du matelot, la sensualité doit être beaucoup moins consultée que l'hygiène, et la quantité de thé nécessaire pour un litre d'eau doit être réduite à 5,00, si surtout on fait intervenir une décoction légère qui enlèvera tous les principes utiles de la plante, fournira une boisson plus astringente, plus sapide, mieux adaptée à des palais qui apprécient plutôt l'intensité que la délicatesse d'une sensation gustative, et qui échappera à l'appellation flétrissante de *tisane* que le gaillard d'avant ne manquerait pas de lui donner, si elle était préparée par la seule infusion et suivant les règles de la sensualité aristocratique.

En Chine, certains navires de guerre ajoutent du thé à l'eau du charnier et s'en trouvent bien. Le thé joue du reste comme correctif des eaux médiocres, un rôle utile que j'ai déjà signalé.

## ARTICLE III.

### CACAO ET CHOCOLAT.

Le cacao est l'amande du cacaoyer (*Theobroma cacao*) de la famille des Byttneriacées. Associé, après torréfaction, à du sucre, à des aromates divers et soumis à des procédés spéciaux de fabrication, le cacao constitue le chocolat.

Le cacao est un aliment gras autant qu'une boisson aromatique; il renferme comme élément principal une matière grasse, le beurre de cacao dont les proportions varient depuis 56 pour 100 (Maragnan) jusqu'à 45 pour 100 (cacao des îles). Elle contient en outre de 17 à 20 d'albumine, 2 de *théobromine*, alcaloïde très-analogue, si ce n'est identique, avec la *caféine;* 6 d'une gomme acide et d'une matière très-amère, 13 de cellulose et de ligneux, 4 de substances minérales, et 11 d'eau.

C'est donc un aliment très-nourrissant (1) et qui convient particulièrement aux navigations polaires, comme l'a constaté dernièrement le capitaine Weisprecht du *Tegethoff*.

Le cacao est entré en 1825 dans la ration du matelot anglais, à la place

(1) Payen assigne au chocolat la composition suivante : azote 1,52, carbone 48, graisse 27, eau 8. Le cacao est plus nourrissant, à poids égal, que le chocolat, et contient près du double de beurre. Cet auteur estime que le chocolat est trois fois plus nourrissant que son poids de viande. C'est l'avis de la chimie, est-ce celui de la nutrition ?

de la bouillie d'orge. La ration de cacao est de 30 grammes, quantité qui, à la mer, est portée à 40 grammes (1). Je voudrais que l'usage du cacao entrât dans les habitudes de la vie maritime. J'ai pu constater la faveur avec laquelle les matelots ont accueilli cet aliment quand il leur a été concédé par exception.

Du chocolat est donné aux malades, et la ration en est de 30 grammes. La qualité du chocolat que la marine achète dans les ports de la métropole pour l'approvisionnement des navires ne laisse généralement rien à désirer. Nous voudrions seulement que la division des tablettes facilitât le partage par rations de 30 grammes, et que le chocolat destiné exclusivement aux convalescents fût toujours aromatisé : de même, en effet, que les graisses des viandes ne se digèrent bien qu'à la condition d'avoir pour condiments les principes aromatiques que la cuisson y développe; de même le chocolat, aliment gras par excellence, a besoin d'être associé à des principes qui stimulent l'estomac, la vanille ou la cannelle, par exemple, sous peine d'être lourd et indigeste. Le chocolat au miel, conservé sous forme molle dans des pots de grès, serait aussi, à raison de ses propriétés laxatives, une acquisition utile pour l'hygiène alimentaire des convalescents des navires.

---

# CHAPITRE V

## Boissons acidules.

L'emploi du vinaigre comme correctif de l'eau du charnier a perdu une partie de son importance depuis que la généralisation des appareils distillatoires a permis de munir les équipages d'une eau salubre et abondante. Par un étrange abus d'expression, ce mot s'applique quelquefois à l'addition d'eau-de-vie, de tafia ou de rhum, voire même du café, à l'eau renfermée dans le charnier. Nous en avons parlé à propos des moyens de correction et d'amendement de l'eau dans les pays chauds.

Entre les acidules, il en est un dont l'introduction dans la ration nautique a constitué un des progrès les plus heureux de l'hygiène navale de notre temps. Je veux parler du *jus de citron* ou *lime-juice*. J'entrerai à ce propos dans quelques développements que légitime l'importance pratique de cette question.

L'utilité du suc de citron comme moyen préservatif ou curatif du scorbut est admise depuis longtemps par les navigateurs; elle est proclamée par Aaskow dans son *Journal médical*, dont nous devons la pu-

---

(1) A. Rattray, *Du régime des matelots* (*Arch. de méd. nav.*, 1870, t. XIV, p. 364).

blication à M. Le Roy de Méricourt (1). Le médecin danois se loue des services que ce condiment lui a rendus pendant l'expédition d'Alger, en 1770. D'un autre côté, M. H. Rey, dans une bonne étude analytique et critique du traité de Lind sur le scorbut, a démontré que si la valeur antiscorbutique des fruits acides était connue avant Lind, c'est bien certainement à lui que l'on doit l'emploi méthodique du *lime-juice* ou de l'*orange-juice* (car il employait indifféremment ces deux fruits). Il appelait ce suc *extrait d'oranges* ou *de citron*. Il donnait au suc de citron le goût et l'odeur du fruit, en y ajoutant un peu d'essence de citron, et il le concentrait au bain-marie, jusqu'à consistance de sirop. Il dit que cet extrait de citron, préparé depuis quatre ans et conservé en bouteilles, avait toutes les qualités du suc frais (2).

En 1856, rappelant les services que le *lime-juice* avait rendus aux compagnons de voyage de l'infortuné Joseph Bellot (3), je disais : « Pourquoi n'emprunterions-nous pas aux Anglais ce condiment acidule qui, préparé dans nos possessions d'outre-mer, là où les citrons abondent, coûterait peu cher et serait d'une inappréciable ressource pour les navigations lointaines (4) ? »

Depuis que nous avons émis ce vœu, un médecin en chef de la marine, M. Gallerand, a fortement insisté sur les propriétés antiscorbutiques très-remarquables du *lime-juice*, dont il avait pu apprécier la réalité pendant une pénible croisière dans la mer Blanche, en 1855, où il se trouvait en relations avec une escadre anglaise. Il n'hésitait pas, dans son rapport, à attribuer l'immunité remarquable dont jouissaient les navires anglais, tandis que les nôtres étaient encombrés de scorbutiques, à l'usage réglementaire que faisaient les premiers du suc de citron (5). Il parvint même, à l'aide d'un certain nombre de bouteilles de ce suc, cédées à son bâtiment, *la Cléopâtre*, par les navires anglais *Phénix* et *Meander*, à arrêter les progrès d'une menaçante épidémie de scorbut ; aussi, dans sa reconnaissance pour les services signalés qui lui avaient été rendus par le *lime-juice*, n'hésita-t-il pas à le considérer comme une sorte de spécifique du scorbut. C'était aller loin peut-être, mais on ne saurait méconnaître le service signalé que M. Gallerand a rendu à l'hygiène navale, en important cette pratique salutaire dans notre marine. Quand on songe que le chirurgien Yves, de l'escadre de l'amiral Watson, se louait, il y a plus de cent vingt ans, des services que ce suc,

(1) Le Roy de Méricourt, *Le Journal médical du D^r Aaskow* (*Arch. de méd. nav.*, 1866, t. V, p. 348).

(2) H. Rey, *Étude analytique sur le Traité du scorbut de Lind* (*Arch. de méd. nav.* 1867, t. VII, p. 33).

(3) J. Bellot, *Journal d'un voyage aux mers polaires, exécuté à la recherche de sir John Franklin* (1851-1852). Paris, 1854, p, 332.

(4) Fonssagrives, *Hyg. nav.*, 1^re édition, p. 550.

(5) Gallerand, *Considér. génér. sur la navigation dans l'océan Glacial arctique* (*Nouv. Ann. de la marine*, janvier 1858).

réglementaire à cette époque dans la marine anglaise, lui avait rendus, on ne peut rapprocher ces deux dates, 1757 et 1855, sans faire quelques réflexions mélancoliques sur la lenteur avec laquelle un progrès pratique sort quelquefois de son berceau. La Manche seulement entre les deux marines, une rencontre incessante des navires des deux nations dans les stations coloniales, et tant d'années s'écoulent avant que notre marine ait eu connaissance de ce bienfait et se le soit approprié !

Au reste, depuis le travail de M. Gallerand, les rapports des médecins de la marine ont été à peu près unanimes pour faire ressortir la portée de ce moyen et l'emploi du *lime-juice* est devenu réglementaire dans des conditions déterminées de navigation (1). Les résultats de l'enquête du *Board-of-trade*, en 1853, ont mis hors de doute l'extrême efficacité de cet antiscorbutique (c'est peut-être le seul moyen qui mérite ce nom). Cette enquête a constaté, en effet, que sur 86 navires ayant eu des scorbutiques, 35 fois le *lime-juice* était mauvais et a été pris irrégulièrement; 23 fois on ne l'a pas donné; 8 fois on n'a pas eu de renseignements; 20 fois seulement le jus de citron paraît avoir été de bonne qualité et bien employé. En 1864, sur 83 navires ayant eu des scorbutiques, 9 fois seulement le jus de citron a été en défaut (2). En résumé, sur 147 navires à scorbutiques (en défalquant ceux au sujet desquels on n'a pu avoir de renseignements précis), 29 fois seulement le jus de citron, bien préparé et bien administré, n'a pas prévenu le scorbut. Il a donc échoué 1 fois sur 5, et nous ne savons pas dans quelles conditions d'hygiène ces exemples d'insuccès ont été recueillis. Aussi le *Merchant Shipping Act* de 1854 a-t-il imposé aux bâtiments marchands, qui naviguent dans des zones déterminées, l'obligation, sous peine d'une amende, d'embarquer des quantités fixées par le chiffre de l'équipage de jus de citron renfermé dans des bouteilles cachetées, et prescrit-elle d'en commencer la distribution dix jours après le départ. Pourquoi ne ferions-nous pas de même?

MM. Rouchas, C. Fontaine et Hétet ont étudié, dans un savant rapport (3), les conditions de la préparation et de la conservation du suc de citron. Il résulte de leurs recherches que le suc de citron doit, pour être de bonne qualité, provenir de fruits à un degré convenable de maturité, renfermer 4 pour 100 d'acide citrique, sans mélange d'acidité

---

.1) Sur quelques navires, l'action antiscorbutique du jus de citron a été trouvée en défaut. C'est ainsi que M. Lagarde dit n'en avoir retiré aucun bénéfice sur la *Vengeance;* mais une défaillance isolée ne peut prévaloir contre les services multiples qu'a déjà rendus ce préservatif précieux. D'ailleurs, le lime-juice était-il de bonne qualité? A-t-il été employé à temps? N'y avait-il pas dans les privations d'une traversée exceptionnellement pénible, une condition qui maîtrisait l'action préservatrice et curative de ce moyen, en réalité si précieux? J'insiste, avec M. Le Roy de Méricourt, sur l'importance qu'il y a à rechercher les causes de ces insuccès.

(2) Le Roy de Méricourt, *loc. cit.*

(3) Rouchas, C. Fontaine et Hétet, *De la préparation et de la conservation du suc de citron comme antiscorbutique (Arch. de méd. nav.,* 1857, t. I, p. 245).

étrangère, et que le procédé d'Appert, quoique donnant d'assez bons résultats, convient moins, pour la conservation de ce suc, que l'addition d'alcool. C'est là d'ailleurs le procédé anglais, qui consiste à ajouter au suc exprimé des citrons un dixième de forte eau-de-vie. Dans ces conditions, le *lime-juice* est d'une conservation, sinon indéfinie, au moins très-longue. La Commission, dont je parlais tout à l'heure, a rejeté, comme communiquant un goût désagréable au suc, le procédé de conservation du *lime-juice* consistant à le recouvrir d'une couche d'huile, et celui du mutage par la mèche soufrée ou le sulfite de chaux. Elle a conclu à l'adoption du suc naturel, additionné de 60 grammes d'alcool par litre. Les Anglais donnent à chaque homme 30 grammes de *lime-juice* par jour quand l'éclosion du scorbut est à craindre, et ils s'en servent comme condiment. Cette dose est suffisante (1).

## SECTION DEUXIÈME

### ALIMENTS DE LA RATION.

La double nécessité de conserver longtemps les substances alimentaires qui constituent la ration nautique, et de leur consacrer dans la capacité du navire un emplacement aussi limité que possible, donne à la nourriture du matelot un cachet tout spécial. Nous allons voir, et c'est là réellement la partie la plus consolante de l'hygiène navale, combien d'efforts persévérants ont été tentés, et le sont encore aujourd'hui, pour concilier ces deux exigences avec le bien-être de l'homme de mer et le maintien de sa santé.

Payen définit l'aliment: « une substance réunissant différents principes capables : 1° de fournir pendant l'acte de la respiration la quantité de chaleur nécessaire à l'entretien de la température organique; 2° de réparer les déperditions qu'éprouvent nos tissus, ou de subvenir au développement qu'ils prennent pendant la croissance ou l'engraissement; 3° de remplacer les matières que l'exhalation et les déjections solides ou liquides entraînent continuellement ou périodiquement hors de notre organisme (2). » A cette définition, dont l'un des termes devrait être aussi la restauration des forces, il faut ajouter, en ce qui concerne l'aliment nautique : 1° l'inaltérabilité relative ; 2° la facilité de réduction

---

(1) Le décret du 16 décembre 1874 alloue à chaque homme, sur les bâtiments naviguant ailleurs que sur les côtes de France et de la Méditerranée, 14 grammes de jus de citron et 28 grammes de sucre destinés à aciduler et à édulcorer 112 grammes d'eau (chap iv, art. 19). Cette quantité de suc de citron est celle de la ration anglaise, mais elle concède 42 grammes de sucre et la nôtre n'en accorde que 28.

(2) Payen, *Substances alimentaires*. Paris, 1854, p. 1.

de volume : tout aliment qui satisferait aux conditions du programme hygiénique posé par Payen, et qui serait en désaccord avec les deux dernières, devrait être considéré, par ce fait, comme indifférent à la bromatologie nautique. Ici, en effet, comme du reste, à chaque pas, l'hygiène générale entre en conflit avec les irrémédiables exigences de la vie de bord ; et, comme celles-ci sont inflexibles, elle est mise en demeure de s'y plier et de tirer le meilleur parti possible des conditions défavorables qui lui sont imposées.

La division des aliments en : 1° farines et fécules ; 2° viandes ; 3° aliments gras, et 4° condiments, est celle que nous allons adopter.

# CHAPITRE PREMIER

## Farines et fécules.

Les aliments féculents, moins putrescibles que les substances animales, devaient nécessairement jouer un rôle considérable dans l'alimentation de l'homme de mer ; ils constituent, en effet, la base de sa nourriture.

Les farines, les fécules et les légumes farineux sont les trois divisions naturelles de ce genre d'aliments.

### ARTICLE PREMIER

#### FARINES ET ALIMENTS QUI EN DÉRIVENT.

##### § 1. — *Farines.*

Les farines des graminées sont les seules employées pour la ration du matelot, et, parmi celles-ci, les farines des différentes espèces de blé, à l'exclusion de toutes les autres. Les farines de seigle (1), de maïs, de mil et de blé noir, peuvent quelquefois entrer dans la ration nautique, mais à titre purement accessoire et éventuel.

De l'amidon ou fécule, des matières azotées, de la dextrine ou des substances congénères, des matières grasses, de la cellulose ou tissu végétal, des matières minérales, composées principalement de phosphates de chaux et de magnésie, de sulfate de potasse, de chlorure de potassium, et de sodium, du soufre, de la silice, enfin une certaine quantité d'eau,

_________

(1) M. Lefèvre rapporte qu'en 1870 un munitionnaire proposa au ministre de la marine, de faire entrer pour un tiers la farine de seigle dans la confection du pain donné en journalier aux équipages ; mais que peu après cette proportion fut réduite au quart. En 1784, un médecin eut l'idée de préconiser, comme moyen *rafraîchissant*, l'introduction du seigle dans le pain et le biscuit nautiques. Il ne fut pas donné suite à cette idée, et il n'y a pas lieu de le regretter. (Voy. A. Lefèvre, *Histoire du service de santé de la marine.* Paris, 1867.

représentent la constitution chimique des fruits ou caryopses des graminées. Ces substances se retrouvent dans le produit de leur mouture ou dans les farines.

Les différences de consistance des diverses espèces de blé correspondent à des différences dans leur composition élémentaire. Ainsi, les blés durs (de Venezuela, Tangarok, Odessa, etc.) renferment plus de matières azotées (glutine, albumine, caséine), plus de matières grasses, mais moins d'amidon que les blés demi-durs et à plus forte raison que les blés tendres (1).

Les farines qui en proviennent ne sont donc point identiques ; le blutage auquel on les soumet pour les usages de la marine varie également suivant la nature des blés, et elle a suivi les vicissitudes du blutage adopté dans les manutentions militaires (2). Ainsi, pour la confection du biscuit, on emploie actuellement de la farine épurée à 25 pour 100 si elle provient de blé dur, et à 33 pour 100 si elle provient de blé tendre (3), le périsperme de celui-ci étant beaucoup plus épais que celui des variétés dures. Les farines embarquées à bord des navires pour la confection du pain sont, depuis 1848, épurées à 40 ou 45 pour 100, c'est-à-dire qu'on sépare au moins 40 ou 45 de son par quintal, et on leur fait subir l'opération de l'étuvage qui leur a fait perdre, sous l'influence d'une température graduellement élevée de 100 à 110°, une grande partie de l'humidité qui s'opposerait à leur conservation.

La conservation des farines à bord est une des questions les plus dignes d'appeler l'attention de l'administration et de l'hygiène.

La *farine d'armement* est embarquée dans des quarts de bois où elle est fortement tassée. Sous l'influence de l'humidité et de la chaleur de la cale, elle s'altère avec une assez grande rapidité, et de là un grave préjudice pour la santé des hommes et l'économie des deniers de l'État. M. Bourel-Roncière a vu, en deux mois, des farines parties de Montevideo en bon état, s'altérer à Bahia sous une température moyenne de 28°c, et il estime qu'il est d'une meilleure administration d'acheter des farines sur place que de les faire venir de France à grands frais et avec des chances de détérioration. Mais toutes les stations n'offrent pas des ressources de ce genre. Keraudren avait proposé de renfermer la farine

(1) Il ne faut pas oublier que le son est une substance alimentaire ; l'hygiène vétérinaire le sait bien. L'analyse chimique a démontré que le son renferme, en moyenne, 14,9 de matière azotée, et la farine brute provenant du même blé, 12,48 seulement (Millon, *Analyse du blé. Ann. d'hyg.* Paris, 1849, t. XLII, p. 464). L'épuration poussée trop loin constitue donc une perte réelle ; elle est aussi un inconvénient pour la santé, en ce sens que le pain fait avec de la farine trop épurée, ne laissant pas de résidu, peut devenir une cause de constipation. M. Saucerotte a même pu attribuer à ce blutage exagéré la fréquence actuelle de la constipation. Il est vrai que, pour les farines nautiques, un blutage poussé assez loin est une condition de conservation.

(2) Le règlement du 5 février 1823 a porté de 25 à 33 pour 100 l'épuration de la farine destinée au biscuit.

(3) Voy. Haussmann, *Du blutage et du rendement des farines, et de la composition du pain de munition (Ann. d'hyg. publ.*, 1848, t. XVXIX, p. 42).

destinée aux longues navigations, soit dans des caisses de tôle, soit dans des quarts doublés intérieurement d'une feuille de zinc. Forget, qui avait vu ces caisses, déclarait qu'elles atteignaient très-bien le but.

Ce moyen d'arrimage des farines a été longtemps abandonné et il n'en était plus trace lorsqu'en 1863 une dépêche ministérielle prescrivit de soumettre cette question à l'étude d'une commission spéciale, et j'eus, en qualité de rapporteur de cette commission, à formuler les conclusions auxquelles elle était arrivée. Reconnaissant qu'il y aurait un grand avantage à créer ainsi des *silos mobiles* qui permettraient d'augmenter la quantité de farine embarquée en la préservant contre les chances d'altération, et de créer ainsi pour les navigations lointaines une réserve de farines, elle proposait d'essayer ces récipients, de les construire en tôle pour leur permettre de résister à la pression nécessaire pour réduire le volume de la farine de 30 p. 100 ; d'en embarquer, à titre d'essai, en même temps que des farines de même nature et de même date, et de les placer à bord dans les conditions les plus défavorables sous le rapport de l'humidité et de la chaleur.

J'ignore quelle suite pratique a été donnée à cette étude et je reprends aujourd'hui cette proposition en la complétant. Il faudrait donner à ces récipients une disposition qui éloignât les reproches d'encombrement quand ils sont vides et de cherté excessive si on ne parvient pas à les faire servir presque indéfiniment. On peut y arriver ainsi. Qu'on suppose des caisses cubiques en tôle, d'une épaisseur suffisante pour qu'elles ne se bossuent pas ; les six parois sont articulés entre elles par des mortaises alternant les unes avec les autres et que traverse une broche en fer susceptible d'être retirée. Ces jointures, quand la caisse est pleine, sont recouvertes d'une bande de calicot enduite de colle de pâte. Quand on livre la caisse à la consommation, on n'ôte que la paroi supérieure, et, quand elle est vide, on la démonte complétement et les six feuilles empilées les unes sur les autres sont réunies par une corde et mises de côté pour être restituées ultérieurement aux magasins des subsistances. Il est probable que de la farine ainsi arrimée serait d'une conservation sinom indéfinie, au moins très-longue. Si on achetait de la farine au cours de campagne, rien ne serait plus facile, du reste, que de reconstruire ces boîtes.

L'espace a son prix à bord et l'idée de comprimer les farines devait d'autant plus naturellement se présenter à l'esprit que cette compression, obstacle à l'action de l'air, peut, si elle n'altère pas elle-même les farines, contribuer dans une certaine mesure à leur conservation. En 1839 M. Robineau a proposé de réduire par la compression les farines en briques de dimensions à peu près égales à celles des briques ordinaires. Ces briques conservées dans un lieu sec étaient en bon état au bout de ce temps. En 1848 ont été faits à Brest par les soins de M. l'ingénieur de Robert, des essais sur la compression des farines.

Une pression de 225 atmosphères ramène la farine à la moitié de son volume. Or, les farines étuvées subissant déjà une réduction de volume de 25 p. 100 par le tassement auquel on les soumet à l'aide des moyens ordinaires, il semble que ce soit payer bien cher une réduction d'un quart seulement. Le *Rhône* avait été choisi pour navire d'essai des farines comprimées. M. Leconiat, médecin-major de ce bâtiment, a formulé dans les termes suivants son jugement sur cette innovation : « La farine comprimée est, paraît-il, au premier abord, d'une conservation plus facile, mais les insectes l'attaquent aussi vigoureusement que l'autre ; elle est d'une manipulation fatigante ; on est obligé, pour s'en servir, de la briser par une série de chocs sur un corps dur ou de la râper sur une toile métallique pour la réduire en poudre, ce qui produit un développement de chaleur assez considérable pour échauffer la toile métallique et agir également sur la farine ; de plus si, chose habituelle sur des navires à nombreux passagers, cette première opération est mal accomplie, des fragments échappent à cette division et se retrouvent dans le pain, la fermentation panaire est plus lente avec la farine pressée qu'avec la farine ordinaire ; la qualité du pain est inférieure et sa saveur laisse également à désirer. » Une commission dont je faisais partie en 1863 a pu examiner précisément ces farines comprimées provenant des remises du *Rhône*, et faire fabriquer avec elles des échantillons de pains. Ces farines, sous forme de briques de 60 kilogrammes, ne nous ont paru en bon état que quand elles provenaient de caisses intactes. Dans la condition opposée elles avaient mauvais aspect, mauvaise odeur et se panifiaient mal. Il nous a donc paru que la compression n'était applicable utilement qu'à la condition de mettre les farines comprimées dans des récipients métalliques (1). Peut-être pourrait-on embarquer comme réserve un certain nombre de ces caisses de farines comprimées sur les navires faisant de longues campagnes.

La farine piquée est-elle absolument perdue pour la conservation ? L'épreuve de la panification peut seule permettre de juger cette question, d'autant plus que le gluten est l'un des éléments les plus impressionnables de la farine et qu'il devient promptement cassant et inextensible, sans préjudice des changements de composition qu'il subit. Un étuvage nouveau à 50 ou 60° peut lui enlever son humidité et détruire les sporules et les germes animaux que renferme la farine. Forget a indiqué, d'après Davy, l'usage de la magnésie blanche dans les proportions de 1 à 2 grammes par livre de farine comme susceptible de rendre panifiable la farine altérée. C'est probablement à la réaction de l'acide acétique sur ce sel et au dégagement d'acide carbonique qu'est due

_______

(1) Les quarts de farine valent 4 fr. 12 c. à Brest, mais ils sont détruits. Une caisse métallique pouvant contenir 60 kilogrammes de farine comprimée, ne coûterait guère plus de 10 francs.

cette propriété. Le pain préparé de cette façon rentre dans la catégorie des *unfermented breads* que l'on prépare en Angleterre en ajoutant à la farine du bicarbonate de soude et en se servant pour le pétrissage d'eau aiguisée d'acide chlorhydrique. J'avoue que je n'augure pas grand chose de bon de farines ainsi *médicamentées*, mais on traverse fréquemment à la mer des moments de pénurie et il faut, là plus qu'ailleurs, savoir tirer parti du peu dont on dispose.

La *farine de froment* n'intervient dans la nourriture de nos matelots qu'après avoir subi la fermentation panaire, c'est-à-dire transformée en pain ou en biscuit ; dans d'autres marines, notamment chez les Anglais, la farine non fermentée mélangée avec des corps gras et des fruits secs, et constituant le pudding national, forme la base de l'alimentation nautique (1). Nous préférons de beaucoup, certainement, le pain, aliment plus léger, plus salubre, mieux adapté à nos habitudes ; mais il nous semble toutefois que nos équipages bretons, nourris dans leur enfance à peu près exclusivement de farines de froment, d'avoine ou de blé noir non fermentées, trouveraient, dans une distribution de pudding chaque dimanche, une réminiscence aimée de ces *fars* homériques autour desquels ils ont vu tant de fois leurs familles se presser. L'hygiène cherche partout ses moyens d'action, et nulle influence ne doit être dédaignée par elle.

La semoule, le vermicelle, les pâtes, le macaroni et le gluten granulé, sont des préparations qui présentent les farines des céréales sous des formes particulières, et qui, figurant uniquement sur les tables privilégiées des navires, sont étrangères à la ration du matelot, et, par suite, ne doivent pas nous occuper. Nous devons, toutefois, dire quelques mots du *gluten granulé* qui, il y a vingt ans, a élevé quelques prétentions à entrer dans la ration nautique. Le 24 décembre 1854, Payen a lu sur ce produit un rapport à la Société d'encouragement. Ses conclusions étaient : 1° que le gluten est plus azoté que les meilleures pâtes d'Italie ; 2° que la réunion de tous les principes azotés de la farine (glutine, albumine, caséine, fibrine), de matières grasses, de phosphates, d'une certaine quantité d'amidon en font un aliment complet « qu'on pourrait comparer à la viande unie au pain » ; 3° que les pâtes, semoules, vermicelles, étant pétris à l'eau bouillante et étirés à chaud, acquièrent une cohésion qui en rend l'hydratation lente et difficile, tandis que

<hr>

(1) La ration du matelot anglais affecte à la préparation du *flour-pudding* 70 grammes de farine, 24 grammes de graisse et 45 grammes de raisins secs. Sans aucun doute le *flour-pudding* correspond à une appétence nationale, mais n'existe-t-elle pas au même degré pour les équipages bretons, et la concession d'un pudding ou *far*, de temps en temps, ne diversifierait-elle pas, d'une manière très-agréable et très-utile, le régime du matelot, qui, quoi qu'on fasse, est défectueux pour sa monotonie. Le *flour-pudding* pourrait être donné en cas de chômage du four et remplacerait utilement une ration de pain. Les doses indiquées plus haut pour les ingrédients du pudding anglais pourraient être adoptées.

le gluten granulé à froid et séché à une douce température, s'hydrate en deux minutes dans un liquide à 100° et conserve au bouillon tout son arome. Le 25 mars 1845, une commission de l'Académie de médecine composée de MM. Mêlier, Londe et Chevallier, fut chargée d'un rapport sur le gluten granulé. Ses conclusions en somme furent favorables à ce produit alimentaire ; aussi le ministre de la marine prescrivit-il de faire au port de Brest des expériences à ce sujet. La commission qui en fut chargée, tout en reconnaissant les qualités estimables du potage au gluten, qualités que la dégustation nous a permis, nous aussi, d'apprécier, émettait des doutes sur la faveur avec laquelle les matelots accueilleraient ce nouvel aliment, et proposait d'en essayer pour l'alimentation des malades. Ces conclusions réservées sont prudentes ; mais nous croyons que, dès à présent, les tables des officiers s'approvisionneraient avec avantage de ce gluten granulé qui réunit, sous un petit volume, des propriétés très-nutritives, et qui se conserve assez bien.

### § 2. — *Pain.*

Le pain est au biscuit ce que la viande fraîche est aux viandes de conserve et je pose comme un principe en hygiène navale qu'il faut à bord réduire dans les limites du minimum possible la consommation du biscuit. Ce but doit surtout être poursuivi pour la marine française ; nous sommes en effet un peuple *artophage* par excellence, et cet aliment joint à ses qualités propres l'avantage de satisfaire un goût national. Nous pouvons donc nous en passer moins facilement. Le matelot anglais tient au contraire très-peu à avoir du pain, et la farine qui lui est concédée par la ration n'est guère consommée par lui que sous forme de *flour-pudding*. La marine américaine ne mange pas de pain (1) et Wilson s'est élevé avec raison contre cette exclusion de cet aliment et il a combattu un à un les arguments destinés à la justifier et tirés de l'exiguïté de l'emplacement pour loger le four, le combustible, les farines.

Le pain, dans notre marine, constitue exclusivement la ration de journalier et la quantité quotidienne en est de 750 grammes par jour divisée en trois repas de 250 grammes chaque ; ces 750 grammes proviennent de 550 grammes de farine (2). Dans la ration de campagne il n'y a, au maximum, que deux repas de pain par jour. La farine employée

(1) Les matelots américains n'ont par semaine, le mardi et le vendredi, que deux rations de farine de 185 grammes chaque. Les autres jours, ils ont 435 grmmes de biscuit (Wilson, *Naval Hygiene*. Philadelphia, 1870, p. 47) « *Hard biscuit is a very poor substitute for bread.* » Je suis de son avis.

(2) La composition élémentaire du pain est ainsi déterminée par Payen (*) : substances azotées (glutine, caséine, albumine), 7 ; matières amylacées, 56,70 ; substances grasses, 1,30 ; sels, 3 ; eau, 33. Les 750 grammes de pain contiennent donc : 52,50 de matières azotées ; 425 de matières amylacées ; sels, 10,7 ; eau, 24,75 ; la valeur élémentaire de cette ration est de 225 de carbone et de 8,1 d'azote.

(*) Payen, *Substances alimentaires*, p. 346.

à cette fabrication est blutée à 15 p. 100 pour le pain de journalier et à 35 p. 100 pour la farine d'armement employée à la fabrication du pain de campagne. Le décret du 21 juillet 1860 sur la ration ne concédait en campagne qu'un seul repas de pain par jour. Rapporteur de la commission qui fut nommée à Brest en 1863 pour statuer sur l'opportunité de deux repas de pain par jour, je faisais ressortir, en son nom, les avantages de la substitution d'un repas de pain à un repas de biscuit, mais je démontrais les difficultés que cette mesure, si elle devenait réglementaire, rencontrerait dans la pratique ; la diminution du nombre de jours d'approvisionnements susceptibles d'être embarqués sur les navires des différents types; l'altérabilité des farines rendant les déchets plus dispendieux; la nécessité de chauffer le four presque en permanence et l'incommodité qui en résulterait : tels étaient les inconvénients que la commission trouvait à une mesure ayant un caractère général et obligatoire, sans acception des types de navires et de leur mission. « Le seul moyen de concilier tous ces intérêts, disait en concluant la commission, consiste à laisser aux commandants des navires une latitude discrétionnaire pour remplacer le biscuit par le pain, toutes les fois qu'on pourra le faire sans accroître la dépense, au delà d'un maximum qui pourrait leur être fixé pour l'achat des farines ou même du pain fabriqué à terre dans les localités qui offrent des ressources sous ce rapport. Intéressés à concilier le double intérêt du bien-être de leurs équipages et de l'utilisation économique de leurs approvisionnements en biscuits, ils pourraient même, dans des circonstances particulières, interrompre momentanément la distribution du biscuit. Le vaisseau *le Duguay-Trouin* dans sa campagne des mers du Sud, a fourni fort à propos à la commission un argument en faveur de ce système de limitation facultative de l'usage du biscuit. Ses matelots ont eu constamment deux repas et, accidentellement, trois repas de pain par jour, et ils s'en sont bien trouvés (1). Ce sont là des améliorations de régime dont une initiative intelligente sait trouver le moment, la mesure et le moyen, et qui répugnent à une réglementation absolue parce que leur utilité est subordonnée à des éventualités trop nombreuses et trop variables pour qu'on puisse les prévoir. »

Je pense encore que cette latitude est indispensable ; elle laisse aux capitaines une initiative nécessaire ; elle prévient des récriminations qui ne tiennent pas compte des impossibilités ; et entre les mains d'hommes qui sentent qu'ils ont à sauvegarder en même temps les intérêts de la santé de leurs équipages et ceux des deniers de l'État, elle ne peut porter que des fruits heureux.

Le pétrissage manuel tend, dans la fabrication du pain, à céder partout

_______

(1) Le décret de 1774 sur la ration n'admet que deux repas de pain *au maximum*. Pourquoi cette restriction ? Il vaudrait mieux laisser une entière latitude aux capitaines.

la place au pétrissage mécanique, qui est plus propre, plus exact et donne des produits plus homogènes; il arrive aussi à la longue, les frais de première installation payés, à réaliser sur la main-d'œuvre des économies très-appréciables. Le port de Toulon a expérimenté et employé pour la fabrication du pain des pétrisseuses du système de M. Lebaudy. M. Longue, commissaire des subsistances de ce port, qui a suivi le fonctionnement de ces pétrisseuses, leur attribue les avantages suivants : simplicité permettant aux ouvriers de conduire en très-peu de jours ces appareils; rapidité de fonctionnement telle, qu'une pétrisseuse peut fournir deux fours en même temps, et n'exigeant que 45 minutes, tandis que, pour une quantité moins grande de farine à pétrir, il faut 55 minutes de travail manuel; économies importantes réalisées par la possibilité de faire entrer les blés durs (d'un prix d'achat inférieur à celui des autres blés et d'un rendement plus avantageux) dans la fabrication du pain pétri mécaniquement, etc. (1).

A bord, le pétrissage manuel dont j'annonçais, il y a vingt ans, la déchéance prochaine persiste encore, et j'en prendrais mon parti si les autres applications de la chaleur et du mouvement à bord des steamers, que je réclamais à cette époque : blanchiment du linge d'équipage, chauffage et ventilation du navire, asséchement du linge et des effets mouillés, cuisson continue du pain, etc., n'étaient pas encore à l'état de vœux. Je reconnais que le pétrissage mécanique n'a, en présence de ces réformes, qu'une importance très-relative.

La question du four à bord des navires est d'un grand intérêt pratique. Cet appareil a subi des modifications nombreuses. Le désir de fabriquer dans un temps restreint le pain nécessaire à un équipage nombreux et de substituer la houille au bois pour le chauffage du four en a été le point de départ pratique. Nous croyons opportun d'examiner d'une manière rapide les plus importants d'entre eux, afin de rappeler que si ce problème hygiénique a été laborieusement fouillé, il attend encore néanmoins sa solution complète.

En 1823, M. Sochet, officier du génie maritime, communiqua à M. Bonnard, directeur des constructions navales, un nouveau projet de four pour les navires. On en exécuta un modèle qui fournit, à ce qu'il paraît, de très-bons résultats. C'était un tube horizontal en fer, terminé à une de ses extrémités par une calotte sphérique, recevant le pain par l'autre et pouvant tourner sur son axe, comme font les torréfacteurs de café. Ce four était renfermé dans une enveloppe de tôle et était léché de tous côtés par la flamme. On pouvait le chauffer à la houille. M. Louvrier, commandant du *Rapide*, a constaté que ce four pouvait recevoir le pain au bout de 30 à 35 minutes de chauffe et qu'en

_______

(1) En trois ans, et pour le seul port de Toulon, l'économie réalisée a été de 74,057 francs.

un quart d'heure le pain était convenablement cuit (1). M. Bonnard s'est aussi beaucoup loué du fonctionnement de cet appareil ingénieux, et cependant le four Sochet n'a pas été adopté dans la marine; je ne sais comment a été fait son procès, mais je crains fort que l'indifférence et la routine ne se soient chargées du réquisitoire.

En 1840, un autre ingénieur, M. Pironneau, a repris l'idée de M. Sochet et a adressé à l'Académie des sciences, sur un nouveau four chauffé à la houille, un travail qui mérita un rapport élogieux de MM. Dupin, Freycinet et d'Arcet. Le four Pironneau eut nonobstant le même sort que le four Sochet (2).

En 1846, la même compagnie fut saisie par M. Violette d'un projet d'appareil de son invention pour cuire le pain par de la vapeur surchauffée passant entre deux cylindres de tôle, et allant par de petites ouvertures exercer son action sur la pâte qui y est introduite. Rien de plus simple que cet appareil : on introduit la pâte, on ferme l'appareil, on ouvre le robinet de vapeur, on le ferme après une demi-heure; on retire la pâte et on enfourne de nouveau (3). Je crois que cet appareil est destiné à sortir de l'oubli dans lequel il paraît tombé, et que l'hygiène navale se l'approprierait avec avantage.

Depuis vingt ans environ on se sert dans la marine du four Carville, qui a été essayé d'abord sur le vaisseau *l'Austerlitz*. Ce four est disposé pour être chauffé au charbon de terre. Les fourneaux et les carneaux dans lesquels la fumée circule sont complétement isolés de la sole sur laquelle cuit le pain, de sorte qu'elle n'influe en rien sur le goût de celui-ci. Le ramonage des carneaux est, il est vrai, très-difficile; mais cet inconvénient, qu'un détail de construction fera peut-être disparaître, ne doit pas empêcher de reconnaître qu'il y a eu là progrès réel, et que ce four a résolu assez bien le problème de la cuisson continue et de l'emploi de la houille comme combustible.

Je ne parlerai pas de l'emplacement à donner au four; j'ai déjà traité largement cette question (voir page 100).

Je dirai en terminant que la chaleur du four étant une incommodité réelle, quand il n'est pas sur le pont, il faut autoriser les capitaines à acheter du pain fabriqué à terre quand il peut être livré à des conditions avantageuses. M. Bourel-Roncière se loue beaucoup de cette mesure, qui a été prise sur son navire à Rio et à Montevideo.

Pendant longtemps on croyait que l'eau de mer ne pouvait être employée pour la fabrication du pain, mais l'observation a démontré que, mélangée à l'eau douce dans une certaine proportion, elle n'empêche pas la fermentation panaire, et permet d'économiser le sel. Cette pratique, contre laquelle je me montrais en 1856 plus prévenu que de jus-

_______

(1) *Ann. d'hyg. publ.*, 1re série, 1834, t. XI, p. 81.
(2) *Comptes rendus de l'Acad. des scienc.* Séance du 2 novembre 1840.
(3) *Ibid.*, 1846, XXII, p. 332.

tice, s'est généralisée, et je n'y vois pas d'inconvénients, à la condition qu'elle soit limitée à la fabrication du pain à la mer. En rade, l'eau affectée à cet usage serait d'une pureté trop suspecte. En temps d'épidémie, de diarrhée ou de dysentérie, il faudrait revenir à l'eau douce, le pain à l'eau de mer exerçant une action laxative qui, très-utile pour combattre la constipation, si habituelle chez les gens de mer, serait ici tout à fait inopportune.

M. Leconiat a signalé la propriété qu'aurait la bière, ajoutée en petite quantité à l'eau du pétrissage, de faire lever la pâte faite avec des farines médiocres et de permettre d'en tirer parti, ainsi qu'il l'a fait souvent à bord du *Rhin*. C'est là un fait intéressant, mais encore faut-il qu'on ait de la bière, denrée malheureusement rare sur les navires.

Il faut savoir reconnaître à ses qualités le pain convenablement boulangé et suffisamment cuit. Il réunit cette double condition quand il a une odeur panaire et une saveur agréable ; quand sa mie est homogène, parsemée d'œils nombreux et de dimensions à peu près égales, sans crevasses ni boursouflures étendues ; quand elle est fortement élastique et reprend, après une pression énergique, son volume primitif ; quand enfin elle ne se réduit que difficilement en poussière après avoir été malaxée entre les doigts ; l'absence de grumeaux de farine intacte ou *marrons*, et l'adhérence complète de la mie à la croûte sont aussi des indices de bonne qualité et de bonne fabrication.

Le pain est un aliment de mauvaise conservation, surtout quand il est placé encore chaud dans un espace dont l'air ne peut se renouveler, les vapeurs d'eau qui s'en dégagent se condensent à sa surface et le couvrent d'une humidité qui favorise la génération des moisissures ; c'est ce qui arrive invariablement au bout de peu de jours dans la panneterie de la cambuse. Le médecin naviguant est souvent consulté sur le degré de nocuité que donnent au pain les cryptogames parasites qui le recouvrent. M. A. Chevallier a publié en 1843, dans les *Annales d'hygiène*, une note intéressante sur cette question. La moisissure du pain, qui présente des couleurs variables, qui est tantôt d'un gris soyeux, tantôt verte, tantôt orangée, est habituellement mangée impunément ; mais quelquefois elle peut produire des accidents toxiques graves, différence de résultats que M. Chevallier explique par des variétés mycologiques. Il cite, d'après Westerrhoff, Barruel, Gohier, etc., des faits dans lesquels l'ingestion du pain moisi a déterminé des accidents toxiques analogues à ceux que produisent les champignons vénéneux. Quoique la dose nécessaire pour amener des effets semblables soit très-considérable, on n'en doit pas moins considérer le pain moisi comme un aliment insalubre. En 1848, M. Payen a présenté à l'Académie des sciences une note sur l'altération du pain par un cryptogame rouge orangé, l'*Oïdium aurantiacum* (1).

____

(1) A. Guérard, *Note sur une altération sing. du pain* (*Ann. d'hyg.*, 1843, t. XXIX, p. 35).

M. Guérard a décrit cette même moisissure du pain sous le nom de *Penicillium roseum* (fig. 110 et 111) ; elle est constituée par des filaments blancs qui servent de support à des sporules rouges, lesquelles se détachent et tombent en poussière au moindre choc. Ce champignon ne

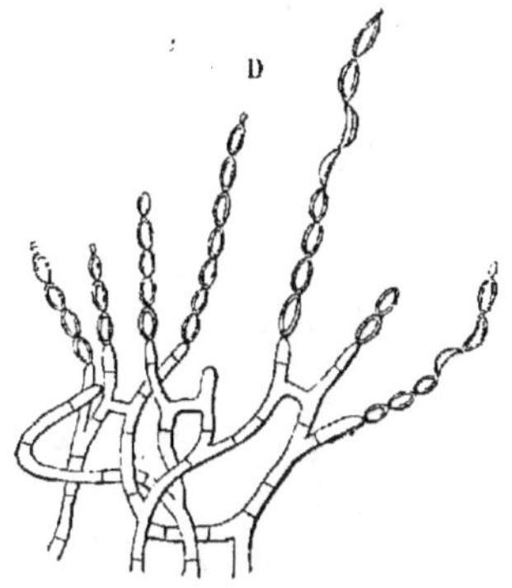

Fig. 110. — Oïdium aureum (Rochard, d'après Krassinski).

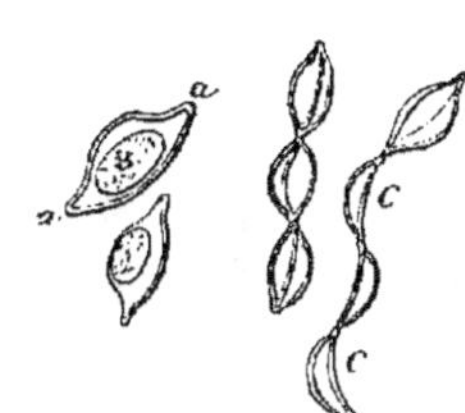

Fig. 111. — Spores de l'Oïdium aureum (Rochard, d'après Krassinski).

se développe guère qu'au bout de trois ou quatre jours de conservation du pain ; l'action de l'humidité et de la chaleur est nécessaire à son développement ; si l'on place de la farine dans ces deux conditions,

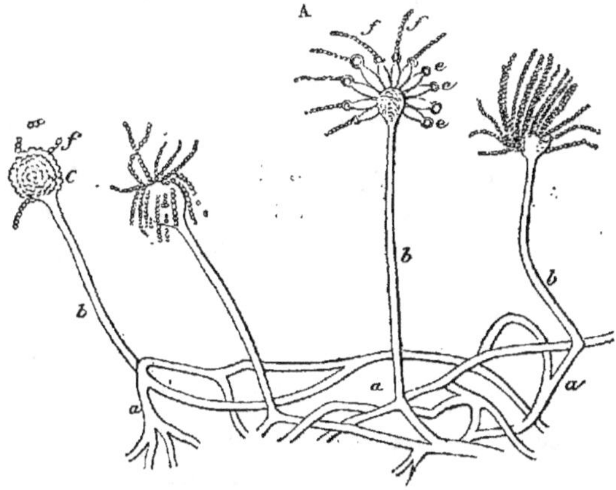

Fig. 112 — Aspergillus glaucus (*).

on ne tarde pas à voir naître cette moisissure rouge. D'après Payen, elle altère considérablement la constitution chimique du pain ; l'amidon est décomposé en eau et en acide carbonique, et les matières grasses et azotées servent à la végétation du cryptogame. Guérard ne croit pas que le *Penicillium roseum* soit vénéneux. J'ai moi-même soutenu cette opinion en faisant remarquer que les paysans des environs de Roquefort

(*) *a a*, mycelium. — *b b*, tiges (Rochard, d'après Krassinski).

qui mangent de la *recoupe*, produit rouge du grattage des fromages, constitué en majeure partie par de l'*Oïdium aurantiacum*, n'en sont jamais incommodés (1).

Les autres champignons des moisissures du pain que M. Félix Rochard a décrits dans un Mémoire intéressant (2) sont l'*Aspergillus glaucus* (fig. 112) et le *Penicillium glaucum* qui constituent les taches vertes ; le *Mucor mucedo* forme en partie les taches blanches. Tous ces champignons sont à peu près inoffensifs ; les taches vertes formées par les

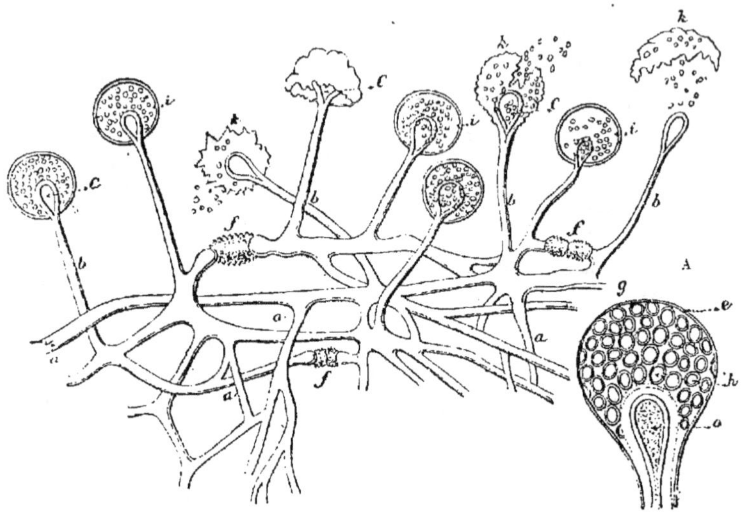

[Fig. 113 et 114. — *Rhizopus nigricans* Ehrenbergii, ou *Mucor stolorifer* (*).

touffes du *Rhizopus nigricans* (fig.113, 114) sont, au contraire, toxiques. M. Félix Rochard a constaté en effet qu'on produisait chez les animaux, en leur faisant avaler ce champignon, des accidents choléri-formes et quelquefois convulsifs.

### § 3. — *Biscuit.*

Le biscuit (ἄρτον δίπυρον, *panis nauticus*), est fait de farine de froment très-épurée. L'idée assez singulière d'y mélanger une certaine quantité de farine de seigle (3), afin de lui communiquer des propriétés laxatives.

(1) Foussagrives, *Comptes rendus de l'Acad. des sciences*, 25 décembre 1875.
(2) F. Rochard, *Du parasitisme végétal dans les altérations du pain* (*Ann. d'hyg.*, 2ᵉ série, 1873, t. XL, p. 83).
(3) Une étude intéressante de M. Le Roy de Méricourt (*Étude rétrospective d'hygiène navale. Le journal médical du Dᵣ Aaskow pendant l'expédition danoise de 1870-1771*, in *Arch. de méd. navale*, 1866, t. V, p. 337) nous apprend qu'il y a cent ans on utilisait, dans la marine danoise, un biscuit préparé avec 1 partie de seigle et 2 parties de farine de pois. Ce biscuit était, paraît-il, intact après un an d'embarquement.

(*) *a a*, mycelium filamenteux ; *b b*, tiges ; *c c*, ampoule attachée au sporange ; *h*, spores (Rochard, d'après Krassiuski).

très-opportunes à la mer, a été produite, mais n'a pas fait fortune. Il est manifeste que, pour courir après un résultat très-incertain, on compromettrait par ce mélange et la beauté, et la saveur et la conservation du biscuit. Ce pain particulier, si bien adapté aux besoins de l'hygiène navale, n'a point cependant été créé par elle. Les Romains l'utilisaient déjà pour l'approvisionnement de leurs légions, et les Grecs, dit-on, s'en servaient pour leur marine (1). L'usage, à ce qu'il semble, en fut abandonné ensuite, car l'historiographe de saint Louis, Joinville, parle, comme d'une curiosité, d'un pain dont se servaient les gens envoyés par le soudan pour explorer l'origine du Nil. « Ils portaient, dit le naïf écrivain, une manière de pains que l'on appelle *bequis* pour ce que ils sont cuiz par deux fois. » Les galères qui transportèrent les croisés en Orient n'étaient donc point approvisionnées de biscuits. Des documents historiques nous apprennent que sous Louis XII, c'est-à-dire au commencement du seizième siècle, les navires s'approvisionnaient en même temps de pain *biscuyt,* de pain frais et de farine. En 1543, François I$^{er}$ prescrivait de faire faire une grande quantité de biscuit « pour l'armée de mer estant de présent en la coste de Provence (2). » A partir de cette époque, le biscuit fait partie définitive de la ration nautique, et les grandes navigations y trouvent un de leurs principaux éléments de réussite. Des modifications se sont introduites depuis dans la nature de la farine employée, le mode de pétrissage, la forme, la dimension et le poids de la *galette* (mot espagnol qui figure dès le commencement du seizième siècle dans notre vocabulaire maritime); mais le pain nautique est resté, à ces différences près, ce qu'il était anciennement (3).

Le pétrissage manuel a été longtemps considéré comme supérieur au pétrissage mécanique; puis est venue la machine à fabriquer le biscuit, qui a fait abandonner le pétrissage manuel. Voilà qu'on tend à y revenir, et une circulaire ministérielle déjà ancienne (20 décembre 1848) a prescrit de faire marcher de front les deux procédés jusqu'au moment où l'usure de l'outillage mécanique laissera persister seul le pétrissage manuel. A Toulon, en particulier, on est arrivé à ce terme, et le pétrissage manuel peut y fournir 300,000 kilogrammes par an. Y a-t-il un avantage de bonne fabrication à ce retour à l'ancien état de choses, et si l'on peut invoquer en faveur des pétrisseuses Lebaudy l'avantage de pouvoir mieux utiliser les farines de blé dur, le pétrissage mécanique doit le présenter également pour le biscuit. Quoi qu'il en soit, et comme les machines à biscuit fonctionnent encore dans les autres ports, je ne crois devoir rien retrancher à ce que j'en disais il y a vingt ans.

(1) Les anciens caractérisaient ainsi le biscuit : *Panis rubidus, recoctus et rubefactus.* Le *panis militaris* était, au contraire, peu cuit, et les soldats le préparaient eux-mêmes ; on leur donnait leur ration en blé.

(2) *Histoire de saint Louis.* Paris 1826, p. 63.

(3) Da-Olmi, *Hygiène navale*, 1828, p. 36.

C'est en 1811 que M. Lambert proposa aux boulangeries un pétrin mécanique pour la fabrication du pain ; c'est en 1840 seulement, c'est-à-dire vingt-neuf ans après, qu'un simple maître mécanicien de l'atelier des machines au port de Rochefort, M. Auboin, a présenté et fait adopter une machine d'un mécanisme aussi simple qu'ingénieux, et qui réalise avec une rare perfection et une grande économie de bras tous les temps de la fabrication du biscuit.

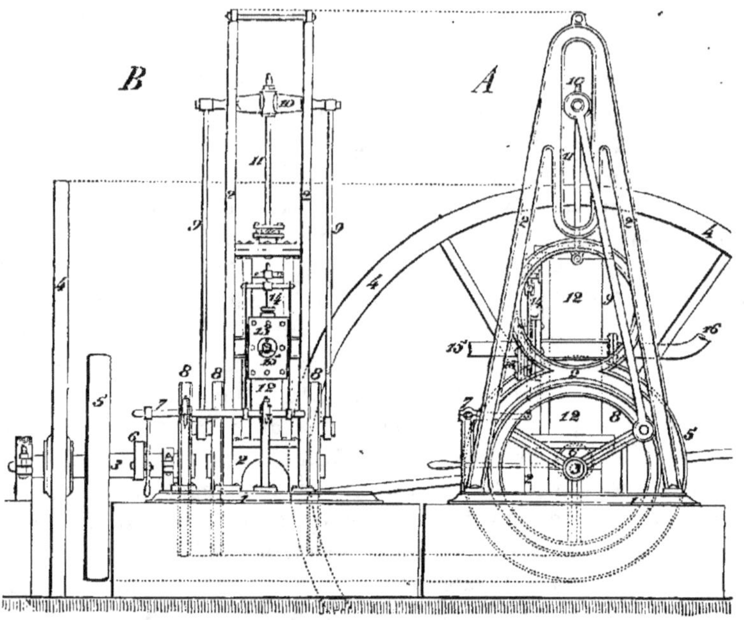

Fig. 115. — Moteur de la machine à biscuit (*).

Le moteur de cet appareil est une machine à vapeur d'une force de 7 chevaux (fig. 115), à haute pression, sans détente ; le tuyau de rejet de la vapeur se divise en deux tuyaux secondaires, dont l'un, muni d'abord d'un robinet, perce la muraille de la boulangerie et s'ouvre à l'extérieur ; l'autre s'adapte à un serpentin placé à la partie inférieure d'une cuve pleine d'eau que la vapeur est destinée à échauffer. Lorsque cette eau qui doit servir au frasage est à une température convenable (65° environ en été, 80 ou 85° en hiver), le robinet du serpentin est fermé, celui du tuyau de rejet est ouvert, et la vapeur s'échappe audehors. Un tuyau de conduite d'eau chaude porte celle-ci de la cuve dans le pétrin à frasage.

La transmission de la force motrice aux diverses parties de l'appareil à fabriquer le biscuit se fait au moyen de courroies de cuir.

La première partie de cet appareil est la cuve dite *à frasage* (fig. 116);

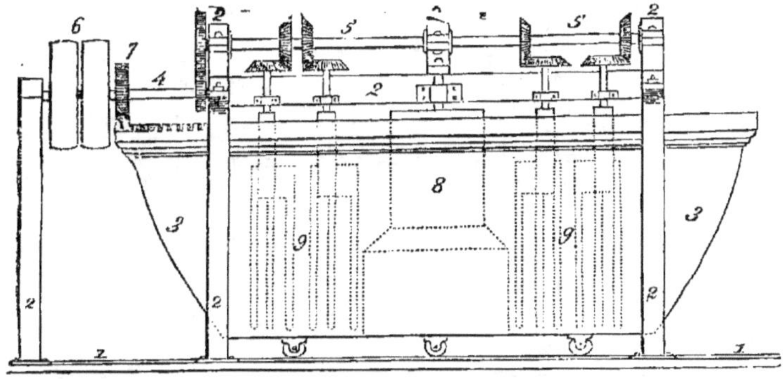

Fig. 116. — Cuve à agitateurs pour fraser (*).

elle est surmontée d'une caisse rectangulaire qui sert à la fois et de récipient et de mesure à l'eau chaude. Le pourtour de cette cuve est bordé d'une crémaillère dont les dents s'adaptent à celles, d'une roue d'engrenage; elle tourne assez lentement pour que les ouvriers puissent diriger et malaxer la pâte. Quatre agitateurs verticaux, cylindriques, opposés deux à deux, et placés aux deux extrémités de la cuve à frasage, tournent sur leur axe, et la pâte, forcée de passer entre eux, dans un intervalle de 0<sup>m</sup>,08 environ, s'étire et s'aplatit.

Deux lames verticales très-larges, fixées aux parois de la cuve, suivent son mouvement de rotation et ramènent incessamment la pâte dans le plan des agitateurs. Le piston de la machine donnant 33 coups à la minute, la cuve fait environ 12 tours dans le même temps. Les ouvriers n'ont d'autre soin que de recueillir de temps en temps la pâte et d'aider l'action des frottoirs en la dirigeant vers les agitateurs. Chaque frasage agit sur 156 kilogrammes de farine et sur une quantité d'eau qui varie de 65 à 70 kilogrammes, suivant la nature de la farine. Il dure de 25 à 30 minutes. Au bout de ce temps, la pâte est prise et transportée à bras dans une cuve dite de *foulage* (fig. 117). Elle a exactement les mêmes dimensions, le même mécanisme de rotation et la même vitesse que la cuve de frasage; les agitateurs sont remplacés par des rouleaux à cannelures entre lesquels passe et s'aplatit la pâte. Celle-ci, au sortir des agitateurs, glisse sous deux poires creuses de tôle galvanisée, fixées par une de leurs extrémités aux parois de la cuve, par l'autre sur son fond,

(*) 1, plate-forme. — 2 2 2, bâtis. — 3 3 3, cuve à frasage. — 4, axe des poulies de transmission et des roues d'engrenage. — 5, arbre de couche donnant l'impulsion aux agitateurs. — 6, poulies de transmission du mouvement. — 7, roue d'engrenage faisant tourner la cuve. — 8 tambour creux. — 9 9, agitateurs.

qui tournent sur leur axe par le mouvement que la pâte leur transmet, et qui sont destinés à aplatir la pâte et à la laminer. Le foulage dure 30 minutes ; pendant sa durée, la pâte est tiède. Une fois le foulage

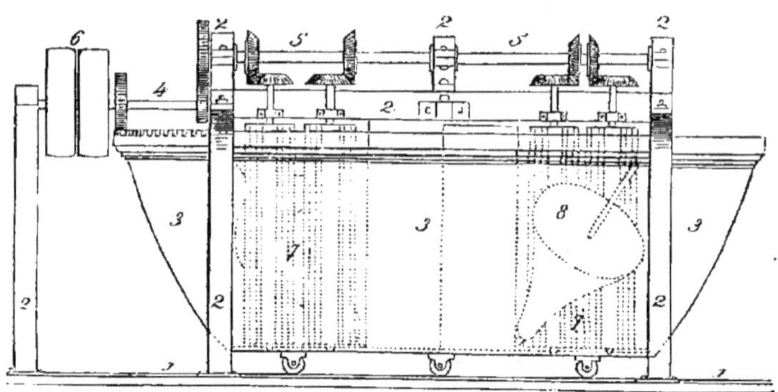

Fig. 117. — Cuve à rouleaux pour pétrir (*).

terminé, la pâte est placée sur une trémie ; elle passe sous trois paires de rouleaux, s'y lamine au degré nécessaire, puis s'engage sous le *coupe-pâte* (fig. 118) (1). Celui-ci se compose d'un cylindre qui se meut sur son axe transversal ; sa surface est divisée en casiers carrés par des lames compactes ; dans l'aire de chacun de ces casiers se trouve une plaque armée de 30 poinçons ; les lames des casiers coupent la pâte en carrés, les poinçons la perforent, et des tables glissant sur un chemin de fer reçoivent les tablettes de pâte au fur et à mesure qu'elles sont fabriquées, et les déposent régulièrement devant les fours.

Le biscuit est alors enfermé et reste 30 minutes environ dans un four chauffé avec des fagots de chêne. Dès qu'il est retiré, on le porte encore chaud dans des soutes spacieuses dont les parois sont brayées et qui ont été préalablement desséchées par des brasières ; la température de ces soutes est assez élevée ; un thermomètre que nous plaçâmes dans l'une d'elles, à peu de distance des portes, s'éleva à + 30° centigrades ; dans l'intérieur il eût certainement accusé une chaleur de 40° centigrades au moins.

Le personnel qui sert à la fabrication du biscuit, à Brest, se compose de quarante-huit individus, vingt-quatre pour chaque douze heures de fabrication. 7,500 kilogrammes de biscuit sont produits en 24 heures et représentent 84 fournées de 580 galettes chacune, ou 48,720 biscuits. La galette de biscuit, de forme carrée, pour s'arrimer plus facilement, doit peser 183$^{gr}$,33 afin de représenter exactement une ration : mais elle est toujours d'un poids un peu inférieur ; celui-ci varie

---

(*) 1 1, plate-forme. — 2 2, bâtis. — 3 3 3, cuve et tambour. — 4, axe des poulies de transmission et des roues d'engrenage. — 5, arbre de couche donnant l'impulsion aux agitateurs cannelés. — 6, poulie de transmission. — 7 7, rouleaux cannelés où le coupe-pâte passe.

d'ailleurs, suivant la provenance de tel ou tel port, entre 150 et 180 grammes.

On reconnaît un bon biscuit aux caractères suivants : sa surface exté-

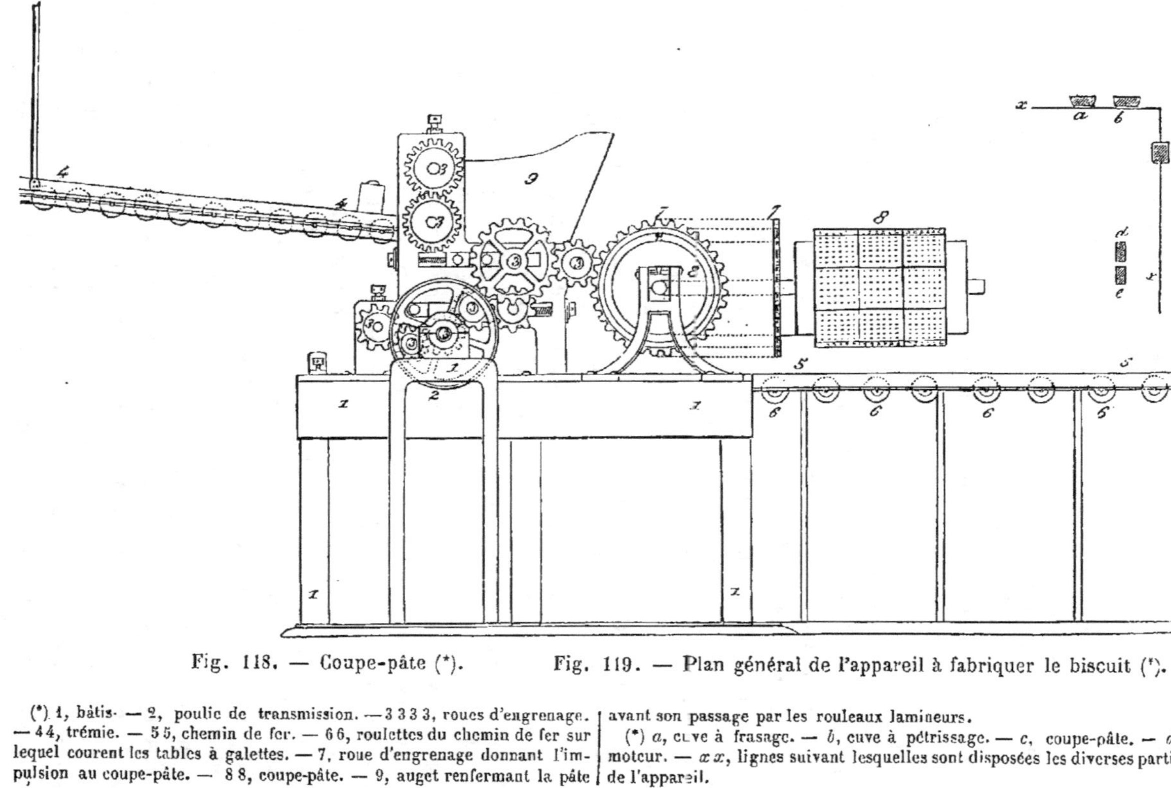

Fig. 118. — Coupe-pâte (*).     Fig. 119. — Plan général de l'appareil à fabriquer le biscuit (*).

(*) 1, bâtis. — 2, poulie de transmission. — 3 3 3 3, roues d'engrenage. — 4 4, trémie. — 5 5, chemin de fer. — 6 6, roulettes du chemin de fer sur lequel courent les tables à galettes. — 7, roue d'engrenage donnant l'impulsion au coupe-pâte. — 8 8, coupe-pâte. — 9, auget renfermant la pâte avant son passage par les rouleaux lamineurs.

(*) a, cuve à frasage. — b, cuve à pétrissage. — c, coupe-pâte. — de, moteur. — x x, lignes suivant lesquelles sont disposées les diverses parties de l'appareil.

rieure est d'un roux brillant ; la pellicule qui en forme l'écorce est adhérente aux parties sous-jacentes ; il est sec, sonore, ne présente aucune vermoulure, ne fournit pas de poussière quand on le fragmente ; sa cassure est schistoïde, uniformément blanche, sans macules; il est dur et fragile à la fois ; est exempt d'odeur ou de goût de moisissure ; sa saveur est franchement panaire; il s'imprègne facilement de salive, forme pâte aisément, et ses morceaux surnagent quand on les jette dans l'eau.

La conservation de cette denrée si précieuse à la navigation est compromise à la fois par l'humidité et la chaleur de l'air, qui favorisent le développement des moisissures et la génération de ces insectes qui se creusent au sein des galettes de biscuit des galeries prises aux dépens de la substance alimentaire elle-même, et y déposent, avec leurs excréments, leurs larves et leurs cadavres même, les germes d'une corruption inévitable. Ces parasites ont, sur la demande de Kéraudren, été examinés par M. Bosc, qui a reconnu parmi eux l'*Anobium paniceum*, le *Ptinus fur*, l'*Anthrenus muscæorum*, le *Troglossita caraboïdes*, le *Pharena farinalis*, et le *Blatta orientalis* (1), espèces distinctes de celles qui pullulent dans le blé. La production des moisissures cryptogamiques et la fermentation sourde qui, sous l'influence de la chaleur humide, s'établit dans le biscuit et altère son gluten, sont des inconvénients que les moyens de conservation employés jusqu'ici n'ont qu'incomplétement palliés. En 1781, de Courcelles proposait de renfermer le biscuit dans des barriques bien closes au lieu de le mettre en grenier dans des soutes (2). Keraudren, en 1822, préconisait l'usage de pièces de bois minces dont les interstices étaient fermés par des bandes de toile imprégnées de colle (3). Le règlement du 2 mars 1807 avait antérieurement prescrit le doublage en fer-blanc des soutes à biscuit. Cette excellente disposition sépare le brayage du biscuit ; les galettes y sont entassées les unes sur les autres ; ces soutes se ferment à coulisses et sont calfeutrées avec soin.

L'hygiène a-t-elle dit son dernier mot sur ce point ? Nous ne le croyons pas. Entre tous les procédés nombreux de conservation qui se sont présentés à notre esprit et que nous avons condamnés les uns après les autres parce que leur efficacité était neutralisée par des difficultés d'application, il en est un qui nous parait mériter un meilleur sort et que nous n'hésitons pas à conseiller. Le biscuit placé dans le vide serait, comme toutes les substances organiques, à l'abri de toute putréfaction pour un temps assez long, mais comment réaliser cette disposition ? Dans la première édition de cet ouvrage, je proposais de faire dans des soutes doublées de tôle et brayées un vide relatif avec une pompe à main, après les avoir remplies aussi complétement que possible. Ce procédé appliqué depuis par M. Louvel a valu à son auteur une récompense de l'Institut. Aujourd'hui, je substitue à cette idée celle de réserver l'application

(1) *Dictionnaire des sciences médicales*, t. III, p. 140.
(2) *Mémoire sur le régime végétal des gens de mer*. Nantes, 1781, p. 168.
(3) *Dictionnaire des sciences médicales*, t. III, p. 140.

du vide à la conservation du biscuit pour un approvisionnement de réserve extrême qui serait contenu dans des caisses en tôle dont la paroi supérieure articulée à charnière recevrait sur ses quatre joints une bande de toile rendue imperméable par une couche de silicate de potasse. La paroi supérieure serait munie d'un tuyau à robinet auquel s'appliquerait une pompe à main, on ferait ainsi un vide relatif qui suffirait à la conservation du biscuit.

Est-il possible de tirer parti du biscuit altéré ? Sa pulvérulence, au dire de Payen (1), en fait un aliment insuffisant, puisque les larves des insectes ont absorbé une partie de la substance nutritive, mais ne lui communique pas de qualités insalubres ; son état de moisissure est plus fâcheux. Bienvenue, chirurgien-major de la frégate *l'Aréthuse*, crut devoir attribuer à du biscuit vermoulu et humide une épidémie de dysentérie ; dès qu'on put se procurer de meilleur biscuit, l'état sanitaire s'améliora d'une manière notable (2). De Courcelles, et après lui Kéraudren, ont proposé de faire passer au four le biscuit altéré. Cette pratique est bonne ; elle ne remédie guère à l'altération, une fois que celle-ci est produite, mais elle en arrête la marche en détruisant les germes, non encore éclos, des insectes. Une température de 100° atteint parfaitement ce but. Lind recommandait l'immersion du biscuit dans le vinaigre, conseil fondé sur les prétendues propriétés antiseptiques de ce liquide, et qui ne mérite certainement pas d'être suivi. Quoi qu'on fasse, au reste, rien ne rend au biscuit altéré ses propriétés restauratrices, et prévenir le mal est le seul intérêt dont on doive se préoccuper. Quand on songe aux immenses quantités de biscuit vermoulu qui viennent tous les ans s'enfouir dans nos magasins des ports, et les encombrer d'une mâchemoure inutile, à laquelle les animaux eux-mêmes répugnent quelquefois, on comprend toute l'importance du problème. Si nous ne l'avons résolu, à d'autres le soin de trouver mieux.

Le décret du 13 janvier 1806 a fixé à 550 grammes la quantité de biscuit allouée à chaque homme, soit 183$^{gr}$,33 pour chacun de ses repas ; les règlements de 1813, 1823, 1848, 1853, et celui récent du 16 décembre 1874, ont maintenu cette quantité (3), qui représente environ le pouvoir nutritif de 750 grammes de pain, et qui est, en réalité, très-suffisante à l'élévation du blutage à 30 pour 100 pour la farine de biscuit (4), a

(1) *Des substances alimentaires*, p. 179.

(2) Bienvenue, *Rapport sur la campagne des Antilles*, 1819-1820 (Collection de Brest). La dureté du biscuit est aussi un inconvénient. M. de Erostarbe, médecin de la frégate espagnole *la Blanca*, a attribué à cette cause le développement de la stomatite dans son équipage.

(3) La ration de biscuit du matelot anglais est de 566 grammes, mais, en rade, le biscuit est donné à discrétion. Elle peut être suppléée par une quantité égale de pain frais. Dans la marine française, une décision ministérielle du 21 juillet 1860, concède aux matelots qui naviguent au delà des 50° lat. N. et S. un supplément de 60 grammes de biscuit par jour.

(4) Le blutage de la farine destinée à la fabrication du biscuit est actuellement poussé moins loin, et cela, nous le croyons, sans préjudice aucun.

d'ailleurs donné à cet aliment toutes les qualités de pureté désirable.

Les tranches de pain desséchées au four ou *biscottes*, la poudre de pain desséchée et servant à confectionner des galettes, aliment essayé sous le ministère du maréchal de Castries (1784), non plus que le *meat-biscuit* ou biscuit-viande de Gail-Bordeu, ne créeront jamais à cet aliment nautique, par excellence, une concurrence sérieuse.

Quelle est la valeur hygiénique du biscuit? Hâtons-nous de le dire, c'est un aliment de nécessité et rien de plus ; plus lourd que le pain, moins aéré, il s'imprègne plus difficilement de salive, exige des efforts de trituration auxquels les mâchoires dégarnies des matelots sont le plus habituellement inhabiles ; sa saveur, qui n'est pas relevée par ces produits pyrogénés que la torréfaction de la farine développe dans la croûte du pain, est plus fade, moins aromatique ; enfin (et cet inconvénient est capital) c'est un aliment insolite auquel les initiés ne reviennent que par intervalles. Pour toutes ces raisons, le pain, cet aliment par excellence, doit remplacer le biscuit dans la ration nautique toutes les fois que cette substitution est praticable.

## ARTICLE II

### FÉCULES ET LÉGUMES.

#### § 1. — *Fécules.*

Les fécules qui entrent dans la ration nautique sont de deux sortes : le tapioca et la fécule du riz ; toutes les deux sont spécialement affectées à l'alimentation des malades. 30 grammes de ces fécules assaisonnés avec 20 centilitres de lait double ou 80 grammes de lait conservé, constituent un aliment léger et restaurateur à la fois, très-bien adapté aux besoins des convalescences commençantes.

Le tapioca naturel est une fécule qui se retire d'une Euphorbiacée exotique, du *jatropha manihot ;* la fécule de cette racine est projetée humide, par petites masses, sur des plaques de tôle chauffées à 100° ; elle se contracte, s'agglomère, et prend la forme de grains irréguliers ayant une certaine transparence. Le tapioca factice est fabriqué de la même manière, mais avec des fécules de nos pays, notamment de la fécule de la pomme de terre ; ses grains sont d'une forme généralement plus arrondie, mais, à part l'odeur et la saveur, il n'existe aucun moyen de reconnaître le vrai du faux tapioca. Si, à ce désavantage, on joint celui du prix et l'existence fréquente du cuivre dans le tapioca, on conviendra qu'il y aurait bénéfice à remplacer le tapioca de la ration des malades par une autre fécule, celle de pomme de terre, par exemple, ou tout simplement à n'approvisionner les navires que de fécule de riz.

#### § 2. — *Légumes féculents.*

Sous le nom de *légumes*, mot très-détourné de son acception botanique, on entend toutes les substances végétales herbacées, autres que nos fruits de dessert, qui peuvent concourir à l'alimentation. La ration naùtique ne renferme, bien entendu, que des légumes secs, c'est-à-dire mis, par évaporation de l'eau, dans des conditions relatives d'inaltérabilité (1). Le riz, les lentilles, les pois, les haricots ou fayols, les fèves ou gourganes, ont constitué jusqu'ici les seuls légumes réglementaires.

I. *Riz*. — La valeur du riz (*Oryza sativa*) comme aliment nautique a été très-diversement jugée. Il a un goût agréable et de précieuses qualités de conservation facile. Il n'est sans doute pas très-riche en matières azotées, puisque les proportions de celles-ci n'excèdent pas, en moyenne, 5,2 0/0, et qu'il se place, sous ce rapport, au-dessous du blé, de l'orge, du seigle, de l'avoine et du maïs; il est aussi, de toutes ces céréales, la moins riche en matières grasses; mais ses proportions d'amidon qui le placent à leur tête en font un aliment nourrissant. Suivant Wilson, on a eu beacoup à lutter pour faire accepter le riz par les matelots américains qui le considéraient comme insipide et auquel ils faisaient le singulier reproche d'affaiblir la vue, mais ces idées absurdes n'existent plus, les matelots de cette nation ne jettent plus leur riz à la mer, et paraissent même y tenir beaucoup (2). Le riz, ne servît-il qu'à la confection des soupes maigres, jouerait un rôle utile dans la ration nautique.

II. *Lentilles*. — Les lentilles, graines de l'*Ervum lens*, Légumineuse indigène, ont été jadis embarquées pour la ration du matelot; on en utilisait deux espèces : 1° la grosse lentille ; 2° la lentille à la reine ou lentillon.

De Courcelles a adressé à la lentille, considérée comme aliment nautique, des reproches qui nous paraissent fondés. Suivant lui, à quantité égale, ces légumes renferment, à raison de leur petitesse et de l'étendue de leur écorce, moins de substance alibile que les autres ; ils éludent souvent l'action des dents et traversent indigérés toute la filière digestive. Nous ajouterons que l'abondance d'un insecte parasite qui y pullule, et leur mélange à des graviers qu'un nettoyage exact ne sépare jamais complétement, sont des inconvénients qui ne sont point suffisamment compensés par le peu d'encombrement des lentilles. Chardon de Courcelles a émis l'idée qu'une poudre de lentilles vaudrait mieux ; nous

(1) Depuis que nous avons écrit ces lignes, les légumes pressés sont entrés pour une certaine part dans les approvisionnements des navires ; mais cette amélioration n'est que relative, et nous voudrions, dans l'avenir, la substitution des légumes frais aux légumes secs toutes les fois que cela sera possible. On en viendra là, nous l'espérons bien. On a fait il y a longtemps des essais pour l'introduction des pommes de terre conservées dans la nourriture du matelot; nul ne désire plus vivement que nous cette amélioration.

(2) Wilson, *op. cit.* p. 51.

ne le pensons pas ; la décortication de ces graines les prive, en effet, de cet arome agréable qui les rend digestibles (1).

III. *Pois secs.* — Le *pois sec*, que, par un euphémisme bien gratuit, les matelots décorent du nom de *petits pois*, est un légume essentiellement nautique ; il se conserve bien, beaucoup mieux que le haricot, et s'il perd par la dessiccation cette tendreté de tissu, cet arome, cette saveur sucrée qui en font, pour nos tables, un aliment estival recherché, il n'en reste pas moins et nourrissant et agréable. Les pois secs se présentent sous deux formes : tantôt entiers, tantôt concassés. Payen attribue à ces derniers, sur les autres, une supériorité de puissance nutritive qui est dans le rapport de 106 à 108, mais ils sont moins susceptibles d'une longue conservation. Les pois secs entrent pour 68 grammes, par repas, dans la ration du matelot. Nous indiquerons plus loin les procédés les plus employés pour conserver ce légume à l'état herbacé. Le pois est un bon aliment, très-riche en matières azotées, mais qui, malheureusement, soit par lui-même, soit à raison de la nature de l'eau employée, est trop souvent réfractaire à la cuisson.

L'immersion préalable, pendant quelques heures, dans de l'eau chaude est un moyen de ramollissement qu'il ne faut jamais négliger. On a recommandé l'addition à l'eau d'une petite quantité de substances alcalines ; nous répugnons à ce moyen, nécessaire seulement, du reste, quand on se sert d'eaux séléniteuses. Quelque reproche qu'on ait fait aux pois, une seule raison suffit à leur défense : le matelot les aime, et leur sacrifierait tous les autres légumes.

IV. *Fève.* — Il est loin d'être aussi enthousiaste de la *fève* ou gourgane (2). On utilise trois variétés de cette graine : 1° les petites fèves ou féveroles ; 2° les fèves moyennes ou gourganes ; 3° les grandes fèves ou fèves de marais. Les fèves de Rochefort jouissent d'une réputation justement méritée, aussi le comité de salubrité de Brest, présidé par le citoyen Coulomb, médecin-commissaire, proposa-t-il, dans la séance du 2 septembre 1792, de ne pas en donner d'autres aux navires et de puiser dans cette localité l'approvisionnement des autres ports. Les fèves sont acerbes, d'un goût austère, désagréable ; leur écorce est indigestible ; elles communiquent au bouillon une couleur noire désagréable, les matelots ne les acceptent qu'avec une répugnance visible ; nous demandions en 1856 qu'on les fît disparaître de la ration. On a essayé des fèves décortiquées ; mais leur conservation était très-difficile et elles avaient

---

(1) De Courcelles, *op. cit.*, p. 91. On sait que l'*ervalenta*, vantée outre mesure par la spéculation et acceptée docilement par la crédulité, n'est que de la farine de lentilles comme son nom, frotté de latin, l'indique du reste.

(2) C'est le nom vulgaire de la fève, les matelots l'ont fait passer dans leur vocabulaire et ne la désignent pas autrement. Le mot *gourgane*, dont l'étymologie est inconnue, ne figure pas dans le *Glossaire* des œuvres de Rabelais (t. III, MDCCCXXIII).

perdu d'ailleurs tout arome. Les matelots du commerce, prenant le soin de faire tremper, dès la veille, les fèves de leur ration et de les décortiquer pendant leur quart, goûtent assez cet aliment. Aux inconvénients que nous venons d'attribuer aux gourganes, nous ajouterons le reproche d'encombrement et celui non moins fondé d'être attaquées par les insectes. Au reste la fève déjà menacée par la décision du 8 août 1850 qui ne l'a plus laissée figurer que pour un sixième dans les approvisionnements de légumes vient de disparaître complétement de la ration. Je ne lui donne aucun regret. L'interdiction *«à fabis abstine»* imposée jadis aux flamines peut, sans leur imposer aucun sacrifice, être étendue aux matelots.

**V.** *Haricot.* — Le *haricot* (*Phaseolus vulgaris*) complète la série des légumes secs réglementaires ; nul aliment n'est entré plus profondément que celui-ci dans les habitudes de la nourriture maritime ; les innocents lazzis de l'équipage qui ajoutent en faveur du fayol (*fagliolo* des Italiens) un nom de plus à l'énumération géographique des caps ; l'ingéniosité rancuneuse des *postes* qui ont épuisé toutes les transformations dont cet aliment est susceptible, ont jeté sur le haricot un nuage de discrédit ; mais son utilité comme légume de ration est sortie intacte de ces railleries traditionnelles. Sa chair épaisse et substantielle, sa cuisson généralement facile, son écorce pellucide, son goût agréable, sont des qualités qui assurent à jamais, sans doute, son maintien dans l'alimentation nautique. Nous verrons tout à l'heure que sa composition lui assigne des propriétés nutritives très-remarquables. Comme on l'avait fait pour les lentilles, Le Helloco, chirurgien-major du vaisseau *le Colosse*, a proposé de réduire les haricots en poudre et de remplacer le légume entier par cette farine. Une poudre semblable ne manquerait certainement pas de fermenter et d'aigrir au contact inévitable de l'humidité.

Le fayol noir est consommé en abondance sous le nom de *feijao* au Brésil. M. Bourel-Roncière se loue beaucoup de cet aliment qui était très-goûté de ses équipages, et il estime qu'il faut l'acheter sur place au lieu de faire venir les haricots blancs de France.

**VI.** *Pois chiche.* — Le pois chiche (*Cicer arietinum*) est une Légumineuse indigène qui a figuré jadis et qui figure peut-être encore dans la marine espagnole sous le nom de *garbanzo*. Gonzalès considérait ce légume comme supérieur à tous les autres. Les matelots du midi de la France, qui y sont fort habitués, accueilleraient sans doute avec faveur son introduction dans leur régime. Il y aurait peut-être lieu d'expérimenter ce légume sec et de voir comment il se conserverait à bord.

Le pois tient le premier rang pour la quantité d'amidon, le haricot pour celle de matières azotées et des matières grasses, et c'est dans les fèves que les proportions de sel et d'eau sont les plus élevées. Des quatre légumes, c'est donc le moins nourrissant.

Il n'est pas sans intérêt de rapprocher dans un même tableau les compositions élémentaires de ces différentes légumineuses. Nous empruntons à Payen ces évaluations diverses :

| SUBSTANCES. | POIS. | HARICOTS. | FÈVES. | LENTILLES |
|---|---|---|---|---|
| Amidon, dextrine et matière sucrée... | 58,7 | 55,7 | 51,5 | 56,0 |
| Substances azotées................. | 23,8 | 25,5 | 24,4 | 25,2 |
| Matières grasses et traces de substances aromatiques...................... | 2,1 | 2,8 | 1,5 | 2,6 |
| Cellulose...................... | 3,5 | 2,9 | 3,0 | 2,4 |
| Sels minéraux.................. | 2,1 | 3,2 | 3,6 | 2,3 |
| Eau hygroscopique................ | 9,8 | 9,9 | 16,0 | 11,5 |

Si nous ajoutons, pour chaque légume, le chiffre des substances azotées et des matières grasses, c'est-à-dire des substances nutritives, nous obtiendrons des sommes qui classeront les légumes secs de la ration d'après leur puissance alimentaire. Or voici ce que nous trouvons :

Pois secs,..................... 84,6
Haricots...................... 84,0
Lentilles..................... 83,8
Fèves........................ 77,4

La théorie confirme donc ce que l'expérience pratique avait déjà appris, à savoir : que les pois et les haricots sont plus nourrissants que les lentilles et que les fèves, lesquelles je l'ai dit, ont disparu de la ration. Que faut-il penser des propriétés antiscorbutiques attribuées par quelques auteurs aux graines féculentes des légumineuses, et en particulier aux haricots, propriétés basées sur la conservation prolongée de leur vertu germinative et, par suite sur le maintien, de leurs matières azotées dans un état qui les rapproche de la plante vivante ? Wilson a avancé cette opinion qui n'est sans doute qu'ingénieuse (1).

# CHAPITRE II

## Viandes et aliments qui en dérivent.

Les viandes qui entrent dans la composition de la ration nautique sont les viandes de bœuf, de mouton, de porc et de poulet. Ces aliments sont consommés à l'état frais ou à l'état de conserves. Des bœufs sont embarqués généralement, au départ de France ou dans les relâches, en nombre proportionné à l'effectif des équipages, et cette précaution retarde

(1) Wilson, *Naval Hygiene,* p. 56.

efficacement le moment où les salaisons doivent être mises en usage. Il
importe cependant de ne point oublier que ces animaux, surmenés lors
de leur embarquement, souvent gonflés d'eau par la cupidité des fournisseurs, parqués dans un poste à canon, soumis à une nourriture sèche
et insuffisante, ne tardent point à péricliter et que, dans ces conditions
défavorables, des maladies préjudiciables aux consommateurs peuvent
se développer chez eux (1). Aussi, le nombre de bœufs embarqués ne
doit-il guère excéder les besoins de sept ou huit jours au plus. Il faut se
hâter de sacrifier les premiers ceux qui paraissent avoir le plus souffert,
et exercer sur les autres une surveillance assidue à laquelle le médecin
(il n'est pas de détail que son ninistère n'ennoblisse) ne doit pas demeurer étranger. La mauvaise nourriture à laquelle sont soumis les bœufs
embarqués ne concourt pas moins que l'anormalité des conditions d'existence auxquelles leur séjour à bord les condamne, à hâter leur dépérissement. Le fourrage embarqué pour eux suffit à peine pour les premiers
jours ; placé dans les porte-haubans, il est ou desséché par le soleil, ou
couvert par la mer d'une salure à laquelle les animaux répugnent.
Pourquoi, au départ de France, ne se munirait-on pas d'une certaine
quantité de ce foin pressé que l'administration de la guerre utilise pour
le transport de ses chevaux ? M. le général Morin est parvenu, par une
pression mécanique puissante, à donner au foin, qui, en magasin, pèse
de 60 à 65 kilogrammes le mètre cube, un poids de 442 kilogrammes
sous le même volume ; c'est-à-dire que l'encombrement des fourrages
s'abaisse dans la proportion de 7,8 à 1. D'un autre côté, M. Boussingault a prouvé qu'un poids déterminé de fourrage sec ne nourrit pas
moins bien le bétail que la quantité de fourrage vert qui l'a fourni. Ces
données ne doivent pas être perdues pour la conservation des bestiaux
à bord ; un ou deux mètres cubes de foin pressé, qui, indépendamment
des avantages du volume, ne sont pas susceptibles d'incendie spontané,
permettraient de conduire très-loin des bestiaux en bon état et de procurer longtemps aux équipages le bénéfice hygiénique de l'usage des
viandes fraîches (2).

Les *porcs* et les *moutons* sont plus accommodants que le bœuf; l'aptitude des premiers à se nourrir de tout, leurs mœurs agrestes, leur
constitution peu délicate, leur indifférence aux mauvais traitements, en
font un bétail éminemment propre au transport; le mouton et le *cabri*
sont dans le même cas, quoiqu'à un moindre degré; quant aux *poules*

(1) Il ne faut pas oublier que le bœuf, principalement celui d'Afrique, n'est pas
exempt de la ladrerie. Il a un ténia inerme, le *Tœnia mediocanellata*, ¡qui est très-
susceptible de se transmettre à l'homme par les cysticerques qui imprègnent sa chair
musculaire. C'est ce qu'ont démontré récemment MM. Masse et Pourquier (*Comptes
rendus de l'Acad. des sciences*, 1876). Il faut donc, quand on achète des bœufs pour
l'approvisionnement des navires, les soumettre préalablement au langueyage.
(2) Il été donné suite à ce vœu depuis qu'il a été formulé (F. Girard, *Hist. méd. de
la campagne du* d'Assas. Thèse de Montpellier, 1868).

et aux *canards* embarqués pour la nourriture des convalescents ou pour l'approvisionnement des tables d'officiers, l'encombrement, le défaut de soins, l'humidité du lavage, leur font courir des risques de déchet auxquels il faut se résigner par avance.

L'usage de la viande fraîche, à bord des navires, soulève quelques questions pratiques que le médecin naviguant est souvent appelé à résoudre et que nous allons examiner dans l'ordre suivant : 1° abatage des animaux ; 2° utilisation et déchet de leur viande ; 3° usage des viandes suspectes ; 4° conservation des viandes à l'état frais.

L'abatage des bœufs opéré par un boucher de profession, comme les équipages en renferment presque toujours, ou par un boucher que la nécessité improvise, doit, comme dans les abattoirs de nos villes, être opéré par la massue, puis par la section des carotides, suivant le procédé judaïque. Ce procédé seul fournit ce dégorgement complet des vaisseaux qui est favorable au coup d'œil des viandes et peut prolonger leur conservation ; le *battage*, l'*insufflation*, la *séparation des issues* et l'*habillage*, doivent ensuite être pratiqués suivant les procédés habituels. Il n'est pas sans intérêt de savoir, par avance, quelle est la quantité de viande distribuable qu'un bœuf d'un poids donné peut fournir ; car, à bord d'un navire, on peut se régler sur cette évaluation pour déterminer le nombre d'animaux qui, sacrifiés en même temps, subviendront aux besoins alimentaires de l'équipage. Or, une évaluation de M. Stephenson, citée par Boudin, fixe ainsi le produit d'un bœuf pour chaque 100 kilogrammes du poids de l'animal vivant :

| | |
|---|---|
| Chair nette...................... | 57,0 (1) |
| Suif........................... | 8,0 |
| Peau.......................... | 5,5 |
| Entrailles et déchet............. | 28.0 |

Une autre évaluation de M. Mallo se rapproche tellement de la précédente qu'elles se prêtent un mutuel appui :

| | | |
|---|---|---|
| Les quatre quartiers............. | 54,2 | |
| Le cuir........................ | 4,2 | |
| Le suif........................ | 7,0 | pour 100 kilogr. d'un bœuf |
| Le sang........................ | 7,4 | de 1<sup>re</sup> qualité. |
| Tête, avant-membres, entrailles... | 25,5 | |

Le poids moyen des bœufs qui alimentent les navires est extrêmement variable, suivant les localités. M. de Kergorlay a prouvé, dans un intéressant travail, que celui des bœufs consommés à Paris a augmenté, depuis 1820 jusqu'à 1833, de la différence de 271$^{kil}$,634 à 289$^{kil}$,008 ; résultat qui, pour le dire en passant, fait ressortir les progrès que l'élève des bestiaux a faits chez nous pendant ce laps de temps (2). A Brest, le

(1) Suivant **M. Hétet**, on admet en chair nette : 60 pour 100 de son poids pour un bœuf maigre, 65 pour un bœuf ordinaire, et 70 de son poids pour un bœuf gras.

(2) De Kergorlay, *De la consommation de la viande et de l'organisation du commerce de la boucherie dans Paris* (Ann. d'hyg., 1842, t. XXVII, p. 85).

marché passé pour l'approvisionnement de l'abattoir des subsistances de
la marine exige un minimum de poids de 126 kilogrammes pour les
quatre quartiers, mais la moyenne atteint ordinairement 150 kilogrammes (1).

Le *mouton* n'est qu'accidentellement utilisé pour la ration d'équipage,
et seulement dans les pays où l'on ne peut se procurer du bœuf. On a
évalué à 28 kilogrammes (poids brut) et à 17 kilogrammes (poids net)
le poids moyen des moutons abattus en France en 1840 ; ceux que
les navires achètent varient trop, quant à la taille et au produit, pour
qu'il soit possible d'en dire quelque chose de général. Nul animal ne
subit en effet, plus que cet herbivore, l'empreinte profonde des climats
où il vit, comme on peut s'en assurer en comparant à notre mouton
domestique le mouton du Sénégal, qui acquiert et les dimensions et la
robe, et le poil ras des veaux, et le mouton du Cap, dont M. Leroy de
Méricourt conseille l'usage aux bâtiments (2), et celui de Syrie, remarquable par le développement énorme de sa queue.

Dans les stations du Brésil et de la Plata, le mouton est à bon marché,
de 6 à 8 fr., et il repose les équipages de l'usage habituel du bœuf.
M. Bourel-Roncière s'en est très-bien trouvé. Rayer a obtenu d'un
mouton de cinq ans, du poids de 34$^{kil}$,005, 13$^{kil}$,284 de viandes (chair
musculaire, tendons, graisses intermusculaires), c'est-à-dire moins du
tiers de son poids de viande distribuable.

La viande de porc frais est une grande ressource dans une foule de
relâches ; sans avoir la valeur hygiénique et savoureuse de celle du
bœuf et du mouton, elle ne doit cependant pas être dédaignée. En
Océanie, c'est à peu près la seule viande fraîche dont on puisse se ravitailler. Il est sans doute bien douteux que, dans les conditions de liberté et de dissémination où vivent ces animaux, ils puissent, comme
nos porcs, devenir des foyers de parasites, mais encore faut-il y veiller
au point de vue de la ladrerie et de la trichinose. La pratique du
langueyage, si l'animal est vivant, l'examen attentif de sa viande, quand
il est abattu, sont des précautions auxquelles il n'est jamais de luxe d'a-
jouter celle d'une cuisson poussée assez loin pour détruire les germes
des parasites.

Quant aux *poules* achetées en cours de campagne pour les besoins des
malades, la fixation réglementaire à un sixième ou un huitième de ce
volatile par ration, quand il s'agit des poulets exigus des pays chauds,
est une fiction administrative et rien de plus.

L'utilisation complète des animaux vivants, dans les limites de la salubrité bien entendue, doit être parcimonieusement assurée. Certains
viscères tels que le cerveau, le foie, la langue, les reins, sont réservés

(1) Boudin, *Production et consommation de la viande* (*Ann. d'hygiène.* Paris, 1850,
t. XLIV, p. 256).
(2) Le Roy de Méricourt, Thèse cit., p. 26.

pour les tables des navires, et la chair musculaire seule est délivrée en ration à l'équipage. Les pieds de veau et de mouton, les pieds de bœuf même, presque exclusivement formés d'os mous, de cartilages, de tendons, de peau, peuvent être réservés pour les malades. Ils fournissent, d'ailleurs, par la coction, une gélatine assez abondante qui donne du liant au bouillon et lui permet de se prendre en gelée par le refroidissement. Peut-on employer le sang des animaux pour l'alimentation ? Si l'on réfléchit à la composition élémentaire de ce liquide, on répondra par l'affirmative ; il renferme, en effet, de la fibrine, de l'albumine, une matière azotée particulière, l'hématosine, toutes substances qui en font un aliment plastique très-restaurant. Le sang de gibier, de porc, celui même de poule, ont une odeur aromatique qui les rend digestibles, et permet de les faire servir à la confection de certains aliments. Quant au sang de bœuf, il est dépourvu d'arome, d'une saveur plate et désagréable ; le sang de veau et de mouton est dans le même cas ; toutefois, bien que Payen ait dit avoir essayé sans succès de nourrir des animaux avec moitié sang, moitié chair musculaire, lorsqu'un bâtiment sera privé depuis longtemps de viande fraîche, nous pensons que les propriétés alimentaires des 12 ou 15 kilogrammes de sang que fournit un bœuf abattu ne doivent point être dédaignés. Nous ne parlerons pas des vertus antiscorbutiques du sang d'animaux. C'est un article de foi pour beaucoup de matelots que le sang de tortue, quand il est bu chaud, guérit du scorbut ; on peut accorder au moins à cet aliment les qualités analeptiques des substances fraîches (1). Or, au nombre de ces qualités, la plus précieuse n'est-elle pas celle de préserver du scorbut ou de le guérir ?

Il n'est pas inutile de signaler aux matelots du commerce l'insalubrité extrême des viandes trop jeunes : une ordonnance du préfet de police relative à la boucherie, et publiée en 1830, ordonne de diriger des poursuites contre les bouchers qui débitent des veaux mort-nés ou trouvés dans les entrailles des vaches abattues. On a cité, en effet, une foule d'accidents graves provoqués par ces aliments insalubres.

La répugnance instinctive qu'inspire la viande des animaux morts spontanément porte souvent à lui attribuer des propriétés malfaisantes, et l'on rejette, par un scrupule abusif, des substances qui eussent tourné au grand profit de la nutrition. Il arrive bien souvent, à bord des navires, que des animaux surmenés pour arriver jusqu'au littoral, gonflés par l'eau de mer qu'ils ont avalée, soumis à une alimentation sèche et

_______________

(1) Kéraudren, rappelant que les Esquimaux utilisent le sang de leurs rennes comme aliment, se demande pourquoi les navigateurs polaires ne s'approprieraient pas cette ressource. (*Observations médicales et hygiéniques*, etc., in *Ann. d'hygiène*, 1838, t. XIX, p. 75). Les matelots naufragés du navire du capitaine Tobiessen ont vu récemment les Samoyèdes, dont ils ont reçu l'hospitalité dans leur périlleux et dramatique voyage, chercher dans le sang des rennes un moyen d'échapper au scorbut.

insuffisante, fatigués par les oscillations du bâtiment, sont pris de fièvre, de diarrhée, maigrissent à vue d'œil, et, s'ils succombent dans cet état avant que le boucher s'en soit emparé, le chirurgien est appelé le plus souvent à donner son avis sur l'opportunité de jeter à la mer cette viande suspecte; eh bien, à l'encontre de ce qui se fait d'ordinaire, son avis doit presque toujours se formuler dans le sens de l'innocuité de cet aliment; c'est là l'opinion très-compétente de M. Huzard qui, en réponse à une question du préfet de police, n'a pas hésité à déclarer que les viandes provenant d'animaux morts spontanément peuvent être peu nourrissantes, mais ne sauraient être considérées comme malsaines (1). M. Decroix a insisté depuis sur cette innocuité, et M. Hétet a consacré à cette question un intéressant mémoire dans lequel il démontre le préjudice que cause à l'alimentation publique la répugnance provoquée par des viandes provenant d'animaux malades (2). La cuisson attentive de la viande des animaux morts de méningite, de typhus, même de morve, paraît être inoffensive à la condition d'en pousser la cuisson très-loin, il convient d'ailleurs de ne consommer que la chair musculaire. M. Barley a fait aussi ressortir l'innocuité de ces viandes.

M. Renault, d'Alfort, a été encore plus loin, et des expériences démonstratives lui ont permis d'établir que les chairs d'animaux qui ont succombé, même à une maladie contagieuse, comme le charbon et la péripneumonie épizootique, perdent par la cuisson toute propriété nuisible (3). Toutefois les animaux conservés à bord doivent être soigneusement examinés pour que leur mort soit prévenue par l'abatage, d'abord parce qu'on ménage ainsi des répugnances qui peuvent nuire à la digestibilité de leur viande, et ensuite parce que l'animal éprouve un déchet et un dépérissement progressifs à mesure qu'on attend davantage.

La ladrerie ne serait pas même une cause absolue de rejet. En 1833, le même M. Huzard, appelé à émettre son opinion sur le degré d'insalubrité de la viande provenant des porcs ladres, reconnaissait que cette viande n'était pas bonne, manquait de véritables qualités alimentaires, mais que son usage passager était sans inconvénient marqué; des expériences faites autrefois par des élèves de l'École vétérinaire d'Alfort ont déposé dans le même sens; quelques-uns d'entre eux ont mangé de la viande ladre sans inconvénient, mais l'ont trouvée dure, sèche, criante, coriace, presque sans goût. Son innocuité ne saurait, malgré tout, être admise.

Ces viandes suspectes n'entrent dans la consommation des équipages

---

(1) Huzard, *Ann. d'hygiène*, 1833, t. X, p. 80.

(2) Fr. Hétet, *La viande des animaux malades dans l'alimentation* (*Arch. de méd. nav.*, 1870, t. XVI, p. 5).

(3) Cette opinion est assez généralement admise aujourd'hui, mais l'innocuité de ces viandes est un fait encore trop peu connu, malgré les travaux des vétérinaires français, en particulier de Bouley, de Renault, de Decroix; ce dernier a mangé de la viande cuite, et même saignante, de chevaux morts du farcin et de la morve, sans en éprouver aucun accident.

qu'à titre exceptionnel, et quand on achète de la viande à des fournisseurs, il faut exiger qu'elle soit saine et de bonne qualité. M. Lethéby, dont on connaît toute la compétence en fait d'hygiène municipale, a tracé les caractères différentiels des viandes de bonne et de mauvaise qualité. Je reproduirai ce tableau dans l'Appendice relatif à l'expertise bromatologique. (Voir à la fin de l'ouvrage.)

La conservation à l'état frais de viandes abattues à bord des navires ne doit généralement pas, à raison du nombre de bouches à alimenter, être prolongée au delà de vingt-quatre à trente-six heures; sous nos climats, la seule précaution de placer la viande dans un endroit frais, obscur, aéré, et de la préserver par une toile métallique de l'atteinte des œstres, permet d'atteindre un délai bien plus reculé; mais il n'en est pas ainsi dans d'autres conditions climatériques : l'élévation de la chaleur dans les pays intertropicaux, la surcharge électrique de l'air, font marcher avec rapidité les phénomènes de la fermentation putride, et, au bout de vingt-quatre heures quelquefois, les viandes sont altérées, bien qu'on les laisse en plein air suspendues aux étais. Peut-être les préserverait-on plus efficacement au mouillage en les enveloppant dans un sac goudronné, imperméable, et les immergeant dans une baille pleine d'eau de mer fréquemment renouvelée et maintenue, par conséquent, à une température uniforme. Un autre moyen, plus généralement applicable aux navires du commerce, consisterait à placer les viandes sur un cerceau recouvert d'une étoffe de laine, et à arroser celles-ci plusieurs fois par jour; l'évaporation de cette sorte d'alcarazas produirait une réfrigération préservatrice, en même temps que la viande renfermée dans un espace clos serait tout à fait à l'abri des mouches. L'emploi de la glace permet de conserver intactes, et pendant un temps fort considérable, la plupart des matières organiques; on sait, en effet, qu'une température de 10 à 15°, au moins, est la condition indispensable de la production des champignons de moisissure, et de l'établissement des fermentations (1). Dans les voyages du nord (Islande, Terre-Neuve, pôles), ce mode de conservation peut être aisément réalisé, et les quartiers d'animaux placés sur le pont à une température inférieure à zéro, enveloppés de neige ou de glace et entourés d'une couverture de laine, pourront conserver pendant un temps en quelque sorte indéfini, et leur fraîcheur, et leurs propriétés nutritives. Le saumurage des viandes fraîches est un procédé de conservation temporaire qui, praticable pour les tables des officiers, ne l'est en rien pour la ration de l'équipage.

(1) Ce procédé de conservation des viandes dans la glace, utilisé par les navires américains qui portent de la glace à la Havane, est en ce moment essayé en grand sur un bâtiment spécial, *le Frigorifique*, qui revient de la Plata, rapportant des viandes fraîches, soumises au procédé de conservation de M. Tellier.

# CHAPITRE III

## Condiments.

Terminons l'examen rapide des substances qui constituent la ration nautique par l'étude de ses condiments. La division de Requin est celle que nous suivrons en la modifiant légèrement : 1° condiments salins ; 2° condiments acides ; 3° condiments âcres ; 4° condiments aromatiques ; 5° condiments aromatico-âcres ; 6° condiments aromatico-amers ; 7° condiments sucrés ; 8° condiments gras.

### § 1. — *Condiments salins.*

Le sel, agent efficace de conservation pour les aliments nautiques, est un condiment répandu dans l'alimentation du matelot avec une profusion qui n'est pas sans inconvénients. Nécessaire pour augmenter la sapidité des mets, pour solliciter un afflux suffisant des liquides salivaires, gastriques et intestinaux, le sel entre aussi dans la statique chimique de notre corps ; toutes nos humeurs en sont abondamment imprégnées, et comme ce sont les aliments qui le leur fournissent, une nourriture complétement privée de sel marin serait, par cela même, tout à fait insuffisante. Mais si la physiologie et l'agriculture se réunissent pour démontrer l'influence du sel sur la nutrition, il est d'un autre côté très-permis de reconnaître que l'excès de ce condiment peut altérer les fonctions de l'estomac, et par son action topique, et par la quantité considérable de liquides que la soif qu'il produit force à ingérer, et qu'enfin le sang, étant suralcalinisé, peut revêtir cet état de liquéfaction qui est l'un des caractères de la cachexie scorbutique. Un médecin anglais, le docteur Garrod, a attribué dernièrement le scorbut à un excès de sels de soude dans l'alimentation des équipages et à la privation absolue de sels de potasse ; de cette théorie toute chimique à une déduction thérapeutique le passage était forcé (1). Nous ne croyons en rien, nous devons le dire, à l'efficacité des sels de potasse contre le scorbut : cette grave affection résulte trop bien de l'omission des règles de l'hygiène pour pouvoir jamais guérir par un médicament. Tous les efforts de l'hygiène doivent tendre néanmoins à priver les aliments du matelot de la quantité surabondante de sel dont ils sont imprégnés, et leur macération préalable dans l'eau douce est de nécessité absolue.

### § 2. — *Condiments acides.*

Nous ne répéterons pas ici ce que nous avons dit, à propos des bois-

(1) Il a été franchi, et on a essayé récemment, à bord des navires, l'usage des sels de potasse. C'est là de l'hygiène d'*à priori* chimique qui, je l'avoue, ne m'inspire aucune confiance.

sons acidules, de l'avantage que l'usage des acides végétaux offre pour l'alimentation. Les acidules, le vinaigre, sont des tempérants utiles dans les pays chauds; ils étanchent la soif, stimulent le goût et développent une action diurétique très-opportune dans ces climats. L'*oseille confite*, qui réunit tous ces avantages, était une conserve excellente que les équipages accueillaient avec faveur, et qui intervenait avec grand avantage comme condiment acide de leur ration. C'est vers la fin du dernier siècle qu'on essaya l'oseille confite à bord des navires; les bâtiments de l'escadre de l'amiral Dorvilliers en furent les premiers approvisionnés. Poissonnier-Desperrières dit que ces essais furent tellement satisfaisants, que les matelots du vaisseau amiral donnèrent d'eux-mêmes le nom de *soupe de roi* au potage dans lequel entrait l'oseille (1). En 1780, l'oseille confite était encore renfermée dans des pots de grès d'un arrimage et d'une préservation difficiles. Chardon de Courcelles parle de tentatives faites à cette époque pour conserver l'oseille dans des barils; le même auteur dit qu'au port de Brest on fit des essais pour la confection de l'oseille au saindoux, mais ils furent infructueux, cette oseille s'altérait promptement et rancissait; l'oseille à l'huile ne réussit pas mieux, l'huile surnageait et l'oseille formait au fond des barils une masse susceptible de s'altérer. Il parle, non moins que Poissonnier-Desperrières, en termes très-élogieux, du succès que ce condiment obtint auprès des matelots. « On a remarqué dans l'escadre d'évolutions, disait ce médecin, qu'à bord des bâtiments qui faisaient usage d'oseille, les matelots mangeaient toute la ration de légumes sans en rien laisser, qu'ils la trouvaient même courte; au lieu qu'avec l'assaisonnement ordinaire il en restait toujours dans la gamelle. On a observé de plus que les matelots, qui ont tant d'aversion et de dégoût pour le riz, le mangeaient avec plaisir, et sans en laisser, lorsqu'il était préparé avec l'oseille confite (2). » L'appétence des matelots pour l'oseille n'est pas moins grande aujourd'hui, et je regrette que le décret du 16 décembre 1874 sur la ration ait fait disparaître ce condiment. Peut-être la façon dont elle se dessèche en baril a-t-elle été pour quelque chose dans le discrédit qui l'a frappé.

L'affadissement du goût, sous l'influence des chaleurs prolongées et de l'usage monotone des conserves, a introduit dans l'alimentation des officiers certains condiments acides qui flattent le palais pour trahir souvent l'estomac, donnent une faim factice, et qui sont d'autant plus perfides, qu'on a une tendance incessante à en abuser. Les cornichons et les achars, macédoine véritable de diverses substances végétales macérées dans le vinaigre, s'approprient surtout cette récrimination. Que sera-ce, si à ces inconvénients se joignent les dangers que la fraude commerciale attache à leur usage? Les cornichons surtout, notamment ceux

(1) Poissonnier-Desperrières, *Deuxième Mémoire sur les avantages*, etc., 1774.
(2) De Courcelles, *op. cit.*, p. 197.

importés dans nos colonies, doivent souvent leur viridité à la présence d'un sel de cuivre qui ne saurait être inoffensif pour la santé. Il faut donc les tenir en suspicion : du reste, un procédé usuel permet de dévoiler la fraude. Il consiste simplement à faire pénétrer la lame d'un canif au milieu d'un de ces fruits ; prend-elle, au bout d'une heure, une coloration rouge, celle-ci doit être considérée comme l'indice assuré de la présence du cuivre. Avis aux chefs de gamelle. Les *achars* sont également des assaisonnements réglementaires qui suppléent, dans la proportion de 7$^{gr}$,50, à la choucroute. Ceux qui figurent sur les tables des officiers sont préparés en France, ou confectionnés, en cours de campagne, par la macération acétique de pommes-roses, de choux palmistes, de fruits exotiques non mûrs, et leur usage est infiniment plus sûr que celui des achars exportés.

Une observation qui s'applique à tous les condiments acidules est de se défier des vases d'étain ou étamés et aussi des poteries vernissées, destinés à les contenir. Lind avait signalé dès 1754 des empoisonnements saturnins dus à cette cause. Pilechl, Gouriet (de Niort), Am. Lefèvre ont démontré le danger de ces poteries vernissées à l'alquifoux, à la surface desquelles le plomb est quelquefois révivifié (1).

### § 3. — *Condiments âcres.*

De toute la classse des condiments âcres (ail, ciboules, échalotes, radis, cresson, etc.), il n'en est qu'un qui intervienne actuellement dans la ration des équipages : c'est la *moutarde*. Les règlements concèdent à chaque matelot 2 grammes de moutarde par dîner de salaison. Cette graine, pilée par un procédé aussi primitif que militaire, et mélangée avec du vinaigre, constitue la moutarde dite *au boulet,* dont le goût est sans doute moins relevé et moins fin que celui des moutardes de luxe (moutardes anglaises, aromatisées à l'estragon, aux fines herbes) et qui ne contiennent pas un atome de ce moût de raisin (*mustum ardens*) auquel elles doivent leur nom), mais qui est salubre, agréable, et plaît d'ailleurs plus que toute autre aux matelots. C'est un condiment excellent qui masque en partie la salure et la rancidité des viandes de conserve, monte l'estomac à un rhythme nécessaire pour leur digestion, et rend des services réels, s'il ne justifie pas les propriétés antiscorbutiques éminentes qu'on lui attribue. Les *oignons* macérés dans le vinaigre étaient jadis un des condiments de la ration réglementaire. De Courcelles leur a reproché de se piquer promptement et d'être de mauvaise conservation ; il leur préfère de beaucoup les oignons frais (cela se con-

---

(1) Voir sur cette question une intéressante revue de Beaugrand (*Ann. d'hyg.*, 2$^e$ série, 1862, t. XVII, p. 207), et Am. Lefèvre, *De la nécessité d'établir une surveillance sur la fabrication des poteries communes, vernissées au plomb* (*Ann. d'hyg. publ.*, 1861, 2$^e$ série, t. XV, p. 175).

çoit) qui, maintenus dans des filets, peuvent se conserver intacts six semaines ou deux mois. D'un autre côté, Le Helloco ne savait trop se louer des services que les oignons confits au vinaigre lui avaient rendu pour combattre les accidents du scorbut. Ce condiment a aujourd'hui disparu de la ration.

La *choucroute*, qui se rattache à cette catégorie, est, au contraire, entré e dans la ration maritime, et c'est une acquisition dont elle ne se dessaisira plus. La choucroute (*sauer-kraut,* chou acide) est une conserve préparée avec le chou cabus blanc, mais surtout avec le gros chou d'Allemagne ou d'Alsace ou *chou-quintal* dont les feuilles découpées en lanières et mélangées à des graines de genièvre, de carvi et de poivre sont disposées dans un tonneau par couches alternant avec des couches de sel. On presse avec force, et quand la fermentation s'établit on remplace par de la saumure l'eau verte, l'eau de végétation, qui vient nager à la surface. Au bout de deux mois, la choucroute peut être mangée ; on la dessale et elle sert de garniture ou bien elle est elle-même accommodée au gras. La choucroute est un aliment chaud et stimulant qui échappe, à la faveur de son goût relevé, aux reproches d'indigestibilité qu'on peut adresser au chou lui-même.

### § 4. — *Condiments aromatiques.*

Les condiments aromatiques, aromatico-âcres et aromatico-amers, persil, thym, cannelle, girofle, poivre, piment, gingembre, safran, etc.), ne fournissent que le poivre à l'alimentation nautique. Cet aromate, fruit du *Piper nigrum,* de la famille des Pipéracées, relève le goût des aliments fades, sollicite l'afflux de la salive et des liquides dissolvants de l'estomac, et joue ainsi un rôle réel, quoique indirect, dans l'acte de la digestion. D'ailleurs l'alimentation domestique y a habitué nos matelots, et l'assuétude en matière de nourriture est une circonstance qui a sa valeur (1). Pourquoi d'autres condiments aromatiques, le girofle, par exemple, qui se conserve bien, ou le persil et le cerfeuil, qui, soumis aux procédés Masson, se réduiraient à un si faible volume, ne seraient-ils pas employés pour la confection de la soupe d'équipage à laquelle ils communiqueraient un arome favorable à sa digestibilité, et un goût analogue à celui des potages préparés par la cuisine domestique ? Le gingembre, le kari, le piment enragé, etc., sont des condiments qui appartiennent aux ressources alimentaires que l'homme de mer emprunte aux pays où la navigation le conduit, et dont nous aurons à apprécier plus tard l'utilité hygiénique.

L'ail entrait jadis dans la ration de la marine espagnole, et on en donnait une demi-tête à chaque homme, au repas de midi (Gonzalès cité par Rey, *loc. cit.*). Ce condiment est d'une conservation presque indéfi-

---

(1) La ration de 0gr,15 est insuffisante ; elle devrait être portée à 0gr,20 ou 0gr,25.

nie. Il flatte certaines habitudes régionales, je ne verrais aucun inconvénient à son usage, si son odeur flagrante n'était susceptible de donner à l'atmosphère des parties habitées du navire un accroissement d'incommodité.

### § 5. — *Condiments gras.*

La catégorie des condiments gras ne fournit à la ration des équipages que l'huile d'olive, le beurre et la graisse de Normandie.

I. L'*huile d'olive*, chère aux Provençaux, figure dans la ration de campagne et dans celle de journalier où elle alterne avec le beurre et la graisse de Normandie. La ration en est de 4 grammes pour chaque dîner maigre où elle est employée à assaisonner des pois ou des fayols, et de 8 grammes pour chaque souper en légumes secs et en pommes de terre.

II. La prédilection que les équipages provençaux manifestent pour l'huile, les matelots bretons l'ont de tout temps vouée au *beurre*, et cette dissemblance de goûts est devenue comme l'un des traits caractéristiques de la différence régionale de ces deux races. Le beurre est un aliment gras, savoureux, qui, mangé frais, à raison de son arome et du sel qu'on lui associe, est parfaitement supporté par l'estomac. Vient-on à le soumettre à la cuisson, mélangé à d'autres mets, il devient, par la formation de corps gras volatils, un des condiments les plus agréables. D'ailleurs, une qualité qu'il faut s'empresser surtout de lui reconnaître, c'est que, pour nos équipages bretons, c'est un aliment national par excellence, et qu'ils accueillent toujours avec une faveur marquée. Les bâtiments affectés aux campagnes du Nord sont approvisionnés de beurre (1). Ce condiment gras est également donné comme rafraîchissement de malades, et dans les proportions de 15 grammes par repas, pour l'assaisonnement des fécules ou du riz (2). La pensée de fournir à la combustion pulmonaire, dans les navigations septentrionales, un aliment essentiellement respiratoire, afin de maintenir la température organique, a inspiré le projet de remplacer le déjeuner au café par une turlutine. Nous avons déjà dit que nous n'étions pas partisan de cette substitution.

Le beurre, corps gras complexe formé par la réunion de substan-

(1) La quantité de beurre allouée à ces bâtiments est de 1 kilogramme de beurre (pouvant être remplacé par 600 grammes d'huile d'olive), par homme et pour toute la durée de la campagne.

(2) Le beurre salé, excellent pour la cuisine du bord, rend détestables les pâtes féculentes destinées aux malades. Il serait fort à désirer que le beurre affecté à leur usage fût mis en boîtes, et qu'on ne le délivrât qu'après en avoir éprouvé la qualité.

Il convient d'ailleurs d'acheter cette denrée à terre toutes les fois que les ressources locales le permettent.

ces grasses élémentaires, margarine, butyrine, butyroléine, caprine et caproïne, a, quand il n'est pas salé, une constitution chimique très-mobile ; au bout de peu de jours il s'altère, perd sa saveur franche, son arome de noisette, et passe à la rancidité par séparation des acides caprique et butyrique, et de la base, oxyde de glycérile, qui les sature. Cette décomposition de la butyrine et de la caprine, qui s'opère probablement par l'intermédiaire d'une fermentation, est favorisée, et par l'accès de l'air et de la lumière, et par l'imparfaite séparation du lait de beurre. Lorsque le beurre a ranci, on peut lui rendre une partie de sa fraîcheur primitive en le malaxant, à plusieurs reprises, dans de l'eau contenant en dissolution une petite quantité de bicarbonate de soude qui sature les acides gras volatils.

L'altérabilité prompte du beurre a inspiré une foule de procédés propres à le conserver pour le transfert maritime. Le beurre fondu est de conservation longue et facile ; la fusion au bain-marie le maintient à une température proche de 100° pendant une ou deux heures, et une despumation attentive prive le beurre de son air et de ses matières albuminoïdes, c'est-à-dire de ses principes de fermentation, et il peut ainsi se conserver pendant une année au moins. Le beurre frais de table, destiné aux états-majors des navires, est conservé dans des boîtes de fer-blanc ou dans des pots de grès, où il est recouvert d'une légère couche de saumure. Payen indique un moyen facile de conservation du beurre, et qui pourrait être utilisé à bord des bâtiments : il consiste à faire fondre le beurre au bain-marie, et à le couler dans un intestin de bœuf lié par un bout et recouvert d'huile ; il assure que le beurre conservé par ce procédé, qui est en tout semblable à celui de la conservation du saindoux en vessie, ne devient rance que très à la longue (1). Le salage du beurre est le seul moyen de conservation qui soit applicable en grand. Le beurre est divisé en masses de 3 à 4 livres, que l'on travaille isolément ; on pétrit chaque masse dans l'eau, jusqu'à ce que celle-ci sorte limpide ; on l'étend en plaques, qui sont saupoudrées de sel, repliées sur elles-mêmes et roulées plusieurs fois jusqu'à immixtion parfaite : 30 gram. de sel suffisent généralement pour 500 gram. de beurre ; quelquefois on ajoute une petite quantité de sucre, qui masque un peu la salure. M. Bréan a proposé de conserver le beurre sans salure dans un liquide préservateur formé de 6 grammes d'acide tartrique cristallisé, et de 6 grammes de bicarbonate de soude par litre. Ce procédé peu coûteux pourrait être essayé pour le beurre des navires. Nous le signalons, en tout cas, aux chefs de gamelle, qui pourront ainsi facilement maintenir sans altération, pour les usages de leur table, du beurre frais acheté dans les relâches. La substitution d'une atmosphère d'acide carbonique à l'oxygène, élément essentiel de la fermentation

______

(1) Payen, *Substances alimentaires*, p. 49.

butyrique, et la saturation des acides gras volatils au fur et à mesure qu'ils se forment, expliquent l'efficacité de ce moyen.

III. *Graisses.* — Les différentes tables des navires utilisent, pour la préparation des aliments, des graisses qui sont tantôt du saindoux, tantôt des graisses préparées pour la pâtisserie. Il n'est pas inutile de rappeler que les graisses rances ont quelquefois déterminé des accidents toxiques graves : la graisse d'oie vieillie est, en particulier, fort dangereuse; on sait, d'un autre côté, que les boudins, les fromages de cochon, les pâtés de viande, sont susceptibles de s'altérer spontanément, et de déterminer des accidents assez semblables à ceux du cuivre, et qui tiennent probablement à l'altération de leurs matières grasses.

La *graisse de Normandie* figure au nombre des assaisonnements réglementaires dans la ration nautique telle qu'elle a été instituée en 1874. Elle est donnée pour la ration de journalier et de campagne à la dose de 12 grammes pour chaque souper en légumes secs ou en pommes de terre, et de 6 grammes pour les dîners composés de fromage et de fayols ou de pois. La quantité pour le ration des malades est de 10 grammes. En 1866, je proposai au ministre de la marine de faire entrer la graisse de Normandie dans le régime des gens de mer pour la confection de potages aux légumes, afin de diversifier le régime et de laisser la viande de la ration libre pour d'autres apprêts. Il accueillit cette idée, ordonna des essais qui furent jugés satisfaisants et cette denrée est entrée définitivement dans la ration depuis 1874. Les équipages montrent, paraît-il, un goût très-accusé pour ce condiment gras. Les soupes qu'il sert à préparer sont très en faveur sur les côtes de la Manche, ainsi que je l'ai constaté pendant les quatre ans que j'ai passés à Cherbourg (1).

MM. Fournier et Le Normand indiquent le charbon comme un excellent moyen de corriger la rancidité des graisses : celles-ci sont malaxées dans l'eau, puis fondues ; on ajoute du charbon, on fait bouillir, puis on passe. Ils pensent que le charbon agit en privant les corps gras de l'oxygène interposé ; nous croyons que le dégagement des produits volatils par la chaleur concourt également au résultat.

### § 6. — *Condiments sucrés.*

Le sucre est un condiment pour lequel l'appétence est si universelle, qu'il constitue aujourd'hui un des besoins les plus généraux de l'alimentation ; aussi la ration des matelots en admet-elle une certaine quantité (25 grammes) destinée à l'édulcoration du café et à celle de

_________

(1) La graisse de Normandie est préparée par la cuisson prolongée de 3 quarts de graisse de bœuf et de 1 quart de graisse de porc, avec des légumes et des aromates; elle a une couleur gris foncé et une consistance ferme. Son aptitude à supporter, sans se fondre, la température de la cambuse, dans les pays chauds, est encore une qualité précieuse de ce condiment.

l'acidulage. La cassonade est le seul sucre employé à bord des navires (1), si ce n'est dans les campagnes du Nord, où le sucre en pains, destiné à la confection du thé donné en supplément à l'équipage, est réglementairement embarqué.

Le sucre appartient à la catégorie des aliments dits respiratoires, c'est-à-dire qu'il paraît plutôt en rapport avec les besoins de la respiration et du maintien de la chaleur animale qu'avec la réparation plastique de nos tissus. Les propriétés nutritives du sucre sont incontestables, mais il ne peut servir d'aliment exclusif. Les expériences de Chossat (2) ont démontré que le sucre favorisait d'abord la production de la graisse et de la bile, mais que plus tard les animaux ne tardaient pas à s'affaiblir. Une propriété qui a été attribuée par plusieurs médecins à l'usage du sucre, et qui intéresse directement l'hygiène navale, est relative à son efficacité comme moyen de curation et de prophylaxie du scorbut. Bécher, cité par Cartheuser (3), affirme que ceux qui se servent de sucre, au lieu de sel, sont à l'abri des accidents scorbutiques. Goguelin, qui a publié une monographie renfermant des idées neuves sur l'étiologie, la nature et le traitement du scorbut, et ayant un mérite réel d'originalité, s'est constitué le défenseur des propriétés antiscorbutiques du sucre. Il rapporte qu'étant embarqué sur un négrier en relâche au cap Lopez (côte d'Afrique), il vit une grave épidémie de scorbut qui sévissait à son bord s'amender promptement par l'usage du miel trouvé dans les bois. Au Cap, il avait vu employer avec le plus grand succès le suc de canne contre cette affection ; enfin, dans une campagne en Chine et dans l'Inde (1772), il dit avoir préservé un équipage des atteintes du scorbut en lui faisant faire un approvisionnement considérable de sucre. D'après ce médecin, l'abbé Hell aurait publié à Vienne, en l'an XI, un ouvrage spécial traitant de la curation du scorbut par le sucre. Les deux premiers faits, dans lesquels il est difficile de séparer l'influence du sucre de celle des sucs végétaux qui y étaient associés, sont, il faut le dire, peu probants ; le troisième est insuffisant pour justifier une conclusion. Dans l'état actuel de nos connaissances sur ce point, une présomption favorable en faveur de l'emploi du sucre comme aliment d'équipage est au moins autorisée. Indiquons aux médecins naviguants, d'après Payen, les deux altérations spontanées qui peuvent atteindre le sucre emmagasiné dans les navires : la cassonnade peut subir une sorte de fermentation alcoolique et acétique qui en altère l'aspect et la saveur ; le sucre en pains peut se couvrir de moisissures qui creusent à sa surface de petites cavités

_______

(1) La ration de cassonade est de 25 grammes par jour. Les malades reçoivent 25 grammes de sucre blanc. Ce n'est pas suffisant.

(2) Chossat, *Expériences sur les effets du régime du sucre* (*Ann. d'hygiène*, 1843, t. XXXI, p. 449).

(3) Cartheuser, *Fundamenta materiæ medicæ rationalis*. Paris, 1752.

grises, brunes ou roses. Cette altération ne paraît avoir aucun inconvénient pour la santé. L'humidité et la chaleur sont les deux conditions dans
lesquelles ces altérations se produisent. Il faut donc, autant que possible, mettre le sucre à l'abri de ces influences.

# CHAPITRE IV

## Conserves alimentaires.

Les conserves alimentaires jouent dans la nourriture de l'homme de
mer un rôle extrêmement utile, mais dont on est tenté d'abuser, et il
convient que l'hygiène arrête sur la pente de cet entraînement qui porte
à méconnaître la supériorité très-générale des aliments frais sur ceux
qui ont été soumis à une conservation prolongée.

### ARTICLE PREMIER.

#### CONSERVES DE VIANDES.

Les viandes constituant en quelque sorte la base de la ration nautique, on s'est mis de tout temps en frais d'imagination pour trouver des
moyens de conserver pendant un temps considérable les aliments de
cette catégorie.

Nous diviserons ainsi ces procédés : 1° dessiccation ; 2° boucanage ;
3° action de la chaleur et du froid ; 4° solutions et atmosphères préservatrices ; 5° enrobage ; 6° embaumement par injections.

### § 1. — *Dessiccation.*

La dessiccation des viandes ou de certains de leurs principes est fondée sur ce fait, que l'eau est l'un des éléments indispensables de toute
fermentation organique, et que les substances qui en sont privées sont
dans un état d'inaltérabilité temporaire.

La dessiccation agit tantôt sur la chair musculaire entière, tantôt sur
quelques-uns des éléments des viandes, d'où des produits alimentaires
différents : à la première catégorie nous rattacherons l'étude de la *carne
secca* ou *tasajo*, du *pemmican* et des poudres dites alimentaires ; à la
deuxième, celle de la gélatine et des tablettes d'osmazôme.

La *carne secca*, préparée dans l'Amérique du Sud où la viande de bœuf
n'a presque aucune valeur, y sert à l'alimentation des nègres ; c'est l'approvisionnement obligé des *slavers* brésiliens. Cette substance, qui se
présente sous forme de lanières minces ou de pelotes constituées par des
tranches musculaires séchées au soleil et saupoudrées de farine de maïs
qui en absorbe l'humidité, présente de la viande réduite par dessiccation

au quart environ de son volume. Pour faire cuire le *tasajo*, qui est à la viande fraîche ce que les légumes Masson sont aux végétaux verts, on le fait tremper dans l'eau dont on élève graduellement la température. Payen compare le bouillon obtenu à celui fait avec de la viande fraîche, et il attribue à la *carne secca* l'avantage, sur les extraits de viande, de conserver le principe qui, au contact de l'eau, et par la cuisson, doit fournir l'arome propre aux viandes. Il émet la pensée que le *tasajo* pourrait être utilisé pour la marine (1). Celui que nous avons vu à bord des négriers ne nous fait en rien désirer cette acquisition.

Le *pemmican* est une sorte de *carne secca* en poudre, faite avec des chairs de bison desséchées ; il a pu être utilisé, à cause de la facilité de son transport, pour les explorations polaires, mais il ne peut être considéré que comme un aliment de nécessité. Le *yatasca*, viande séchée, pilée et mélangée de poivre de Cayenne ; le *charque dulce* préparé par la dessiccation au soleil de lanières de chair musculaire ; le *tasajo* du Brésil, etc., qui figuraient à l'Exposition de 1867, sont des produits peu savoureux et de même nature.

Les autres *poudres alimentaires* préconisées à diverses époques n'ont pas mérité un accueil plus favorable : la viande desséchée et réduite en poudre devient méconnaissable ; elle a perdu tout arome, et forme une bouillie insipide, aussi offensive pour l'estomac que pour le goût. Ces préparations, analogues à la farine de sauterelles des Arabes, ne peuvent être considérées que comme des essais malheureux ; on a essayé cependant de les introduire dans l'alimentation du matelot. Le fait suivant, emprunté au remarquable ouvrage de feu Am. Lefèvre, directeur du service de santé de la marine, est probablement relatif à une drogue de cette nature : « Le 26 novembre 1782, dit ce médecin, deux forçats condamnés à vie, et détenus depuis longtemps au bagne de Rochefort, adressèrent une demande en remise de peine qui fut favorablement accueillie par l'intendant de la marine, et à laquelle le ministre s'empressa de faire droit. Voici quel était le motif de la réclamation de ces deux malheureux. Le 31 décembre 1766, le ministre de la marine avait ordonné de faire l'essai d'une prétendue poudre alimentaire qui, disait-on, pouvait, à la dose de 8 onces par jour, nourrir parfaitement un homme. On proposa à des forçats de se soumettre à ce singulier régime. Seize acceptèrent, et furent nourris pendant quinze jours avec cette bouillie meurtrière. Le médecin en chef et le chirurgien-major du port de Rochefort étaient chargés de suivre ces expériences et de dresser procès-verbal du résultat. Au bout de la première semaine, les six condamnés sur lesquels on avait d'abord expérimenté tombèrent en défaillance, et durent être transportés à l'hôpital. On continua nonobstant les épreuves. Au bout de vingt jours, un des forçats mourut. Alors on jugea convena-

_______

(1) Payen, *Substances alimentaires, op. cit.*, p. 48.

ble de cesser une aussi coupable expérience; et, pour récompenser ceux qui, à la vérité, s'y étaient volontairement soumis, on demanda que sept d'entre eux, qui avaient peu de temps à faire, fussent graciés, et qu'une somme de 36 livres fût accordée, à titre de gratification, aux huit autres. Il paraît que le ministre ne tint aucun compte de cette demande, car, à l'époque où les deux condamnés réclamaient leur liberté, ils survivaient seuls ; les quatorze autres avaient été victimes, les uns plus tôt, les autres plus tard, d'une tentative à laquelle on ne comprend pas que des hommes raisonnables aient pu s'associer. Ce fait n'a pas besoin de commentaires (1). »

La première idée de concentrer le bouillon et d'en faire des *tablettes* paraît devoir être rapportée à un sieur Ozy, pharmacien de Clermont, qui fut envoyé à Brest en 1769, par M. de Praslin, pour présider à la préparation de ces tablettes. De Courcelles dit que, sur ses représentations, on supprima dans les tablettes de bouillon la gélatine obtenue par le digesteur de Papin, et qui leur communiquait un goût désagréable d'empyreume ; on la remplaça par de la gelée de corne de cerf, et l'on y ajouta des volailles. En 1772, entre autres bâtiments, les frégates l'*Amphitrite* et la *Belle-Poule* reçurent, à titre d'essai, un certain nombre de tablettes de bouillon ; les matelots les trouvèrent bonnes, et constatèrent que les légumes recevaient de cette addition une plus grande succulence. Des tablettes remises deux ans après en magasin étaient dans un bon état de conservation, résultat dû au soin avec lequel on les avait préservées de l'humidité ; elles avaient été placées, en effet, à bord de l'*Amphitrite* dans une sorte d'étuve adossée au four, et à bord de la *Belle-Poule* dans la soute aux poudres. M. de Courcelles s'est montré partisan déclaré des tablettes de bouillon, dans l'ouvrage qu'il opposa à celui de Poissonnier sur le régime végétal des gens de mer ; il cite en leur faveur le fait suivant : « M. de Clugny, intendant de la marine en Bretagne. ayant voulu faire l'épreuve des tablettes de bouillon, avait fait inviter plusieurs officiers généraux et anciens capitaines de vaisseau à dîner avec lui ; on servit un potage fait entièrement avec ces tablettes, et sans en rien dire aux convives ; tous s'extasièrent sur sa succulence, et ne lui adressèrent que le reproche d'être trop fort de jus. C'est alors seulement qu'on leur dit comment le potage avait été préparé. » Thion de la Chaume (2) rapporte que, vers la fin du siècle dernier, on se servait dans la marine de tablettes de bouillon Meunier, dont la formule était tenue secrète. Bougainville

---

(1) Vers la fin du xviiᵉ siècle (1780), un nommé Martin proposa à Louvois de nourrir les troupes avec une poudre de viande de bœuf. Les essais faits à Lille et à Bordeaux soulevèrent de telles réclamations, qu'on dut les interrompre. Les expériences faites deux ans après, sur les forçats de Rochefort, se rapportaient évidemment à cette drogue. Plus récemment, M. Cellier-Blumenthal a préparé aussi une poudre de bœuf comprimée en briques. Essayée en Crimée, cette conserve n'a pas reçu un meilleur accueil que la première (voy. *Gazette des hôpitaux*, nᵒ 116 à 148, 1855).

(2) Annotations à l'ouvrage de Lind.

en embarqua pour son voyage autour du monde. Au bout de quatorze ans elles étaient encore en parfait état de conservation. L'engouement avec lequel les tablettes de bouillon avaient été accueillies ne fut pas de longue durée. Poissonnier-Desperrières, après en avoir fait un éloge exagéré, ne tarda pas, par une inconséquence que son adversaire, de Courcelles(1), fit ressortir, à les déprécier outre mesure. Delivet contribua surtout à discréditer cette préparation : la tendance des tablettes à se ramollir et à fermenter sous l'influence de l'humidité et de la chaleur, leur passage facile à l'acescence, leur goût empyreumatique, lui parurent des raisons suffisantes pour renoncer à leur usage ; mais, sacrifiant à la vogue naissante que prenait alors la gélatine, il proposait de la substituer aux tablettes de bouillon (2). Celles-ci ont définitivement disparu de la ration, et sans laisser de regrets après elles. Si, en effet, elles contiennent toutes les matières extractives de la viande, elles n'ont pas conservé son arome, et l'intervention du feu leur a donné un goût d'empyreume désagréable ; si à ces reproches fondés on ajoute celui d'altérabilité facile, on comprendra que la marine eût bien fait de renoncer plus tôt à ces *portative-soups*, comme les appellent les Anglais. Payen indique une préparation assez analogue aux tablettes, qui est très-usitée en Russie, et qui pourrait offrir d'assez grands avantages à la marine. C'est un bouillon concentré qui, versé après rapprochement dans des vases plats, se solidifie en une masse molle (3). Nous nous demandons si l'évaporation dans le vide, et sans intervention de la chaleur, telle qu'elle se pratique aujourd'hui pour la préparation des extraits médicamenteux, ne fournirait pas des extraits de viande plus acceptables que les anciennes tablettes.

Quant aux *pastilles d'osmazôme*, composées de sucre, de gélatine et d'un peu d'extrait de viandes, c'est, ainsi que le fait remarquer Payen, plutôt une friandise qu'un aliment, et nous n'avons point à nous en occuper ici.

La marine ne pouvait manquer de se laisser aller à la pieuse illusion qui, faisant de la gélatine un aliment restaurateur, croyait pouvoir résoudre, par cette substance, le problème de la subsistance des classes nécessiteuses. La substitution proposée par Delivet ne tarda pas à être réalisée à bord des navires : de la gélatine fut embarquée sur beaucoup de bâtiments, notamment sur le brick *le Favori*, qui, en exécution d'une dépêche ministérielle, datée du 23 novembre 1848, reçut de la gélatine pour sept mois de rafraîchissements, de manière que l'équipage pût faire quatre déjeuners chauds par semaine. Peu de temps après, une commission fut réunie au port de Brest à l'effet de statuer sur la

(1) Chardon de Courcelles, *Mémoire sur le régime végétal des gens de mer.* Nantes, 1870, in-8.
(2) Delivet, *Hygiène navale*, p. 338.
(3) Payen, *op. cit.*, p. 269.

question de l'utilisation de la gélatine ; ses conclusions furent que cette substance pouvait servir pour la soupe des forçats, qu'elle était inapplicable pour celle des malades, et qu'il était à craindre que des préjugés ne s'opposassent à ce que cet aliment fût bien accueilli par les équipages. L'idole, on le voit, n'était déjà plus qu'à moitié debout. Le 28 mars 1820, le ministre Portal revint sur cette question ; Kéraudren, consulté par lui, proposa de remplacer l'ébullition des os, après trituration, par un procédé dit *génevois*, qui réunissait les avantages de l'ancienne marmite de Papin. Quant à l'embarquement d'os destinés à faire de la gélatine, ou à la conservation, dans le même but, de ceux provenant des salaisons ou de la viande de journalier, cette mesure parut à l'inspecteur général du service de santé de la marine devoir être formellement repoussée, comme de nature à créer dans les navires un foyer d'infection de plus. La gélatine ne survécut pas beaucoup à ces essais comme aliment nautique, car le règlement du 25 février 1823 n'en faisait plus mention. Du reste, la science est aujourd'hui convenablement fixée sur l'aptitude de ce principe à servir d'aliment exclusif. M. Bérard a résumé, dans la séance du 22 janvier 1850 de l'Académie de médecine (1), les débats de cet interminable procès, qu'instruisait depuis tant d'années une commission spéciale et permanente. Voici quelles sont les conclusions de cet élégant et impartial réquisitoire ; elles confirment la légitimité du discrédit dans lequel les tablettes de gélatine destinées à la marine sont actuellement tombées :

1° Les propriétés restauratrices du bouillon ne sont pas proportionnelles à la quantité de gélatine qu'il contient ;

2° Ces propriétés sont dues en grande partie à d'autres principes que la viande abandonne à l'eau dans laquelle on la fait bouillir ;

3° La dissolution de gélatine dite *alimentaire* ne contient pas ces principes ;

4° L'introduction de la gélatine dans le régime ne permet pas de diminuer sensiblement la quantité d'aliments dont on fait usage ; à ce titre, elle n'offre aucun avantage économique ;

5° L'addition de cette substance aux aliments dérange les fonctions digestives chez un grand nombre d'individus, et, à ce titre encore, son emploi offre quelques inconvénients au point de vue de l'hygiène et de la diététique.

L'apparition des extraits de viande de Liebig (*extractum carnis Liebig*) est la dernière tentative de l'application des *quintessences alimentaires* au régime du matelot. En 1869, on mit en expérience dans l'escadre du Brésil et de la Plata cette conserve alimentaire. M. Bourel-Roncière, qui s'est montré partisan de la substitution de cet extrait au bouillon

---

(1) Bérard, *Rapport à l'Acad. de médecine*, t. XV, p. 367. Guérard a bien cherché à réhabiliter la gélatine, mais sa valeur comme aliment est toujours plus que suspecte (Guérard, *Observ. sur la gélatine*, Ann. d'hyg., 2ᵉ série, t. XXXVI, 1871).

conservé en boîtes pour l'usage des malades et qui a fait ressortir le bon goût et le faible prix de revient de ce produit, a eu soin de faire remarquer judicieusement qu'il ne pourrait jamais remplacer le bouillon de viande fraîche. Sous cette réserve importante que le bouillon provenant de la viande fraîche la plus médiocre vaut mieux que le meilleur *extractum carnis*, je souscris volontiers à ces conclusions (1).

### § 2. — *Boucanage.*

Le boucanage des viandes, moyen de conservation très-employé dans certaines localités, n'offre aucune ressource à la marine ; l'action continue de la fumée les altère, en effet, en rend les fibres sèches, coriaces, les épuise de sucs, et leur communique un fumet spécial que la sensualité peut bien apprécier dans les langues fumées de Hambourg ou dans les jambons de Mayence, mais qui est un inconvénient pour l'alimentation habituelle.

### § 3. — *Action de la chaleur et du froid.*

1. *Chaleur.* — L'action de la chaleur sur les viandes peut, dans certaines conditions, devenir pour elles un moyen efficace de conservation. Le procédé d'Appert et ceux qui en dérivent reposent sur ce fait.

C'est en 1809 que la méthode d'Appert a vu le jour ; elle consiste essentiellement à soumettre les aliments, préalablement cuits ou non cuits, à l'action de la chaleur d'un bain-marie, et pendant une temps qui varie pour chacun d'eux (2). L'explication que Gay-Lussac a donnée de ce fait, en 1810, a paru d'abord assez plausible : elle consistait à admettre que, sous l'influence de la chaleur, l'oxygène de l'air se combine avec l'un des éléments de la viande, devient fixe et par suite inapte à entretenir la fermentation ; mais aujourd'hui on admet plutôt que c'est en tuant les germes parasitaires des microphytes et des microzoaires que contient la viande, et qui sont les agents de la fermentation putride, que ce procédé est efficace. La méthode d'Appert est l'une des acquisitions les plus importantes que l'hygiène navale de ce siècle ait réalisées.

(1) Bourel-Roncière, *La station navale du Brésil et de la Plata (Arch. de méd. nav.,* 1870, t. XVII). Je protesterai incidemment contre cet engouement auquel la spéculation, s'abritant sous un nom qui aurait dû se tenir à l'écart de ces visées compromettantes, n'est pas étrangère, et qui, dans l'alimentation ordinaire, porte aujourd'hui vers les extraits de viandes. Les bouillons de viande fraîche sont autrement réconfortants. Sans doute, si on n'y recourait que de temps en temps, cette adjonction d'une conserve au régime ordinaire, n'aurait pas d'inconvénients, mais on dépasse cette mesure, et là commence le péril pour la santé. Au reste, les expériences de Müller Hepp, de Strasbourg, Kemmerich, de Vienne, etc., en démontrant que des carnivores, nourris d'*extractum carnis*, maigrissaient et étaient pris de diarrhée, accidents qui cessaient avec le changement de régime, sont de nature à faire réfléchir sur la valeur de cet aliment.

(2) Fournier et Lenormand, *Essai sur la préparation, la conservation et la désinfection des substances alimentaires.* Paris, 1814.

En 1856, je demandais la suppression des conserves de mouton dans le régime des malades et j'émettais le vœu que les conserves Fastier, qui ne sont par le fait qu'une modification du procédé d'Appert, entrassent dans le régime ordinaire du matelot. L'essai que j'en avais fait à bord de l'*Eldorado*, en 1850, au Sénégal, m'avait, en effet, paru satisfaisant. Cette double réforme est réalisée aujourd'hui pour le plus grand profit des équipages qui reçoivent en campagne 200 grammes de conserves de bœuf.

Je ne laisserai pas cette intéressante question d'hygiène navale sans dire quelques mots de l'installation des boîtes de conserves. Elles sont renfermées dans des boîtes cylindriques de fer-blanc ou de tôle. Gauthier de Claubry a émis le vœu de voir les vases qui servent aux conserves maritimes revêtus intérieurement d'un émail (1). Cette précaution serait excellente sans doute, mais la nécessité de ne point augmenter des dépenses déjà bien fortes nous la fait considérer comme superflue. Des raisons d'économie nous feraient également souhaiter de voir varier davantage les dimensions des boîtes de conserves alimentaires. Il est évident que celles qui conviennent à une frégate excéderont les besoins de l'équipage d'un brick. Combien de fois ne nous est-il pas arrivé d'être obligé de donner à des hommes bien portants la plus grande partie d'une boîte de volailles ouverte pour un ou deux convalescents, aimant mieux la détourner de sa destination que de la voir se perdre. On embarque aussi, pour les malades, des conserves de gelée de viande. C'est un bon aliment, mais la ration n'en n'est pas assez forte ; elle devrait être portée de 25 à 35 grammes. Nous ferons la même remarque pour les conserves de volaille. La quantité qui est allouée est tout à fait insuffisante.


II. Le froid agit sur les germes animés qui sont les agents de la putréfaction comme la chaleur : il les tue, ou du moins les frappe d'une inertie temporaire. Des viandes retrouvées à peu près intactes dans des dépôts de vivres faits depuis un certain nombre d'années sur la route des explorations polaires, ont donné la démonstration de ce fait (2). Les glacières des paquebots permettent de conserver très-longtemps les viandes à l'état frais. J'ai dit tout à l'heure les essais que

(1) Gauthier de Claubry, *Emploi du fer émaillé* (*Ann. d'hyg.*, 1850, t. XLV). C'est M. Collin qui a le premier remplacé les vases de verre d'Appert par des boîtes de fer-blanc. Les boîtes de conserve étant en fer-blanc étamé à l'étain impur, c'est-à-dire plombifère, sont susceptibles de céder du plomb aux dissolvants (huile, eau salée, vinaigre, etc.), avec lesquels elles sont en contact. M. Villette a signalé le danger de cette pratique, qui consiste à conserver dans ces boîtes des liquides alimentaires à action chimique (*Arch. méd. nav.*, t. V, p. 101).

(2) On trouve relatée partout l'histoire de ce mammouth, dont la carcasse enfoncée depuis un grand nombre de siècles dans les glaces, était encore recouverte d'une chair dont les carnassiers n'ont pas fait fi.

l'on fait en ce moment pour transporter par ce proédé, et à l'état frais, sur nos marchés les viandes qui surabondent dans l'Amérque du Sud.

Le procédé frigorifique de M. Tellier consiste à abaisser la température d'espaces clos, dans lesquels on place les viandes à conserver. L'agent réfrigérateur est l'éther méthylique. La surface extérieure des viandes soumises à ce procédé se durcit et brunit, mais leur intérieur reste humide, tendre et rutilant. La durée est indéfinie, au point de vue de la *putrescibilité;* au point de vue de la comestibilité, ces viandes, pendant 40 à 45 jours, sont meilleures et plus tendres; passé cette limite, elles perdent un peu, deviennent pâteuses et donnent la sensation grasse (1).

### § 4. — *Enrobage des viandes.*

L'enrobage des viandes, qui a suscité des procédés divers dont le plus pratique a été l'enrobage à la gélatine, n'a donné que des résultats incomplets. L'avantage qu'il aurait de supprimer les récipients ou vases serait précieux et justifierait de nouveaux essais. La *conservatine*, qui n'était qu'une viande à enduit gélatineux, a été représentée par des échantillons à l'Exposition de 1867.

### § 5. — *Embaumement des viandes.*

La conservation des viandes au moyen de substances préservatrices se pratique par des moyens très-variés que nous pouvons diviser en deux catégories : 1° injection ; 2° immersion.

I. *Injection.* — Hales a proposé d'injecter de la saumure dans les vaisseaux de l'animal. Le liquide qu'il employait était formé de 2 livres 1/2 de sel dans quatre pintes d'eau que l'ébullition reduisait à moitié. 160 ou 200 livres de saumure pour un bœuf, et 20 ou 25 pour un mouton, étaient injectées par l'aorte aussitôt après l'abatage opéré par section des vaisseaux jugulaires; au bout de quelques jours, on dépeçait l'animal, on frottait les morceaux de viande avec du sel, et on les laissait égoutter, puis on les mettait en barrique; avant de faire cuire cette viande, on la laissait tremper quelque temps dans l'eau douce. La méthode de Hales fut, dit-on, essayée en 1736, en Angleterre ; nous ne savons ce qu'on en obtint. Ce moyen de préservation, dont l'idée est empruntée aux pratiques de nos amphithéâtres, ne nous paraît pas avoir d'avantages sur les salaisons habituelles; au contraire, les viandes profondément péné-

---

(1) Ces conclusions sont celles de la commission de l'Académie des sciences, composée de M. Edwards, Peligot, Bouley. En juin, la température a pu monter à + 8° dans la chambre frigorifique, et l'action du froid a pu être interrompue sans que la conservation fût compromise. J'ai parlé plus haut de l'expédition commerciale du *Frigorifique* à Montevideo.

trées de saumure doivent encore plus s'éloigner du goût et des qualités des viandes fraîches.

II. *Immersion.* — La conservation par *immersion* emploie diverses substances préservatrices : les *corps gras*, le *vinaigre*, l'*eau gazeuse*, le *charbon*, la *saumure*.

1° La *graisse* ou huile d'olive, enveloppant les viandes d'une couche qui les garantit du contact de l'air, en assure pour un temps la conservation : c'est ainsi que les cuisses d'oie, les sardines, le thon, etc., aliments fort en usage sur les tables des états-majors des navires, sont mis à l'abri de toute altération. Mais c'est là un procédé de luxe et qui ne peut se généraliser.

2° Le *vinaigre* a aussi des propriétés préservatrices, mais il exerce une action chimique sur les viandes qu'il conserve, et d'ailleurs il leur laisse un goût d'acidité étranger à leur saveur habituelle.

3° L'immersion des viandes dans de l'*eau chargée d'acide carbonique* n'est pas plus applicable.

4° Quant au *charbon de bois*, c'est un procédé défectueux, bien que MM. Fournier et Lenormand disent avoir trouvé excellente, au bout de six mois, une viande couverte de poussier de charbon et maintenue dans un linge (1) ; ce moyen, utilisable en économie domestique, ne sera certainement jamais employé pour les conserves maritimes.

5° Le *salage* des viandes est le procédé nautique par excellence pour arriver à leur conservation (2). La préparation des viandes saumurées est devenue un art véritable, qui a fait chez nous de tels progrès qu'on ne saurait plus accorder aujourd'hui aux salaisons anglaises et américaines cette supériorité que Delivet leur reconnaissait, non sans regret. Si les produits fabriqués en France sont inférieurs encore à ceux de nos émules en navigation, cet aveu ne peut certainement nous être imposé que pour le bœuf, nos salaisons de lard étant arrivées à un degré de perfection qu'on ne dépassera pas de longtemps. Le goût et l'odeur de la saumure, la confection du baril qui permet ou prévient le coulage, la couleur blanche ou jaune du lard, l'absence ou la présence de la rancidité, la teinte blanchâtre ou vermeille de la fibre musculaire, sont les principaux éléments d'appréciation de la valeur de ces conserves. La *saumure* n'est autre chose qu'une dissolution saturée de sel marin ; on y ajoute d'ordinaire une certaine quantité de nitre (3), qui, au lieu d'ê-

(1) Fournier et Lenormand, *op. cit.*, p. 121.
(2) M. Reynal, chef de service de clinique à l'École vétérinaire d'Alfort, a lu devant l'Académie de médecine un *Mémoire sur les propriétés toxiques de la saumure*. Nous croyons que si ces conclusions ne sont en rien applicables à l'alimentation habituelle des matelots, elles doivent au moins dissuader de l'idée d'utiliser la saumure que renferment les barils de salaisons.
(3) Cette quantité de nitre est de 2 à 3 p. 100 de sel. On emploie, en général, 20 à 22 kilog. de sel pour 100 kilog. de viande et 2 kilog. de salpêtre.

tre nuisible, nous paraît avantageux, en ce sens qu'il donne à l'alimentation des matelots ces sels de potasse qui lui manquent, et que, d'ailleurs, il communique aux viandes une rutilance agréable (1).

Le lard et le bœuf sont les deux seules viandes qu'on sale pour les bâtiments ; la supériorité de la première de ces salaisons sur la seconde est un fait d'expérience pratique. Serait-ce que la fibre musculaire du porc, enveloppée d'un étui graisseux, résiste mieux à l'action dissolvante de la saumure, qui épuise au contraire la viande de bœuf de ses sucs nutritifs ? Ce qu'il y a de positif, c'est que le bœuf salé est une très-mauvaise conserve, sèche, fibreuse, sans saveur, peu digestible, et que sa saumure est, au contraire, un véritable jus de viande, dans lequel la commission des recettes au port de Brest a pu trouver la base d'un succulent potage. Le bœuf salé américain, celui de Hambourg, fournit quelquefois des salaisons supérieures aux nôtres, mais qui ne valent pas cependant celles de porc. De Courcelles, dès 1781, signalait la mauvaise qualité du bœuf salé et le peu d'appétence qu'ont les matelots pour ce mets, et nous-même, en 1856, demandions, ce qui est réalisé aujourd'hui, que ces conserves d'une valeur si médiocre cédassent définitivement la place aux conserves Fastier. Elles ont, en effet, disparu de la ration et personne ne s'en plaint.

Les salaisons ne sont en effet, comme le biscuit, que des aliments de nécessité. La saumure leur enlève une partie de leurs principes nutritifs, et le sel qui les imprègne abondamment, alcalinisant outre mesure nos humeurs, n'est peut-être pas étranger à cette liquéfaction du sang qui est l'un des traits de la cachexie scorbutique ; de plus, ce sont des aliments indigestes qui déterminent fréquemment des aigreurs ou la sensation épigastrique connue sous le nom de *fer chaud*, et auxquels les estomacs délicats, enclins à la gastralgie, répugnent formellement. Beaumont, dans ses observations relatives à un sujet atteint de fistule gastrique, a pu constater que le lard était digéré avec une extrême lenteur, et que la graisse, lorsqu'elle séjournait longtemps dans l'estomac, atteignait une rancidité offensive pour les parois de ce viscère. Bérard (2) a attribué le pyrosis que produit l'usage fréquent du lard salé au séjour prolongé de la graisse liquéfiée dans l'estomac, et à l'afflux dans ce viscère d'une bile quelquefois âcre et irritante. Quoi qu'il en soit de l'explication, le fait de l'indigestibilité est positif, et il doit engager à remplacer, toutes les fois qu'on le pourra, la ration de salaison de l'équipage par de la viande fraîche, fût-elle même de qualité inférieure (3).

(1) M. Reynal a assigné à la saumure la composition suivante en chiffres ronds : eau 71, chlorure de sodium 23, chlorure de calcium, traces ; sulfate de soude 3 ; matières animales 0,29 ; albumine dissoute 0,28 ; lactate acide d'ammoniaque 0,69 (*Monit. des hôp.*, 1855, p. 480).
(2) Bérard, *Cours de physiologie*. Paris, 1849, t. II.
(3) M. Alexander Rattray a constaté en soumettant l'équipage de son navire à des pesées comparatives, que la perte par homme était de 2 livres 5, et qu'elle a atteint

Le poisson salé et desséché figurait jadis dans la ration des marines du Nord qui consommaient de la morue et du hareng, mais on y a renoncé à cause des émanations désagréables que répandait ce genre d'approvisionnements. Aaskow, pendant l'expédition danoise contre Alger (1770-1771), dit qu'on put même rattacher à cette cause une épidémie qui sévit sur son navire (1). Je ne puis cependant m'empêcher de regretter qu'on ait supprimé la morue, qui diversifiait utilement le régime des matelots (2).

### § 6. — *Atmosphères antiseptiques.*

Je donne ce nom à des atmosphères que l'on crée dans les récipients de conserves pour s'opposer au développement de la putridité.

Les salaisons Sabouraud et Noël, qui ont été essayées dans la marine depuis 1819 jusqu'en 1836 ou 1837, et qui sont aujourd'hui définitivement abandonnées, étaient constituées par de la viande préparée au demi-sel et contenue dans un cylindre de tôle hermétiquement fermé et dans lequel on refoulait du gaz acide carbonique. Ces conserves ont été essayées pour la première fois, à la mer, à bord de la *Zélée* et de l'*Astrolabe*, lors de l'expédition de Dumont d'Urville. Accueillies d'abord avec une sorte d'engouement par l'équipage (c'était inévitable), puis avec tiédeur, elles ne tardèrent pas à lui inspirer un tel dégoût, qu'il préférait de beaucoup le bœuf salé, et accusait le nouvel aliment de piquer la langue et de corroder les gencives. Cuite et broyée dans la main, elle se résolvait en une poussière jaunâtre putride. Pendant sa campagne de la *Didon* (1836-37), Constantin vit expérimenter les mêmes conserves : les unes avaient été préparées pendant l'été, et, malgré leur aspect satisfaisant, elles furent jugées d'une manière défavorable; d'autres, confectionnées l'hiver, réunirent tous les suffrages : le bouilli fut jugé tendre, gras, succulent; les beefsteaks firent les délices de l'amiral et des officiers; la soupe était substantielle, grasse, agréable, etc. Ces résultats contradictoires ont sans doute été élucidés par de nouvelles expériences, car les conserves Sabouraud ont été complétement abandonnées depuis.

6 livres quand l'influence du climat des tropiques s'est ajoutée à celle des salaisons (*Arch. de méd. nav.*, t. XII, p. 324. Le Dr Hayes a fait ressortir la supériorité de la nourriture grossière mais fraîche des Esquimaux, sur les meilleures salaisons.

Il faut remplacer ces salaisons par de la viande fraîche toutes les fois qu'on le peut. C'est ce que fit avec grand avantage la frégate *l'Astrée*, qui, pendant une station de trois ans dans la Plata, remplaça le repas de fromage et de conserves Fastier, par de la viande de bœuf, dont le prix, à Montevideo, est de 38 centimes le kilogramme. C'était de la bonne administration et de la bonne hygiène.

(1) *Arch. de méd. nav.*, 1866, t. V, p. 384. On attribue généralement, en Norwége, la *spedasked* à l'usage presque exclusif de poisson séché.

(2) En 1864, on constata, à Brest, le développement, sur des morues salées, de taches de moisissures rouges, dues vraisemblablement à des touffes de *Penicillium roseum*.

M. Lancy, de Clermont-Ferrand, a proposé l'emploi d'une atmosphère de gaz acide sulfureux qui conserve, en effet, très-bien les viandes ; mais ce procédé est, je le crois, resté à l'état d'essai.

Le procédé de M. Liès-Bodard, de la Faculté des sciences de Strasbourg, reposait sur le même principe, mais employait, autant que je m'en souviens, une dissolution de sulfite de soude.

La difficulté n'est pas de trouver des atmosphères antiseptiques, mais de les classer de façon à ce qu'elles ne préjudicient ni à la saveur, ni à la couleur ni à la salubrité des viandes, et d'en faire en même temps des procédés faciles et économiques (1).

## ARTICLE II

### CONSERVES DE LÉGUMES.

Les légumes se conservent par des procédés divers dont plusieurs rappellent ceux appliqués à la conservation des viandes. Je les ramènerai à deux catégories : 1° les légumes desséchés et pressés; 2° les légumes immergés dans des liquides préservateurs.

### § 1. — *Légumes pressés.*

L'application du procédé d'Appert à la conservation des légumes verts : asperges, petits pois, artichauts, haricots flageolets, etc., n'avait jusqu'ici profité qu'aux commandants ou aux officiers des navires, et n'avait apporté aucune amélioration dans le régime du matelot. En 1840, M. Masson communiqua, à la Société centrale d'horticulture de France, le résultat de ses premiers essais sur la dessiccation des végétaux ; ils parurent dignes d'encouragement, et lui valurent la médaille du Luxembourg. Peu d'années après, une usine importante, celle de MM. Chollet et Cⁱᵉ, qui subit bientôt l'épreuve de la concurrence, s'éleva à Paris et manufactura une quantité considérable de légumes dont l'usage ne tarda point à se répandre chez toutes les nations de l'Europe, pour les longues navigations, et pour les expéditions militaires. Deux rapports lumineux de Payen, l'un à la Société centrale d'horticulture de France, l'autre à la Société nationale et centrale d'agriculture, ont contribué à vulgariser cette importante découverte et à en faire apprécier les avantages. Les procédés de dessiccation employés par MM. Chollet et Masson sont excessivement simples; les légumes, nettoyés et épluchés, sont placés sur des claies dans une étuve où afflue un air chaud et sec maintenu à une température de 35 à 80° ; cela fait, ils sont soumis à l'action d'une presse hydraulique, puis les gâteaux sont réduits

_________

(1) Voir, sur cette question des conserves alimentaires, le tome XI des *Rapports du jury international sur l'Exposition universelle de* 1867.

au moyen de la scie en tablettes de poids et de dimensions déterminés qui ont une densité comme ligneuse laquelle favorise et leur arrimage et leur conservation.

Veut-on employer ces légumes desséchés, on les fait tremper trente ou quarante minutes dans de l'eau tiède ou six à huit heures dans l'eau froide; le tissu végétal s'imbibe, absorbe l'eau que la dessiccation lui avait enlevée, reprend son volume primitif et sa fraîcheur, et les légumes peuvent subir les préparations culinaires habituelles. La quantité considérable d'eau perdue dans la dessiccation explique la réduction énorme qu'éprouvent les substances végétales ; cette réduction varie au reste suivant la nature des légumes. Ainsi, dans les expériences faites par la commission de la Société centrale d'horticulture de France, des épinards ont perdu les 6/7 de leur volume primitif, des choux les 9/10, des poires et des pommes les 6/7, des pommes de terre les 3/4. Les résultats annoncés par M. Masson, et confirmés par le témoignage des corps savants auxquels il soumit ses produits, éveillèrent la sollicitude du département de la marine qui y était le plus directement intéressé, et, le 15 avril 1850, une commission réunie à Paris sous la présidence de M. le contre-amiral Mathieu et composée de MM. Dubernad, Dufour de Mont-Louis, Sénard et Testard fut chargée par le ministre d'examiner les préparations de M. Masson. Elle fut unanime pour reconnaître la bonne conservation des choux desséchés qui, après l'hydratation, lui semblèrent aussi agréables que des choux frais, et faisant ressortir le peu d'encombrement d'une substance qui, sous 1 mètre cube, peut fournir 16 ou 18,000 rations, elle conclut à l'utilité de remplacer, dans la ration du matelot, la choucroute et les fèves par des quantités déterminées de choux desséchés. D'un autre côté, des choux embarqués le 29 janvier 1847 à bord de l'*Astrolabe* furent examinés en janvier 1851, c'est-à-dire quatre ans après, et on les trouva dans un état parfait de dessiccation, bien qu'ils n'eussent été que desséchés et non pressés. Le 4 novembre 1851, une nouvelle commission, présidée par M. Quoy, inspecteur général du service de santé de la marine, fut chargée d'examiner s'il y aurait avantage à introduire dans la ration ordinaire ou dans la ration de malade les légumes conservés par le procédé Masson. « Il ne saurait être douteux, disait-elle dans son rapport, que l'utile invention de M. Masson ne soit un bienfait pour les navigateurs, mais si tous les légumes présentés peuvent être une ressource précieuse pour les tables des états-majors, il est évident que le peu de propriétés nutritives, ou le prix élevé de la plupart d'entre eux, empêchent qu'on en puisse faire la nourriture ordinaire des équipages. La pomme de terre en lanières paraît seule pouvoir être donnée en ration complète et remplacer les fèves, les fayols ou les pois délivrés, selon l'usage, pour le repas du vendredi, mais ce légume, qu'il s'agirait de loger en grenier et non en tablettes, n'a pas navigué, et jusque-là il serait prématuré de rien décider quant à sa destination. Le chou a l'avantage d'avoir fait un séjour de quatre années à bord d'un bâtiment de l'État, et d'être sorti avec succès de cette épreuve. Il plaît aux marins qui lui feront inévitablement un bon accueil ;... 15 grammes de choux dans leur état de dessiccation ont paru l'équivalent des 60 grammes de légumes secs ordinaires..... Quant à ce qu'il convient de donner aux malades, la julienne seule paraît, quant à présent, offrir sous ce rapport de véritables avantages. Comparés plusieurs fois à des juliennes en boîtes conservées par la méthode d'Appert, les échantillons présentés par M. Chollet ont réuni tous les suffrages ; ils ont, en outre, l'avantage de ne coûter que le tiers du prix moyen des juliennes d'Appert dont s'approvisionne ordinairement la marine. C'est à 12 grammes de julienne desséchée, assaisonnée de sel et de 3 grammes de beurre, que peut être fixée la ration du malade. »

Le ministre de la guerre, de son côté, provoqua des expériences dont le résultat ne fut pas moins satisfaisant ; la commission instituée à Alger, à la date du 30 août 1852, reconnut l'excellente qualité de ces produits et faisant ressortir, d'une part, les avantages qu'ils offriraient pour l'hygiène alimentaire du soldat, d'une autre part, leur inaltérabilité qui leur permet de supporter sans détérioration le transport sur des cantines à dos de mulet, sous la pluie et le soleil, et cela pendant plusieurs mois, elle émettait le vœu que les pommes de terre, les choux, les juliennes et les haricots flageolets entrassent dans la ration des troupes en campagne.

Le procès-verbal de la commission de la frégate hôpital *l'Armide* n'est pas moins élogieux pour les conserves Chollet, notamment pour les juliennes ; il constate la difficulté de distinguer ces juliennes de celles faites avec des légumes frais, leur bon aspect, leur digestibilité parfaite, etc. Tous les chirurgiens de la marine qui ont eu l'occasion d'expérimenter ces conserves tiennent identiquement le même langage. Nous tenons de M. Lucas, chirurgien-major de la corvette à vapeur *le Caïman*, un fait qui démontre toute la valeur hygiénique de cet aliment nouveau. Son bâtiment fit successivement, en 1853 et en 1854, deux expéditions dans la mer Rouge ; dans la première, l'équipage, réduit en fait de végétaux aux légumes secs, fournit quarante cas environ de scorbut ; au second voyage, on distribua des légumes pressés ; les hommes avaient beaucoup d'appétence pour cet aliment ; grâce à lui, le chiffre des scorbutiques fut insignifiant (1).

« Une masse très-imposante d'autorités, disions-nous en 1856, se prononce, on le voit, en faveur de l'introduction des légumes pressés dans la ration nautique. Elles ont subi des épreuves assez longues et assez concluantes pour qu'il ne soit plus loisible de surseoir à cette im-

(1) M. Marroin a constaté également la guérison de scorbutiques sous l'influence de l'adjonction de légumes pressés à leur régime.

portante amélioration dans l'hygiène de l'homme de mer. Nous faisons
des vœux pour qu'elle soit réalisée au plus tôt et que ces aliments,
passant de la catégorie des rafraîchissements éventuels dans celle des
distributions réglementaires, fassent irrévocablement partie de la ration. »
Il a été déféré à ce vœu et les légumes pressés figurent aujourd'hui sous
le nom de *mélange d'équipage*, et pour la quantité de 18 grammes par
repas dans la ration à la mer.

Je considère l'emploi des légumes pressés comme ayant réalisé un
progrès très-réel. M. Le Roy de Méricourt s'est, à mon avis, montré trop
sévère pour ces préparations quand il a dit : « Les légumes pressés
ayant perdu toute leur eau de végétation n'offrent réellement d'autres
avantages que de varier la monotonie de la ration et d'être plus digestibles que les légumes secs ; mais ils n'offrent aucune valeur ni comme
moyen prophylactique, ni comme moyen curatif du scorbut. N'importe
quelle herbe, pourvu qu'elle soit inoffensive, est infiniment préférable
aux conserves les mieux préparées (1). » C'est beaucoup dire : certainement personne n'est plus convaincu que moi des propriétés antiscorbutiques de la séve fraîche ; mais, à défaut de celle-ci, j'attribue à *certains*
légumes pressés une utilité relative. D'ailleurs la dessiccation ne leur a pas
enlevé leur séve entière, mais l'eau de cette séve; ils en conservent les
principes nutritifs. En résumé, entre les légumes verts et les légumes
secs, il y a un moyen terme qui vaut moins que les premiers et plus que
les seconds, et qui est représenté par les légumes pressés.

Entre ces légumes, les pommes de terre séchées tiennent une place
utile. Am. Lefèvre dit qu'en 1796, une dépêche ministérielle prescrivit
de faire à Brest des essais sur l'introduction des pommes de terre dans
la ration, à l'imitation de ce qui se faisait dans la marine anglaise (2). Il
ne fut pas, paraît-il, donné suite à cette idée. Le comité de salubrité de
Brest donna la préférence au pouding. En 1867, les pommes de terre
desséchées furent introduites dans la ration anglaise. Ce serait une addition utile au régime de nos matelots.

### § 2. — *Légumes conservés par immersion.*

Les conserves de légumes (et je donne à ce mot le sens très-général
d'aliments végétaux autres que les fruits) constituent, sauf l'oseille et la
choucroute, la ration nautique des aliments aristocratiques et qui ne
figurent que sur la table des officiers. On sait l'art avec lequel, depuis
Appert, on est arrivé à conserver à certains légumes tels que les haricots verts, les petits pois, le céleri, etc., l'apparence, et presque le goût
et le parfum, des mêmes aliments à l'état frais. Ces conserves de légumes constituent donc une ressource précieuse pour diversifier le régime

(1) Le Roy de Méricourt, *Arch. de méd. nav.*, 1868, t. V, p. 52.
(2) Am. Lefèvre, *Histoire du service de santé de la marine*. Paris, 1867.

à la mer. Les seules considérations d'hygiène pratique qui s'y rattachent sont relatives : 1° à l'étamage des boîtes qui contiennent ces conserves ; 2° aux procédés souvent dangereux, employés pour donner aux légumes herbacés une viridité qui est recherchée par les consommateurs.

Exiger un étamage à l'étain pur est une règle de prudence, tant est subtil le plomb et tant sont actifs, comme agents de dissolution chimique, les liquides complexes dans lesquels baignent ces légumes. Quant au verdissement artificiel de ces légumes, à l'aide de l'addition de sulfate de cuivre (20 grammes de ce sel pour 30 litres de liqueur) ou en faisant cuire ces légumes dans des vases de cuivre au contact d'un vinaigre, c'est un bel et bon empoisonnement et contre lequel la loi doit réagir de toute sa sévérité. L'ordonnance du préfet de police de Paris, datée du 1er février 1861, a donc très-légitimement déféré aux tribunaux ces pratiques dangereuses. Les cornichons sont surtout verdis de cette façon. On peut signaler d'une manière rapide cette fraude en appliquant à sa recherche les procédés ingénieux et expéditifs signalés par M. Cuzent pour reconnaître les huîtres verdies par le cuivre. Je les ai indiqués plus haut.

### § 3. — *Légumes conservés par le procédé Appert.*

Le procédé Appert, qui consistait à blanchir les légumes, à les renfermer dans des boîtes closes et à les soumettre alors pendant deux ou trois heures à l'action de l'eau bouillante, a été perfectionné : on s'est servi d'abord d'un bain-marie d'une solution de chlorure de calcium dont la température pouvait être élevée à 108° ; puis M. Salles a imaginé de chauffer le bain-marie à la vapeur, et les légumes conservés de cette façon ont acquis des qualités qu'on ne dépassera probablement pas. Les tables des officiers des navires, si deshéritées souvent de légumes verts, peuvent ainsi consommer *hors saison et hors climats* des légumes d'un bon aspect et d'un goût savoureux.

## ARTICLE III

### CONSERVES DE FRUITS.

L'absence de fruits acides laisse dans l'alimentation de l'homme de mer une lacune qu'il faut s'empresser de combler, en cours de campagne, par des distributions fréquentes de fruits sains et convenablement mûrs empruntés à la Pomone exotique. La ration des malades est complétée, sous ce rapport, par la concession qui leur est faite d'un certain nombre de repas en pruneaux, raisiné, gelées de pomme ou de coing. Le *raisiné* est un bon aliment quand il est frais ; les acides végétaux qu'il renferme sont tempérés par les principes mucilagineux et sucrés du moût de raisin et des fruits divers, pommes ou poires, qui entrent habituellement dans sa composition. Ses qualités tempérantes et légèrement laxatives sont parfaitement adaptées à l'hygiène des pays chauds. Nous en dirons autant des *prunes*. La préparation de ces fruits pour une longue conservation est une des industries productives de la Touraine : les pruneaux de Tours sont habituellement fournis par des prunes Sainte-Catherine ; les pruneaux de Brignolles, plus estimés encore que ceux de Tours, se retirent de la prune de Brignolles, voisine du perdrigon blanc. Au reste, toutes les prunes de bonne qualité peuvent être utilisées pour la fabrication. La ration de pruneaux pour malades varie de 100 à 70 grammes. La *gelée de pomme* et la *gelée de coing* complètent enfin la série des aliments sucrés et acides à la fois mis à la disposition des convalescents. Nous reconnaissons si bien l'opportunité de ces conserves, que nous voudrions voir la ration de l'équipage s'augmenter de l'adjonction de quelques fruits secs. Nous avons proposé plus haut de donner aux équipages bretons un repas de pudding par dimanche ; des pruneaux de qualité inférieure ou des raisins secs feraient de ce mets un aliment plus complet et mieux goûté des matelots. Les pommes tapées, fruits mucilagineux et sucrés en même temps, sont d'une conservation facile et d'un goût très-agréable. En 1856, je demandais que ces fruits entrassent dans la ration des malades. C'est ce qui se fait aujourd'hui. Ils y figurent pour 50 grammes par repas.

Qaunt aux tables privilégiées, elles utilisent des fruits conservés dans l'eau-de-vie, le sucre, etc., mais ce sont des aliments de luxe et qui n'apparaissent qu'accidentellement sur les tables.

---

# SECTION TROISIÈME

## LA RATION

---

## CHAPITRE PREMIER

### Ration de la marine française.

La ration du matelot est le résultat de la combinaison des divers éléments bromatologiques que nous venons d'étudier, combinaison établie sur la triple base de l'hygiène, de la variété et de la facilité d'arrimage.

L'alimentation des professions terrestres éprouve des variations saisonnières dont la succession est probablement en harmonie providentielle avec les modifications que subit notre organisme aux diverses phases de l'année. Pour l'homme de mer, rien de semblable : qu'il navigue sous les feux de la zone torride, ou qu'il affronte les horreurs des régions polaires ; qu'une saison succède pour lui à une autre saison, son alimentation, rarement diversifiée par les productions des pays qu'il visite, conserve une monotone uniformité. Il y a plus : forcé d'emporter avec lui ses aliments de plusieurs années, il ne les utilise que modifiés, dans leur apparence comme dans leurs propriétés, par des procédés spéciaux de conservation, et les substances végétales et animales dont il se nourrit sont privées de cette qualité restauratrice qu'on peut, sans aborder une physiologie trop mystique, attribuer aux matières organiques que la vie vient à peine d'abandonner. Que l'on joigne à ces causes de perturbation nutritive l'étrangeté des aliments que le matelot emprunte aux pays qu'il explore, et l'on comprendra combien il faut de soins assidus, de sagacité et de sacrifices d'argent pour neutraliser des conditions aussi désavantageuses. C'est à quoi, du reste, ont tendu tous les règlements qui, depuis le commencement de ce siècle, cherchant à améliorer la ration de l'homme de mer, ont donné à celui-ci tant de preuves de la sollicitude avec laquelle l'État, en retour de ses services, s'efforce d'augmenter son bien-être.

## ARTICLE PREMIER

### HISTORIQUE.

Les documents que M. Jal a réunis, dans son *Traité d'archéologie navale*, sur la ration des gens de mer au seizième et au dix-septième siècle, indiquent bien la nature des aliments embarqués, mais ne donnent aucune idée de la manière dont ils se groupaient pour constituer les repas, non plus que de leurs fixations quantitatives. Il est très-probable que les approvisionnements des *nefs* ou *galères* relevaient directement de l'arbitraire de leurs capitaines, ou des convenances éventuelles de la navigation, bien plutôt que des exigences de l'hygiène.

L'instruction du 30 floréal an II et le décret du 13 janvier 1806 ont, à peu de choses près, constitué la ration sur ses bases actuelles. Le règlement du 1er avril 1813, confirmant les principales dispositions du décret précité, maintint la distinction des vivres de journalier et de ceux de campagne, introduisit quelques améliorations dans le régime des malades, et dressa un tableau réglementaire de distribution des repas pour les huit premiers mois de campagne. Le règlement du 5 février 1823, confirmatif des précédents, quant à leurs points essentiels, inaugura cependant quelques améliorations avantageuses : la farine destinée au biscuit, au lieu d'être épurée à 25 p. 100, le devint à 33 ; la délivrance du vin de journalier, pour premier mois de campagne, fut supprimée ; il n'y eut plus qu'une même qualité de vin pour la consommation à la mer ; à la ration de biscuit et de vin allouée pour le premier repas, ce règlement substituait ou du café ou une turlutine, de telle sorte que le matelot eût toujours un déjeuner chaud ; au lieu de quatre dîners gras par semaine, composés exclusivement de salaisons, il adjoignit à celles-ci 60 grammes de légumes secs ou 30 grammes de riz : il n'y eut plus qu'un dîner maigre ; l'oseille ou la choucroute, au lieu de n'être données, comme auparavant, que d'un jour l'un, furent délivrées tous les jours ; les conserves d'Appert étaient définitivement introduites dans l'alimentation des malades, etc., etc.

L'arrêté du 14 octobre 1848, modifié par une décision ministérielle du 24 janvier 1853, n'est qu'une reproduction du règlement de 1832, avec addition de quelques aliments nouveaux, principalement pour les malades, et modification de la quantité pour certains autres. En 1856, je demandais une révision du Code alimentaire du matelot et j'indiquais les modifications principales qu'il était désirable d'y introduire. Le décret du 21 juillet 1860 a donné satisfaction à ce vœu et celui plus récent du 16 décembre 1874 a assis la ration du matelot sur des bases rationnelles et très-satisfaisantes, sauf quelques points de détail qui sont susceptibles d'être critiqués.

## ARTICLE II

### NATURE DE L'ALIMENTATION.

Il est parfaitement reconnu aujourd'hui, par tous les physiologistes, qu'une alimentation exclusivement végétale ou exclusivement animale ne peut suffire longtemps à l'entretien de la santé, et qu'une nourriture, pour être hygiénique et réparatrice, doit simultanément puiser ses ressources dans les deux règnes. Les rêveries de Pythagore, restaurées par le génie paradoxal de Rousseau, ont cherché dans la bromatologie nautique, et sans plus de succès, un accueil meilleur que celui qu'elles avaient reçu en hygiène générale. En 1772, Poissonnier-Desperrières signala l'usage des viandes comme la cause unique du scorbut et des autres affections putrides auxquelles les hommes de mer sont sujets « dans les pays chauds, où toutes les humeurs tendent à l'alcalescence et à l'acrimonie. » Il recommandait comme remède le régime végétal sec, auquel il associait, il est vrai, une certaine quantité de viande, mais uniquement par respect pour la routine et pour ménager la transition.

Voici la singulière ration qu'il proposait :

*Dimanche et jeudi, à dîner.* — La moitié de la ration ordinaire de lard, et 4 onces de riz par homme.

*Lundi et vendredi, à dîner.* — 5 onces de riz assaisonné avec une demi-once de sucre et un peu de gingembre.

*Mardi, mercredi et samedi, à dîner.* — 6 onces de lentilles assaisonnées avec des oignons confits au vinaigre, du sel et une demi-once d'huile. Les lentilles pouvaient être remplacées par 6 onces de fèves blanches ou 6 onces de pain.

Les soupers devaient être composés comme à l'ordinaire, avec cette différence qu'au lieu d'huile d'olive, on donnait, pour assaisonner la soupe, 1 once d'oseille préparée au beurre. Dans le cas où l'on ne pouvait donner de soupe à l'équipage, on y suppléait par une ration de fromage et 2 onces de miel. Ce projet fantaisiste supprimait donc trois repas de morue et deux de viandes salées (1). On a peine à croire que le système pythagoricien de Poissonnier-Desperrières soit sorti du domaine de la spéculation, et cependant il fut bien et dûment essayé à bord de la frégate *la Belle-Poule*, comme nous l'apprend une réfutation très-victorieuse des idées de Poissonnier due à M. le chevalier de La Coudraye, enseigne de vaisseau, qui avait pu voir le régime végétal sec à l'œuvre. « Dès les premiers jours de notre traversée, dit M. de La Coudraye, un grand nombre de nos matelots furent attaqués d'aigreurs d'estomac, de cours de ventre, de coliques. J'allais souvent sur le gaillard d'avant voir et questionner, et j'eus lieu de me convaincre qu'au bout de quelques jours, le dégoût et la crainte de ce régime avaient fait de tels progrès, que beaucoup ne se nourrissaient qu'avec leur pain trempé dans du vin ou mangé avec une gousse d'ail et du sel.... Vers la fin, les manœuvres s'exécutaient avec lenteur; nous en cherchions la cause dans le frottement des vergues et des cordes, mais il fallait l'attribuer à la diminution des forces de l'équipage (2). »

Poissonnier-Desperrières, s'étayant du témoignage de Métivier, chirurgien-major de la frégate *la Belle-Poule*, qui, gagné au système végétarien, semblait avoir juré *in verba magistri*, publia en 1774, et comme réfutation du travail de M. de La Coudraye, un deuxième mémoire, aussi acerbe, d'aussi mauvais goût, et aussi empreint que le premier d'une physiologie chémiatrique surannée Il invoquait, en faveur de son système, et le témoignage de Métivier, et la longévité des anachorètes, et celle des Corses et des Limousins, qui vivent presque exclusivement de châtaignes.

Entré dans cette voie de prédilection paternelle, il ne songea plus à s'arrêter; il fit remarquer que les forçats, nourris de pain grossier et de légumes de rebut, « *n'ont le scorbut que quand ils sortent de l'hôpital, où ils ont été nourris de viande fraîche* (sic) », et proposa le régime végétal exclusif comme moyen curatif de cette maladie (3). L'expérience, fort heureusement, ne laissa pas ces illusions debout : le nombre des malades de la *Belle-Poule*, bien que le temps fût demeuré favorable et que sa navigation eût été très-douce, s'accrut dans les proportions suivantes :

(1) Poissonnier-Desperrières, *Mémoire sur les avantages qu'il y aurait à changer*, etc., etc. Versailles, 1772, p. 13.

(2) De La Coudraye, *Observations sur le mémoire de M. Poissonnier-Desperrières*, p. 22.

(3) La diminution (on pourrait dire la disparition) du scorbut, qui a été constatée au bagne de Brest, par M. Marcelin Duval, à la suite d'une augmentation de viande fraîche allouée aux forçats, plaiderait, si besoin était, contre cette étrange doctrine.

mai, 5; juin, 24 ; juillet, 32; août, 14 (relâche à Malaga et à Cadix); septembre, 52; octobre, 44. A l'arrivée de la *Belle-Poule* à Brest, il y eût de telles protestations de la part de l'équipage, que M. de Ruisembito, intendant de la marine, dut le passer minutieusement en revue après le désarmement. « Ces marins, dit M. de Courcelles, lui parurent tels qu'on les lui avait dépeints, et il entendit les imprécations de ces misérables contre le nouveau régime, et leur protestation de ne plus retourner à la mer si on les y soumettait de nouveau. » Il est fâcheux que Poissonnier-Desperrières, se fondant sur le principe qui doit servir de base à notre moralité professionnelle, n'ait pas songé à essayer sur lui-même le système dont il était si engoué ; l'épreuve, sans aucun doute, eût été décisive.

Quant à nous, nous en croyons plutôt l'organisation du système dentaire de l'homme, et l'appétence universelle pour les viandes, que des rêveries sentimentales ; et nous ne voyons pas que l'usage exclusif des viandes, parmi nos matelots, pendant une bonne durée de leur carrière, ait mis en eux le moindre grain de cette férocité de mœurs que Rousseau considère comme l'inévitable attribut des mangeurs de viande, de ceux qui, suivant le mot de Plutarque, « accusent la terre de ne pouvoir les nourrir, et pêchent contre Cérès, inventrice des saintes lois, et Bacchus, gracieux conservateur des hommes. » S'il est vrai, ainsi qu'il le dit, qu'aux premiers jours du monde, quelques racines vertes de chiendent et de bruyère étaient l'unique nourriture des hommes, et que, quand ils pouvaient y ajouter quelques faînes ou des glands, ils dansaient de joie autour d'un chêne.

Notre estomac est devenu moins accommodant et cette sobriété patriarcale est bien sortie de nos mœurs (1). La viande doit donc être considérée comme un aliment d'autant plus indispensable au matelot, et il faut lui en donner d'autant plus que les salaisons qui figurent pour une part restreinte, il est vrai, mais encore assez grande, lui offrent une viande privée d'une partie de ses sucs nutritifs, et que nulle profession n'est, en réalité, plus laborieuse et plus pénible.

## ARTICLE III

### QUALITÉS DE LA RATION.

#### § 1. — *Quantité.*

La ration de campagne, telle qu'elle est constituée par le décret du 16 décembre 1874, est par semaine d'un poids de 11ᵏ,135 pour les six

(1) De nos jours, M. Gleizès s'est constitué le défenseur convaincu, mais peu entraînant, des idées pythagoriciennes (voy. *Thalysie ou la Nouvelle existence*, Paris, 1840). Le végétarisme se réveille encore sous l'impulsion du pasteur allemand Baltzer, mais il a peu de chance de voir réussir les restaurants spéciaux qu'il prétend fonder à Paris (Fonssagrives, *Végétarisme et végétariens*. Le *Français*, 1875).

jours gras (1), et de $1^k$,445 pour le vendredi (2), ce qui donne en moyenne un poids de 1,787 grammes par jour.

Le matelot français reçoit, en moyenne, par jour 216 grammes de viande en lard salé, viande fraîche ou conserves de bœuf, ou, à raison de six jours gras par semaine, $66^k$,772 par an, ou 182 grammes par jour pour l'année entière, chiffre qui se rapproche de la consommation de la viande à Londres par habitant, et qui est bien supérieur à celui qui représente chez nous la consommation individuelle de cet aliment (3).

Les marins casernés à terre reçoivent au déjeuner 250 grammes de pain provenant d'une farine épurée à 20 pour 100 (4), 6 centilitres d'eau-de-vie, rhum ou tafia; 20 grammes de café et 25 grammes de sucre-cassonade. Leur dîner est constitué, pour cinq jours de la semaine, par 250 grammes de pain frais, 23 centilitres de vin (15 centilitres pour les mousses) et 300 grammes de viande fraîche, avec allocation de $0^{fr}$,02 par homme pour acheter des légumes verts; le lundi, la viande est remplacée à ce repas par 80 grammes de fromage et 60 grammes de fayols ou pois; le vendredi par 120 grammes de morue. Le souper se compose de 250 grammes de pain, de 23 centilitres de vin de journalier ($0^l$,15 pour les mousses), de 400 grammes de pommes de terre fraîches, avec les assaisonnements nécessaires et de $0^{fr}$,01 d'allocation pour achat de légumes frais, ou, suivant le jour, de 120 grammes de fayols, 120 grammes de pois ou de 100 grammes de lentilles.

La quantité de viande dans cette ration a été élevée de 250 grammes, chiffre du décret de 1860, à 300 grammes, et l'on ne peut qu'applaudir à cette libéralité.

M. de Gasparin a établi que la ration d'*entretien* d'un homme sédentaire et inactif doit contenir 2 grammes d'azote et $42^{gr}$,02 de carbone pour 10 kilogrammes de son poids, et que la ration de *travail* doit doser $12^g$,50 d'azote et 45 grammes de carbone pour la même unité de poids. Admettons un homme adulte du poids de $62^k$,541 (poids moyen des Français de 20 à 60 ans), la ration complète de travail et d'entretien nécessaire à un matelot devra doser $25^{gr}$,01 et $309^{gr}$,09. Or, la ration de 1860, d'après M. Coulier, ne donnerait au matelot que $22^g$,50 d'azote, mais en revanche lui assurerait $435^{gr}$,3 de carbone. Il aurait donc un peu moins d'azote que la ration normale du travailleur, mais en revanche il aurait un excédant de carbone. Laissons de côté ces évalua-

---

(1) J'ai pris pour base de ces évaluations une journée de ration, composée de pain et de viande fraîche, d'eau-de-vie, de vin, de café et de sucre-cassonade.

(2) La ration du vendredi, dont j'ai supputé le poids, est celle dans laquelle entrent, avec les aliments ordinaires, les fayols et les sardines à l'huile.

(3) Boudin, *Production et consommation de la viande* (*Ann. d'hyg.*, 1850, t. LXIV p. 266).

(4) Dans l'ancienne ration, la farine n'était blutée qu'à 15 p. 100. La question de conservation ne se présentant pas pour la ration de journalier, j'estime que ce blutage était suffisant.

tions, dont la rigueur n'est qu'apparente, et voyons, à la double lumière de l'expérience pratique et de l'induction, non plus chimique, mais hygiénique, si la nourriture du matelot est suffisante.

A propos de chacun des aliments, nous avons signalé ou l'insuffisance ou la superfluité des quantités sous lesquelles on les donne en ration. Le pain ou le biscuit, base essentielle de l'alimentation du marin, peut, dans certaines conditions prévues par les règlements, compenser ce que la ration pourrait avoir d'exigu. D'une manière générale, on peut dire que les 750 grammes de pain suffisent largement; aussi, lorsque la révolution de février éleva ce chiffre à 1,000 grammes, tous les hommes qui connaissent et les habitudes et les goûts des matelots considérèrent cette allocation libérale comme une dépense inutile. Elle ne survécut pas, du reste, aux idées qui l'avaient inspirée. Les 550 grammes de biscuit sont plus que suffisants dans les pays chauds; le matelot trafique d'une partie de cette ration quand il le peut, et la gaspille quand on lui en ôte le moyen. Nous la verrions volontiers réduite à 500 grammes entre les tropiques; dans les latitudes froides, au contraire, elle devrait être portée à 600 grammes.

Sur la plupart des bâtiments du commerce, d'ailleurs, et sur un bon nombre de bâtiments de guerre, le biscuit est, dans les pays chauds, laissé à la discrétion de l'équipage, et, une fois la première ardeur de consommation passée, les comptes du commis aux vivres accusent toujours une sensible économie (1). La ration supplémentaire de *boulimique*, que le caprice, plus encore que le besoin, sollicite d'ordinaire, disparaît ainsi, et avec elle les abus qui y sont inhérents. Il y aurait quelque chose de véritablement libéral dans la généralisation de cette mesure qui, sans augmentation de dépense, cesserait d'opposer à la variabilité individuelle de l'appétit l'inflexibilité d'une ration toujours la même. Nous préférerions ce moyen à celui proposé par Fleury, et qui nous paraît offrir quelques inconvénients d'application. « Pourquoi, dit ce médecin de la marine, contraindre un matelot à digérer sa ration au gramme près, quelles que soient les circonstances qui l'environnent? Concilier l'ordre et l'économie avec le bien-être matériel des hommes de mer est, à nos yeux, d'un immense intérêt, et le moyen est aussi simple que facile : délivrez à chaque plat, entre le pain et le biscuit qui constituent la ration, quatre ou cinq rations en plus, de manière qu'il en reste toujours après le repas; ces restes de pain ou de biscuit non consommés seraient ramassés avec soin dans un petit sac *ad hoc*, portant le numéro du plat, et le tout serait remis à la cambuse; le repas suivant serait délivré sur les restes de pain ou de biscuit, de manière à toujours dépasser les besoins présumés du plat, et ainsi de suite. Cette mesure pro-

(1) Je crois que cette pratique, conseillée déjà par Callisen, et plus récemment par son commentateur le D<sup>r</sup> H. Rey, devrait être généralisée. (Voy. H. Rey, *Les médecins navigateurs*. — Callisen, 1740-1824, in *Arch. de méd. nav.*, 1869, t. XII, p. 290.)

curerait des économies annuelles immenses, continuerait pour le matelot les traditions de la navigation marchande, et préviendrait tout
agiotage, source intarissable de désordre, de privation et d'immora-
lité (1). »

Si l'on en jugeait par le nombre des boulimiques prétendus qui viennent journellement solliciter du chirurgien-major du navire la concession d'une ration supplémentaire, on serait tenté d'admettre que l'allocation fixe de biscuit est tout à fait insuffisante; il n'en est rien, et nous
ne saurions trop prémunir les médecins navigants contre l'inconvénient
de céder sans raison suffisante à des demandes auxquelles les matelots
sont plus souvent poussés par l'imitation, le caprice et une sorte de
forfanterie de voracité, que par un besoin réel. Nous avons vu quelquefois le chiffre des boulimiques excéder le tiers de l'effectif de l'équipage,
et des abus semblables ont plus d'une fois provoqué des enquêtes sévères. Le commerce clandestin du biscuit dans les rades ou le jet à la mer
de cette denrée précieuse eussent probablement, en pareil cas, révélé
à une police plus vigilante ce gaspillage scandaleux ; qu'on ne l'oublie
pas, la boulimie est une névrose d'une extrême rareté ; à peine en signa-
lerait-on un cas sur mille ouvriers de nos arsenaux : croit-on que cette
exagération maladive de l'appétit puisse dès lors être bien fréquente sur
un navire? De deux choses l'une, ou la ration ne suffit pas, et il faut
l'augmenter, ou elle est suffisante au plus grand nombre, et il faut se
montrer d'une extrême rigueur pour l'admission des boulimiques. Nous
comprenons cependant très-bien que le gabier vigoureux, le novice qui,
indépendamment d'une ration d'entretien et de travail, a besoin aussi
d'une ration d'accroissement, que le forgeron, le chauffeur, etc., demandent une nourriture plus abondante que celle du matelot employé
sur le pont ou des agents de la cambuse, et c'est précisément pour cela
que nous voudrions voir le biscuit à la disposition de tous.

Si l'on hésitait à rendre cette mesure générale, on pourrait, comme
essai, mettre au pied du grand mât la ration totale de biscuit qui revient
par jour à l'ensemble de l'équipage (597$^k$,850 pour un ancien vaisseau à
trois ponts), et quel que fût antérieurement le nombre des rations de
boulimiques, nous sommes convaincu que cette quantité, plus intelligemment répartie par le besoin qu'elle ne l'est par le règlement, suffirait
et au delà. L'importance hygiénique et économique à la fois d'expériences semblables n'a pas besoin d'être démontrée (2).

(1) Fleury, *Quelques considérations pratiques d'hygiène et de médecine navales*. Montpellier, 1847, p. 46.
(2) Le décret de 1874 accorde, par jour, un supplément de 275 grammes de biscuit
ou de 375 grammes de pain (seulement lorsqu'il y a nécessité à ménager l'approvisionnement de biscuit) sur la proposition du médecin-major. Sauf des conditions exceptionnelles, ce supplément ne peut être attribué qu'au cinquième de l'équipage
(chap. IV, art. 14).

En attendant, avertissons le médecin de la marine de la difficulté extrême à distinguer, par son apparence extérieure, le boulimique véritable du boulimique de fantaisie : la corpulence, la stature, le développement des forces musculaires, sont des indices trompeurs ; l'état de boulimie est un état maladif dans lequel la nutrition périclite plutôt qu'elle ne prospère, qui s'accompagne plus souvent de maigreur et d'apparence chétive que des attributs d'une santé florissante. On ne doit donc se fier que médiocrement aux signes extérieurs, et puiser de préférence ses éléments de conviction dans la voracité fébrile avec laquelle le boulimique prend sa nourriture, et dans la certitude acquise par la police du bord qu'il l'utilise jusqu'à la dernière parcelle.

Les règlements accordent aux mécaniciens et aux chauffeurs, les jours où fonctionne la machine, un supplément de 183 grammes de biscuit ou de 250 grammes de pain ; et, par homme et par souper, 60 grammes de lard salé ou 50 grammes de conserves de bœuf, ou 80 grammes de viande fraîche et 63 centilitres de vin par quart. En 1856, je demandais qu'on allouât au personnel de la machine, quand les feux sont allumés, une certaine quantité de café. Le décret de 1874 a donné satisfaction à ce vœu.

### § 2. — *Valeur nutritive.*

La qualité de la ration nautique est une condition plus difficile à réaliser que sa quantité, et cependant elle n'importe pas moins (1). La nécessité de concilier la salubrité des aliments avec leur aptitude à se conserver, et les exigences de l'arrimage, imposent, en pareille matière, à l'esprit d'innovation, une réserve dont on ne saurait se départir. En 1856, nous signalions, comme mesures utiles : 1° le remplacement, quand il sera praticable, des salaisons par la viande fraîche ; 2° la suppression du bœuf salé ; 3° celle des fèves ; 4° la substitution aussi fréquente que possible des végétaux pressés aux légumes secs ; 5° la concession d'une allocation individuelle, pendant les relâches, pour achat de rafraîchissements ; 6° l'introduction du *lime-juice* des Anglais dans notre ration, en remplacement de la choucroute, etc., etc. (2). Il a été

_______________

(1) Les commissions de subsistances dans les ports de guerre assurent convenablement la qualité des aliments embarqués, et aux points de ravitaillement, les commissions d'achat, éclairées par les lumières spéciales du médecin du navire, exercent aussi une surveillance efficace. Mais il ne faut pas oublier que la façon méthodique dont est réglée la consommation des denrées n'est pas non plus sans influence sur leur qualité. C'est ainsi que M. Leconiat a constaté, sur le *Rhône*, que le remplacement incessant des vivres consommés, quand on se ravitaillait, ce qui arrivait fréquemment, à cause de la navigation active de ce bâtiment, avait laissé vieillir les plans inférieurs, dont le contenu fut trouvé gâté et dut être jeté à la mer. L'économie des deniers de l'État et l'intérêt de la santé des équipages appellent sur ce point la prévoyance et la sollicitude des commandants des navires.

(2) Le *lime-juice* est devenu réglementaire, et la choucroute a été augmentée.

déféré à la plupart de ces vœux dont nous nous étions fait l'interprète sous la double inspiration de notre propre expérience et des idées dont nous recueillions l'expression journalière. On peut aujourd'hui considérer cette partie de l'hygiène navale comme arrivée à un état très-satisfaisant.

Dans la première édition de cet ouvrage nous avions calculé le rendement en poids, en azote, en carbone et en matières grasses de la ration du journalier de matelot, et de sa ration de campagne, et nous avions trouvé que la première représentait, pour les jours où il recevait de la viande, un poids de 1,450 grammes et contenait 29,44 d'azote, 425,10 de carbone et 50,24 de matières grasses ; que la ration dite de campagne avait un poids journalier de 141.grammes et un rendement de 26,94 d'azote, 308,86 de carbone et 49,85 de matières grasses.

Le règlement de 1860 élaboré sous les inspirations de la chimie physiologique de MM. Dumas et Payen aurait, d'après M. Coulier, introduit des changements sensibles dans la composition de la ration nautique. Elle aurait un poids supérieur à l'ancienne (1,788 grammes au lieu de 1,409 grammes) qui ne contiendrait que 22,51 d'azote au lieu de 26,91 ; mais son carbone aurait augmenté, 454$^{gr}$,3 au lieu de 208,86 (2).

Je pourrais aisément, en me guidant sur le tableau dressé par Payen, pour établir le pouvoir nutritif des aliments, indiquer la composition élémentaire de la ration actuelle du matelot dans les diverses conditions où il est placé, mais la complexité plus grande de sa nourriture, la diversité des repas, la difficulté d'arriver à un peu de précision en cette matière à raison des différences de qualité, et par suite de composition que peut présenter le même aliment, m'éloignent, je l'avoue, d'une pareille tâche. D'ailleurs, si je posais déjà en 1856 des réserves formelles sur l'autorité des chiffres et de la balance en matière de bromatologie, la pression de la pratique et de l'expérience me les impose aujourd'hui encore bien plus impérieusement. Quelle que soit notre admiration pour la chimie, cette science enfant de prodige, nous nous défions absolument de ce classement des substances alimentaires d'après leur composition chimique ; nous nous rappelons qu'entré dans cette voie, il nous faudrait nécessairement placer, pour être logique, l'azotate d'ammoniaque au rang des substances plastiques, que la houille devrait l'emporter sur la viande, etc. Aussi, mettrons-nous prudemment au-dessus des arrêts de la chimie, pour apprécier une ration, le critérium de l'estomac qui distingue à merveille l'azote alibile de celui qui ne l'est point, et, en pareille matière, nous laissons volontiers l'hygiène théorique pour l'hygiène d'observation.

(1) Dans ces évaluations, j'avais évalué les légumes verts à 60 grammes de fèves et les 250 grammes de viande fraîche à 200 grammes de viande désossée, et le café avait été pris pour type du déjeuner.

(2) Coulier, art. ALIMENTS, *Dict. encycl. des sciences médicales*, 1$^{re}$ série, 1865, t. III, p. 225.

### § 3. — *Variété*.

La variété est enfin la dernière condition d'une ration bien composée. Le régime de l'homme de mer, quoi qu'on fasse, laissera toujours, sous ce rapport, beaucoup à désirer ; mais il serait injuste de ne pas reconnaître que le dernier décret sur la composition des rations dans la marine a réalisé sous ce rapport un progrès sensible et bien nécessaire. Nous verrons, en effet, bientôt que les combinaisons variées des aliments réglementaires, pour constituer les différents repas, ne parviennent qu'incomplétement à rompre cette monotonie d'alimentation qui rend insuffisante, au bout d'un certain temps, une nourriture par ailleurs substantielle et réparatrice. Variété plus encore que quantité, telle doit être la formule du problème que la bromatologie nautique laisse à résoudre.

## ARTICLE IV

### LES DIVERSES SORTES DE RATIONS.

Les règlements sur la nourriture de l'homme de mer reconnaissent chez nous quatre sortes de rations : 1° ration de journalier ; 2° ration de campagne ; 3° ration de malades ; 4° ration d'exception.

### § 1. — *Ration de journalier*.

Applicable aux ports et rades de France, la ration de journalier a pour caractéristiques principales : le remplacement du biscuit par le pain frais, l'absence de salaisons ; une allocation en argent affectée à l'achat de légumes verts ; l'emploi de la morue au dîner du vendredi. Les boissons sont celles de la ration de campagne. Ici, je signalerai une fois de plus l'inutilité de la ration d'eau-de-vie et pour les raisons que j'ai énumérées plus haut. C'est une concession aux goûts du matelot et à la tradition, mais c'est, à mon avis, une dépense inutile et sans aucun avantage pour la santé.

### § 2. — *Ration de campagne*.

C'est la ration type en quelque sorte, et la plupart des détails dans lesquels nous sommes entré déjà se rapportent à cette ration. Au moment où elle est appliquée, le navire en effet se détache de la terre, vit de ses propres ressources, et la santé de son équipage se trouve aux prises avec les difficultés inhérentes à la vie nautique. Il convient ici de rendre hommage au zèle généreux avec lequel on s'est appliqué à améliorer la ration de campagne au prix de sacrifices qui ne pouvaient être considérés comme trop onéreux, puisqu'il s'agit de conserver des existences qui sont placées dans des conditions exceptionnellement dangereuses. Quand je compare la ration du matelot à la mer telle qu'elle est constituée aujourd'hui à ce qu'elle était il y a trente-six ans quand je mettais pour la première fois le pied sur un navire, je suis obligé de reconnaître que le plus important a été fait et qu'il n'y a plus place désormais que pour des améliorations de détail. Il me serait bien doux de penser que j'ai eu ma part, pour humble qu'elle soit, dans ce progrès (1).

### § 3. — *Ration de malades.*

L'introduction, dans le régime des gens de mer, d'une ration spécialement destinée aux malades, remonte à une époque assez éloignée. Jean Matheillé de Bergerac, qui nous a transmis des détails précieux sur la nourriture de la chiourme à bord des galères du roi, indique l'usage de « bailler chair et autre chose » aux malades de ces navires. Cette précaution salutaire a été de bonne heure consacrée par les règlements sur la marine, et tous indiquent la nature et la quantité des aliments spéciaux embarqués pour les convalescents. Cette partie si importante de l'hygiène navale a de tout temps préoccupé les chirurgiens de la marine, que leur ministère met constamment en contact avec des souffrances auxquelles ils ne peuvent opposer que des ressources insuffisantes ; aussi, ont-ils signalé dans la ration des malades des inconvénients dont quelques-uns sont écartés aujourd'hui, et ont-ils proposé des améliorations dont la réalisation eût semblé impossible il y a trente ans. Les progrès de l'hygiène navale et la découverte de procédés efficaces pour la conservation des substances alimentaires ont du reste secondé leur zèle ; et quand on compare aujourd'hui l'alimentation des malades des navires à ce qu'elle était, il y a peu d'années encore, on ne peut nier qu'il y ait eu progrès immense. Une des modifications les plus avantageuses qui ait été apportée au régime des malades consiste dans le remplacement d'une partie des rafraîchissements par une somme d'argent qui, mise à la disposition du capitaine, et parcimonieusement dépensée par le médecin-major, assure aux convalescents une nourriture plus fraîche et plus variée que celle des conserves. Le Helloco se louait beaucoup de cette innovation, qui paraît avoir été essayée pour la première fois sur le vaisseau *le Colosse*, monté par M. de Rosamel ; il demandait que l'allocation fût plus large, et proposait d'en étendre le bénéfice à tous les navires. C'est ce qui se fait aujourd'hui : les commandants de station disposent de fonds spécialement affectés à cet emploi, et tous les médecins navigants savent combien cette ressource est précieuse à leurs malades.

Tant que les matelots alités sont sous le coup de maladies aiguës, et par conséquent à la diète, la tâche professionnelle du médecin de la marine est sans doute difficile, à raison des conditions spéciales où il est

---

(1) Voir à la fin de l'ouvrage le tableau de la ration de campagne.

placé, mais il dispose à peu près des moyens d'action qu'il réunirait à
terre ; son malade approche-t-il, au contraire, de l'état de convalescence,
mille difficultés, au nombre desquelles le défaut d'une bonne alimentation tient le premier rang, retardent et entravent son retour à la santé.
Nous nous rappelons avoir eu bien souvent à diriger de ces convalescences interminables, plus pénibles, parfois plus dangereuses que la
maladie qui les avait précédées ; et l'obscurité, l'inaction, l'ennui,
une nourriture monotone, peu réparatrice et d'ailleurs mal préparée,
conspiraient ensemble à maintenir souffreteux, pendant des mois entiers, des malades que huit jours d'un régime meilleur eussent rendus
facilement à la santé. Hâtons-nous de le dire toutefois, l'humanité des
commandants et des officiers trouve à ce mal un remède généreux, et
des aliments sortis journellement de leurs tables, sous le contrôle hygiénique du médecin, vont montrer aux matelots que les distinctions
nécessaires de la hiérarchie n'excluent pas les élans du cœur, et que leur
hôpital, à eux aussi, est placé sous la sauvegarde de la commisération
et de la pitié.

Les règlements qui ont déterminé successivement les conditions de
la ration dans la marine n'ont pas, du reste, oublié les malades et ils
ont accusé leur sollicitude pour eux par des améliorations importantes
dans leur régime.

En 1856 je demandais qu'on attribuât aux malades un vin spécial ; le
décret de 1874 y a pourvu, et non-seulement les malades ont un vin de
meilleure qualité que celui attribué aux matelots valides, non-seulement
on affecte à l'usage des premiers du vin de campagne plus vieux et mis
en bouteilles, mais on embarque pour l'hôpital du bord par 100 hommes
et par an pour la durée de la campagne : 8 bouteilles de vin de Bordeaux, 8 de Marsala et 8 de Bagnols. Je demandais la suppression des
conserves de mouton ; la substitution des juliennes de légumes pressés
accommodées au beurre aux juliennes maigres ordinaires, la délivrance
des pommes tapées, etc. J'ai la satisfaction de voir figurer ces changements dans le nouveau décret.

Ici encore, certaines améliorations peuvent être demandées et atten-
dues. M. Beaumanoir a fait, à propos du régime des malades, une remarque très-juste : c'est que quand on va d'un port de France à un autre ou quand on quitte un port de France pour prendre la mer, on ne
délivre point aux navires de vivres frais pour le service des malades (1).
C'est en effet une lacune regrettable et à laquelle le dernier décret sur la
ration n'a pas pourvu.

(1) Beaumanoir, *Campagne du* Rhin *à la Nouvelle-Calédonie* (collect. de Brest).

### § 4. — *Rations d'exception.*

La ration de l'homme de mer ne saurait sans inconvénient demeurer invariable. La provenance régionale des équipages, la nature des campagnes, la nature des travaux auxquels sont soumis les matelots sont autant de conditions générales qui doivent diversifier leur régime.

1° *Provenance régionale des équipages.* — Il est évident que cette condition domine dans une certaine mesure toutes les autres. Des matelots anglais ou américains, accoutumés à une alimentation très-animalisée riche en viandes, en spiritueux et en excitants divers, s'accommoderaient mal d'une ration qui conviendrait aux habitudes de sobriété des Espagnols ou des Portugais ; les poissons saumurés, l'huile et les fruits secs, pour lesquels les équipages provençaux ont une prédilection accusée, répugneraient au goût des matelots bretons, qui vouent aux bouillies féculentes et au beurre un culte en quelque sorte national. Que les navires de guerre soumis à la nécessité d'une règle uniforme ne la fassent pas plier devant ces exigences, nous le concevons d'autant mieux que la fluctuation du personnel maritime d'un port à un autre introduit presque toujours dans la composition de leurs équipages un défaut d'homogénéité originelle ; mais les bâtiments du commerce sont rarement dans le même cas, et les armateurs doivent tenir quelque compte des goûts et des habitudes des matelots qu'ils embarquent.

2° *Nature de la campagne.* — La nature de la campagne doit également influencer la nature et les quantités des aliments de la ration. Si la navigation dans les pays tempérés n'exige rien de spécial sous ce rapport, ne semble-t-il pas antihygiénique de soumettre à une ration identique les équipages qui séjournent dans les latitudes froides et ceux qui naviguent entre les tropiques ? Leur nourriture doit alors être un terme moyen entre celle de leur pays et celle des indigènes des contrées où la navigation les conduit.

Ce n'est pas en vain que la nature a diversifié les productions alimentaires des différentes zones du globe, et qu'elle a donné au Lapon, au Samoyède, à l'Esquimau, cette appétence instinctive pour les viandes et les matières grasses, qui leur fournissent les éléments d'une calorification organique active. Ce n'est pas en vain non plus qu'elle fournit de préférence aux habitants des régions chaudes cette nourriture presque exclusivement végétale, et ces fruits sucrés et acides qui modèrent d'une manière opportune l'influence d'une température extérieure trop élevée : les uns et les autres, entraînés providentiellement vers la satisfaction de leurs véritables besoins physiques, font de la physiologie rationnelle sans s'en douter ; il appartient au navigateur intelligent d'approprier à son hygiène les règles instinctives auxquelles obéissent les races variées qu'il visite. Les règlements en vigueur dans notre marine ont, du reste, introduit, dans l'alimentation de l'homme de mer, le principe de ces modifications, et la substitution de la turlutine au café, la concession de thé, de punch, les allocations supplémentaires de spiritueux, ont fourni aux matelots qui naviguent dans le Nord cet excédant d'aliments respiratoires sans lequel ils ne sauraient défendre leur chaleur propre contre les rigueurs d'un climat antivital ; mais cela est insuffisant, et il faut de toute nécessité que la ration se compose de trois régimes suivant qu'on navigue dans le Nord, dans la zone tempérée ou dans la zone tropicale. Supprimât-on le second régime, les deux autres au moins sont complétement justifiés. Les Anglais ont comme nous, sauf quelques modifications pour les campagnes dans le Nord, une ration unique. Les Hollandais, mieux avisés, ont une ration ordinaire et une ration tropicale. Un médecin anglais, le D$^r$ Rattray, a insisté également pour qu'il y eût deux types de ration : l'un pour les pays chauds, l'autre pour les pays tempérés ou froids (1). Le décret du 16 décembre 1874 n'a pas donné satisfaction à ce vœu. La concession d'une ration de biscuit de 60 grammes (2) pour les navires qui ont dépassé le 50° parallèle des deux côtés de l'équateur est insuffisante et ne satisfait pas au principe de la diversité de la ration suivant les campagnes. Il y a lieu évidemment de remanier cette partie des règlements.

3° *Nature des travaux.* — Il importait de ne pas renfermer l'initiative des commandants de navire, conseillés par leurs médecins, dans les liens d'une initiative trop étroite, et le décret sur la ration permet des délivrances supplémentaires dans des conditions professionnelles déterminées. Tels sont les suppléments de 125 grammes de pain par jour, la concession d'un repas de viande de plus par semaine aux mousses novices et apprentis marins des vaisseaux-écoles spéciaux ; le supplément des 225 grammes de lard salé avec 60 grammes de fayols ou de pois, ou 18 grammes de légumes desséchés, dont jouissent le vendredi les apprentis canonniers du vaisseau-école, en remplacement de fro-

(1) A. Rattray, *Du régime des matelots,* analyse et traduction par M. Ad. Nicolas (*Arch. de méd. navale,* t. XIV, 1870, p. 374). Je ne saurais souscrire cependant à la limite de + 21$^{cc}$ qu'il assigne aux deux zones de campagne justifiant l'un ou l'autre de ces deux types de ration. Des pays manifestement chauds ont une moyenne annuelle inférieure à ce chiffre. M. Rattray, indépendamment de la ration *tempérée* et de la ration *tropicale,* admet une ration *semi-tropicale,* à l'usage des traversées. L'idée est bonne, mais il ne faut pas la compromettre par une précision minutieuse. Il fait froid, il fait chaud, il ne fait ni froid ni chaud, telles sont les trois conditions thermiques qui, lorsqu'elles durent avec une certaine persistance, exigent l'adoption de modifications dans le régime. Il n'est nul besoin de consulter les isothermes de la carte de Humboldt pour savoir si la ration doit être changée. C'est affaire au bon sens et à la compétence éclairée et *écoutée* du médecin, qui fournit à ce sujet les indications les moins faillibles.

(2) M. Beaumanoir voudrait que cette augmentation fût d'une *galette* (183 grammes). Il croit, du reste, et je partage son opinion, que ces allocations supplémentaires, au lieu d'être déterminées par une condition géographique, la latitude, le fussent par les besoins de l'équipage, appréciés par le médecin du navire.

mage ou de sardines à l'huile avec fayols ; les distributions supplémentaires faites à la suite des travaux exceptionnels ; les délivrances spéciales pour le personnel de la machine sur les bâtiments sous vapeur ; l'allocation de jus de citron dans des conditions déterminées de navigation ; les suppléments de boulimiques dont j'ai parlé plus haut, etc.

Disons bien vite que l'élasticité laissée prudemment aux règlements, la possibilité de trouver, dans bon nombre de cas, des substitutifs plus favorables à la santé des équipages et plus économiques pour les deniers de l'État peuvent fournir aux commandants qui comprennent ce grand intérêt et qui y appliquent leur vigilance, des correctifs très-efficaces pour les défectuosités inévitables d'un règlement qui ne peut prévoir que la généralité des cas.

## ARTICLE V

### PRÉPARATION DES ALIMENTS.

La préparation des aliments à bord des navires emprunte à l'exiguïté de l'espace dont on dispose des difficultés spéciales.

Je ne dirai rien de l'emplacement à attribuer aux cuisines, ayant déjà traité cette question à la page 98. Quant au maintien des appareils et ustensiles culinaires en parfait état, l'importance de cette condition justifie l'obligation qui est imposée au médecin du navire par l'ordonnance du 15 août 1851, de soumettre chaque jour ces objets à une visite minutieuse et de signaler avec vigilance ou le défaut de propreté ou la nécessité d'un étamage nouveau. Qu'il ne croie pas s'abaisser en s'occupant de cet intérêt, c'est dans l'infimité apparente des détails que notre ministère puise son élévation réelle.

Le soin de préparer les aliments de l'équipage est commis à un agent spécial, au coq, sur lequel la gaieté frondeuse des matelots rejette volontiers les défectuosités de leur nourriture habituelle, et qui, par le fait, laisse beaucoup à désirer sous le rapport de l'habileté culinaire. Quant aux aliments des malades, rien ne garantit leur bonne préparation : confiée à un infirmier qui ne dispose d'aucunes ressources d'installation, la cuisine des convalescents est mal faite, et si le médecin-major, aux abois, n'intéresse pas de ses deniers l'un des cuisiniers des tables à préparer les aliments des malades, ceux-ci ne profitent en rien de la libéralité des approvisionnements destinés à leur usage. C'est là un détail de l'hygiène navale qui paraît bien infime en apparence, mais il n'en est pas beaucoup de plus importants ; et nos confrères, aux prises, comme nous l'avons été maintes fois, avec les inconvénients de cet état de choses, nous auraient su mauvais gré de le passer sous silence. Il est absolument nécessaire d'améliorer, sous ce rapport, l'hygiène alimentaire des convalescents : la concession d'un fourneau à leur usage, et l'allocation d'un supplément spécial destiné à indemniser, soit l'un

des cuisiniers du navire, soit un homme de l'équipage qui se chargerait
de la préparation de leur nourriture, combleraient cette lacune regrettable.

A la monotone simplicité des procédés culinaires du coq, il faut opposer, en la condamnant, la recherche inventive et trop souvent pernicieuse des cuisiniers du gaillard d'arrière qui, pour varier des mets
tournant dans un cercle assez restreint, soumettent les estomacs qui
leur sont confiés à des innovations périlleuses, et auxquelles on pourrait
appliquer cette boutade d'Hufeland : « On dirait que l'art de la cuisine
a été inventé pour convertir les dons les plus précieux de la divinité en
autant de poisons lents. » L'art beaucoup plus simple du coq de l'équipage se réduit à la seule confection de la soupe, et les matelots apprécient très-bien la diversité des qualités que le savoir-faire peut introduire dans un aliment préparé néanmoins avec des substances toujours
identiques. Il y a là un tour de main et une entente spéciale des goûts
du matelot qui ont eur valeur.

La soupe joue, dans l'alimentation du matelot comme dans celle du
soldat, le rôle principal, sinon exclusif ; il faut donc qu'elle soit préparée
de manière à flatter le goût et à utiliser parfaitement du même coup les
ingrédients alimentaires qu'on y fait entrer. Du reste, une habitude
touchante, et dont nous ne saurions trop faire ressortir la parfaite convenance et l'extrême utilité hygiénique, soumet à l'appréciation de l'officier de quart les qualités de la soupe d'équipage : cette mesure est
une entrave à l'incurie et à la négligence du coq ; le matelot y voit, de
plus, la preuve d'une sollicitude à laquelle il ne reste certainement pas
indifférent. Pourquoi le médecin du navire n'est-il pas réglementairement associé à cette expertise quotidienne ? Elle nous semble rentrer
très-naturellement dans ses attributions et dans ses devoirs.

Je n'entrerai pas ici dans les détails relatifs à la théorie et à la technique de la préparation de la soupe d'équipage ; non pas que cette question ne soit très-digne d'appeler l'attention de l'hygiène, mais parce que
nous l'avons traitée tout au long dans un autre ouvrage auquel je renvoie
le lecteur (1). Je signalerai seulement l'utilité qu'il y aurait à diversifier
de temps en temps le régime des matelots, dussent-ils manger moins
souvent de la soupe grasse en employant de temps en temps leur viande
à la confection de rôtis plus sapides et d'une digestion plus facile que le
bouilli. M. Rattray a signalé comme moi (2) cette amélioration et c'est le
but que j'avais en vue quand j'ai proposé et fait adopter en 1866 l'usage
de la graisse de Normandie pour la confection des potages gras sans
viande.

(1) Foussagrives, *Hygiène alimentaire des malades, des convalescents et des valétudinaires.* Paris, 1866, 2ᵉ édition.
(2) *Arch. de méd. nav.,* 1870, t. XIV, p. 377.

## ARTICLE VI

### DES REPAS.

L'hygiène n'a pas rempli sa tâche quand elle a déterminé, d'une part, la nature des aliments dont se compose un régime salubre, d'une autre part le mode de préparation auquel ils doivent être soumis; il faut encore qu'elle étudie l'ordonnance, la composition, le nombre et l'intervalle des repas : c'est ce que nous allons faire ici pour l'alimentation de l'homme de mer.

Le régime du matelot semble modelé sur les mœurs patriarcales qui florissaient encore en France il y a moins d'un demi-siècle, et que nos habitudes sociales ont fait disparaître, au grand détriment de l'hygiène; il fait trois repas : celui du matin, ou déjeuner; celui du milieu de la journée (1), ou dîner; et celui du soir, ou souper.

Le déjeuner est destiné à prévenir l'épuisement des forces que déterminent les premières heures de travail; il est donc nécessaire qu'il soit assez substantiel. Le dîner, plus copieux, plus réparateur encore, est la base de l'alimentation; placé entre les deux périodes d'activité physique dont se compose la vie journalière, il devait être plus substantiel encore. Le souper, enfin, dont l'office réparateur est complété par le sommeil, devait être, pour l'abondance, l'intermédiaire entre le déjeuner et le dîner; or, l'instinct des classes laborieuses qui a fondé ces habitudes les entretient, et nous ne saurions trop faire ressortir les avantages qu'elles offrent à l'hygiène de l'homme de mer.

Si nous sommes très-partisan du maintien des trois repas, nous ne pouvons qu'accuser leur mauvaise répartition. Le déjeuner, dans les pays chauds, a généralement lieu à cinq heures du matin; composé d'un litre de café, d'un boujaron d'eau-de-vie et d'une galette de biscuit, il est chargé de satisfaire l'estomac et les forces pendant sept heures au moins; et qu'on remarque bien que cette période déjà si longue est celle de la journée que remplissent les travaux les plus fatigants. D'un autre côté, le dîner (2), repas copieux et nourrissant, se terminant à midi et demi à peu près, n'est séparé de celui du soir que par un intervalle de trois à quatre heures, d'où il résulte que les fonctions digestives, maintenues le matin

---

(1) Le Dr Mackay, de la marine britannique, estime que l'intervalle qui sépare le repas de 4 heures et demie du soir du déjeuner de 6 à 7 heures le matin est trop long, et il demande que les hommes du second quart de nuit (de minuit à quatre heures) et ceux du quart du matin, prennent un aliment léger, une tasse de cacao, par exemple, avec un biscuit (*Edimburgh medic. Journal*, 1868). Ce serait à coup sûr une mesure excellente pour le service à la mer, et la permanence des feux la rendrait facilement réalisable. Levicaire avait proposé jadis de donner un aliment léger à minuit, à la bordée de quart. Comme il le faisait remarquer avec justesse, le régime auquel sont soumis les matelots est celui de gens qui passent leur nuit au lit et non pas de gens qui veillent et qui travaillent.

(2) L'heure réglementaire du dîner dans la marine française est 11 heures et 1/2.

dans un repos excessif, restent ensuite, à partir de midi jusqu'au sommeil, dans un état persistant d'exercice. Il y a plus, l'inappétence que produit d'ordinaire le séjour dans les pays chauds rend presque inutile le repas du soir, et nous avons pu bien souvent nous assurer par nous-même que le biscuit et les légumes du souper sont mangés sans appétit, s'ils ne sont pas jetés à la mer ou gaspillés, tandis que quelques heures plus tard ce repas eût été goûté et fructueux.

Il faut évidemment, et c'est un besoin senti et exprimé par tous les médecins de la marine, changer cette vicieuse distribution des repas. Voici la modification que nous proposons : déjeuner à six heures du matin, dîner à dix (1), et souper à six. L'intervalle du déjeuner au dîner serait de cinq heures, et celui du dîner au souper de sept heures, mais cette différence trouve sa raison dans l'inégalité d'abondance du repas du matin et des deux autres. Nous ne croyons pas, après y avoir mûrement réfléchi, que les exigences du service intérieur ne puissent s'accommoder de ce changement. Au commencement de ce siècle, la distribution des repas d'équipage était moins vicieuse qu'elle ne l'est aujourd'hui : le déjeuner était retardé jusqu'à huit heures, et cette habitude s'est conservée de nos jours dans la marine marchande ; mais cette mesure présentait le grave inconvénient de laisser trop longtemps à jeun la portion de l'équipage à laquelle incombait le quart du jour. La modification que nous avons proposée tout à l'heure nous paraît seule avantageuse et facilement réalisable.

Un temps très-suffisant, s'il est bien employé, est accordé aux matelots pour chacun de leurs repas ; la dureté du biscuit et la détérioration fréquente des dentures exigeaient une certaine tolérance sous ce rapport. Un aliment bien mâché est, en effet, digéré aux trois quarts ; et Tissot a pu, avec assez de vraisemblance, attribuer à la placide lenteur avec laquelle les mâchoires des paysans triturent leurs aliments le bon parti qu'ils tirent d'une nourriture grossière et insuffisante. Ces repas auxquels la discipline laisse, sans abdiquer ses droits, l'assaisonnement d'un certain abandon, se prennent ou sur le pont ou dans les batteries ; il n'est pas besoin de dire qu'à moins d'impossibilités nées de la navigation ou du temps, la première disposition est infiniment préférable. C'est entre les canons que se disposent en symétrie guerrière les tables suspendues, autour desquelles les sept hommes de chaque plat, servis par un mousse, prennent leurs repas quotidiens. La promiscuité d'une gamelle unique dans laquelle se donnent rendez-vous en même

____

(1) Quelques commandants de navire ont adopté les heures que je proposais en 1857 et s'en sont bien trouvés, paraît-il. C'est ainsi que M. Bourel-Roncière nous apprend que le capitaine de la *Décidée*, M. Vignes, avait, dans sa navigation de la Plata, adopté les heures de 5 heures, 11 heures du matin et 6 heures du soir pour les repas de son équipage. Je ne verrais que de l'avantage à ce que, dans les saisons et dans les parages où le jour le permet, cette distribution des repas devînt la règle.

temps toutes les cuillers a quelque chose qui répugne profondément à nos mœurs et non moins à l'hygiène. Les équipages des navires anglais ont presque tous de la vaisselle destinée à leur usage, et la décence de leurs repas contrastait, il y a peu d'années encore, avec le sans-façon primitif des ustensiles de table de nos matelots. Cet état de choses a été amélioré (1), et il convient de donner satisfaction à une délicatesse d'habitudes plus commune aujourd'hui parmi les matelots qu'elle ne l'était il y a cinquante ans.

Les malades font deux repas seulement par jour, et suivant le vœu émis par M. Le Helloco en 1822, les heures de ces repas concordent avec celles du déjeuner et du dîner de l'état-major. Le service de l'hôpital en devient plus facile, et les convalescents peuvent bénéficier de la libéralité bienveillante des officiers. Quant à ceux-ci, transportant dans la vie nautique les habitudes gastronomiques du bon ton, ils n'ont que deux repas par jour : le déjeuner et le dîner. C'est à ces heures de rendez-vous, annoncées dans toutes les parties du navire par les sons guerriers du tambour, que le carré se peuple, devient bruyant, animé, et que les frottements des caractères, tantôt adoucis par la bonne chère, tantôt rendus âpres par la monotonie du régime, entrent activement en jeu : ce sont les deux actes importants de la vie nonchalante et sensuelle des navires. Mais si la sobriété y puise des forces, l'intempérance y perd celles que l'on a. La somptuosité des tables des grands bâtiments porte souvent à sacrifier l'hygiène au plaisir ; et, l'inaction et le défaut de distractions aidant, on en arrive, presque malgré soi, à franchir la limite qui sépare le besoin de l'excès. La sobriété qui, partout ailleurs, est un devoir, devient une vertu à bord des navires.

Sans vouloir faire du carré un cénacle de Cornaro voués méthodiquement à une sobriété excessive, nous tenons cependant à rappeler aux officiers que l'inaction et la sieste commandent, sous peine de dérangement dans la santé, une tempérance assidue; nous ne les accusons pas, nous les prévenons.

Si les heures des repas sont pour les officiers l'occasion de relations affectueuses et de vie en commun, elles sont aussi pour le matelot la source d'une gaieté expansive et bruyante ; il y tient comme à un délassement qui lui est dû, et que chacun respecte : aussi l'article 81 du décret du 15 août 1851, dans un motif de convenance auquel nous ne saurions trop applaudir, exige-t-il que les équipages, hors les cas de force majeure, ne soient dérangés par aucun travail de leurs heures de repas. Éluder cette prescription pour hâter un travail qui peut attendre,

---

(1) La nouvelle feuille d'armement attribue à chaque *plat* de dix hommes les ustensiles suivants : une gamelle en bois, un bidon, une cuiller à soupe en fer battu étamé, un quart avec anses contenant 23 centilitres, un boujaron de 6 centilitres. De plus, on donne à chaque homme une assiette, une cuiller, une fourchette en fer étamé, une tasse à café de 35 centilitres.

ou pour devancer l'heure de l'armement d'un canot, serait déroger à la fois à l'humanité et à l'hygiène.

# CHAPITRE II

## Ration des marines étrangères.

La ration des marines étrangères s'écarte sensiblement de la nôtre, et il ne paraîtra pas sans intérêt de fournir sur les plus importantes quelques détails permettant d'établir une comparaison.

### ARTICLE PREMIER.

#### MARINE ANGLAISE.

. Le Dʳ A. Rattray a publié un travail intéressant sur la ration anglaise, travail qui a été traduit par M. A. Nicolas (1). Nous lui empruntons les renseignements qui suivent.

La ration actuelle des marins anglais est la suivante :

```
                       Biscuit...........................  5(6 grammes.
                       Sucre.............................   60    —
                       Cacao.............................   30    —
                       Thé...............................    8    —
                       Eau-de-vie........................    3 centilitres.
                                En rade :
                       Viande fraîche....................  433 grammes.
                       Légumes...........................  226    —
Par jour....                      En mer :
                                      { Viande de conserve.........  113   —
                                      { Pommes de terre de conserve
                      Alternativement..{   ou riz..................  113   —
                                      { ou { riz...................   56   —
                                      {    { pom. de terre de conserve. 56 —
                                      { Bœuf salé.................  453   —
                      Idem........    { Farine....................  270   —
                                      { Graisse...................   24   —
                                      { Raisins secs..............   45   —
                      Idem........    { Porc salé.................  433   —
                                      { Pois concassés............  118   —
                       Moutarde..........................   15    —
                       Poivre............................    8    —
Par semaine...         Vinaigre..........................    6 centilitres.
                       Farine d'avoine...................   90    —
                       Semences de céleri................   15    —
                       Jus de citron............  }
                       Sucre pour lime-juice......} délivrés à la discrétion du médecin.
```

(1) Rattray, *Du régime des matelots*, trad. A. Nicolas (*Arch. de méd. nav.*, 1870, t. XIV, p. 368).

M. Rattray a reproché à ce régime d'être invariable, de contenir sous les tropiques trop de salaisons, d'être stimulant, etc. Il a proposé de le modifier, je le disais tout à l'heure, en introduisant dans la ration des types adaptés aux diverses campagnes.

## ARTICLE II.

### MARINE PORTUGAISE.

M. Francisco Barreiros a indiqué, dans les notes dont il a enrichi la traduction de la première édition de cet ouvrage, les particularités de la ration portugaise telle qu'elle a été établie en 1832, puis modifiée. Elle était réglementaire en 1860. Les Portugais ont aussi deux rations, l'une pour la rade, l'autre pour la mer (*a vela*). Cette dernière se compose de riz, de biscuit, de morue, de salaisons de bœuf et de porc, de vin, de légumes, d'huile, de vinaigre, de sel. La ration journalière à la mer pèse 1,588 grammes; elle dose en azote 33,60; en carbone 413,11, et en matières grasses 85,93. Plus pesante que la nôtre, elle contient 7,64 d'azote de plus, 35 grammes de carbone et 11,94 de graisse de moins (1).

M. F. Barreiros a calculé dans l'une des notes de la page 468, la ration moyenne des matelots à la mer des quatre marines de France, d'Angleterre, de Belgique et de Portugal et a représenté cette comparaison par le tableau suivant (2).

| MARINES. | POIDS. | AZOTE. | CARBONE. | MATIÈRES GRASSES. |
|---|---|---|---|---|
| Belgique. . . . . . . . . . . . . . . . . . . | 1$^k$,692 | 41$^{gr}$,66 | 594$^{gr}$,79 | 113$^{gr}$,74 |
| France. . . . . . . . . . . . . . . . . . . . | 1 ,457 | 26 ,04 | 448 ,47 | 97 ,87 |
| Angleterre. . . . . . . . . . . . . . . . . . | 5 ,740 (*) | 30 ,91 | 580 ,85 | 34 ,24 |
| Portugal. . . . . . . . . . . . . . . . . . . | 1 ,588 | 33 ,68 | 413 ,11 | 85 ,93 |

## ARTICLE III.

### MARINE BELGE.

La ration de campagne pour les navires belges en 1858 donnait un poids moyen par jour de 1,612 grammes dosant 23,47 d'azote; 247,40 de

(1) Fonssagrives, *Tratado de Hygiene naval ou Da influencia das condições physicas e moraes em que está o homem do mar*. Vertido em portuguez por João Francisco Barreiros Vogal do conselho de saude naval e do ultramar. Lisboa, Imprensa nacional, 1862.

(2) Même ouvrage. Je prie le lecteur de ne pas perdre de vue la date (1862) de cette traduction.

(*) Ce poids énorme de la ration anglaise tient à ce qu'elle admet 4$^l$,53 de bière ou 3$^k$,178. Si nous en défalquons ce qui en reste, comme représentant son poids, 2571 d'aliments, ce sera un chiffre très-supérieur néanmoins à celui qui représente le poids de la ration dans les autres pays.

carbone; 61,81 de matières grasses. Le bœuf salé y figure pour quatre repas et le lard salé pour trois repas par semaine. Du café, du sucre et du cacao sont ajoutés à la ration quand les navires stationnent sous les tropiques.

## ARTICLE IV.

### MARINE DES ÉTATS-UNIS.

| ARTICLES. | DIMANCHE. | LUNDI. | MARDI. | MERCREDI. | JEUDI. | VENDREDI. | SAMEDI. | QUANTITÉ hebdomad. |
|---|---|---|---|---|---|---|---|---|
| Biscuit.................... | 435 | 435 | 435 | 435 | 435 | 435 | 435 | 3045 |
| Bœuf.................... | » | » | 373 | » | » | 373 | » | 746 |
| Porc.................... | » | 373 | » | 373 | » | » | 373 | 1119 |
| Viande conservée.......... | 279 | » | » | » | 279 | » | » | 558 |
| Farine.................... | » | » | 186 | » | » | 186 | » | 372 |
| Riz.................... | 186 | » | » | » | » | » | » | 186 |
| Fruits secs.............. | » | » | 63 | » | » | 63 | » | 126 |
| Pickles.................. | » | » | » | 125 | » | » | 125 | 250 |
| Sucre.................... | 66 | 66 | 66 | 66 | 66 | 66 | 66 | 462 |
| Thé..................\}ou | 8 | 8 | 16 | 8 | 8 | 8 | 8 | 64 |
| Café.................. | 32 | 32 | 32 | 32 | 32 | 32 | 32 | 224 |
| Cacao.................. | 32 | 32 | 32 | 32 | 32 | 32 | 32 | 224 |
| Beurre................. | 64 | » | » | » | 64 | » | » | 128 |
| Pommes de terre desséchées. | » | » | » | » | 64 | » | 64 | 128 |
| Juliennes pressées.......... | » | » | » | » | » | » | 32 | 32 |
| Fèves.................. | » | 0$^l$,23 | » | 0$^l$,23 | » | » | 0$^l$,23 | 1 litre |
| Mélasse................. | » | » | » | 0$^l$,23 | » | » | 0$^l$,25 |
| Vinaigre................. | » | » | » | » | » | » | 0$^l$,23 | 0$^l$,23 |
|  | 1102 | 969 | 1203 | 1071 | 1003 | 1195 | 1215 | » |

Cette ration a une valeur de vingt-cinq *cents* par jour ou de 1 fr. 35 environ. Elle diffère sensiblement de la ration anglaise : 1° par une moindre quantité de biscuit (435 grammes au lieu de 566); 2° par une moindre quantité de farine; 3° par l'absence de toute boisson fermentée; 4° par la distribution du beurre qui se fait deux fois par semaine; 5° par la concession de 32 grammes de café par jour, soit 224 grammes par semaine, du thé (8 grammes) et de 66 grammes de sucre; 6° par l'absence réglementaire du lime-juice au nombre des condiments alimentaires. C'est là une lacune des plus regrettables et dont l'effet doit être une apparition plus fréquente du scorbut.

Je ne poursuivrai pas plus loin cette étude comparée des rations dans les marines étrangères afin de ne pas surcharger ce livre de tableaux. J'ai d'ailleurs, en traitant de chacun des éléments du régime, indiqué les particularités qu'il offre dans la ration des principales marines et il me paraît inutile d'y revenir.

# TROISIÈME SECTION

## ALIMENTS EXOTIQUES ADDITIONNELS.

Les aliments nautiques proprement dits sont plutôt en rapport avec les exigences spéciales de la navigation et du transfert maritime qu'avec les besoins réels des équipages ; aussi l'intérêt de leur santé, non moins que l'intérêt pécuniaire des armateurs et des gouvernements qui les nourrissent, exige-t-il que des emprunts fréquents soient faits à la faune et à la flore des pays qu'ils habitent temporairement. Les navires de commerce utilisent surtout cette ressource, et, sur les rades étrangères, leur alimentation, sauf le biscuit et le vin, est presque exclusivement empruntée aux productions locales. Une économie bien entendue, puisqu'elle satisfait en même temps un intérêt d'hygiène, remplace aussi, pour les bâtiments de guerre (toutes les fois que cela est possible), le biscuit et les salaisons par du pain et des viandes fraîches, et l'allocation destinée à l'achat de légumes verts suffit presque toujours, dans les détails sagement administrés, pour fournir encore aux matelots ces fruits qui leur sont si utiles quand ils sont judicieusement choisis et distribués en temps opportun. Enfin, le pouvoir discrétionnaire dont sont investis directement les commandants de station, et, par délégation, les capitaines des navires, pour acheter, dans l'intérêt des malades, des rafraîchissements dont la nature et le besoin sont indiqués par le médecin-major, complètent un ensemble de ressources à l'utilisation desquelles l'hygiène a mission de veiller (1). Nous n'avons pas besoin de faire remarquer dans quelles limites étroites la nature de notre ouvrage nous force à resserrer un sujet qui exigerait des développements considérables. Le *Dictionnaire de Bromatologie exotique* de M. Mouchon (2), qui devrait faire partie de la bibliothèque spéciale de tous les médecins navigants, suppléera pour eux les détails que nous nous verrons forcé d'omettre. Ce livre a puisé ses documents à de bonnes sources, et si nous pouvons regretter, comme critique, que l'opinion personnelle de l'auteur n'y paraisse pas assez, et, comme médecin, que l'histoire naturelle n'y ait laissé que peu de place à l'hygiène, le nombre des emprunts que nous lui avons faits témoigne au moins de notre estime pour sa valeur. La *Flore des Antilles* de Descourtilz est aussi une source précieuse que les

---

(1) M. Ad. Nicolas a formulé un vœu très-pratique et auquel je m'associe pleinement, c'est que l'administration de la marine établisse pour les divers aliments susceptibles d'être achetés en cours de campagne, des *maxima* de prix au-dessus desquels on pourrait se procurer ces aliments, dont la quantité, pour une ration individuelle, serait également fixée par l'administration (*Arch. de méd. nav.*, t. XII, p. 330).

(2) Mouchon, *Dict. de Bromatologie exotique.* Paris, 1848.

médecins de la marine interrogeront avec fruit. Ils y trouveront un texte précis et clair et des dessins d'une fidélité et d'une beauté remarquables (1).

Nous diviserons les aliments exotiques comme nous avons divisé ceux de la ration, en : 1° boissons ; 2° aliments proprement dits, subdivisés eux-mêmes en aliments féculents, en viandes, en fruits et en condiments.

# CHAPITRE PREMIER

### Boissons.

## ARTICLE PREMIER

#### EAU.

L'eau est la première de toutes les boissons exotiques ; avant que l'hygiène navale eût tiré parti de la distillation de l'eau de mer, le ravitaillement d'eau était le but de la plupart des relâches, et aujourd'hui encore, les bâtiments, dans tous les points où ils abordent, vont à la recherche d'aiguades pour achever le plein de leurs caisses et diminuer la dépense de combustible de leur appareil distillatoire. Nous avons traité plus haut, avec tout le soin qu'elle méritait, cette importante question du choix des aiguades, des caractères des eaux potables recueillies dans les relâches, de leur amendement et de leur conservation ; nous n'avons pas à y revenir.

## ARTICLE II

#### BOISSONS FERMENTÉES ET ALCOOLS.

##### § 1. — *Boissons fermentées.*

1° *Vin de palme.* — C'est le produit de la fermentation alcoolique de la séve descendante du palmier. Les nègres de la côte ouest d'Afrique pratiquent avec une sorte de tarière des trous à diverses hauteurs de l'arbre, introduisent dans l'ouverture ou un roseau ou quelques feuilles roides, de manière à servir de conducteur au liquide (2), et *reçoivent* celui-ci dans des calebasses à goulot étroit qui restent suspendues à l'arbre pendant plusieurs jours. Le liquide est fade et douceâtre au moment

(1) Descourtilz, *Flore pittoresque et médicale des Antilles.* Paris, 1833, 8 vol. in-8, avec 600 planches.

(2) Le plus habituellement le vin de palmes s'obtient en perforant la spathe du cocotier vers le cinquième ou sixième jour de son apparition, et en recueillant le liquide sucré qui s'en écoule. Le *sagoevir* ou *tesvah*, vin de palmier employé en Malaisie est tiré du suc de l'*aren* (*Arenga saccharifera*).

où il est recueilli, mais il ne tarde pas à entrer en fermentation ; il se charge d'alcool, mousse fortement, prend une saveur piquante et agréable, et devient, sous cette forme, l'auxiliaire de l'eau-de-vie destructive que le commerce européen livre à ces malheureux, et le stimulant obligé de leurs cérémonies et de leurs fêtes.

Le *vin de palme*, quand il est bu très-frais et en quantité modérée, est une boisson agréable qui, sinon pour le goût, au moins pour les effets cérébraux, ressemble au champagne ; il stimule doucement l'estomac, tempère la soif, entretient la liberté du ventre et celle des urines ; mais quand on sort des limites de la modération, le danger commence, et tous les accidents de l'ivresse aiguë, comme ceux de l'empoisonnement alcoolique chronique, peuvent être le résultat de l'abus qu'on en fait. Le *delirium potatorum*, la maigreur et l'apparition sur la peau de diverses dermatoses sèches, caractérisent l'ivrogne de vin de palme. Est-ce par le fait de la nature du liquide enivrant ou par le fait des dispositions cérébrales des races qui usent de cette liqueur, mais l'ébriété du vin de palme, que nous avons pu observer maintes fois chez des nègres yolofs, des griotes et même des signares, nous a paru plus bruyante, plus expansive que celle du vin ou de l'eau-de-vie ordinaire. Les capitaines doivent soigneusement préserver leurs hommes contre l'attrait de cette boisson, qui est d'autant plus dangereuse qu'on se la procure d'ordinaire à vil prix et que l'élévation de la température porte les plus sobres à en boire avec excès. Le vin de palme peut d'ailleurs, quelquefois, déterminer des accidents, lorsqu'il a vieilli et que sa saveur fraîche et piquante a été remplacée par un goût sulfhydrique. Nous avons pu apprécier par nous-même les dangers de cette boisson ainsi altérée. Nous fûmes pris un jour de tous les accidents du choléra sporadique : froid glacial, crampes, vomissements, déjections alvines répétées, altération du visage, pour avoir bu, à l'île du Prince, pendant une partie de chasse, quelques gorgées d'un vin de palme qui possédait cette odeur et ce goût hépatiques, indices assurés d'un commencement d'altération. Les stimulants diffusibles et l'opium vinrent promptement à bout de ces accidents. Ce sont là les seuls moyens qu'en pareil cas il conviendrait de leur opposer.

2° *Pulqué*. — Cette boisson fermentée dont on fait usage au Mexique est préparée avec le suc de l'*agave américaine* de la famille des Amaryllidées. Elle fleurit tous les quinze ans et cette floraison absorbant tous les sucs de la plante la fait périr. Suivant M. Boussingault la rapidité de l'accroissement de la plante au moment où se prépare la floraison est de deux à trois millimètres par minute et elle devient presque visible. Le bourgeon terminal coupé et excavé se remplit d'une séve sucrée qui, fermentée, donne le *pulqué*, boisson enivrante très-recherchée des Indiens. M. Boussingault a évalué à 1000 litres la quantité de séve rendue par un seul plant d'agave en quatre ou cinq ans.

3° *Maguey*. — Le *maguey* est une boisson qui ressemble au cidre et qui se tire de l'agave de Cuba (*Ag. Cubensis*) ou vigne du Mexique. Elle ressemble beaucoup au pulqué.

4° *Vins de fruits sucrés*. — [La plupart des fruits sucrés des pays chauds sont susceptibles de fournir par fermentation une boisson alcoolique, mais qui n'a avec le vin qu'une analogie chimique et qui ne saurait entrer très-utilement dans l'alimentation de l'équipage. Tels sont : le vin de dattes, d'oranges, d'ananas, celui retiré de la fermentation du lait de coco, etc.

## § 2. — *Alcools*.

La présence de matières saccharines dans un tissu végétal suffisant, pour peu que celui-ci soit placé dans les conditions d'humidité et de température qui conviennent à sa fermentation, pour produire de l'alcool, les peuples les moins civilisés ont été conduits par le hasard d'abord, puis par l'appétence, à faire usage des boissons fermentées. Le Tartare tire de l'alcool du lait de jument aigri, le Samoyède et l'Esquimau de celui de leurs rennes ; les nègres font, avec la séve descendante du palmier, quand elle a fermenté, une boisson enivrante ; le Taïtien sait également transformer en un liquide alcoolique le jus exprimé des oranges. Le fait même de la transformation des fécules en sucre et de celui-ci en alcool est entré dans le domaine de la sensualité instinctive des peuples primitifs sans passer par celui de la chimie, et le *calac*, l'*arak*, l'*araki*, produits indiens de la fermentation des caryopses de graminées, sont au nombre de ces alcools âcres et délétères qui incitent les équipages aux désordres de l'ivrognerie.

1° *Arak*. — Cette boisson, obtenue dans l'Inde par la fermentation du riz, joint aux inconvénients généraux des alcooliques ceux des eaux-de-vie de basses qualités : eaux-de-vie de grain, de pommes de terre. Souty a considéré l'usage immodéré de l'arak dans l'Inde comme une des causes qui prédisposent le plus activement au choléra (1). Collas en a parlé comme d'un poison (2).

2° *Araki*. — Cette boisson est très-usitée sur le littoral de la mer Rouge ; c'est un alcoolat de plantes aromatiques appartenant surtout à la famille des Labiées. M. Aubert-Roche lui attribue des propriétés stimulantes ; il n'en prohibe pas l'usage, mais il recommande toutefois de n'y recourir qu'avec modération.

3° *Tafia*. — Le tafia se retire par fermentation du *vesou*, ou suc récent de la canne (*Saccharum officinale*). On lui a attribué des dangers plus grands encore que ceux des autres eaux-de-vie, et les médecins de

---

(1) Souty, *loc. cit.*, p. 24. On donne aussi le nom d'*arak* à l'alcool retiré par distillation du vin de palme.
(2) Collas, *loc. cit.*, p. 48.

la marine ne manquent jamais de signaler l'abus du tafia, dans nos Antilles, comme l'excès qui crée aux équipages stationnés dans les pays
chauds leurs prédispositions morbides les plus redoutables. Par le fait,
cette eau-de-vie ne présente (et cela suffit bien) que les inconvénients
hygiéniques de toutes les autres ; la grande diffusion de son usage dans
nos colonies et le danger tout spécial de l'ivrognerie dans les pays chauds
ont contribué à faire au tafia cette réputation équivoque.

M. Nielly dit avoir constaté à Saint-Pierre de Terre-Neuve la présence
du plomb dans du tafia consommé par des matelots du navire *le Charles-
Marie*, arrivant des Antilles et présentant cinq cas de colique sèche (1).
Il est impossible de ne pas rapprocher ce fait de l'épidémie de colique
sèche observée en 1781 à la Jamaïque par John Hunter et qui peut être
attribuée à l'usage du rhum distillé dans des alambics dont les serpentins contenaient du plomb ; suivant lui, le rhum en vieillissant laisse
déposer le plomb qu'il contient (2).

4° *Eau-de-vie de traite*. — C'est là peut-être la plus dangereuse de ces
drogues exotiques. Les inclémences des climats torrides ne sont rien
auprès de ses ravages et les capitaines feront bien de tracer entre elle et
leurs équipages un cordon sanitaire. Il nous est arrivé souvent sur la
côte ouest d'Afrique de voir rapporter à bord dans un état inquiétant de
carus alcoolique des hommes qui s'étaient abandonnés aux corrosives
séductions de cette boisson laquelle, à dose égale, paraît produire plus
rapidement que toute autre des accidents asphyxiques. Dans ces cas, la
mort ne peut être prévenue que par la pratique soutenue de la respiration artificielle.

## ARTICLE III.

### BOISSONS AROMATIQUES.

Les plantes aromatiques abondent dans les pays chauds et quelques-
unes d'entre elles peuvent servir à la préparation de boissons agréables.
Telles sont l'*aya-pana* (*Eupatorium triplinervée*) dont les feuilles qui renferment un peu d'acide benzoïque sont employées au Brésil, dans la
Plata et à Maurice comme succédanées du thé ; le thé de Guinée, le fa-
ham (*Angræcum fragrans*), le maté (*Yerba mate*) qui est d'un usage si
général dans l'Amérique du Sud. Ces boissons sont inoffensives à la
condition, bien entendu, d'en faire un usage modéré.

Je signalerai cependant comme suspect l'*attolé* (3), boisson nu-

_______

(1) Nielly, *Rapport du 4ᵉ trimestre sur le service de santé de Saint-Pierre* (Terre-
Neuve).

(2) **V. de Rochas**, *De la colique ou mal de ventre sec*, décrite par John Hunter
(*Ann. d'hyg.*, 1861, t. XVI, p. 420).

(3) On prépare l'attolé en mélangeant dans l'eau une cuillerée à bouche de farine
de maïs fraîchement pulvérisée, avec ou sans addition de sucre. Les autres farines
peuvent servir à la préparation de l'attolé. Suivant Wilson, les Indiens de la Californie
en préparent un avec la farine provenant des amandes de certains pins.

tritive, préparée par décoction de la *farine de maïs*, et dont l'usage est universellement répandu au Mexique. M. Celle, qui l'a expérimentée sur lui-même, est loin d'en faire l'éloge ; il la considère comme indigeste et susceptible de produire un état de malaise général et de dérangement gastrique caractérisé par des douleurs d'estomac, des flatuosités, de l'anorexie. Il ne nous dit pas (point de recherches intéressant) si l'abus qu'on en fait amène quelquefois la pellagre. Le témoignage de ce médecin doit inviter les personnes qui stationnent au Mexique à laisser cette habitude aux colons.

# CHAPITRE II

## Aliments proprement dits.

### ARTICLE PREMIER

#### FÉCULENTS.

La fécule se rencontre en abondance dans une foule de plantes de la flore tropicale, et les organes végétaux qui la condensent atteignent là des proportions que ne connaissent pas les tubercules amylacés de nos pays. De ces aliments, les uns sont consommés sur place et peuvent être utilisés par les équipages, les autres sont destinés à peu près exclu-

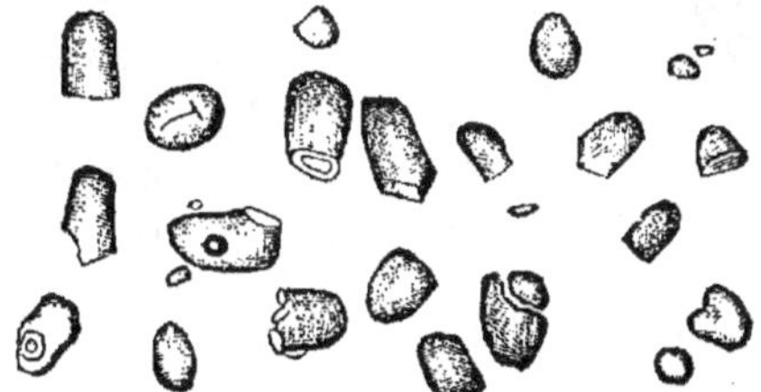

Fig. 120. — Granules de sagou.

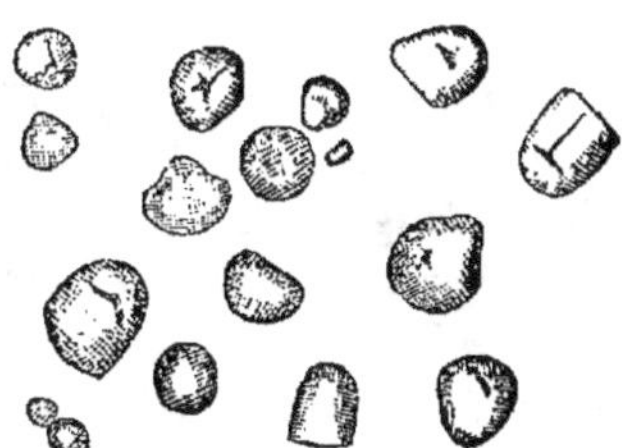

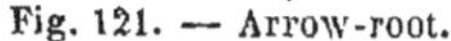

Fig. 121. — Arrow-root.

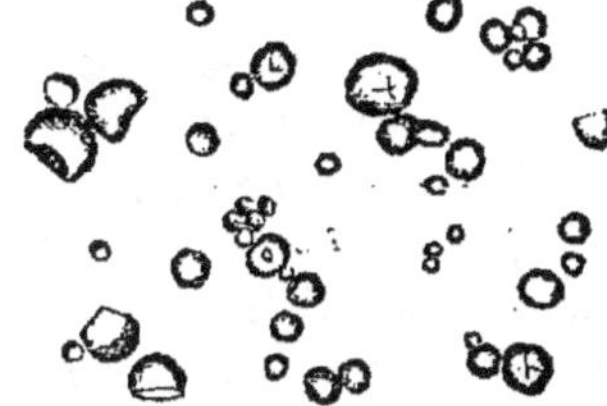

Fig. 122. — Fécule du Jatropha manihot.

sivement à l'exportation, et vont fournir aux contrées européennes de prétendus analeptiques dont le mérite principal est de venir de loin, et que la sophistication a d'ailleurs appris à créer de toutes pièces.

Les féculents exotiques se divisent en : 1° fécules proprement dites ; 2° racines et fruits féculents.

I. *Fécules proprement dites.* — Ces fécules sont fournies par des plantes diverses appartenant à trois familles : 1° les Palmiers qui donnent le sagou fourni, suivant les uns, par le *cycas circinalis,* suivant d'autres, par le *sagus raphia ;* 2° les Amomées, qui fournissent l'arrow-root provenant des *Maranta arundinacea* et *indica ;* 3° les Euphorbiacées dont le *jatropha manihot* produit le manioc.

Le sagou et l'arrow-root constituent deux fécules exotiques que leur goût agréable et leur légèreté ont fait entrer dans le régime des malades ; mais elles sont habituellement falsifiées et fabriquées sur place chez nous avec nos fécules alimentaires. Les grains de l'arrow-root obtenus du

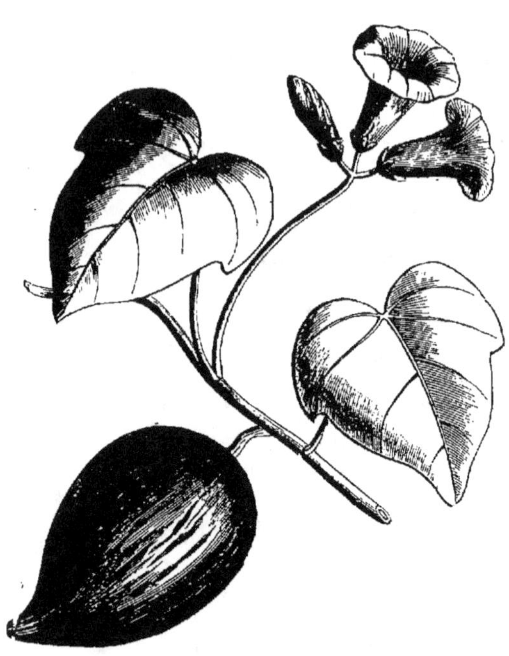

Fig. 123. — Patate douce (*).

*maranta,* ceux du sagou et ceux du manioc diffèrent notablement les uns des autres comme le montrent les trois figures ci-jointes (V. *fig.* 120, 121, 122).

II. *Racines et fruits féculents.* — Je citerai parmi les racines : 1° l'igname (*Dioscorea alata*) ; 2° la patate douce (*Convolvulus batatas*) (*fig.* 123) ; 3° le taro (*Arum esculentum*) ; 4° la *pteris esculenta,* fougère de la Nouvelle-Hollande ; et parmi les fruits, le *rima* ou arbre à pain (*Artocarpus incisa*) de la famille des Urticées.

L'*igname* est une racine féculente qui, rôtie au four ou cuite à l'étuvée, constitue un aliment très-apprécié de nos matelots, mais il est peu nourrissant et la sensation de réplétion gastrique qu'il détermine d'abord est,

(*) Patate douce (*Quamochis Batatas,* famille des Convolvulacées). — *Caractères botaniques :* Plante rampante, herbacée. Racines grosses, charnues, tubéreuses. Feuilles cordiformes, hastées. Fleurs hypocratériformes, blanchâtres en dehors, purpurines en dedans. Fruit : capsule à 3 loges (Descourtilz).

au bout de peu de temps, remplacée par le besoin de nouveaux aliments.

La patate douce est l'un des aliments féculents les plus agréables et les plus utiles des pays chauds; elle joint une saveur très-sucrée au goût fin et délicat de nos meilleures pommes de terre. Elle contient 9,42 d'amidon; 1,46 de sucre incristallisable; 1,04 de sucre cristallisable; 2,54 de cellulose; 1,30 d'acide pectique.

Le *rima* (*fig.* 124) est la base de l'alimentation des Canaques de l'Océanie; ce fruit féculent est très-sain, seulement, il ne soutient pas et il ne calme que momentanément la faim; quand il est mangé avant maturité, il produit des coliques et de la diarrhée.

Le taro (*Arum esculentum*) est une Aroïdée dont les racines féculentes et les feuilles sont utilisées comme aliments au Brésil

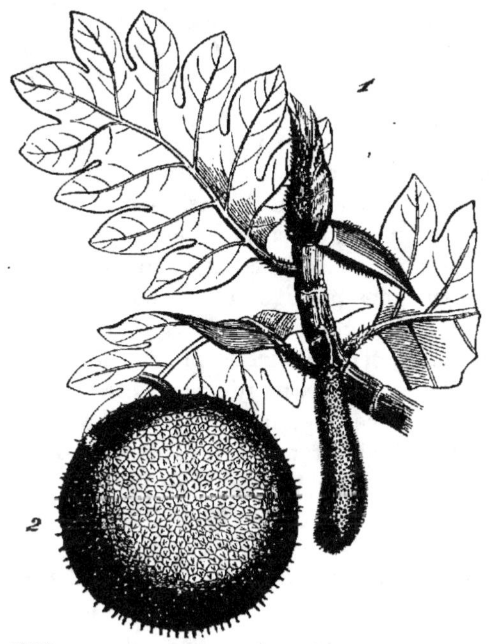

Fig. 124. — Jacquier découpé (*).

et dans l'Océanie. Elles contiennent un principe âcre qui, de même que celui du *manihot*, se décompose ou se dégage par la chaleur. Le taro ne doit être mangé qu'après cuisson.

## ARTICLE II.

### VIANDES.

Les procédés de salaison des viandes embarquées à bord des navires leur enlevant une grande partie de leurs principes nutritifs, le soin le plus impérieux de l'hygiène alimentaire des équipages est de leur procurer, toutes les fois qu'on le pourra, le bénéfice des viandes fraîches. Nous donnerons à ce mot son acception la plus large, et nous désignerons ainsi toutes les substances alimentaires animales, quelle que soit la catégorie zoologique qui les fournisse.

Quelque inférieure que paraisse la viande fraîche achetée au moment où les animaux viennent d'être tués, ou provenant d'animaux embarqués

(*) Jacquier découpé (*Artocarpus incisa*, famille des Urticées). — *Caractères botaniques :* Arbre à feuilles incisées. Fleurs monoïques en chatons jaunes. Fruit charnu globuleux, verdâtre à l'extérieur marqué d'aréoles pentagones, généralement polysperme. — 1, feuilles et chaton florifère. — 2, fruit.

vivants et abattus à la mer, *elle vaut mieux pour la santé que la conserve la plus savoureuse*. Il faut donc user largement de cette ressource. M. Beaumanoir, médecin-major de la corvette *le Rhin*, s'est demandé pourquoi, au lieu de consommer des conserves dans les traversées d'un port à un autre, de Brest à Toulon par exemple, on n'embarque pas, au point de départ, des animaux sur pied destinés aux besoins alimentaires de l'équipage (1).

1° *Mammifères*. — La classe des mammifères fournit à l'homme des aliments qui, très-rapprochés de sa propre substance, sont éminemment aptes à la renouveler ; aussi la plupart de ces animaux, lorsque leur chair n'est pas, ou coriace, ou imprégnée de principes d'une odeur repoussante, peuvent-ils être employés pour son alimentation. Par malheur, des préjugés d'une puissance inouïe restreignent d'une manière bien regrettable la catégorie des mammifères alimentaires, et sacrifient à un dégoût irraisonné une masse énorme de substances alibiles. L'homme de mer, moitié par l'entraînement de l'exemple que lui donnent les races avec lesquelles il entre en contact, moitié par l'attrait de l'étrangeté, s'affranchit plus volontiers de ces préjugés, et utilise comme comestibles une plus grande variété d'espèces animales. Nous allons voir qu'il y a fréquemment avantage à secouer, sous ce rapport, le joug de l'habitude.

La chair musculaire du *bœuf* (*Bos taurus*) est celle vers laquelle l'appétence et l'instinct de la réparation portent de préférence à toute autre ; aussi, dans toutes les relâches, les capitaines s'efforcent-ils d'en approvisionner leurs équipages. Par malheur, le bœuf des pays chauds est loin de valoir le nôtre : sa fibre sèche, coriace, privée de graisse, contraste avec la chair succulente, molle et adipeuse des bœufs d'Europe. Il n'y a, pour s'en convaincre, qu'à comparer le bœuf de Dakhar (Sénégal) aux plus mauvais d'Europe. L'absence de bons pâturages, une domestication mal dirigée, le défaut de soins, la pullulation des insectes qni s'acharnent après eux, les misères que le séjour du bord leur fait subir, sont les causes principales de cette infériorité de produits (1). De plus, certaines variétés (buffle, bison, bœuf musqué) ont une odeur spéciale qui répugne au goût européen. La chair des autres grands herbivores peut, à défaut de celle du bœuf, devenir une ressource précieuse pour les équipages : la fibre volumineuse et longue de l'éléphant n'exclut pas une certaine succulence et une aptitude restauratrice qu'il ne faut pas dédaigner ; la chair du bubale vaut au moins celle du bœuf ; la viande de cheval, à laquelle les faméliques désastres de la retraite de Moscou ont fait une réputation équivoque dont elle se relève aujourd'hui en alimentant des marchés spéciaux, diversifierait utilement, en cas de pénurie, le régime exclusif des salaisons. Quant aux viandes de renne,

_______

(1) Beaumanoir, *Campagne du* Rhin *à la Nouvelle-Calédonie* (Collection de Brest).

de cerf, de biche, de gazelle, de daim, la sensualité pour les unes, la nécessité pour les autres, les ont fait entrer définitivement dans l'alimentation ; mais ce sont des approvisionnements trop bornés pour servir à l'ensemble des équipages (1). Nous ne dirons rien du *cabri*, ressource désespérée du ravitaillement des tables dans certaines stations ; du *mouton*, qui, bien moins succulent que celui du Quercy, a encore sa valeur dans les pays chauds (2); du *cochon* dont la viande moins adipeuse que dans nos pays, résume à peu près tous les produits de fa faune alimentaire de l'Océanie. Ce sont là des aliments de nécessité, mais qui valent encore mieux qu'une fastidieuse continuité de salaisons ou de conserves. C'est avec raison que nous avons passé sous silence la chair des *quadrumanes* qu'utilisent certains peuples, et qui figure sur les marchés de Sierra-Leone (3). Nous avons vu les officiers d'un navire stationné au Gabon employer, moins par nécessité que par forfanterie, cet aliment, agréable au goût, dit-on, certainement très-inoffensif, mais qui a un faux air d'anthropophagie qui est de nature à soulever des préjugés légitimes.

La chair des *Chéiroptères* n'est utilisée que dans certains pays, à Java notamment : la *roussette*, ou *chien volant* (*Scyllium canicula*), se nourrissant exclusivement de fruits de goyaves et de corossols, constitue un mets recherché par les indigènes, et nullement dédaigné par les navigateurs, malgré l'odeur de musc qu'il exhale. Les *Cétacés* ont leur chair imprégnée d'une huile odorante dont on ne peut la débarrasser ; aussi est-elle considérée à bon droit comme lourde et indigeste. Ce ne peut donc être qu'un aliment de nécessité, et rien de plus. Le *marsouin*, ou *cochon de mer* (*Marc suus*), est de tous les cétacés celui dont la navigation utilise le plus souvent la viande ; elle a la rutilance et le goût de celle du bœuf ; mais la couche épaisse de lard fluide sous laquelle elle est cachée lui communique une rancidité désagréable. Il paraît qu'an-

(1) Le médecin de la marine ne doit demeurer étranger à aucune des questions qui intéressent l'hygiène privée et publique ; toutes, en effet, peuvent se présenter à lui et réclamer une solution pratique dans ce petit monde que figure l'enceinte d'un navire. Il doit donc se familiariser avec les procédés qui permettent d'apprécier la valeur alimentaire d'une viande, provenant d'animaux embarqués sur pied, et pouvoir reconnaître l'opportunité d'en interdire ou d'en permettre l'usage.

(2) Voir à ce propos Fonssagrives, *De la cachexie aqueuse chez les moutons, au point de vue de l'hygiène publique* (*Ann. d'hyg. publ.*, 2ᵉ série, 1868, t. XXIX. p. 289). M. Grenet a trouvé dans l'estomac des bœufs à Mayotte, un entozoaire qui, adressé par M. de Méricourt, et déterminé sur sa demande par M. Davaine, a été reconnu pour l'*amphistoma conicum*, de l'ordre des Trématodes. M. Grenet croit la viande de ces bœufs peu savoureuse et peu nutritive, mais il n'a rien vu qui lui permît de la considérer comme malsaine (*Arch. de méd. nav.*, 1869, t. XII, p. 65).

(3) Plus heureux qu'un romancier dont les *ingénieuses* impressions de voyage ont eu un retentissement mérité, il nous a été donné de goûter de la viande de tigre : cette chair blanche, assez analogue, pour l'aspect et la couleur, à celle du veau, avait sur elle une incontestable supériorité de saveur, et son parfum de venaison nous rappela complétement le fumet du chevreuil. Nous ne fûmes pas le seul à laisser de côté les conserves d'Appert pour ce mets original.

ciennement, les marchés de Paris en étaient régulièrement approvisionnés. Le foie de marsouin est un mets très-délicat. A bord d'un bâtiment de commerce sur lequel nous connûmes les souffrances de la disette (1848), nous pêchâmes un jour un marsouin à la hauteur de Carthagène ; notre appétit, aiguisé par la privation, nous fit paraître sa chair excellente, mais elle détermina chez nous une recrudescence d'une gastralgie habituelle. Cependant nous croyons qu'accidentellement et pour varier leur régime, il y aura avantage à permettre de temps en temps aux matelots l'usage de cet aliment. La propriété antiscorbutique du sang de marsouin, très-accréditée parmi les équipages, nous paraît aussi apocryphe que celle attribuée au sang de tortue. Quoi qu'il en soit, l'espèce *Delphinus cruciger*, de Quoy, est la plus comestible. Dumont d'Urville rend un bon témoignage de sa saveur.

Le *phoque commun* (*Phoca vitulina*) est, dans les régions polaires, une ressource alimentaire précieuse. L'équipage de l'*Astrolabe* s'en régala plusieurs fois, malgré sa dureté, sa couleur noire et son goût huileux. Dumont d'Urville ne nous apprend pas que cette viande ait causé d'accidents ; il signale l'excellent goût du foie de phoque, comparable à celui du porc.

2° *Oiseaux*. — Au point de vue de la bromatologie nautique, nous distinguerons les oiseaux en deux catégories : les oiseaux terrestres et les oiseaux de mer ; les premiers ne servent que rarement et accidentellement à la nourriture des équipages. Les seconds, au contraire, soulèvent fréquemment des questions d'hygiène que le médecin du navire est naturellement appelé à résoudre. Les oiseaux pélagiens, comme les mammifères marins, sécrètent en abondance une matière huileuse qui est répandue dans tous leurs tissus ; ils sont, de plus, ichthyophages et ont une odeur de poisson rebutante ; enfin leur chair est sèche et coriace. Ce sont autant de raisons de rejet, mais qui doivent fléchir devant une longue privation de viande fraîche. Les goëlands (*Larus marinus*), les damiers, les pétrels (*Procellaria pelagica*), les albatros (*Diomedea exulans*), sont ceux des oiseaux de mer que l'on rencontre le plus habituellement. Lapeyrouse sut tirer maintes fois parti, pour son équipage, de cette ressource alimentaire. Il raconte, dans son journal, qu'à la hauteur de Tristan d'Acunha, l'*Astrolabe* et la *Boussole*, prises par des calmes, rencontrèrent des bandes considérables d'albatros grands et petits, et plusieurs variétés de pétrels. La chasse à laquelle se livrèrent les officiers et les matelots fut assez productive pour qu'on pût faire des distributions générales. Il assure que les équipages s'en trouvèrent trèsbien et se reposèrent ainsi des salaisons (1). Cette tolérance doit être imitée toutes les fois que les navires sont privés depuis longtemps de vivres frais. Les bâtiments de Dumont d'Urville utilisèrent de même plusieurs

______

(1) *Voyage de Lapeyrouse*, p. 31.

fois la chair de damiers et s'en trouvèrent bien (1). Ils manifestèrent surtout de l'appétence pour la viande des pingouins (*Alca torda*), dont ils rapprochèrent le goût (par euphémisme sans doute) de celui du poulet. Dans les campagnes du Nord, le passage périodique de certaines espèces d'oiseaux crée aux équipages des ressources bien autrement efficaces. C'est ainsi qu'à Terre-Neuve le *tétralagopède* fournit une nourriture délicate dans la saison des fruits, moins succulente lorsque l'oiseau se nourrit de bourgeons de sapin ou de bouleau, mais exempte alors, malgré l'odeur de térébenthine qu'exhale la chair de ces perdrix, des dangers qu'on lui a attribués gratuitement (2). Le courlieu (*Namenius phæopus*), les oies du Canada (*Anas canadensis*), l'eyer-duck, les grues, etc., appartiennent également à la faune polaire. Les derniers de ces oiseaux sont peu savoureux. Bellot nous apprend toutefois que, d'après l'observation de sir J. Ross, observation dont il a pu constater la justesse, le soin d'enlever la peau et la graisse rend ces volatiles mangeables, à la rigueur.

Les Gallinacés sont certainement, de tous les oiseaux, les plus utiles pour l'alimentation. Leur domestication facile les a multipliés à l'infini, et, dans quelque endroit que conduise la navigation, on est sûr de pouvoir s'en approvisionner : les poulets, les dindons (*Meleagris gallopavo*), les pintades ou meleagrides, mais surtout les premiers, sont la ressource monotone et obligée des tables privilégiées du navire. Les officiers qui ont croisé sur la côte ouest d'Afrique savent seuls quel degré de satiété et de dégoût inspire la réapparition quotidienne, sur les tables, de ces volatiles dont l'ingéniosité du cuisinier dissimule mal la maigreur et le défaut de succulence. Les malades, qui sont moins blasés, y trouvent au contraire un aliment relativement agréable et bien supérieur en tout cas aux viandes conservées en boîtes.

Il ne faut pas non plus dédaigner les services que les œufs d'oiseaux sauvages peuvent rendre à l'alimentation des marins. Il est des localités où on en trouve des quantités considérables. Wilson a fait cette remarque que les œufs d'oiseaux de mer dont la chair a une odeur repoussante de poisson, peuvent très-bien avoir un goût acceptable. Les œufs de l'albatros (*Diomedea exulans*), qui ont une longueur de 0ᵐ,12, sont dans ce cas. Les œufs du fou de Bassan (*Pelic. Bassanus*), ceux des goëlands (*Larus*), des pétrels (*Procellaria*), des frégates (*Tachypetes aquila*), du pingouin commun (*Alca torda*), etc., peuvent aussi offrir aux navigateurs un aliment précieux par sa fraîcheur et entrent utilement, sous ce rapport, dans le régime antiscorbutique.

3° *Reptiles.* — Les reptiles fournissent peu d'aliments additionnels à la bromatologie nautique. L'*iguane*, parmi les *Lacertiens*, quelques *sau-*

(1) Dumont d'Urville, *Voyage au pôle sud*, t. II, note 50.
(2) Carpon, *Voyage à Terre-Neuve, passim*.

*riens* non venimeux, et plusieurs espèces de *chéloniens* ou *tortues*, comprennent à peu près toute la série des reptiles comestibles (1). La chair de la tortue marine est un manger excellent ; dans certaines localités où elle abonde, on la vend au détail comme celle du bœuf. Dampier, parlant de celles des îles Gallapagos, qui atteignent fréquemment jusqu'à 200 livres, les compare au poulet le plus savoureux. Les tortues des pays chauds (*fig.* 125) sont de trois espèces : 1° les tortues Hécate ; 2° les Terrapen ; 3° les tortues de mer. Celles-ci comprennent quatre variétés : 1° les grosses tortues ; 2° les grosses têtes ; 3° les becs-à-faucon ; 4° les tortues vertes. D'après Dampier, les *tortues grosses têtes* ont une chair puante ; les *becs-à-faucon* sont malsains, leur viande détermine fréquemment des vomissements et de la diarrhée ; les *tortues vertes*, au contraire, ont une chair blanche et agréable, recouverte d'une couche de graisse jaune, et son ingestion ne cause jamais d'accidents. Les navires qui relâchent aux Seychelles ou à l'Ascension ne manquent jamais de s'approvisionner de tortues pour suppléer le bœuf qui leur manque. A Curaçao la viande des tortues se vend comme celle de bœuf et l'on entretient des tortues dans des bassins pour cet objet. A l'Ascension c'est une viande usuelle.

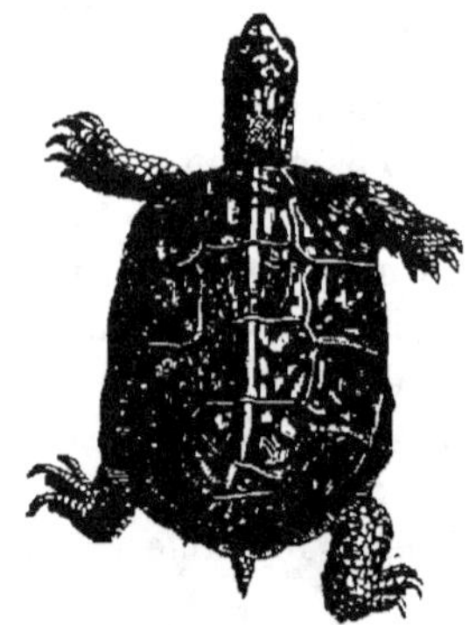

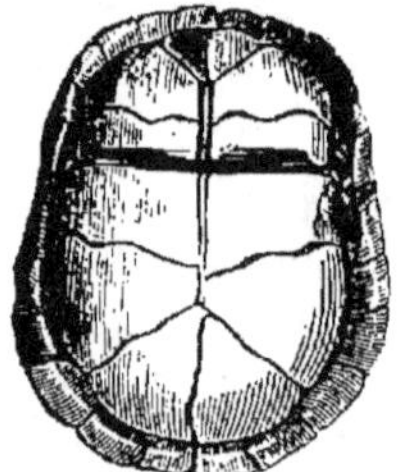

Fig. 125. — Tortue.

Elle est d'autant plus précieuse pour les navires que quelques grandes espèces terrestres, telles que la tortue de *Gallapagos* (*Testudo planiceos*) susceptible, au dire de Wilson, de fournir jusqu'à 100 kilogrammes de viande, peuvent vivre longtemps à bord sans soins et sans nourriture. A Java, le peuple consomme des œufs de tortues desséchés.

4° *Poissons.* — Le poisson est le gibier du matelot. Trappeur de la prairie océanienne, il lui tend ses piéges et vit de sa chasse. La chair de poisson est sans doute moins nourrissante que la viande proprement dite, mais elle ne s'est pas racornie dans le sel ; elle a un goût tout diffé-

(1) Bernardin de Saint-Pierre parle en ces termes des prétendues propriétés antiscorbutiques de la tortue : « C'est un préjugé comme tant d'autres que les marins adoptent si légèrement. Au cap de Bonne-Espérance, où il n'y a point de tortues, les scorbutiques guérissent au moins aussi promptement que dans les hôpitaux de l'île de France, où on les traite avec le bouillon de cet animal. A notre arrivée, presque tout le monde fit usage de ce remède ; je ne m'en servis point parce que je n'en avais point à ma disposition ; je fus le premier guéri, je n'avais usé que de végétaux frais. (*Œuvres complètes*, Paris, 1839, p. 54). Cela ne prouve en rien que le sang des tortues n'est pas antiscorbutique ; il jouit de cette propriété à titre d'aliment frais, absolument comme les végétaux verts.

rent de celui des salaisons, et par-dessus tout elle est fraîche, c'est-à-dire que la vie vient à peine de l'abandonner au moment où la nutrition l'utilise. Payen attribue à la chair de carpe et à celle de bœuf, d'après Schultz, la composition comparative suivante :

|                                                  | Bœuf.  | Carpe.    |
| ------------------------------------------------ | ------ | --------- |
| Fibrine, tissu cellulaire, nerfs, vaisseaux.     | 15     | 12        |
| Albumine............................            | 4,3    | 8,2       |
| Extrait, alcool et sels..................        | 1,3    | 1,0       |
| Extrait aqueux et sels..................         | 1,6    | 1,7       |
| Phosphates.. .........................           | traces | traces    |
| Graisse et perte .....................           | 0,1 .  | »         |
| Eau.. ................................           | 77,5   | 80,1      |
| Total. ..........                                | 100,0  | 100,0 (1).|

D'où il découle que la chair de poisson contient moins de fibrine, plus d'albumine et plus d'eau que celle de bœuf.

La plupart des poissons sont comestibles ; le goût et l'hygiène établissent entre eux des catégories que l'avidité des équipages à chercher des aliments frais ne respecte guère. On peut choisir dans les rades poissonneuses, celle de Gorée, par exemple, où chaque coup de filet est une sorte de pêche miraculeuse ; mais, en cas de pénurie, nécessité fait loi, et tout poisson qui, de notoriété locale, n'est pas dangereux, doit être utilisé comme rafraîchissement. Nous prîmes un jour deux espadons (*sword fish*). Le capitaine nous consulta sur l'opportunité de les abandonner à l'équipage ; nous n'hésitâmes pas, en l'absence de vivres frais, à répondre dans un sens affirmatif, et nos matelots nous donnèrent raison par l'empressement avec lequel ils se jetèrent sur ce mets et par le bon parti que leur estomac en tira.

J'ai indiqué plus haut les précautions qu'il convient de prendre pour éviter les dangers attachés à la consommation des poissons toxicophores des pays chauds.

## ARTICLE III

### LÉGUMES HERBACÉS.

Les légumes frais et les végétaux herbacés sont aussi bien précieux pour permettre aux navigateurs de prévenir les atteintes du scorbut, et il n'y a ici d'autres précautions à prendre que celles qui se rattachent à leur choix et à leur détermination botanique pour prévenir des accidents. La notoriété locale est ici, comme partout, une garantie d'innocuité. Je ferai cependant une remarque, c'est que, dans quelques localités où les légumes herbacés peuvent être souillés par des germes de parasites, il faut laver avec le plus grand soin les végétaux dont on se sert pour l'alimentation. C'est ainsi qu'en Chine, où le tœnia et surtout

______
(1) Payen, *op. cit.*

les lombrics sont très-communs par suite de l'habitude de fumer les terres avec l'engrais humain, et surtout en Islande où le septième environ de la population, suivant Hjaltelin, Gueroult (1), Jacolot (2), etc., est en proie aux hydatides, l'oseille, le cochlearia, peuvent être recouverts de germes hydatiques sortis spontanément du foie des moutons à travers une perforation des parois abdominales et transmettre ainsi la maladie.

Ces réserves faites, il faut donner aux équipages des légumes frais et le plus souvent qu'on le pourra. C'est le meilleur préservatif du scorbut, et l'instinct, cette sentinelle avancée de la vie, porte les matelots à rechercher avidement cette nourriture, même au prix de répugnances légitimes. C'est ainsi que les baleiniers savourent avec sensualité les pommes de terre crues dont Roussel de Vauzème a pu constater par lui-même les propriétés antiscorbutiques (3). Le médecin espagnol, Vincent de Lardizabal, a publié en 1772 un petit livre dans lequel il signalait la sargasse (*Fucus natans*) comme un antiscorbutique éprouvé et indiquait les préparations qu'on pourrait faire subir à cette plante pour la rendre comestible (4). Je cite ces faits pour montrer combien la propriété antiscorbutique est attachée à la séve quels que soient les végétaux qui la fournissent. Les oignons crus, le pissenlit, le *chenopodium album* ou arroche, la menthe, toutes les salades, toutes les herbes inoffensives ont, à des degrés divers, cette propriété précieuse que conservent les pommes de terre.

On cherche quelquefois à cultiver sur les navires quelques plantes antiscorbutiques. Il y a là sans doute des difficultés particulières, mais la généralisation de l'emploi des appareils distillatoires a éloigné la plus malaisée à éluder, je veux parler de la pénurie d'eau. Si Declieux avait à transporter aujourd'hui son plant de café il ne serait plus astreint à ce dévouement que Delille a dépeint en si beaux vers (5). Wilson dit s'être bien trouvé d'une sorte de jardinière à légumes composée de cinq vases quadrangulaires se superposant; le fond des quatre premiers était percé de trous et celui du dernier était plein. De la terre remplissait ces vases et on y faisait germer des graines diverses de cresson, de moutarde, etc. Le surplus de l'eau d'arrosage du vase supérieur traversait ceux placés au-dessous et se rendait dans le vase inférieur qui constituait ainsi une sorte de déversoir dont le contenu était de nouveau employé pour l'arrosage.

(1) Guéroult, *Observations recueillies pendant le voyage scientif. du prince Napoléon dans les mers du Nord.* Thèse de Paris, 1857.

(2) Jacolot, *Aperçu topographique, hygiénique et nosologique sur l'Islande.* Paris, 1861, in-4°.

(3) Roussel de Vauzème, *Influence de la pomme de terre sur la santé des équipages* (*Ann. d'hyg.*, 1844, 1<sup>re</sup> série, t. XI, p. 362, et t. XII, p. 159).

(4) Rey, *Analyse critique du Traité des maladies des gens de mer*, de Gonzalès (*Arch. de méd. nav.*, t. XII, p. 138). Le *fucus saccharinus*, très-abondant aux environs de Yesso, y est employé comme aliment et on l'exporte en Chine.

(5) J. Delille, l'*Imagination*.

Il représente cette disposition dans son livre (1). Il serait sans doute puéril de songer à faire du jardinage en grand sur un navire ; mais, dans le cas où l'on a, pendant une longue traversée, quelque scorbutique gravement menacé et où l'on ne peut se ravitailler, cette ressource éventuelle peut devenir bien précieuse. Il y a quelque chose de plus pratique que cela, c'est, dans les stations qui offrent peu de ressources et auxquelles on revient souvent, d'organiser un jardin pour l'approvisionnement des équipages. M. Chastang (2) a fait ressortir le profit qu'on retirerait d'une pareille installation en Islande (3).

## ARTICLE IV

### FRUITS.

S'il est un point de l'hygiène des pays tropicaux qui ait soulevé et soulève encore des contradictions, c'est celui qui est relatif à la salubrité ou à l'insalubrité des fruits de ces pays. Les créoles, prémunis par la satiété contre les périls de l'abus et enthousiastes des productions du beau ciel sous lequel ils vivent, soutiennent l'innocuité et même la supériorité hygiénique de leurs fruits ; les navigateurs, au contraire, se tiennent à leur endroit dans une défiance justifiée, et les accusent volontiers de prédisposer à toutes les maladies des pays chauds, notamment à la fièvre et à la dysenterie. Il y a exagération des deux côtés : des fruits de bonne qualité, arrivés à maturité parfaite et mangés sans excès, sont partout le complément d'une alimentation parfaite ; où trouverait-elle ailleurs, en effet, ces acides végétaux, ce sucre, cette eau de végétation sans lesquels la nutrition s'altère et tend à la dégénérescence scorbutique ? La Providence n'a pas mis sous la main de l'homme des aliments évidemment destinés à son usage pour qu'ils lui deviennent préjudiciables, alors qu'il n'en abuse pas. Les fruits de nos pays ne présentent-ils pas aussi des inconvénients quand on en mange avec excès ou quand on les utilise avant maturité complète ? Les diarrhées et les dysenteries d'automne dans une foule de localités dépendent-elles d'une autre cause ? Est-ce là un motif pour renoncer à cette source précieuse d'alimentation ? On peut appliquer aux fruits, comme à tant d'autres choses, ce mot si sensé : « Que le mal est bien moins dans la nature des choses que dans l'abus qu'on en fait. » Les témoignages des médecins qui ont écrit sur les maladies des pays chauds sont à peu près unanimes sur ce

(1) Wilson, *Naval hygiene.* Philadelphia, 1870.
(2) E. Chastang, *Étude sur l'Islande.* Thèse de Montpellier, 1866.
(3) J'ai constaté, au Gabon, les ressources que nous donnait la création d'un jardin à terre. Les bâtiments devaient toujours être munis de graines potagères.
(4) Navry, *Yesso, Nippoz et les Kouriles japonaises* (*Arch. de méd. nav.*, 1870, t. XIV, p. 211).

point. Dutroulau (1) combat l'opinion qui attribue la dysenterie de la Martinique à l'usage des fruits. Segond fait également justice d'une étiologie analogue imaginée pour la colique sèche (2). M. Carpon a insisté aussi sur l'insignifiance du rôle des fruits mûrs et mangés avec modération, dans la production de l'hépatite des pays chauds. Moreau de Jonnès, après avoir dit que l'excès des fruits est dangereux dans les pays chauds, que l'usage fréquent en est même nuisible, se livre à une longue énumération de ces fruits et reconnaît au plus grand nombre, pris isolément, des qualités avantageuses ; c'est tout au plus s'il en cite cinq ou six espèces dont l'usage est constamment dangereux. M. Celle croit les fruits des pays chauds avantageux dans la saison sèche, et mauvais dans l'hivernage. Il s'attache à réfuter l'opinion qui attribue aux fruits des colonies des propriétés fiévreuses ou dysentériques, et ne leur reconnaît, quand on en abuse, d'autres inconvénients que de charger l'estomac et d'affaiblir l'économie en ne lui fournissant pas des matériaux suffisamment réparateurs. En résumé, nous estimons que les fruits des pays chauds, quand ils sont bien choisis, et que les équipages en usent avec modération, sont infiniment avantageux. C'est en même temps et une garantie et un remède contre le scorbut. Cette appréciation générale de la valeur des fruits des tropiques serait dénuée de toute utilité pratique, si nous ne la complétions en indiquant brièvement quels sont ceux qui doivent être recherchés de préférence, quelle forme alimentaire il faut leur donner, quels sont ceux, au contraire, dont il convient d'éviter l'usage.

Nous diviserons ces fruits en quatre groupes : 1° fruits sucrés ; 2° fruits acides ; 3° fruits aromatiques ; 4° fruits huileux (5).

§ 1. — Fruits sucrés et aqueux.

*Fruits sucrés et aqueux.* — La *banane* est, sans contredit aucun, le plus usuel et le plus inoffensif des fruits des pays chauds ; son goût et son parfum agréables, sa digestibilité facile, ses propriétés nourrissantes lui assurent sur tous les autres une prééminence incontestable. Il en est de plus savoureux, mais qui font payer cet avantage par des qualités hygiéniques équivoques et qui ne sauraient, en tout cas, entrer comme celui-ci dans les habitudes du régime quotidien des Européens qui séjournent dans les pays chauds. Sa composition, dans laquelle se trouvent réunis : de la fécule, du sucre, un principe acide et un arome agréable, explique, du reste, et la diffusion et l'innocuité de son usage.

Des deux espèces principales , la grande banàne, fruit du *Musa para-*

<hr>

(1) Dutroulau, *Endémie dysentérique*, p. 14.
(2) Segond, *Névralgie du grand sympathique*. Paris, 1837, p. 4.

*disiaca* (L.) ou figue d'Adam, et la petite banane fournie par le *Musa sapientium* ou bananier des Sages, c'est cette dernière qui porte le nom de figue banane ; elle se mange au couteau. L'autre, au contraire, ne se mange qu'après avoir été cuite ; elle est tout aussi nourrissante, mais beaucoup moins estimée comme saveur.

La banane de Chine est une des plus savoureuses ; on l'importe dans beaucoup de colonies où elle s'acclimate et fournit des produits supérieurs à ceux du bananier indigène. C'est ce que M. Duplouy a constaté aux îles Sandwich (1). Les bananes de Cochinchine sont de bonne qualité, bien qu'elles soient peu soignées (2). Celles qu'on mange à Bourbon et aux Antilles sont très-bonnes et très-parfumées.

M. Boussingault, qui a analysé en 1856 le fruit et la séve du bananier, a constaté dans sa séve la présence de l'acide gallique ; quant à la banane, il y a trouvé, indépendamment de ce même acide qui colore en noir le couteau avec lequel on la coupe, de la gomme, de l'acide malique, de l'acide pectique, de l'albumine végétale, du ligneux. Il faut ajouter à ces principes du sucre et un arome spécial. L'amidon n'existe dans la banane qu'avant la maturité. Quand le fruit a pris cette coloration jaune uniforme, cette noblesse et ce parfum qui indiquent qu'il est complétement mûr, la fécule a disparu en grande partie et s'est transformée en gomme et en sucre. Les grandes bananes cuites avant maturité sont peu sucrées et constituent surtout un aliment féculent. Corenwinder a analysé la banane mûre du Brésil et lui a trouvé la composition suivante :

| | |
|---|---|
| Eau.................................................... | 75,000 |
| Albumine végétale............................. | 4,820 |
| Cellulose.......................................... | 0,200 |
| Matière grasse.................................. | 0,632 |
| Sucre de canne, sucre interverti, acide organique, pectose, traces d'amidon...................... | 19,657 |
| Acide phosphorique, chaux, alcali, chlore, fer... | 0,791 |
| TOTAL................... | 100,000 |

La question de savoir si la banane qui mûrit sur l'arbre ne contient que du sucre, n'est pas encore résolue.

Pereira consigne dans son ouvrage (3) des détails intéressants sur la fécule de banane, détails qu'il tenait du Dr Shier, médecin à la Guyane anglaise. Il évalue à 17 p. 100 la quantité de fécule que contient la banane. Elle est blanchâtre, offre au microscope quelque ressemblance avec la fécule de gingembre ; ses grains sont elliptiques ; le hile est placé vers

(1) Duplouy, *Contribut. à la géographie médicale*, in *Arch. de méd. nav.*, 1864, t. I, p. 483.

(2) Richaud, *Topogr. méd. de la Cochinchine française*, in *Arch. de méd. nav.*, 1864, t. I, p. 205.

(3) Pereira, *Materia medica*, vol. II, part. I, p. 223.

la plus petite extrémité; examinés à la lumière polarisée, ils offrent la croix ordinaire. Ses propriétés chimiques sont celles de toutes les autres fécules. La banane non mûre, disais-je tout à l'heure, est peu sucrée, mais très-féculente. On en prépare une farine assez nourrissante. Elle est désignée à Demerari sous le nom de *conquin-tay*. Suivant le D$^r$ Shier, elle contient 68 p. 100 de fécule, et 0,88 d'azote p. 100 parties, ce qui fait 5,72 p. 100 de matière azotée. On prépare avec la banane des tranches séchées au soleil. Le procédé de préparation des légumes séchés et pressés pourrait sans doute être appliqué aux bananes, et l'abondance de ce produit dans quelques colonies permettrait de le verser à vil prix sur les marchés européens qui ne reçoivent guère aujourd'hui, en France du moins, que les bananes d'Alger, médiocrement savoureuses, et en assez petite quantité pour qu'elles constituent un fruit de luxe.

La figue banane se mange crue, après enlèvement préalable de sa cosse (1) et de la couche cotonneuse blanche qui enveloppe sa pulpe. La grande banane se prépare de diverses manières: on la mange bouillie, frite, cuite au four ou sous les cendres. On fait avec ce fruit des confitures, des marmelades, des compotes (2).

La *barbadine* (*Passiflora quadrangularis*), la *sapotille* (*Achras sapota*), le *cachiman* (*Annona reticulata* et *mucosa*), le *chérimolia* (*Anona cherimolia*), la *pomme cannelle* (*Annona squammosa*) (fig. 126), sont des fruits d'une saveur excessivement agréable, très-vivement recherchés par les arrivants, et auxquels M. Moreau de Jonnès attribue des qualités bien-

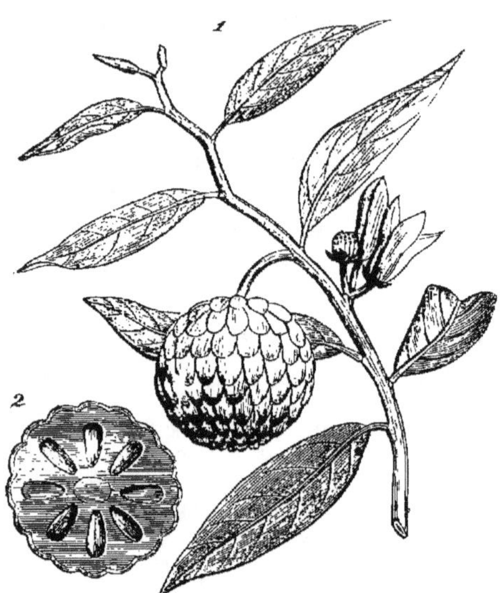

Fig. 126.— Pomme cannelle (*).

(1) La cosse de banane mûre est très-riche en sels de potasse et en chlorures. Elle contient 44,56 p. 100 de carbonates de potasse et de soude, et 25 de chlorure de potassium (Corenwinder).

(2) Fonssagrives, *Dictionnaire encyclopédique des sciences médicales*, art. BANANE, 1868, 1$^{re}$ série, t. VIII, p. 319.

(*) *Caractères botaniques :* Feuilles oblongues, alternes. Fleurs verdâtres en dehors, jaunes en dedans. Fruits ovales, vert noirâtre quand ils sont mûrs, mamelonnés. — 1, rameau florifère et fructifère. — 2, fruit coupé transversalement.

faisantes (1). Ils ne sauraient toutefois être mis sur la même ligne que la banane, à titre d'aliments usuels. La *canne à sucre* (*Saccharum officinarum*) (fig. 127) est dans le même cas; son suc rafraîchissant ne peut jamais être pris en quantité suffisante pour avoir un effet nuisible.

La famille des Cucurbitacées renferme des fruits mucoso-sucrés dont les navires s'approvisionnent d'ordinaire dans leurs relâches. La *citrouille* est un excellent aliment qu'on trouve à peu près partout, que les matelots affectionnent beaucoup, et qui fournit à leur soupe les principes gélatineux des sucs végétaux que les légumes secs ne peuvent y introduire; d'ailleurs sa conservation prolongée est très-facile. Le *melon* est suspect au premier chef; il est d'observation que, dans les localités marécageuses, l'ingestion de cet aliment prédispose singulièrement aux rechutes des fièvres intermittentes ; nous avons observé nombre de fois ce fait à Rochefort. M. Celle proscrit également ce fruit de l'alimentation des pays chauds. Le *melon d'eau* ou *pastèque* (*Cucurbita citrullus*) ne paraît pas

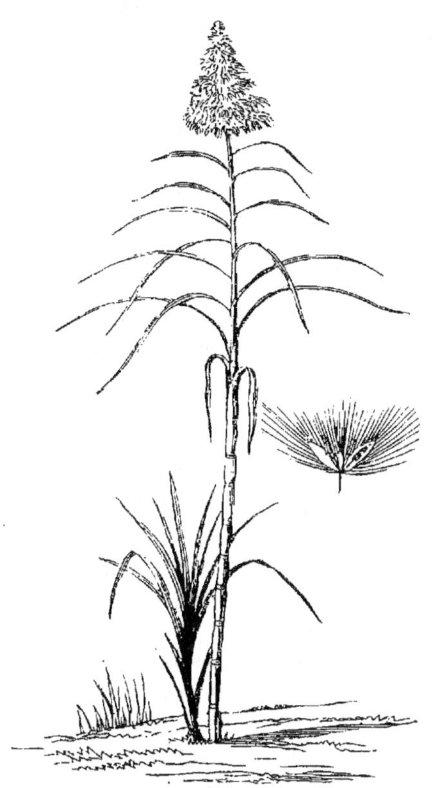

Fig. 127. — Canne à sucre.

moins dangereux. Bienvenue, chirurgien-major de la frégate *l'Aréthuse*, vit, au mouillage d'Annapolis, une petite épidémie caractérisée par des défaillances, des nausées, des vomissements, de la diarrhée, naître sous l'influence de l'usage des melons d'eau ; on dut interdire l'achat de ce dangereux fruit. La *pastèque* est donc un fruit dont on ne saurait trop proscrire l'usage. Ce n'est pas d'aujourd'hui qu'on a reconnu ses inconvénients. Galien l'accuse de produire des accidents cholériques : Τηνικαῦτα δέ καὶ χολερικούς ἀποτελεῖν (2).

(1) Moreau de Jonnès, *op. cit.*, p. 56.
(2) Galien, *in Oribase Œuvres*, traduction Bussemaker et Daremberg. Paris, 1851, t. I, p. 317.
(*) Canne à sucre (*Saccharum officinarum*). — *Caractères botaniques :* Epillets biflores, poilus à leur base, à fleur inférieure neutre, à une seule paillette; la supérieure hermaphrodite; 3 étamines; ovaire, sessile, glabre; 2 styles terminaux, allongés; stigmates plumeux. (GUIBOURT.)

Desgenettes, qui a eu l'occasion, dans la marche de l'armée d'Orient de Rosette au Caire, d'observer un grand nombre d'accidents produits par les pastèques, les a ainsi décrits : « Les hommes attaqués de ces indiges- « tions étaient saisis de sueurs excessives à la suite desquelles ils parais- « saient presque asphyxiés ; leur pouls était faible et lent, presque im- « perceptible ; leur bouche était écumeuse, et leur prodigieux « affaissement n'était interrompu que par des tremblements tels que « ceux qui se manifestent dans les accès d'épilepsie ; souvent il y avait « un léger vomissement. Les cordiaux agirent avec succès (1). » M. Au- bert-Roche interdit également aux Européens établis sur le littoral de la mer Rouge l'usage des pastèques et des fruits aqueux (2). M. Celle cite un fait qui démontre d'une manière péremptoire les fâcheux effets des pastèques : « A San-Blas (Mexique), huit jeunes gens ayant chassé tout un jour s'égarèrent et prirent différents chemins pour retourner à la ville ; trois d'entre eux rencontrèrent au milieu des bois un bûcheron qui portait une pastèque, et, mourant de faim et de soif, ils l'avalèrent avidement ; les cinq autres purent retrouver la grande route, et sans faire, à leur grand regret, de rencontre semblable, ils durent arriver au gîte, épuisés de fatigue, de soif et de faim. Aucun d'eux ne fut malade ; des trois autres, deux furent atteints de diarrhée, le troisième d'une fièvre pernicieuse dont il mourut (3). » Alors même que la pastèque serait inoffensive dans l'Archipel, il faudrait encore s'en défier sous le climat brûlant des tropiques,

La *papaye* (*Carica papaya*), de la famille des Papayacées (fig. 128), n'a pas les mêmes inconvénients : sa pulpe sucrée et aromatique est assez facile à digérer ; ses graines contiennent un principe âcre qui se rap- proche singulièrement de celui des fruits de capucine ou des feuilles de cresson, et elles pourraient, après macération dans le vinaigre, être em- ployées comme condiment (4). La *barbadine* (*Passiflora quadrangularis*) est un fruit très-goûté aux Antilles, et l'on ne saurait attribuer aucun danger à son usage. La racine de ce végétal passe pour vénéneuse. M. Rufz (5) a combattu cette assertion ; suivant ses recherches, tout au plus pourrait- on lui attribuer, quand elle est administrée à certaines doses, quelques propriétés émélo-cathartiques. La *figue d'Inde* est le fruit d'un *Cactus*, le *Cactus opuntia ;* sa chair est jaune rougeâtre, sucrée, un peu acidule ; on

(1) Desgenettes, *Histoire médicale de l'armée d'Orient.* Paris, 1831, p. 14-15.
(2) Aubert-Roche, *Acclimatement des Européens*, p. 40.
(3) Celle, *op. cit.*, p. 190.
(4) Un médecin anglais, le Dr Roy, a signalé, il y a peu de temps, dans le suc de la papaye, la curieuse propriété d'opérer la digestion artificielle de la viande, comme fait la pepsine. Aussi, dans le pays où vient la papaye, se sert-on du suc laiteux du papayer pour attendrir les viandes. Il y a sans doute là un médicament utile et qu'il appartient aux médecins de la marine d'étudier de plus près.
(5) Rufz, *Empoisonnements pratiqués par les nègres (Ann. d'hygiène*, 1844, t. XXXII, 1844, p. 400).

lui attribue des propriétés tempérantes. Suivant M. Mouchon, ces fruits colorent assez fortement les urines en rouge (1). Les *dattes*, fruits d'un pal-

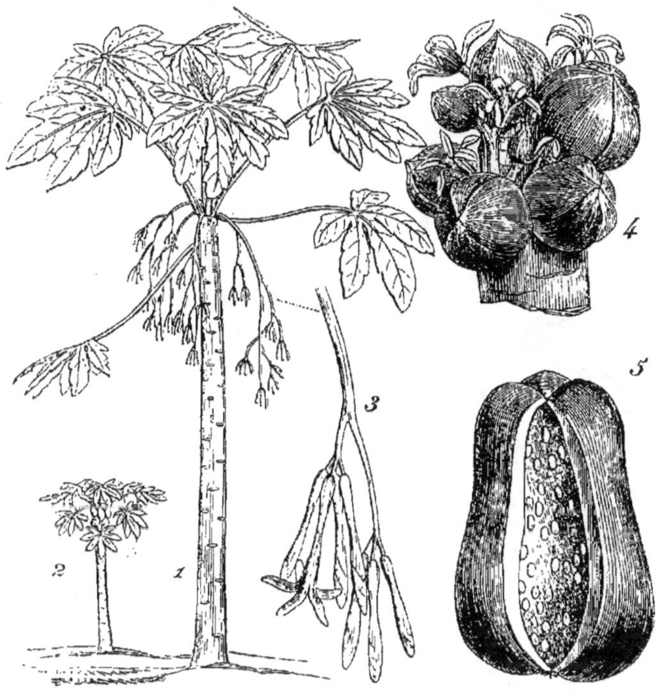

Fig. 128. — Papayer commun (*).

mier (*Phœnix dactylifera*) (fig. 129, 130), ont, lorsqu'elles ont été séchées au soleil, une saveur qui les fait rechercher dans le monde entier. On les a accusées d'être indigestes; M. Mouchon les défend de ce reproche, contre lequel proteste d'ailleurs l'appétence de l'Orient et de l'Afrique pour cet aliment. Il paraît cependant que, dans le nord de l'Afrique, les Arabes sont quelquefois, à la suite d'ingestions de dattes, pris de coliques intestinales auxquelles ils opposent un empirique qu'ils appellent *bouillon de chien*. Il est vraisemblable que ces accidents ne surviennent guère que quand les dattes sont mangées avant maturité et avec excès (2). M. Bertherand (3) parle avec éloge d'une sorte de pain que font les Arabes

(1) Mouchon, *Bromatologie exotique*, p. 37.
(2) Bertherand, *Médecine et hygiène des Arabes*. Paris, 1855, p. 358.
(3) Bertherand, *ibid*.

(*) *Caractères botaniques :* Tronc droit. Feuilles palmées. Fleurs mâles longuement pédonculées, jaunâtres; fleurs femelles blanches, sessiles, fruit jaune aurore. Graines brunes ridées. — 1, papayer mâle. — 2, papayer femelle. — 3, grappe de fleurs mâles. — 4, grappe de fleurs femelles. — Fruit ouvert.

algériens du sud avec les dattes et de l'huile. [Ce médecin militaire pense que ce pain de dattes serait préférable au biscuit pour les expédi-tions (1). Nous n'avons pas qualité pour décider cette question, qui est toute du ressort de l'hygiène mili-taire. L'*acajou*, enfin (*Cassuvium pomiferum*), fournit une pulpe saine et agréable.

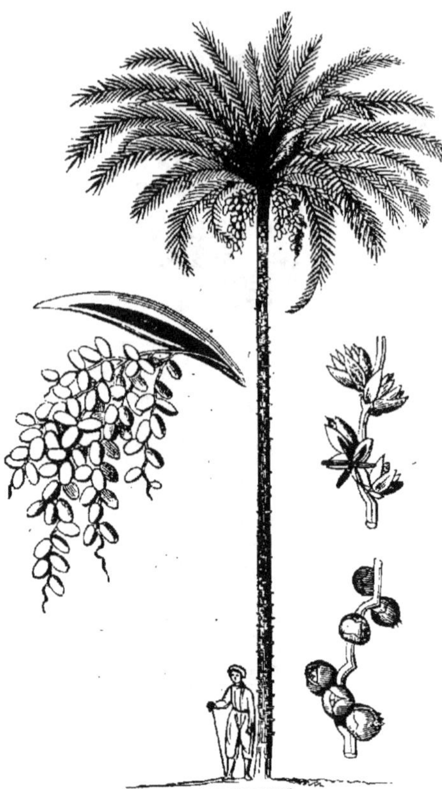

Fig. 129. — Dattier (*Phœnix dactylifera*) (*).

Fig. 130. — Détails du fruit du dattier (**).

## § 2. — *Fruits acides.*

La nature, qui a merveil-leusement adapté les pro-ductions de chaque zone terrestre aux besoins de ses habitants, a multiplié avec profusion les fruits acides dans les pays chauds. L'*a-nanas*, la *goyave*, le *citron*, l'*orange*, le *tamarin*, le *co-rossol*, sont les plus usuels de ces fruits; ce sont aussi les seuls auxquels nous con-sacrerons quelques mots.

L'*ananas* (*Bromelia ana-nas*) (fig. 131) est le fruit que les créoles opposent avec le plus de complaisance à nos fruits d'Europe, et, de fait, son volume énorme, ses écailles roses et vertes, le panache élégant de feuilles finement dentées qui le cou-ronnent, le parfum et le goût de sa chair, lui concè-dent, sur les autres fruits des tropiques, une supré-

(1) Le nom de *fièvre des dattes*, donné à une fièvre avec courbature, qui, suivant M. Vauvray, ne serait autre chose que la *dengue*, n'implique aucun rapport étiologique entre cette maladie et l'usage des dattes ; il se rapporte vraisemblablement à la coïnci-dence de son apparition avec l'époque de la maturité des dattes.

(*) *Caractères botaniques :* Fleurs dioïques enveloppées dans une spathe monophylle. Fleurs mâles à 6 étamines. Graines allongées, aplaties, à sillon longitudinal.

(**) 1, ovaire surmonté de 3 pistils. — 2, dattes entières. — 3, datte coupée longitudinalement. — 4, noyau coupé transversalement.

matie incontestable ; la gastronomie européenne lui rend, d'ailleurs, hommage en cultivant dans les serres ce beau fruit auquel le chaud soleil des tropiques peut seul donner tout son arome. L'ananas est-il aussi hygiénique qu'il est séduisant par le goût et par l'aspect ? Nous sommes obligé d'avouer que nous n'en croyons rien. Sa saveur sucrée et acide, son parfum, constituent une amorce de laquelle il faut se défier. Notre expérience personnelle se prononce contre ce fruit considéré comme dessert de tous les jours ; nous lui avons dû souvent des douleurs gastralgiques très-vives, et un état persistant d'inappétence. La qualité de l'ananas doit être prise en considération, non moins que son point de maturité. L'ananas jaune est le plus sucré, le moins acide, le plus salubre de tous, et, quand il est mangé avant maturité, sa pulpe est dure, sèche, d'une acidité extrême due à la présence des acides citrique et malique ; ce point, au contraire, dépassé, la pulpe devient molle, transparente comme de la gélatine, exhale une odeur fade, et se digère avec peine. En tous cas, les deux correctifs nécessaires de l'ananas sont le vin, surtout le madère et le sucre ;

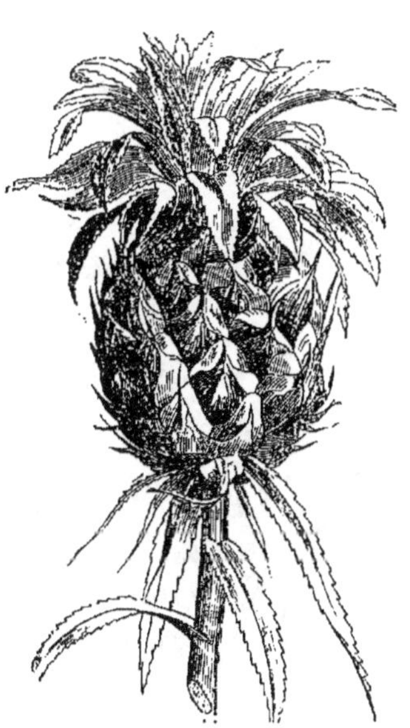

Fig. 131. — Ananas jaune (*).

il faut renoncer à ce fruit si l'on ne peut lui donner cet assaisonnement aussi hygiénique qu'agréable. L'ananas paraît, dans quelques localités, avoir des qualités particulièrement nuisibles. M. Celle qui, pour le dire en passant, nous semble avoir exagéré les dangers des fruits des tropiques, proscrit l'ananas dans les pays humides et pendant l'hivernage (1). Collas assure qu'à Batavia l'ananas est un fruit mortel, à raison des dysenteries qu'il détermine (2). Léclancher, chirurgien-major de la *Favorite*, rapporte qu'à Singapour, les dysenteries sont très-fréquentes pendant la mousson de S.-O., et qu'on les attribue à l'usage des ananas qui y sont à vil prix, et qui, apportés dans des bateaux plats, où ils restent exposés au soleil, ont déjà subi un commencement de fermentation quand les matelots les achètent (3). Il faut évi-

(1) Celle, *op. cit.*, p. 187.
(2) Collas, Thèse cit., p. 48.
(3) Léclancher, *Rapport sur la campagne de la* Favorite (Collection de Brest ).

(*) Ananas (*Bromelia ananas*).— *Caractères botaniques :* Racine fibreuse. Feuilles longues, étroites, roides, crénelées. Fleurs bleuâtres, sessiles, éparses sur la surface d'un réceptacle commun ou fruit. Celui-ci est surmonté d'un panache de feuilles.

demment, dans ces reproches, faire la part de la qualité du fruit, et celle de l'avidité intempérante avec laquelle les arrivants en abusent; mais on peut dire cependant que l'ananas est du nombre de ces fruits dont l'Européen doit se défier. Il n'en est pas de même de la *goyave* (fig. 132).

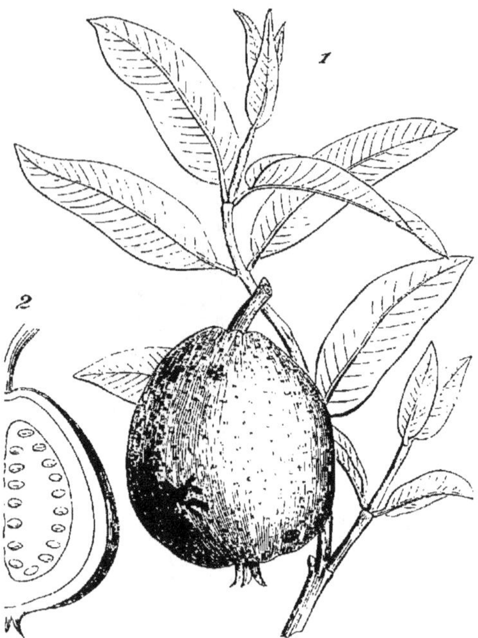

Fig. 132. — Goyavier pyriforme (*).

Ce fruit appartient au genre *Psidium* de la famille des Myrtacées; on en distingue deux espèces : la *goyave blanche* (*Psidium pyriferum*) (fig. 132), et la *goyave rouge* (*Psidium pomiferum*), qui diffèrent non-seulement par la couleur de leur pulpe, mais encore par leur forme et leur grosseur. Quand on les mange bien mûres, il est rare qu'on en éprouve de mauvais effets; d'ailleurs ce fruit, comme la banane, est de ceux auxquels on s'habitue vite et dont on se lasse tardivement. M. Celle n'en parle pas en bons termes; il la taxe d'indigeste, de fiévreuse, de diarrhéique, et,

de plus, il lui attribue la propriété de faire naître une grande quantité de lombrics (1). A Bourbon, la goyave n'est pas très-estimée; on l'accuse de produire la dysenterie; nous n'avons pas entendu dire qu'à Taïti, où l'on en mange énormément, cette influence ait été constatée. La double propriété attribuée par Dampier à la goyave, de resserrer le ventre quand elle est mangée verte, et de le relâcher quand elle est mûre, a été reconnue par tous ceux qui en ont fait usage d'une manière générale (2).

Les fruits acides de la famille des Aurantiacées (citrons, oranges, chadecks) n'ont guère de propriétés nutritives; ce sont, à proprement parler, des réservoirs de sucs acides et sucrés, qui sont hygiéniques quand on en use avec modération ; qui deviennent, au contraire, dangereux quand

(1) Celle, *op. cit.*, p. 285.
(2) *Voyage de Dampier*, t. 1, p. 238.

(*) *Caractères botaniques :* Feuilles opposées. Fleurs blanches à 5 pétales cordiformes. Fruit vert extérieurement, rose en dedans, contenant des graines nombreuses. — 1, rameau fructifère. — 2, fruit coupé longitudinalement.

on cherche dans leur usage les moyens d'étancher une soif qu'ils ne peuvent calmer que momentanément (1). Les fruits du *tamarinier* (*Tamarindus indica*) (fig. 133), du *Bromelia karatas*, doivent aussi être considérés comme de la même nature : il ne faut y recourir qu'avec modération. Le *corossol* fait exception entre les fruits très-acides. Sa pulpe crémeuse, dont la blancheur tranche si agréablement sur la robe verte et épineuse du fruit, ne paraît avoir aucun inconvénient hygiénique ; nous n'avons vu, du moins, aucun accident résulter de son usage.

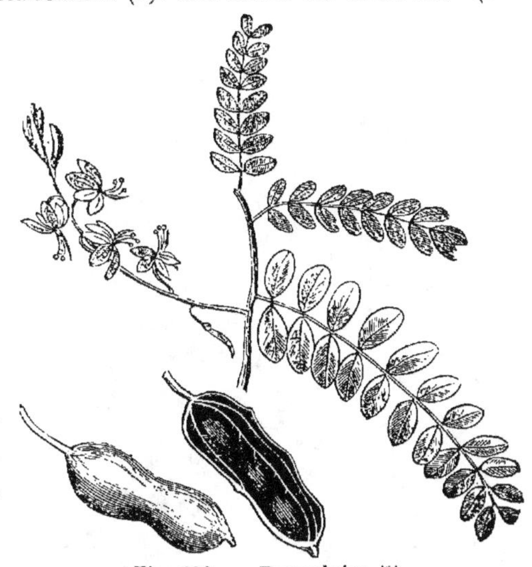

Fig. 133. — Tamarinier (*).

## § 3. — *Fruits aromatiques et âcres.*

Ce sont des fruits de fantaisie qui tantôt sont recherchés à cause de leur saveur et de leur arome, tantôt sont employés comme simples condiments. Au nombre des premiers nous avons les *manguiers*, de la famille des Térébinthacées, comprenant la mangue dont la chair a le parfum de la pêche relevé de celui de la térébenthine, et la *mangue à grappes* (*Mangifera pinnata*) dont les fruits, plus petits, sont aussi beaucoup moins savoureux ; la *prune d'Espagne* (fig. 134) (*Spondias purpurea*), la *prune de Cythère* (*Spondias cytherea*). Parmi les fruits âcres nous

(1) L'orange a, par la séve abondante qu'elle renferme, d'éminentes propriétés antiscorbutiques. C'est un rafraîchissement qu'il faut s'empresser de procurer aux équipages dans les pays tels que les îles du cap Vert, Bahia, etc., où ce fruit abonde et où il est de bonne qualité.

Les citrons constituent aussi des fruits très-utiles pour les équipages qui sont touchés par le scorbut. Lind a expérimenté, en 1847, sur le *Salisbury*, divers moyens antiscorbutiques sur douze malades (élixir vitriolique, eau de mer, un électuaire particulier, les oranges, les citrons), et il accorde la supériorité à ces derniers fruits [1]. C'est du reste Lind qui, le premier, a donné une formule pour la préparation d'un citron et d'un *orange-juice*.

(*) Tamarinier (*Tamarindus indica*, famille des Légumineuses). — *Caractères botaniques :* Feuilles alternes pinnées sans impaire. Fleurs jaunes rayées de rouge à 3 pétales. Gousse brun rougeâtre, étranglée de distance en distance.

[1] Rey, *Étude sur le Traité du scorbut de Lind* (*Arch. de méd. nav.*, 1867, t. VII, p. 50).

trouvons le *piment enragé* (*Capsicum minimum*), la *noix de Ravintsara* (*Agathophyllum aromaticum*), de la famille des Laurinées, etc.

Fig. 134. — Prunier d'Espagne (*).

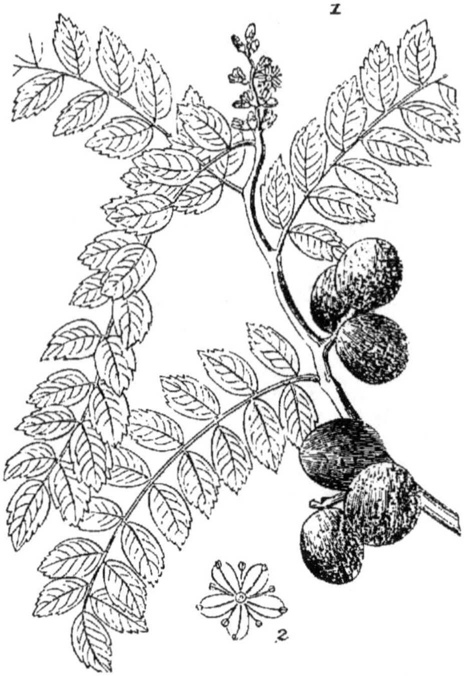

§ 4. — *Fruits émulsifs.*

Les fruits gras recèlent le plus souvent leur huile dans des amandes, plus rarement dans leur pulpe elle-même. Les fruits à pulpe grasse sont : 1° l'*Elaïs guineensis ;* 2° le *Laurus persea* ou *avocat.* L'*Elaïs guineensis* est un palmier dont le fruit, écrasé dans l'eau, laisse surnager une huile couleur d'ocre qui se concrète aisément ; elle présente, au moment où elle vient d'être recueillie, une saveur douce et agréable ; mais elle devient rance très-promptement. C'est actuellement, et depuis peu d'années, une branche très-importante de commerce pour la côte ouest d'Afrique. Les nègres sont très-friands de cette huile ; nous ne saurions dire si elle se digère aisément, sa couleur et son odeur forte nous ont toujours empêché d'en faire usage.

L'*avocat* (*Laurus persea*) est l'un des fruits des pays chauds les plus justement estimés ; sa pulpe, molle et butyreuse, a une saveur de beurre frais relevée d'un goût agréable de noisette ; on la mange seule ou assaisonnée avec du rhum et du sucre. Ce fruit n'est nullement dangereux, d'ailleurs on s'en rassasie avant d'en avoir abusé. Dampier se porte garant de son innocuité, et lui attribue, peut-être sans raison suffisante, certaines propriétés aphrodisiaques.

Les deux fruits que nous venons de citer ont, comme notre olive, leur substance oléagineuse condensée dans leur pulpe ; les autres fruits gras ne le sont que par leurs amandes. Tels sont : l'*acajou* (*Cassuvium po-*

(*) Mombin à fruits rouges ou prunier d'Espagne. — *Caractères botaniques :* Feuilles ailées avec impaire. Fleurs petites et rouges en grappe ; corolle à 5 pétales. Drupes couleur pourpre. — 1, branche florifère et fructifère. — 2, détails de la fleur.

*miferum*), de la famille des Térébinthacées (fig. 135) ; l'*Anacardium offici-narum*, l'*amandier des tropiques*, le *beurre de Galam*, huile concrète re-tirée des semences du *Bassia butyracca ;* le *cacao* (*Theobroma cacao*), la *pistache* (*Arachis hypogea*) (fig. 136) ; et enfin le *coco*, fruit du *Cocos nu-cifera*, palmier qui croît en abondance dans toute la zone intertropicale,

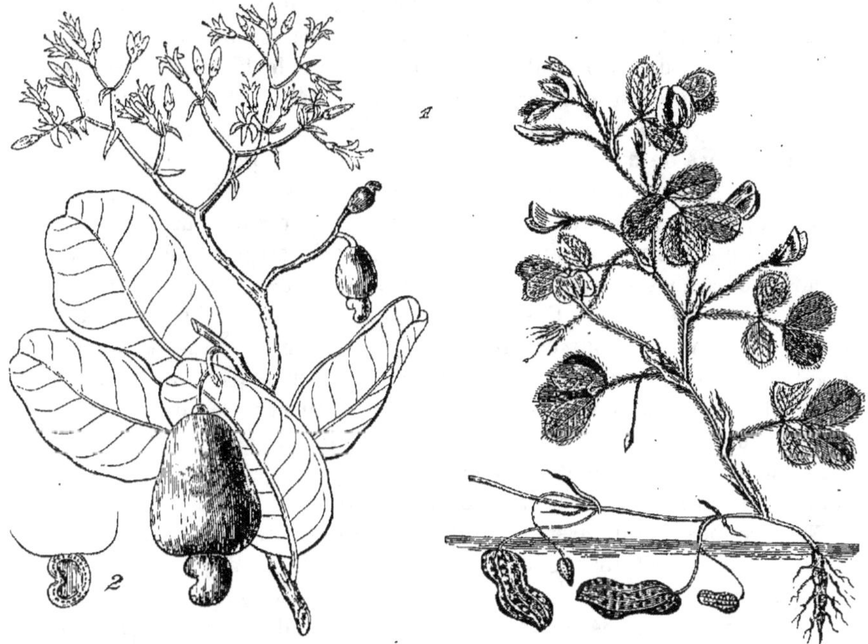


Fig. 135. — Acajou à pommes (*).          Fig. 136. — Pistache (**).

et fournit à l'alimentation une amande d'un goût suave, une huile co-mestible et un lait sucré très-agréable (1). Lorsque le fruit est jeune, son lait est abondant, et les couches les plus intérieures de l'amande sont molles, gélatineuses et se mangent à la cuiller ; plus tard le lait diminue

(1) Le cocotier est, on peut le dire, une providence réelle pour les peuples qui habi-tent la zone intertropicale. Avec sa séve ils fabriquent deux boissons fermentées, le vin de palme et le *cellou*, qui donnent à leur tour : le premier, un alcool, l'arack ; le second, un sucre appelé *jacre* ; sa noix leur donne une amande et une huile comesti-bles ; ils font des nattes avec ses feuilles ; retirent du brou de ses noix une matière textile d'une grande force, et son bois, très-élastique, est aussi appliqué par eux à di-vers usages.

(*) Acajou à pommes (*Cassuvium pomiferum*). — *Caractères botaniques :* Arbre à tronc noueux. Fleurs petites en bouquet rose pâle. Feuilles obtuses, à nervure inférieure saillante. Fruit jaune ou rouge, pyriforme, à noyau en forme de rein placé extérieurement. — 1, branche florifère et fructifère. — 2, coupe longitudinale du noyau.

(**) Arachide ou pistache (*Arachis hypogea*, famille des Légumineuses). — *Caractères botaniques :* Racine pivotante. Feuilles alternes, ailées, avec impaires, velues. Fleurs papilionacées, jaunes. Gousse réticulée, étranglée au milieu.

et l'amande devient plus blanche, plus consistante, plus imprégnée d'huile. Les jugements qui ont été portés sur les propriétés hygiéniques du coco sont très-variés ; les uns le considèrent comme incapable de nuire ; les autres, au contraire, l'accusent de méfaits dont, si nous en croyons notre expérence personnelle, il est tout à fait innocent. M. Celle va jusqu'à dire que, dans les pays chauds et humides (c'est-à-dire dans les conditions où la navigation place d'ordinaire les bâtiments), boire un verre de lait de coco et aller se promener sur le bord d'un marais, c'est un moyen presque assuré de contracter la fièvre intermittente. Lionel Wafer rapporte que, dans une relâche, ses matelots abattirent un grand nombre de cocotiers et burent une quantité prodigieuse de lait de coco. « Leur sang en fut si glacé et leurs nerfs si engourdis, dit cet « auteur, qu'ils ne pouvaient ni marcher ni se tenir debout ; ils n'eus-« sent même pas pu revenir à bord de leurs vaisseaux si leurs cama-« rades ne les eussent aidés, et ils ne revinrent de cet état qu'au bout de « quatre ou cinq jours. » Ces accidents nous paraissent difficiles à inter-préter. Nous ne donnons certainement pas le coco pour un de ces ali-ments dont on peut abuser sans danger ; son amande est quelque peu indigeste, comme toutes les substances huileuses ; son lait, pris en grande quantité, peut avoir, si l'on n'a eu le soin de l'aiguiser d'eau-de-vie, tous les inconvénients des boissons froides dans les pays chauds ; mais c'est, en réalité, tout ce qu'on peut en dire de pis.

Nous venons d'énumérer rapidement ceux des fruits des pays chauds auxquels le navigateur recourt le plus habituellement pour varier la monotonie de son régime ; nous n'avons pas la prétention de trancher la question de la supériorité savoureuse des fruits des tropiques sur ceux de nos pays : les créoles la résolvent dans un sens, les conversa-tions des carrés, qui reflètent toujours un peu les regrets de l'éloigne-ment, la décident dans un autre sens ; la vérité trouve à se placer entre ces deux opinions antagonistes. Quant à leur valeur hygiénique, nous croyons que, si les fruits des pays chauds exposent, quand on en abuse, à de plus réels inconvénients que ceux de nos climats, il faut en rechercher le motif bien moins dans leur nature que dans l'attrait et l'étrangeté de cette nourriture insolite, et aussi dans l'action d'une température qui ne laisse point impuni un seul écart de régime ou d'hygiène. Les fruits très-aqueux, ceux dont l'acidité n'est pas tempérée par du sucre, sont à éviter ; ceux, au contraire, qui sont doux et dont le goût est légèrement acide, qui ont, de plus, une pulpe féculente qui nourrit en même temps qu'elle désaltère (la banane est dans ce cas), sont un auxiliaire très-utile de l'alimentation des équipages. Nous ne disons rien de l'impor-tance qu'il faut attacher à la maturité des fruits ; l'insalubrité des fruits incomplétement mûrs est un fait d'hygiène vulgaire. La surveillance de la police du bâtiment, et aussi celle de son médecin doivent formel-lement interdire l'usage de fruits de cette nature.

# ARTICLE V

## CONDIMENTS EXOTIQUES.

L'alanguissement dans lequel tombent les fonctions digestives sous l'influence de chaleurs continuelles engage instinctivement à rechercher les condiments propres à stimuler le goût et à relever l'appétit. C'est là un des besoins les plus spéciaux de l'alimentation des pays chauds, et la *moutarde* préparée (*Mustum ardens*) ; les *achars*, macédoine de végétaux macérés dans du vinaigre simple ou pimenté ; le *kari*, poudre composée d'aromates et d'épices ; le *gingembre* (*Amomum zingiber*) (fig. 137), mais surtout le *piment enragé* (*Capsicum minimum*), sont les passe-ports nécessaires d'aliments que l'affadissement du goût confond dans une même répugnance. Le *piment* est, de tous ces condiments, le plus usité, et, à l'arrivée des navires dans les pays chauds, le médecin est invariablement appelé à donner son avis sur l'opportunité ou le danger de l'usage de cet excitant. Sans vouloir innocenter la pratique des créoles ou des anciens résidents des colonies, qui mangent sans sourciller des *pimentades* qu'un néophyte n'affronterait pas sans de vives douleurs, il n'en est pas moins vrai qu'on a de beaucoup exagéré les inconvénients de ce

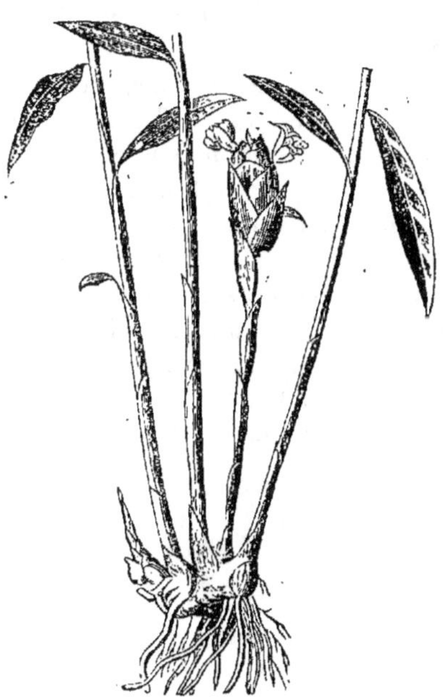

Fig. 137. — Gingembre (*).

condiment âcre. M. Celle en blâme l'usage dans les pays chauds et secs ; il l'autorise, au contraire, pour les pays humides. C'est toujours la même opposition entre les deux formes de climats de la zone torride ; elle se retrouve à chacune des pages de M. Celle : elle est l'idée dominante de son livre. Le littoral des pays chauds que fréquentent nos navires est dans des conditions d'humidité atmosphérique qui doivent, suivant cet auteur, justifier l'emploi des piments. Ces condiments stimulent fortement le tube digestif, sollicitent une sécrétion plus abondante des sucs sali-

---

(*) Gingembre (*Amomum zingiber*). *Caractères botaniques :* Racine tubéreuse horizontale. — Tiges droites. Feuilles alternes, ensiformes. Hampes écailleuses. Fleurs jaunâtres, ensiformes, ponctuées de rouge.

vaires et gastriques, excitent peut-être aussi les contractions du plan charnu de l'estomac, et vont, par une irradiation des plus promptes, stimuler tout l'ensemble du système nerveux. M. Celle parle d'une sorte d'ivresse toute instantanée qui succède à l'impression du piment sur les nerfs qui se ramifient dans la bouche ; c'est un fait que nous avons eu maintes fois l'occasion de constater sur nous-même. En définitive, comme stimulants gastriques et stimulants généraux, les condiments âcres conviennent aux colonies, mais il ne faut pas en faire un usage constant, et surtout ne pas augmenter progressivement des doses qui compromettraint l'estomac, alors même qu'elles seraient devenues inhabiles à stimuler le goût affadi.

Telles sont les considérations principales qui se rapportent à l'alimentation de l'homme de mer ; le but qu'elle a poursuivi si longtemps à travers mille tâtonnements, mille innovations dispendieuses, la préservation du scorbut, peut, aujourd'hui, être regardé comme à peu près atteint. Ce n'est sans doute pas exclusivement une question de régime, mais on peut affirmer que toutes les autres causes de cette grave dyscrasie seraient insuffisantes à la produire, si un mauvais régime, c'est-à-dire une alimentation privée de séve et de sang frais, ne les mettait en valeur. Le progrès réalisé dans cette partie de l'hygiène navale a été immense, et l'on ne trouvera pas trop longs, je l'espère, les développements qui précèdent et qui ont eu pour but d'en marquer les phases successives.

# LIVRE HUITIÈME

## INFLUENCES MORALES

L'homme physique est soumis à deux ordres d'influences. Les unes lui viennent du dehors ; elles agissent directement sur sa santé, en fournissant à son organisme des éléments de réparation ou de déchet, de restauration ou d'affaiblissement : ce sont les influences du milieu dans lequel il vit ; nous venons d'achever leur étude en ce qui concerne l'homme de mer. Les autres, d'un ordre plus relevé, puisqu'elles lui appartiennent en propre et mettent un abîme entre la brute et lui, sont les influences de l'âme sur le corps qu'elle habite, influences qui, pour n'agir qu'indirectement sur la santé, exercent sur elle cependant une action décisive ; et, de même que les conditions extérieures d'alimentation, d'air, de lumière, etc., quand elles sont viciées, compromettent le maintien de la vie, de même les influences morales sont conservatrices et salutaires quand elles ont le devoir pour inspiration, la religion pour allégement, et deviennent destructives du moment où ce double contre-poids leur manque. Cette subordination étroite de la matière au principe immatériel qui l'ennoblit est une cause de fragilité pour le corps, mais elle est pour l'homme tout entier le sceau de sa grandeur et de ses destinées immortelles. Et ici encore éclatent la domination de l'âme et la servitude de son enveloppe ; les maladies de la première, passions excessives, déréglements de la volonté, etc., ont toujours leur retentissement sur l'être physique dont elles ébranlent les ressorts, tandis que l'âme peut, « au milieu des ruines d'un corps qui se dissout » (Bossuet), conserver encore intacte la plénitude de sa force et de sa puissance. Si les lois mystérieuses de cette action réciproque du physique sur le moral échappent à notre intelligence, les effets en sont dignes de toute notre attention, et l'hygiène, qui a peut-être mission de relever la médecine du reproche de matérialisme contre lequel elle ne proteste pas assez, doit considérer l'homme sous ses deux faces, sous peine de laisser sa tâche incomplète. Nous ferons ainsi dans les limites étroites de la spécialité de notre livre, mais nous nous garderons, comme d'une faiblesse dont nous aurions à rougir, de ces précautions oratoires timides par lesquelles l'hygiène s'efforce habituellement de justifier par un intérêt matériel la place étroite qu'elle accorde à tout ce qui n'est pas d'un ordre purement physique. L'homme est esprit et matière à la fois, et ces deux principes réagissent perpétuellement l'un sur l'autre. Si le corps a son hygiène, l'âme a aussi la sienne ; un seul mot la résume : la Religion. Nous ne séparerons jamais ces deux intérêts.

Les influences morales qui dérivent de la profession maritime sont aussi nombreuses que diverses ; nous les étudierons sous trois catégories : 1° régime moral proprement dit ; 2° régime disciplinaire ; 3° régime religieux.

# CHAPITRE PREMIER

## Régime moral.

La séquestration, le rapprochement forcé, la rupture des habitudes et des affections, telles sont les trois influences les plus spéciales de la vie nautique ; l'ennui, l'hypochondrie et la nostalgie sont les conséquences qui peuvent en découler. Leur remède intérieur est dans la résignation religieuse ; leur remède extérieur, dans cette diversion puissante par laquelle les distractions pallient les souffrances morales de cette nature, quand elles ne parviennent pas à les guérir.

### ARTICLE I<sup>er</sup>.

#### CONDITIONS SPÉCIALES DE LA VIE NAUTIQUE.

§ 1. — *Séquestration et isolement.*

La séquestration nautique, quand elle n'est pas interrompue de temps en temps par des relâches, est une condition fâcheuse ; certaines navigations, comme celles des baleiniers par exemple, la prolongent des années entières, et, dans beaucoup de campagnes plus favorisées, la crainte fondée des dangers d'intempérance ou d'empoisonnement palustre que l'équipage courrait à terre engage les capitaines à employer cette séquestration forcée comme un élément de préservation hygiénique. Nous nous sommes expliqué déjà sur les avantages et les inconvénients de cette rigueur. La séquestration, même pendant deux ou trois mois, est une condition morale très-pénible ; on s'y résignerait facilement si elle était volontaire, elle devient un fardeau parce qu'elle a été imposée. L'obligation de limiter son activité de corps et d'esprit à la longueur du pont d'un navire dispose l'un et l'autre à la torpeur ; la vue des mêmes objets et des mêmes personnes, la répétition fastidieuse d'impressions et de travaux identiques, fatiguent l'esprit, qui a besoin, comme l'estomac, d'une alimentation variée ; l'habitude d'assister aux grands spectacles que la nature réserve aux marins de profession émousse leur aptitude à en jouir ; d'un autre côté, la privation de toutes ces influences de la terre pour lesquelles l'homme a été créé se fait sentir avec une vivacité quelquefois maladive : tout, en un mot, concourt à engendrer à la longue ce dégoût du navire et ce besoin de la terre dont l'exagération est la source de la nostalgie du matelot. La rencontre d'un bâtiment à la mer fait ressortir, par la vivacité des sentiments qu'elle provoque, tout ce que cette séquestration des longues traversées a de profondément pénible. Le poëte Thomas Moore a décrit dans des vers admirables les sensations que cet incident de la vie maritime éveille dans un équipage. On dirait alors qu'un navire n'est plus un être collectif, formé de personnalités et de passions diverses, mais un seul homme qui voit arriver le terme d'un long isolement et sent sa langue se délier à l'approche d'un être semblable à lui. Une animation inusitée se montre dans l'équipage ; tout travail ou toute distraction sont momentanément interrompus ; on suit ce compagnon de la mer jusqu'à ce que la distance le dérobe à la vue, tant est grande la monotonie de l'isolement à la mer, tant est impérieux le besoin d'une diversion, si insuffisante qu'elle soit.

### § 2. — *Rapprochement forcé.*

A bord d'un navire, le rapprochement forcé est une circonstance non moins fâcheuse que la séquestration. Si cet encombrement est, au physique, une source de méphitisme et de gêne, il impose aussi, au moral, un malaise dont il faut tenir compte. Cet amour, ce besoin du *chez soi*, du *home*, qui sont innés au cœur de l'homme, sont froissés par la promiscuité d'une vie en commun à laquelle n'échappe nul instant du jour et de la nuit, et cette privation est si cruellement sentie, que le calier, pour se faire une demeure à lui, préfère la fétide obscurité de la cale à la lumière vivifiante du pont. Le matelot, s'il est sensible jusqu'à un certain point au malaise moral inhérent à ce rapprochement forcé d'un grand nombre d'individus dans un espace restreint, apprécie surtout la gêne matérielle qui en résulte. L'inverse peut être affirmé pour l'officier. Les prérogatives de sa position lui concèdent, comme nous l'avons vu, le privilége d'une chambre dont la discipline du bord ne franchit pas le seuil, où il peut jouir d'une sorte de liberté et où il accumule tout le bien-être conciliable avec l'étroitesse de son logement ; mais il a, sur le matelot, le désavantage d'une susceptibilité qui lui fait ressentir avec vivacité les mille froissements de ces relations fortuites : plus méticuleux dans le choix de ses liaisons, il étudie avant de se livrer, et l'irritation d'une vie contrainte enlève souvent à ses jugements cet esprit de bienveillance qui est le prélude nécessaire de toute intimité.

Dans les campagnes où la facilité des distractions permet aux officiers de vivre en partie hors du navire et d'y rapporter ces impressions piquantes qui alimentent la conversation du carré et l'éloignent du terrain dangereux des personnalités, le rapprochement forcé se tolère à merveille ; mais s'il s'agit de ces croisières interminables où la séquestration est permanente, où les frottements des angles saillants des caractères n'ont rien qui les amortisse, où l'on n'est disposé ni aux concessions ni à l'indulgence, alors naissent des heurtements et des antagonismes qui ne se seraient pas produits dans des conditions plus favorables de navigation. L'esprit d'urbanité et de savoir-vivre qui préside aux relations des gens bien élevés qui peuplent le carré d'un navire jette toujours, il est vrai, un voile de convenance sur ces froissements de la vie en commun ; mais, pour être cachés, ils n'en existent pas moins, et le centre épigastrique, auquel retentissent toutes les passions sans grandeur, puise souvent dans ces irritations sourdes le germe d'une gastralgie qui en est le châtiment. Rassembler des quatre coins du ciel des hommes qui ne se sont jamais connus, dont les goûts, les idées, les doctrines offrent souvent la disparate la plus absolue, et vouloir qu'ils vivent dans une harmonie que rien n'altère, c'est tout simplement demander l'impossible. Le carré, avec ses chambres, est un couvent où chaque religieux a sa cellule; si celui-ci résout ce problème difficile, si celui-là ne peut l'aborder, c'est qu'il lui manque cet esprit de tolérance réciproque, d'effacement de soi-même, d'abnégation, qui éteint le personnalisme et cimente l'union. Par bonheur, si l'harmonie générale est, dans un carré nombreux, un rêve à peu près irréalisable, le temps finit par mettre de l'ordre dans ce chaos moral ; les caractères qui ont de l'affinité se cherchent, s'étudient, finissent par se réunir, et des groupes, fondés sur l'analogie des goûts et des idées, s'établissent et se suffisent à eux-mêmes. Nous pouvons dire, pour l'avoir éprouvé, tout le charme que ces liaisons jettent sur la vie, par ailleurs si monotone et si triste, que l'on mène à bord des navires, et il est bien rare que, quand elles ont duré plusieurs années, elles ne survivent pas à la rencontre fortuite qui les a fait naître.

Les maîtres sont, au point de vue qui nous occupe, dans des conditions à peu près identiques, mais les résultats qui en découlent sont loin d'être les mêmes ; doués d'une impressionnabilité affective et morale beaucoup moins vive, ils remplacent l'atticisme acéré de la parole par la rudesse d'un parler sans ambages ; ils donnent aux mots leur sens net sans leur chercher d'interprétations irritantes, et leurs contestations sont aussi violentes que leurs réconciliations sont faciles et complètes.

Que dirons-nous du *poste* des aspirants? Les passions sérieuses qui agitent les officiers du navire passent devant sa porte sans oser y entrer, tant il y a dans cet espace resserré de gaieté franche et bruyante, d'expansion juvénile, de résignation aux privations de la vie nautique. Ici pas d'antagonisme d'intérêts, pas de conflits d'ambition, pas de soucis de famille, pas de regrets du passé, pas d'inquiétudes de l'avenir, pas de discussions envenimées ; rien que les illusions dorées de la jeunesse, l'intimité fraternelle des relations, des plaisanteries pleines de verve et d'enjouement contre les misères d'un métier qu'on aime, et cette solidarité affectueuse, ce communisme charmant qui s'étend de la bourse à l'habit, qui semble tout naturel, et qu'on regrettera quand on ne les comprendra plus.

La figure grave et austère du commandant du navire domine toutes les autres ; ici, au lieu d'un rapprochement forcé, un cercle d'isolement créé tantôt par le respect hiérarchique, tantôt par l'opposition. Le chef suprême du navire n'a avec ses autres habitants que les relations qu'il recherche ; il résume tous les priviléges et les soucis de la grandeur ; au lieu d'avoir à supporter les autres, il a à se supporter lui-même et à se suffire, tâche lourde que la dignité lui impose, mais qu'il peut alléger par cet esprit d'urbanité et de bienveillance qui diminue l'austérité du commandement sans jamais en amoindrir le prestige.

### § 3. — *Rupture des habitudes et des affections.*

Cette influence est surtout sensible, comme nous l'avons vu, pour les hommes qui débutent dans la profession maritime et qui passent brusquement de la vie de l'atelier ou de la charrue au métier si rude et si spécial de la mer ; mais pour tous, la navigation est une rupture pénible des affections et des habitudes, qui est ressentie avec d'autant plus de vivacité que l'impressionnabilité affective est plus exquise, et que les liens que le départ vient de rompre étaient plus nombreux. Tant que le marin ne s'est pas donné d'autres affections que celles de la maison paternelle, il sent que sa destinée n'était pas d'y rester toujours, et il accepte cet éloignement comme un devoir et comme une nécessité ; mais quand il a complété sa vie par le mariage, qu'il s'est élevé, par un choix sympathique, au sacerdoce de chef de famille, chaque départ lui impose un sacrifice plus douloureux, et sa vie est un tiraillement pénible entre les devoirs de son métier et le besoin de goûter ces joies d'intérieur auxquelles l'absence prête encore un attrait plus vif. La vie nautique exclut presque forcément la vie domestique, et cette sorte d'incompatibilité entre les instincts les plus légitimes et les devoirs de la profession impose, au plus grand nombre de ceux qui l'exercent, des souffrances que les autres carrières ne connaissent pas au même degré (1). Si le cœur a ses habitudes, l'esprit et le corps ont aussi les leurs, et elles prennent d'autant plus d'empire qu'on avance davantage dans la vie ; la navigation implique le renoncement aux unes et aux autres, et éloigne des conditions les plus indispensables à la satisfaction morale comme au bien-être physique. Aussi la profession maritime, vue par les personnes qui y sont étrangères à travers un prisme qui en altère la couleur véritable, est-elle en réalité l'une des plus pénibles et exige-t-elle, plus que toute autre, cet esprit d'abnégation et ce sentiment du devoir qui peuvent seuls en faire supporter les rigueurs.

(1) Bernardino Baldi, *La Nautica*, 1840, p. 151.

## ARTICLE II.

### INFLUENCES SUR LES PASSIONS.

#### § 1. — *Passions.*

Les passions sont des mouvements actifs de l'âme, de l'esprit, ou des sens dont le but est la satisfaction d'un besoin moral, intellectuel, ou instinctif. L'isolement et la concentration intérieure qui en résulte, le rapprochement forcé d'individus dans un espace restreint, sont les deux conditions de la vie nautique qui donnent aux diverses passions une prédominance dont le retentissement sur la santé ne tarde pas à se faire sentir.

Les passions *instinctives*, ou mouvements désordonnés des sens, aiguisées par les privations, conduisent, quand elles ne sont pas refrénées par la volonté et par le frein religieux, à ces excès dans lesquels les matelots se jettent d'ordinaire, et que la morale, l'hygiène et la discipline ont tous les jours à regretter. Les uns, très-répandus (peut-être parce qu'aucune idée de réprobation ne s'y attache), dégradent l'âme à la longue, en lui enlevant le sentiment de sa dignité, et portent à la santé une atteinte quelquefois irrémédiable ; les autres, heureusement exceptionnels, ne prennent guère racine dans la population passionnée mais généreuse de nos navires ; c'est assez de les avoir indiqués une fois. Aux premiers s'applique ce mot si sensé de Reveillé-Parise : « Le corps humain est certainement très-faible, très-délicat, très-compliqué dans sa structure ; mais, si l'on considère à quel excès, à quelles folies, à quelles épreuves on le soumet, on sera étonné d'y trouver encore assez de vigueur et de force pour le faire durer une vie ordinaire (1). » — « Le véritable secret de prolonger la vie, c'est de ne pas l'abréger (2). »

L'esprit a, comme les sens, ses dépravations et ses excès. L'amour-propre, ce sentiment formé de personnalisme et d'orgueil, qu'un mot exaspère, qu'une vaine louange satisfait un instant, qui rend les relations difficiles, peu bienveillantes, et fait pivoter l'harmonie sur une interprétation, l'amour-propre est, à bord d'un navire, comme dans tous les rapprochements d'hommes, la passion le plus fréquemment en jeu ; c'est aussi la plus impitoyable de toutes, celle qui fomente le plus de ressentiments secrets, de blessures qui s'enveniment, parce que la lumière d'une explication franche et loyale ne descend presque jamais sur elles. C'est une *petite* passion dans toute la rigueur du mot, mais ses ravages sont *grands*, et l'homme qui s'y abandonne sans réserve peut être, à bon droit, soupçonné du besoin de remplacer par sa propre estime celle que les autres refusent justement à son mérite.

(1) Reveillé-Parise, *Études de l'homme dans l'état de santé et de maladie.* Paris, 1845, t. I, p. 34.
(2) Feuchtersleben, *Hygiène de l'âme,* traduit de l'allemand. 3e édition. Paris, 1870.

L'envie a, comme l'amour-propre, sa racine dans l'orgueil ; mais la première de ces passions est agressive, tandis que la seconde ne fait que se défendre, et elle a de plus quelque chose de haineux qui la rend repoussante : au lieu de se produire au grand jour par des mouvements vifs et passionnés qui lui donnent au moins un air généreux, elle aime l'ombre, et rampe pour arriver à son but, qui fuit devant elle, c'est-à-dire au nivellement de tout ce qui la dépasse ; une récompense, un éloge, une distinction hiérarchique donnés à un autre, alors même qu'il en jouit lui-même, sont un supplice pour l'envieux. Nulle passion ne remue plus que celle-ci les régions basses de l'âme, nulle n'engendre plus de dégoût pour soi-même ; les hommes qui la ressentent vivement à bord d'un navire n'ont aucune préoccupation qui les en distraie et consument toutes leurs facultés et leur énergie dans cette déviation maladive de leur activité.

L'ambition, cette passion dominante des hommes groupés en hiérarchie, est, suivant l'âme où elle germe, une plante noble et vigoureuse qui cherche le soleil, s'alimente d'une séve pure et porte des fruits sains et exubérants, ou un de ces végétaux inutiles qui poussent en rampant, aiment l'ombre et ne donnent que des fruits inutiles ou empoisonnés ; le terrain où cette semence lève décide de ce qu'elle deviendra. L'ambition qui est sûre d'elle-même, qui ne veut que la droiture pour moyen, qui n'accepte d'autre lutte que celle du courage et du travail, est une passion tout expansive qui sait jouir et qui n'envie pas : nous l'avons souvent rencontrée dans le cours de notre navigation, et nous l'avons saluée avec respect. On ne saurait professer les mêmes sentiments pour cette ambition tortueuse et basse qui, en présence d'un but, reste indifférente au choix des moyens, compte plus sur l'adresse que sur le mérite, resserre l'âme et s'abaisse aux proportions de l'intrigue.

Toutes ces passions, qui n'appartiennent pas plus à l'homme de mer qu'à tout autre, mais qui prennent, à raison de l'exiguïté de la scène sur laquelle elles se déploient, une activité et une puissance nouvelles, comme ces gaz dont la force explosive s'accroît à mesure que se rétrécit l'espace qui les renferme ; toutes ces passions auxquelles il faut joindre les préoccupations de la responsabilité, les soucis du commandement, les irritations d'une discipline permanente, sont autant de causes qui engendrent cette susceptibilité nerveuse, cette sorte d'éréthisme qu'on doit considérer, sinon comme une cause déterminante de maladies, du moins comme un élément de prédisposition ou d'aggravation.

Les passions *affectives*, plus nobles que les autres parce qu'elles sont plus désintéressées, ont leur objet en dehors du navire ; l'homme de mer les y apporte avec lui, et les souvenirs, les regrets ou les aspirations qu'il y rattache fournissent à son isolement des consolations efficaces, s'ils sont modérés, ou un sujet de découragement, s'il s'y abandonne sans mesure.

## § 2. — *Maladies passionnelles*.

L'ennui, l'hypochondrie, la nostalgie, et exceptionnellement certaines idées fixes ou monomanies, sont les affections passionnelles que le monde en petit d'un navire voit naître le plus facilement.

L'*ennui* a pris sur les navires une place proportionnelle à celle qu'il occupe dans les sociétés modernes; on en apporte le germe avec soi, et, les circonstances de la navigation aidant, il trouve promptement à se développer. Là, comme ailleurs, on peut constater deux sortes d'ennui : l'un procède de cette défaillance de la volonté qui regarde inertement couler les heures et témoigne sa répugnance au travail actif comme à la réflexion par cette sorte de *nausée cérébrale* qu'il faut avoir ressentie pour la comprendre : c'est une diminution de la vie, comme l'a si bien dit madame de Staël; l'autre a mérité un nom spécial, c'est le *désenchantement*, le mal des désillusionnés. Le premier gaspille le temps ; le second énerve les ressorts de l'âme par un doute qui n'a souvent d'autres racines que la mode ou la prétention. Le travail est l'antidote de l'un ; l'autre est une déchéance morale que nul moyen humain ne saurait guérir, la religion seule peut en venir à bout.

Si l'activité d'esprit fut jamais un élément indispensable de satisfaction et de santé, c'est certainement à bord d'un navire. L'absence de distractions, la continuité d'impressions extérieures toujours identiques, les aspects uniformes du ciel et de la mer, l'isolement, la privation de nouvelles, jettent l'esprit dans cette sorte de satiété, d'*anorexie* morale qui n'est autre chose que l'ennui. La vue de la mer, l'un des grands tableaux de la nature, a, même pour les esprits qui peuvent en jouir, quelque chose de mélancolique qui incline à la tristesse (1) ; elle est simplement monotone pour le plus grand nombre. Les mêmes objets, les mêmes détails d'habitation, frappent incessamment les regards, les conversations tournent dans le même cercle d'idées; la vie méthodique et régulière du navire rend encore plus uniforme et ennuyeuse cette existence, qui pèche surtout par le défaut de diversité. L'ennui est le châtiment des esprits qui manquent à la loi du travail ; il s'attache invariablement à tout homme désœuvré comme ces lichens parasites qui pullulent sur les arbres où la séve ne circule plus. Se créer des occupations, donner un but et une activité à chacun de ses instants, c'est le sûr moyen d'échapper au fléau. Les capitaines en préservent leurs équipages par une combinaison bien entendue des manœuvres, des exercices et des distractions ; les officiers arrangent leur vie comme ils l'entendent, et l'étude peut donner à leur isolement un charme qui le leur rend pres-

---

(1)     ........ Nec jam amplius ulla
   Occurrit tellus, cœlum undique et undique pontus.
       (Virg., *Æneid.*, V, 8.)

que doux. L'ennui est une passion toute de l'ordre moral, sans doute, mais la distinction des deux hommes est plus tranchée dans les livres que dans la nature, et la santé ressent bientôt le contre-coup de cette dépression cérébrale. Qui ne sait que, sous son influence, l'appétit s'émousse, la respiration languit, le sang stagne dans ses 'réservoirs veineux; la nutrition souffre, le teint s'étiole, comme si l'activité d'esprit, à la manière d'une sorte de balancier, imprimait à toutes les fonctions organiques leur rhythme et leur mouvement?

L'*hypochondrie*, cet *égoïsme pathologique*, comme l'appelle si bien M. de Feuchtersleben (1), est cette concentration maladive de toutes les facultés sur des souffrances physiques réelles ou imaginaires; l'esprit ne cherche plus d'aliments au dehors, le personnalisme l'absorbe tout entier : il écoute fonctionner ses organes, interroge ses rouages intérieurs, étudie leurs dérangements avec ces demi-connaissances qui donnent beaucoup d'inquiétudes et peu de lumières, et la vie cérébrale, ainsi déviée de son activité régulière, perd au bout de peu de temps toute aptitude à la recouvrer. L'absence de stimulants intellectuels, l'ennui, l'isolement, l'inactivité corporelle et mentale, engendrent cette vésanie déplorable : nous l'avons plusieurs fois rencontrée à bord. Les conversations médicales que l'homme du monde recherche toujours avec une curiosité inquiète, et que les officiers provoquent si habituellement, l'avidité avec laquelle ils recourent aux livres spéciaux du médecin, pour y chercher les secrets de leur organisation physique ou la confirmation de quelque inquiétude, sont autant de sources d'une hypochondrie que la séquestration nautique ne peut qu'aggraver.

La *nostalgie* a aussi son domaine de prédilection sur les navires, elle dérive tout entière des sentiments affectifs : c'est une sorte d'*idée fixe du cœur* qui concentre tous ses regrets, toutes ses tristesses, toutes ses aspirations sur un seul point, le pays natal. Cette passion n'a qu'un objet, mais celui-ci est complexe et résume à lui seul l'amour du sol, les souvenirs de l'enfance, les habitudes, la famille ; au lieu de dégrader l'âme, comme les autres, elle l'ennoblit, car elle donne la mesure de sa domination sur le corps : maladie triste et touchante à la fois qui inspire, pour celui qui en souffre, ce mélange de considération et de piété que les autres souffrances ne commandent pas au même degré.

Où trouvera-t-on plus qu'à bord d'un bâtiment toutes les conditions qui peuvent faire naître ce regret maladif du pays? Le métier de la mer n'est pas nouveau, il est vrai, pour la plupart des matelots : recrutés parmi nos populations du littoral, ils ont été rompus de bonne heure aux ennuis de la navigation ; beaucoup ont navigué sur des bâtiments de commerce, mais si leur position matérielle était alors moins bonne,

(1) Feuchtersleben, *Hygiène de l'âme*, traduit de l'allemand par le docteur Schlesinger, 3ᵉ édit. Paris, 1870.

la durée d'une pêche ou d'un voyage les séparait seule de leur famille, et ils en prenaient aisément leur parti. Il en est autrement des navires de guerre ; les nécessités de la discipline y rendent la séquestration plus complète, les campagnes y sont longues ; le jeune matelot est soumis à des règles qu'il avait ignorées jusque-là, il trouve le temps long, se décourage, et cette fâcheuse disposition d'esprit, une fois établie, ne tend qu'à s'accroître de plus en plus.

Il n'est pas de médecin de la marine qui n'ait eu souvent à bord l'occasion d'observer de malheureux nostomanes ; presque tous, il faut le dire, sont remarquables par le peu d'activité de leur esprit, la lourdeur de leurs allures, leur inaptitude à faire de bons matelots ; leur oubli de toute propreté, indice d'un découragement insoucieux, attire sur eux des punitions incessantes, et accroît encore leur dégoût pour la marine. Le nostalgique n'a guère de pitié ni d'assistance à attendre de ses camarades ; plus délurés que lui, rompus à l'existence exceptionnelle du bord, habitués à en prendre gaiement les misères, ils exploitent sa gaucherie au profit de leur désœuvrement, et leurs plaisanteries le choisissent pour but ; parfois, enfin, l'inhabileté à parler la langue commune (les Bretons sont souvent dans ce cas) crée autour de lui un isolement plus complet. Il s'y résigne d'abord, mais bientôt il le recherche pour repaître sa pensée des lieux et des personnes qu'il a connus. Ce qui n'était qu'une préoccupation passagère devient une idée fixe, absorbante, qui concentre toutes les facultés du nostomane sur le regret du pays. Il recherche l'isolement, reste insensible à toutes les stimulations bienveillantes ou railleuses ; son visage exprime l'hébétude et la tristesse, et ne tarde pas à déceler par son altération et sa pâleur l'atteinte grave que cet état du cerveau a portée aux fonctions organiques ; les yeux sont cernés, ternes, sans animation ; les muqueuses blanchissent, la nutrition s'altère, et des battements de cœur, au moindre mouvement, indiquent que le nostalgique est en proie aux ravages de l'anémie. Il cache néanmoins soigneusement la préoccupation qui l'absorbe, et c'est là l'un des meilleurs indices pour reconnaître la réalité de son affection. Tandis que le faux nostomane, espérant arriver au but de ses désirs, se hâte de l'indiquer par ses paroles et par son exaltation, le vrai nostalgique, au contraire, ne révèle son état que par des indices tout à fait indépendants de sa volonté, tels que la rougeur subite, l'animation du regard, l'anhélation, l'accélération du pouls, lorsqu'une question, une insinuation de congé, un chant national, viennent raviver le chagrin qui le mine sourdement.

Arrivé à ce degré, la nostalgie constitue une maladie grave qui peut conduire à la mort par un dépérissement progressif, qui marche quelquefois même à la manière d'une affection aiguë, ainsi que l'a indiqué Larrey, et peut, en quelques semaines, arriver à une issue funeste. Elle ne saurait donc trop éveiller la sollicitude du médecin du navire, qui

doit s'armer contre elle de toutes les ressources de sa science et de son
cœur.

Quand il est bien constaté qne la nostalgie n'est pas simulée, il faut lui
opposer son seul remède efficace, c'est-à-dire le retour au pays natal. Si la
nature de la campagne ne permet pas le rapatriement, le traitement psy-
chique doit être institué avec cette persévérance et cette douceur qui
sont ses deux conditions de succès. S'attirer la confiance du malade, en
lui parlant souvent, en se mettant au fait des liens qui l'attachent à son
pays, en prenant même des informations indirectes à ce sujet ; veiller à
ce que le pauvre nostalgique ne soit pas tracassé par ses camarades ;
combattre avec douceur sa tendance à s'isoler ; lui faire donner un
poste qui lui plaise et dans lequel il soit porté par ses goûts à déployer
une certaine activité ; l'envoyer à terre quand on le peut ; le faire participer aux jeux de ses camarades ; recommander à ses compatriotes
de ne plus se servir avec lui de leur langue commune ; l'éloigner, en un
mot, de l'idée fixe qui l'absorbe, telle est la formule d'un traitement
moral malheureusement plus facile à préciser qu'à suivre. « Si la mé-
« decine, a dit M. Max Simon, est l'art de guérir les hommes, elle est
« aussi un peu celui de les plaindre (1). » Ici plaindre c'est presque
guérir. L'âpreté des manières et la rudesse des paroles ne feraient qu'aggraver le mal ; une douceur insinuante est la condition de tout traitement efficace.

La névrose cérébrale est le fond de la maladie, les soins moraux doivent donc être le fond du traitement ; mais ce n'est pas à dire pour cela
qu'il faille se priver des ressources auxiliaires de la thérapeutique : une
bonne hygiène, de l'exercice, une alimentation réparatrice, des ferrugineux, doivent venir en aide au traitement moral ; il faut bien le répéter, tout échoue sans celui-ci (2).


## ARTICLE III

### DISTRACTIONS.

Quand les forces morales de l'homme subissent une concentration exagérée et que la vie extérieure n'en utilise pas une bonne partie, l'âme
est dans un état maladif qui ne tarde pas à entraîner celui du corps ;
les distractions (*distrahere*) ont pour but de rétablir l'équilibre et de
soustraire l'homme aux ravages de l'ennui ou des idées fixes. La gaieté,
à bord d'un navire, est le levier le plus puissant de l'hygiène ; elle peut
tenir lieu de tout, rien ne saurait la remplacer : plus l'ennui a d'accès
facile dans un équipage par l'isolement, la séquestration, la monotonie
de la mer, la longueur des campagnes, l'absence de nouvelles, plus il

(1) Max Simon, *Hygiène du corps et de l'âme, ou Conseils sur la direction physique
et morale de la vie adressés aux ouvriers des villes et des campagnes.* Paris, 1854.
(2) Voy. Benoît de la Grandière, *De la nostalgie ou mal du pays.* Paris, 1875.

faut lui opposer d'efforts persévérants. Ici le rôle préservateur du médecin abdique devant celui du capitaine, qui tient entre ses mains tous
les fils de la prophylaxie morale de son équipage, et cela est tellement vrai, que l'on peut affirmer qu'un bâtiment triste est un navire où,
malgré des intentions souvent excellentes, l'autorité ne sait pas neutraliser les rigueurs du joug disciplinaire par ces encouragements donnés à propos et par ces distractions qui relèvent le moral des équipages et contre-balancent les influences dépressives de la navigation.
Nous avons vu souvent des navires où cet intérêt, que nul autre ne
prime pour l'importance, était admirablement compris : l'ordre n'y
perdait rien, les rouages du service y fonctionnaient sans heurtement,
l'autorité était douce et inflexible à la fois, l'obéissance empressée et
pleine d'entrain ; aussi, des conditions hygiéniques défavorables, et qui
pesaient de tout leur poids sur des équipages moins bien menés, ne fai-
saient-elles qu'effleurer la santé de ceux-ci. Un capitaine médiocre ne
donne d'autre sauvegarde à l'accomplissement du service que la multiplicité des répressions ; un bon commandant, dans la belle et large acception qu'il faut attribuer à ce mot, domine le cœur de ses matelots
comme il domine leur volonté, et en retour de la soumission active
qu'il en obtient, il comprend que la rigueur de la vie nautique a besoin d'être adoucie par un système de distractions intelligemment établi. La gaieté des matelots est le meilleur éloge de l'officier qui les commande : un bâtiment où l'on ne chante pas nous a toujours fait suspec-
ter la prudence du régime moral auquel il est soumis. Qui ne sait,
d'ailleurs, avec quelle entente sagace et humaine à la fois, les grands
navigateurs du siècle passé soignaient la santé morale de leurs hommes,
mettant tous leurs soins à les distraire, leur donnant eux-mêmes, par une
charmante bienveillance qui n'a jamais fait tort à la discipline, l'exemple de la gaieté et de la résignation à des ennuis inévitables! Les Van-
couvert, les Cook, les Parry, les Franklin, ont été de ce nombre, et les
traditions préservatrices qu'ils nous ont transmises sont de celles qu'il
ne faut pas laisser tomber dans l'oubli.

### § 1. — *Distractions du navire.*

Les diversités de culture de l'esprit des catégories sociales que renferme le navire introduisent des différences dans la nature et l'efficacité
des distractions qui s'adressent à chacune d'elles, nous ne devons pas
oublier ce point de vue ; disons seulement que si l'ennui est une maladie morale plus contagieuse par imitation que toute autre, la gaieté est
aussi communicative et entraînante, et du gaillard d'arrière au gaillard
d'avant s'établit une solidarité d'*atmosphère morale* dont nous avons
maintes fois rencontré des exemples.

Pour l'équipage, comme pour les officiers, les *conversations* sont la ressource la plus assurée et la plus usuelle contre l'ennui. Dans les intervalles de liberté que laissent les exercices, dans l'abandon des repas ou pendant l'inaction des longs quarts de nuit, des groupes fondés sur l'analogie des goûts, des positions, du langage, de l'origine, se réunissent et échappent au désœuvrement par un échange bruyant d'impressions, de regrets, de récriminations ou d'espérances ; cénacles goudronnés où les questions les plus sérieuses sont souvent agitées par les esprits les plus incompétents, où l'on discute des choses du métier avec une ardeur qui atteint sans danger les limites de la provocation, où l'on pense tout haut sans se préoccuper de la livrée de ses idées, où la conversation manque habituellement d'ornements et d'atticisme, mais où elle ne manque jamais de bonhomie et de rondeur. Quel est l'officier qui, sauvant sa dignité par le voile de son manteau, ne s'est pas glissé quelquefois, le soir, au milieu de ces groupes naïfs, pour y savourer tout ce qu'il y a, dans ces épanchements à cœur ouvert, de traits piquants, de saillie originale, de verve toute gauloise! Ce n'est pas que des incorrections étranges de langage et des jurements, trop techniques et trop traditionnels pour être bien coupables, ne tranchent un peu sur le ton pittoresque de ces épanchements, mais ce serait être trop difficile que d'y trouver quelque chose à redire. A côté de ces conversations animées auxquelles tout nouveau venu peut, quand il le veut, venir prendre part, il en est de plus intimes et de plus affectueuses que l'amitié fait naître plutôt que le désœuvrement, et dans lesquelles les choses de la profession sont moins habituellement traitées que celles du pays, du cœur, ou de la famille; on ne cause pas ainsi indistinctement avec tout le monde, celui qu'on a choisi pour son *matelot* (mot qui résume toute la solidarité de l'amitié nautique) est aussi le seul avec lequel on aime à parler de ces intérêts si chers.

Les imaginations vives et impressionnables du gaillard d'avant aiment volontiers abandonner de temps en temps le domaine d'une réalité le plus habituellement triste et monotone, pour aborder celui de la fiction, et les contes de la *mèche* viennent presque tous les soirs fournir un élément de distraction à ces natures naïves sur lesquelles le merveilleux exerce un si grand empire. Heureux sont les bâtiments qui possèdent un conteur émérite, c'est-à-dire un improvisateur qui, à la fécondité des rapsodes antiques, joint l'ingéniosité d'une Scheerazade de profession, qui sait sauver la nudité du fond par le pittoresque ingénu des détails, ménage l'intérêt avec art et excelle dans la composition de ces poëmes naïfs, dont des navires impossibles, des princesses équivoques et des mariages fabuleux, font invariablement tous les frais. L'ennui peut chercher asile ailleurs que sur un bâtiment aussi bien partagé.

L'homme trompe le désœuvrement par deux sortes de conversations : l'une qu'il se fait à lui-même ; l'autre par laquelle il établit ses relations avec ceux au milieu desquels il vit. Le matelot n'a guère que la seconde de ces ressources; l'officier dispose de l'un et de l'autre, privilége favorable ou fâcheux, suivant l'usage qu'il en fait et la direction qu'il donne à son activité d'esprit.

Chacun, dans un carré, vit à sa manière et suit la pente de ses goûts. Les uns recherchent l'isolement et comptent surtout sur les ressources de cette conversation intérieure dont nous venons de parler : ce sont les esprits méditatifs, occupés ou chagrins. Les autres sentent le besoin de se répandre au dehors : ce sont les esprits légers, oisifs et insouciants. Tenir un moyen terme entre ces deux excès, c'est à la fois remplir les devoirs de sociabilité qu'impose la vie en commun et assurer son repos et son contentement moral.

L'isolement absolu est une mauvaise chose; l'esprit qui se concentre en lui-même y cause le trouble et le désordre qu'apporte dans la gestion du ménage l'homme qui y dépense anormalement son activité au lieu de l'employer au dehors. L'isolement à bord des navires n'étant autre chose que la rupture préméditée de toutes relations extérieures, avec la nécessité de vivre, les uns par rapport aux autres, dans un rapprochement forcé, a bien d'autres dangers encore que l'isolement qu'on se crée au milieu du monde; le mécontentement de soi, la tristesse et les irritations sourdes de l'hypochondrie en sont les conséquences inévitables. Un écueil opposé consiste à ne pouvoir se passer des autres, à méconnaître les ressources de la méditation et du travail, et à devenir ainsi également importun et à soi-même et aux autres. Nous avons vu souvent des officiers vivre toujours en dehors de leur chambre, faire peser sur chacun de leurs compagnons le fardeau de leur désœuvrement, aller de l'un à l'autre sans émousser les aiguillons de l'ennui. Si la vie en commun est le remède du premier excès, la séquestration volontaire est le remède du second, et le conseil que l'auteur inspiré de l'*Imitation* adresse aux religieux lui est particulièrement applicable : « *In cella invenies quod foris sæpius amittes. Cella continuata dulcescit et male custodita tædium generat* (1). »

Le moment des repas, à bord d'un navire, appartient à la vie en commun; les activités isolées doivent alors sortir du cercle de leurs préoccupations propres, entrer en conflit les unes avec les autres et se retremper dans cet échange d'idées, de sentiments, d'impressions où la conversation s'alimente. « Les âmes, dit Young, ont besoin de converser ensemble pour méditer seules avec fruit; si nous nous bornons à la méditation, nous restons dans une indigence superbe... (2). » La conversation du carré est en effet l'un des délassements les plus doux de la vie de bord; on en attend le moment avec impatience, et quand, ainsi que cela arrive le plus souvent, l'instruction, le bon goût et les convenances y président,

---

(1) *De Imit. Christi.* Parisiis, 1774, liv. I, chap. xx, p. 39.
(2) Young, *les Nuits.* Londres, 1787, t. I, 2ᵉ nuit, p. 85.

on y trouve un charme et un intérêt des plus vifs. Comme il convient à des hommes intelligents et instruits, cette conversation, dédaignant la banalité des sujets que recherchent les cerveaux vides et oisifs, doit devenir pour tous un profit en même temps qu'une distraction ; comme il convient à des hommes bien élevés, elle doit se dépouiller de toute forme agressive, être à la fois vive et convenable, enjouée et sérieuse, éviter ces récriminations qui agitent inutilement l'esprit, ces banalités qui le gaspillent et ces obscénités voilées qui insultent à la morale et au bon goût. La parole est une prédication ; on ne saurait, sans prévariquer, en faire un instrument de scandale. La politesse de la conversation est aussi l'une des qualités qui lui sont indispensables pour qu'elle soit agréable et qu'elle trompe efficacement l'ennui. Trois choses la résument : 1° savoir écouter ; 2° mettre de la sincérité dans la discussion ; 3° avoir pour les opinions des autres les ménagements qu'on exige pour les siennes. Toute conversation où ces qualités ne dominent pas est un prétexte de querelles, de mauvaises passions, et par suite d'agitations d'esprit.

En dehors de ces heures de réunion, les officiers vivent d'une vie individuelle, et le travail peut seul rendre légères les heures qu'ils passent dans leurs chambres, et la méditation rendre douces celles qu'ils emploient à ces promenades du soir qui ont tant de charme lorsque le navire marche avec cette animation qui se communique à l'esprit, et que la lune éclaire de sa lumière placide les scènes animées du pont. Rien n'est rafraîchissant pour l'esprit comme cet isolement volontaire ; la calme et mélancolique beauté de la mer incline alors à la rêverie les natures les plus positives elles-mêmes ; chacun songe à sa manière et évoque tour à tour des regrets, des souvenirs et des espérances ; le repos de la nature se communique à l'âme, et ces moments sont de ceux que de bonnes pensées remplissent seules (1). Quel est l'officier qui, rendu aux joies de la vie domestique, ne se rappelle pas avec une douceur infinie ces splendeurs des nuits tropicales pendant lesquelles il se partageait entre les soins de son quart et la contemplation du magnifique spectacle qui se déroulait devant ses yeux ? Quel est celui qui n'a pas senti alors germer en lui le sentiment religieux ? « Dieu des chrétiens, s'écrie Chateaubriand, c'est surtout dans les eaux de l'abîme et dans la profondeur des cieux que tu as gravé bien fortement les traits de ta toute-puissance ! Des milliers d'étoiles rayonnant dans le sombre azur du dôme céleste, la lune au milieu du firmament, une mer sans rivages, l'infini dans le ciel et dans les flots ! Jamais tu ne m'as plus troublé de ta grandeur que dans ces nuits où, suspendu entre les astres et l'Océan, j'avais l'immensité sur ma tête et l'immensité sous mes pieds ! » Ces jouissances pures et contemplatives ne sauraient toutefois suffire même aux organisations les

_______

(1) *It was a night only for good* (Byron).

mieux faites pour les goûter, et les douceurs de l'isolement, comme celles de la conversation, ont besoin d'être diversifiées par des distractions d'un ordre moins métaphysique.

En 1856, invoquant l'exemple de l'amirauté anglaise qui, depuis 1838, avait créé des bibliothèques à bord des navires, j'insistais pour que notre marine entrât dans cette voie, et j'indiquais les catégories de livres qui me paraissaient susceptibles de composer ces bibliothèques nautiques (matelotage, instruction primaire, instruction religieuse, histoire de France, géographie et découvertes maritimes ; guerres maritimes, biographie de marins célèbres). Je demandais en même temps que sur les navires possédant un aumônier, cet ecclésiastique fût chargé de la direction de ce service (1). Le décret du 2 avril 1867 a donné satisfaction à ce vœu en créant des bibliothèques pour tous les navires de guerre ayant plus de cinquante hommes d'équipage, divisant ces bibliothèques en trois classes : la première comprenant 120 volumes ; la seconde 85 volumes et la troisième 50 seulement, mettant ces bibliothèques publiques dans un endroit apparent et accessible, les plaçant sous la responsabilité matérielle du premier maître de timonerie et sous la haute direction de l'aumônier du navire. En 1868 cette excellente mesure a été étendue aux régiments d'infanterie de marine (2) ; enfin des circulaires ministérielles des 22 janvier, 13 avril et 28 août 1872, ont fondé des bibliothèques dans les divisions des équipages de la flotte (3). C'est avec un sentiment de joie véritable que je constate la réalisation de ce progrès que j'ai tant désiré.

Les *jeux* sont des distractions d'un ordre moins intellectuel, mais ils récréent utilement l'esprit d'une contention qui, prolongée, deviendrait une fatigue ; ici encore la diversité des goûts et des aptitudes des différents habitants du navire amènent des différences dans les jeux auxquels ils demandent l'oubli des heures pesantes et des préoccupations pénibles. Tandis que le carré s'absorbe dans les savantes méditations du whist, dans les combinaisons aléatoires de l'écarté ou dans la lutte stratégique des échecs, demandant à ces jeux une distraction agréable et n'y cherchant jamais les immorales et hasardeuses spéculations du gain, le gaillard d'avant, s'élevant à peine à la hauteur du *damier*, ne dépasse même pas le paisible et innocent *loto* dont les appellations numériques

---

(1) Fonssagrives, *Hygiène navale*, 1ʳᵉ édition, p. 724.

(2) *Bullet. offic. de la Marine*, 1868, p. 232.

(3) L'amiral Jurien de la Gravière vient d'adresser au ministre de la marine un très-intéressant rapport sur la situation des bibliothèques des équipages de la flotte dans nos ports de guerre. Créées en 1872, ces bibliothèques ont vu, en deux ans, le nombre de leurs lecteurs s'élever à 121,055. L'ensemble des volumes livrés aux marins qui fréquentent les bibliothèques est de 8,165. L'amiral Jurien signale en particulier comme une amélioration très-utile et très-goûtée l'institution d'un service de lectures à haute voix qui a donné les meilleurs résultats à la division de Toulon (*Rev. marit. et coloniale*, t. LII, 1877, p. 427).

sont entremêlées invariablement de lazzis d'un atticisme équivoque, mais auxquels le succès du rire ne manque jamais. Au reste, le matelot, à ces jeux sédentaires, préfère ordinairement ceux où la force musculaire et l'adresse trouvent à se développer, et ces exercices, joignant au bénéfice de l'animation d'esprit celui d'une gymnastique efficace, ne sauraient être trop favorisés. L'*escrime*, sous ses formes les moins aristocratiques, et ces luttes corporelles qui profitent, par l'exercice, à ceux qui y prennent part, et, par la distraction, aux juges du camp très-nombreux qui les entourent, sont une source de délassements, peu variés, sans doute, mais auxquels le matelot voue une faveur durable. Ce simulacre de combats a ses péripéties, ses émotions, son point d'honneur ; c'est de la chevalerie humble et déchue sans doute, mais qui conserve encore, pour l'observateur, quelques-unes des règles, des formalités et des sentiments généreux des tournois antiques. Le *théâtre* est à la vie réelle ce que sont ces combats simulés aux dangers de la guerre : une lutte fictive de passions, un conflit de personnalités, de sentiments gais ou tristes qui captivent, bien qu'on en connaisse le mensonge ; c'est une sorte de leurre que l'esprit se fait à lui-même, pour mettre un instant la fiction à la place de la réalité. Le goût du théâtre est profondément populaire ; les matelots et les soldats ne se donnent aucun délassement qui les passionne au même point ; c'est là un ressort moral que les capitaines doivent faire agir. Pendant son hivernage au milieu des glaces, le capitaine Parry recourut à ce moyen puissant de diversion. Une troupe s'organisa ; sa composition et la distribution des rôles furent publiquement annoncées ; des affiches emphatiques couvrirent tous les jours le pied du grand mât, et cet équipage héroïque, après avoir porté à ces régions ingrates et désolées le défi de l'audace, lui porta celui plus difficile de la gaieté (1). Et, pour prendre un exemple entre mille, qui ne sait quel parti notre armée de Sébastopol a tiré de ce théâtre que le stoïcisme héroïque de nos zouaves avait organisé, où la ritournelle du vaudeville avait pour accompagnement le canon des Russes, et dont la troupe, amoindrie tous les jours par le feu, ne suspendait ses représentations que le temps de remplir ses vides ! Dans des circonstances ordinairement moins périlleuses, mais où le danger est presque compensé par l'ennui, les équipages peuvent retirer de cette distraction le bénéfice hygiénique le plus heureux. Seulement, il faut que le capitaine donne l'élan, et que les officiers, s'associant à l'œuvre, lui prêtent le concours de leur savoir, de leur direction et de leurs ressources. Celles que l'équipage tire de son ingéniosité propre sont pres-

---

(1) Le capitaine Weisprecht, dans l'expédition Austro-Hongroise de 1872-74 sur le *Teghetoff*, put constater lui-même l'influence des distractions et des lectures sur un équipage soumis à une température de — 46°c. L'expédition récente du capitaine Vares a aussi tiré profit de ce ressort, et le mannequin traditionnel de Guy-Fawkes a fait, à son heure, son apparition dans ces régions désolées.

que infinies; un régisseur se trouve vite, des costumes incroyablement variés s'improvisent comme par enchantement, et la gaieté fait naître des aptitudes scéniques remarquables, chez les matelots surtout que nulle aptitude professionnelle n'avait distingués jusque-là. Nous nous rappelons avoir dirigé une entreprise théâtrale de ce genre, et, à l'animation que les préparatifs firent courir dans l'équipage, à l'ardeur avec laquelle chaque représentation fut désirée, à la gaieté bruyante et expansive qu'elle provoqua, nous comprîmes que nous n'étions pas sorti de nos attributions de médecin, et que nous avions fait là de l'hygiène efficace.

Il faut rapprocher de ces délassements scéniques les saturnales qui, de temps immémorial, consacrent le passage du tropique, de la Ligne, ou du cercle polaire arctique, cérémonies burlesques dans lesquelles l'autorité se déplace, où se donnent rendez-vous le monde ancien et le monde moderne, où, comme dans le *Faust* de Gœthe, le paganisme mythologique et l'orthodoxie catholique se heurtent à chaque instant, et dont le but intéressé est l'exploitation du marin néophyte ou du passager par les matelots aguerris. Ces saturnales tombent d'ailleurs en désuétude; le tropique a déjà abdiqué, les baleiniers ont oublié la fête du cercle polaire arctique, et le *Bonhomme la Ligne* semble menacé, lui aussi, d'une déchéance prochaine. Nous ne donnerons que peu de regrets à la chute de ces divinités océaniques; leur culte est une occasion de licence bien plus que de gaieté, et l'autorité perd son prestige à abdiquer volontairement, ne fût-ce que pour quelques heures.

La musique et la danse sont surtout les deux distractions dont on peut tirer le meilleur parti pour entretenir la gaieté dans un équipage, elles sont d'ailleurs de celles qui s'usent le moins vite et dont l'influence s'étend en même temps au navire tout entier.

La *musique* agit de plusieurs manières diverses : c'est tantôt par les sentiments qu'elle peint et dont l'impression se communique à l'âme des auditeurs, chez lesquels elle peut tour à tour faire naître le courage, l'enthousiasme, la mélancolie, la gaieté, la douleur, et tantôt par une sorte de modification physique qui fait entrer nos tissus ou nos nerfs en covibration; tantôt, enfin, par une influence mémorative qui rattache à tel ou tel air tel ou tel motif des réminiscences agréables ou tristes. C'est par cette impression toute morale qu'il faut expliquer la puissance de certains chants nationaux, qui transportent magiquement l'esprit dans le monde des choses absentes et les lui retracent avec une émouvante fidélité, depuis l'*Ananigouz* du matelot breton jusqu'à ce *Ranz des vaches* des Suisses dont Rousseau a décrit en si beau langage les effets passionnels (1). Nos matelots n'ont pas, il est vrai, une sensibilité

(1) J.-J. Rousseau, *Œuvres complètes.* Paris, 1839, t. VI, *Dictionnaire de Musique,* p. 546.

de réminiscence aussi exquise, mais la musique n'en exerce pas moins sur leur imagination et leur gaieté une influence dont l'hygiéniste doit tenir compte. Si l'excitation du fifre ou du clairon est un auxiliaire utile de certains exercices rhythmiques, la musique passionnelle fournit aussi au gaillard d'avant un élément de distractions qu'il recherche avec ardeur. Les grands bâtiments montés par un officier général sont réglementairement munis d'une musique militaire, et, sous ce rapport, comme sous tant d'autres, se trouvent les mieux partagés ; toutefois cet intérêt d'hygiène morale est tous les jours mieux apprécié, et beaucoup d'équipages de vaisseaux doivent à la prévoyance de leurs seconds de pouvoir danser aux airs peu variés, mais toujours bien accueillis, d'un orgue portatif embarqué à cet effet; les boîtes à musique et les accordéons des Américains et des Anglais remplissent également ce but. D'ailleurs un équipage recèle des ressources infinies, et il n'est pas rare, quelques jours après le départ de France, d'entendre sortir du gaillard d'avant les sons d'un instrument dont l'existence était jusque-là restée ignorée. Nous nous rappellerons toujours quelle surprise agréable nous causa la subite apparition de deux fifres qui, engourdis par les ennuis d'une pénible campagne de dix-huit mois, entonnèrent inopinément leur thème le plus allègre, au moment où l'équipage, courbé joyeusement sur les barres du cabestan, levait l'ancre que nous ne devions plus laisser retomber que dans une rade française. Beaucoup de capitaines, surtout quand il s'agit de ces campagnes lointaines où les regrets du pays doivent s'accroître des fatigues et de la monotonie d'une navigation pénible, s'arrangent, au départ, de manière à avoir dans leur équipage un ou deux joueurs d'instruments (c'est la population musicale de notre malheureuse et encore plus chère Alsace qui les fournissait d'ordinaire), et la *flûte*, cet auxiliaire de la cupide mais intelligente hygiène des négriers, le *galoubet* provençal et le *biniou* bas breton, détournent le matelot de la pensée des privations qu'il endure et lui inspirent cette gaieté insoucieuse qui est le nerf de l'hygiène des longues campagnes.

Les instruments de musique, à bord, donnent le rhythme aux exercices d'ensemble et la gaieté aux heures de repos. Avertissement du devoir, le tambour aux roulements militaires, le fifre aigu, le sifflet strident et le clairon de la diane ou du branle-bas, sont les chants d'horloge qui partagent les heures laborieuses de l'existence d'un navire. Le sifflet des maîtres est le plus technique de ces instruments; c'est la téléphonie du navire avec ses ritournelles et ses fioritures de convention, auxquelles l'habitude prête un sens précis ; sa voix perçante domine le bruit du navire et celui du mauvais temps; il donne aux mouvements un ensemble qu'ils n'auraient pas sans lui, et prête à la force musculaire le stimulant du rhythme. Ses avantages pour la manœuvre sont bien, il est vrai, compensés par la fatigue qu'il impose aux organes de celui qui en joue, mais c'est là un inconvénient qui tient à des défauts de cons-

truction et qu'il serait aisé de faire disparaître (1). Si ces instruments
sont le signal du devoir, les autres sont celui du plaisir, et la *danse*,
cette gymnastique cadencée par l'harmonie, y trouve un stimulant et
une mesure. Comme la musique, cet exercice salutaire a aussi son
charme mémoratif, et les rondes naïves, les gigues, les scotch-rills ou
les contredanses font monter des jambes jusqu'au cœur ces réminiscences du pays, qui ont tant de puissance sur les dispositions du moral. La
danse doit donc être favorisée comme une des sources des plus fécondes
de l'entrain et de la gaieté qui sont si indispensables aux équipages.

La *danse* est aussi l'une des distractions du gaillard d'arrière, mais
elle y est tout accidentelle, limitée à ces rencontres fortuites qui permettent aux officiers les plaisirs élégants du bal : c'est un incident de
leur vie qui y jette un instant de diversion, mais leurs goûts ne sauraient y trouver une récréation usuelle. Il en est autrement de la musique et du chant, qui remplissent agréablement les heures et profitent
à l'animation générale. Il n'est guère de bâtiments qui ne soient munis
d'un ou de plusieurs pianos, et qui ne comptent au moins un virtuose.
Par malheur, l'étroitesse de l'espace, le rapprochement forcé des chambres et le respect inaliénable dû au repos de l'équipage imposent, dans
le jeu des instruments ou de la voix, une réserve de bon goût et d'humanité dont la convenance est, au reste, très-habituellement sentie.

Toutes les distractions que nous avons étudiées jusqu'ici sont de nature *sociale*, c'est-à-dire qu'elles ne peuvent être goûtées qu'en commun
et qu'elles tendent à rapprocher les divers habitants du navire ; il en est
d'une autre sorte, qui sont éminemment *individuelles*, que l'on recherche et que l'on goûte isolément. Le travail et l'étude pour les officiers,
la réparation hebdomadaire du sac pour les matelots, pour les uns et
pour les autres l'ivresse si incriminée et si douce du tabac, appartiennent à cette catégorie.

Nous ne dirons rien de la nécessité de l'*étude* et du travail pour
remplir les longues heures des journées passées à la mer : c'est la
source la plus réelle et la plus inépuisable des distractions, celle qui fait
le moins défaut ; on en porte les éléments avec soi, et, sans elle, il n'y
a ni satisfaction d'esprit ni contentement. Une intelligence qui croupit
volontairement dans l'oisiveté est comme une arme de prix qu'on laisse
ronger par la rouille ; bien employer son temps, c'est doubler en quelque sorte sa vie ; le consumer dans le désœuvrement, c'est manquer à

____

(1) M. Gestin nous a dit avoir vu, à bord de la frégate *la Pénélope*, une attaque
d'apoplexie cérébrale survenir brusquement chez le deuxième maître de manœuvre
pendant un exercice de sifflet prolongé outre mesure. La connaissance revint sous
l'influence de deux saignées ; l'accident n'eut pas de suites fâcheuses. Il suffit d'avoir
observé la turgescence pléthorique que prend la figure, le gonflement énorme des
jugulaires, la rougeur des yeux pendant les efforts qu'exige l'usage du sifflet, pour
se rendre aisément compte d'un fait semblable ; des ruptures vasculaires, l'emphysème
du poumon, etc., peuvent évidemment résulter d'un exercice aussi laborieux.

cette obligation du travail en dehors de laquelle il n'y a que désordre et tristesse. Si les obligations que sa profession impose à chaque homme ne suffisent pas à remplir ses heures, il se doit de combler sa mesure par un travail volontaire qui, fût-il manuel, n'en est pas moins pour cela salutaire et moral en même temps. A côté de cette diversion purement intellectuelle, il en est une toute du ressort des sentiments affectifs, que les différentes campagnes permettent plus ou moins souvent, selon leur nature : c'est cet échange réciproque de lettres qui trompent l'absence, lui font goûter fictivement les douceurs ou les tristesses de la famille, et font vivre la pensée en dehors du bâtiment. Qui ne sait avec quelle avidité, quels tressaillements de cœur, on attend, lorsqu'un navire arrive d'Europe, ce vaguemestre, impassible messager de nouvelles joyeuses ou affligeantes? quel beaume jette une lettre sur les inquiétudes anxieuses de la séparation, et dans quel découragement on tombe lorsqu'on se voit seul, au milieu des autres, déshérité de cette douceur?

Le matelot n'a pas les consolations de l'étude, mais il a celles du *sac*. L'autorisation d'*aller au sac* est pour lui le signal d'une récréation qui ne s'affaiblit pas pour se répéter. Étaler sur le pont le contenu de ce sac, auquel il ne peut toucher sans une permission spéciale; visiter, brosser, nettoyer ses vêtements; se mirer dans une glace ronde, qui manque à sa toilette quotidienne; soigner avec une fatuité complaisante sa barbe et ses cheveux; passer brusquement de travaux virils et guerriers aux soins féminins du ravaudage; exhumer à la fin quelque lettre de famille qu'on a lue cent fois et qu'on relit encore avec attendrissement, faute de nouvelles plus récentes, ou certains souvenirs matériels du pays, simulacres touchants de quelque *Ilion* provençale ou de quelque *Xanthe* bas breton : telle est cette distraction du sac, que le matelot aime par-dessus tout, qu'il savoure avec un contentement qui fait plaisir à voir, dans laquelle il trouve à satisfaire, sous des proportions restreintes, le besoin si naturel de la propriété, et qu'il faut lui procurer aussi souvent que les exigences du service le permettront.

L'usage du *tabac* complète la série des distractions par lesquelles le marin trompe l'ennui des longues traversées. Jamais habitude ne fut plus inexplicable que celle-ci, et ne se créa cependant autant d'adeptes passionnés. Les hommes qui ne l'ont pas contractée sont les seuls qui s'obstinent à s'en rendre compte; les fumeurs de profession se préoccupent médiocrement de savoir quel rapport il peut y avoir entre les spirales bleuâtres qu'ils chassent par bouffées et l'éloignement des soucis et de l'ennui; ils se contentent de savourer cette habitude mi-partie physique, mi-partie intellectuelle, et dédaignent ses détracteurs. Il est certain que si elle pouvait être justement incriminée aux autres professions, celle de marin devrait trouver grâce devant une pareille rigueur. Elle s'est, en effet, intronisée dans les mœurs nautiques, et quoique le roman maritime et l'Opéra-Comique aient gratuitement exagéré la faveur dont jouit le tabac à bord des navires, il n'en est pas moins vrai que c'est là l'une des distractions auxquelles le matelot tient le plus. Que de privations le tabac ne fait-il pas supporter ! Combien n'allége-t-il pas les rigueurs des quarts pluvieux ! Combien de soucis, de froissements, d'inquiétudes, ne s'envolent-ils pas sur les ailes de cette fumée enivrante ! L'Europe dut le tabac à des navires ; son usage s'est solidement établi sur le sol où il a jeté sa première racine.

Il n'est pas rare que, dans les conversations du carré, le médecin du navire soit appelé, à raison de ses connaissances spéciales, à émettre son avis sur le degré de nocuité du tabac (1). Certainement l'influence fâcheuse de cette plante, qu'un roi d'Écosse a traitée peu révérencieusement d'*herbe sale et puante*, a été systématiquement exagérée par ses détracteurs, elle est singulièrement atténuée par l'habitude ; mais, d'un autre côté, il répugne au bon sens médical de croire qu'une substance qui a sur l'économie vivante une action si accusée, si énergique, ne puisse, quand on en abuse, la modifier profondément. Au reste, la question a plusieurs faces.

Au point de vue de la santé, on doit reconnaître que la fumée du tabac ne saurait, à moins d'abus excessif, avoir une influence bien fâcheuse sur la constitution, et que cette habitude, renfermée dans les limites d'une sage modération, peut bien n'avoir aucun avantage hygiénique, mais ne présente pas non plus d'inconvénient assez réel pour qu'il soit permis de la frapper d'une proscription absolue (2).

Sous le rapport de l'influence morale exercée par le tabac sur les populations, la question change d'aspect. Comme il est dans la nature humaine de toujours franchir la ligne étroite qui sépare l'usage de l'abus,

(1) Consultez, sur l'influence du tabac sur la santé, les Mémoires de Parent-Duchâtelet, Mêlier, Chevallier, Laycock, Guérard (*Annales d'hygiène*, t. I, p. 169 ; t. XXXIV, p. 241, 300 ; t. XXXVIII, p. 387 ; t. XLVIII, p. 321).

(2) Le D\u0072 Richardson a instruit, en 1867, devant l'*Association britannique pour l'avancement des sciences*, le procès du tabac et il a ramené les chefs d'accusation aux termes suivants : « La fumée de tabac produit divers désordres : 1° sur le *sang*, qu'il rend d'une fluidité anormale et dont il modifie les globules rouges ; 2° sur l'*estomac* où il cause du délabrement, des nausées et, dans des cas exceptionnels, des maladies véritables ; 3° sur le *cœur* dont il affaiblit l'action en même temps qu'il la rend irrégulière ; 4° sur les *organes des sens :* à un degré très-élevé on observe la dilatation des pupilles, des troubles de la vision, tels que lignes de feu, mouches volantes, persistance de l'image sur la rétine ; sensations analogues du côté de l'organe auditif, difficulté d'apprécier exactement les sons ou perception fatigante de bruits divers, sifflements, tintement de cloches, etc. ; 5° sur le *cerveau* dont il trouble les fonctions ; 6° sur les *filets nerveux*, sur les nerfs sympathiques ou organiques, en affaiblissant leur action et en produisant une hypersécrétion dans les glandes régies par ces nerfs ; 7° sur la *muqueuse buccale* en déterminant l'hypertrophie et l'état maladif des amygdales (angine des fumeurs, rougeur, sécheresse et exfoliation de la muqueuse, état fongueux des gencives, etc. ; 8° sur la *surface des bronches pulmonaires* que la fumée de tabac rend irritables et chroniquement enflammées (Analysé par Beaugrand, *in Ann. d'hyg. publ.*, 1867, t. XXVIII, p. 218). Les fumeurs de profession feront bien de méditer ce tableau ; ceux qui fument modérément n'ont rien de mieux à faire que de n'y pas songer.

ce n'est pas sans quelque inquiétude que le moraliste doit envisager les progrès sans cesse croissants de cette habitude. L'enivrement que procure le tabac chez les gens qui en abusent ne s'obtient qu'au détriment de l'intelligence, et les initiés savourent d'autant mieux la fumée du tabac qu'elle leur enlève davantage la faculté de penser. Ce suicide de l'intelligence et de la mémoire, auquel conduit sûrement l'usage immodéré du tabac, est un fait d'observation journalière. Si une faible dose de vin donne plus d'acuité à l'esprit, une dose considérable l'engourdit. Ainsi du tabac, auquel s'applique, comme à tant d'autres choses, ce précepte antique de modération et de sagesse : *Utere, non abutere* (1).

L'abus du tabac, quand on y a recours trop souvent, soustrayant pendant plusieurs heures de la journée le centre cérébral à l'activité, qui est son attribut, porte à la longue une atteinte grave à l'intelligence, et par la sorte de vague et de demi-jour dans lequel il laisse flotter l'esprit, lui enlève l'habitude d'exercer une des facultés cardinales de l'intellect, l'*attention*.

Pour ceux qui considèrent comme illégitime un plaisir qui ne se prend qu'au détriment de l'intelligence, l'abus du tabac doit donc être formellement interdit ; mais nous tenons trop aux ressources que cette fumée vireuse fournit contre l'ennui à bord des navires, pour ne pas exiger des moralistes une tolérance spéciale en faveur de ceux-ci.

Le tabac, dont l'habitude ne s'acquiert qu'au prix de ce noviciat pénible que tous les adolescents connaissent, s'emploie sous des formes que les âges, les goûts, l'éducation, la mode, choisissent à leur gré. Tel débute par la timide et fashionnable cigarette, pour passer ensuite, par la transition ménagée du cigare, à cette pipe que le bon goût incrimine, mais que la sensualité protége ; tel autre descend en sens inverse l'échelle de l'initiation ; celui-ci voue à la prise grave et méditative un culte que les années ne font que rendre plus fervent ; celui-là, se mettant au ban du bon goût et de la mode, trouve dans la mastication de la feuille vireuse des jouissances que les autres formes seraient inhabiles à lui procurer. Chacun est, bien entendu, enthousiaste de son goût et intolérant pour celui des autres. « *Trahit sua quemque voluptas.* »

L'usage de fumer, d'abord basé sur des vertus imaginaires (2), s'est étendu depuis à la faveur de l'influence despotique de la mode, et s'entretient par l'habitude. C'est là l'un des besoins les plus impérieux de la vie nautique, et l'on compte à bord des navires ceux qui y résistent. Il est entré surtout bien avant dans les mœurs des Bretons, qui se sont

---

(1) Fonssagrives, *Entret. fam. sur l'Hygiène.* Paris, 1870, 5e édition. *Huitième entretien : Les Ivrogneries*, p. 240.

(2) Les matelots considèrent encore le tabac comme un préservatif de maladies ou d'influences diverses : il chasse le *mauvais air*, préserve du scorbut, etc. Rouppe a signalé ce dernier préjugé et a pris le peine de le combattre.

convertis les premiers au tabac, comme l'indique l'étymologie du nom qu'ils lui ont donné (1).

La *cigarette* serait le mode de fumer le plus hygiénique, parce qu'il est difficile d'en abuser beaucoup, si les produits âcres et empyreumatiques que dégage la combustion de leur enveloppe n'avaient sur les lèvres, la bouche et la gorge une action des plus irritantes. M. Celle en blâme formellement l'usage dans les pays chauds; nous croyons, du moins, qu'il importe de remplacer, pour leur confection, le papier par des feuilles sèches de bananier ou de maïs, ou par ces tuyaux de paille que certains colons espagnols préfèrent à toute autre substance. La cigarette et le cigare ne sont guère recherchés que par les officiers ; les matelots dédaignent ce moyen terme entre l'abstention du tabac et son usage, et la *pipe* de terre, à tuyau incroyablement raccourci, est la cassolette dans laquelle ils brûlent l'encens nicotique. Que n'a-t-on pas dit aussi contre cette manière d'utiliser le tabac? Le bon goût, protestant inutilement contre la sordidité de cette habitude, a appelé l'hygiène à son secours, et la crainte de la destruction des dents, du cancer de la lèvre inférieure, de l'altération des fonctions digestives, etc., a été opposée comme une digue impuissante à l'envahissement toujours croissant de la passion de fumer. Le matelot sourit à ces anathèmes et leur lance dédaigneusement ses bouffées.

Pendant longtemps des craintes très-fondées d'incendie ont restreint à bord la liberté de la pipe. En 1634, les ordres et règlements du commandeur de **Laporte**, grand prieur de Champagne, déterminaient les heures et le lieu où l'usage de fumer était limité à bord. « Nul, disait « l'un de ces articles prohibitifs, ne pourra *pétuner* après le soleil couché, « sous peine d'être calé trois fois et battu de tout l'équipage (2). » L'ordonnance du 25 mars 1765 maintenait la même interdiction, quoique avec une sévérité moins rigoureuse. « Défend, Sa Majesté, à toute per- « sonne de fumer avant le lever ou après le coucher du soleil, et pen- « dant la sainte messe et les prières, et il est ordonné à ceux qui vou- « dront fumer pendant le temps permis, de se retirer vers le mât de mi- « saine, sur le gaillard d'avant, et de se placer sous le vent, ayant devant « eux une baille remplie d'eau pour éviter plus sûrement les accidents « du feu (3). » L'article 57 du décret du 15 août 1851, en déterminant les lieux du navire où l'usage de la pipe est permis, respire, par sa mansuétude, les progrès immenses que cette habitude a faits dans les mœurs, et lui donne les proportions d'un besoin de première nécessité. Il y a

(1) M. **Touret**, se guidant sur l'analogie manifeste du mot breton *butun*, et du nom primitif du tabac, *pétun*, en conclut que l'usage de cette plante vireuse s'est introduit dans le Finistère dès son importation en Bretagne (*Hygiène des côtes du Finistère*, thèse de Montpellier, n° 85, 1832).

(2) Eugène **Maissin**, *Études historiques sur la marine militaire*. Toulon, 1843, p. 414.

(3) Art. 1048.

plus, du tabac est embarqué en approvisionnement par les soins de l'État, et la libéralité du gouvernement, qui a attribué au soldat le bénéfice économique du tabac de cantine, l'étend également à nos navires. Nous aurions certainement une foule de conseils hygiéniques à adresser aux matelots et aux officiers, relativement à l'usage de la pipe : la longueur du tuyau, la présence sur son trajet d'un réservoir destiné à recueillir l'huile âcre et caustique que distille la fumée, la garniture du bout par un manchon de plume, d'ambre ou de caoutchouc, afin de prévenir l'usure mécanique des dents, sont sans doute des innovations avantageuses, mais dont le matelot ne sentira jamais assez le prix pour qu'il leur fasse le sacrifice de sa routine et de ses goûts.

Nous n'avons rien à dire de la *prise* qui ne se fait guère d'adeptes à bord des navires : un matelot priseur est une étrangeté qui ne résisterait pas au sarcasme; c'est tout au plus si l'innovation de Catherine de Médicis jette quelques racines sur le gaillard d'arrière et donne à l'autorité et à l'âge une gravité de convention. Il n'en est pas de même de la *chique*. La mastication du tabac a dû naître à bord sous l'influence des interdictions disciplinaires qui limitaient l'usage de la pipe. Le bon ton réprouve cette habitude, mais le matelot y tient et la conservera. L'auteur anonyme d'un poëme sur le tabac a pris en main sa défense avec une verve toute maritime (1).

Par le fait, la mastication du tabac n'a aucun inconvénient fâcheux sur la santé, tant que la salive imprégnée du suc vireux n'est pas déglutie; c'est simplement une action excitatrice sur la muqueuse buccale et à laquelle se joint l'attrait d'un mouvement machinal. Si la salive était avalée, ce serait, de toutes les manières de se servir du tabac, la plus pernicieuse. Les accidents toxiques, quelquefois fort graves, qui ont suivi la déglutition involontaire de la pelote de tabac qui sert à la mastication, donnent une idée de ce que serait cette dernière habitude sans le rejet de la salive (2). Il est bon de dire, toutefois, que, indépendamment de la réprobation et du dégoût dont on frappe justement cet usage, l'action topique du tabac sur les dents et le pytalisme qu'il détermine ne sont pas sans influence fâcheuse sur ces ostéides et sur les fonctions de l'estomac.

(1) Forget, *Le Tabac*, poëme. Rochefort, 1824.
(2) Le 7 janvier 1842, Daoufal, matelot nègre, avale, en dormant, une chique énorme, et se réveille avec des vomissements, des nausées accompagnées d'agitations, de cris, de mouvements convulsifs de la face et des membres. Une saignée et des potions éthérées dissipèrent ces accidents (Foll, *Rapport sur la campagne de la Malouine*, 1842. Collection de Brest). — Voyez Orfila, *Mémoire sur la nicotine et sur la coniçine* (*Annales d'hygiène*. Paris, 1851, t. XLVI, p. 147). — Fonssagrives et Besnou, *Un cas de suicide par la nicotine. Recherche du poison* (*Ann. d'hyg. publ.*, 2ᵉ série, 1861, t. XV, p. 404).

### § II. — *Distractions extérieures au navire.*

Quelles que soient les ressources spéciales de distraction qu'offre un navire, le séjour en est triste et monotone à la longue, et la seule diversion efficace à ce genre de vie se trouve dans ces excursions à terre qui offrent en même temps à l'hygiène et des ressources et des dangers.

La *natation*, la *pêche*, les *luttes de canots*, les *promenades*, le *lavage du linge aux aiguades*, sont les seules distractions de cette catégorie qui soient permises au matelot. L'officier, pouvant aller tous les jours à terre, s'y crée des relations et des habitudes, et trouve dans des excursions qui alimentent son esprit, ou dans des chasses qui exercent son activité physique, un délassement et une diversion utiles.

La *natation* est l'exercice nautique par excellence ; il prémunit l'homme de mer contre un danger sans cesse menaçant, retrempe sa vigueur, et lui fournit une occasion de gaieté. La *pêche*, cette chasse du matelot, a, comme elle, ses émotions, ses péripéties ; elle lui rappelle sa vie ordinaire dans les intervalles de liberté que lui laisse le service de l'État, et, dans certaines mers poissonneuses, elle lui fournit une alimentation fraîche et restauratrice qui diversifie utilement son régime ordinaire. On ne saurait donc trop louer la sollicitude des règlements qui prescrivent l'embarquement de filets et autres engins de pêche.

Les *joutes d'embarcations* offrent au matelot, sous l'attrait d'un plaisir et la stimulation d'un espoir de récompense, le bénéfice hygiénique et professionnel d'un exercice utile ; le *tir à la cible* et les *simulacres de débarquement* fournissent aux marins, à défaut des combats réels qui manquent à leur courage, ces semblants hasardeux qui satisfont leur ardeur guerrière. Que dirons-nous des *promenades à terre* et de ces *lavages de linge* aux aiguades, qui sont une fête pour l'équipage, mais dont il neutralise si souvent les avantages hygiéniques par les occasions d'excès qu'il y recherche ? La prudence des capitaines doit tenir lieu de celle qui manque complétement aux matelots et la rigueur d'une séquestration prolongée leur est habituellement moins pernicieuse que les excursions dont ils abusent.

Les officiers, plus soucieux de leur santé que les matelots, trouvent, au contraire, dans la fréquentation quotidienne de la terre, pendant les relâches, une condition de délassement moral et de bien-être physique ; mais il importe que, dans les pays malsains, ceux, qui ont le goût des excursions longues, ceux que la passion des collections d'histoire naturelle pousse de son aiguillon, ceux enfin que domine l'ardeur de la chasse, soient renseignés par le médecin du navire sur les dangers attachés, d'ordinaire, à la satisfaction de leurs goûts. Il n'est pas, en effet, dans les pays chauds, d'exercice plus pernicieux que la chasse. Lind, Thévenot, Celle, etc., ont cité, à ce sujet, des exemples nombreux qui invitent à la prudence. Il faut que l'Européen n'oublie pas qu'il ne peut vivre sous la zone torride que par une sorte de tolérance bénévole du climat, et que c'est le tenter que de négliger ces précautions dont les indigènes eux-mêmes lui donnent très-habituellement l'exemple.

Telle est la vie de l'homme de mer avec sa grandeur, ses misères, ses privations, ses ressources ; pour incomplète que soit cette esquisse, elle donne du moins une idée des influences dépressives nombreuses auxquelles la navigation le soumet et du soin persévérant avec lequel le capitaine d'un navire doit leur opposer toute l'activité de son esprit et l'ingéniosité de son cœur.

# CHAPITRE II

### Régime disciplinaire.

Toutes les fois que des hommes sont réunis pour un but commun, que cette agglomération soit un régiment, un équipage, une communauté, il faut qu'elle ait une organisation hiérarchique et une règle disciplinaire, sous peine de tendre à se dissoudre, de n'avoir ni cohésion, ni ensemble, et de manquer à sa destination militaire, maritime ou religieuse. Ces rassemblements d'hommes représentent la phase patriarcale de la vie des sociétés, et ne fonctionnent régulièrement que sous deux conditions : 1° concentration de l'autorité en un seul, qui la délègue en partie à d'autres placés au-dessous de lui ; 2° grande étendue des pouvoirs dont il est temporairement armé. Telle est aussi l'organisation de l'équipage d'un navire, de cette tribu commerciale ou guerrière qui, sous l'autorité d'un chef, « maître, après Dieu, de son navire, » promène son pavillon nomade à travers les deux océans. Cette société exceptionnelle devait être soumise à une règle exceptionnelle, et pour ceux qui ne méconnaissent pas l'influence puissante que les passions et les sentiments exercent sur la santé physique de l'homme, il y a là un sujet d'étude que l'hygiène navale n'a pas le droit de récuser. Deux devoirs : autorité et obéissance ; deux leviers : punitions et récompenses, constituent toute l'économie du régime disciplinaire nautique. Nous nous sentons assez fortement pénétré des limites étroites dans lesquelles l'hygiène navale doit limiter ses prétentions, en un pareil sujet, pour pouvoir l'aborder franchement et avec toute liberté d'esprit. L'hygiène navale, à laquelle aucun des intérêts matériels ou moraux de l'homme de mer ne doit rester indifférent, a le droit ou plutôt le devoir d'étudier les ressorts du régime disciplinaire sous le rapport de la santé ; mais elle méconnaîtrait son rôle, nous ne l'oublierons pas dans cette étude, du moment où elle se laisserait aller à l'entraînement d'un sentimentalisme stérile.

## ARTICLE I<sup>er</sup>

### AUTORITÉ ET OBÉISSANCE.

L'*autorité* est chose qui vient de Dieu et qui mérite le respect, alors même qu'elle se transforme entre les mains des hommes ; le principe d'autorité est le salut des nations comme il est le pivot de toutes les associations humaines ; nulle part autant que dans cette société agglomérée qui se presse dans les flancs d'un navire, ce principe a besoin qu'on lui conserve toute la plénitude de son prestige et de sa vigueur ; nulle part aussi il ne demande à être appliqué avec plus de sagesse, de modération et d'équité. Le commandement d'un navire est une vice-royauté à laquelle l'éloignement du pouvoir qui la confère laisse une initiative et une omnipotence que bien des royautés véritables pourraient lui envier. Les hommes qui sont soumis à cette magistrature absolue en envient les prérogatives et ne se doutent pas assez des charges et de la responsabilité qu'elle impose. Porter la préoccupation incessante du salut matériel du navire ; faire à la dignité du commandement le sacrifice de ce besoin d'intimité que presque tous les hommes ressentent vivement ; se résigner souvent à voir un isolement injuste se faire autour de soi ; ne laisser jamais fléchir le joug d'une discipline qui serait compromise si elle n'était permanente, et se voir imputer à crime ses rigueurs ; donner, au milieu des hasards de la navigation, des ennuis d'une campagne interminable ou des sinistres d'une épidémie, l'exemple de l'impassibilité et de l'oubli de soi-même ; se défendre contre les séductions d'une autorité sans limites, l'exercer avec la conscience des devoirs graves et austères qu'elle impose plutôt qu'avec l'impatience ambitieuse des avantages personnels qu'il peut en retirer ; telle est la charge lourde et privilégiée à la fois qui incombe au capitaine d'un navire. Celui qui sait comprendre sa mission peut, en s'occupant sans relâche du bien-être physique et moral des hommes qui lui sont confiés, donner à sa vie le but le plus noble et le plus élevé. Un capitaine humain et qui a le cœur à la hauteur de sa tâche, est le médecin moral de son équipage ; s'il n'a pas la science qui guérit, il a la bonté qui console, et tous ses actes sont inspirés par cette philanthropie éclairée qui épargne à un équipage des fatigues inutiles, améliore sa nourriture dans les limites du possible, et sait tempérer les rigueurs du service par une douceur et une bienveillance toutes paternelles. Le matelot, qui distingue, avec un sens exquis, les charges réelles du service de celles que la vanité ou le despotisme font peser sur lui, seconde le capitaine, dans lequel il reconnaît de la justice et de la bonté, par cet élan que rien ne remplace, tandis qu'il ne donne à celui qu'il juge autrement que cette soumission inerte et passive qu'il n'est pas libre de lui refuser. Le capitaine décide du régime moral de son navire. Son auto-

rité est-elle douce et bienveillante, tous ceux à qui il en délègue une partie se modèlent sur son exemple; est-elle, au contraire, capricieuse et
vexatoire, cet esprit se retrouve à tous les échelons de la hiérarchie ;
moitié par irritation, moitié par crainte, chacun exerce sur ses subordonnés la compression qu'il endure de ses chefs, et dès lors planent
sur le bâtiment ce malaise universel et cette contrainte morale dont le
découragement et la nostalgie sont les fruits trop habituels.

L'*obéissance* a toute la grandeur d'une vertu militaire ; celui qui obéit
exerce aussi un commandement, mais il l'exerce sur sa propre volonté,
sur ses désirs, sur ses actions, subordonnés turbulents qu'il doit mettre
aux gages du devoir. Nous ne savons pourquoi on a voulu attacher à la
subordination militaire une idée de déchéance et d'abaissement; nous
chercherions inutilement, au contraire, une grandeur plus saisissante
que celle de cette soumission réfléchie et de cette abnégation qui se
passe de dédommagements. Si l'obéissance est l'âme d'une armée, elle
est surtout celle d'un équipage; le matelot est toujours en effet en face
de l'ennemi, c'est-à-dire de la mer; de sa soumission dépend la rapidité
des manœuvres, et de la rapidité des manœuvres dépend souvent le salut
commun ; il le sait, et sa subordination est d'autant plus réelle qu'elle
est intelligente et qu'il en comprend la nécessité. L'esprit général des
équipages est bon, il respire des traditions de dévouement et de discipline qui en forment le fond habituel ; des indocilités individuelles tantôt légères, tantôt graves ; des infractions aux lois de nécessité que la
vie nautique a dû se faire ; des désordres, des manquements au service,
fruits trop fréquents de ces saturnales de la terre, dans lesquelles le
matelot se venge d'une existence de privations et de contrainte, viennent seuls, de temps en temps, provoquer des répressions isolées.

Le sentiment du devoir a besoin, à bord d'un navire, comme partout
ailleurs, de règles qui fixent les limites des obligations, de récompenses qui engagent à les remplir, et de punitions qui y ramènent ceux qui
s'en écartent. Les lois et les ordonnances sur la marine ont défini les
devoirs de chacun, l'obéissance doit s'y soumettre sans les discuter ;
voyons de quels moyens dispose l'autorité pour les faire respecter.


## ARTICLE II

### PUNIITONS.

Une punition est la peine attachée légalement à la transgression volontaire d'une règle, d'un ordre ou d'un devoir. Elle doit être *propor-
tionée* au délit, c'est-à-dire satisfactoire; *légale*, c'est-à-dire fixée et dé-
finie par la loi; mais il faut qu'elle soit aussi *préservatrice*, c'est-à-dire
qu'elle prévienne le retour du délit chez celui qui le commet par
une intimidation directe, et chez les autres par l'intimidation de

l'exemple. Quand l'hygiène s'est occupée des peines disciplinaires, elle n'a eu en vue d'ordinaire que ses seuls intérêts, et elle les a défendus avec une ardeur dans laquelle entrait plus de générosité que de raison : nous nous tiendrons en dehors de ce sentimentalisme qui compromet le succès des demandes justes par l'outrecuidance des demandes déraisonnables, et si nous désirons que la discipline intérieure du navire use plus souvent de quelques-uns de ses moyens de répression, qu'elle ne se serve de certains autres qu'avec une grande discrétion, et qu'elle prévienne la multiplicité des peines par la multiplicité des stimulations à bien faire, nous nous défendons de vouloir affaiblir ses ressorts. Dans la vie en commun du navire, les occasions de transgression sont incessantes; celles qui seraient insignifiantes ailleurs compromettent fréquemment ici le service, l'ordre, quelquefois le salut de tous, et les peines doivent plus souvent se graduer sur les conséquences du délit que sur le délit lui-même. Demander à la discipline tous les sacrifices qu'elle peut faire à l'humanité et à l'hygiène sans s'énerver, c'est être dans la voie du progrès et de la raison ; lui demander plus, c'est en sortir. Ce n'est pas sciemment que nous le ferons.

Les punitions disciplinaires en vigueur dans les diverses marines européennes peuvent se ranger sous les chefs suivants, que nous allons successivement examiner :

1° Châtiments corporels ;
2° Privations;
3° Séquestration ;
4° Peines morales.

## § I. — *Châtiments corporels.*

Pendant longtemps, notre Code pénal maritime, craignant de désarmer l'autorité disciplinaire des navires, maintint la nécessité des châtiments corporels, dont nos soldats ne connaissaient plus l'affront depuis longtemps. Le décret du 12 mars 1848 donna cette réparation à nos matelots et fit un acte de haute justice. Que notre pavillon national flotte à l'artimon d'un navire ou en tête d'un régiment, c'est un emblème d'honneur et de dignité ; les hommes qui se pressent autour de lui doivent être refrénés par des peines viriles qui frappent sans avilir et non dégradés par des châtiments ignominieux. Que ce progrès n'ait pas été réalisé plus tôt, nous ne songeons à en faire un reproche à personne ; le sens moral a, comme la science, ses perfectionnements séculaires, il a aussi ses réformes dont le temps est providentiellement fixé. La suppression des châtiments corporels dans la marine, consacrée par un décret de l'Assemblée nationale, était depuis longtemps décrétée par l'opinion, aussi rencontra-t-elle des sympathies à peu près unanimes. Nous nous sentions, pour notre compte, le cœur soulevé de trop de dégoûts à cha-

cune de ces exécutions, pour n'avoir pas salué avec joie cette réforme.
Mais c'est là une de ces choses qu'il faut juger moins avec le sentiment
qu'avec la raison, et nous verrons tout à l'heure si la disparition de châtiments corporels du Code pénal maritime y a laissé une lacune irrépa-
rable, si, au contraire, il n'est pas possible de la combler. Nous n'avons
pas besoin de répéter ici que nous nous maintiendrons sur le terrain
étroit de l'hygiène, le seul sur lequel nous nous sentions le pied sûr, mais
nous ne récuserons non plus aucune des questions qui sont de son ressort
naturel.

Combattre aujourd'hui la légitimité et l'efficacité des châtiments corporels, serait faire gratuitement un procès rétroactif à l'ancienne législation maritime, puisqu'ils sont actuellement rayés de notre Code pénal,
si l'hygiène navale, qui embrasse toutes les nations dans sa sollicitude,
n'avait à regretter de voir quelques États maritimes rester sous ce rapport en arrière du progrès de l'esprit public. Ce n'est là qu'un retard,
nous le savons bien; quand une idée généreuse part de la France, elle
fait vite son chemin dans le reste du monde; elle a, par son origine
même, ainsi que l'a dit un grand écrivain, une force de propagande à
laquelle rien ne résiste. Il en sera de celle-ci comme des autres.

Les peines corporelles en usage depuis un temps immémorial dans
les diverses marines européennes sont : 1° la *cale* ; 2° la *bouline* ; 3° les
*coups de corde* ; 4° les *fers* ; 5° le *piquet* ; 6° les *haubans*. Nous les rangeons
dans l'ordre de gravité décroissante.

La *cale*, distinguée en *cale ordinaire* ou simple immersion et en *cale
extraordinaire*, admettait plusieurs variétés. Dans l'une des formes du
supplice (la moins dangereuse), le délinquant était hissé à l'extrémité
de la grande vergue et immergé, une ou plusieurs fois, suivant la teneur
du jugement. La *cale ordinaire*, dite *sèche*, consistait à laisser brusquement tomber le patient, de manière à le retenir à quelques pieds seulement au-dessus de l'eau, d'où un ébranlement plus insupportable et
plus périlleux encore que celui produit par la *cale mouillée*. Quant à la
*cale extraordinaire* ou *par-dessous la quille*, d'un côté à l'autre du navire,
le Code pénal maritime hollandais en faisait une de ses punitions légales ; les autres marines ont renoncé, bien avant celle des Pays-Bas, à ce
châtiment barbare et inique, qui n'était qu'une sorte d'éludation hypo-
crite d'une sentence de mort.

La *cale* est une peine immorale, car elle soumet le condamné à des
chances de mort que la nature de son délit doit lui épargner; elle répugne à la justice, car ses conséquences ne sont pas calculables, et par
suite elle n'atteint pas le but de la répression, ou elle le dépasse; bien
avant que ce châtiment disparût du Code pénal maritime, il n'était plus
appliqué qu'avec une réserve qui l'accusait. Il serait superflu de faire
ressortir les graves accidents que la *cale* pouvait entraîner à sa suite.
Forget cite, d'après Rouppe, l'hémoptysie et l'emphysème pulmonaire,

comme des conséquences possibles (1). L'apoplexie cérébrale, la pneumonie, des ruptures vasculaires, sont certainement aussi des accidents qu'il est permis de lui imputer (2).

La *bouline* est peut-être de tous les châtiments corporels le seul auquel nous soyons disposé à donner quelques regrets, mais encore voudrions-nous que cette *justice populaire* du navire ne servît à réprimer que le délit ignominieux du vol. Les matelots qui frappent sur l'accusé ne sont pas, comme pour les coups de corde, les exécuteurs résignés d'un châtiment qui leur répugne ; ici ils sont juges en même temps ; ils vengent leur honneur militaire, et la dégradation de la peine n'existe que pour celui qui la subit. La bouline a, comme la cale, une origine ancienne. M. Jal nous apprend encore que, dès 1270, elle figure au nombre des peines légales dans le Code maritime norwégien (3). Le décret du 22 août 1790 en définit l'application ; la haie de matelots devait être de 30 matelots au plus et l'accusé ne pouvait courir que trois tours de bouline. Depuis cette époque jusqu'à 1848, la bouline fut appliquée dans notre marine. Nous n'avons rien vu ou rien entendu dire qui pût nous faire attribuer à ce châtiment des dangers aussi grands que ceux qui peuvent suivre la peine de la cale. Si la réforme n'avait pas dû être aussi radicale, la bouline réservée pour le vol eût pu, sans préjudice, être conservée dans le code maritime.

Les peines qui précèdent, réservées pour des délits graves et assez rares, étaient de celles auxquelles on recourait avec une réserve extrême ; le châtiment des coups de corde plus usuel, moins menaçant pour la vie, mais aussi ignominieux, était au contraire, un des nerfs de la discipline intérieure ; la consécration légale d'un conseil de justice remplacée exceptionnellement par l'abus d'un pouvoir discrétionnaire, ne pouvait effacer complétement le caractère ignominieux de cette peine. Bizarrerie inconcevable, c'est de l'Assemblée constituante de 1790, de cette cuve ardente où bouillonnaient tant d'utopies égalitaires, tant de projets restaurateurs de la dignité humaine, qu'est sortie la justification de cette peine avilissante qu'une autre Assemblée révolutionnaire devait supprimer pour toujours ! Dès 1830, le conseil d'amirauté accusait, à cet endroit, une répugnance légitime ; un ministre, l'amiral Duperré, n'osait, par respect pour le sentiment public, prendre à la tribune la défense de ce châtiment ; le travail sourd des idées, qui prépare toujours la réalisation des choses, avait donc amené naturellement une réforme qui

(1) Forget, *Médecine navale*, t. I, p. 322.

(2) Suivant M. Jal, la peine de la cale est fort ancienne, puisqu'elle est clairement indiquée au douzième siècle dans l'édit publié par Richard Cœur de Lion au moment de son départ pour la Palestine : « *Si quis palmâ percusserit, tribus vicibus immergatur in mari.* » (Jal, *Archéologie navale*, t. II, mémoire 5.)

(3) Marec, *Dissertation sur un projet de code disciplinaire et pénal pour la marine marchande*. Paris, imprimerie royale, 1840, p. 21.

n'étonna personne, quand elle vit le jour, et trouva certainement plus de sympathies que d'opposition. Un administrateur distingué de la marine, M. Marec, a, dans un ouvrage spécial, discuté cette question avec une parfaite convenance et un courage de conviction qu'il faut toujours louer, même quand il est au service d'une mauvaise cause. « Pour juger sainement des choses de la marine, dit-il, il faut se placer au point de vue maritime. Au reste, pour cette question de convenance et de nécessité du châtiment des coups de corde, on pourrait, je ne crains pas de le dire, s'en rapporter au jugement des marins eux-mêmes, en se rappelant ce qui se passa à Brest, peu de temps après la promulgation du Code pénal de la flotte. Dans l'insurrection grave qui éclata alors (15 à 16 sept. 1790) parmi les équipages des bâtiments de l'escadre, notamment des vaisseaux *le Patriote* et *le Léopard*, les marins firent entendre contre la peine des fers, *avec un anneau et une petite chaîne traînante*, d'énergiques réclamations, qui, après le rétablissement de l'ordre, présentées par eux encore dans une forme respectueuse, parurent à l'Assemblée constituante qui y fit droit, par une loi du 2 novembre 1790, devoir être accueillies, comme étant fondées sur des sentiments de délicatesse et d'honneur; mais qu'on le remarque bien, aucune réclamation ne fut par eux articulée contre la peine des coups de corde qui a été maintenue dans le code de nos vaisseaux. Est-il preuve plus convaincante, est-il démonstration plus péremptoire de la.légitimité de ce mode de châtiment? La conscience des matelots a résolu la question en 1790, elle la résoudrait encore de même aujourd'hui (1). »

Nous n'en croyons rien, le matelot d'aujourd'hui n'est pas celui de 1790; il a changé avec l'esprit public, et vouloir le traiter de la même manière, c'est commettre un anachronisme flagrant. La douleur physique est d'ailleurs un mauvais ressort à faire jouer chez des hommes qui ne sont ni dégradés ni vicieux; ce châtiment donne de la haine bien plus que du repentir et n'a jamais moralisé personne. On a donc bien fait de renoncer aux coups de corde. Cette peine, comme celle de la cale, peut au reste être suivie d'accidents graves, quelquefois mortels, et cela seul suffirait, en dehors de tout motif de convenance morale, pour justifier son abandon dans toutes les marines.

Le *piquet*, les *haubans* et la *vigie* sont des châtiments infiniment moins rigoureux; ils n'ont pas été compris dans la suppression des peines corporelles et la discipline y trouve des ressources répressives très-efficaces. Nous ne ferons qu'indiquer, en ce qui concerne la première punition, la nécessité de ne pas lui assigner une durée trop longue : soit en effet malaise causé par l'immobilité, fatigue imposée à certains muscles chargés de maintenir la rectitude du corps pendant des heures entières ou gêne opposée à la circulation de retour par une position verticale prolongée,

(1) Marec, *loc. cit.*

il n'est pas rare de voir des syncopes survenir chez les individus condamnés au piquet; nous en avons observé plusieurs cas à bord des navires. Cet accident a été également constaté, dit-on, dans les régiments de cavalerie. Quant à la peine des *haubans* ou des *enfléchures* et de la *vigie* sur les barres de perroquet, ici la fatigue musculaire ne doit être comptée pour rien, et les intempéries de la mer et du ciel en font toute la rigueur. C'est à la prudence des capitaines à voir dans quel temps, et jusqu'à quelle limite, cette punition doit être infligée, pour faire fléchir, s'il y a lieu, la rigueur de la discipline devant le danger des insolations ou celui des congélations locales. Dans l'une et l'autre de ces deux punitions, il faut aussi tenir compte de la privation de sommeil, qui est déjà, par elle-même, une aggravation de peine.

Telles sont les peines corporelles qui sont encore en vigueur dans les diverses marines; la nôtre les a généreusement abandonnées, à l'exception des deux dernières, en faveur desquelles plaidaient, d'une part, leur innocuité habituelle, d'une autre part, la nécessité indescriptible de ne pas enlever à la discipline tous ses moyens d'action. Voilà trente ans bientôt que notre code pénal maritime a subi cette réforme radicale. Le nombre des délits a-t-il augmenté sous son influence? les liens de la discipline se sont-ils relâchés? Nous ne possédons aucune statistique sur ce point, mais la comparaison que nous avons pu faire successivement des deux régimes disciplinaires nous porterait à répondre hardiment par la négative; aussi considérons-nous cet adoucissement de la pénalité comme un progrès qui n'a eu aucun inconvénient pour contre-poids.

## § II. — *Privations.*

Les peines de cette catégorie n'entraînent comme les précédentes, ni douleur, ni fatigue physique; elles consistent simplement dans le retrait temporaire d'une condition de bien-être matériel ou de considération. Les *retranchements de vin*, la *diminution de solde*, l'*abaissement de grade* et l'*interdiction d'emploi* pour un temps variable, sont les peines qui rentrent dans ce groupe.

1° *Retranchement de vin.* — Le retranchement de vin est, de toutes les punitions disciplinaires, la plus usuelle, la plus malencontreuse pour l'hygiène, celle aussi dont on abuse le plus; infligée presque toujours isolément, elle est cependant quelquefois l'accompagnement obligé d'autres punitions, celles de la *prison* et des *fers*, par exemple. Nulle peine n'est plus vicieuse que celle-ci: insuffisante pour la répression, elle est éminemment attentatoire à la santé du matelot, qui a besoin de sa ration de vin pour résister aux fatigues exceptionnelles de sa rude profession. Elle est, du reste, jugée ainsi, non-seulement par les médecins de la marine, non-seulement par les publicistes qui se sont occupés sérieusement des réformes à opérer dans le code pénal des matelots, mais encore par les officiers eux-mêmes,

qui appliquent journellement cette peine avec la conscience de ce qu'elle
a de défectueux, et l'espoir de la voir bientôt remplacée par une autre.
«La peine du retranchement de vin, dit avec une haute raison l'auteur ·
d'une brochure remarquable que nous avons eu déjà l'occasion de citer,
ne semble pas convenable, excepté dans certains cas. Peut-on, en effet,
priver l'homme qui travaille d'une partie de la ration que l'État a jugée
nécessaire à l'entretien de ses forces sans dommage pour sa santé? Ce
genre de punition doit d'ailleurs être rejeté comme illusoire en ce qu'elle
ne s'applique point à l'homme retranché, mais bien à son plat tout entier (1), les matelots étant dans l'usage de partager leur vin avec celui
de leurs camarades qui a encouru le retranchement (2). » Nous avons
trop insisté sur l'utilité hygiénique du vin dans la ration des matelots,
pour ne pas réclamer, au nom de l'hygiène, contre un châtiment pareil.
Et combien ses inconvénients ne sont-ils pas plus palpables encore dans
les pays chauds, où l'anémie est une menace perpétuelle pour la santé !
Si la peine du retranchement devait être maintenue, nous aimerions
mieux qu'il portât sur l'eau-de-vie; le matelot y serait aussi sensible et
sa santé y demeurerait indifférente. La privation de tabac, plus dure certainement, pour beaucoup de matelots, que la privation de vin, aurait
une efficacité répressive plus réelle et de moindres inconvénients hygiéniques. En attendant cette réforme, la rigueur des retranchements de
vin doit fléchir devant certaines circonstances de campagne, de climats
ou d'épidémies, et les médecins de navires doivent alors demander que
cette punition soit temporairement remplacée par une autre. C'est ce
que fit M. Le Roy de Méricourt, chirurgien-major de la corvette *l'Archimède.* A une époque où l'approche d'un deuxième hivernage à Madagascar lui inspirait des inquiétudes sur la salubrité future de son navire,
il obtint de son commandant que, provisoirement, on remplaçât les retranchements par le piquet. Il est certainement peu de capitaines qui
prissent sur eux de méconnaître cet intérêt d'hygiène, dans des circonstances analogues (3).

2° *Diminution de solde.* — La diminution de solde, prononcée par des
conseils de justice, est une peine assez fréquemment appliquée; par
malheur, la *basse paie* punit la famille du délinquant en même temps que
le délinquant lui-même ! Mais, qu'y faire? Si l'on n'admettait que des
peines irréprochables, on ferait table rase du Code pénal tout entier.
Nous voudrions au moins que la délégation consentie par le matelot puni
restât intacte, malgré l'abaissement de sa solde, afin qu'il eût seul à

(1) Nous devons dire, toutefois, que la formation d'un *plat de punition* neutralise
en partie cet inconvénient.
(2) *De la marine militaire dans ses rapports,* etc., etc., p. 62. Cette brochure est généralement attribuée au prince de Joinville.
(3) M. Bourel-Roncière a insisté comme moi sur la discrétion avec laquelle il faut
user de cette punition.

expier par des privations la faute qu'il a commise. La diminution de la solde, comme le retranchement, est rarement une peine isolée; elle se lie presque toujours soit à une suspension temporaire ou définitive de l'emploi, soit à un abaissement de grade, et ne fait qu'aggraver ces dernières peines.

3° *Abaissement de grade et interdiction d'emploi.* — Jusqu'au grade d'officier exclusivement, la concession du grade ou son retrait peuvent être prononcés, sauf ratification ministérielle, par les conseils d'avancement ou de justice des navires, et cette peine rigoureuse est justement redoutée puisqu'elle inflige du même coup et une déconsidération pénible et une privation de priviléges et de bien-être. Rien ne saurait être plus légitime que ce droit que se réserve l'autorité de conférer des grades aux matelots qui en sont dignes et de les retirer à ceux qui cessent de les mériter; aussi est-ce là l'un des ressorts les plus efficaces de la discipline intérieure des navires. Pour les officiers, au contraire, il faut une sanction plus élevée; nommés par le chef de l'État, c'est aussi par un décret émané du pouvoir souverain qu'ils sont frappés de déchéance, pour un temps proportionné à la gravité du délit dont ils se sont rendus coupables; et comme cette interdiction temporaire n'est prononcée par l'autorité supérieure que sur la demande exprimée et justifiée du chef sous la juridiction immédiate duquel l'officier est placé, il s'ensuit que le premier trouve dans cette prérogative intimidatrice un moyen d'action dont l'honneur lui fait un devoir de n'user qu'avec modération et avec justice. Quant aux suspensions de fonctions spéciales, n'entraînant presque jamais avec elles de privations-pécuniaires, elles rentrent plutôt dans le domaine des peines morales que dans celui des châtiments qui agissent par une privation quelconque.

§ III. — Séquestration.

Les fers, la prison, les arrêts, la consigne et les campagnes extraordinaires sur les navires de l'État, constituent ce groupe de peines dont la suspension de la liberté individuelle est essentiellement la base.

1° *Fers.* — Si nous avons protesté contre le châtiment des coups de cordes parce que nous le trouvions dégradant au premier chef et attentatoire à l'honneur militaire, nous devons reconnaître, au contraire, que le matelot n'attache aucune idée de flétrissure à la peine des fers dont le nom sonne mal aux oreilles des personnes étrangères à la marine, mais qui, en réalité, n'est, pour le matelot, ni bien dégradante, ni bien terrible. Il y a plus, n'était le retranchement de vin qui lui est inhérente, le délinquant y trouverait une occasion de *far-niente* et d'exemption d'exercices dont il apprécierait infiniment la douceur. Nous reprocherions donc à la peine des fers d'être plutôt trop insignifiante que trop rigoureuse. Elle perdrait ce caractère si l'on en prolongeait la durée au delà de certaines limites, ou si, dans cette condition, elle exposait le délinquant au méphitisme continuel de la cale ou aux intempéries dangereuses du gaillard d'avant. Il appartient à l'humanité et à la justice du capitaine, averti par la sollicitude prudente du médecin du navire, d'aller jusqu'à la limite de la rigueur nécessaire sans jamais l'outre-passer. Forget s'élève avec une énergie que nous concevons contre l'aggravation des fers par le *bâillon* (1). Si le coupable, entraîné par l'ivresse ou par la colère, s'exhale en vociférations séditieuses, mieux vaut, même dans l'intérêt de la discipline, l'emprisonner provisoirement que de recourir à cette mesure rigoureuse, que, pour notre compte, nous n'avons jamais vu employer.

2° *Prison*. — Nous nous sommes, à propos de la topographie hygiénique du navire, expliqué sur les rigueurs exceptionnelles de l'emprisonnement à bord des navires ; nous renvoyons nos lecteurs aux considérations dans lesquelles nous sommes entré à ce sujet, et nous maintenons, au nom de l'hygiène, les demandes que nous avons alors formulées sur ce point (2).

3° *Arrêts*. — Les officiers, les élèves, les sous-officiers et grades assimilés, subissent la peine temporaire de la séquestration qui est prononcée contre eux dans des parties déterminées du navire, et cela était nécessaire pour que le prestige de leur position ne fût pas affaibli par la punition qu'ils ont encourue. C'est dans leur chambre que les officiers et les adjudants gardent les arrêts qui leur sont infligés ; les élèves sont relégués dans la fosse aux lions (3) ou le magasin général, et les seconds maîtres dans la cale. C'est dire assez que cette séquestration ne saurait, surtout dans les pays chauds, se prolonger beaucoup sans compromettre la santé, et que c'est là encore un cas où le médecin, s'isolant de toute considération étrangère à son ministère, doit avertir l'autorité du moment où la séquestration va devenir un châtiment corporel. D'ailleurs, l'officier relégué par une punition dans sa chambre, y apporte ces froissements de l'amour-propre, ces agitations et ces violences de l'esprit qui compromettent sa santé menacée déjà par le passage brusque de l'activité au repos et de l'air excitant du pont à l'atmosphère confinée des parties basses du navire. La vigilance éclairée du médecin doit tenir compte de ces circonstances dépressives, et la visite quotidienne des officiers aux arrêts est pour lui un devoir de convenance autant que de profession. Il peut se dispenser de la même sollicitude à l'endroit des aspirants : chez eux, les blessures ne s'enveniment guère, l'amour-propre est hors de cause, et ces Daniels d'une autre fosse aux lions ont, pour les préserver des soucis, une gaieté qui ne s'effarouche pas de si peu.

4° *Consigne*. — L'interdiction de la terre est, à bord des navires, tan-

---

(1) Forget, *op. cit.*, t. I, p. 319.
(2) Voyez livre 1er, section II, chap. 1, p. 59.
(3) Ou mieux *fosse-aux-liens*.

tôt une mesure de prudence dictée par l'hygiène, tantôt une punition infligée par la discipline. Certainement, la séquestration prolongée à bord d'un bâtiment a des inconvénients pour la santé, mais les matelots sont si enclins à chercher, dans les relâches, des occasions d'excès ou de désordres, que la consigne peut, à la rigueur, être considérée, dans les pays malsains, comme tout à fait indifférente à l'hygiène des matelots qui la subissent. Cette punition est très-convenable et très-efficace, elle constitue dans nos rades un frein on ne peut plus salutaire, et elle n'a aucun des inconvénients nombreux que l'on peut légitimement reprocher aux autres.

5° *Campagnes extraordinaires*. — On a reproché aux campagnes extraordinaires infligées aux matelots du commerce qui se sont rendus coupables de quelque acte d'insubordination, de donner au service des navires de guerre un caractère afflictif qui est de nature à le déconsidérer; mais nous estimons malgré tout que c'est là une punition qu'il importe d'autant plus de conserver, que le matelot y est on ne peut plus sensible; nous voudrions même qu'on y recourût plus souvent et que l'on comblât de cette manière la lacune laissée dans la série des peines par la suppression des châtiments corporels. La marine militaire, au lieu de se priver de serviteurs turbulents pendant toute la durée de leur emprisonnement ou de leur maintien dans les compagnies de discipline, se les approprierait et finirait par les réduire.

## § IV. — *Peines morales.*

Les peines de cette catégorie ont l'amour-propre pour pivot, et l'hygiène n'a, en ce qui les concerne, à se résigner à aucun sacrifice pénible; leur influence répressive est toute-puissante, surtout avec des équipages tels que les nôtres, qui ont le sentiment de l'honneur et de la dignité personnelle particulièrement développé, et qui répondent mieux à une stimulation morale qu'à un châtiment corporel. Les capitaines doivent donc s'attacher à faire jouer ce ressort chez leurs hommes, et il est rare qu'il manque son effet. Sans parler des officiers sur lesquels une réprimande, un rappel au devoir méconnu, laissent une empreinte durable et efficace, les matelots eux-mêmes, moins impressionnables sous ce rapport, ont cependant, eux aussi, leur amour-propre professionnel; et la menace d'un abaissement d'emploi, de la déchéance d'un poste privilégié, d'une condamnation au plat de punition ou aux travaux rebutants du bord, est pour eux une peine on ne peut plus efficace.

Tel est l'ensemble du système pénal en vigueur sur les navires; on peut certainement lui reprocher la monotonie des peines qui fait contraste avec la diversité infinie des délits possibles (et la suppression des châtiments corporels, si justifiée par ailleurs, a rendu ce défaut encore plus saillant), mais nous doutons qu'on puisse jamais le faire disparaître, tant les efforts des hommes intelligents et pratiques qui ont étudié cette question ont été jusqu'ici inhabiles à la faire avancer d'un pas. Pour nous, nous ne voyons qu'un seul moyen de rétablir l'équilibre, et nous pensons que, puisqu'on ne peut varier les répressions, il faut s'attacher à prévenir les délits en multipliant les récompenses. C'est là l'idée que nous allons développer.

## ARTICLE III

### RÉCOMPENSES.

De l'encouragement au bien à la répression du mal, il y a la différence de l'hygiène à la médecine; l'une doit précéder l'autre et s'attacher même à rendre son intervention inutile. Pour un capitaine médiocre, toute la discipline de son navire se borne à mettre un châtiment sur un délit. Un capitaine d'intelligence et de cœur à la fois s'attache surtout à prévenir les fautes, soit en rendant plus rares les occasions de les commettre, soit en stimulant ses hommes à se bien conduire par l'appât de récompenses auxquelles il sait donner du prix; le premier n'a sur son équipage qu'une autorité de fait, qu'une domination apparente; le second le possède tout entier, et cette différence se sent dans ces moments critiques où l'initiative et l'élan doivent venir en aide à une discipline inerte. Nous ne craignons pas d'affirmer que la bonne tenue d'un navire est en raison inverse de la rigueur du système disciplinaire auquel il est soumis, et que les équipages les moins faciles à mener peuvent être domptés, dès les premiers mois d'une campagne, en leur faisant faire successivement la comparaison d'un régime rigoureux et d'un joug doux et paternel entre lesquels ils ont le choix libre. Élargir la série des récompenses, c'est restreindre du même coup celle des punitions nécessaires; les unes et les autres contiennent, il est vrai, les hommes dans le devoir, mais les premières sont des moyens de longue portée qui élèvent, qui ennoblissent, au lieu d'avilir; les seconds sont des palliatifs du moment qui peuvent inspirer la peur, mais jamais le désir de bien faire. Nous croyons que le rétablissement de l'équilibre entre les récompenses et les punitions est le principe qui doit servir de base à toute réforme disciplinaire.

A chaque délit correspond une répression; chaque observance méritoire d'un devoir ou d'une règle, doit avoir une récompense corrélative. Faire le bien pour le bien lui-même est un effort de désintéressement dont l'âme est capable quand de grandes résolutions l'élèvent au-dessus d'elle-même; mais dans les devoirs monotones et quotidiens de sa profession, on a besoin d'un autre stimulant, et l'approbation et l'encouragement sont recherchés par tous et dans toutes les positions. Qui de nous ne l'a pas senti? Un mot élogieux donne des ailes à l'empressement, un blâme injuste ou aigre paralyse le bon vouloir; grands ou petits, hommes instruits ou ignorants, nous sommes tous construits sur le même moule moral, et les mêmes ressorts nous meuvent. Il faut que ceux qui sont dépositaires de l'autorité les étudient sur eux-mêmes pour savoir, à l'occasion, les faire jouer chez les autres.

Le blâme ou l'éloge ont d'autant plus d'efficacité qu'une publicité plus grande les accompagne, d'où déjà une graduation qui doit être mise à profit. Les ordres du jour, les témoignages ministériels insérés au *Bulletin officiel de la Marine*, les rapports honorables, les demandes de récompenses honorifiques, sont certainement des mobiles qui attachent plus d'officiers à leurs devoirs que la crainte des arrêts ou d'un retrait d'emploi, qui augmentent leur confiance en eux-mêmes et les rendent capables de nouveaux efforts. Pour les matelots, en dehors de ces actions d'éclat qui appellent sur leur poitrine une distinction méritée, il n'y a d'autre publicité que celle du navire, mais elle suffit à la sobriété de leur ambition, et cette récompense doit être donnée à ceux qui font bien. Il existe un *cahier de punitions* dont la lecture se fait publiquement devant l'équipage assemblé pour le branle-bas du soir, cela est d'un bon exemple; pourquoi n'y aurait-il pas aussi un *cahier de récompenses* qui serait lu immédiatement après, et sur lequel seraient consignés nominativement les actes quotidiens de zèle, de dévouement, de subordination, de bonne conduite, d'habileté professionnelle? Le matelot qui ne voit jamais que la face sévère et menaçante du Janus disciplinaire, verrait ainsi sa face bénigne et paternelle, et la justice des peines qui frappent les délinquants, lui deviendrait de la sorte plus évidente et plus palpable. On lit de temps en temps à l'équipage, et avec une pompe grave que nous ne désapprouvons pas, le Code pénal maritime; pourquoi, comme contraste à ces rigueurs nécessaires, mais cruelles, ne lui lirait-on pas en même temps les récompenses de grade, d'avancement, d'honneurs militaires qui attendent l'intelligence, la subordination et la bonne conduite?

Un relevé mensuel des récompenses et des punitions serait dressé pour chaque homme et les conseils d'avancement trouveraient dans ce document des indices certains pour la distribution équitable des avantages et des emplois. Le matelot qui, pendant le cours d'une campagne, aurait encouru le minimum des punitions serait, par ce seul fait, et de droit, avancé d'un grade; la même mesure pourrait être appliquée aux quartiers-maîtres. Quant aux sous-officiers, dont les services seraient plus facilement appréciés dans leur ensemble, nous ne voyons guère que les propositions d'avancement ou de distinctions honorifiques qui puissent convenablement récompenser leur zèle. Il est, à bord, certains défauts dont nous avons signalé les dangers hygiéniques, auxquels on n'oppose que des punitions insuffisantes, et qui nous paraissent surtout devoir céder à un système de récompenses intelligemment appliquées : nous voulons parler de *l'ivrognerie* et de la *malpropreté personnelle*.

Un matelot va à terre et s'enivre parce qu'il sait que la peine insignifiante des fers est le seul châtiment qui l'attende au retour. S'il a des habitudes de tempérance, il se hâte de les perdre, parce qu'elles ne lui procurent guère d'autre avantage immédiat que de n'être pas puni; qu'on le récompense de sa conduite régulière, si elle ne s'est pas démentie pendant un temps déterminé, et il sera intéressé directement à se garer d'excès aussi fâcheux pour celui qui les commet qu'attentatoires au bon ordre, au service et à la discipline. Si la sobriété doit être récompensée, la bonne tenue et la culture corporelle méritent aussi des encouragements sérieux. Dans plusieurs de nos grandes villes l'édilité a adopté des mesures de ce genre, et la tempérance comme la propreté ont été l'objet de récompenses dont personne n'a jamais contesté l'opportunité. Pourquoi nos navires ne suivraient-ils pas cet exemple? Nous adressons, bien entendu, cette question aux hommes sérieux qui cherchent avant tout ce qui est bon et utile, et non pas à ces esprits légers et enclins à la raillerie qui mettent la raison au-dessous d'un trait piquant, et qui nous accuseront volontiers de vouloir transformer nos matelots en rosières goudronnées ou en compétiteurs timides de prix Montyon d'un nouveau genre. Nous récusons cette assimilation, nous avons demandé pour ces mâles natures des châtiments virils, nous voulons aussi pour nos matelots des récompenses viriles, et nous croyons véritablement les traiter en hommes, en insistant pour que leurs sentiments généreux soient stimulés et soutenus, en même temps que leurs fautes sont réprimées par des châtiments (1).

## CHAPITRE III

### Régime religieux.

Il serait véritablement bien peu observateur, et j'ajouterai bien peu médecin, celui qui récuserait l'influence des sentiments religieux sur l'état des rapports qui lient l'âme au corps et sur la santé de l'une et de l'autre. « Même aux époques d'incrédulité, a dit Michel Levy, la religion demeure la plus énergique de toutes les forces morales; non-seulement elle domine les circonstances les plus importantes de la vie, mais la réalisation de ses préceptes lui subordonne tous les détails de

______

(1) Le prix *Singer*, fondé le 20 janvier 1846 par la libéralité d'un homme de bien, a inauguré cette voie d'encouragement dans laquelle on ne saurait aller trop loin. D'une valeur de 300 francs il est attribué au matelot de la marine de l'État qui réunit à la plus grande ancienneté de services, la conduite la plus irréprochable. Choisi par le Conseil d'amirauté, il voit son nom porté à l'ordre du jour de la flotte. Ce prix, sauf l'année 1870, a été donné régulièrement depuis sa fondation (Lebeau, *Étude sur les équipages de la flotte. —* Le prix Singer. *Rev. marit. et coloniale,* 1874, t. XL, p. 93).

la conduite de chaque homme ; dès lors elle investit l'hygiène comme elle absorbe la psychologie (1). » Nous ne sortons donc pas de notre rôle en traitant ici de ce grand intérêt. Le moment est, du reste, opportun pour cette étude : un souffle délétère passe aujourd'hui sur les croyances qui sont l'honneur et la force de l'humanité ; ce n'est pas le moment de déserter la brèche, et tout ce qui a au cœur une conviction et à la main une plume, doit à sa cause et à lui-même de défendre ce qu'on attaque et d'affirmer ce qu'on nie.

Nous n'avons certainement (personne n'aura besoin de nous le rappeler) ni mission ni autorité pour plaider la cause de la religion, mais c'est un devoir pour nous, après nous être si longuement étendu sur les moyens de conservation matérielle de l'homme de mer, de dire au moins quelques mots de cette hygiène de l'âme qui a sur l'hygiène du corps une influence tellement puissante et tellement décisive qu'on ne saura jamais les séparer sans préjudice.

La nécessité morale et *désintéressée* du frein religieux est un point de vue tout métaphysique, et qui ne saurait nous arrêter. Nul homme, quelque plongé qu'il soit dans les ténèbres de l'ignorance ou de l'abjection, n'échappe complétement à l'idée d'un Dieu et d'un culte à lui rendre, et l'irréligion elle-même rend, par la violence de ses attaques, un hommage involontaire à la vérité contre laquelle elle s'élève. Il appartient au théologien et au philosophe de démontrer que tout, au dedans de l'homme, comme dans la création qui lui a été soumise, le ramène invinciblement au sentiment religieux ; l'hygiéniste se place à un point de vue moins élevé ; s'il voit dans la pratique des devoirs religieux un hommage dû par la créature à son Dieu, il y voit aussi pour l'homme une source de bien-être et de bonheur moral, et son devoir est de faire surtout ressortir la catégorie d'avantages qui en découlent.

Or, le frein religieux à bord des navires, comme dans toutes les agglomérations d'hommes, intervient : 1° comme élément d'hygiène ; 2° comme élément de discipline ; 3° comme élément de moralisation. Nous l'envisagerons successivement sous ce triple rapport ; mais, auparavant, disculpons le matelot du reproche d'impiété que lui adressent trop légèrement les personnes qui, n'ayant pas vécu avec lui, ne savent pas tout ce qu'il y a de généreux sous son écorce rude et grossière.

Les marins ont le sentiment religieux remarquablement développé ; est-ce conscience des dangers incessants auxquels leur profession les expose, est-ce compréhension de la petitesse de l'homme à la vue des horizons infinis que la navigation déroule sous leurs yeux ? Ce qu'il y a de certain, c'est que leur piété, masquée souvent par une fanfaronnade professionnelle, se manifeste en certains moments, avec une énergie et une naïveté touchantes ; les esprits prévenus peuvent se tromper à ces

_______

(1) Michel Levy, *Traité d'hygiène publique et privée*, 1845, t. II, p. 715.

apparences sceptiques, et répéter avec Bernardin de Saint-Pierre :
« Que la religion du matelot dépend du temps qu'il fait (1); » quand on
l'a pratiqué plus longtemps, on apprend à mieux le connaître, et ces
vœux, faits au moment d'un naufrage ou d'une épidémie, et à l'accomplissement desquels il tient comme à une dette sacrée; ces messes d'actions de grâces qui, au retour d'une campagne périlleuse, réunissent
processionnellement dans les églises de nos ports de mer les équipages
et leurs officiers ; ces *ex-voto* naïfs suspendus par la piété et la reconnaissance aux voûtes de toutes les chapelles de notre littoral, sont la meilleure réponse à ce reproche d'incrédulité ou de religiosité pusillanime.
Les matelots bretons, surtout, insoucieux par moment de leurs obligations religieuses, aiment voir cependant auprès d'eux un aumônier qui
les assiste de ses encouragements et de ses conseils, les exhorte à bien
mourir, et leur donne des obsèques chrétiennes. Il y a plus, leur piété
naïve, ainsi que celle des enfants, trouve aux cérémonies du culte un
attrait des plus vifs, à celles surtout qui, comme la prière et la messe,
leur apportent à bord d'un navire comme un reflet du pays absent, une
tradition de l'enfance et de la famille. Quoique amoindries, en effet,
par les conditions où elles se déploient, les pompes du culte, sur un bâtiment, rachètent ce qui leur manque, sous ce rapport, par la solennité
de l'isolement et par les aspects grandioses de la mer. Il n'est pas une
cérémonie religieuse, à bord d'un navire, qui ne remue vivement le
cœur et l'imagination, et ne rappelle ce passage où Châteaubriand a dépeint, avec une pompe de style et une magnificence de langage incom-
parables, ce tableau d'une prière en commun dite le soir par un équipage isolé, perdu en quelque sorte sur l'immensité de l'Océan (2). Il y
a intérêt pour l'hygiène à favoriser, dans les limites du possible, la cé-
lébration de ces cérémonies religieuses, source intarissable d'impressions mémoratives et de rafraîchissement pour l'âme.

Nous disions tout à l'heure que le frein religieux était un élément
d'hygiène. Les matérialistes eux-mêmes ne récusent en rien la réalité de
cette influence ; ils voient dans les prescriptions de l'Église autant d'artifices salutaires pour contenir les appétits physiques dans les limites de
la modération, et révèrent en elles la sagesse et la prévoyance de légis-
lateurs humains qui, pour assurer la pérennité de leurs institutions

_______________

(1) Bernardin de Saint-Pierre, *Voyage à l'Île de France*. Paris, 1839, p. 22.
(2) Tout le monde ne le pense pas ainsi, et dans la séance du 6 novembre 1876,
la Chambre des députés a entendu la proposition de remplacer la prière que fait l'au-
monier le soir « par la lecture d'un article du Code pénal maritime. » Le beau reconfort pour l'âme aux prises avec les tristesses et les sacrifices d'une vie exceptionnellement pénible, et la douce impression pour le sommeil ! C'est ainsi que le sophisme
conduit à la dureté. Le Code pénal tient le matelot courbé sous la crainte; la prière
lui donne la résignation et l'espérance ; et l'affermit dans le sentiment du devoir, qu'on
lui lise de temps en temps le Code pénal, on le fait et c'est nécessaire, mais en quoi
la prière est-elle incompatible avec cette formalité rigoureuse ?

bienfaisantes, ont cru devoir leur attribuer une origine céleste. L'hygiéniste chrétien ne limite pas l'influence de la religion sur la santé à ces interdictions qui la défendent contre le péril des excès sensuels ; il sait dans quel calme, dans quelle libre possession d'elle-même, dans quelle placide tranquillité la religion maintient l'âme, et c'est là surtout qu'il va chercher le secret de la puissance de cet élément d'hygiène. On s'occupe beaucoup des influences extérieures qui, à chaque instant, viennent déranger l'équilibre des fonctions, et menacer la vie ; on laisse trop dans l'oubli ces influences de l'âme, si puissantes cependant, pour affermir ou pour ruiner sourdement les ressorts de la santé. Pour peu qu'on réfléchisse à l'action destructive des passions, des agitations désordonnées du cœur et de l'esprit (et tout homme a pu étudier cette lutte en lui-même), on comprend de quel prix est pour la santé une force toute morale qui met le sacrifice à la place de la recherche effrénée de soi-même, la résignation à la place des inquiétudes, l'acceptation résignée du rang que la Providence assigne, à la place des fébriles impatiences de l'ambition, les compensations consolantes d'une rémunération à venir, à la place d'un découragement qui ne voit rien au delà des misères présentes. Où trouver, en effet, ailleurs, autant que dans la profession de marin, une réunion aussi persistante de circonstances morales dépressives : rapprochement forcé, permanence du joug disciplinaire, monotonie, isolement, éloignement douloureux du pays et de la famille, privations de toute nature ; la religion seule peut mettre un baume sur ces blessures de l'âme et prévenir leur inévitable retentissement sur la santé.

La Religion, expression la plus haute et la plus sublime du principe d'autorité, est aussi la sauvegarde la plus certaine de la discipline et de la subordination, que ses inspirations soient comprises par ceux qui les suivent ou qu'elles les guident à leur insu. Le Devoir, cette belle et généreuse passion à laquelle soldats et matelots offrent stoïquement tous les jours le sacrifice de leur vie, ne saura jamais germer dans une âme d'où le sentiment religieux sera à jamais effacé ; l'homme, sous ce rapport, s'abuse souvent sur lui-même ; c'est là de la religion déguisée sous une vertu qu'on croit tout humaine, et qui n'attend qu'une occasion pour se manifester. Un homme qui se sacrifie au Devoir, sans remonter à la source divine de celui-ci, supporte la partie pesante du joug religieux sans en goûter les douceurs. Si la religion est la condition de cette obéissance active, spontanée, entière, qui est l'âme de la discipline, elle est aussi la condition d'une autorité exercée avec équité et modération ; elle établit entre le chef et le subordonné ces relations de bienveillance d'une part, et de déférence de l'autre, qui rendent la soumission facile et tempèrent la gravité du commandement. Au point de vue purement humain, la religion est donc susceptible d'exercer sur le régime intérieur du navire une influence aussi favorable au service qu'au bien-être de l'équipage lui-même.

Mais il n'y a pas de religion sans culte, et l'État, qui isole ainsi de toute assistance religieuse une population de marins en les lançant au loin sur le pont d'un navire, a le devoir, au seul et strict point de vue de la justice, de pourvoir à cet intérêt. La question de l'aumônerie maritime résolue d'une façon incomplète sans doute, mais qui laissait au moins intact le principe, vient de subir un échec législatif, par voie insidieuse de suppression budgétaire, et la parole généreuse et convaincue du ministre de la marine n'a pu faire conserver intégralement à cette institution les allocations qui lui permettaient de vivre. L'ordonnance du 25 mars 1765 avait fixé les prérogatives et les devoirs des aumôniers de la marine, et cette institution qui fonctionnait sans heurtement, comme sans opposition, semblait, à raison de son but, devoir traverser sans encombre les bouleversements et les agitations politiques ; mais il n'en fut pas ainsi : supprimée par la première République, relevée sous la Restauration, supprimée de nouveau par la monarchie de Juillet, elle reparut quinze ans après ; mais la décision royale du 6 décembre 1845 qui instituait un certain nombre d'aumôniers pour le service de la flotte, n'était qu'un compromis timide qui ne pouvait que heurter l'incrédulité sans satisfaire le sentiment religieux. Le décret du 31 mars 1852 et celui rendu en 1864 élargirent les cadres de l'aumônerie maritime et lui donnèrent l'organisation qu'elle avait conservée jusquel-à. Les arguments éloquents que M. de Paymaurin faisait entendre en 1823 à la Chambre des députés en faveur de l'aumônerie maritime et ceux que produisait le projet de loi de 1864 sont des arguments de tolérance autant que de justice. « Les hommes, disait le ministre de la marine de cette époque, qui payent si largement au pays le tribut d'un dévouement plein de périls ne doivent pas être privés au milieu des flots, sur le champ de bataille, sur le hamac de l'agonie, des consolations et de l'appui que la religion peut seule donner. »

Moi aussi, j'ai vu le matelot de près, je l'ai soigné, je l'ai aimé, et dans le ministère de soulagement et de consolation que j'accomplissais auprès de lui sur deux navires dont l'un avait un aumônier, dont l'autre en était privé, j'ai vu ce que la présence du prêtre dans le premier cas enlevait d'angoisses à l'agonie et de froideur navrante aux tristes obsèques qui se font à la mer. Le soldat a encore son aumônier sur le champ de bataille, la navigation est pour le matelot un champ de bataille toujours ouvert ; qu'on ne le traite pas autrement que son frère d'armes si l'on veut que son âme soit à la hauteur des dangers qu'on lui impose. La justice et le sentiment exigent qu'il en soit ainsi.

Un dernier point de vue sous lequel nous devons considérer le frein religieux, c'est comme un élément de moralisation. Il n'y a pas, quoi qu'on en ait dit, deux morales : l'une religieuse, l'autre philosophique ou indépendante ; la seconde ne vit que des emprunts qu'elle fait à la première sans l'avouer ; se fiant aux propres forces de la nature humaine, elle les excite par le stimulant de l'orgueil, et peut, tout au plus, donner à quelques hommes isolés le lustre de vertus d'apparat ; la première, partant du fait de la fragilité humaine et de son impuissance à faire quoi que ce soit de bien sans l'assistance d'en haut, demande incessamment ce secours ; elle seule peut pénétrer les masses de cette influence vivifiante qui les éclaire et les rend meilleures en même temps. Là, est le salut individuel de chaque homme comme le salut commun des sociétés ; là, aussi, est pour nos pauvres matelots, adonnés de toute la fougue de leur nature et de leurs instincts, à des désordres que l'hygiène, l'humanité et la morale réprouvent en même temps, la source d'un accroissement de santé, de dignité et de bien-être.


FIN.

# APPENDICE

---

## I



### GUIDE POUR L'EXPERTISE BROMATOLOGIQUE.

Les médecins de la marine étant appelés journellement à faire partie de commissions de vivres soit dans les ports, soit dans les relâches, et y jouant un rôle prépondérant à raison de leurs connaissances spéciales, il m'a paru utile de condenser ici, dans un petit nombre de pages, les notions sommaires qu'ils doivent posséder pour s'acquitter convenablement de cette tâche.

Mais l'instruction ne suffit pas, et il faut, de toute nécessité, que le médecin d'un navire soit muni d'un outillage scientifique, exigu sans doute, mais à la rigueur suffisant pour la solution des questions qui lui sont posées. Et cela est indispensable aussi à un autre point de vue. Des questions médico-légales peuvent surgir sur son bâtiment, et il faut que, tout en réservant les substances et les organes suspects pour une analyse ultérieure et accomplie dans de meilleures conditions, il ait au moins les moyens sommaires qui peuvent l'éclairer sur l'utilité de telle ou telle mesure à prendre.

Voilà, à mon avis, les objets qui devraient être mis à sa disposition pour ce double objet :

1° Une boîte à réactifs de 25 flacons avec papiers d'essai ;
2° Quatre entonnoirs en verre avec papier à filtrer ;
3° Deux lampes à alcool ;
4° Dix tubes à essai ;
5° Une petite capsule de platine (de 40 à 50 fr.) ;
6° Dix capsules de porcelaine de 20 à 25 centimètres cubes ;
7° Six verres à expériences ;
8° Dix fioles à fond plat ;
9° Quatre pipettes jaugées de 5 à 10 centimètres cubes ;
10° Une éprouvette graduée ;
11° Dix tubes de verre avec agitateurs ;
12° Un trébuchet sans cage en verre ;
13° Une forte loupe ;
14° Un microscope petit modèle de Nachet, avec l'objectif n° 3 ;
15° Un alcoomètre de Gay-Lussac ;
16° Les deux aréomètres de Baumé.

Il serait à désirer qu'une grande caisse disposée à cet effet et cataloguée sous le titre : *Caisse d'expertise*, contint tout ce matériel.

La plupart de ces objets rentreraient dans les magasins au désarmement, et la dépense causée par cet outillage serait, au reste, minime.

L'eau, le vin, les farines, les viandes, le sucre sont les substances dont on a le plus souvent à apprécier les qualités soit dans les ports, soit en cours de campagne.

### § 1. — *Eaux potables.*

I. *Air.* — On fait bouillir l'eau et on reçoit les gaz dans une cloche graduée. On peut aussi verser dans l'eau une petite quantité de sulfate ferreux. Ce sel, au contact de l'air, passe au maximum d'oxydation, et il se produit au sein du liquide une coloration d'ocre. Un cristal de sulfate de fer produirait le même effet. Il ne faut pas attacher beaucoup d'importance à cette réaction.

II. *Acide carbonique.* — Les proportions d'acide carbonique libre ou contenu dans l'air sont déduites de la diminution éprouvée par le volume gazeux obtenu quand on le traite par la potasse caustique. Il faudrait, bien entendu, se servir ici d'une cuve à mercure.

III. *Sels.* — L'évaporation ménagée de l'eau dans une capsule de verre permet de reconnaître, après dessiccation du résidu à 100°, la quantité de substances salines qu'elle renferme.

IV. *Sels de chaux et de magnésie.* — Un des moyens d'en constater la quantité est le procédé dit *hydrotimétrique*, imaginé par MM. Boutron et Boudet, et il est indispensable que chaque navire soit muni d'un *hydrotimètre*. Ce procédé est fondé sur la propriété qu'ont les sels de chaux et de magnésie en dissolution dans l'eau, d'empêcher celle-ci de mousser tant qu'ils ne sont pas décomposés intégralement par une dissolution titrée de savon telle qu'un degré de la burette hydrotimétrique corresponde sensiblement à un centigramme de sels terreux par litre d'eau. J'emprunte à l'excellent ouvrage de M. Hétet la description de ce procédé : « Pour faire l'essai hydrotimétrique d'une eau, on en mesure 40 centimètres cubes dans un flacon jaugé, et on y verse goutte à goutte la liqueur de savon à l'aide d'une burette graduée, en agitant de temps en temps le flacon ; on s'arrête lorsque l'agitation produit une mousse légère et persistante. Le degré lu sur la burette indique le titre hydrotimétrique de l'eau. » On peut avec l'hydrotimètre avoir non-seulement une idée des proportions de sels calcaires que contient une eau potable, mais on peut aller plus loin et déterminer, à l'aide de ce moyen, par une véritable analyse, les proportions des divers sels calcaires, des sels de magnésie, des chlorures, de l'acide carbonique. Voici comment on y parvient. On fait quatre opérations successives : 1° dans la première, on prend le degré hydrotimétrique de l'eau à l'état naturel ; 2° dans la seconde, on prend le degré après avoir précipité la chaux par l'oxalate ammonique ; 3° dans la troisième, on en prend encore le degré après avoir éliminé l'acide carbonique et le carbonate de chaux par l'ébullition ; 4° la quatrième, enfin, sert de contrôle aux précédentes : on prend le degré hydrotimétrique de l'eau bouillie et précipitée, après ébullition, par l'oxalate ammonique. On calcule la composition de l'eau d'après le tableau d'équivalents en poids d'un degré hydrotimétrique par litre d'eau, des matières qu'on rencontre le plus ordinairement. Il suffit de multiplier le chiffre des degrés observés pour chaque corps par l'équivalent d'un degré indiqué pour ces substances dans le tableau suivant :

| | | |
|---|---|---|
| Chaux..................... | 1° = | 0$^{gr}$,0057 |
| Chlorure de calcium....... | 1° = | 0 0114 |
| Carbonate de chaux....... | 1° = | 0 0103 |
| Sulfate de chaux......... | 1° = | 0 0140 |
| Magnésie.................. | 1° = | 0 0042 |
| Chlorure de magnésium... | 1° = | 0 0090 |
| Sulfate de magnésie....... | 1° = | 0 0125 |
| Chlorure de sodium....... | 1° = | 0 0120 |
| Sulfate de soude.......... | 1° = | 0 0146 |
| Acide sulfurique.......... | 1° = | 0 0082 |
| Chlore.................... | 1° = | 0 0073 |
| Acide carbonique........ | 1° = | 0$^l$ 005 |

Sans doute l'analyse hydrotimétrique est insuffisante pour un dosage complet, mais elle rend de grands services et peut être facilement complétée par les moyens généraux que donne la chimie. (Fr. Hétet, *Cours de chimie générale*, 1875, t. I, p. 198.)

Je dois faire remarquer que l'écueil de la méthode hydrotimétrique, c'est de doser en bloc les sels calcaires sans acception de leur nature. Ainsi telles eaux bicarbonatées calciques marquant 25° à l'hydrotimètre pourront être de meilleure qualité, comme eaux potables, que telles autres qui, ayant leur chaux sous forme de sulfate de chaux, marqueront un degré inférieur. Ce procédé est un élément d'information, mais pas autre chose. Il faut compléter l'essai hydrotimétrique en déterminant la nature de l'acide du sel calcaire contenu dans les eaux.

Les eaux qui contiennent de 0$^{gr}$,5 à 2 grammes de sulfate de chaux par litre sont dites *séléniteuses*. Ces eaux, au préalable acidulées, précipitent par l'oxalate d'ammoniaque et par le chlorure de baryum.

V. *Matières organiques*. — Si quelques sels, notamment le bicarbonate de chaux, améliorent les eaux en les rendant plus sapides et en apportant à la nutrition des matériaux dont elle a besoin, on peut, au contraire, considérer l'absence de matières organiques comme une qualité à rechercher.

On emploie pour doser les matières organiques des eaux potables les procédés suivants :

1° Le chlorure d'or. M. Dupasquier recommande d'introduire dans un petit ballon 20 ou 25 grammes d'eau, d'y ajouter quelques gouttes d'une solution de chlorure d'or, de manière à communiquer à la liqueur une teinte jaunâtre et de faire bouillir. Si l'eau contient beaucoup de matières organiques, elle brunit d'abord, puis prend une teinte violette bleuâtre qui se prononce de plus en plus lorsqu'on prolonge l'ébullition. La coloration un peu brunâtre du liquide suffit seule pour donner la certitude que la matière organique dépasse la proportion ordinaire.

2° On acidule l'eau et on y ajoute une solution titrée de permanganate de potasse. On en ajoute peu à peu jusqu'à ce que la coloration violette demeure stable ; la quantité de matières organiques est proportionnelle à celle de la liqueur de permanganate de potasse qui a été employée pour atteindre ce résultat.

3° On évapore un volume d'eau, on dessèche le résidu à 110°, on le pèse, on détruit les matières organiques par calcination, et on traite le résidu par du carbonate ammonique pour régénérer le carbonate de chaux décomposé par la chaleur ; on pèse de nouveau, et la différence des poids indique la quantité de matières organiques.

VI. *Reconnaître la présence du plomb.* — Amédée Lefèvre a ajouté à son livre (Am. Lefèvre, *Recherches sur les causes de la colique sèche*, etc. Paris, 1859, p. 262) une courte et substantielle instruction destinée à guider les médecins de la marine dans la recherche du plomb que peut contenir l'eau distillée. Je la lui emprunte (1).

« 1° Nous supposerons en premier lieu qu'il faille constater la présence du plomb dans une liqueur d'une limpidité et d'une transparence parfaites, comme pourraient l'être l'eau du charnier, celle des cuisines distillatoires ou celle des caisses à eau : à cet effet, on la réduira par une évaporation convenable et ménagée dans une capsule de porcelaine au plus petit volume possible (fig. 138). Ce résultat atteint, si la liqueur a conservé sa transparence, on la soumettra immédiatement à l'action des réactifs du plomb ; dans le cas où elle serait devenue trouble, il faudrait d'abord la filtrer (fig. 139).

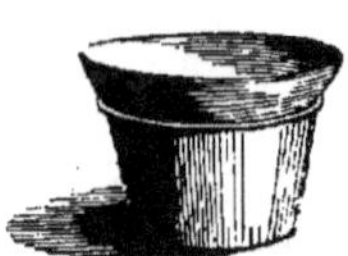

Fig. 138.—Bain-marie.

« Dans le deuxième cas, avant de la soumettre aux réactifs, il faut essayer si la liqueur est acide ; si elle ne l'est pas, on doit ajouter deux à trois gouttes d'acide nitrique pur. On disposera ensuite, sur une feuille de papier blanc, quatre ou cinq petits verres de montre ainsi disposés, dans chacun desquels on versera quelques gouttes d'eau supposée plombique ; on projettera ensuite, dans le premier verre, trois à quatre gouttes de solution d'hydrogène sulfuré fraîchement préparée ; dans le deuxième, une goutte de solution de chromate potassique ; dans le quatrième, une goutte d'acide sulfurique ; dans le cinquième, enfin, une goutte de cyanure ferroso-potassique ; on laissera reposer quelque temps ces mélanges, et on observera les changements survenus dans chaque verre.

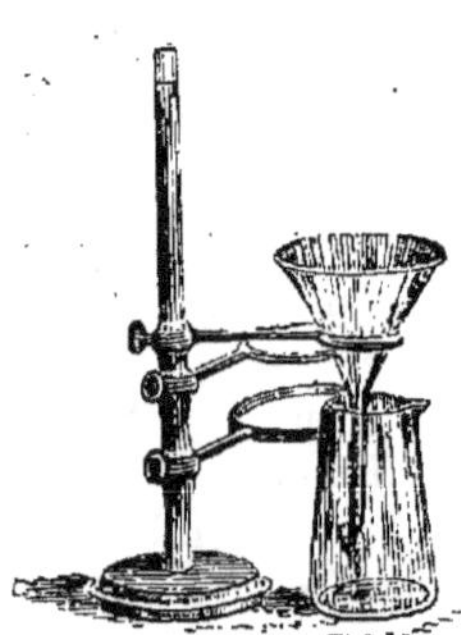

Fig. 139. — Filtre.

La liqueur sera plombique si, par l'hydrogène sulfuré, elle se teinte ou se précipite en noir (sulfure de plomb) ; si elle précipite en jaune par l'iodure de potassium (iodure de plomb) ; en jaune serin par le chromate potassique (chromate de plomb) ; en blanc par l'acide sulfurique (sulfate de plomb) ; enfin en blanc par le cyanoferrure de potassium (cyanure plombique).

« La liqueur sera exempte de plomb, au contraire, si les réactions sont négatives. Quand on peut disposer d'une petite pile de Growe, de Bunsen ou de Daniell, on doit s'en servir pour rendre évidentes des traces de plomb

_____

(1) Cette notice est due à un pharmacien distingué de la marine, M. Herland.

inappréciables aux réactifs ordinaires, dans certaines conditions du moins. A cet effet, la liqueur claire et concentrée suffisamment, de manière à ne donner que 10 à 12 grammes de liquide, est mise dans un petit verre à expériences ; puis on fait plonger dans le liquide les deux électrodes du couple voltaïque terminés par deux petites lamelles de platine. Au bout de vingt-quatre heures de contact, s'il y a du plomb dans la liqueur, quelque minime qu'en soit la proportion, ce plomb sera déposé sur la lamelle en rapport avec le pôle négatif. Il y formera un enduit noir ou brun plus ou moins foncé et plus ou moins épais, selon la proportion du plomb existant dans la liqueur. M. Vincent premier pharmacien en chef à Brest, a remarqué qu'au-dessus de $0^{gr},001$ de plomb, dans un liquide, la teinte de la lame négative devenait noire, et qu'au-dessus de 0,0001, cette lame prenait une teinte bistrée. Afin de n'avoir aucun doute sur la nature du dépôt, il faut le dissoudre à l'aide de l'acide azotique et traiter la dissolution étendue par les réactifs du plomb. »

### § 2. — *Vins.*

I. *Caractères organoleptiques.* — L'École de Salerne a résumé dans un vers les principaux éléments de cette analyse par les sens qui ne suffit pas sans doute, mais que rien ne remplace.

> *Vina probantur odore, sapore, nitore, colore.*

La dégustation des vins exige un palais exercé, une aptitude spéciale que l'exercice développe sans doute, mais qu'il ne donne pas ; toutefois, comme il s'agit moins de différencier des crus très-rapprochés les uns des autres que d'apprécier les qualités sapides les plus générales des vins, une éducation préalable des papilles gustatives n'est rien moins que nécessaire.

La dégustation du vin doit, autant que possible, être pratiquée à jeun, après une lotion préalable de la bouche par l'eau froide. Le liquide à examiner doit être pris en très-petite quantité ; la langue le promène sur les divers points de la muqueuse dont le centre perceptif en éveil recueille avec soin les impressions, puis il est dégluti lentement pour permettre de juger de son degré de force ou de spirituosité par la sensation gutturale qu'il produit. Il est important que les divers essais des échantillons soient séparés par un intervalle suffisant pour que la première impression soit éteinte quand l'organe du goût en perçoit de nouvelles, et qu'après chacun d'eux, de l'eau promenée avec force dans la bouche enlève jusqu'à la moindre parcelle du vin antérieurement dégusté. La mastication préalable d'amandes, recommandée par les gourmets, est au moins inutile, car elle est de nature à altérer la sensation gustative que le vin doit produire.

L'aspect extérieur du vin, son degré de limpidité, sa couleur, son bouquet, son acidité sont des qualités qui servent déjà à asseoir le jugement des commissions ; mais cette analyse par les sens serait bien insuffisante si la chimie n'éclairait sur la composition des vins.

II. *Densité.* — La densité des vins n'offre qu'un médiocre intérêt ; elle est, en effet, le résultat d'un balancement antagoniste entre deux termes : quantité d'alcool et quantité d'extrait qui ne mesurent, ni dans un sens ni dans l'autre, la valeur d'un vin.

III. *Quantité d'eau.* — Pour trouver la quantité d'eau contenue dans un vin, on évapore 10 centimètres cubes de ce liquide, et, retranchant de cette quantité le poids de l'extrait et celui de l'alcool, on a celui de l'eau vaporisée. On admet qu'en moyenne un litre de vin naturel rouge abandonne à l'évaporation 19 à 25 p. 100 d'extrait. Ainsi un litre de bordeaux de campagne, renfermant 10 p. 100 d'alcool, contient 620 d'eau. Le mouillage ou addition d'eau est décelé, s'il n'y a pas eu un vinage concomitant, par le rapport des quantités relatives et absolues d'alcool et d'extrait.

IV. *Quantités d'alcool.* — L'alcoomètre centésimal de Gay-Lussac indique les quantités d'alcool que renferment les vins. Le procédé le plus employé consiste à distiller le vin aux deux tiers, à recueillir le produit, à ajouter assez d'eau pour avoir le volume primitif du liquide, et à essayer par l'alcoomètre en rapportant, au moyen des tables, le degré à celui qui correspond à une température de 15°. Cette échelle de spirituosité varie entre 20 pour le porto et 9 pour certains crus du Bordelais. La quantité d'alcool naturel que contient un même vin varie, du reste, suivant un assez grand nombre de circonstances.

L'alcool ajouté au vin, dans l'opération du vinage, paraît distiller avant l'alcool naturel, et on a conseillé le procédé suivant pour reconnaître le vinage : on place le vin dans une petite capsule ; au-dessus, et presque au niveau du liquide, on suspend une petite lampe grosse comme un dé à coudre, on chauffe fortement, et bientôt l'alcool surajouté se dégage et brûle avec une auréole bleuâtre. Le vin naturel ne produit cette combustion que quand il bout (?). Le vinage ne se reconnaît vraiment qu'aux proportions relatives d'alcool et d'extrait ; tout vin rouge naturel riche en alcool doit être riche en extrait. Si donc on trouve des quantités faibles d'extrait et des quantités fortes d'alcool, le vinage est à peu près certain.

V. *Alunage.* — On ajoute de l'alun au vin pour en aviver la couleur. Pour déceler sa présence, il faut rechercher l'alumine. On évapore 100 centimètres cubes de vin ; on incinère l'extrait ; les cendres sont ensuite dissoutes dans l'acide nitrique ou chlorhydrique et traitées par un léger excès d'une solution de potasse caustique ; on chauffe le mélange et on filtre ; dans la liqueur filtrée on ajoute de l'acide chlorhydrique pour saturer la potasse, puis de l'ammoniaque qui précipite l'alumine sous forme gélatineuse.

VI. *Plâtrage.* — Le plâtrage qui est toléré a pour effet de transformer la crème de tartre, en totalité ou en partie, en sulfate de potasse qui reste dissous dans le vin et en tartrate de chaux insoluble qui se précipite. Le degré du plâtrage peut donc se déterminer, d'une part, par le dosage de l'acide sulfurique des cendres, et d'autre part par celui de la crème de tartre restée en dissolution dans le vin. Celle-ci peut s'apprécier par le degré d'alcalinité des cendres, le tartrate de potasse se changeant en carbonate par la calcination.

VII. *Acidification par l'acide sulfurique.* — On remplace quelquefois le plâtre par l'acide sulfurique qui décompose de la crème de tartre, met l'acide tartrique en liberté et laisse en solution, dans le vin, du sulfate de potasse. L'acide sulfurique libre n'existe dans ces vins que quand la dose a dépassé celle nécessaire pour la décomposition totale des tartrates.

VIII. *Lithargyrisation des vins.* — Ces vins ont un goût sucré, styptique, une couleur claire. Pour reconnaître le plomb, on le précipite par l'hydrogène sulfuré à l'état de sulfure de plomb, ou on le cherche dans le produit incinéré du résidu de l'évaporation, en le traitant par un acide et en essayant la solution par les réactifs du plomb indiqués plus haut.

Le cuivre serait recherché de la même façon.

IX. *Addition de poiré ou de cidre*. — Ces vins fournissent un extrait abondant et donnent, par la distillation, une odeur éthérée de fruits.

X. *Matières colorantes*. — La fuchsine est aujourd'hui la substance tinctoriale la plus employée pour colorer les vins. Il y a là un double danger : la fuchsine est loin d'être inoffensive par elle-même, et de plus elle est très-souvent arsenicale. Pour reconnaître la présence de la fuchsine dans un vin, on en prend 100 grammes que l'on réduit à moitié par évaporation. On traite ce résidu par 10 centimètres cubes d'ammoniaque, et on agite le mélange avec de l'éther ; ce liquide est ensuite séparé par décantation et évaporé en présence d'une floche de laine blanche. La présence de la fuchsine se révèle par une coloration de la laine en rose ou en rouge et avec une intensité proportionnelle à la quantité de fuchsine.

La recherche des autres matières colorantes (cochenille, orseille, campêche, orcanette, baies d'hièble ou de sureau, de myrtille, de phytolacca, de mauve noire, etc.) est très-délicate. Je ne saurais entrer dans les détails relatifs à cette analyse, je signalerai seulement comme particulièrement utile, à raison de la généralité des indications qu'il fournit, le procédé imaginé récemment par M. Chancel. Il consiste à traiter 10 centimètres cubes de vin par 3 centimètres d'une solution de sous-acétate de plomb au vingtième. Toutes les matières colorantes sont précipitées ; on agite le mélange, on le chauffe, on le jette sur un filtre, on lave le précipité à l'eau chaude, puis on le traite par quelques centimètres cubes d'une solution de carbonate de potasse au cinquantième. Le précipité, traité à plusieurs reprises par ce liquide, lui cède la fuchsine, la cochenille ammoniacale et l'acide sulfindigotique, tandis qu'il retient les matières colorantes du campêche et de l'orcanette. On distingue par des caractères spéciaux les diverses matières colorantes qui ont été enlevées au précipité par la solution alcaline (*Comptes rendus de l'Acad. des sciences*, 1877, p. 348).

## § 3. — *Eaux-de-vie*.

Dans tout essai d'eau-de-vie, il faut d'abord déterminer son titre alcoométrique. L'alcoomètre centésimal de Gay-Lussac permet d'arriver facilement à cette détermination, et les tables dressées par ce savant donnent le moyen de ramener le résultat à ce qu'il serait si on agissait à une température de $+15°$ cent. La présence du chlorure de calcium dans l'eau-de-vie peut induire en erreur, mais on décèle facilement la fraude en évaporant l'eau-de-vie suspecte, dissolvant le résidu et le traitant par l'oxalate d'ammoniaque et le nitrate d'argent.

Pour reconnaître qu'on a affaire à une eau-de-vie de vin, on verse une petite quantité du liquide dans la main, et l'on active l'évaporation par le frottement ; les eaux-de-vie de grain, de marc, de poiré, de cidre, ainsi traitées dégagent une odeur caractéristique. On recommande aussi d'étendre de quatre ou cinq fois son volume d'eau l'eau-de-vie suspecte afin d'atténuer l'odeur alcoolique et de faire mieux ressortir les odeurs d'empyreume ou d'essence qui doivent trahir les eaux-de-vie frelatées. De même si on évapore doucement, on a un **résidu** qui, pour les eaux-de-vie de vin, a une odeur vineuse, un peu d'acidité et pour les autres eaux-de-vie une saveur âcre brûlante, une odeur désagréable. Un autre procédé consiste à ajouter à l'eau-de-vie une partie égale d'acide sulfurique concentré; si ce n'est pas de l'eau-de-vie de vin, le mélange brunit facilement.

Certaines eaux-de-vie ne sont qu'un mélange d'alcool, d'eau, de matières colorantes et de substances âcres destinées à leur donner du montant comme le poivre long, le piment, le gingembre. Pour reconnaître cette sophistication, on verse dans l'eau-de-vie la moitié de son volume d'acide sulfurique concentré et l'on apprécie le degré de falsification par l'intensité de la coloration brune qui se produit. L'évaporation fournit également un résidu dans lequel on peut retrouver les traces de la matière âcre ajoutée.

L'eau-de-vie fabriquée de toutes pièces et colorée avec du caramel ne noircit pas comme l'eau-de-vie de bonne qualité sous l'influence du sulfate de fer; mais on conçoit cependant que, par un séjour prolongé dans un tonneau de chêne, elle puisse lui emprunter assez de tannin pour présenter cette réaction, d'où une difficulté sérieuse. On évapore alors l'eau-de-vie et l'on brûle le résidu qui doit dégager une odeur caramélique; si l'eau-de-vie a été colorée par le caramel, l'épreuve du sulfate de fer n'est évidemment plus possible.

On peut ajouter aussi à l'eau-de-vie, pour l'aromatiser et lui donner un cachet de vieille eau-de-vie, de l'acide sulfurique. On évapore au dixième la liqueur produite abondamment par le chlorure de baryum ou l'acétate de plomb.

M. Chevallier a également signalé les fraudes suivantes :

1° Addition d'*ammoniaque*, d'*acétate d'ammoniaque*, de *savon blanc*, de *gomme adragante* pour donner à l'eau-de-vie une certaine onctuosité et la faire perler à la manière de l'eau-de-vie *preuve de Hollande :* si c'est de l'ammoniaque, on chauffe l'eau-de-vie et l'on présente à sa surface une baguette de verre trempée dans de l'acide chlorhydrique; il se dégage des fumées blanches abondantes; si c'est de l'acétate d'ammoniaque on évapore, et le résidu traité avec de la chaux dégage une forte odeur d'ammoniaque ;

2° L'*alun* employé pour relever la saveur de l'eau-de-vie : celle-ci précipite alors par le carbonate de potasse ou le chlorure de baryum et donne par évaporation un résidu dans lequel l'analyse permet de retrouver l'alun ;

3° L'*eau de laurier-cerise* décelée par le précipité bleu que le persulfate de fer forme dans une eau-de-vie pareille.

La présence de sels de *plomb*, de *cuivre*, de *zinc* dans les eaux-de-vie est signalée par les réactions ordinaires de ces métaux.

### §4. — *Farines.*

I. *Caractères extérieurs.* — « La farine de bonne qualité, dit M. Chevallier, est d'un blanc jaunâtre, d'une odeur *sui generis*, d'un éclat vif sans points rougeâtres, gris ou noirâtres; sa saveur peut être comparée à celle de la colle de pâte fraîche. Elle est douce au toucher, sèche, crépitante, pesante; elle adhère aux doigts et forme une espèce de pelote quand on la comprime dans la main. Malaxée avec l'eau, dont elle prend plus du tiers de son poids, elle doit faire pâte longue, élastique, non collante. La farine est d'une qualité plus ou moins inférieure selon que la pâte est plus ou moins courte. » (Chevallier, *Dict. des altér. et sophistic. des substances alimentaires.* Paris, 1850, t. I, p. 305.)

II. *Quantité d'eau.* — Les bonnes farines contiennent environ 17 p. 100 d'eau en moyenne. Pour apprécier la quantité d'eau, on pèse la farine avant et après l'avoir desséchée à l'étuve à 100°.

III. *Résidu minéral.* — Quand on incinère de la farine de bonne qualité, elle laisse un résidu salin de 0,80 à 0,90 pour 100 grammes ; si cette quantité est notablement dépassée, on peut en conclure que la farine essayée a été additionnée de substances minérales. Celles-ci sont :

1° De la *craie* reconnaissable par l'effervescence que produit l'acide chlorhydrique ou par le précipité d'oxalate de chaux produit par l'oxalate d'ammoniaque dans l'eau aiguisée de ce même acide employée à laver cette farine ;

2° Le *sulfate de chaux* qui se reconnaît par l'absence d'effervescence avec l'acide chlorhydrique, par le chlorure de baryum et par l'action de l'oxalate d'ammoniaque sur l'eau aiguisée d'acide chlorhydrique par laquelle on a traité les cendres de cette farine ;

3° L'*argile* reconnaissable par les particules opaques que la farine présente à la loupe après avoir été délayée et par l'abondance du résidu qu'elle laisse à l'incinération ;

IV. *Gluten.* — La malaxation de la farine dans un filet d'eau entraîne complétement l'amidon et laisse entre les doigts du gluten dont on apprécie l'élasticité et dont on détermine le poids après dessiccation ;

V° *Addition de farines de légumineuses.* — Les féveroles, les pois, les haricots, les fèves, les lentilles peuvent servir à falsifier les farines.

Si l'on examine à la loupe des farines mélangées de *féveroles* ou de *vesces* après les avoir traitées par l'acide azotique et l'ammoniaque, il se forme des taches rouges dont l'abondance indique le degré de la fraude. M. Gaultier de Claubry conseille de disposer ainsi l'expérience : on enduit le bord d'une capsule de porcelaine d'une couche de fleur de farine ; on verse au fond de l'acide azotique ; on chauffe ; les vapeurs agissent sur la farine et la jaunissent ; on remplace alors l'acide au fond de la capsule par de l'ammoniaque et l'on évapore à l'air. [Gaultier de Claubry, *Note sur les moyens de reconnaître les farines de légumineuses dans la farine de froment (Ann. d'hyg.*, t. XXXVIII, p. 158, 1847).]

VI. *Addition de fécules.* — Le procédé de Donny est d'une simplicité extrême :

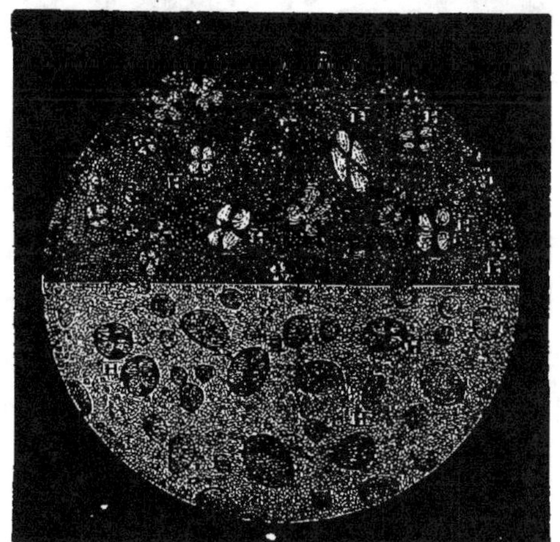

Fig. 140.—Mélange de farine de blé et de farine de haricot, vu à la lumière polarisée.

il repose sur la propriété qu'ont les dissolutions alcalines d'imprimer aux différentes fécules des modifications de forme qui permettent de les distinguer : on se sert d'une solution de 1$^{gr}$,50 à 2 grammes de potasse caustique par 100 grammes; on place la farine suspecte sur le porte-objet d'un microscope, et on l'arrose de la solution alcaline qui étale les grains de fécule de pommes de terre en larges plaques minces transparentes que l'addition d'iode rend encore plus reconnaissables.

Si l'on suppose que la farine est mélangée de fécule de *riz* ou de *maïs*, il faut la malaxer sous un filet d'eau qui passe à travers un tamis serré; on constate dans cette eau, si on l'examine à la loupe, la présence de grains anguleux, demi-translucides et qui résultent de la juxtaposition et de la configuration polyédrique des grains de fécule dans le périsperme corné de ces caryopses.

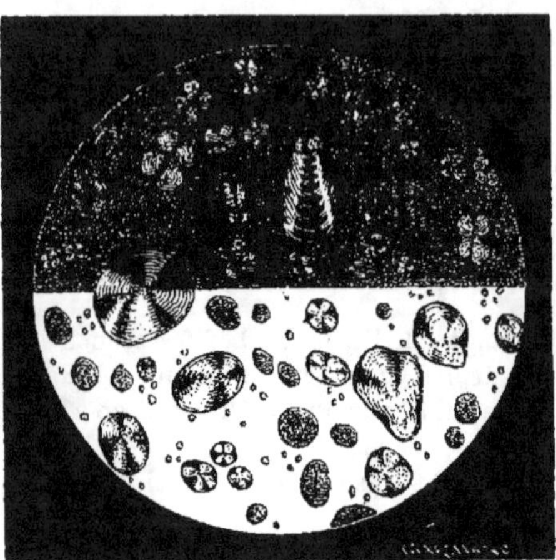

Fig. 141.—Mélange de farine de blé et de fécule de pomme de terre, vu à la lumière polarisée.

La farine sophistiquée par le sarrasin (*Polygomum fagopyrum*) donne des agglomérats de fécule à forme également polyédrique, mais qu'on peut, avec de l'habitude, distinguer des grains de maïs ou de riz (Mareska); leur exiguïté sert d'ailleurs à les faire reconnaître.

L'emploi de la lumière polarisée donne beaucoup plus de précision à ces recherches : M. Moitessier, examinant au microscope Nachet muni de l'oculaire n° 1 et de l'objectif n° 3, sous un grossissement de 200 diamètres, les diverses fécules ou farines, délayées dans un mélange de 1 partie de glycérine et de 1 partie d'eau, a constaté que l'interposition d'un appareil polari-

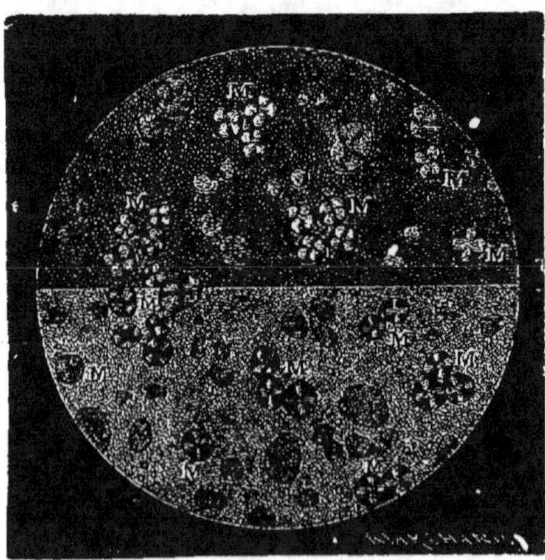

Fig. 142.—Mélange de farine de blé et de farine de maïs, vu à la lumière polarisée.

sateur fait voir les diverses fécules avec des caractères qui permettent de les différencier les unes des autres. Les trois dessins ci-dessus, empruntés au travail de M. Moitessier (A. Moitessier, *Emploi de la lumière polarisée dans l'examen microscopique des farines. Ann. d'hyg.*, 2e série, 1868, t. XXIX, p. 382); montrent la valeur de ce moyen d'expertise (fig. 140, 141, 142).

## § 5. — *Viandes.*

I. *Caractères extérieurs.* — M. Letheby a indiqué les caractères suivants pour distinguer les viandes saines des viandes malades : « La viande saine n'est jamais d'une couleur rosâtre pâle, ni d'une couleur pourpre foncée ; la première de ces teintes est un symptôme de maladie ; la seconde indique que l'animal est mort naturellement. La bonne viande a aussi un aspect marbré produit par les ramifications des petites veines du tissu adipeux intercellulaire ; ce tissu adipeux, spécialement dans les organes internes, est dur et gras, jamais humide, tandis que la viande malade est molle et aqueuse comme la gelée ou le parchemin bouilli. De plus, en touchant, en pressant la viande saine, on la sent ferme et élastique, elle tache fortement les doigts ; au contraire, la viande malade est molle, souvent aussi humide que le sérum qui en découle. La bonne viande a une odeur, mais légère, et qui n'a rien de désagréable, tandis que la viande malsaine exhale une odeur fade et cadavérique que l'on perçoit aussitôt après l'avoir coupée et en sentant le couteau sur lequel on a versé préalablement de l'eau chaude. La viande de bonne qualité supporte la cuisson sans se raccourcir et sans diminuer beaucoup de poids ; il est loin d'en être de même pour la viande malsaine, ce qui est dû à la présence de beaucoup de sérosité et à la proportion du tissu intercellulaire ou gélatineux qui excède relativement celle de la graisse et de la vraie substance musculaire dont une plus ou moins grande quantité fait défaut. Que cent parties de viande maigre soient coupées et séchées à 104°F. (40°c), ces cent parties perdent de 69 à 74 de leur poids ; mais si la viande d'animaux malades est traitée de la même manière, elle perd de 75 à 80 p. 100. La perte moyenne avec le bœuf sain est de 72,3 ; avec le mouton, de 71,5 ; tandis que la viande de bœuf malade perd 76,1 et celle de mouton 78,2. Mais si on élève la température de manière à chasser complétement l'humidité, la différence de poids est encore plus grande. D'autres caractères plus précis et plus délicats peuvent aussi servir d'indices. Le jus, ou sérosité, de la viande saine est légèrement acide et contient un excès de sels de potasse, principalement de phosphates, tandis que la viande malade semble avoir été trempée dans l'eau ; les raies transverses sont peu distinctes, et l'on y découvre quelquefois des corps ternes ressemblant à des infusoires. Ces corps ont été observés par le Dr Beale dans les fibres striées des muscles volontaires des animaux infectés, dans celles du cœur et jamais dans le tissu non strié des muscles involontaires qui, cependant, aurait semblé devoir être plus favorable à leur développement. » (*Chemical News*, March 1866, et *Arch. de méd. nav.*, 1866, t. VI, p. 74.)

M. Mauclère, de Reims, a ajouté à ces caractères ceux tirés de l'état de la graisse qui doit être ferme sans diffluence, blanche ou jaunâtre, sèche, crépitante ; sa fluidité, son aspect glaireux, son inaptitude à se congeler malgré l'abaissement de température indiquent une viande malsaine. Quant aux qualités de la chair musculaire, il ne faut pas les apprécier seulement par la surface, mais inciser profondément les muscles épais pour juger de leurs qualités intérieures. M. Mauclère indique enfin comme épreuve ayant sa valeur celle qui consiste à découper un morceau de viande dans les muscles rachidiens ou sous-lombaires et de le lancer contre un mur ; il s'y collera et adhérera comme de la poix si la viande est de mauvaise qualité. (*Journal de méd. véter. de Lyon*, 1870.)

II. *Recherches des parasites.* — 1° L'examen attentif de la viande d'un animal trichiné n'offre rien de particulier à l'œil nu ; il faut s'aider du microscope. Les fibres musculaires du diaphragme, la langue, les masséters, les muscles de la nuque, du larynx, les intercostaux, le psoas sont les fibres dans lesquelles il faut aller chercher de préférence les trichines. Elles sont très-rares dans les muscles des membres et dans le cœur. Ces parasites sont tellement répandus dans certains muscles que Muller en a compté cent soixante et un dans 6 centigrammes de chair musculaire du psoas; cent vingt-neuf dans le même poids du diaphragme, cent cinq dans la langue, etc. Au microscope la viande trichinée se présente sous l'aspect représenté dans la figure 143.

La trichine est enroulée sur elle-même dans un kyste à double paroi; elle a 5 à 8 dixièmes de millimètre de longueur à l'état de larve, 15 à 25 et 30 dixièmes de millimètre à l'état de développement parfait. Ces kystes introduits dans l'estomac par l'alimentation s'y dissolvent, les trichines libres passent dans l'intestin grêle, achèvent leur développement, s'y accouplent, les femelles produisant mille embryons environ; ceux-ci percent la paroi intestinale et gagnent les muscles où ils s'enkystent. On sait les accidents graves produits par l'infection trichineuse; ils montrent le prix qu'il faut attacher à éloigner de l'alimentation la viande trichinée. (Voir pour plus de détails Delpech, *Les Trichines et la trichinose chez l'homme et les animaux*; Rapport à l'Académie de médecine ; *Bullet. de l'Acad. de méd.*, 1866, t. XXXI, p. 659.)

La viande de porc ladre se reconnaît, quand l'animal a été abattu, aux points blancs dont sa chair musculaire est parsemée ; quand on sectionne un muscle infesté de cysticerques, sa tranche présente des alvéoles qui ne sont que la cavité des cellules dans lesquelles le parasite est logé. Les dimensions de ces vacuoles sont de 10 millimètres de longueur et de 4 à 6 millimètres de largeur. Chaque cysticerque (fig. 144) présente un point blanc formé par la tête et le cou de l'animal rentrés dans la poche. La tête est petite, à quatre ventouses et à deux ran-

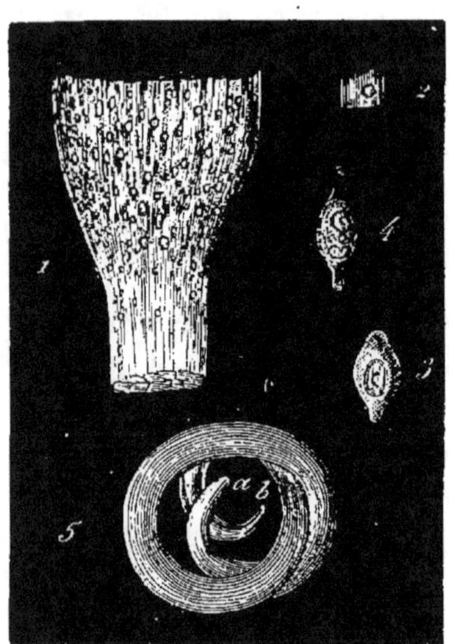

Fig. 143.—Trichina spiralis (d'après M. Owen).

gées de crochets. Les cysticerques de la ladrerie du porc, larves du *tænia solium*, affectionnent de préférence la langue, les muscles du larynx, ceux du cou et des épaules, les psoas, les intercostaux, le cœur ; on les trouve quelquefois aussi dans le tissu cellulaire sous-muqueux, presque jamais dans la graisse.

Le *languéyage* a pour but l'examen, sur l'animal vivant, de la face inférieure de la langue, où l'on constate de chaque côté du filet, dans le tissu cellulaire sous-muqueux, la présence de vésicules ladriques. Il faut le pratiquer toutes les fois que l'animal paraît malade, mais se rappeler qu'exceptionnellement, il est vrai, les porcs sans vésicules sous-linguales peuvent avoir des cysticerques dans d'autres points, comme

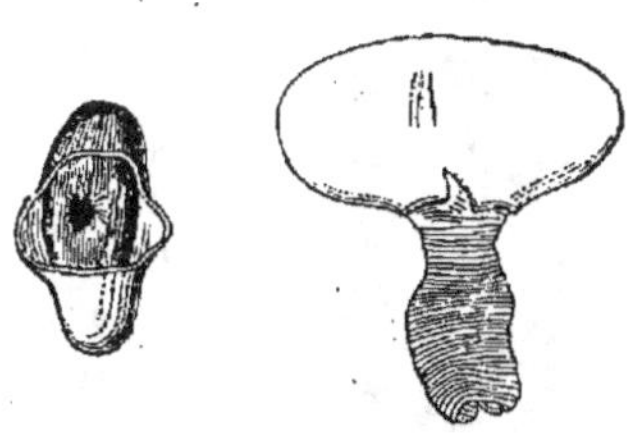

Fig. 144. — Cysticerque.

l'a montré M. Delpech dans son intéressant travail. [Delpech, *De la ladrerie du porc au point de vue de l'hygiène privée et publique* (*Ann. d'hyg. publ.*, 2e série, 1864, t. XXI, p. 5, 241)] (1).

Si le porc a le cysticerque ladrique, embryon du *tænia solium*, le bœuf a un autre cysticerque qui produit un autre ténia, le ténia inerme (*tænia medio-canellata*), et il importe d'autant plus que les médecins de marine aient l'œil ouvert sur ce parasite auquel le bœuf des pays chauds, celui du Cap, d'Abyssinie, d'Algérie, etc., paraissent particulièrement enclins. M. Grenet, je l'ai dit, a trouvé à Mayotte un ténia non encore décrit, qui, étudié par M. Davaine, lui a paru se rapprocher du *tænia cucumerina* du chien et qu'il a proposé de dénommer le *tænia madagascariensis*. De quelle viande venait le cysticerque de ce tænia ? [(Grenet, *Note sur une nouvelle espèce de ténia recueillie à Mayotte*, *Arch. de méd. nav.*, 1870, t. XIII, p. 134).]

2° La *cachexie aqueuse du mouton* est une maladie parasitaire de cet herbivore caractérisée par la présence dans le foie de douves ou *distomes hépatiques* (fig. 145). Ces parasites ne s'engendrent pas dans le foie, ils lui arrivent par les conduits biliaires et sont introduits dans l'estomac des moutons par le pacage dans un lieu humide, la larve du distome vivant libre dans l'eau ou en parasite chez des animaux aquatiques. Ces douves ont une longueur de 10 à 30 millimètres. Ils sont enroulés en cornets dans les conduits hépatiques de petit calibre ; leur corps est recouvert

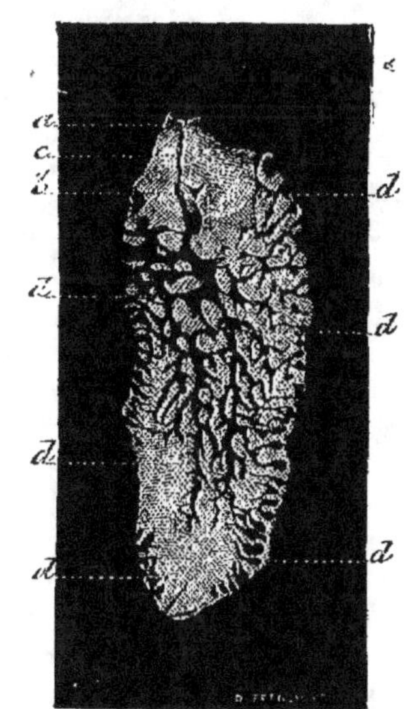

Fig. 145.—Distome hépatique (non encore adulte), grossi 8 fois. Il provient d'un abcès chez un homme

---

(1) Voyez aussi Davaine. *Traité des Entozoaires et des maladies vermineuses de l'homme et des animaux domestiques* 2e édition. *Paris*, 1877, p. 328.

*a*, Ventouse buccale ; *b*, ventouse abdominale ; *c*, œsophage ; *d,d,d,d*, ramifications de l'intestin ; elles ne sont pas apparentes partout à cause de leur construction (DAVAINE).

d'épines qui, dirigées en arrière, favorisent leur progression, mais ne leur permettent pas de rétrograder, de sorte qu'une fois arrivées dans les conduits biliaires, les douves y séjournent forcément et y meurent. Les ovules du distome hépatique (fig.146) sont ovoïdes, d'une longueur de 13 centièmes de millimètre, d'une largeur de 9 centièmes de millimètre. Leur petite extrémité présente un opercule qui s'en détache sous l'influence d'une solution de potasse caustique.

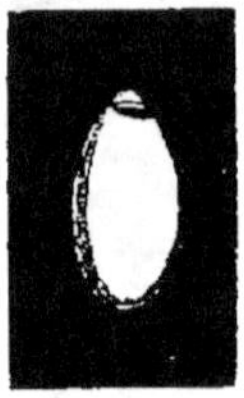

Fig. 146.—Ovule du distome hépatique, grossi 107 fois, et traité par la potasse caustique pour séparer l'opercule. (DAVAINE.)

Les moutons atteints de cachexie aqueuse sont languissants, leur laine s'en va par touffes; le suint disparaît, la rumination est incomplète, la conjonctive exsangue et l'œil présentent l'aspect que l'on désigne en langage technique par l'expression d'*œil gras*, c'est-à-dire que la cornée est entourée d'un chémosis séreux. Le sang est aqueux, peu coagulable, d'une teinte plutôt rose que rouge; on trouve quelquefois de l'eau dans le péricarde, les tissus sont abreuvés d'eau. Quand on incise le foie, on voit s'échapper par la section un nombre plus ou moins considérable de douves vivantes, et quand les animaux étant *habillés* sont suspendus à l'étal, des œufs de douves peuvent tomber sur les muscles mis à nu et s'en servir comme de véhicules de parasites. Il va de soi que la viande de moutons atteints de cachexie aqueuse est insalubre, parce qu'elle nourrit moins, parce que les liquides qui l'imprègnent sont dans un état chimique anormal, parce que de jeunes distomes peuvent circuler avec le sang, se cantonner dans certains muscles, et, que si ces parasites ou leurs œufs échappent à la cuisson, il peut y avoir là une cause de maladie vermineuse chez l'homme. Tout au plus les quatre quartiers pourraient servir à l'alimentation. Les côtelettes plus menacées par les œufs des douves sont particulièrement dangereuses. Dans les cas suspects, le foie doit être extrait *entier* du corps du mouton, et il convient de le rejeter. (Voy. Fonssagrives, *De la cachexie aqueuse du mouton au point de vue de l'hygiène publique*; Ann. *d'hyg.*, 2ᵉ série, 1868, t. XXXIX, p. 299.)

## § 6. — *Beurre.*

Le beurre peut être falsifié par addition d'eau. Le beurre de bonne qualité en contient 14, 12 et souvent 10 p. 100; le beurre mal travaillé peut en contenir 20 p. 100 et le beurre falsifié jusqu'à 40. Hoorn conseille de traiter 10 grammes de beurre fondu dans une éprouvette et d'y ajouter 30 centimètres cubes de pétrole léger. Le pétrole dissout la matière grasse, et il se forme trois couches, la supérieure de pétrole, la moyenne d'eau, l'inférieure formée par les parties insolubles.

Le beurre peut être falsifié avec de la gélatine, de la fécule de pomme de terre, de la graisse de veau, du suif, de l'axonge. On reconnaîtra la gélatine par l'action de l'eau bouillante qui la dissoudra, la fécule de pomme de terre par le microscope. Quant aux graisses animales l'analyse est au-dessus des ressources dont on dispose à bord d'un navire, mais les caractères organoleptiques suffisent pour reconnaître cette fraude quand elle atteint une certaine mesure.

## § 7. — *Sucre.*

Le sucre peut être altéré de diverses façons : 1° il peut contenir de la dextrine, comme je l'ai constaté en 1852 dans une cassonnade achetée à Saint-Paul de Loando par les navires de la côte ouest d'Afrique. On s'en aperçoit par la ténacité poisseuse de cette cassonnade quand elle est malaxée humide entre les doigts, par l'incomplète solubilité de ce mélange dans l'alcool absolu qui dissout, au contraire, complétement le sucre pur ; 2° de la *glycose* dont on reconnaît la présence au moyen de la liqueur cupro-potassique ; on peut en déterminer la proportion à l'aide du polarimètre ; 3° de la *chaux,* du *zinc,* du *sable,* du *plomb,* etc. Pour déceler ce dernier métal on traite les cendres du sucre incinéré par l'acide azotique, et on essaie cette dissolution par les réactifs habituels du plomb ; 4° des *farines* ; l'examen microscopique contrôlé par l'action de l'iode révèle cette fraude. Ces matières étant insolubles dans l'eau, on peut du reste les séparer par l'action de ce liquide et en faciliter ainsi la recherche.

## § 8. — *Vinaigre.*

L'acidité du vinaigre, toujours proportionnelle au degré alcoolique du vin qu'il a fourni, s'apprécie soit par l'acétimètre, soit par la quantité de carbonate de soude desséché qu'un poids donné de vinaigre peut transformer en acétate.

Pour reconnaître l'acidification artificielle par l'acide sulfurique : 1° on laisse tomber sur un petit carré de papier de tournesol deux gouttes, l'une de vinaigre pur, l'autre de vinaigre suspect ; la première tache a de la tendance, par évaporation à l'air libre ou à l'étuve, à perdre sa couleur rouge, la seconde reste inaltérée ; 2° on trace sur une feuille de papier blanc deux raies : l'une avec le vinaigre de vin non altéré, l'autre avec le vinaigre additionné d'acide sulfurique ; cette dernière seule produit une trace carbonisée.

Pour reconnaître l'acidification par l'acide chlorhydrique, on distille le vinaigre suspect et on recueille les vapeurs dans une éprouvette contenant du nitrate d'argent. L'acide tartrique se décèle par sa conversion en nitrate de potasse et la mise en relief des caractères distinctifs de ce sel.

TABLEAUX :

APPENDICE.

## II

### TABLEAUX DES RATIONS DE CAMPAGNE ET DE MALADES.

---

#### A. *Ration de campagne.*

| NATURE DES DENRÉES. | QUANTITÉS par RATION. | DIVISION PAR REPAS. | | |
|---|---|---|---|---|
| | | DÉJEUNERS. | DÎNERS. | SOUPERS. |
| Pain frais (1)..................... | 750 gr. | 250 gr. | 250 gr. | 250 gr. |
| *ou* | | | | |
| Biscuit................... | 550 | 183 1/3 | 183 1/3 | 183 1/3 |
| Eau-de-vie, rhum ou tafia............ | 6 centil. | (2) 6 centil. | » | » |
| Vin de campagne. } Marins......... | 46 | » | 23 centil. | 23 centil. |
| Mousses (3)..... | 30 | » | 15 | 15 |
| Café...................... | 20 gr. | 20 gr. | » | » |
| Sucre-cassonnade................ | 25 | 25 | » | » |
| Conserves de bœuf.............. | 200 | » | 200 gr. | » |
| *soit avec* | | | | |
| Fayols ou pois..................... | 60 | » | 60 | » |
| *soit avec* | | | | |
| Légumes desséchés (mélange d'équipage)...................... | 18 | » | 18 | » |
| *ou* | | | | |
| Lard salé...................... | 225 | » | 225 | » |
| *soit avec* | | | | |
| Fayols ou pois. .................... | 60 | » | 60 | » |
| *soit avec* | | | | (4) |
| Légumes desséchés (mélange d'équipage)...................... | 18 | » | 18 | » |
| *ou* | | | | |
| Viande fraiche..................... | 300 | » | 300 | » |
| *avec* | | | | |
| Légumes verts...................... | 0f 02c | » | 0f 02c | » |
| Fromage...................... | 80 gr. | » | 80 gr. | » |
| *avec* | | | | |
| Fayols...................... | 60 | » | 60 | » |
| *ou* | | | | (5) |
| Sardines à l'huile.................. | 70 | » | 70 | » |
| *avec* | | | | |
| Fayols...................... | 60 | » | 60 | » |
| Légumes secs.... } Fayols (6)...... | 120 | » | » | 110 gr. |
| Pois (7)........ | 120 | » | » | 120 |
| Riz...................... | 80 | » | » | 80 |
| *avec* | | | | (8) |
| Lard salé...................... | 80 | » | » | 80 |

(1) En vue de concilier les exigences du service avec le bien-être des hommes, les commandants sont autorisés à faire délivrer, suivant leur appréciation personnelle des circonstances et les facilités de ravitaillement, deux repas de pain par jour, *au maximum*.

(2) Il n'est pas délivré de spiritueux aux mousses non plus qu'aux femmes des transportés et des condamnés.

(3) Les enfants au-dessous de seize ans, embarqués comme passagers, reçoivent la ration de mousse.

(4) Les dimanche, lundi, mardi, mercredi, jeudi et samedi.

(5) Le vendredi.

(6) Quatre fois par semaine.

(7) Deux fois par semaine.

(8) Une fois par semaine (un jour autre que le vendredi).

| NATURE DES DENRÉES. | QUANTITÉS par RATION. | DIVISION PAR REPAS. | | |
|---|---|---|---|---|
| | | DÉJEUNERS. | DÎNERS. | SOUPERS. |
| ASSAISONNEMENTS. | | | | |
| Choucroûte...................... | 20 gr. | Par souper en légumes secs. | | |
| *ou* | | | | |
| Achards...................... | 75 décigr. | *Idem.* | | |
| Huile d'olive...................... | 8 gr. / 4 | *Idem.* / Pour chaque diner, le vendredi, avec les fayols. | | |
| *ou* | | | | |
| Graisse de Normandie............. | 12 / 6 | Par souper en légumes secs. / Pour chaque diner, le vendredi, avec les fayols | | |
| Graine de moutarde............... | 2 | Pour chaque diner en lard salé. | | |
| Poivre...................... | 15 centigr. | Pour chaque diner gras. | | |
| Sel...................... | 24 gr. | Par jour. | | |
| Vinaigre...................... | 8 millil. | *Idem.* | | |

B. *Ration de malades.*

| DÉSIGNATION DES ALIMENTS. | ESPÈCE des UNITÉS. | QUANTITÉS A DISTRIBUER PAR REPAS à chaque malade, selon les prescriptions du médecin. | | | | | QUANTITÉS à allouer EN CONSOMMATION. |
|---|---|---|---|---|---|---|---|
| | | Portion entière. | Trois quarts de portion. | Demi-portion. | Quart de portion. | Soupe. | |
| Pain frais (1)...................... | Grammes.. | 375 | 281 | 187 | 94 | 50 | 550 grammes de farine d'armement pour 750 grammes de pain. |
| Vin de campagne............... | Centilitres. | 25 | 19 | 13 | 7 | » | Mêmes quantités que celles qui seront distribuées. |
| Vin de campagne en bouteilles (2)... | *Idem.* .... | » | » | 13 | 7 | » | |
| Viande fraîche, cuite et désossée (3). | Grammes.. | 140 | 105 | 90 | 60 | » | 250 grammes de viande fraîche par repas avec une allocation de 3 centimes nets pour achat de légumes verts, quelles que soient les prescriptions. |
| Conserves { de bœuf............... | *Idem.* .... | 140 | 105 | 90 | » | » | Mêmes quantités que celles qui seront distribuées. |
| (4). { de volailles............ | *Idem.* .... | » | » | 90 | 60 | » | |

(1) Le pain de soupe des malades à la portion entière, aux trois quarts, à la demi ou au quart de portion, est prélevé sur les quantités prescrites ci-dessus.

(2) Ne sera délivré que sur prescription du médecin-major.

(3) Lorsqu'il sera possible de se procurer de la viande fraîche, les malades à la portion entière et aux trois quarts de portion en recevront au repas du matin et au repas du soir : ceux à la moitié et au quart de portion pourront n'en recevoir qu'au repas du matin seulement.

(4) A délivrer au repas du matin seulement à défaut de viande fraîche.

| DÉSIGNATION DES ALIMENTS. | ESPÈCE des UNITÉS. | QUANTITÉS À DISTRIBUER PAR REPAS à chaque malade, selon les prescriptions du médecin. | | | | | QUANTITÉS à allouer EN CONSOMMATION. |
|---|---|---|---|---|---|---|---|
| | | Portion entière. | Trois quart$^{s}$ de portion. | Demi-portion. | Quart de portion. | Soupe. | |
| Bouillon gras (1)................ | Centilitres. | 25 | 25 | 25 | 25 | 25 | 30 grammes de gelée de viande pour un bouillon, ou, à défaut, 3 grammes d'extrait de viande (2). |
| Soupes.... { au pain............... | *Idem*..... | 25 | 25 | 25 | 25 | 25 | *Idem.* |
| au riz............... | *Idem*..... | 25 | 25 | 25 | 25 | 25 | 30 grammes de gelée de viande et 40 gr. de riz. |
| à la julienne (au maigre). | *Idem*..... | 25 | 25 | 25 | 25 | 25 | 100 grammes de julienne préparée. |
| Aliments légers (3). { Riz (1$^{er}$ choix)......... | Grammes.. | 66 | 45 | 30 | 30 | » | Mêmes quantités que celles qui seront distribuées. |
| Chocolat............... | *Idem*..... | » | » | 30 | 30 | » | |
| Pruneaux. ............. | *Idem*..... | 100 | 100 | 70 | 70 | » | |
| Tapioca............... | *Idem*..... | » | » | 50 | 30 | » | |
| Gelée de coings........ | *Idem*..... | » | » | 45 | 45 | » | |
| Gelée de pommes...... | *Idem*..... | » | » | 45 | 45 | » | |
| Pommes tapées...... . | *Idem*..... | » | » | 50 | 50 | » | |
| Assaisonnements (4). { Beurre............... | *Idem*..... | 15 | 15 | 15 | 15 | » | *Idem.* |
| ou Saindoux............. | *Idem*..... | 15 | 15 | 15 | 15 | » | |
| ou Graisse de Normandie.. | *Idem*..... | 10 | 10 | 10 | 10 | » | |
| Lait conservé (5)....... | Centilitres. | » | » | 25 | 25 | » | 20 grammes de lait conservé. |
| Sucre en pain (*Lumps*)(6) | Grammes.. | 15 | 15 | 15 | 15 | » | Mêmes quantités que celles qui seront distribuées. |

(1) Il ne sera délivré qu'un bouillon ou une soupe par repas.

(2) Les 30 grammes de gelée de viande ne seront délivrés qu'à défaut de viande fraîche.

(3) A prescrire en une seule espèce à chaque repas pour lequel il n'aura pas été ordonné de viande fraîche.

A prescrire en une seule espèce au repas du soir, aux malades qui auront reçu des viandes préparées au repas du matin.

Le chocolat pourra remplacer le bouillon lorsque le médecin le jugera convenable, et, dans ce cas, il n'y aura lieu de consommer ni viande fraîche, ni gelée de viande, ni julienne.

(4) Pour assaisonnement du riz et des pâtes féculentes.

(5) Le lait pourra être prescrit seul, en remplacement d'un aliment léger, ou être employé pour la préparation du riz ou du tapioca. Il devra être étendu de 20 centilitres d'eau, et il n'y sera pas fait d'addition de sucre.

(6) Pour assaisonnement du riz, des pruneaux, des pâtes féculentes et des pommes tapées.

## III

### INDICATIONS POUR L'ÉTUDE DE L'HYGIÈNE D'UN NAVIRE ET LA RÉDACTION MÉTHODIQUE D'UN RAPPORT DE FIN DE CAMPAGNE.

Quand le médecin d'un navire a mis toutes ses lumières et tous ses soins à conserver l'équipage dont la santé a été confiée à sa sollicitude, il n'a encore accompli que la moitié de sa tâche : la part du devoir est faite, il lui reste à songer à celle de la science (si tant est qu'un médecin puisse jamais séparer l'un de l'autre ces deux intérêts) et il doit consigner avec soin toutes les observations de médecine, de chirurgie, d'hygiène, de physique du globe, d'his-

-toire naturelle qu'il aura été à même de recueillir, et en exprimer, pour lui et pour les autres, les enseignements qu'elles renferment.

Dans la première édition de ce livre, je formulais le vœu que les rapports des médecins navigants fussent rédigés sur un type uniforme et d'après une même méthode, et je pensais qu'il y aurait à cela un double avantage : la compulsation et la comparaison de ces documents seraient plus faciles et plus fructueuses, et les médecins qui naviguent pour la première fois, et dont l'inexpérience a besoin d'être conseillée, comprendraient, par le nombre et par l'importance des questions signalées à leur attention, le caractère élevé et étendu de la mission qu'ils ont à remplir. Nous croyons aujourd'hui, comme à cette époque, à la nécessité d'un plan uniforme. Celui que nous proposons ici peut sans doute être modifié et amélioré, mais la nécessité d'en adopter un en ressortira évidente, je l'espère.

### § 1. — *Outillage d'observation et de réduction.*

Un bon outillage d'observation et de rédaction est indispensable au médecin navigant ; il est à désirer qu'il en soit muni ; il ferait partie intégrante du matériel d'armement dont il a la disposition et la responsabilité ; il en deviendrait comptable, et à la fin de chaque campagne ces objets soumis aux règles d'administration qui régissent les médicaments et le mobilier d'hôpital feraient retour aux magasins des ports pour être réembarqués après réparation et remise en état, s'il y a lieu.

Je vais indiquer les principaux objets de matériel scientifique dont il devrait être muni, mais je demande qu'on ne se laisse pas arrêter par des préventions de superfluité, d'exiguïté de l'espace et de dépense qui n'ont pas de raison d'être. Combien d'objets embarqués aujourd'hui sur les navires de guerre auraient soulevé, il y a cinquante ans, les mêmes objections, qui sont acceptés aujourd'hui comme l'expression d'un progrès nécessaire ! D'ailleurs cette nomenclature est un type à réaliser sur les grands navires et dont les navires de rang inférieur peuvent plus ou moins s'approcher.

I. *Matériel d'observation météorologique.*

1° *Thermologie.* — Thermomètre ordinaire à mercure ; thermomètres à maxima et à minima, à déversement de Walferdin.

2° *Hygrologie.* — Hygromètre de Saussure ; psychromètre d'August.

3° *Barométrie.* — Un baromètre anéroïde.

4° *Ozonologie.* — Un ozonoscope.

5° *Anémologie.* — Un anémomètre de Combes.

6° *Photométrie.* — Un photomètre de Bunsen (voy. p. 286).

II. *Matériel d'observation microscopique.* — Un microscope petit modèle de Nachet avec l'objectif n° 3 ; une forte loupe se montant sur un pied ; accessoires (porte-objets, couvre-objets, verres, vernis, glycérine, carmin, etc.).

III. *Matériel d'expertise chimique.* — J'ai déjà énuméré, à propos de l'expertise bromatologique, les objets qui doivent le composer et qui, bien entendu, ne peuvent faire double emploi avec les autres parties du matériel (voy. Appendice I, *Expertise bromatologique*).

IV. *Matériel d'histoire naturelle et d'anthropologie.* — Substances conser_ vatrices (alcool, glycérine, arsenic, deutochlorure de mercure, savon arsenical, etc.) ; récipients de verre ; boîte à dissection ; papier Joseph pour herbier ; un goniomètre de Broca, etc. (1).

**V.** *Matériel d'observation physiologique.* — Un ruban métrique, un spiromètre ; un dynanomètre de J. Maréchal ; une bascule.

**VI.** *Matériel de rédaction.* — Un registre d'éphémérides médicales; un assortiment de feuilles cliniques disposées d'après un plan nouveau; un registre météorologique; un registre pour rapport, conçu et divisé d'après un plan uniforme.

Tout cela est, en réalité, bien moins compliqué et bien moins dispendieux qu'il ne le semble au premier abord, et quels résultats ne pourrait-on pas attendre de ces moyens de provocation au travail et aux recherches! Quand je songe aux richesses qui sont passées sous mes yeux pendant que je naviguais et au dénuement absolu dans lequel j'étais pour en tirer profit, j'éprouve le double sentiment d'un amer regret d'avoir si mal rempli ma tâche scientifique, et d'un ardent désir que nos camarades de la marine, mieux outillés dans l'avenir, fassent profiter la science des trésors d'observation que les voyages mettent à leur portée.

### § 2. — *Commémoratifs.*

**I.** *Renseignements relatifs au navire.* — Age du bâtiment ; port de construction ; saison dans laquelle il a été construit ; durée du séjour en chantier ; cale à l'air libre ou couverte ; matériaux de construction ; campagnes antérieures du navire; principaux incidents qui les ont signalées et qui peuvent offrir de l'intérêt au point de vue de l'hygiène ; endémies et épidémies ; procédés d'assainissement qui ont été mis en œuvre; incidents de navigation ayant pu exercer sur la salubrité du navire une influence appréciable, etc.

**II.** *Renseignements relatifs à l'équipage.* — Les divers renseignements relatifs à chaque homme embarqué sur un navire et qui constituent ce que j'appellerai son *casier sanitaire* sont d'une importance qu'il n'est pas besoin de faire ressortir. Le médecin du navire devrait l'examiner au moment du départ, ou le rédiger s'il s'agit d'une recrue, le tenir au courant et le signer au moment du débarquement. Ce *casier sanitaire* pourrait, pour plus de simplification, être annexé au *livret*, et les médecins auraient ainsi une source de renseignements des plus utiles pour diriger, au besoin, le traitement de leurs malades.

Ce casier sanitaire pourrait recevoir la disposition suivante :

1° Nom et prénoms, qualité, lieu de naissance, âge;

2° Provenance;

3° Dernière campagne ;

4° Indispositions habituelles ;

5° Maladies graves ;

6° Vaccine;

7° Variole;

8° Rougeole;

9° Scarlatine;

10° Scorbut ;

11° Nombre de jours d'hôpital pendant la campagne.

(1) Voy. Broca, *Instruction générale sur l'anthropologie. Arch. de méd. nav.*, 1865, t. III, p. 396.

### § 3. — *Aptitudes physiques de l'équipage au départ.*

Les aptitudes physiques de l'équipage au moment où il est embarqué constituent pour le médecin une source de renseignements d'une grande utilité.

A cet effet, il conviendrait que l'on délivrât des feuilles de tableaux comprenant en autant de colonnes distinctes : 1° les noms; 2° la qualité; 3° la provenance ; 4° l'âge ; 5° la taille ; 6° le demi-diamètre thoracique ; 7° le poids ; 8° la force dynamométrique manuelle et rénale ; 9° le degré de santé (on pourrait l'apprécier par quatre chiffres auxquels on attacherait une valeur de convention de 0 à 5; de 5 à 10; de 10 à 15; de 15 à 20); 10° la forme du tempérament, etc.

Ces renseignements, consignés dans une même ligne horizontale pour chaque homme, pourraient être totalisés, et l'on en extrairait des moyennes relatives à chacune de ces conditions corporelles, susceptibles de fournir des indications très-utiles aux diverses périodes d'une même campagne.

### § 4. — *Étude de topographie médicale du navire.*

L'étude de la topographie médicale du navire est la base même de son hygiène, et je signale, à ce propos, la nécessité de mettre à la disposition du médecin, et à l'armement, un plan détaillé du navire et de son arrimage. Ce plan dressé par les soins de la Direction des constructions navales serait déposé au Conseil de santé qui le mettrait à la disposition du médecin-major du navire à la charge pour lui de le remettre directement à son successeur ou indirectement par l'entremise du Conseil de santé, suivant qu'il débarquerait en cours de campagne ou par le fait du désarmement du navire.

Ici, je me contenterai de quelques indications sommaires, le plan suivant lequel la topographie médicale des navires a été étudiée dans ce livre pouvant être suivi dans la rédaction des rapports.

Le nom du navire; son rang de nomenclature; la description de ses divers étages et de leurs compartiments respectifs ; les conditions de l'aération naturelle et de l'aération spécifique dans ses rapports avec le volume du navire, le cubage des divers étages et des divers compartiments ; les cubes absolus et spécifiques ; l'encombrement dans ses diverses modalités ; l'hygrologie absolue et comparée ; la thermologie nautique ; la topographie des logements habités et des postes de couchage ; les procédés d'assainissement permanent et accidentel mis en œuvre ; l'état de la cale, etc., sont les plus saillantes des particularités de cette étude.

### § 5. — *Itinéraire du bâtiment.*

Époque du départ ; époque du retour ; durée totale de la campagne ; nombre de jours à la mer sous voile, ou sous vapeur, sous voile et sous vapeur en même temps ; nombre de jours au mouillage ; durée maximum, minimum et moyenne des traversées ; désignation des relâches ; particularités de leur valeur sanitaire et des ressources en ravitaillement de vivres et d'eau potable qui méritent d'être signalées ; topographie médicale des relâches ; renseignements médicaux recueilllis à terre, etc.

### § 6. — *Validité, morbidité, mortalité et invalidations.*

I. *Validité.* — Nombre moyen, journalier, mensuel et annuel des exemptions de service pour cause d'indisposition ou de maladie; validité comparée à celle du départ et appréciée de trois mois en trois mois : 1° par l'examen physique; 2° les pesées; 3° le dynamomètre.

II. *Morbidité.* — Énumération des maladies divisées en : 1° maladies communes; 2° maladies d'origine ou d'influence nautiques; 3° maladies exotiques : nombre absolu et proportionnel des malades aux diverses périodes de six mois de campagne; développements relatifs aux formes des maladies observées, à leurs relations avec les conditions de l'hygiène du navire et de la navigation, aux traitements employés; épidémies : origine, causes assignables, forme, marche, mesures qui leur ont été opposées.

III. *Mortalité.* — Mortalité absolue, mortalité moyenne annuelle; mortalité distribuée par nature de maladie; mortalité accidentelle (énoncer la nature des accidents; détails minutieux sur ceux qui offrent de l'intérêt par leur gravité, leur caractère insolite, la possibilité de les éviter.

IV. *Invalidations.* — Congés de convalescence.

### § 7. — *Documents de science pure.*

J'appellerai *science pure* pour le médecin de la marine l'ensemble des connaissances qui, ne se rattachant pas directement à sa mission par rapport à l'équipage, ne doivent pour cela être négligées par lui. C'est un *superflu nécessaire* si je puis ainsi dire. Appelé par ses pérégrinations à une diversité de recherches qui ne doit pas le trouver en défaut, il faut qu'il mérite, dans une mesure modeste, ce titre glorieux de *circumnavigateur de la science* qui a été donné à Humboldt. Celui qui laisse passer par négligence ou par indifférence un phénomène inusité ou un fait naturel intéressant manque, sinon à sa mission professionnelle, au moins à ce que la science attend de lui. Les noms des Quoy, des Gaudichaud, des Souleyet, des Gaymard, etc., et de tant d'autres, sont pour le médecin de la marine un exemple et un stimulant; la physique de la mer, la botanique, la zoologie, la minéralogie, l'éthnologie, constituent un champ immense ouvert à ses investigations; il doit avoir à cœur de ne pas laisser passer une campagne sans en rapporter quelque fait nouveau, et il n'a qu'à se baisser en quelque sorte pour cela.

Que nos camarades de la marine ne s'effrayent pas du travail que nous leur demandons; un labeur patient et régulier de chaque jour fournit à la fin d'une année, et presque sans qu'on s'en aperçoive, un résultat dont on s'étonne soi-même : aussi nous ne saurions trop les conjurer de travailler avec ardeur. Ils ont conquis depuis vingt ans dans la science une position des plus honorables et qui doit encore grandir. La pathologie exotique est une mine dont on n'a encore exploré que de maigres filons et qui leur est exclusivement réservée. Et l'appel que je me permets de leur adresser ici, m'autorisant de mon ardent désir de voir s'accroître encore leur considération scientifique, je l'adresse aussi aux médecins des autres marines associés aux nôtres dans la même mission et qui doivent l'être dans la même tâche.

FIN.

# TABLE DES MATIÈRES



## LIVRE PREMIER.

### LE NAVIRE

### SECTION PREMIÈRE.

MATÉRIAUX DE CONSTRUCTION ET D'ENTRETIEN, APPROVISIONNEMENTS ET CHARGEMENTS.

## SECTION DEUXIÈME.

### TOPOGRAPHIE GÉNÉRALE DU NAVIRE.



## LIVRE DEUXIÈME.

### L'HOMME DE MER

### SECTION PREMIÈRE.

### RECRUTEMENT, MŒURS, PROFESSIONS, TRAVAUX MARITIMES.

## SECTION DEUXIÈME.

### PROFESSIONS, SERVICES ET TRAVAUX NAUTIQUES.



## SECTION TROISIÈME.

### VÊTEMENTS, COUCHAGE, CULTURE CORPORELLE.

# LIVRE QUATRIÈME.

## ASSAINISSEMENT NAUTIQUE

### SECTION PREMIÈRE.

#### ASSAINISSEMENT PERMANENT.



### SECTION DEUXIÈME.

#### ASSAINISSEMENT ACCIDENTEL.



# LIVRE CINQUIÈME.

## LA MER, LA NAVIGATION ET LES CAMPAGNES

### SECTION PREMIÈRE.

#### LA MER ET L'ATMOSPHÈRE PÉLAGIENNE.

## SECTION DEUXIÈME.

### LA NAVIGATION.



## SECTION TROISIÈME.

### LES CAMPAGNES.



# LIVRE SIXIÈME.

## PATHOLOGIE ET ACCIDENTS NAUTIQUES

### SECTION PREMIÈRE.

#### PATHOLOGIE NAUTIQUE.

## SECTION DEUXIÈME.

### ÉLÉMENTS DE LA RATION.

## SECTION TROISIÈME

### LA RATION



## TROISIÈME SECTION.

### ALIMENTS EXOTIQUES ADDITIONNELS.



## LIVRE HUITIÈME.

### INFLUENCES MORALES.

# TABLE ALPHABÉTIQUE DES MATIÈRES

FIN DE LA TABLE ALPHABÉTIQUE DES MATIÈRES.

437 76. — CORBEIL. TYP. ET STER. DE CRÉTÉ.

9 782013 716703